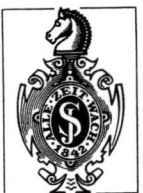

Querschnittlähmungen

Herausgegeben von M. Schirmer

Mit Beiträgen von

A. Aulich · W. J. Bock · U. Dietrich · J. Finke · W. Fröscher · D. Gahlen · H. Gerhard
H. J. Gerner · H. Glasner · W. Grote · W. Grüninger · P. Gruss · W. Halbig · K. Hoffmann
J. Jörg · R. M. Jungblut · G. Klassen · P. Kluger · B. Kügelgen · J. Lang · K. Leyendecker
K. Liebig · K.-H. Mauritz · B. Neundörfer · H. W. Pia · D. Pongratz · K. Popplow · K. Reckel
F. Reuter · K. Roosen · E. R. Schäfer · M. Schirmer · W. D. Schoppe · W. Stork · A. Thron
K. Voigt · H. Vosberg · A. Zeitler

Mit 407 Abbildungen

Springer-Verlag Berlin Heidelberg New York Tokyo

Professor Dr. MICHAEL SCHIRMER
Neurochirurgische Universitätsklinik
Moorenstraße 5
4000 Düsseldorf 1

ISBN-13: 978-3-642-69558-2   e-ISBN-13: 978-3-642-69557-5
DOI: 10-1007/978-3-642-69557-5

CIP-Kurztitelaufnahme der Deutschen Bibliothek

Querschnittlähmungen / hrsg. von M. Schirmer. Mit Beitr. von A. Aulich... – Berlin; Heidelberg; New York; Tokyo: Springer 1985.
  ISBN-13: 978-3-642-69558-2
  NE: Schirmer, Michael [Hrsg.]; Aulich, Albrecht [Mitverf.]

Das Werk ist urheberrechtlich geschützt. Die dadurch begründeten Rechte, insbesondere die der Übersetzung, des Nachdruckes, der Entnahme von Abbildungen, der Funksendung, der Wiedergabe auf photomechanischem Wege und der Speicherung in Datenverarbeitungsanlagen bleiben, auch bei nur auszugsweiser Verwertung, vorbehalten. Die Vergütungsansprüche des § 54, Abs. 2 UrhG werden durch die „Verwertungsgesellschaft Wort", München, wahrgenommen.

© by Springer-Verlag Berlin Heidelberg 1986
Softcover reprint of the hardcover 1st edition 1986

Die Wiedergabe von Gebrauchsnamen, Handelsnamen, Warenbezeichnungen usw. in diesem Werk berechtigt auch ohne besondere Kennzeichnung nicht zu der Annahme, daß solche Namen im Sinne der Warenzeichen- und Markenschutz-Gesetzgebung als frei zu betrachten wären und daher von jedermann benutzt werden dürften.

Produkthaftung: Für Angaben über Dosierungsanweisungen und Applikationsformen kann vom Verlag keine Gewähr übernommen werden. Derartige Angaben müssen vom jeweiligen Anwender im Einzelfall anhand anderer Literaturstellen auf ihre Richtigkeit überprüft werden.

Satz, Druck, Bindearbeiten und Reproduktion der Abbildungen: Universitätsdruckerei H. Stürtz AG, 8700 Würzburg
2122/3130-543210

Vorwort

Eine Querschnittlähmung ist nach allgemeiner Vorstellung ein – meist traumatisch bedingter – irreversibler Schicksalsschlag ohne Möglichkeit zur Heilung. Dabei können jedoch sehr viele und sehr unterschiedliche Erkrankungen und Verletzungen des Rückenmarkes Querschnittsyndrome bedingen, die – ebenfalls entgegen landläufigen Vorstellungen – keineswegs immer eine vollständige oder irreversible Lähmung zur Folge haben.

Eine Querschnittlähmung ist Ausdruck einer Schädigung des Rückenmarkes, somit zunächst nur ein Syndrom, sicher keine Diagnose.

Die vielen möglichen Formen, Ursachen, Behandlungsmöglichkeiten und Probleme von Querschnittlähmungen soll dieses Buch aufzeigen. Dazu war es nötig, nicht nur Klinik, Diagnostik und Therapie der verschiedenen zugrundeliegenden Erkrankungen zu besprechen, sondern auch auf Probleme einzugehen, die eine lebenslange Behinderung mit sich bringt.

37 Autorinnen und Autoren haben sich dankenswerterweise der Mühe unterzogen, an diesem Buch mitzuarbeiten und zum Gelingen des Gesamtwerkes beizutragen. Die Vielzahl der Autoren aus sehr unterschiedlichen Fachgebieten ermöglicht eine differenzierte Betrachtung aus den verschiedensten Blickwinkeln. Dabei müssen zu ähnlichen Problemen differente Meinungen vertreten werden dürfen, so wie auch im Individualfall eines Querschnittgelähmten verschiedene Behandlungsansätze möglich sind bzw. erprobt werden müssen.

Dem Springer-Verlag ist sehr zu danken für die hervorragende Ausstattung des Werkes sowie die erwiesene Geduld bis zum Eingang aller Manuskripte.

Düsseldorf   M. Schirmer

Inhaltsverzeichnis

1	**Einleitung** M. Schirmer	1
2	**Anatomie des Wirbelkanals und seines Inhaltes** J. Lang. Mit 34 Abbildungen	3
3	**Diagnostik**	31
3.1	Neurologische Untersuchung J. Finke. Mit 18 Abbildungen	31
3.2	Liquoruntersuchung und -syndrome. H. Glasner. Mit 4 Abbildungen	44
3.3	Elektrodiagnostik. H. Gerhard und J. Jörg. Mit 13 Abbildungen	53
3.4	Röntgen-Nativdiagnostik und Tomographie. A. Aulich. Mit 11 Abbildungen	69
3.5	Spinale Computer-Tomographie. W.D. Schoppe und R.M. Jungblut. Mit 33 Abbildungen	84
3.6	Myelographie. A. Aulich. Mit 14 Abbildungen	105
3.7	Spinale Angiographie. K. Voigt und A. Thron. Mit 26 Abbildungen	122
3.8	Nuklearmedizinische Untersuchungen. H. Vosberg. Mit 8 Abbildungen	147
3.9	Kernspin-Resonanz-Tomographie. D. Gahlen und W. Stork. Mit 5 Abbildungen	152
4	**Rückenmarksyndrome** K. Reckel. Mit 4 Abbildungen	155
5	**Nosologie**	169
5.1	Wirbelfrakturen. K. Leyendecker. Mit 68 Abbildungen	169
5.2	Traumatische Rückenmarkschädigungen. K. Leyendecker und M. Schirmer. Mit 23 Abbildungen	236
5.3	Spinale raumfordernde Prozesse.	274
5.3.1	Allgemeine Aspekte. M. Schirmer. Mit 1 Abbildung	274
5.3.2	Wirbeltumoren. K. Liebig. Mit 7 Abbildungen	279
5.3.3	Spinale Metastasen. E.R. Schäfer. Mit 6 Abbildungen	289
5.3.4	Tumoren am Rückenmark. E.R. Schäfer. Mit 10 Abbildungen	298
5.3.5	Bandscheibenschäden	312
5.3.5.1	Zervikale Bandscheibenschäden und Myelopathie. K. Roosen und W. Grote. Mit 7 Abbildungen	312
5.3.5.2	Thorakale Bandscheibenvorfälle. M. Schirmer. Mit 2 Abbildungen	320
5.3.5.3	Der lumbale mediale Massenprolaps. F. Reuter. Mit 3 Abbildungen	324
5.3.6	Spontane spinale Blutungen. M. Schirmer. Mit 2 Abbildungen	332
5.3.7	Entzündliche Prozesse des Spinalkanals. U. Dietrich. Mit 2 Abbildungen	337
5.4	Entzündliche Erkrankungen des Rückenmarks. J. Jörg. Mit 5 Abbildungen	343
5.5	Multiple Sklerose. B. Kügelgen. Mit 4 Abbildungen	358
5.6	Myatrophe Lateralsklerose. D. Pongratz. Mit 3 Abbildungen	369
5.7	Funikuläre Myelose. K. Reckel. Mit 1 Abbildung	376
5.8	Durchblutungsstörungen des Rückenmarks. J. Jörg. Mit 3 Abbildungen	381
5.9	Spinale Angiome. H.W. Pia. Mit 10 Abbildungen	395
5.10	Strahlenmyelopathie. W. Fröscher. Mit 1 Abbildung	409
5.11	Paraneoplastische Syndrome am Rückenmark. B. Neundörfer	423
5.12	Hydro- und Syringomyelie. P. Gruss. Mit 9 Abbildungen	427

5.13	Spaltfehlbildungen. W.J. Bock. Mit 11 Abbildungen	435	6.6	Psychologische Aspekte der Querschnittlähmung. W. Grüninger und G. Klassen 500
5.14	Metabolische Ursachen. K. Roosen	446	6.7	Sexuelle Störungen bei Querschnittlähmung. W. Grüninger und G. Klassen 508
6	**Allgemeine Probleme**			
6.1	Neurogene Blasenfunktionsstörungen. W. Halbig. Mit 8 Abbildungen	449	6.8	Entwicklungsstörungen beim Spinabifida-Kind und -Jugendlichen. K. Popplow 514
6.2	Physiotherapie bei Querschnittlähmungen. K. Hoffmann und W. Grüninger. Mit 25 Abbildungen . . .	463	6.9	Funktionelle neuromuskuläre Stimulation als neue Methode in der Rehabilitation Querschnittgelähmter. K.-H. Mauritz. Mit 7 Abbildungen 534
6.3	Ergotherapie bei Querschnittgelähmten. A. Zeitler und W. Grüninger. Mit 10 Abbildungen	475	**7**	**Die Rehabilitation bei Querschnittlähmungen**
6.4	Spastik. M. Schirmer. Mit 4 Abbildungen	483		W. Grüninger. Mit 1 Abbildung 539
6.5	Ateminsuffizienz bei Querschnittlähmungen H.J. Gerner und P. Kluger. Mit 10 Abbildungen	490	**Sachverzeichnis** 549	

Autorenverzeichnis

AULICH, A., Dr.; Neurologische Universitätsklinik, Moorenstraße 5, 4000 Düsseldorf 1

BOCK, W.J., Prof. Dr.; Neurochirurgische Universitätsklinik, Moorenstraße 5, 4000 Düsseldorf 1

DIETRICH, U., Dr.; Neurochirurgische Universitätsklinik, Moorenstraße 5, 4000 Düsseldorf 1

FINKE, J., Prof. Dr.; Neurologische Klinik, Bürgerhospital, Tunzhofer Straße 14–16, 7000 Stuttgart 1

FRÖSCHER, W., Prof. Dr.; Neurologische Abteilung, Psychiatrisches Landeskrankenhaus Weißenau, 7980 Ravensburg

GAHLEN, D., Dr., Röntgeninstitut, Grafenberger Allee 63, 4000 Düsseldorf 1

GERHARD, H., Dr.; Neurologische Universitätsklinik, Ratzeburger Allee 160, 2400 Lübeck

GERNER, H.J., Dr., Werner-Wicker-Klinik, Zentrum für Rückenmarkverletzte, 3590 Bad Wildungen-West

GLASNER, H., Prof. Dr.; Neurologisch-psychiatrische Abteilung, Krankenhaus Neukölln, Rudower Straße 56, 1000 Berlin 47

GROTE, W., Prof. Dr.; Neurochirurgische Universitätsklinik, Hufelandstraße 55, 4300 Essen 1

GRÜNINGER, W., Prof. Dr.; Neurologische Klinik und Krankenhaus mit Rehabilitationsklinik für Rückenmarkverletzte, Hohe Warte 8, 8580 Bayreuth 2

GRUSS, P., Prof. Dr.; Neurochirurgische Abteilung, Krankenhaus der Barmherzigen Brüder, Prüfeninger Straße 86, 8400 Regensburg

HALBIG, W., Dr.; Urologische Klinik, Lukaskrankenhaus, Preußenstraße 84, 4040 Neuss

HOFFMANN, K., Ltd. Krankengymnastin; Krankenhaus mit Rehabilitationsklinik für Rückenmarkverletzte, Hohe Warte 8, 8580 Bayreuth 2

JÖRG, J., Prof. Dr.; Neurologische Universitätsklinik, Ratzeburger Allee 160, 2400 Lübeck

JUNGBLUT, R.M., Prof. Dr.; Medizinische Universitätsklinik A, Moorenstraße 5, 4000 Düsseldorf 1

KLASSEN, G., Dipl.-Psych.; Krankenhaus mit Rehabilitationsklinik für Rückenmarkverletzte, Hohe Warte 8, 8580 Bayreuth 2

KLUGER, P., Dr.; Werner-Wicker-Klinik, Zentrum für Rückenmarkverletzte, 3590 Bad Wildungen-West

KÜGELGEN, B., Dr.; Neurologische Abteilung des Nervenkrankenhauses, Cottenbacher Straße 23, 8580 Bayreuth

LANG, J., Prof. Dr.; Anatomisches Institut der Universität, Koellikerstraße 6, 8700 Würzburg

LEYENDECKER, K., Dr.; Neurochirurgische Abteilung, Berufsgenossenschaftliche Unfallklinik, Friedberger Landstraße 430, 6000 Frankfurt 60

LIEBIG, K., Priv.-Doz. Dr.; Orthopädische Universitätsklinik im Waldkrankenhaus St. Marien, Rathsberger Straße 57, 8520 Erlangen

MAURITZ, K.-H., Priv-Doz. Dr.; Neurologische Universitätsklinik, Moorenstraße 5, 4000 Düsseldorf 1

NEUNDÖRFER, B., Prof. Dr.: Neurologische Universitätsklinik, Schwabachanlage 6, 8520 Erlangen

PIA, H.W., Prof. Dr. Dr.; Neurochirurgische Universitätsklinik, Klinikstraße 29, 6300 Giessen

PONGRATZ, D., Prof. Dr.; Friedrich-Baur-Institut, Medizinische Klinik Innenstadt der Universität, Ziemssenstraße 1a, 8000 München 2

POPPLOW, K., Dipl.-Psych.; Spina-bifida-Zentrum, Orthopädische Universitätsklinik, Schlierbacher Landstraße 200a, 6900 Heidelberg 1

RECKEL, K., Dr.; Nervenklinik Krefeld-Königshof, Am Dreifaltigkeitskloster 16, 4150 Krefeld

REUTER, F., Dr.; Neurochirurgische Abteilung, Krankenhaus Neukölln, Rudower Straße 56, 1000 Berlin 47

ROOSEN, K., Prof. Dr.; Neurochirurgische Universitätsklinik, Hufelandstraße 55, 4300 Essen 1

SCHÄFER, E.R., Prof. Dr.; Neurochirurgische Abteilung, Klinik Schildautal, Lauenthaler Straße 3, 3370 Seesen/Harz

SCHIRMER, M., Prof. Dr.; Neurochirurgische Universitätsklinik, Moorenstraße 5, 4000 Düsseldorf 1

SCHOPPE, W.D., Priv.-Doz. Dr.; Medizinische Universitätsklinik A, Moorenstraße 5, 4000 Düsseldorf 1

STORK, W., Dr.; Röntgeninstitut, Grafenberger Allee 63, 4000 Düsseldorf 1

THRON, A., Dr.; Abteilung für Neuroradiologie, Medizinisches Strahleninstitut der Universität, Osianderstraße 22, 7400 Tübingen 1

VOIGT, K., Prof. Dr.; Abteilung für Neuroradiologie, Medizinisches Strahleninstitut der Universität Osianderstraße 22, 7400 Tübingen 1

VOSBERG, H., Prof. Dr.; Nuklearmedizinische Klinik der Universität, Moorenstraße 5, 4000 Düsseldorf 1

ZEITLER, A.; Krankenhaus mit Rehabilitationsklinik für Rückenmarkverletzte, Hohe Warte 8, 8580 Bayreuth 2

1 Einleitung

M. Schirmer

Querschnittlähmungen zahlenmäßig zu erfassen, ist schwierig: Nur für die traumatischen Querschnittlähmungen liegen mit einer Inzidenz von etwas über 1 auf 100000/Jahr einigermaßen verwertbare Angaben bei uns vor. Nicht erfaßt und wohl auch nicht zählbar sind Querschnittlähmungen anderer Genese.

Daß Zahlenangaben für die traumatisch bedingten Querschnittlähmungen existieren, beruht auf deren homogener Ätiologie: Verletzungsbedingte Querschnittlähmungen können im weitesten Sinn als Krankheitsbegriff aufgefaßt werden, ansonsten aber ist die Querschnittlähmung Symptom bzw. Befund einer Erkrankung. Symptome bei der Gesamtbevölkerung sind jedoch schwer statistisch erfaßbar.

Querschnittlähmungen als Symptome verschiedener Erkrankungen führen zu mannigfachen Behinderungen der Betroffenen. Die neurologischen Ausfälle, die in ihrer Gesamtheit das Bild einer Querschnittlähmung ergeben, schränken nicht nur die Willkürmotorik und Sensibilität dieser Patienten ein, sondern betreffen auch ihr Vegetativum und das gesamte psychische und soziale Umfeld.

Querschnittlähmungen können auf angeborenen Defekten beruhen und damit lebenslange Behinderung, Einschränkung, Entwicklungsstörungen und Komplikationsmöglichkeiten für solche Kinder bedeuten. Durch traumatische und andere plötzlich eintretende Querschnittlähmungen werden bis dahin Gesunde schlagartig von einer Behinderung erfaßt, die noch vor wenigen Jahrzehnten ein sicheres Todesurteil darstellte; dank der Pionierarbeit von Sir Ludwig Guttmann ist eine Rehabilitation traumatisch Querschnittgelähmter möglich und sinnvoll geworden, so daß diese zwar mit einer spezifischen Behinderung, nicht aber mit einem fortschreitenden Krankheitsgeschehen weiter leben.

Querschnittlähmungen, die im Gefolge neurologischer Systemerkrankungen vorkommen, sind häufig deren gravierendstes Symptom, die Patienten sterben jedoch an der Grundkrankheit bzw. weiteren Komplikationen. Im Gegensatz dazu sind Querschnittlähmungen infolge raumfordernder spinaler Prozesse voll rückbildungsfähig, wenn rechtzeitig die Diagnose gestellt und operiert wurde. Hier wie auch bei den durch Stoffwechselstörungen bedingten Querschnittlähmungen besteht die Gefahr, daß die unspezifischen Vorzeichen der Erkrankung bzw. die sich langsam anbahnende Querschnittlähmung verkannt oder falsch therapiert werden. Langsame Verläufe implizieren diagnostische und therapeutische Irrwege, perakute führen zu dramatischen, leider nicht immer zielgerichteten Aktionen: Die Differentialdiagnose der zu Querschnittlähmungen führenden Erkrankungen wird durch deren relative Seltenheit zusätzlich erschwert, die Dynamik einer sich entwickelnden Querschnittlähmung oft falsch eingeschätzt.

Querschnittlähmungen stellen keine Befundeinheit dar: Das scheinbar so leicht verstehbare Bild der kompletten Para- oder Tetraparese mit vollständiger Aufhebung der Willkürmotorik, Sensibilität und Blasensteuerung unterhalb eines gewissen „Querschnittniveaus" ist nur eine Möglichkeit des Befundes Querschnittlähmung. Diese wird als vollständig oder komplett bezeichnet. Im spinalen Schock ist sie kompliziert durch vegetative Fehlregulationen, bei der Rehabilitation erweist sie sich als doch nicht vollständig, Systemerkrankungen befallen nur bestimmte Bahnsysteme, intramedulläre Prozesse verursachen ein Mischbild motorischer und sensibler Störungen, das Phänomen der Spastik verwischt Ausfallserscheinungen, ein lehrbuchmäßiges Brown-Séquard-Syndrom kommt so gut wie nie vor. Querschnittlähmung ist also lediglich eine übergeordnete Bezeichnung für spinale Funktionsausfälle, die von der kompletten Querschnittunterbrechung mit Aufhebung der physiologischen Eigenständigkeit des distalen Rückenmarksabschnittes bis hin zur Schädigung einzelner Rückenmarksbahnen reichen oder bei Schädigung eines zentralen Markanteils zu beobachten sind.

Sieht man von den System- und Stoffwechselerkrankungen ab, spielt bei allen anderen sich auf das Rückenmark auswirkenden Prozessen die Blutversorgung des Rückenmarks eine entscheidende Rolle sowohl in longitudinaler als auch transversaler Ausdehnung. Das Rückenmark weist weder in longitudinaler noch transversaler Beziehung Bezirke physiologischer Minderversorgung auf, es ist auch nicht anfällig für Durchblutungsstörungen bei hypo- oder hypertonen Kreislaufdysregulationen, da es eine Autoregulation besitzt. Kompression des Marks führt durch Zusammenwirken venöser Stauung und arterieller Minderversorgung in Abhängigkeit von der Entwicklungsgeschwindigkeit zu transversalen Durchblutungsstörungen, ähnlich wie beim Trauma der Störung der Gefäßversorgung durch Vasospasmus und Ödem die entscheidende pathophysiologische Rolle zukommt. Myelitiden folgen gerne den arteriellen „Wasserscheiden" im Rückenmark, die Strahlenmyelopathie beruht auf einer Schädigung der Mikrozirkulation. Das Ausmaß der Störung bei vielen spinalen Prozessen wird erst durch das Wissen um die geschädigte Gefäßversorgung des Rückenmarks verständlich. Systemerkrankungen führen zur Strang- und Bahndegeneration, angeborene Fehlbildungen zu weitergehenden Entwicklungsstörungen.

Querschnittlähmungen in ihren verschiedenen Ausprägungen sind Symptome dieser Erkrankungen. Querschnittgelähmte weisen diese Symptome auf, leiden an diesen Erkrankungen, können manchmal geheilt, manchmal rehabilitiert werden und bedürfen einer Behandlung, die nicht nur an Symptomen kuriert, sondern dem querschnittgelähmten Menschen physisch hilft, psychisch weiterhilft und sozial eingliedert.

2 Anatomie des Wirbelkanals und seines Inhaltes[1]

J. Lang

2.1 Canalis vertebralis, Bauteile

2.1.1 Knöcherne Begrenzung (Abb. 2.1–2.3)

In aller Regel bestehen 24 presakrale Wirbel, die knöchern den Wirbelkanal begrenzen. Am lumbosakralen Übergang setzt sich der Canalis vertebralis in dem beim Erwachsenen fast vollständig von Knochen umgrenzten Canalis sacralis fort. Kranial wird allgemein das Foramen magnum als obere Grenze des Wirbelkanals bezeichnet. Von C_2/C_3 an abwärts liegen bis zur Basis ossis sacri 23 Bandscheiben vor. Gemeinsam mit den Articulationes zygapophysiales, die ebenfalls von C_2/C_3 an abwärts bis zur Verbindung mit den Gelenkfortsätzen des 5. Lendenwirbels mit dem Sakrum in unterschiedlicher Form und Einstellung zu den Körperebenen entwickelt sind, gestalten sie den Wirbelkanal zu einem segmental beweglichen Rohr. Knöchern wird der Wirbelkanal vorne durch die Rückfläche des Corpus vertebrae, seitlich vom Arcus vertebrae, der in einen Pediculusabschnitt und einen Laminateil untergliedert wird, umgrenzt. Besondere Verhältnisse liegen im kraniozervikalen Übergangsbereich zwischen Hinterhaupt und unterem Abschnitt des 2. Halswirbels vor. Abwärts von dieser Zone stellen die Foramina intervertebralia die bedeutensten und praktisch-ärztlich wichtigsten Nerven- und Gefäßein- und -austrittszonen dar. Die Foramina intervertebralia werden von Pediculusabschnitten zweier benachbarter Wirbel umgrenzt. Den Oberrand einer

---

[1] Mit Unterstützung der Deutschen Forschungsgemeinschaft.

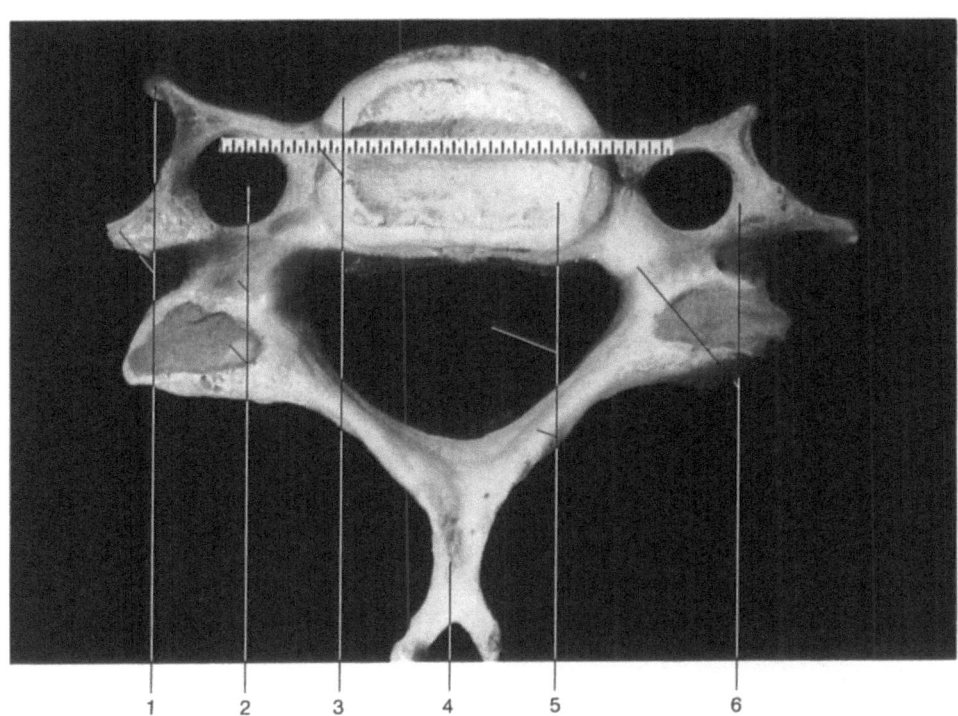

Abb. 2.1. 6. Halswirbel von unten.
1 Tubercula posterius et anterius.
2 Foramen transversarium, Incisura intervertebralis inferior und Processus articularis inferior.
3 Randleiste und $^1/_2$ mm-Graduierung.
4 Processus spinosus, gegabelt.
5 Corpus vertebrae, Foramen vertebrale und Lamina.
6 Pediculus und Processus transversus

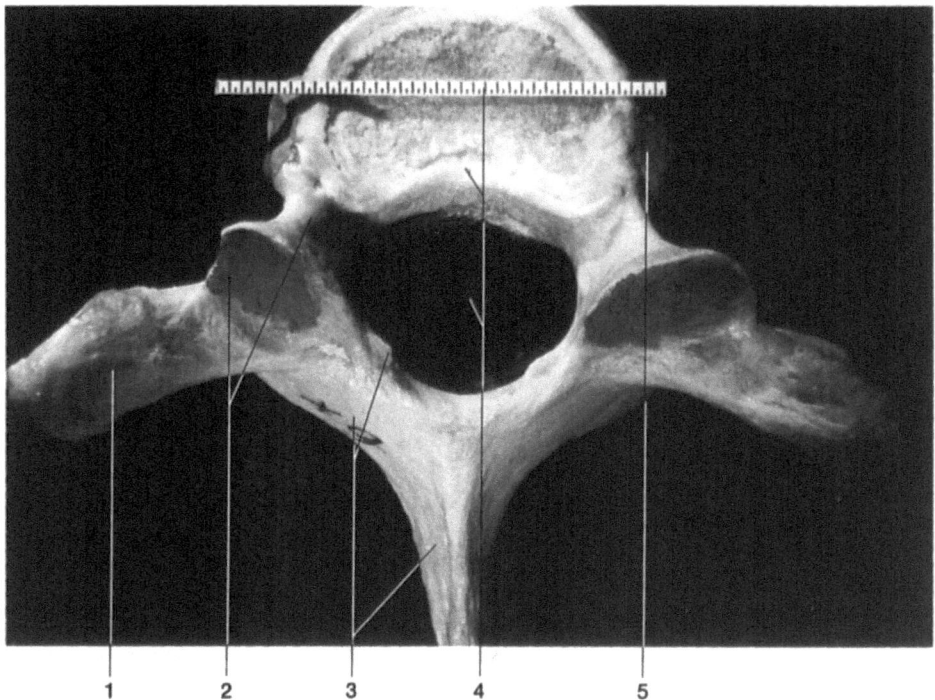

Abb. 2.2. 2. Brustwirbel von oben.
1 Processus transverus.
2 Processus articularis superior und Incisura vertebralis superior.
3 Lamina mit Zacken für Lig. flavum und Processus spinosus.
4 $^1/_2$ mm-Graduierung und Randleiste an Rückseite des Corpus vertebrae sowie Foramen vertebrale.
5 Fovea costalis superior

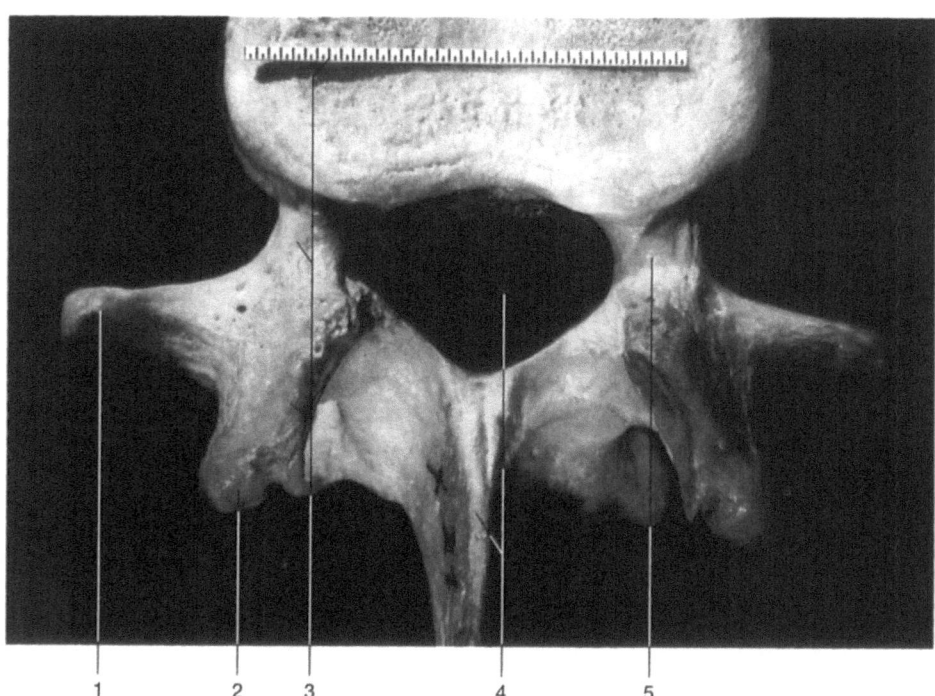

Abb. 2.3. 2. Lendenwirbel von oben.
1 Processus costarius.
2 Processus mamillaris.
3 Millimeterpapier an Corpus vertebrae, Pediculus und Processus articularis superior (Knorpelfläche und degenerative Veränderungen).
4 Foramen vertebrale und Processus spinosus.
5 Incisura vertebralis superior

jeden Pforte bildet eine Incisura vertebralis inferior des nächstoberen, den Unterrand die Incisura vertebralis superior des nächstunteren Wirbels. Während der Bewegung zweier Wirbel gegeneinander können diese Pforten erweitert oder verengt werden.

2.1.2 Bandapparate (Abb. 2.4)

An der Rückfläche der Wirbelkörper spannt sich das Ligamentum longitudinale posterius aus. Schon den alten Anatomen (Luschka 1858) war bekannt, daß sich am Ligamentum longitudinale posterius zwei Schichten voneinander abgrenzen lassen. Die tiefe Schicht ist medial im Halsbereich mit der oberflächlichen locker verknüpft, seitlich bestehen Spalte zwischen oberflächlicher und tiefer Lage (Hayashi u.Mitarb. 1977). Prestar und Putz (1982) wiesen darauf hin, daß sich dieser Bandapparat bis zum Discus intervertebralis L_3/L_4 erstreckt und die tiefen Schichten eine segmentale Gliederung aufweisen. Ihren Befunden zufolge erfolgt deren Befestigung nicht nur an den Annuli fibrosi, sondern auch an den oberen Randleisten der Wirbelkörper, im Halsbereich an den oberen und unteren Randleisten. An der Halswirbelsäule läßt sich die oberflächliche Schicht an der gesamten Vorderwand des Spinalkanals nachweisen, die Tiefe ist nur wenige Millimeter breit. Im Brust- und Lendenteil nimmt die Breite der oberflächlichen Schicht auf etwa einen Zentimeter ab, die Fasern der tiefen Schicht sind am Periost der oberen Randleisten der Wirbelkörper und der Pediculi arcus vertebrae angeheftet, wie dies auch Luschka (1858) darstellt. Abwärts von L_4 stellt die oberflächliche Schicht nur mehr ein dünnes Bündel kollagener Fasern dar, das nach Prestar und Putz bis zur Verknöcherungsgrenze zwischen 1. und 2. Sakralwirbel reicht und sich dort anheftet. Oberflächliche und tiefe Schicht sind hier nicht mehr präparatorisch voneinander abzugrenzen. Luschka betont dagegen, daß das Ligamentum longitudinale posterius bis zum 5. Lendenwirbel die allgemein bekannten Eigenschaften besäße. Vom 5. Lendenwirbel an setzt sich seinen Befunden nach nur ein geringer Teil in den Kreuzbeinkanal fort. In dieses Bündel strahlen Fasern aus der Dura mater ein. Diese verbreitern sich an der Wirbelsynchondrosenzone und gehen dort in die Knochenhaut über, und zwar bis in die Gegend der Articulatio sacrococcygea. Gleichartige Befunde ergaben sich an unserem Untersuchungsgut.

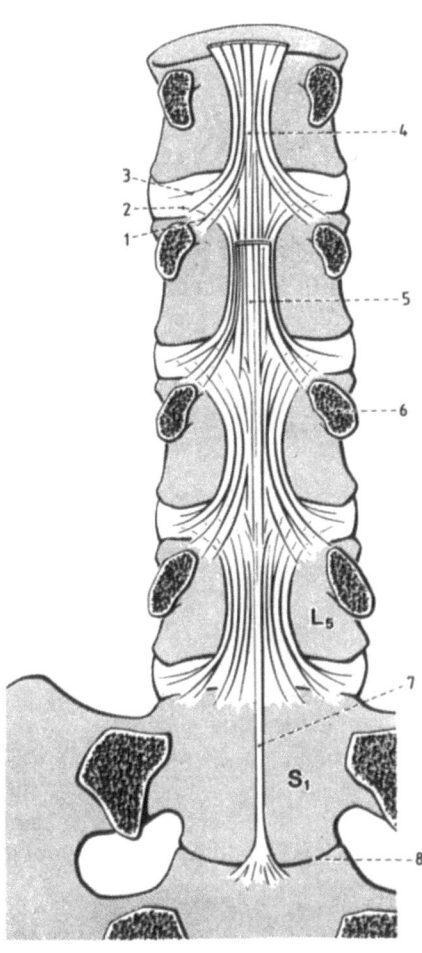

Abb. 2.4. Ligamentum longitudinale posterius im unteren Lendenbereich (Aus Prestar u. Putz, 1982).
1 Ausstrahlende Fasern zum Pediculus Arcus.
2⎫
3⎭ Fasern zum Annulus fibrosus.
4 Lig. longitudinale posterius, tiefe Schicht (oberflächliche Schicht am 3. Lendenwirbel abgeschnitten).
5 Oberflächliche Schicht, in situ.
6 Pediculus.
7 Kaudales Faserbündel der oberflächlichen Schicht.
8 Grenze S_1/S_2

2.1.3 Ligamenta flava (Abb. 2.5)

Zwischen den Laminae der Wirbelbogenabschnitte spannen sich von C_2 an abwärts die Ligamenta flava aus. Sie bestehen größtteils aus längsziehenden elastischen Fasern, die von der Innenseite des jeweils nächstoberen Arcus abgehen und dann die Oberkante des nächstunteren Arcus erreichen. Stofft u.Mitarb. (1969) wiesen darauf hin, daß einige Fasern auch mit unterschiedlichen Winkeln aus der reinen Längsrichtung abweichen und deren Insertionszonen am Knochen rauh und gelegentlich mit Stacheln besetzt sind. Robacki (1981) stellte fest, daß die mittlere Länge eines Ligamentum flavum im Halsbereich 8,4 mm, im Brustbe-

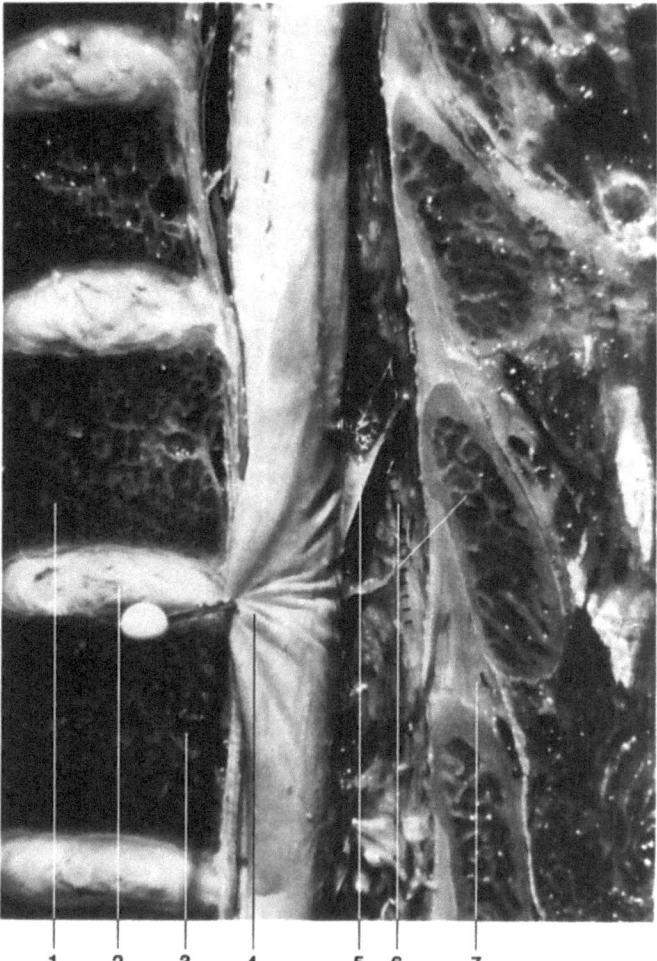

Abb. 2.5. Ligamentum flavum und Ligamentum thoracodurale (dorsolaterale), Variation (71 J. ♂).
1 Corpus vertebrae T_4.
2 Symphysis T_4/T_5.
3 V. basivertebralis.
4 Dura mater (u. Rückenmark), nach vorne verlagert.
5 Ligamentum thoracodurale (dorsolaterale).
6 Millimeterpapier und Proc. spin. T_4.
7 Ligamentum flavum

reich 10,3 mm und im Lendenabschnitt 16,1 mm beträgt. Im Halsabschnitt liegen mittlere Breiten von 23 mm, im Brustabschnitt von 20 mm und im Lendenteil von 32 mm vor. Außerdem werden die Ligamenta flava von kranial nach kaudal dicker (Halsabschnitt 1,37 mm, Brustbereich 1,75 mm, Lendenabschnitt 2,55 mm). Am Untersuchungsgut von Emminger (1960) und auch an unserem, ließen sich degenerierte Ligamenta flava feststellen. Am anatomischen Untersuchungsgut liegen nicht selten Vorbuckelungen der Ligamenta flava in das Innere des Wirbelkanals vor. Ob es sich hierbei um eine echte Hypertrophie handelt oder postmortale Schrumpfungsvorgänge des nichtelastischen Bandapparates der Wirbelsäule diese Einbuchtungen bewirken, kann am anatomischen Untersuchungsgut nicht entschieden werden. Betont sei jedoch, daß im Halsbereich die Ligamenta flava in der Regel am Hinterrand der Articulationes zygapophysiales enden, im Lendenbereich auch an deren medialen oberen Umfängen nachweisbar sind.

2.1.4 Wirbelkanal, Formtypen

Abgesehen vom 1. und 2. Halswirbel, entspricht der Querschnitt des knöchernen Wirbelkanals im Halsbereich in etwa einem abgerundeten Dreieck mit der Basis vorne, im Brustbereich liegen annähernd rundliche Formen, im Lendenbereich verhältnismäßig breitbasig abgerundete dreieckige Canales vertebrales vor. Der Sakralkanal ist noch breiter als der Lendenwirbelkanal und von hinten her stark abgeplattet.

2.2 Dura mater spinalis

2.2.1 Allgemeines

Der Durasack ist überwiegend aus kollagenen und weniger zahlreichen elastischen Fasern aufgebaut. Er ist zwischen 0,1 und 0,5 mm dick und in der Regel an der Ventralseite dünner als an der Dorsalseite. Im Lenden- und Halsbereich ist er weiter

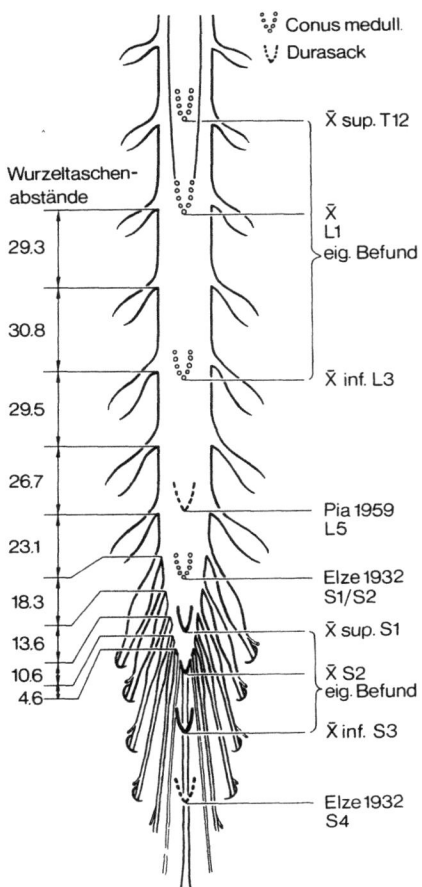

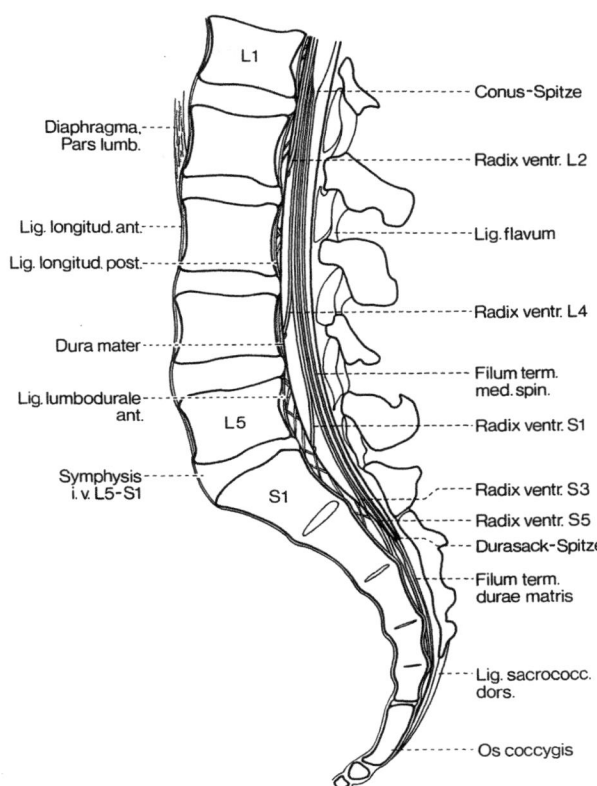

Abb. 2.6. Untere Grenze des Conus medullaris und des Durasackes sowie Abstände der Wurzeltaschenostien (Aus Lang u. Geisel 1983)

Abb. 2.7. Wirbelsäulenbänder und Ligamentum lumbodurale ant. am medianen Sagittalschnitt

als im Brustabschnitt. Malinowsky (1910) stellte fest, daß eine besonders weite Zone des Durasacks im Bereich des 3. und 4. Halswirbels sowie im Gebiet der Synchondrose zwischen T_{12} und L_1 fast regelmäßig vorkommt. Eine zusätzliche Erweiterung findet sich diesem Autor zufolge bei C_7 oder T_1. Von Lanz (1929) stellte am Abgang der duralen Wurzelscheiden besondere Fasersysteme fest, die im Halsbereich deren obere und untere Umfänge, im Brust- und Lendenbereich, insbesondere den unteren Umfang der Wurzeltaschenostien umfangen. Kranial geht der Durasack ins Randgebiet des Foramen magnum, in die Dura mater encephali und auch in das Außenperiost (Pericranium) des Schädels über. Das kaudale Ende des Durasackes liegt unseren Befunden zufolge zwischen Unterrand S_1 und S_3 (an den Foramina sacralia ventralia bestimmt) (Abb. 2.6), Pia (1959) fand ihn einmal in Höhe von L_5, Elze (1932) fand es einmal bei S_4. Nach Louis (1978) liegt es in 43% bei S_1/S_2, in 32% an der Mittelzone S_2 und in 23% bei S_2/S_3, in 2% konnte Louis das untere Ende des Durasakkes bei S_3/S_4 nachweisen.

2.2.2 Durasack, Befestigungen

Hofmann (1898) untersuchte nach Trolard (1888) eingehend die Befestigungseinrichtungen der Dura mater spinalis. Er unterschied Ligamenta anteriora durae matris, Ligamenta dorsolateralia und ein Ligamentum interspinale cervicale. Die Ligamenta anteriora gehen von der Dura mater ab und heften sich insbesondere bei L_4/L_5 sowie an der Ventralseite des Sakralkanals am Ligamentum longitudinale posterius sowie am Ligamentum sacrococcygeum posterius an. Diese Anheftungen demonstrierte schon Luschka (1858). Hofmann und v. Lanz (1929) betonen, daß der Bandapparat zahlreiche Lücken besitzt, welche mit lockerem Binde- und Fettgewebe ausgefüllt sind. Teils liegen die Einzelzüge des Bandes dachziegelförmig übereinander, seitliche Abschnitte dieser Befestigungseinrichtung können auch in das Periost des Wirbelkanals in Höhe der Bandscheibe übergehen. Auch paramediane Züge wurden von Hofmann (1898) festgestellt (Abb. 2.7).

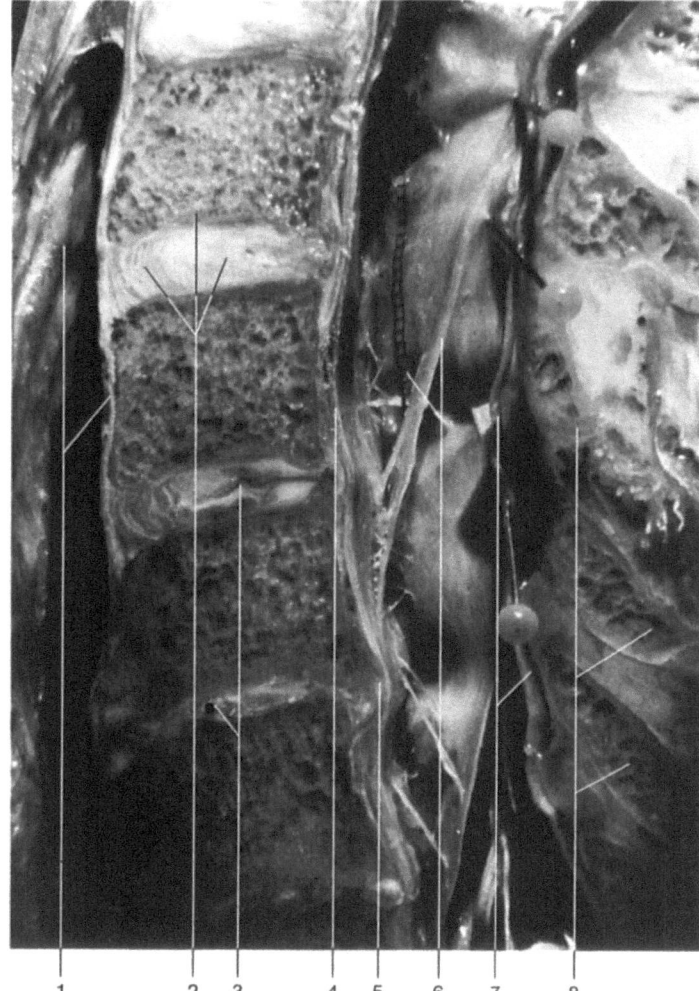

Abb. 2.8. Lig. durocervicale ventrale, Variation.
1 Pharynx nach ventral verlagert und Lig. longitud. ant.
2 Corpus vertebrae C_4 und Discus C_4/C_5.
3 Diskus-Degenerationen.
4 Lig. longitudinale post.
5 Dorsale Protrusion bei C_6/C_7.
6 Lig. durocervic. ventr. und Millimeterpapier.
7 Dura mater, rückverlagert.
8 Dornfortsätze

Als Ligamenta dorsolateralia bezeichnete Hofmann (1898) vom hinteren Seitenumfang des Durasacks abgehende Fäden, die nach abwärts und etwas seitlich zum Bogenteil des 3., seltener 4. Sakralwirbels verlaufen. Auch etwas oberhalb und unterhalb davon konnten ähnliche Befestigungseinrichtungen festgestellt werden (Var. s. Abb. 2.8).

Im Zervikalbereich konnte Hofmann fast regelmäßig einen aus zwei Lamellen bestehenden Bandapparat darstellen, der die Durascheiden der Halsnerven zwischen sich faßt und untereinander verbindet. Die hintere Lamelle liegt in Ebene der Durascheiden und ist mit diesen innig verwoben. Die vordere stellt eine festere und derbe Membran dar, die sich medial kontinuierlich mit dem Durasack vereinigt und lateral mit den Wurzelscheiden verwachsen ist und diese von vorne her vollständig abdeckt. v. Lüdinghausen (1967) stellte diese Bänder zwischen $C_2/3$ und $C_6/7$ innerhalb des Plexus ven. vertebralis int. ant. und den Vv. intervertebrales fest. Als Ligamentum craniale durae matris beschrieb von Lanz (1929) Bänder zwischen Durasack, Os occipitale, Atlas und Axis. Diese Bänder gehen von der Rückseite der Dura mater zu den genannten Knochenstrukturen. Nach unten ist der Durasack durch das Filum terminale durae matris mit dem Steißbein verspannt. Je nach Meßmethode dieses Einstrahlungsbezirkes ist das Filum an unserem Untersuchungsgut 67,78 (48–92) mm bis zu seinem oberen Einstrahlungsgebiet lang und im Mittelbezirk 2 mm breit (Lang und Geisel, 1983). Mißt man bis zum distalsten Faserbezirk, dann ergibt sich bei Männern eine mittlere Länge von 99,33 (85–110) mm, bei Frauen eine von 82,4 (75–90) mm an unserem Material (Medla, 1982). Das Band setzt insbesondere an der Rückseite des 1. Steißwirbels im Gebiet des Ligamentum sacrococcygeum profundum, wie auch an der Dorsalfläche des 5. Sakralwirbels an (Abb. 2.9). Betont sei,

Anatomie des Wirbelkanals und seines Inhaltes

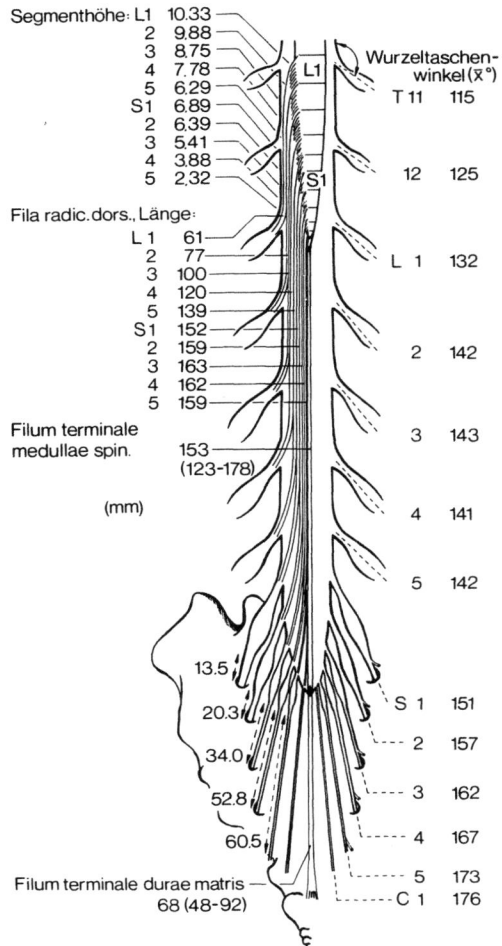

Abb. 2.9. Linke Seite: Segmenthöhen des Lenden- und Sakralmarkes (vorwiegend alte Menschen), Länge der Fila radicularia dorsalia, des Filum terminale medullae spinalis und des Filum terminale durae matris sowie Abstände der Ganglia spinalia des Sakralkanals von den Foramina sacralia pelvina.
An der rechten Seite sind die mittleren Wurzeltaschenwinkel in Grad angegeben

daß der Hiatus sacralis durch das Ligamentum sacrococcygeum dorsale superficiale nach hinten abgeschlossen ist. An unserem Untersuchungsgut ergab sich eine Dicke dieses Bandapparates von 2,8 (2,2–3,5) mm.

2.2.3 Epidurale Verspannungsbänder der Dura mater, funktionelle Bedeutung

Die Längsfasern des Durasackes wirken einer vermehrten Längsspannung, die insbesondere bei Ventralflexion von Hals und Brust und Endlordosierung der Lendenwirbelsäule einwirken, entgegen, die zirkuläre Faserung den intraduralen Drücken. v. Lanz (1929) wies darauf hin, daß die kranialen epiduralen Bänder den Durasack am Hinterhaupt und den oberen zwei Halswirbeln fixieren. Im unteren Zervikalbereich erfolgt die Zügelung des Durasackes durch die Ligamenta anterolateralia nach vorne ventral, im Brustbereich liegt eine Zügelung nach lateral und etwas nach dorsal durch die Wurzelscheiden vor. Im Lumbalbereich überwiegt die Fixierung des Durasackes nach vorne durch die Ausbildung der Ligamenta anterioria. Der Durasack wird – regelhafte Verhältnisse vorausgesetzt – durch diese Einrichtung jeweils von den nächstgelagerten Zonen der Wirbelkanalwände (Halslordose, Brustkyphose, Lendenlordose) abgehalten.

2.2.4 Wurzeltaschen (Abb. 2.10)

Vor kurzem untersuchten wir die Eingänge in die Wurzeltaschen der Segmente C_1 bis L_3 (Lang und Bartram, 1982). In der Mehrzahl liegen an unserem Untersuchungsgut (rechts 73–100%) zwei Wurzeltaschen, eine vordere und eine hintere, vor. Links fand sich derartiges Verhalten in 50–100%. Ein Wurzeltascheneingang (für vordere und hintere Wurzel gemeinsam) konnte an der linken Seite in 20%, an der rechten in 15% nachgewiesen werden. Drei Wurzeltascheneingänge fanden sich links in 39%, rechts in 22%, vier Wurzeltascheneingänge an einem Segment konnten insgesamt und in 5,5 bzw. 2,5% festgestellt werden. Die Außenhülle der Wurzeltaschen wird von der sich verdünnenden Dura mater gestellt. Auch die Arachnoidea setzt sich an unserem Untersuchungsgut in die Wurzeltasche hinein fort und zwar in der Regel nicht bis zum jeweiligen Ganglion spinale. Die Eingänge in die von uns als Canales intervertebrales bezeichneten Foramina intervertebralia werden derzeit im computertomographischen Schrifttum als Recessus laterales bezeichnet. Diese werden durchzogen von Wurzeltaschen und deren Inhalt, den Aa. spinales sowie den Vv. intervertebralia. Über die Canales intervertebrales steht auch das epidurale Fettgewebe mit dem übrigen Körperfett in Verbindung.

2.3 Cavitas epiduralis

Die innere Grenze der Cavitas epiduralis ist die Dura mater, die äußere Periostanteile der Wirbel, Ligamentum longitudinale posterius und Ligamenta flava. In der Cavitas epiduralis liegen die dünnwandigen Plexus venosi vertebralis interni anteriores et posteriores und lockeres Fettgewebe. Schon Malinowsky (1910) stellte fest, daß der Ab-

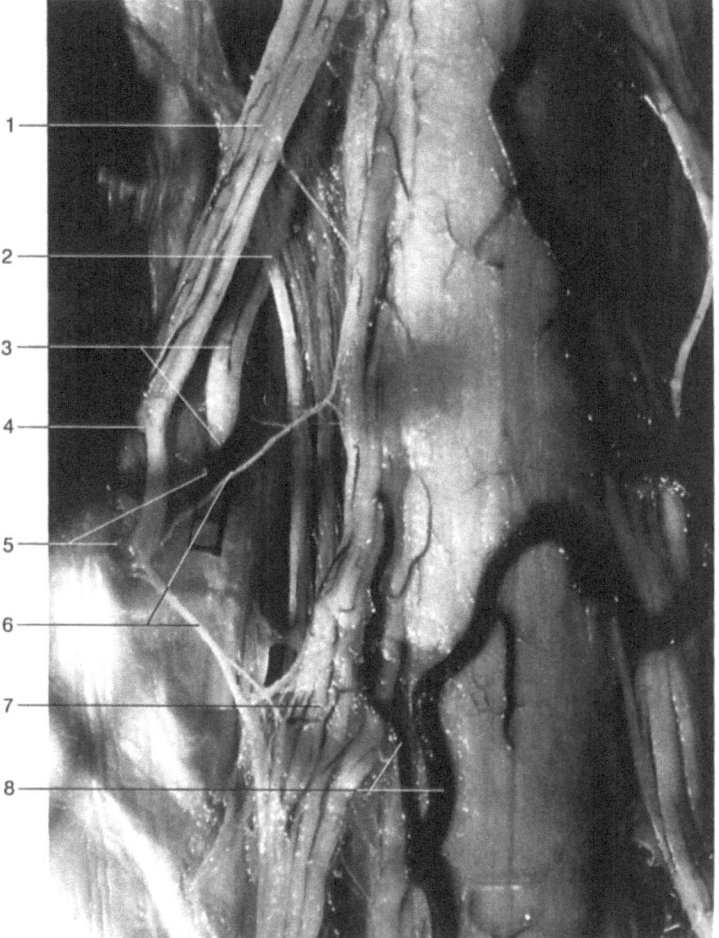

Abb. 2.10. Großer Abstand zwischen Wurzeltascheneingängen (T_8).
1 Radix dors. T_8.
2 Ligamentum denticulatum.
3 Radix ventr. T_8 mit Wurzeltascheneingang.
4 Obere Wurzeltasche für Radix dors. T_8, Eingang.
5 Untere Wurzeltasche für Radix dors. T_8, Eingang und Millimeterpapier.
6 Inderradic. Anastomosen, seltene Form.
7 Fila radic. dors. T_9.
8 V. spinalis dorsalis und Zufluß

stand zwischen Dura mater und Innenfläche des Wirbelkanals dorsal 4–6mal größer als ventral ist. Vom Wirbelkörper war der Durasack seinen Befunden zufolge 1 mm, vom Wirbelbogen 6 mm entfernt. In der Kreuzbeingegend, selten auch (wohl wegen starker Lumballordose) im unteren Lendenbereich, liegt umgekehrtes Verhalten vor. Die regionalen Unterschiede des Durasackes und seiner Befestigungen zeigen Abb. 2.11–2.14. Durch die Canales intervertebrales ziehen Zweige der Rami spinales ein und die Vv. intervertebrales aus der Cavitas epiduralis aus. Die Zu- und Abstrombahnen der venösen Plexus des Wirbelkanals zeigt Abb. 2.11 u. 2.15. Da die Plexus praktisch klappenlos sind, kann ihr Inhalt rasch von einer Zone in eine andere oder auch in die Zu- und Abstrombahnen verlagert werden. Die Plexus dürfen daher als schnell verschiebbares Polster des Durasackes und seines Inhaltes aufgefaßt werden. Batson (1940) wies auf die Möglichkeit des Plexus als Metastasenausbreitungsweg besonders hin. v. Lü-

dinghausen (1967) bezeichnete den untersten Teil der Fettorgane im Wirbelkanal als Corpus adiposum sacrococcygeum. Der Hiatus sacralis hat außerordentlich unterschiedliche Formen. An unserem Untersuchungsgut ist er im Mittel 24,97 (von der oberen Begrenzung bis zu den Cornua sacralia) lang. Die Grenzwerte liegen bei 18 und 41 mm, am häufigsten beobachteten wir Längen von 25–27 mm. Die Breite des Hiatus sacralis macht 13,2 (7–18) mm aus.

2.4 Rückenmark

2.4.1 Länge und Durchmesser

Das im Mittel 45 cm lange Rückenmark ist über weite Zonen rundlich und im Bereich der Intumescentia cervicalis queroval. Der Sagittaldurchmesser nimmt von C_1 bis C_4 deutlich ab und bleibt

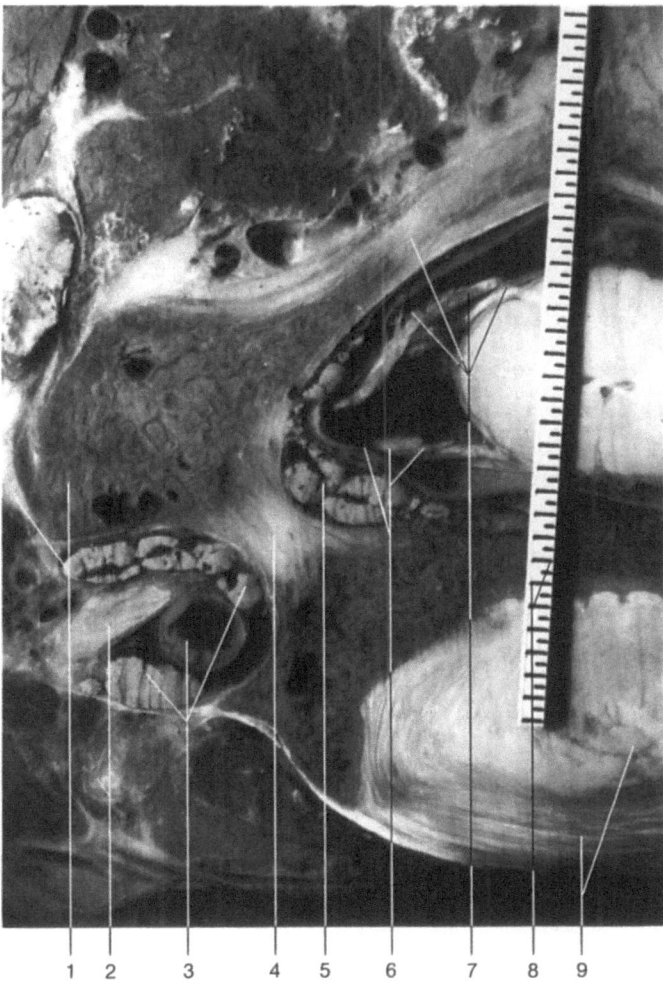

Abb. 2.11. Transversalschnitt C_6 (von oben).
1 Gelenkfortsatz und R. dors. med. C_6.
2 N. spinalis C_6 und Tuberculum ventr.
3 A. et V. vertebr.
4 Pediculus.
5 V. intervertebralis.
6 Radix ventr. C_7 und Dura mater.
7 Radix dors. C_7 und Arcus vertebrae C_6.
8 1 mm.
9 Annulus fibrosus und Nucleus pulposus, Zone

dann im Mittel auf 9 mm. Der Frontaldurchmesser beträgt im Bereich der Intumescentia cervicalis zwischen C_4 und C_8 im Mittel 10 mm oder mehr, wobei die größte Breitenausdehnung des Rückenmarks im Bereich von C_5 (12,88 mm), C_4 (12,67 mm) und C_6 (12,17 mm) vorlag. Betont sei, daß einige frühere Forscher etwas höhere Maße, z.B. Elliott (1945) mit 13,2 mm Querausdehnung und Key-Retzius (1875) mit 13,1 mm, andere niedrigere Werte, z.B. Schulz (1883) 12,4 mm, angeben. Die Sagittaldurchmesser in der Intumeszenz machen nach Elliott (1945) z.B. 7,7 mm, nach Key und Retzius (1875) 10 mm aus.

Im mittleren Thorakalbereich ist das Rückenmark nicht queroval, sondern rundlich und hat mittlere Durchmesser (je nach Untersucher) von 8 × 8 mm (Key und Retzius), 8 × 7 mm (Malinowsky, 1910), 8 × 6,5 mm (Elliott, 1945) u.a. Im Bereich der Intumescentia lumbalis vermaßen Key und Retzius das Rückenmark mit Durchmessern von 9 × 9 mm, Elliott von 9,6 × 8 mm (jeweils frontaler Durchmesser zu sagittalen Durchmessern), Maße, die sich auch an unserem Material (bei großer Streubreite) ergaben.

2.4.2 Rückenmark, Segmenthöhen

An unserem eigenen Untersuchungsgut wurden vor einiger Zeit die Längen der Lineae radiculares dorsales, wie auch die Länge der Area radicularis ventralis von C_1 bis L_3 vermessen. Die Maße sind kein Anhalt für die Segmenthöhen, da 1. eine strenge Segmentgliederung des Rückenmarks wegen der zahlreichen intersegmentalen Anastomosen nicht besteht und 2. vor allem im Brustabschnitt zwischen den Aus- und Eintrittszonen der Fila radicularia mitunter sehr lange Lücken vorkommen. Auch in diesen Bereichen liegen jedoch die grauen Rückenmarksäulen vor, die von Fasern erreicht werden und von denen Nervenfasern ausgehen.

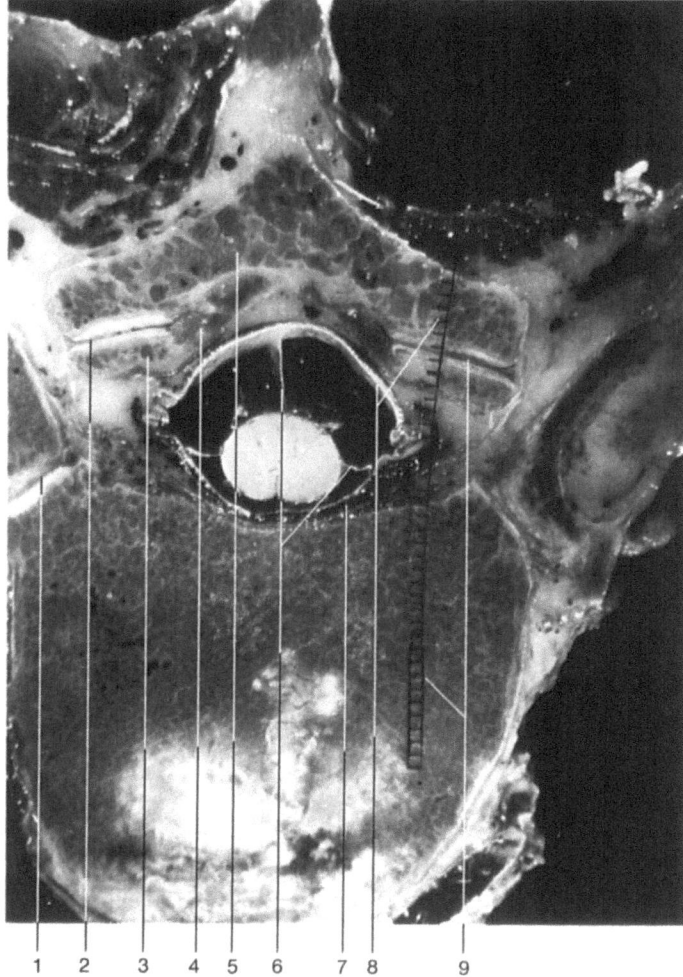

Abb. 2.12. Transversalschnitt T_8, 63 Jahre, männlich.
1 Articulatio capitis costae.
2 Articulatio zygapophysialis.
3 Proc. artic. sup. T_9.
4 Ligamentum flavum, degeneriert.
5 Lamina T_8.
6 Septum medianum dorsale und Lig. denticulatum.
7 Plexus ven. vertebr. int. ant.
8 Dura mater und Proc. artic. inf. T_8 (Millimeterpapier).
9 Articulatio zygapophysialis T_8/T_9 und Corpus vertebrae

Im lumbosakralen Bereich bestimmten wir vor kurzer Zeit erneut die Segmenthöhen (bei vorwiegend alten Menschen) an der Dorsalseite, wobei sich etwas geringere Höhenwerte ergaben (Lang u. Geisel 1983). Eigenartigerweise fanden sich bei L_2 und L_3 bei den verschiedenen Präparategruppen jeweils höhere Werte an der linken als an der rechten Seite. Möglicherweise hängt dies mit der häufig linksskoliotischen Lendenwirbelsäule zusammen.

2.4.3 Pia mater und Ligamentum denticulatum (Abb. 2.16)

Die weiche Substanz des Rückenmarks erhält ihre Form durch die Pia mater spinalis und zwar insbesondere durch die Kollagensysteme der sogenannten Epipia, unter der eine dünne Schicht, die Intima piae liegt (Key u. Retzius 1875; Millen u. Woollam 1962). In der Epipia bestehen nach Lang und Emminger (1963) an der Dorsalseite ein oberflächlicher und tiefer Längszug medial und lateral der Eintrittszone der Fila radicularia dorsalia von C_3 an nach abwärts bis zum Conus medullaris. An der Ventralseite wurde von uns ein oberflächlicher Längszug bis ins mittlere Brustmark nachgewiesen. Beide Längszüge entstammen schrägverlaufenden kollagenen Faserzügen, die vom 2. bis 3. Zervikalsegment an in die Längsrichtung übergehen. Abgesehen davon fanden sich an der Dorsalseite in Höhe der 1. Zervikalsegmente kaudalkonkave Faserbögen, die jederseits ins Ligamentum denticulatum ausstrahlen. Diese lassen sich bis ins obere Brustmark nachweisen. Im übrigen Thorakalbereich, im Lenden- und Sakralabschnitt finden sich an der dorsalen Mittellinie Schrägzüge zur Pia mater, die sich ins Ligamentum denticulatum hineinverfolgen lassen. An der Ventralseite kommen von C_2 bis C_4 in der Epipia kollagene Fasern vor, die mit der Transversalen Winkel von 30–45° bilden. Diese schwenken teilweise in die

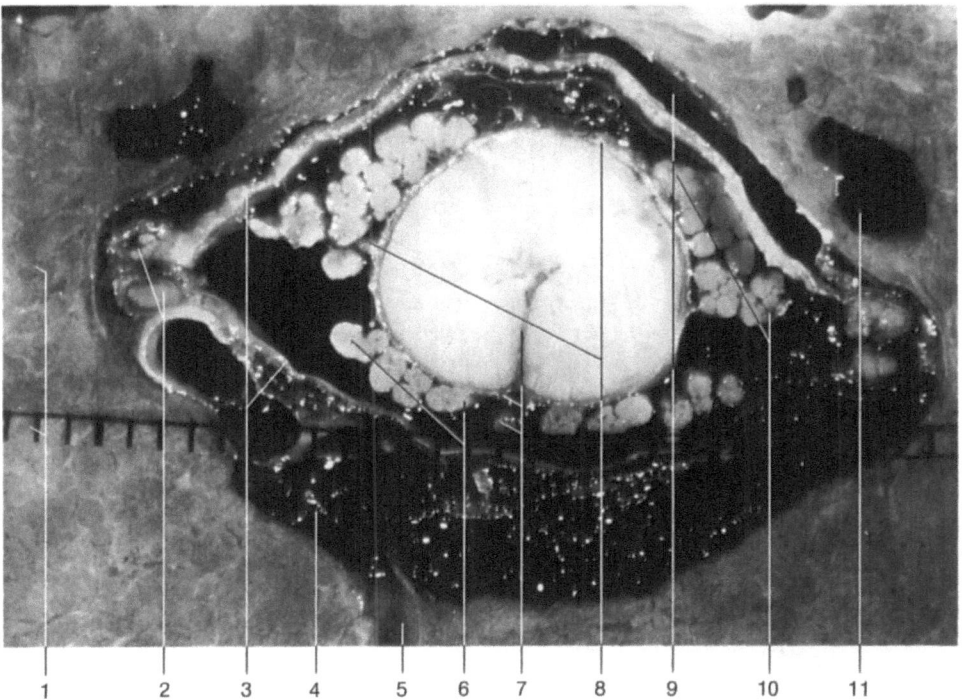

Abb. 2.13. Canalis vertebralis, Transversalschnitt bei T_{12}, von unten (84 J., weiblich).
1. Pediculus und Millimeterpapier.
2. Wurzelscheideneingang für N. subcostalis.
3. Dura mater spinalis.
4. Plexus ven. vertebr. int. ant.
5. Canalis basivertebralis (Arterie, Venenblut ausgespült).
6. Fila radicularia ventralia.
7. Fissura mediana ventralis und Vasa spinalia anteriora.
8. Pia mater spinalis und Lig. denticulatum.
9. Cavitas epiduralis, dorsal.
10. Fila radicularia dorsalia.
11. Venen in Lamina (Var.)

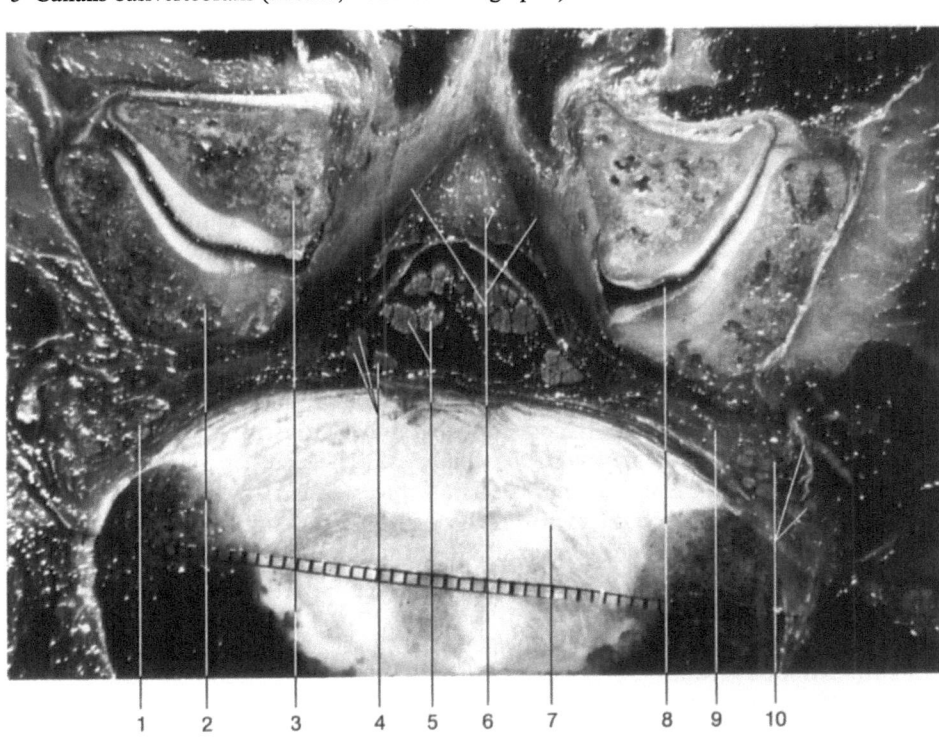

Abb. 2.14. Transversalschnitt L_4/L_5 von oben.
1. N. spinalis L_4.
2. Proc. artic. sup. L_5.
3. Proc. artic. inf. L_4.
4. Wurzelbündel L_5.
5. Wurzelbündel S_1.
6. Epidurales Fettgewebe und Ligg. flava.
7. Symphysis intervertebralis L_4/L_5.
8. Articulatio zygapophysialis L_4/L_5.
9. Epidurales Fettgewebe, Übergang zu Körperfett.
10. Nervenfasern L_4 mit Gelenkast

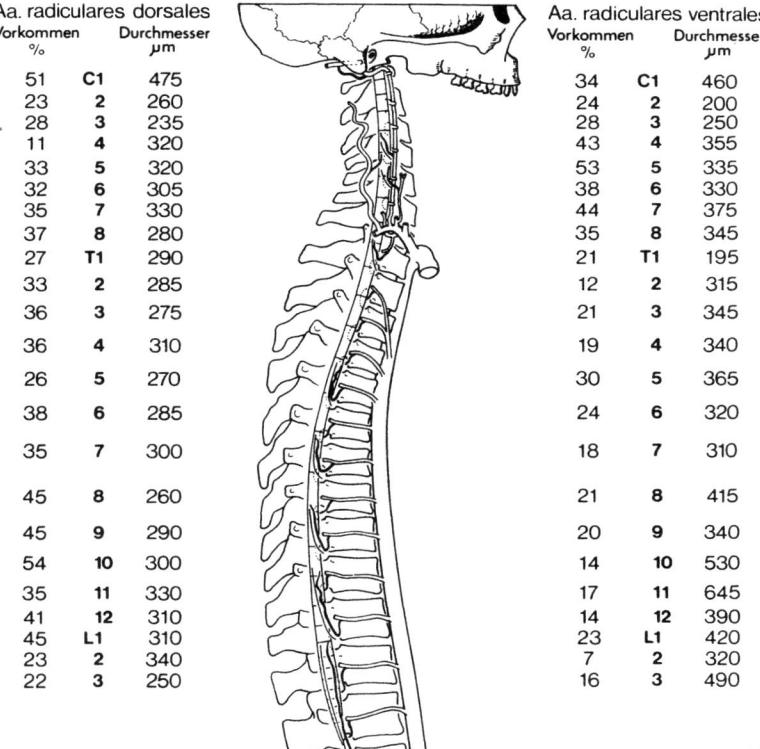

Aa. radiculares dorsales			Aa. radiculares ventrales		
Vorkommen %		Durchmesser μm	Vorkommen %		Durchmesser μm
51	C1	475	34	C1	460
23	2	260	24	2	200
28	3	235	28	3	250
11	4	320	43	4	355
33	5	320	53	5	335
32	6	305	38	6	330
35	7	330	44	7	375
37	8	280	35	8	345
27	T1	290	21	T1	195
33	2	285	12	2	315
36	3	275	21	3	345
36	4	310	19	4	340
26	5	270	30	5	365
38	6	285	24	6	320
35	7	300	18	7	310
45	8	260	21	8	415
45	9	290	20	9	340
54	10	300	14	10	530
35	11	330	17	11	645
41	12	310	14	12	390
45	L1	310	23	L1	420
23	2	340	7	2	320
22	3	250	16	3	490

Abb. 2.15. Arteriae radiculares dorsales et ventrales und deren wichtigste Zustromgefäße, mittleres Vorkommen und mittlere Durchmesser der Rückenmarkarterien einer Seite

Fissura mediana ventralis ein, wo sie mit gegenseitigen Fasersystemen das Septum medianum ventrale aufbauen. Andere Fasern dieser Gruppe umgreifen auch die gegenseitige Rückenmarkhälfte, ziehen aber in der tiefen Epipia-Schicht. Im mittleren Halsbereich schwenken die Fasern der oberflächlichen Schrägschicht die Längsrichtung ein und ziehen unmittelbar neben den Austrittszonen der Fila radicularia ventralia bis in den mittleren Thorakalbereich. Die Epipia mater ventralis wird demnach von zwei oberflächlichen Schrägsystemen aufgebaut, die in den kranialen Zacken des Ligamentum denticulatum beginnen und nach kaudal und medial zum Rückenmark ziehen. Vom mittleren Brustmark an schichten sich die Fasern der ventralen Pia um. Die oberflächlichen Kollagensysteme ziehen von der Gegend der Fissura mediana ventralis eines Brustsegmentes nach lateral und kaudal zum Ligamentum denticulatum. Gegensinnig verlaufende Fasern kommen vor, bilden jedoch die tiefe Piaschicht. Ähnliche Faserverläufe fanden sich im Lenden- und Konusbereich.

Das Ligamentum denticulatum besitzt 19–23 Zacken und begleitet das Rückenmark nach kaudal meist bis zur Austrittszone des 3. Lumbalnervs. Die unterste, stark ausgebildete Zacke schwenkt unterhalb der Wurzeltasche des 1. Lendennervs in die harte Rückenmarkhaut ein. Abwärts der untersten Denticulatumzone liegt ein kräftiges Kollagenfaserbündel an der Seite der Medulla spinalis bis zum Conus medullaris vor. Schon die unterschiedliche Zackenzahl deutet an, daß gelegentlich eine Zacke zwischen zwei Wurzeltascheneingängen fehlt und durch einen Sehnenbogen, der diesen Abschnitt überspringt, ersetzt ist. Die kranialste Zacke des Ligamentum denticulatum setzt an unserem Untersuchungsgut rechts im Mittel 3,55 (2–7) mm kranial und 2,1 (0–4) mm dorsal des Mittelpunkts der Durchtrittspforte der A. vertebralis an der Dura mater an. Links liegt die Einstrahlungszone im Mittel 3,88 (1–8) mm oberhalb und 2,10 (0–4) mm dorsal dieses Merkpunktes. Gelegentlich schwenkt auch ein Zug der obersten Zacke nach ventral der A. vertebralis oder kaudal der Arterie zur Dura mater (Stofft 1973).

Im oberen Halsgebiet ziehen die Zacken des Ligamentum denticulatum vom Rückenmark nach kranial und lateral, im unteren mehr nach lateral.

Anatomie des Wirbelkanals und seines Inhaltes

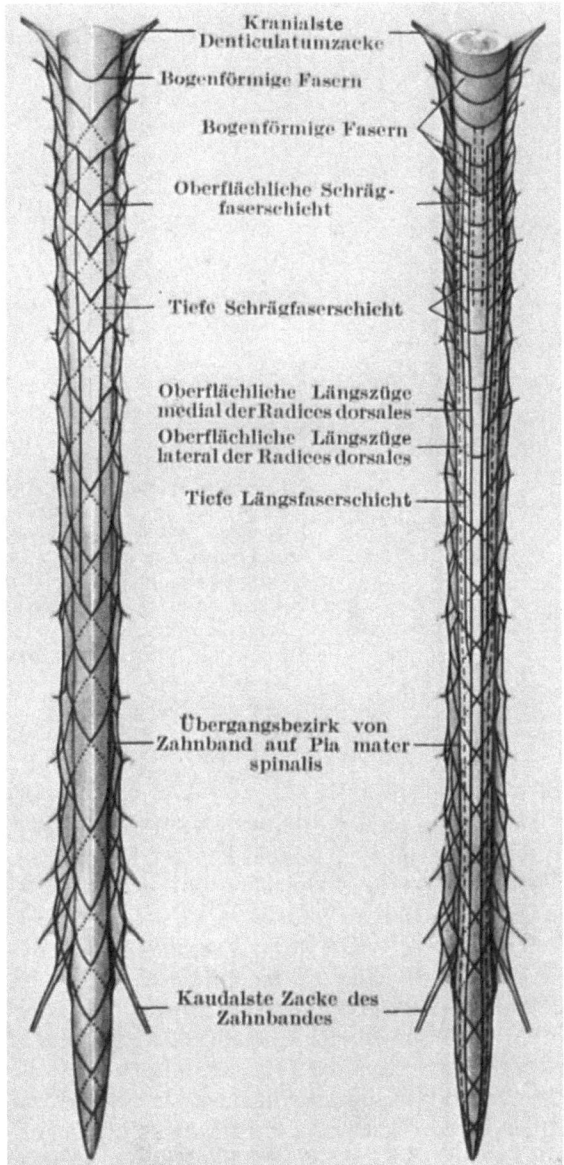

Abb. 2.16. Wichtigste Faserzüge des Ligamentum denticulatum und der Pia mater (Aus Lang u. Emminger, 1963). Links Ventralseite, rechts Dorsalseite

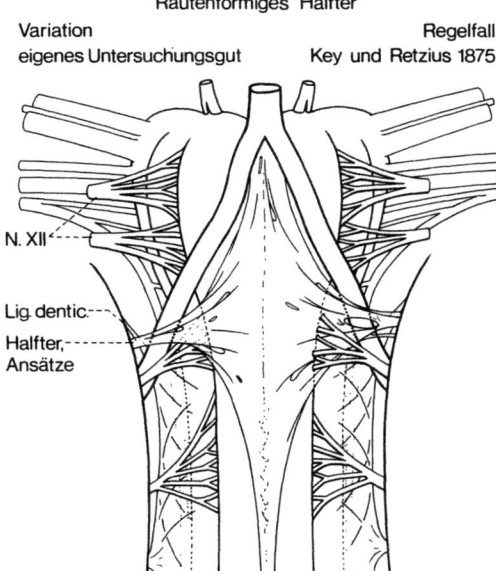

Abb. 2.17. Rautenförmiges Halfter = Zügelungseinrichtung der Medulla von vorne, am kraniozervikalen Übergang. Sowohl das Ligamentum denticulatum als auch das rautenförmige Halfter halten das nervöse Zentralorgan von der ventralen Dura- und Gelenkregion ab. Fila radicularia ventralia können das rautenförmige Halfter durchsetzen (Key u. Retzius 1875) oder auch unter ihm verlaufen (eigenes Untersuchungsgut)

Abgesehen von den Zacken findet sich über weite Strecken ein verstärkter Randstreifen des Ligamentum denticulatum in dessen Seitenrandbezirk.

Pia mater, Ligamentum denticulatum und Dura mater stellen eine funktionelle Einheit dar, die als Schutzeinrichtung des Rückenmarks gelten darf. Die Längszüge der Dura mater wirken einer Längsdehnung entgegen. Die Anheftung der obersten Denticulatumzacke dorsokranial des Durchtritts der A. vertebralis hält den Übergang von Medulla oblongata in Medulla spinalis von der A. vertebralis sowie vom ventralen Gelenkgebiet und Rand des Foramen magnum ab. An dieser Zone ist außerdem das von Key und Retzius (1875) erstmalig beschriebene rautenförmige Halfter entwickelt, das ebenfalls mit den meisten seiner Züge dorsal des Durchtritts der A. vertebralis angeheftet ist und somit eine weitere Zügelungseinrichtung des Rückenmarksabschnittes nach dorsal darstellt (Abb. 2.17). Die Wurzelfäden von C_1 verlaufen meist ventral dieser Halteeinrichtung, jene von C_2 dorsal von ihr. Nach Breig (1960) verlängert sich das Rückenmark bei extremer Ventralflexion bis zu 6,1 cm und zwar im Halsbereich von 1,8–2,8 cm, im Brustbereich von 0,9–1,3 cm und im Lendenbereich zwischen 1 und 2 cm. v. Lanz (1928) fand bei seinen Studien zur Verlagerung des Durasackes während der Ventralflexion die ausgiebigsten Bewegungen im oberen Brustbereich. Er konnte ebenso wie Key und Retzius bei der Ventralflexion eine Verlagerung des Durasackes nach kranial nachweisen. Im kranialsten Halsbereich strahlen die Zahnbandzacken 1–2 mm dorsal der vertikalen Wurzeltaschenebene in die Dura ein, im Brustteil in Höhe der Wurzeltascheneingänge und im lumbalen Abschnitt ventral der Wurzeltaschen. Es darf angenommen werden, daß diese Einstrahlungsrichtung der Zacken des Ligamentum denticulatum ebenso wie die Verspannungen des Durasackes das Rückenmark jeweils von den nächstge-

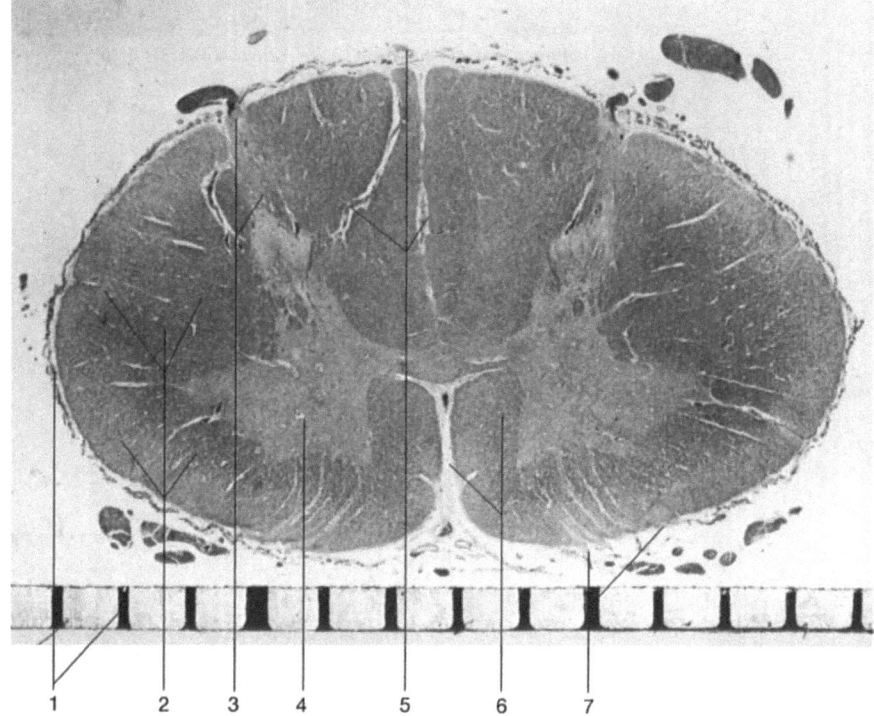

Abb. 2.18. Rückenmark quer bei C_5 (Ladewig).
1 Pia mater und mmPap.
2 Funiculus dorsolat. und ventrolat.
3 dorsale Wurzeleintrittszone und Substantia gelatinosa
4 Columna ventralis
5 A. spinalis post. und intramedulläre Zweige
6 Funiculus ventr. und Fiss. mediana ventr.
7 Area radicularis ventr

legenen Zonen des meist lordotischen Halswirbel-, kyphotischen Brustwirbel- und lordotischen Lendenwirbelkanal abhält. Kahn (1947) wies darauf hin, daß das Ligamentum denticulatum bei Diskusprotrusionen (C_4/C_5 und C_6/C_7) das Rückenmark an die Protrusio anpressen kann: Schädigung der Rückenmarkvorderseite. Das Filum terminale durae matris entsteht aus der äußeren Längsfaserschicht der Pia mater und ist an unserem Untersuchungsgut 153,22 (123–178) mm lang. Am unteren Ende des Durasackes geht es in das Filum medullare durae matris über. Ohne Zweifel stellt das Band eine Längszügelungseinrichtung des Rückenmarks dar, gelegentlich wurden Neurome, Gliome des Filum terminale aufgefunden (Lachmann 1882), auch Ependymome (Tarlov 1934; Rand u. Rand 1960; Gruss u.Mitarb. 1972). Am Filum selbst verläuft häufig eine Vene, gelegentlich auch eine kleine Arterie. Bei Patienten mit Spina bifida oculta stellten Jones und Love (1956), Craig und Mulder (1956) und Schlegel (1960) zu straffe Fila terminalia fest, deren Durchschneidung vorher bestehende Störungen besserten, bzw. zum Stillstand brachten.

2.4.4 Rückenmark, Oberfläche

Im ventralen Mittelgebiet schneidet die Fissura mediana ventralis vom Unterrand des Pons bis zum Conus medullaris ein. Lediglich im Bereich der Decussatio pyramidum ist die Fissur gelegentlich nicht oder nur als seichte Rinne nachweisbar. Unterhalb der Decussatio beginnt das eigentliche Rückenmark. In die Fissur ragt das Septum medianum ventrale mit den Rami fissurales der A. spinalis anterior hinein. An der Dorsalseite liegt ein Sulcus medianus dorsalis vor, von dem ein Gliaseptum ins Rückenmark einzieht. Am Sulcus ventrolateralis verlassen die Fila radicularia ventralia das Rückenmark, in den Sulcus dorsolateralis treten die Fila radicularia dorsalia ein. Im Halsbereich besteht fast regelmäßig ein Sulcus intermedius dorsalis zwischen den Hinterstranggebieten von T_5 an abwärts und jenen von T_5 an aufwärts. Betont sei, daß die Eintrittszone der Hinterwurzeln einen sehr viel größeren paramedianen Abstand hat als die Austrittszone der Vorderwurzeln. Diese grenzen im unteren Lenden- und insbesondere im Sakralbereich fast unmittelbar aneinander, s. Abb. 2.19.

2.4.5 Rückenmark, innerer Aufbau (Abb. 2.18)

Seit alters her wird die Grausubstanz des Rückenmarks am Querschnitt mit einer Schmetterlingsfigur verglichen. Im oberen Halsbereich ist dieser Grauanteil, verglichen mit den umhüllenden wei-

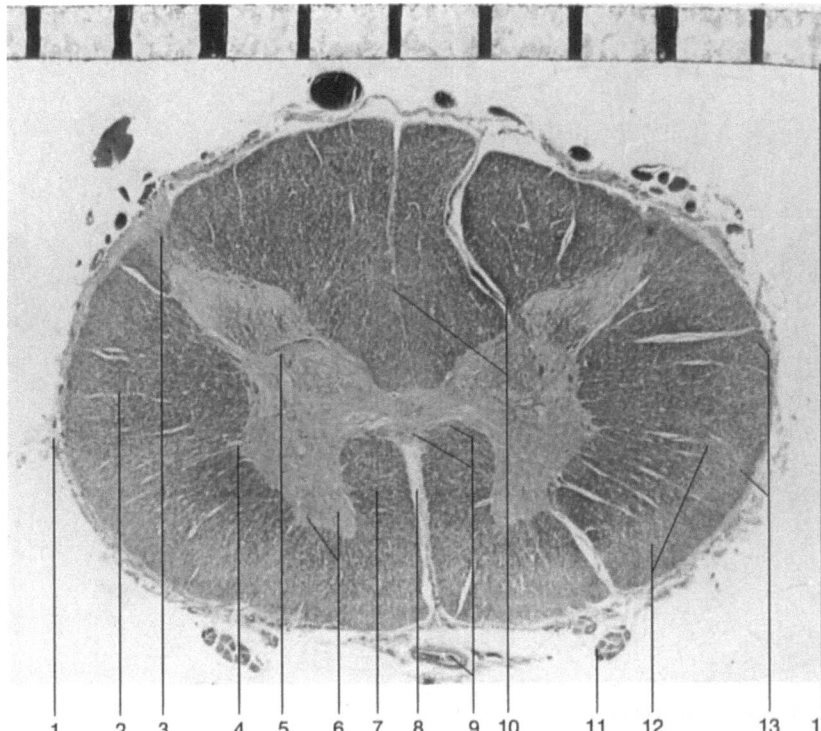

Abb. 2.19. Rückenmarkquerschnitt L_2 (Luxol-Färbung).
1 Pia mater spinalis an Lig. denticulatum.
2 Funiculus lateralis (Tractus corticospinalis).
3 Substantia gelatinosa der Columna dorsalis.
4 Cornu laterale.
5 Basis cornus dorsalis.
6 Cornu ventrale mit Nuclei venterolateralis et venteromedialis.
7 Funiculus ventralis.
8 Fissura mediana ventralis und A. spinalis anterior.
9 Commissura alba ventralis.
10 Septum medianum dorsale und Zweig der A. spinalis posterior.
11 Filum radiculare ventrale.
12 Gebiet des Tractus spinothalamicus.
13 Gebiet der Tractus spinocerebellares.
14 Millimeterpapier

ßen Fasersystemen, verhältnismäßig schmächtig entwickelt. Im Bereich der Intumescentia cervicalis wird entsprechend dem Zu- und Abstrom Impulse von und zur oberen Extremität die Grausubstanz dicker, im thorakalen Abschnitt entsprechend der hohen Segmente dann wieder dünner. Im Lenden- und insbesondere im Sakralbereich kommt eine zunehmend plumpere Schmetterlingsfigur dadurch zustande, daß die weißen Fasermassen an Menge abnehmen. Am Querschnitt wird die vordere Ausladung der Rückenmarkgrausubstanz als Cornu ventrale bezeichnet, in dem insbesondere Kerngruppen für die Muskulatur angeordnet sind. Längsschnitte zeigen, daß das Cornu ventrale durch das ganze Rückenmark hindurch läuft, deshalb wurde der Terminus Columna ventralis für diese Grauzone geprägt. Eine entsprechende Columna dorsalis, schlanker entwickelt, enthält vor allem Schaltsysteme für die sensiblen Fasern und deren Leitungsbahnen. Am Querschnitt werden ein Cornu dorsale mit Apex cornus dorsalis, Caput cornus dorsalis und Cervix cornus dorsalis von einer Basis cornus dorsalis abgegrenzt. Eine wichtige sensible Schaltzone stellt die Substantia gelatinosa dar. Die Columna lateralis kann am Querschnitt in einem Cornu laterale, eine Columna intermediolateralis (autonomica u. zwischen T_1 und L_{1-2}) untergliedert werden (Abb. 2.19). In diesem Bereich liegen die sympathischen Ursprungszellen. Außerdem werden der Columna lateralis derzeit die Substantia grisea intermedia centralis und lateralis zugeordnet. Als Columna thoracica oder Nucleus thoracicus wird eine Zellsäule zwischen C_7–L_2 bezeichnet. Im Seitensäulengebiet liegen auch als Nuclei parasympathici sacrales motorische Kerne für die Nn. pelvici zwischen S_3 und S_4 vor. Außerdem wird im seitlichen Gebiet der Seitensäule eine Formatio reticularis dem Rückenmarkgrau zugeordnet.

An der weißen, das Rückenmarkgrau umhüllenden Faserschicht, steht zwischen Fissura mediana ventralis und Austrittszone der Vorderwurzeln der Funiculus ventralis, zwischen Vorderwurzelaustritts- und Hinterwurzeleintrittszone der Funiculus lateralis und zwischen Sulcus medianus dorsalis und Hinterwurzeleintrittszone der Funiculus dorsalis. Über die Anordnung der wichtigsten sensiblen und motorischen Kerngebiete und Bahnen geben die Abb. 2.20, 2.21, 2.22 Auskunft. Betont sei, daß sich die Bahnen des Rückenmarks wechselseitig vermischen, worauf schon die alten Anatomen hinwiesen. Piscol (1976) untersuchte insbesondere die Schmerz-, Temperatur-, Berührungs-, Empfindungs- und Druckempfindungsbahnen sowie die Respirationsbahnen, s. Abb. 2.23. Die Respirationsbahnen liegen seinen Befunden zufolge im Vorderstrang- und im Vorderseitenstranggebiet und nicht, wie dies andere Forscher angeben, in der Zone zwischen Vorder- und Hinterseitenstrang.

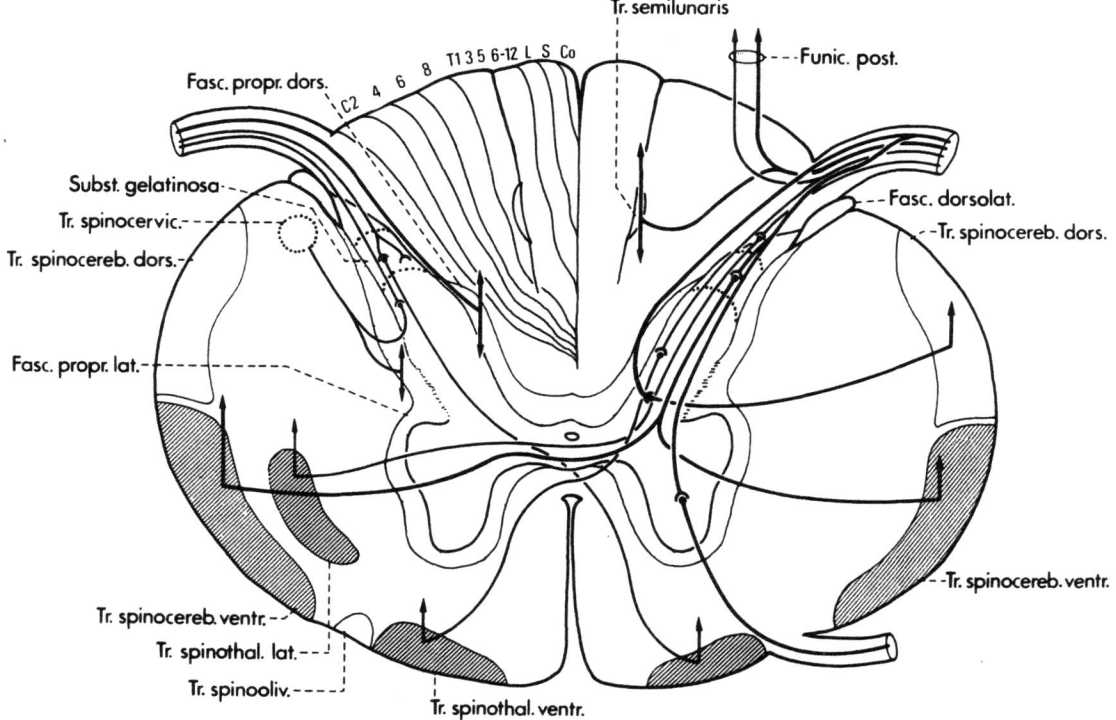

Abb. 2.20. Die wichtigsten sensiblen Bahnen und deren Schaltungen, bei C_2, hauptsächlich gekreuzte Faserzüge schraffiert, ungekreuzte hell

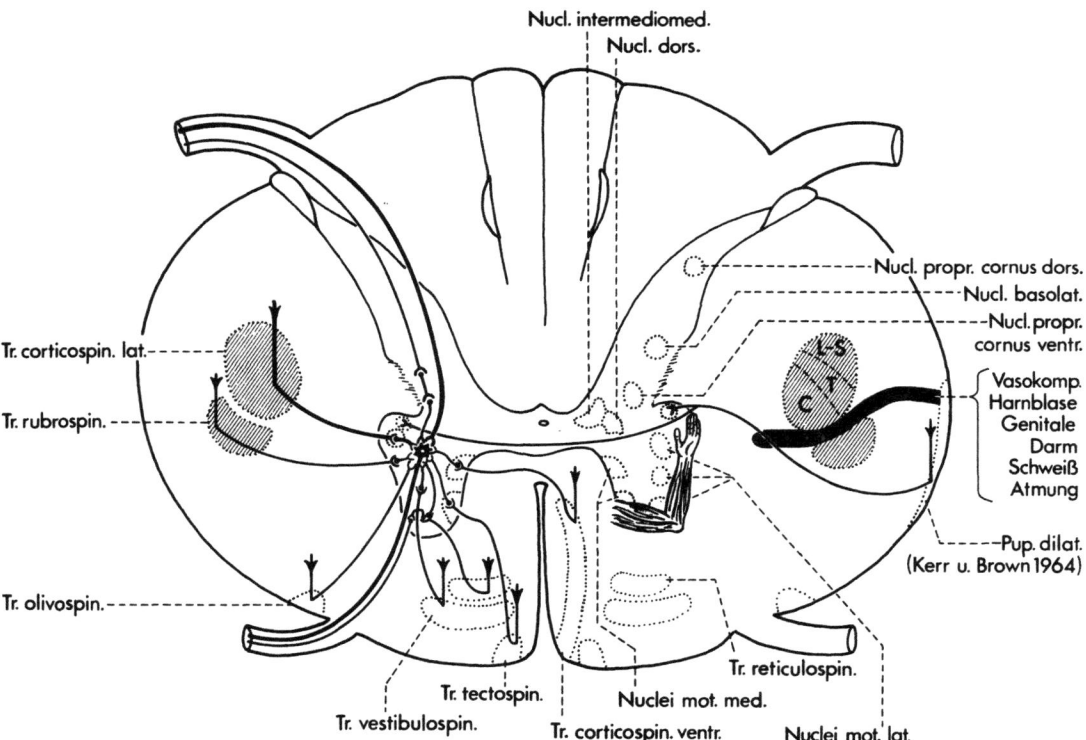

Abb. 2.21. Die wichtigsten motorischen Bahnen, Kerne und Schaltungen bei C_2, gekreuzte Faserzüge schraffiert, „Vasomotorenbahnen" schwarz eingetragen

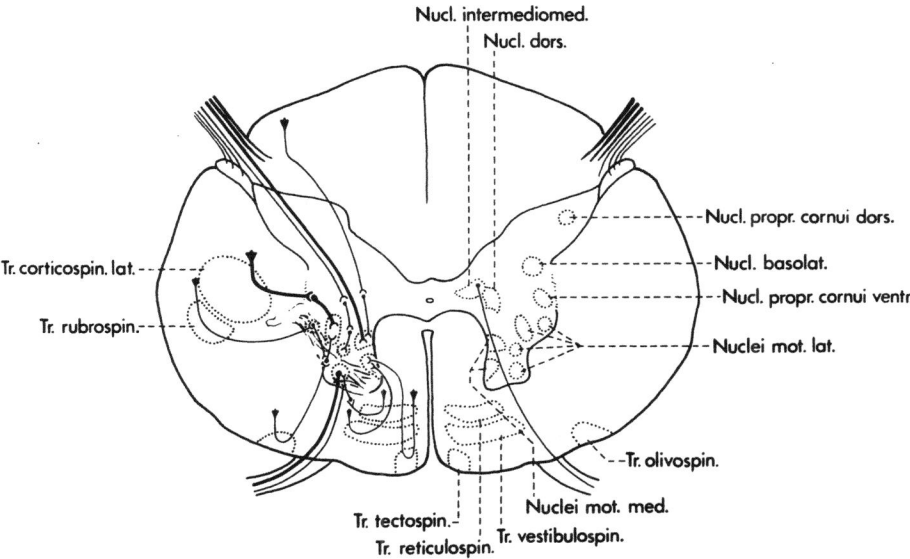

Abb. 2.22. Rückenmark, Querschnitt bei L_2 mit Kernen, Schaltungen und Tractus

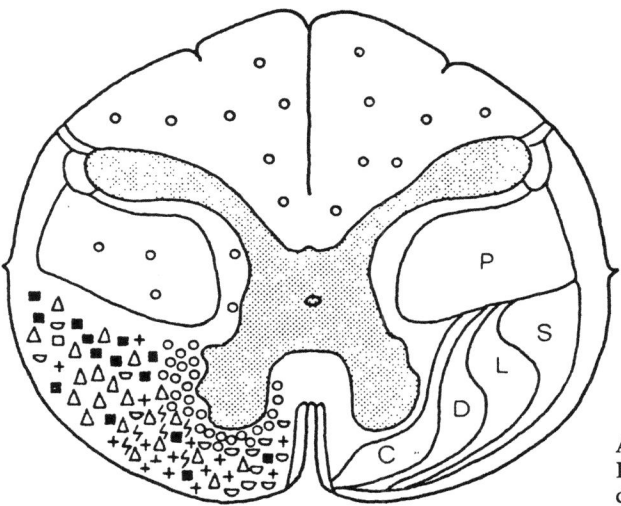

Abb. 2.23. Verlauf der Schmerz-, Temperatur-, Berührungs-, Druck- und Respirationsfasern sowie somatotopische Gliederung im Vorderseitenstrang (Aus Piscol 1976)

2.5 Fila radicularia dorsalia et ventralia
(Abb. 2.24)

Scharf (1958) wies darauf hin, daß an der Gültigkeit des Bell-Magendieschen Gesetzes, nach dem in den Hinterwurzeln sensible, in den Vorderwurzeln motorische Fasern ziehen, derzeit mit Recht gezweifelt wird, d.h. in der Hinterwurzel verlaufen nicht nur sensible, sondern auch motorische Fasern und in den Vorderwurzeln auch sensible. Vor kurzem ermittelten wir die Anzahl der Fila radicularia dorsalia für die Rückenmarkssegmente C_1 bis L_3 und vermaßen die Dicke der Hinterwurzelfäden. Diese beträgt bei C_1 z.B. im Mittel ca. 350 µm, bei C_6 etwa 600 µm, bei T_6 ca. 370 µm und bei L_3 ca. 550 µm (Lang und Bartram, 1982). Außerdem bestimmten wir den Gesamtquerschnitt der Fila radicularia dorsalia und stellten im Bereich der Intumescentiae cervicalis et lumbalis eindeutige Querschnittsvergrößerungen gegenüber den oberen Zervikal- und Thorakalsegmenten fest. Anastomosen der Fila radicularia dorsalia mit dem N. accessorius liegen bei C_1 an der rechten Seite in 82%, an der linken in 52%, bei C_2 an der rechten Seite in 35%, links in 52% und bei C_3 rechts wie links in 9% vor. Betont sei, daß die Extremwerte der Filaanzahl bei 0 und 28 liegen. Einmal kam bei C_7 an der linken Seite ein einziges Filum vor. Fila radicularia dorsalia bei C_1 fehlen unseren Befunden zufolge rechts in 5%, links in 9%.

An der Area radicularis ventralis treten viel zahlreichere und dünnere Wurzelfäden an jedem Segment aus. Diese bündeln sich nach einem Ver-

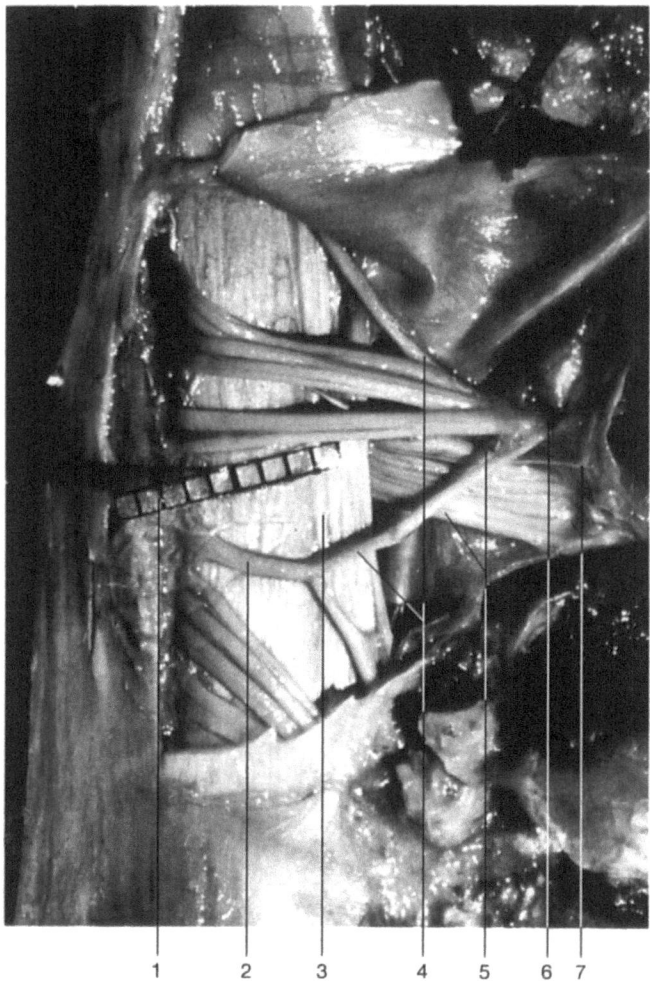

Abb. 2.24. Wurzeltasche C₅, ventral eröffnet.
1 Millimeterpapier an Rückenmark.
2 Interradikuläre Anastomose.
3 Lig. denticulatum.
4 Fila radicularia ventralia C₅.
5 Radix dorsalis C₅.
6 Wurzeltascheneingang der Radix ventralis.
7 N. spinalis meningei und Delle einer Wurzeltaschenzyste

lauf von 2–5 mm zu stärkeren Teilbündeln zusammen, die 7–10 mm vom Rückenmark entfernt, z.B. bei C₃ links drei Bündel der Radix ventralis mit Durchmessern zwischen 400 und 700 µm aufbauen. Weiteres s. Abb. 2.25.

Intersegmentale Anastomosen gibt es auch an den Fila radicularia ventralia, im Zervikalbereich z.B. zwischen 0 und 21%. Auch im thorakalen und lumbalen Bereich konnten wir ventrale intersegmentale Anastomosen feststellen.

Vor kurzem bestimmten wir die Länge der Fila radicularia dorsalia, die erwartungsgemäß vom kranialen zum kaudalen Rückenmarkabschnitt eindeutig zunimmt. Diese Längen wurden an Leichen relativ alter Menschen zwischen Rückenmark und Wurzeltascheneingang vermessen, (Lang u. Geisel 1983). Die Fila radicularia treten dann am häufigsten in zwei Wurzeltaschenostien, eines für die vordere, eines für die hintere Wurzel in die Vagina radicularis ein. Je nach Segment konnten wir unterschiedlich häufig auch 3 oder nur 1 Wurzeltaschenostium, selten auch 4 Wurzeltaschenostien auffinden (Abb. 2.26). Die Lage der hinteren und vorderen Wurzelfäden innerhalb des lumbalen subarachnoidalen Raumes und am Wurzeltascheneingangsbezirk untersuchten wir zwischen den Wurzeltaschenbezirken L₄ und L₅, nach Auffüllen des Subarachnoidalraums mit Gelatine. In Höhe des Wurzeltaschenostium L₄ z.B. beträgt der Abstand der Fila radicularia dorsalia L₅ von der Durainnenseite 3,62 (2,0–6,0) mm. Rechts ergaben sich Werte von 3,5 (2,0–5,0) mm, links von 3,75 (3,5–6,0) mm. Auf eine Strecke von 8,56 (5,0–14,0) mm ist die Hinterwurzel von L₅, getrennt durch Arachnoidea, der Durainnenseite unmittelbar angelagert. Rechts vermaßen wir eine mittlere Anlagerungsfläche von 8,25, links eine von 8,88 mm (s. Abb. 2.27). Das Filum terminale fand sich am häufigsten im dorsalen Mittelabschnitt des Subarachnoidalraums dieser Zone.

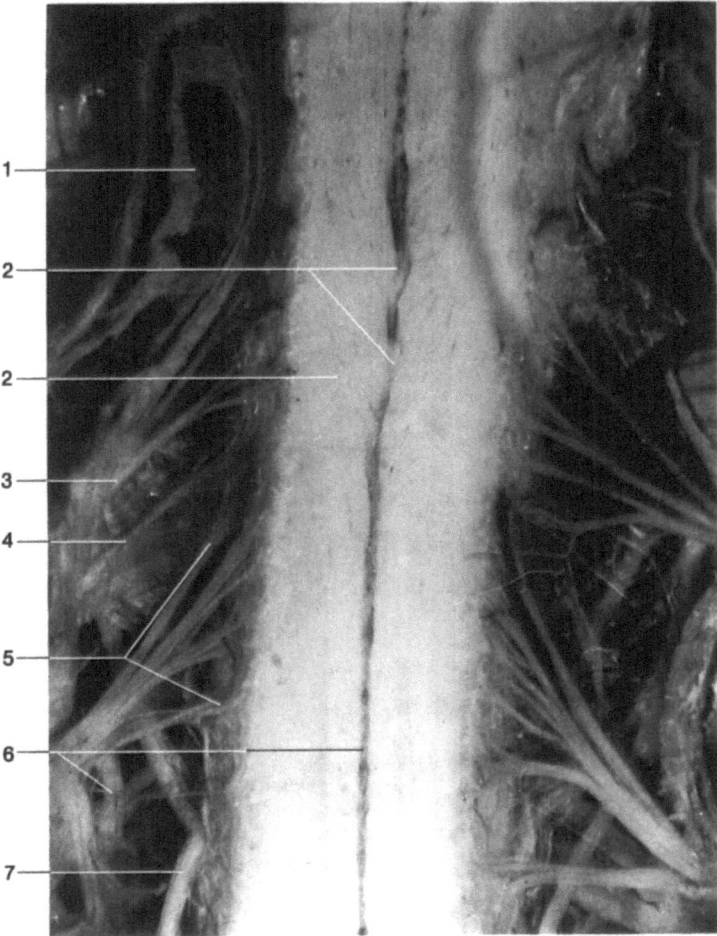

Abb. 2.25. Medulla am kraniozervikalen Übergang, Frontalschnitt von vorne.
1 A. vertebralis, Pars subarachnoidealis.
2 Decussatio pyramidum.
2a Funiculus ant., Schnittfläche.
3 Radix ventralis C_1 an Dura mater.
4 N. duralis (Var.).
5 Area radicularis ventr. C_2.
6 Fissura mediana ventralis und N. accessorius.
7 Ligamentum denticulatum

2.6 Vaginae radiculares

In die vordere und hintere Wurzeltasche hinein reicht auch eine Arachnoidalausstülpung, deren Ende von früheren Forschern als Angulus arachnoidalis bezeichnet wurde. Die Arachnoidea entläßt auch Granulationes arachnoidales in die dünne Dura mater der Wurzelscheide, diese reichen gelegentlich bis an größere Venen heran. Am häufigsten fanden sich lichtmikroskopisch die Enden der Arachnoidalscheiden im Mittelbezirk bis zur distalen $^2/_3$-Zone der jeweiligen Wurzeltasche. An einigen Präparaten erreichten sie die Zone des Ganglion spinale. Häufiger als andere Forscher konnten wir Arachnoidalzysten unterschiedlicher Größe nachweisen (Lang u. Geisel 1983). Elektronenoptischen Befunden anderer Forscher zufolge, geht die arachnoidale Wurzeltaschenauskleidung unmittelbar ins Stratum lamellare perineurii und die Duraschicht der Wurzeltasche ins Stratum fibrosum perineurii über (Termini nach Lang 1962).

Im Lenden- und Sakralbereich bestimmten wir auch den vertikalen Abstand der Wurzeltaschenostien zueinander. Dieser nimmt erwartungsgemäß von oben nach unten ab und beträgt bei L_1/L_2 im Mittel etwas über 29 mm, bei L_2/L_3 etwas über 30 mm, bei L_3/L_4 über 29 mm und bei L_4/L_5 etwas über 26 mm. Im Bereich L_5/S_1 fanden sich Abstände von im Mittel 23,13 mm.

Schon vor langer Zeit wurde auf gelegentlich auch aszendierende Wurzeltaschen hingewiesen (Reid 1960). Kubik und Müntener (1969) untergliederten in absteigende, horizontale, aufsteigende und gemischte Typen der Wurzelscheiden und fanden horizontale bzw. aufsteigende Wurzeltaschen im unteren Zervikal- und im Thorakalbereich. Nach Kubik (1966) kommen bei Neugeborenen und Kindern bis zu zwei Jahren kaum aszendierende Wurzeltaschen vor. Die Länge der Wurzeltaschen vermaßen wir nach Lupenpräparationen zwischen Wurzeltaschenostium und distalem $^3/_4$-Punkt des von Dura mater überzogenen Ganglion spinale, im unteren thorakalen und im lumbosakralen Abschnitt. Bei T_{10} ergaben sich mittlere Längen von 10,0 (7,0–12,0) mm, bei T_{11} eine von 11,86 (8,0–16,0) mm und bei T_{12} eine von 13,44

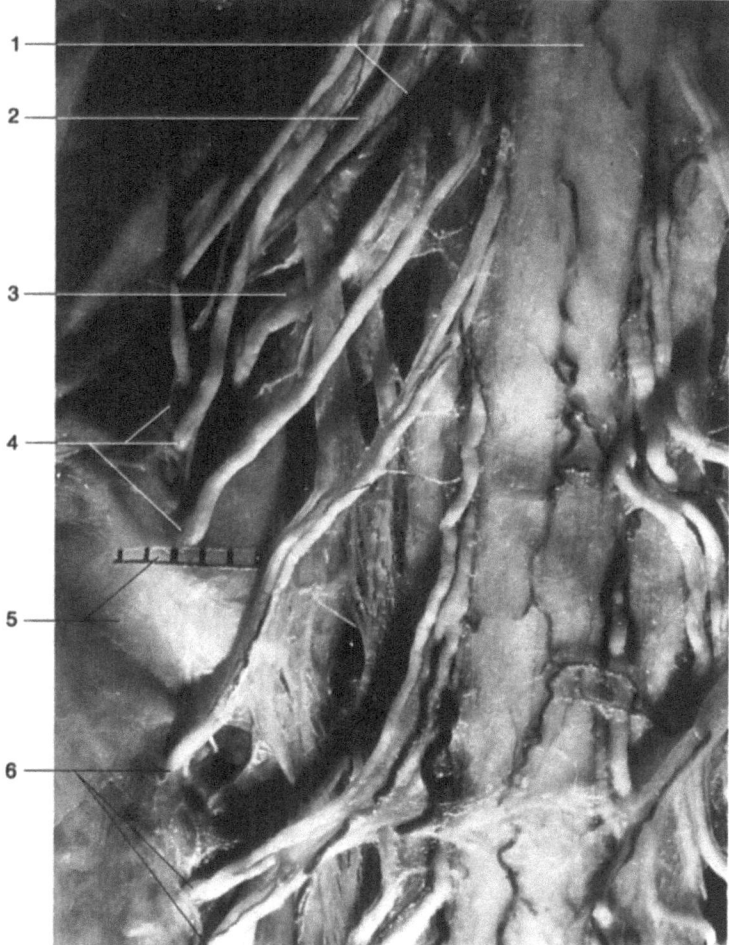

Abb. 2.26. Große Abstände zwischen Wurzeltascheneingängen T_8/T_9, von dorsal.
1 Medulla spin. und A. radic. dors. T_9.
2 Lig. denticulatum.
3 Radix ventr. T_8 (eigene Wurzeltasche).
4 Drei Wurzeltascheneingänge für Radix dors. T_8.
5 Dura mater, seitverlagert und Millimeterpapier.
6 Drei Wurzeltascheneingänge T_9

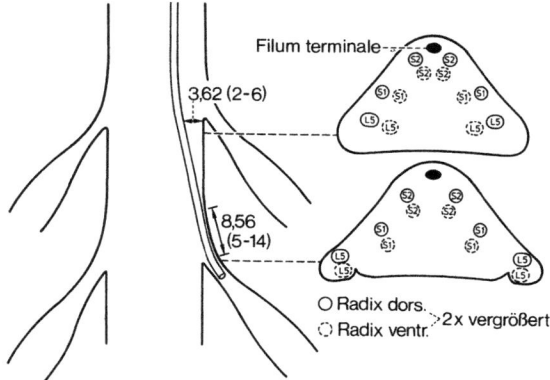

Abb. 2.27. Regelhafter Verlauf der Fila radicularia dorsalia zum Durasack (Aus Lang u. Geisel 1983)

(9,0–18,0) mm. Außerdem bestimmten wir den nach oben offenen Winkel zwischen Dura mater-Seitenrand und einer Tangente an der jeweiligen Wurzeltasche zwischen T_{10} und Co_1. Dieser Winkel nimmt eindeutig von kranial nach kaudal zu.

Bei T_{10} macht er z.B. im Mittel 95°, bei T_{12} 125°, bei L_2 141,94°, bei S_1 150,56° und bei S_4 167,2° aus.

2.7 Rückenmark, Gefäße

2.7.1 Rückenmark, Arterien (Abb. 2.28, 2.29)

Die Abb. 2.28a und b zeigen die Segmenthöhen des Rückenmarks und deren Lage im Canalis vertebralis. Das obere Halsmark wird von den Aa. vertebrales und der A. cerebelli inferior posterior versorgt. Anastomosen dieser Gefäße liegen vor mit der A. occipitalis und Endzweigen der A. cervicalis profunda. Aus der A. cervicalis ascendens können die Rückenmarksegmente C_5 bis C_7 Zustrom erhalten, ebenso aus dem Truncus thyreocervicalis. Die Rückenmarkarterien für C_8 kommen vorwiegend aus der A. cervicalis profunda, die in dessen Zone nach dorsal verläuft, jene für T_1 und T_2 aus der A. intercostalis suprema, die

Anatomie des Wirbelkanals und seines Inhaltes

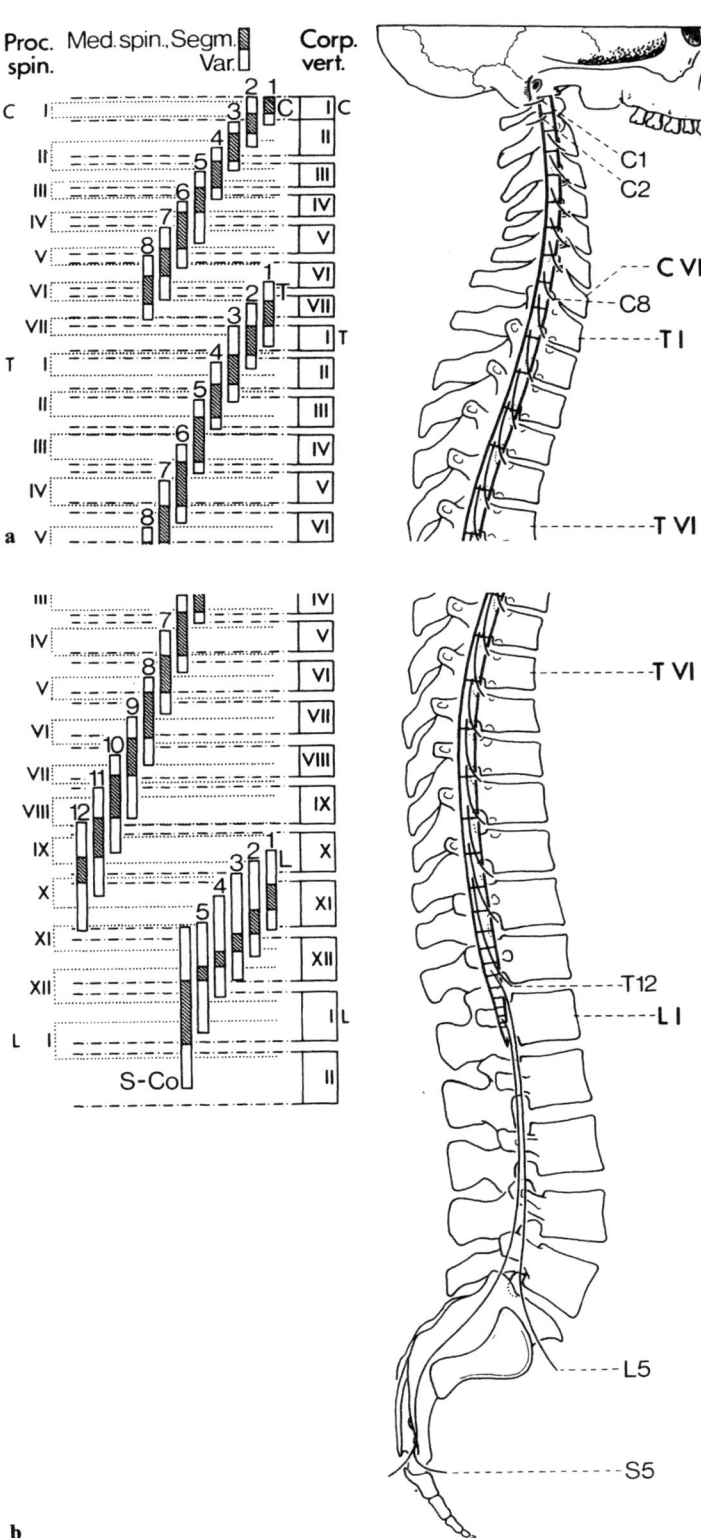

Abb. 2.28a, b. Segmenthöhen des Rückenmarks und deren Bezug zu Wirbelkörpern und Processus spinosi. Schraffiert Mittelwerte, hell umrandet Grenzwerte. (Nach Hintzsche u. Gisler 1935, Lang u. Geisel 1983)

Segmente T_3 bis L_4 erhalten Zustrom aus den Aa. intercostales bzw. lumbales, die kaudaleren Segmente und Wurzelfäden aus den Aa. iliolumbalis, iliaca communis, lumbalis ima und sacralis lateralis. Von den großen Versorgungsarterien Aa. vertebralis, intercostalis, lumbalis u.a., zweigen nach dorsal Rami dorsales ab, welche die Rückenmuskulatur, die Wirbel, das epidurale Gewebe und

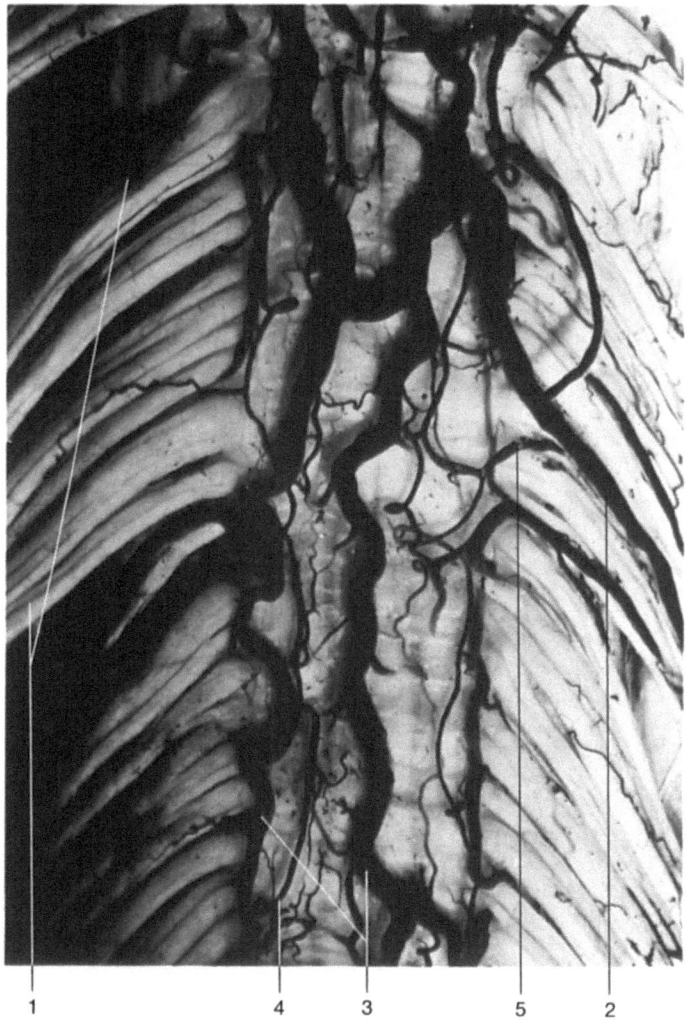

Abb. 2.29. Rückenmarkgefäße von dorsal.
1 Fila radicularia dors. C_6.
2 V. radicularis dors. C_7.
3 Vv. spinales dors.
4 Aa. spinales dors.
5 A. radicularis C_6

auch das Rückenmark versorgen. Von C_2 an abwärts gehen von den Rami dorsales Rami spinales, lumbal z.B. 9 mm ventral des Foramen intervertebrale (Vorderrand) ab. Diese zweigen sich dann in epidurale und die Dura durchsetzende Arterien auf. Begleitet eine die Dura durchziehende Arterie die Radix ventralis, dann bezeichnen wir diese als A. radicularis anterior, ein Gefäß, das mit den Hinterwurzeln das Rückenmark erreicht, wird von uns als A. radicularis posterior (Lang u. Baldauf 1983) bezeichnet. Ohne Zweifel ist die A. spinalis anterior aus der A. vertebralis für das obere Halsmark das wichtigste Zustromgefäß. Diese Arterie entstammt dem intrazisternalen Abschnitt der A. vertebralis meist unmittelbar vor der Vereinigung mit der gegenseitigen. Sie vereinigt sich in der Regel mit der kontralateralen Arterie und zieht dann entlang der Fissura mediana anterior nach abwärts. Von C_2 bis zu L_2 erfährt diese eine langsame, aber stetige Lumenzunahme, was ihre Mittelwerte angeht. Gegensätzlich zu den Ergebnissen früherer Forscher stellten wir an unserem Untersuchungsgut bei C_1 rechts in 44%, links in 59% Aa. radiculares dorsales fest, die der Pars atlantis der A. vertebralis entstammen und entweder kranial oder dorsal der Nervenwurzeln die Dura durchzogen.

Nach Turnbull u.Mitarb. (1966) (Untersuchungen an 43 Präparaten) zweigen die Aa. radiculares im Halsbereich 1–10 mm unterhalb der Wurzelscheiden von den Aa. vertebrales ab und ziehen in die Vaginae radiculares ein. An unserem Untersuchungsgut treten sie auch abseits der Wurzeltaschen durch die Dura mater hindurch. Turnbull u.Mitarb. (1966) bestimmten Durchmesser der Aa. radiculares ventrales zwischen 0,2 und 0,9 mm.

An unserem Untersuchungsgut ließen sich bei C_1 links auch Außendurchmesser bis 1,0 mm feststellen. Insgesamt schwankt die Anzahl der Aa. radiculares anteriores nach Turnbull u.Mitarb.

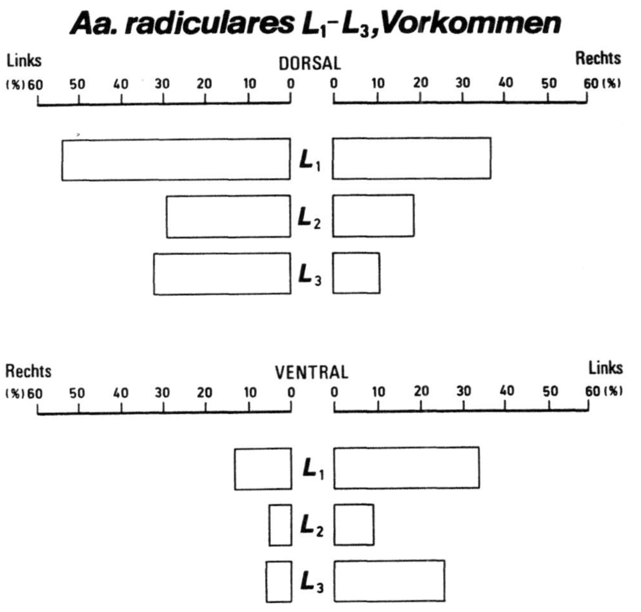

Aa. radiculares L₁-L₃, Vorkommen

Abb. 2.30

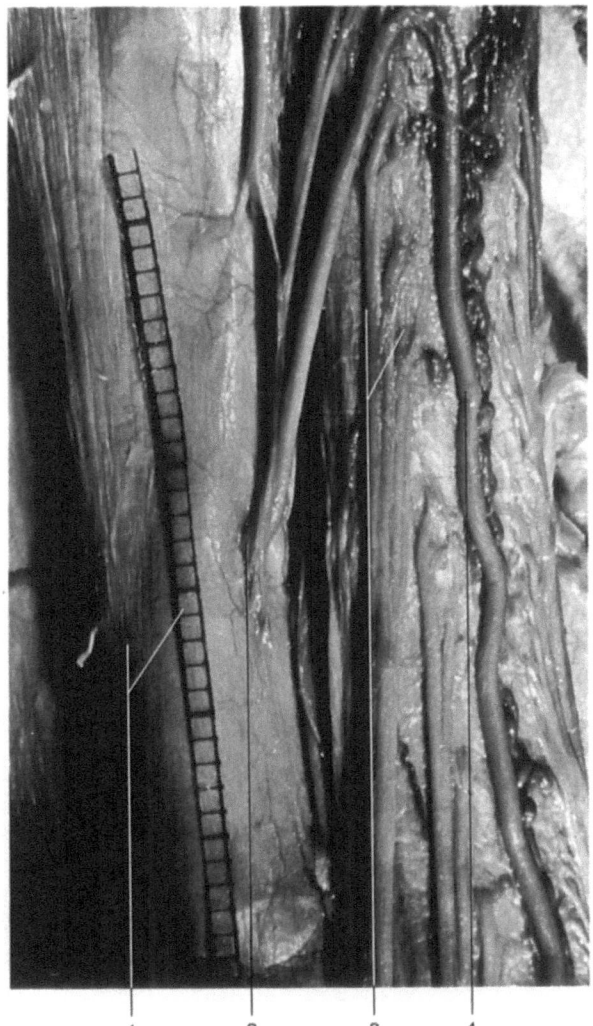

Abb. 2.31. A. radicularis magna ventralis.
1 Dura mater, seitverlagert und Millimeterpapier.
2 A. radicularis magna T_{10}.
3 Fila radicularia ventr. T_{11}.
4 R. descendens der A. radicul. magna

(1966) zwischen 1 und 6. Häufiger kommen diese Gefäße an der rechten als an der linken Seite vor. Unsere Befunde über das Vorkommen der Aa. radiculares ventrales zeigen ebenfalls einen geringen Seitenunterschied zugunsten von rechts. Bei den mittleren Durchmessern der Aa. radiculares ventrales im Halsbereich ergaben sich keine signifikanten Rechts-Links-Differenzen. Wir bestätigen jedoch die Angabe von Turnbull u.Mitarb., daß, wenn weitlumigere Gefäße vorliegen, deren Anzahl vermindert ist. Turnbull u.Mitarb. geben im Zervikalbereich 0-8 Aa. radiculares dorsales an. Wir stellten das prozentuale Vorkommen von Aa. radiculares dorsales im Halsbereich ebenso wie deren Außendurchmesser für jedes Segment fest. Anhand von Graphiken stellen wir auch Vorkommen und Durchmesser der Aa. radiculares dorsales et ventrales des Brustmarks und für die Lendensegmente L_1 bis L_3 vor (s. Abb. 2.30).

Vor kurzem (Lang u. Baldauf 1983) stellten wir fest, daß die A. spinalis anterior von C_2 bis T_2 im Mittel annähernd 500 µm weit ist und sich das Gefäß abwärts von T_2 fast kontinuierlich erweitert. Bei L_2 z.B. liegt der mittlere Außendurchmesser bei 800 µm. Unserer Meinung nach beruht dies darauf, daß die A. radicularis ventralis magna, die verschiedenhöh an das Rückenmark herantritt, einen dünneren Ramus ascendens und einen weitlumigeren Ramus descendens besitzt. Die A. spinalis posterior ist an unserem Untersuchungsgut bei C_2 und bei L_2 weiter als in den anderen Abschnitten. Die A. posterolateralis vermindert ihren Durchmesser von C_2 nach abwärts kaum. Die A. spinalis anterior hat in ihrem Verlauf im Bereich der Eingangsregion in die Fissura mediana ventralis außerordentlich unterschiedliche Verläufe, auch Inselbildungen und Einmündungsarten der A. radicularis anteriora. Die A. spinalis posterior erwies sich an unserem Untersuchungsgut im Mittel bei C_2 weit und nach abwärts bis zu T_6 und T_{10} englumiger, bei L_2 fanden sich größere Mittelwerte des Gefäßdurchmessers. Die A. posterolateralis zeigt mit geringfügigen Abweichungen bei T_2 eine mäßige Volumenabnahme zwischen C_2 und L_2. Hier sei besonders darauf hingewiesen, daß zahlreiche Verbindungen zwischen Zweigen der Aa. radiculares anteriores und der A. spinalis anterior zu seitlichen und hinteren Rückenmarkar-

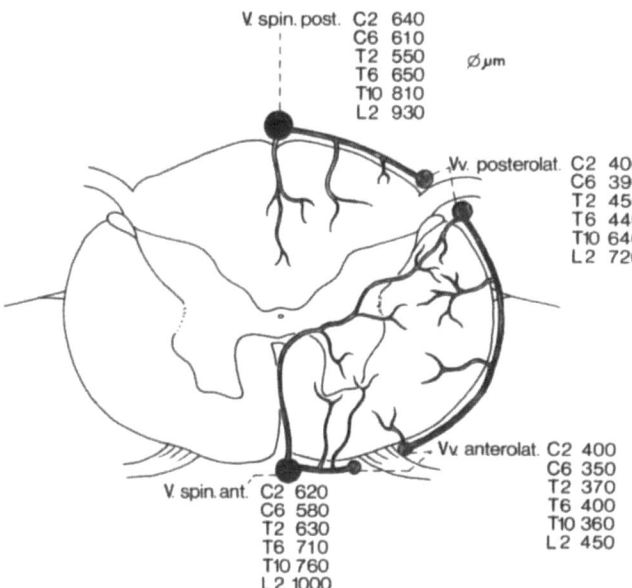

Abb. 2.32. Venen an der Rückenmarkoberfläche, mittlere Durchmesser in verschiedenen Segmenthöhen (beachte Durchmesserzunahme nach kaudal – Ausnahme Vv. anterolaterales)

terien vorliegen. Auch Längsanastomosen liegen nicht nur im Bereich der A. spinalis anterior, posterior, posterolateralis und anterolateralis, sondern auch zwischen diesen Bezirken vor. Abgesehen von einer A. radicularis magna anterior (Abb. 2.31) gibt es auch besonders weite Aa. radiculares posteriores, die als Aa. radiculares posteriores magnae bezeichnet werden können.

2.7.2 Rückenmark, Venen (Abb. 2.32)

Vor kurzem untersuchten wir die Venen der Rückenmarkoberfläche und die Vv. radiculares. Die Vena spinalis anterior verläuft im Bereich der Fissura mediana ventralis und ist bei C_6 im Mittel 580 (150–800) μm weit. Gelegentlich ist die Vene gedoppelt und liegt dann etwas paramedian. Bei T_2 ergab sich eine mittlere Weite von 621 (250–950) μm, bei T_6 eine von 709 (350–1400) μm, bei T_{10} fand sich ein Mittelwert von 762,5 (250–1700) μm und bei L_2 ein Durchmesser von 996,6 (500–2200) μm.

Als Venae anterolaterales bezeichnen wir (gleichartig wie bei den Arterien) Venen, die medial und (weniger häufig) lateral der Area radicularis ventralis am Rückenmark vorliegen. Im oberen Halsbereich ist diese Vene nicht regelmäßig nachweisbar. Der mittlere Durchmesser beträgt bei C_2 409 (300–600) μm, bei C_6 ergab sich ein mittlerer Durchmesser von 375 (200–600) μm. Häufig bestehen in dieser Region Queranastomosen und Verläufe seitlich der Area radicularis ventralis. Bei T_2 fanden sich mittlere Durchmesser von ca. 370 (250–665) μm, bei T_6 Durchmesser von etwas über 400 (125–750) μm und Verläufe vorwiegend medial der Area radicularis ventralis, bei T_{10} Durchmesser von 400 (250–700) μm. In diesem Gebiet ziehen die Gefäße meist seitlich der Fila radicularia ventralia. In Höhe von L_2 fanden wir Durchmesser von ca. 450 (200–700) μm und Verläufe am häufigsten medial der Fila radicularia ventralia. Die Durchmesser der Vena spinalis anterior sind im oberen Halsmark etwas größer als im unteren und nehmen von thorakalen Bereichen nach abwärts zu. Auch die Venae anterolaterales sind im oberen Zervikalbereich weitlumiger als im unteren, besitzen bei T_2 die geringsten und abwärts davon etwas größere Durchmesser. Die Venae posterolaterales zeigen eine fast kontinuierliche Zunahme ihrer Durchmesser von C_2 bis L_2. Die Vena spinalis posterior hat ebenfalls im oberen Halsbereich größere Lumina, im Bereich T_2 den geringsten und bei L_2 den größten Durchmesser. Betont sei, daß zahlreiche zirkuläre Anastomosen die vorderen und hinteren oberflächlichen Rückenmarkvenen miteinander, in allerdings sehr unterschiedlicher Weise, miteinander verknüpfen. Aus diesem Venennetz an der Rückenmarkoberfläche entstehen die Venae radiculares anteriores und posteriores. An der Rückseite des nervösen Zentralorgans bilden sich am kraniozervikalen Übergang die Abflüsse nach kranial durch die Cisterna cerebellomedullaris zum Sinus marginalis sowie zum Plexus venosus suboccipitalis, die, wenn entwickelt, an unserem Untersuchungsgut 620 (300–1000) μm weit sind. Der Zustrom zu diesen Venen erfolgt an unserem Untersuchungsgut über mediale und seitliche sowie auch ventrale Medullagefäße. Sie könnten bei suboccipitalen Punktionen verletzt werden. Bei C_1 stellten wir im Mittel etwas über 40%, bei C_3 z.B. in etwas über 60%, bei C_6 rechts in 79%, links in etwas über 50% Venae radiculares ventrales fest. Bei C_8 fanden sich Venae radiculares ventrales nur in 40%. Die mittleren Durchmesser der Venae radiculares ventrales im Halsbereich liegen an unserem Untersuchungsgut zwischen 300 und 400 μm. Die Venae radiculares dorsales im Halsabschnitt kommen bei C_1 (wegen der transzisternalen Vene) links nur in 10%, rechts in 30% vor, bei C_4 fanden sich links wie rechts z.B. in 45% bis über 60% derartiger Venen, bei C_8 in 50% bis 77%. Die Durchmesser der relativ wenig zahlreichen Venae radiculares dorsales bei C_1 waren relativ hoch (bis zu 1150 μm), abgesehen davon fanden sich mittlere Durchmesser in den Venae radiculares dorsales zwischen C_1 und C_8 zwi-

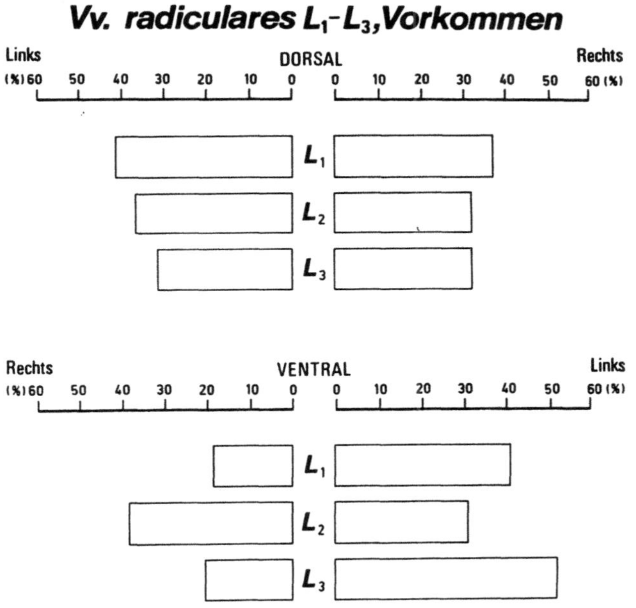

Vv. radiculares L₁-L₃, Vorkommen

Abb. 2.33

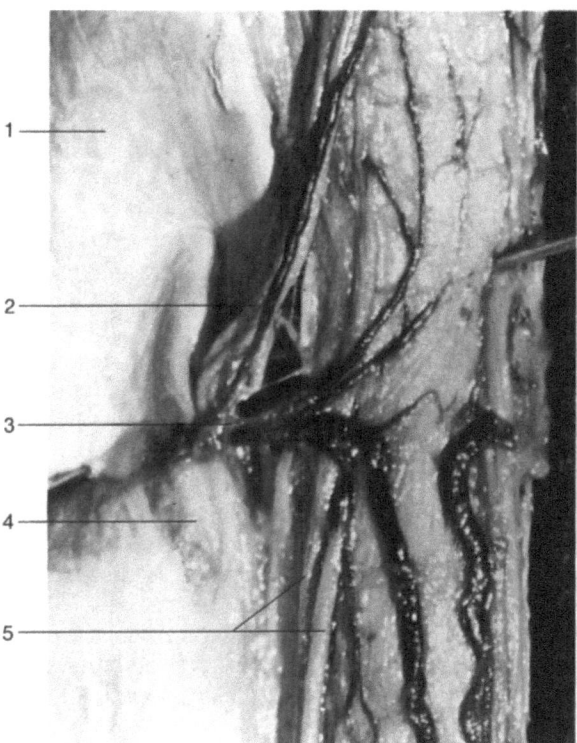

Abb. 2.34. Sinus duralis bei Wurzeltasche T₉.
1 Dura mater, seitverlagert.
2 Radix dorsalis T₉.
3 V. radicularis dors. T₉.
4 Sinus duralis, Zone.
5 Fila radicularia T₁₀

schen 300 und 500 µm. In den Brustsegmenten stellten wir das Vorkommen von Venae radiculares dorsales für jedes Segment fest. Pro Segment fanden sich zwischen 15% und etwas über 50% (zwischen T_8 und T_{10}) Vv. radiculares dorsales. Ihre mittleren Durchmesser liegen um 300 µm. Venae radiculares ventrales kommen im Brustabschnitt an den verschiedenen Segmenten zwischen 20% und 67,5% (mittlerer Thorakalbereich links) vor und sind zwischen 300 und 1100 µm weit. Gefäße von über 800 µm bezeichnen wir als Venae radiculares magnae. Am Lendenmark fanden sich dorsal um 40% Venae radiculares bei L_1 (links und rechts), bei L_3 in etwas über 30%. Venae radiculares ventrales im Lendenabschnitt fanden sich gehäuft an der linken Seite, bei L_1 z.B. in 40%, bei L_3 in etwas über 50%. Weiteres siehe Abb. 2.33. Die mittleren Durchmesser der Venae radiculares dorsales et ventrales betragen 400–600 µm (Lang u. Baldauf 1983). Kadyi (1886) stellte im Mittel 44,2 (34–60) Venae radiculares an einem Rückenmark fest, und zwar im Mittel 19,6 Venae radiculares posteriores und 24,6 Venae radiculares anteriores. Clemens und von Quast (1960) fanden im Mittel 57,1 (43–70) Venae radiculares am Rückenmark. An unserem und dem Untersuchungsgut von Clemens und von Quast ergab sich, daß die Venae radiculares dorsales im Mittel etwas weitlumiger als die Venae radiculares ventrales sind. Bezeichnet man über 800 µm weite Venen als Venae radiculares magnae, dann fanden sich an unserem Untersuchungsgut derartige Venen zwischen T_7 und L_3 (weiteres s. Lang u. Baldauf 1983). Gegensätzlich zu anderen Forschern stellten wir fest, daß die Duradurchtrittspforten auch der Venae radiculares sowohl dorsal wie auch kranial oder kaudal der zugehörigen Wurzeltaschen, mit Abständen von bis 3 mm von diesen, vorliegen können. Die Venae radiculares dorsales bilden sich aus der Vena spinalis dorsalis sowie der Vena dorsolateralis und von Venen der ventralen Rückenmarksseite. Die Vena anterolateralis mündet nicht selten in die dorsale Rückenmarkvene ein. Der Zustrom zu den Venae radiculares ventrales erfolgt hauptsächlich von der Vena spinalis anterior sowie der Vena anterolateralis. Mit dorsalen Rückenmarkvenen liegen im einzelnen unterschiedlich ausgebildete Verbindungen vor. Erstmalig stellten wir offenbar fest, daß innerhalb der Dura mater im Bereich der Wurzeltaschen oder auch abseits davon, gelegentlich Sinus durae matris-ähnliche Bluträume vorkommen können (Lang u. Baldauf, 1983) (Abb. 2.34). Die Angabe von Oswald (1961), daß extradural Klappen in den Venae radiculares vorkommen können, sollte überprüft werden. Stochdorph (1961) mißt der venösen Drainage des Rückenmarks bei chronischen Kreislaufstörungen eine große Bedeutung bei. Die kritische Zone der venösen Drainage liegt seinen Befunden zufolge im ventralen Hinterstrangfeld, dem Grenzgebiet zwischen den Versorgungsbereichen der Rami fissurales ventral und den von der Oberfläche her eindringenden kleineren Rückenmarkeigenarterien. Schon Staemmler (1939) wies auf Gliaveränderungen um kleine Venen mit hyalinverdickter Wand hin. Außerhalb der Dura vereinigen sich Venae radiculares entweder zu einem gemeinsamen Stamm oder ziehen einzeln zu den Plexus venosi vertebrales interni oder direkt in Venae intervertebrales gleichhöhig oder zum nächsttieferen Segment ein. Im Zervikalbereich kommen Verbindungen mit der Vena vertebralis (plexusartig ausgebildet) vor. Im kraniozervikalen Übergangsbereich gibt es zahlreiche Verbindungen mit den Plexus venosus suboccipitalis, den Plexus basilaris und den Sinus petrosi inferiores, im Halsabschnitt außerdem mit der V. jugularis externa, der V. brachiocephalica, der V. jugularis interna, der V. subclavia, der V. cervicalis profunda und der V. vertebralis anterior (cervicalis ascendens). Im Brustabschnitt erfolgt der Abstrom der Plexus in die Vena azygos und die Vena hemiazygos sowie die Vena hemiazygos accessoria. Im lumbalen Bereich fließen die Plexus venosi in Venae lumbales und anschließend in die V. lumbalis ascendens zur Vena cava inferior. Verbindungen mit dieser Vene, mit der Vena renalis und den Venae spermaticae bzw. suprarenales kommen vor. Die Vena lumbalis ascendens steht in Höhe des 5. Lendenwirbels oder 1. Sakralwirbels häufig mit der Vena iliaca communis bzw. der Vena iliaca externa und der Vena sacralis lateralis in Verbindung. Clemens (1961) betonte, daß der Durchmesser der Vena lumbalis ascendens von kaudal nach kranial von 2,5 auf 5,0 mm zunimmt. Batson (1957) wies auf die Bedeutung der Plexus venosi vertebralis interni als Kollateralbahn zwischen den Venae cavae superior et inferior hin, die ein Fassungsvermögen von ca. 200 ml Blut besitzen soll.

Literatur

Batson OV (1940) Function of vertebral veins and their role in spread of metastases. Ann Surg 112:138–149
Batson OV (1957) The vertebral vein system. Am J Roentgenol 78:195–212
Breig A (1960) Biomechanics of the central nervous system. Almqvist & Wiksell, Uppsala
Clemens HJ (1961) Die Venensysteme der menschlichen Wirbelsäule. De Gruyter, Berlin, New York
Clemens HJ, Quast H von (1960) Untersuchungen über die Gefäße des menschlichen Rückenmarks. Acta Anat (Basel) 42:277–306
Craig WM, Mulder DW (1956) Late neurologic symptoms of spina bifida occulta: report of case. Proc Staff Meet Mayo Clin 31:98–100
Elliott (1945) zit nach Nordqvist (1964)
Elze C (1932) Anatomie des Menschen. Band 3: Centrales Nervensystem. Springer, Berlin
Emminger E (1960) In: Zukschwerdt L, Emminger E, Biedermann F, Zettel H (Hrsg) Wirbelgelenk und Bandscheibe, 2. Aufl. Hippokrates, Stuttgart
Gruss P, Gaab M, Strasser HJ (1972) Ependymom des Filum terminale im Kindesalter. Neuropaediatrie 3:455–458
Hayashi K, Yabuki T, Kurokawa T, Seki H, Hogaki M, Minoura S (1977) The anterior and the posterior longitudinal ligaments of the lower cervical spine. J Anat 124/3:633–636
Hofmann M (1898) Die Befestigung der Dura mater im Wirbelcanal. Archiv für Anatomie und Physiologie, Anat Abtl, S 403–412
Jones PH, Love JG (1956) Tight filum terminale. Arch Surg 73:556
Kadyi H (1886) Über die Blutgefäße des menschlichen Rückenmarks. Anat Anz 1:304–314
Kahn E (1947) The role of the dentate ligaments in spinal cord compression and the syndrome of lateral sclerosis. J Neurosurg 4:191–199
Key A, Retzius G (1875) Studien in der Anatomie des Nervensystems und des Bindegewebes, B 1. Samson &Wallin, Stockholm
Kubik St (1966) Zur Topographie der spinalen Nervenwurzeln. Acta Anat 63:324–345
Kubik St, Müntener M (1969) Zur Topographie der spinalen Nervenwurzeln. Acta Anat 74:149–168
Lachmann B (1882) Gliom im obersten Theil des Filum terminale mit isolierter Compression der Blasennerven. Arch Psychiatr Nervenkr 13:50–62
Lang J (1962) Über das Bindegewebe und die Gefäße der Nerven. Z Anat Entwicklungsges 123:61–79
Lang J, Baldauf R (1983) Beitrag zur Gefäßversorgung des Rückenmarks. Gegenbaurs Morphol Jahrb 129:57–95
Lang J, Bartram C-Th (1982) Über die Fila radicularia der Radices ventrales et dorsales des menschlichen Rückenmarkes. Gegenbaurs Morphol Jahrb 128:417–462
Lang J, Emminger A (1963) Über die Textur des Ligamentum denticulatum und der Pia mater spinalis. Z Anat Entwicklungsges 123:505–522
Lang J, Geisel U (1983) Über den lumbosakralen Teil des Durasackes und die Topographie seines Inhalts. Morphol Med 3:27–45
Lanz T von (1928) Zur Struktur der Dura mater spinalis. Verh Anat Ges 37:78–87
Lanz T von (1929) Über die Rückenmarkshäute. I. Die konstruktive Form der harten Haut des menschlichen Rückenmarkes und ihrer Bänder. Arch Entwicklungsmech Org 118:252–307
Louis R (1978) Topographic relationships of the vertebral column, spinal cord and nerve roots. Anat Clin 1:3–12
Lüdinghausen MH von (1967) Die Bänder und das Fettgewebe des Epiduralraumes. Anat Anz 121:294–312
Luyendijk W, Voorthuisen AE van (1966) Contrast examination of the spinal epidural space. Acta Radiol 5:1051–1066
Luschka H von (1858) Die Halbgelenke des menschlichen Körpers. Reimer, Berlin
Malinowsky K (1910) Maßbestimmungen am Wirbelkanal: Lage der einzelnen Teile und sonstige Verhältnisse derselben. Arch Anat Physiol Wiss Med, S 249–274
Medla JKK (1982) Beiträge zur Nerven- und Gefäßversorgung im Bereich des Os sacrum und des Os coccygis

sowie im Canalis sacralis. Inauguraldissertation, Würzburg
Millen JW, Woollam DHM (1962) The anatomy of the cerebrospinal fluid. Oxford University Press, London,
Nordqvist L (1964) The sagittal diameter of the spinal cord and subarachnoid space in different age groups. Acta Radiol [Suppl] (Stockh) 227:1–96
Oswald K (1961) Untersuchungen über das Vorkommen von Sperrmechanismen in den Venae radiculares des Menschen. Inauguraldissertation, Berlin
Pia HW (1959) Zur Differentialdiagnose der Ischias und Indikation zur operativen Behandlung. DMW 84/3:101–106
Piscol K (1976) Die offenen spinalen Schmerzoperationen (anterolaterale Chordotomie und kommissurale Myelotomie) in der modernen Schmerzbekämpfung, Kongreßbericht. Langenbecks Arch Chir 342:91–99
Prestar FJ, Putz R (1982) Das Ligamentum logintudinale posterius – Morphologie und Funktion. Morphol Med 2:181–189
Rand RW, Rand CW (1960) Intraspinal tumors of childhood. Thomas, Springfield
Reid JD (1960) Effects of flexion-extension movements of the head and spine upon the spinal cord and nerve roots. J Neurol Neurosurg Psychiatry 23:214–221
Robacki R (1981) Die Ligamenta flava der menschlichen Wirbelsäule. Morphologische Studien unter funktionellen Gesichtspunkten, I und II. Verh Anat Ges 75:679–680, 681–682
Scharf JH (1958) Sensible Ganglien. In: v Möllendorff-Bargmanns Handbuch der mikroskopischen Anatomie, Bd 4/3. Berlin Göttingen Heidelberg
Schlegel KF (1960) The operative treatment of occult spina bifida with direct remote symptoms in the lower extremities. Acta Neurochir 8:495–508
Schulz (1883) zit nach Nordqvist (1964)
Staemmler M (1939) Beiträge zur normalen und pathologischen Anatomie des Rückenmarks. I. Zur Pathologie der Blutgefäße des Rückenmarks. Z Ges Neurol Psychiatr 164:179–194 II. Über markscheidenhaltige Gefäßnervenbündel in Pia und Rückenmark. Z Ges Neurol Psychiatr 164:669–677
Stochdorph O (1961) Zur Deutung histologischer Befunde (Kamm- und Wirbelbildung von Nervenfasern) bei chronischen Kreislaufstörungen des Rückenmarks. Acta Neurochir 7:386–387
Stofft E (1973) Zur Morphologie des Aufhängeapparates der Medulla spinalis im HWS-Bereich. Radiologe 12:531–540
Stofft E, Wiebecke K, Müller G (1969) Die Ligamenta flava der menschlichen Wirbelsäule. Anat Anz, Ergänzungsheft 125:363–371
Tarlov IM (1934) Ependymoma of the filum terminale. Arch Neurol Psychiat 32:1045–1054
Trolard P (1888) Recherches sur l'anatomie des meninges spinales, des nerfs sacres et du filum terminale dans le canal sacre. Arch Physiol 2:198–199
Turnbull IM, Brieg A, Hassler O (1966) Blood supply of cervical spinal cord in man. J Neurosurg 24:951–965

3 Diagnostik

3.1 Neurologische Untersuchung

J. FINKE

3.1.1 Einleitung

Bei Verdacht auf Querschnittläsion soll die neurologische Untersuchung *folgende Fragen* klären:

1. Lassen sich alle vorhandenen Funktionsstörungen auf eine einzige umschriebene spinale Läsion beziehen?
2. Wenn ja:
   (a) Breitenausdehnung der Läsion?
   (b) Höhe der Läsion?
3. Bestehen kranial von dieser Läsion keinerlei Symptome, auch keine latenten Funktionsstörungen?

Voraussetzung für die neurologische Untersuchung ist eine sorgfältige *Anamneseerhebung*:

Seit wann bestehen
Gehstörungen (Schwäche bzw. Steifheit oder/und Unsicherheit der Beine)?
Gegebenenfalls: Störungen an den Armen? Atemstörungen?
Gefühlsstörungen? In welcher Höhe?
Gürtelförmige bzw. halbgürtelförmige Schmerzen oder/und Mißempfindungen? In welcher Höhe?
Sphincterfunktionsstörungen? Sexualfunktionsstörungen?

Weitere Anamnestische Anhaltspunkte: Trauma? Vorausgegangene Operationen oder Bestrahlungen wegen Malignom? Fieber? Frühere MS-Schübe? Andere Vorerkrankungen?

3.1.2 Kurzprogramm bei akuter Querschnittläsion

Vorgeschichte: Vorboten? Schmerzen? Trauma?

Orientierende Untersuchung:

Willkürbewegungen der unteren (und oberen) Extremitäten?
Atembewegungen (s. 35)?
Tonus der Extremitäten (s. 32f.)?
Muskeldehnungsreflexe (s. 35ff.)?
Pathologische Zehen- und Fingerzeichen (s. 37f.)?
Sensibilitätsstörungen (s. 39f.)? Obere Begrenzung?
Sphincterfunktionen?

Falls Trauma vorliegt: Bei der Lagerung auf Tragbahre müssen mehrere Hilfspersonen anfassen und dafür sorgen, daß Abknickungen und Stauchungen der Wirbelsäule sorgfältig vermieden werden. Jede unnötige Umlagerung vermeiden! Röntgenuntersuchungen (in der Regel) der Spezialklinik überlassen! Transport dorthin meist mit Hubschrauber!

Bettennachweis für akut Querschnittgelähmte
Tel. 040/7396

Das vorstehende Kurzprogramm bei akuter Querschnittläsion ist besonders für den zuerst zugezogenen Arzt gedacht, der dann die Einweisung in eine Spezialklinik veranlaßt. Abgesehen von derartigen Notfällen soll eine ausführliche neurologische Untersuchung erfolgen, entsprechend den Darlegungen in den folgenden Abschnitten.

3.1.3 Inspektion

Im Seitenvergleich wird die Muskulatur in erschlafftem und angespanntem Zustand betrachtet. Außer einer eventuellen allgemeinen *Muskelatrophie* unterhalb der Querschnittläsion ist auch auf umschriebene Atrophien durch Vorderhorn- oder Vorderwurzelläsion (beispielsweise im Bereich der kleinen Handmuskeln) zu achten. Über die wichtigsten *Kennmuskeln* informiert Abb. 3.1.5. Vgl. auch Text S. 33.

Liegen *faszikuläre Zuckungen* vor, so weisen diese mit Wahrscheinlichkeit (nicht mit Sicherheit!) auf eine Vorderhornläsion hin.

Die Aufmerksamkeit richtet sich auch auf die *Lage bzw. Haltung der Extremitäten* (schlaff?

Beuge- oder Strecksynergie? spinale Automatismen? – Vgl. S. 38) sowie auf die Atmung (S. 35).

Bei Betrachtung der *Haut* ist auf Durchblutung, Schweißsekretion, Zoster- oder andere Effloreszenzen zu achten, aber auch auf Traumafolgen und – falls die Querschnittläsion schon länger besteht – auf Dekubitusphänomene.

3.1.4 Tonus

Die Prüfung erfolgt durch *passiven Beugen und Strecken* (sowie gegebenenfalls: Rotieren) in allen Gelenken.

Besonders bewährt haben sich folgende (passive) Tonusprüfungen:

Rasche Rotation des Unterschenkels, indem man diesen auf der Unterlage mit kleinen Bewegungen wiederholt nach außen und innen rollt (s. Abb. 3.1.1). Dabei entstehen „schlackernde" oder „schlotternde" Hin- und Herbewegungen des Fußes; diese sind bei Hypotonie stärker ausgeprägt, bei Tonussteigerung vermindert.

Beugung und Streckung im Kniegelenk, indem der Untersucher seine Hand unter das gestreckte Kniegelenk legt, dieses wiederholt (arrhythmisch) etwas anhebt und wieder fallen läßt (s. Abb. 3.1.2).

Auf- und Abbewegung im Handgelenk des Patienten (Abb. 3.1.3), die arrhythmisch sowie mit unterschiedlichen Exkursionen erfolgen.

Rasche Schüttelbewegungen am Unterarm des Patienten, so daß die Hand passiv flatternde Bewegungen vollführt (Abb. 3.1.4). Die Exkursion dieser Bewegungen und überhaupt die Bereitschaft zum „Flattern" sind bei Hypotonie größer, bei Tonussteigerung vermindert.

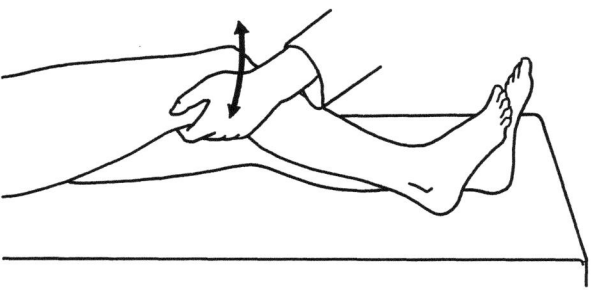

Abb. 3.1.2. Tonusprüfung am Kniegelenk, unter das der Untersucher seine Hand legt. Er hebt das Kniegelenk wiederholt (arrhythmisch) etwas an und läßt es wieder fallen

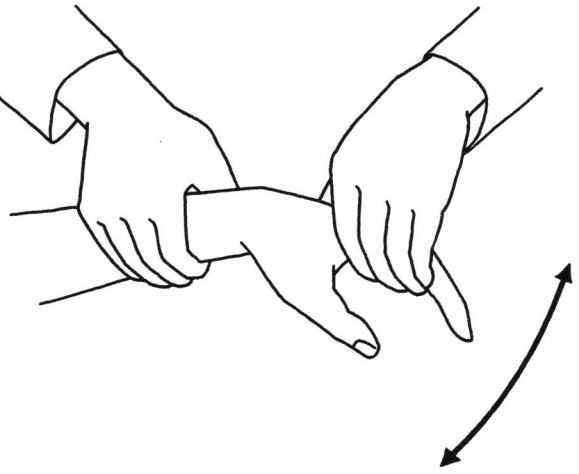

Abb. 3.1.3. Tonusprüfung am Handgelenk durch langsame arrhythmische Auf- und Abbewegungen. (Aus Finke, J.: Neurol. Erkrankungen. Verlag Urban & Schwarzenberg, München – Wien – Baltimore 1981)

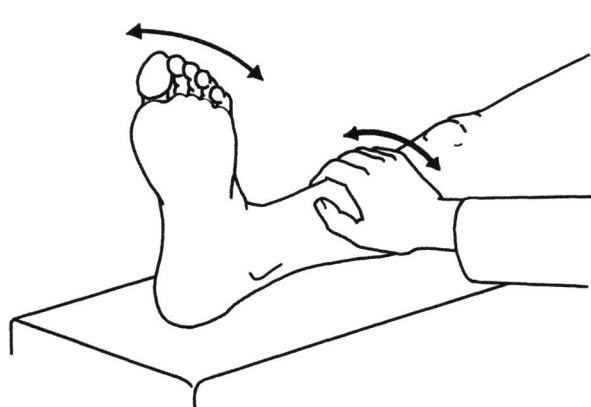

Abb. 3.1.1. Tonusprüfung am Unterschenkel durch rasche rotierende Bewegungen; beobachtet wird das „schlakkernde" Hin- und Herschwingen des Fußes. (Aus Finke, J.: Neurol. Erkrankungen. Verlag Urban & Schwarzenberg, München – Wien – Baltimore 1981.)

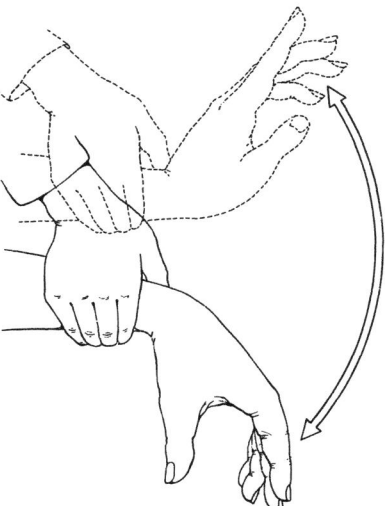

Abb. 3.1.4. Tonusprüfung am Handgelenk durch rasche Schüttelbewegungen. (Aus Finke, J.: Neurol. Untersuchungskurs. Verlag Urban & Schwarzenberg, München – Berlin – Wien 1975)

Die geschilderten Prüfungen haben den Vorteil, daß eine eventuelle Tendenz des Patienten zu aktiver Mitbewegung hier kaum eine Rolle spielt, während sie bei der üblichen passiven Beugung und Streckung in großen Gelenken die Beurteilung erschweren kann.

Spastik: Sie ist die häufigste Form der Tonussteigerung, vorkommend bei Läsionen im sogenannten Pyramidenbahnsystem (spinal oder auch cerebral) (s.a. S. 483 ff.). Es handelt sich um einen federnden Widerstand, der meist in einer bestimmten Richtung (z.B. Beugung, oder aber: Streckung) ausgeprägter ist als in der anderen Richtung.

Rigor: Diese Form der Tonussteigerung ist differentialdiagnostisch zu berücksichtigen. Es handelt sich um einen wächsernen Widerstand unabhängig von der Richtung passiver Bewegungen, oft kombiniert mit einem „Zahnradphänomen" (= ruckartig-intermittierendes Nachgeben bei passiven Bewegungen). Vorkommen: Parkinson-Syndrom, andere extrapyramidale Läsionen.

Tonusverhalten bei Querschnittlähmungen: Bei akuten Querschnittläsionen findet man in der Regel zunächst eine Tonusminderung in Form einer schlaffen Lähmung (sogenannter „spinaler Schock"), die nach Stunden, Tagen oder Wochen in eine spastische Lähmung übergehen kann; in manchen Fällen bleibt die schlaffe Lähmung dauernd bestehen. – Bei allmählicher Entstehung einer Querschnittssymptomatik entwickelt sich meist von vornherein eine spastische Lähmung mit entsprechender Tonussteigerung.

3.1.5 Motilität und Kraft

Komplexe Bewegungsabläufe: Falls die Gehfähigkeit (partiell?) erhalten ist, beobachtet man schon beim Eintritt des Patienten in das Untersuchungszimmer seine Gehweise: Liegen spastische oder schlaffe Paresen vor? Besteht eine Ataxie? – Beim Aus- und Ankleiden wird auch auf eventuelle Bewegungsstörungen der oberen Extremitäten (besonders: gestörte Feinmotorik der Finger?) geachtet. – Beim Hinlegen und Aufsetzen werden einige Funktionen der Rumpfmuskulatur erfaßt.

Bei ausgeprägteren Querschnittläsionen ist die Möglichkeit, komplexere Bewegungsabläufe zu beobachten, eingeschränkt.

Gezielte Prüfung von Motilität und Kraft: Man läßt den Patienten, soweit möglich, bestimmte Haltungen (Beuge- oder Streckhaltung, Außen- oder Innenrotation, Pronation oder Supination usw.) einnehmen und versucht nunmehr, diese Haltung durch eigene Kraftanwendung zu ändern. Damit der Patient möglichst rasch versteht, was gemeint ist, gebrauchen wir folgende Formulierung: „Bitte das Bein im Kniegelenk beugen! Nicht zulassen, daß ich das Bein strecke!". Diese Aufforderung wird sinngemäß abgewandelt, wobei nach und nach alle wichtigen Funktionen durchgeprüft werden, jeweils im Seitenvergleich.

Die eine Hand des Untersuchers wirkt der Muskelanspannung des Patienten entgegen, die andere Hand palpiert die angespannte Muskulatur und deren Antagonisten.

Kennmuskeln: Es handelt sich um Muskeln, die im wesentlichen monoradikulär innerviert sind. Wenn sie isoliert betroffen sind, so ist es möglich, die Läsion in die zugehörige Rückenmarkswurzel (oder in den entsprechenden Anteil der Vorderhornsäule) zu lokalisieren. Über die wichtigsten Kennmuskeln informiert Abb. 3.1.5.

Latente Paresen: Diese treten bei Bewegungsabläufen des täglichen Lebens (und bei nur orientierender Untersuchung) kaum in Erscheinung, sondern erst bei Durchführung folgender Proben:

Beinhalteversuch: In Bauchlage winkelt der Patient die Unterschenkel an (s. Abb. 3.1.6). Bei latenter Parese kommt es vorzeitig zu Ermüdungs- und Schweregefühl, zu stärkerem Auf- und Abschwanken und schließlich zu Absinken, eventuell seitendifferent. Ist besonders die Strecksynergie betroffen, so erfolgt die Prüfung in Rückenlage.

Monopedales Hüpfen: Der Kranke wird aufgefordert, mehrfach rasch hintereinander auf einem Bein zu hüpfen (nachdem er Schuhe und Strümpfe abgelegt hat). Bei latenter Parese erfolgt das Hüpfen langsamer, matter, schwungloser. Das Geräusch beim Aufsetzen des Fußes auf den Fußboden (ohne Teppich) ist meist etwas lauter, patschender, weil der Aufprall weniger gut abgefedert wird. – Eventuell ist auch schon das *monopedale Stehen* bei latenter Parese betroffen. Differentialdiagnostisch sind Ausfälle im Bereich von Tiefensensibilität bzw. Kleinhirnfunktion zu berücksichtigen.

Armhalteversuch: Der Patient hält (bei geschlossenen Augenlidern) beide Arme in supinierter Haltung nach vorn gestreckt (s. Abb. 3.1.7). Bei latenter Parese kommt es vorzeitig zu Ermüdungs- und Schweregefühl, Auf- und Abschwanken, „bequemerer" Finger- und Handhaltung mit Pronation sowie schließlich zu Absinken.

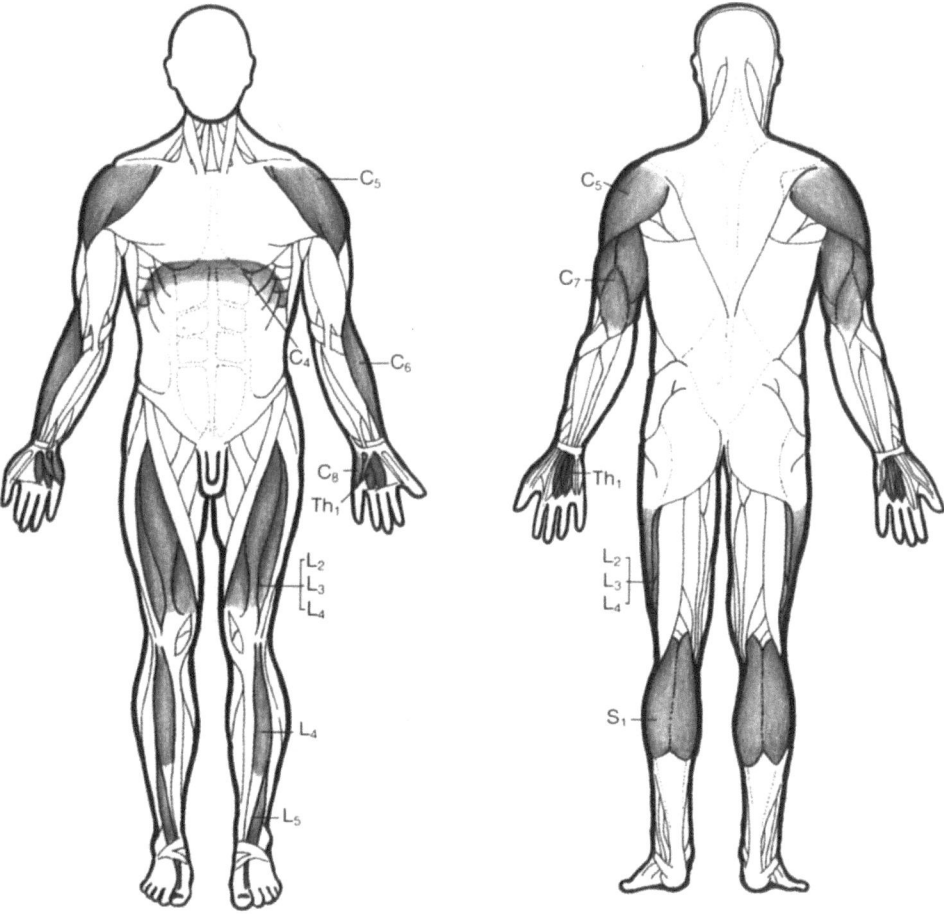

Abb. 3.1.5. Wichtigste Kennmuskeln. (Aus Schirmer, M.: Der spinale Notfall. Perimed, Erlangen 1983).
C_4 Zwerchfell
C_5 M. deltoideus
C_6 M. brachioradialis
C_7 M. triceps brachii
C_8 Hypothenar
Th_1 Mm. interossei
L_{2-4} M. quadriceps femoris
L_4 M. tibialis anterior
L_5 M. extensor hallucis longus
S_1 M. triceps surae

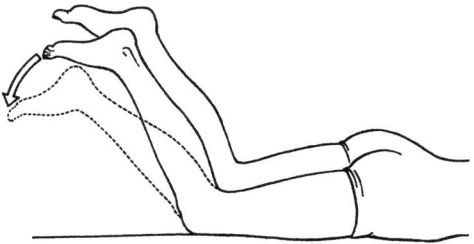

Abb. 3.1.6. Beinhalteversuch in Bauchlage. Bei latenter Parese allmählich Schweregefühl, vermehrtes Wackeln, Absinken. (Aus Finke, J.: Neurol. Untersuchungskurs. Verlag Urban & Schwarzenberg, München – Berlin – Wien 1975)

Wenn latente oder manifeste Paresen vorhanden sind, so sollen sie nach Verteilungstyp und Ausprägungsgrad möglichst genau beschrieben werden. Zur näheren Kennzeichnung des Paresegrades eignet sich folgende Skala:

0 keine Muskelaktivität, Plegie
1 nur leichte Kontraktionen ohne Bewegungseffekt
2 aktive Bewegung mit Hilfestellung möglich
3 aktive Bewegung gegen Schwerkraft möglich
4 aktive Bewegung gegen mäßigen Widerstand
5 normale Beweglichkeit gegen Schwerkraft und vollen Widerstand

Abgrenzung psychogener Motilitätsstörungen: Wenn bei der Prüfung der Kraft Agonisten und Antagonisten palpatorisch kontrolliert werden, so findet man entweder mangelhafte Willkürinnervation (die mit den sonstigen Befunden und Beobachtungen kontrastiert), oder die Antagonisten werden kräftig mitinnerviert, so daß der Effekt der Muskelanspannung zunichte gemacht wird. Be-

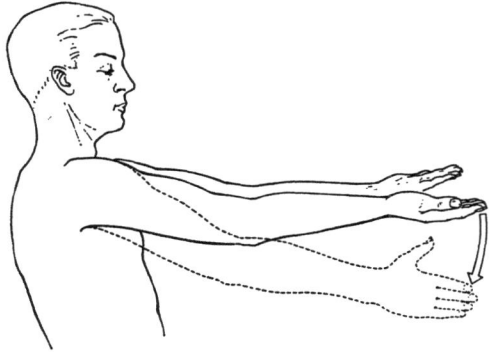

Abb. 3.1.7. Armhalteversuch. Beide Arme werden in supinierter Haltung vorgestreckt (währenddessen Lidschluß). Bei latenter Parese allmählich Schweregefühl, Absinken mit Pronationstendenz. (Aus Finke, J.: Neurol. Untersuchungskurs. Verlag Urban & Schwarzenberg, München – Berlin – Wien 1975)

sonders aufschlußreich ist auch die folgende Probe:

Beintest (Bronisch): Wenn ein Bein angeblich paretisch ist, so wird der in Rückenlage befindliche Patient aufgefordert, das andere (= gesunde) Beim gegen Widerstand anzuheben. Dabei wird normalerweise das nicht angehobene Bein unwillkürlich gegen die Unterlage gedrückt, im Sinne eines Abstützvorganges. Die hierbei entwickelte Kraft des fraglich gelähmten Beines kann man unauffällig prüfen, während die Aufmerksamkeit des Patienten ganz auf das angehobene gesunde Bein zentriert ist.

Atemmuskelfunktion: Beobachtung, ob thorakale und abdominale Atmung in etwa gleicher Intensität erfolgen. Findet man ausschließlich abdominale Atembewegungen bei fehlender thorakaler Atembewegung (oder gar paradoxen Thoraxexkursionen, d.h. im Inspirium Einsinken des Thorax), so spricht das für eine Lähmung der thorakalen Atmung, die durch intakte Zwerchfellmotorik (noch) weitgehend kompensiert wird. Vorkommen: Spinale Läsionen in Höhe des oberen Thorakal- und unteren Cervicalmarks, während das Kerngebiet des N. phrenicus (C_3–C_5) intakt geblieben ist. (Außerdem Vorkommen auch bei bestimmten Verteilungstypen einer Polyradiculitis bzw. Polyneuritis, oder einer Poliomyelitis.) – Das Gegenstück ist die erhaltene Thoraxatmung bei doppelseitiger Zwerchfellähmung (Polyradiculitis bzw. -neuritis, Poliomyelitis, Tumoren im Mediastinum oder der unteren Halsregion). Einseitige Phrenicuslähmungen sind klinisch eventuell anhand unilateral mangelhaft verschieblicher Lungengrenzen zu vermuten, am besten aber röntgenologisch zu verifizieren („Waagebalkenphänomen").

Bei Verdacht auf *beginnende Ateminsuffizienz* laufende Überwachung von
Atemfrequenz,
Pulsfrequenz,
Blutdruck.
Eine beginnende Ateminsuffizienz kündigt sich durch Zunahme der Atemfrequenz (Ruhe-Normwert etwa 16/min) und der Pulsfrequenz an, sowie durch Blutdruckanstieg mit Amplitudenvergrößerung.

3.1.6 Muskeldehnungsreflexe

Die Muskeldehnungsreflexe (= Eigenreflexe) beruhen alle auf dem gleichen Grundprinzip: Eine ruckartige passive Drehung bewirkt (nach sehr kurzer Latenz) eine reflektorische Kontraktion des betreffenden Muskels.

Allgemeine Regeln für die Prüfung der Muskeldehnungsreflexe:
Symmetrische entspannte Lagerung!
Prüfung mit Minimalschlägen!
Ermittlung derjenigen minimalen Schlagintensität, bei welcher gerade eine Zuckung auslösbar ist!
Vergleich dieser minimalen Schlagintensität!

Bahnung: Schwer auslösbare Muskeldehnungsreflexe durch Innervation entfernt liegender Muskelgruppen bahnen! (Beispielsweise: Bei Prüfung des ASR, PSR oder des Masseter-Reflexes verhakt der Patient seine Hände und zieht sie auf Kommando kräftig nach lateral = Jendrassik-Handgriff. Zur Prüfung der Armeigenreflexe werden auf Kommando die Knie gegeneinander gepreßt. Prinzipiell auch andere Möglichkeiten).

Unterscheidung zwischen
a) „lebhaften" (= noch normalen) und
b) „gesteigerten" (= schon pathologischen) Muskeldehnungsreflexen:

Sind sämtliche Muskeldehnungsreflexe überdurchschnittlich auslösbar, gleichmäßig an oberen und unteren Extremitäten sowie ohne Seitendifferenzen, so spricht das für lebhaftes, also noch normales Reflexverhalten.

Wenn dagegen einzelne Reflexe aus dem allgemeinen individuellen Erregbarkeitsniveau herausragen, so ist mit einer (pathologisch zu wertenden) Steigerung zu rechnen, sofern nicht eine Abschwächung der übrigen Reflexe vorliegt.

Weitere Hinweise auf eine Steigerung ergeben sich aus dem Vorhandensein folgender Merkmale:

Spastische Tonuserhöhungen,
pathologische Finger- und Zehenzeichen,
latente oder manifeste Paresen,

Tabelle 3.1.1. Wichtigste Muskeldehnungsreflexe

Bezeichnung	Auslösung	Effekt	Segmenthöhe
Bizepssehnen-Reflex (= BSR)	Schlag auf Untersucher-Finger, der auf der *Bizepssehne* liegt	Beugung im Ellenbogengelenk	C_5–C_6
Radiusperiost-Reflex (= RPR)	Schlag gegen das distale Ende des *Radius*	Beugung im Ellenbogengelenk	C_5–C_6
Pronator-Reflex	Schlag gegen *volare* Fläche des unteren *Radiusendes* (im Sinne der *Supination*)	Pronation	C_6–C_8
Trizepssehnen-Reflex (= TSR)	Schlag gegen *Trizepssehne* dicht über dem Olecranon	Streckung im Ellenbogengelenk	C_6–C_8
Patellarsehnen-Reflex (= PSR)	Schlag gegen *Patellarsehne* (unterhalb der Patella)	Streckung im Kniegelenk	L_2–L_4
Achillessehnen-Reflex (= ASR)	Schlag gegen *Achillessehne*	Plantarflexion des Fußes	S_1–S_2

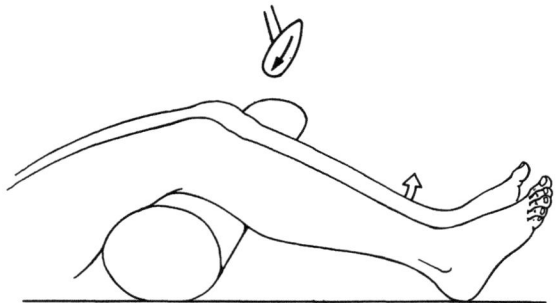

Abb. 3.1.8. Prüfung des Patellarsehnen-Reflexes (= PSR) in Rückenlage. Die Knie ruhen auf einer untergeschobenen Rolle. (Aus Finke, J.: Neurol. Untersuchungskurs. Verlag Urban & Schwarzenberg, München – Berlin – Wien 1975)

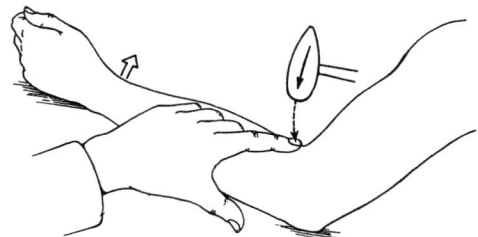

Abb. 3.1.10. Prüfung des Bizepssehnen-Reflexes (= BSR). Der Finger des Untersuchers liegt auf der Bizepssehne; Schlag mit dem Reflexhammer auf diesen Finger. (Aus Finke, J.: Neurol. Untersuchungskurs. Verlag Urban & Schwarzenberg, München – Berlin – Wien 1975)

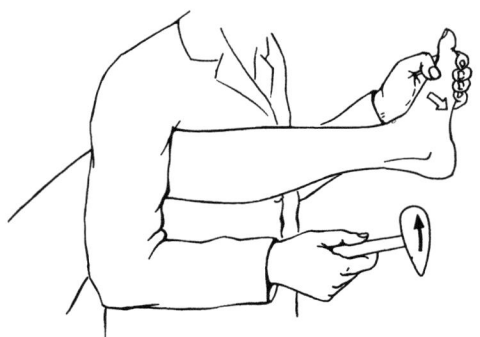

Abb. 3.1.9. Prüfung des Achillessehnen-Reflexes (= ASR). Das Bein des Patienten wird zwischen Thorax und Oberarm des Untersuchers fixiert, so daß es entspannt ruht. Lokkernde Bewegungen am Vorfuß; Ermittlung der optimalen Ausgangsstellung. (Aus Finke, J.: Neurol. Untersuchungskurs. Verlag Urban & Schwarzenberg, München – Berlin – Wien 1975)

korrespondierende Abschwächung der Bauchhautreflexe.

Dagegen sind vereinzelte klonische Nachzuckungen nur mit Vorbehalt zu werten, da sie auch bei lebhaften Reflexen vorkommen. Schon eher wird eine Reflexsteigerung wahrscheinlich gemacht durch „erschöpfbaren Klonus", d.h. im Anschluß an den Reflex auftretende 10 bis 15 Klonusschläge, die dann schwächer werden und verschwinden.

Ein „unerschöpfbarer Klonus" ist nahezu beweisend für eine pathologisch zu wertende Reflexsteigerung.

Insgesamt gilt: Man ist auf den Vergleich zwischen rechts und links, zwischen Armen und Beinen (sowie Masseterreflex) angewiesen, oft auf Hinzuziehung weiterer neurologischer Symptome. Mit dem Prädikat „gesteigert" (= pathologisch) ist sparsam umzugehen. Im Zweifelsfall soll man lieber die Bezeichnung „lebhaft" (oder allenfalls „lebhaft bis gesteigert") anwenden.

In Tabelle 3.1.1 sind die wichtigsten Muskeldehnungsreflexe zusammengestellt.

Empfehlungen für die Auslösung einiger Reflexe ergeben sich aus den Abbildungen 3.1.8–3.1.11. Die Kenntnis der Segmenthöhen bestimmter Muskeldehnungsreflexe ist wesentlich für die Höhendiagnostik bei Querschnittläsionen. Bei schlaffer

Neurologische Untersuchung

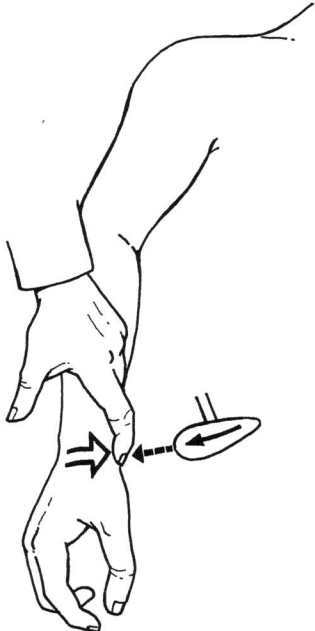

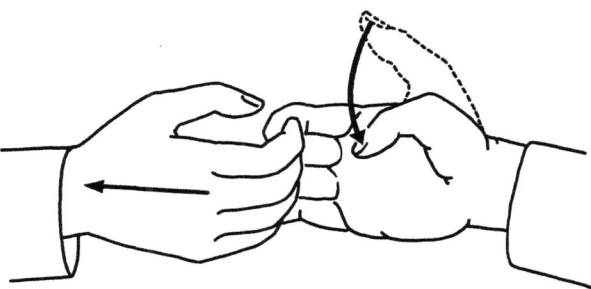

Abb. 3.1.12. Wartenberg-Zeichen. Bei kräftigem Zug an den „eingehakten" Fingern 2–4 wird der Daumen einwärts gerollt (d.h. gebeugt und opponiert), sofern eine Pyramidenbahnläsion vorliegt. (Aus Finke, J. Neurol. Erkrankungen. Verlag Urban – Schwarzenberg, München – Wien – Baltimore 1981)

Abb. 3.1.11. Prüfung des Pronatorreflexes. Der Finger des Untersuchers ruht am unteren Radiusende (Volarseite). Der Patientenarm befindet sich in Mittelstellung zwischen Pro- und Supination. Ein Schlag gegen den Finger bewirkt zunächst passive Supination, die dann mit reflektorischer Pronation beantwortet wird. Steigerung des Pronatorreflexes bei Pyramidenbahnläsion, eventuell als Initialsymptom. (Aus Finke, J.: Neurol. Untersuchungskurs. Verlag Urban & Schwarzenberg, München – Berlin – Wien 1975)

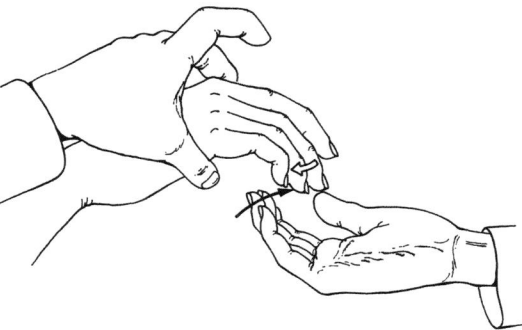

Abb. 3.1.13. Fingerbeuger-Reflex (Trömner). Die Hand des Patienten ruht entspannt in einer „Spange", die von Daumen und 3. Finger des Untersuchers gebildet wird. – Schlag gegen die Fingerkuppen des Patienten. (Aus Finke, J.: Neurol. Erkrankungen. Verlag Urban & Schwarzenberg, München – Wien – Baltimore 1981)

Lähmung sind Muskeldehnungsreflexe abgeschwächt oder fehlend, bei spastischer Lähmung gesteigert. Es gibt auch Mischbilder: Trotz Tonusminderung Reflexsteigerung.

Anhang: Deltareflex. Bei hoher Halsmarkläsion (oberhalb von C_4) führt ein Schlag auf die Spina scapulae zu einer lebhaften Kontraktion des M. deltoideus und anderer Muskeln des Schultergürtels.

3.1.7 Finger- und Zehenzeichen

Als „Finger- und Zehenzeichen" werden Symptome zusammengefaßt, die auf eine Pyramidenbahnläsion hinweisen können. Teilweise handelt es sich um Muskeldehnungsreflexe (die zwar physiologisch sind, aber normalerweise weitgehend latent bleiben, z.B. Fingerbeuger-Reflex, oder aber überhaupt erst bei Pyramidenbahnläsionen hervortreten, z.B. Rossolimo-Reflex), teilweise um Fremdreflexe (z.B. Babinski-, Gordon-, Oppenheim-Reflex), oder teilweise um Mitbewegungen (Zeichen nach Wartenberg, Strümpell, Mayer).

3.1.7.1 Fingerzeichen

Wartenberg-Zeichen: Beim kräftigem Zug an den „eingehakten" Fingern 2–4 wird der Daumen einwärts gerollt, d.h. gebeugt und opponiert (Abb. 3.1.12).

Fingerbeuger-Reflex (Trömner): Die Hand des Patienten ruht entspannt in einer „Spange", die von Daumen und 3. Finger des Untersuchers gebildet wird (Abb. 3.1.13). Schlag gegen die Fingerkuppen des Patienten bewirkt deren Beugung. Pathologisch ist nur ein sehr ausgeprägter Effekt, vor allem einseitig betont.

Finger-Daumen-Zeichen nach Mayer: Der Untersucher beugt den 3. Patientenfinger kräftig im Grundgelenk. Daraufhin erfolgt normalerweise eine unwillkürliche Beugung des Daumens im Grundgelenk. Diese kann fehlen („Mayer negativ") bei Pyramidenbahnläsionen, aber auch bei Medianus- und Ulnarisschädigungen sowie bei etwa 10% der Gesunden.

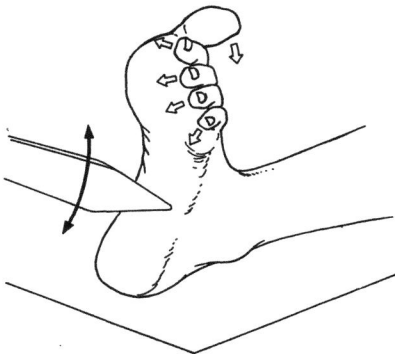

Abb. 3.1.14. Babinski-Reflex. Bestreichen des lateralen Anteils der Fußsohle bewirkt tonische Dorsalflexion der Großzehe, Beugung und fächerförmige Spreizung der übrigen Zehen. (Aus Finke, J.: Neurol. Untersuchungskurs. Verlag Urban & Schwarzenberg, München – Berlin – Wien 1975)

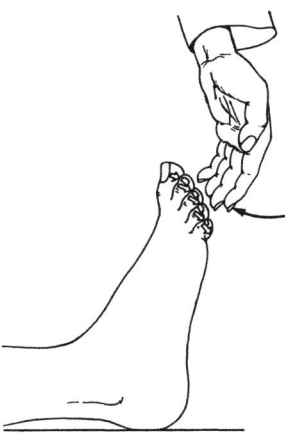

Abb. 3.1.15. Rossolimo-Reflex. Schlag gegen die Zehenendglieder bewirkt reflektorische Beugung der Zehen. (Aus Finke, J.: Neurol. Untersuchungskurs. Verlag Urban & Schwarzenberg, München – Berlin – Wien 1975)

3.1.7.2 Zehenzeichen

Babinski-Reflex: Bestreichen der Fußsohle in ihrem lateralen Anteil bewirkt tonische Dorsalflexion der Großzehe bei gleichzeitiger Beugung und fächerförmiger Spreizung der übrigen Zehen (Abb. 3.1.14). – Derselbe Effekt bei Bestreichen der Tibiakante = *Oppenheim-Reflex*, bei Druck auf die distale Wadenmuskulatur = *Gordon-Reflex*.

Rossolimo-Reflex: Der Untersucher schlägt mit den Fingerkuppen gegen die Beugeseite der Zehenendglieder des Patienten. Diese passive Dehnung der Zehenbeuger bewirkt eine reflektorische Kontraktion (Abb. 3.1.15), falls eine Pyramidenbahnläsion vorliegt. Nur selten kommt das positive Phänomen bei Gesunden (mit allgemein lebhaften Eigenreflexen) vor.

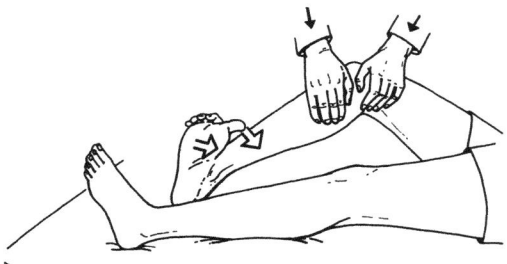

Abb. 3.1.16. Strümpell-Phänomen. Kniebeugung gegen Widerstand bewirkt Adduktion, Supination und Dorsalflexion des Fußes, eventuell auch Dorsalflexion der Großzehe. (Aus Finke, J.: Neurol. Untersuchungskurs. Verlag Urban & Schwarzenberg, München – Berlin – Wien 1975)

Strümpell-Phänomen: Der liegende Patient beugt das Kniegelenk gegen Widerstand (= aufgelegte Hand des Untersuchers). Als pathologische Mitbewegung erfolgt unwillkürliche tonische Fußbewegung (nämlich Adduktion, Supination und Dorsalflexion), eventuell auch Großzehen-Dorsalflexion (Abb. 3.1.16). – Bewertung als Pyramidenbahn-Zeichen etwas zurückhaltend nur in Zusammenhang mit den übrigen Befunden. Einseitiges Vorkommen hat mehr Aussagewert als doppelseitiges.

3.1.8 Spinale Automatismen

Bei der neurologischen Untersuchung werden oftmals unwillkürliche Bewegungen der unteren Extremitäten (bzw. bei Halsmarkläsionen: auch der oberen Gliedmaßen) beobachtet. Je höher die Läsion lokalisiert ist und je länger sie besteht, um so wahrscheinlicher ist die Entwicklung derartiger Automatismen. Ausgelöst werden sie jeweils entweder durch äußere Stimuli (Aufdecken der Bettdecke, Lageänderungen der Gliedmaßen, Berührungen usw.) oder enteroceptive Reize (Blasen- und Darmfüllung). Insofern erfolgen diese Bewegungen nicht wirklich „automatisch" im strengen Sinne des Wortes. – Es resultieren symmetrische Beuge- oder Strecksynergien der Beine (an den Armen überwiegen Beugesynergien), seltener auch gekreuzt-alternierende Beuge-Streck-Synergien der Beine, die teilweise an Laufbewegungen erinnern.

Marie-Foix-Handgriff: Wenn eine spastische Strecksynergie des Beines besteht, kann man durch kräftige passive Beugung von Zehen und Fuß eine Beugesynergie des Beines auslösen, ebenfalls als Ausdruck eines spinalen Automatismus. Diesen Handgriff kann man sich zunutze machen, wenn Streckpasmen die Pflege des Kranken erschweren.

Neurologische Untersuchung

3.1.9 Reflexe am Rumpf, Sphincterfunktionen

Bauchhautreflex = BHR (Segmente D_6–D_{12}): In entspannter symmetrischer Rückenlage des Patienten wird ein Nadelrad in verschiedenen „Etagen" des Abdomens von lateral nach medial gerollt (bei Fehlen eines Nadelrads: Gegenstand mit abgestumpfter Spitze, z.B. Reflexhammerstiel oder stumpfer Bleistift, jedoch keine Nadel!). Schlaffe Bauchdecken können durch leichten Zug einer aufgelegten Untersucherhand etwas gestrafft werden. Beurteilt wird die Intensität der reflektorischen Bauchmuskelkontraktion sowie die Erschöpfbarkeit bei wiederholter Reizung, beides im Seitenvergleich. „Rasch erschöpfbare BHR" sind, besonders bei Einseitigkeit, ähnlich zu bewerten wie fehlende BHR.

Beurteilung: Der BHR fehlt (oder ist abgeschwächt) bei Läsionen in der entsprechenden Segmenthöhe, daraus resultiert seine Bedeutung für die Höhendiagnostik. Aber auch weiter zentral (spinal oder zerebral) gelegene Pyramidenbahnläsionen können – unabhängig von ihrer Höhe – zu einer Abschwächung oder Aufhebung der BHR führen. (Besonders häufig: Beeinträchtigung der BHR bei Multipler Sklerose, jedoch hierbei kein obligates Symptom!). – Ohne neurologische Bedeutung ist das Fehlen der BHR bei schlaffen Bauchdecken (z.B. bei Multipara), bei Adipositas oder bei lokalen Narben; in seltenen Fällen kann mit einer konstitutionellen (?) Grundlage des Fehlens gerechnet werden.

Kremaster-Reflex = CR (Segment L_1): Bei Männern bewirkt Bestreichen der Haut an der Oberschenkelinnenseite eine Anhebung des Scrotums. Der CR ist praktisch ein nach unten (L 1) ausgedehnter BHR und hat für die Höhendiagnostik einen analogen Aussagewert wie dieser.

Bauchmuskelreflex: Durch Schläge gegen die Finger des Untersuchers, die am Rippenbogen oder der Symphyse anliegen, wird eine passive Dehnung bestimmter Bauchmuskeln bewirkt. Normalerweise erfolgt dann eine reflektorische Kontraktion dieser Muskeln (in individuell unterschiedlicher Intensität). Es handelt sich also um einen Eigenreflex (Muskeldehnungsreflex), der von dem BHR sorgfältig zu trennen ist.

Bewertung: Bei peripheren sensiblen oder motorischen Läsionen in den Segmenten D_6–D_{12} findet man Aufhebung, bei Pyramidenbahnläsionen oberhalb dieser Segmente Steigerung (hierbei gegensätzliches Verhalten der BHR, die aufgehoben oder abgeschwächt sind).

Analreflex: Der Patient befindet sich in Seitenlage mit hochgezogenen Knien; die Haut der Analregion wird rechts sowie links durch den Strich eines Holzstäbchens gereizt. Normalerweise erfolgt eine Kontraktion des M. sphincter ani externus. Das Fehlen dieses Fremdreflexes erlaubt Rückschlüsse auf eine Läsion in Höhe von S_5, also besonders bei Konus- und Kaudaschädigungen.

Sphincterfunktionen: Genaue Anamneseerhebung. Beurteilung des Füllungszustandes der Harnblase. (Einzelheiten s. Abschnitt 6.1. Neurogene Blasenstörungen.) – Eventuell rektale Untersuchung.

3.1.10 Vegetative Funktionen der Haut

Bei Querschnittläsionen kann es kaudalwärts zu Störungen des *thermoregulatorischen Schwitzens* und der *Piloarrektion* kommen. Die spinalen Repräsentanzen dieser Funktion sind in folgenden Bereichen des Rückenmarks lokalisiert:

Kopf und Hals	D_1–D_3
Arme	D_4–D_7
Rumpf	mittlere Dorsalsegmente
Beine	D_{10}–L_3

Thermoregulatorisches Schwitzen: Informationen über Schweißsekretionsstörungen erhält man oftmals schon durch genaue Befragung des Patienten, eventuell auch durch Inspektion und Betasten der betroffenen Hautareale, im Vergleich mit gesunden Bezirken. Bei bestimmten Fragestellungen kann es sinnvoll sein, das thermoregulatorische Schwitzen gezielt zu prüfen und zu dokumentieren, beispielsweise mit der Jod-Stärke-Methode nach Minor.

Die Piloarrektion läßt sich normalerweise auslösen durch Kältereize am Thorax bzw. den unteren Rückenpartien oder durch wiederholtes Kneifen der Nacken- und Schulterhaut.

Reflexerythem: Bei spinalen Läsionen (aber auch bei Läsionen der Plexus oder peripherer Nerven) ist eventuell das normalerweise durch Bestreichen der Haut auslösbare Reflexerythem aufgehoben.

3.1.11 Sensibilität

Besonderes Interesse gilt der Frage, ob ein *sensibles Niveau* feststellbar ist, d.h. ob von einem bestimmten Segment an kaudalwärts sensible Leistungen beeinträchtigt sind. Eventuell findet sich an der oberen Grenze eine gürtelförmige (bzw. halbgürtelförmige) segmental angeordnete *Hyperaesthesie*. Prüfung zunächst orientierend in „Etagen" (z.B. Schulter, Rippenbogen, Leiste), später kontinuierlich in Linien parallel zur Längsachse des Rumpfes, und zwar von oben nach unten, aber auch umgekehrt von unten nach oben.

Folgende Qualitäten werden (jeweils bei Lidschluß geprüft:

Berührung: mit Wattebausch

Schmerz: Mit Nadelrad (oder durch Stich mit Nadel), eventuell auch durch vorsichtiges Kneifen. Zur Fahndung nach einem sensiblen Niveau ist das Nadelrad besonders geeignet.

Temperatur: durch Kontakt mit zwei kleinen Glaskolben, die warmes bzw. kaltes Wasser enthalten.

Anmerkung: *Dissoziierte Empfindungsstörung* = isolierte Beeinträchtigung von Schmerz- und Temperaturwahrnehmung bei erhaltener Berührungswahrnehmung. Vorkommen: Prozesse in der Umgebung des Zentralkanals (Syringomyelie, Hämatomyelie, Tumoren, Entzündungsherde u.a.), aber auch halbseitige Prozesse (Brown-Séquard-Syndrom).

Tiefensensibilität: Erkennen passiver Zehen- und Fingerbewegungen; Lagenachahmung: Eine Extremität soll (genau symmetrisch) in die gleiche Haltung gebracht werden wie die Extremität der Gegenseite.

Vibrationsempfindung (= Pallaesthesie): Aufsetzen einer schwingenden Stimmgabel über verschiedenen Knochenstrukturen (Großzehengrundgelenk, Knöchel, Tibia, Darmbeinkamm, Rippen, Fingergrundgelenk, Radius usw.).

Bewertung: Die Vibrationsempfindung – als hochdifferenzierte Leistung – ist besonders vulnerabel und daher oft als Frühsymptom gestört. Aufhebung oder Abschwächung (= Pallanaesthesie bzw. Pallhypaesthesie) kommen vor bei spinalen Herden bzw. Prozessen mit Beteiligung der Hinterstränge, aber auch bei Läsionen der Hinterwurzeln oder der peripheren Nerven (hierbei ist der Bezirk gestörter Vibrationsempfindung identisch mit dem der taktilen Anästhesie), selten bei Befall zerebraler sensibler Strukturen. Eine Aufhebung der Vibrationsempfindung über dem Beckenkamm spricht mehr für einen spinalen Herd bzw. Prozeß; eine nur an den unteren Extremitäten vorhandene Abschwächung, die nach distal zunimmt, kommt am häufigsten vor bei Polyneuropathien/Polyneuritiden.

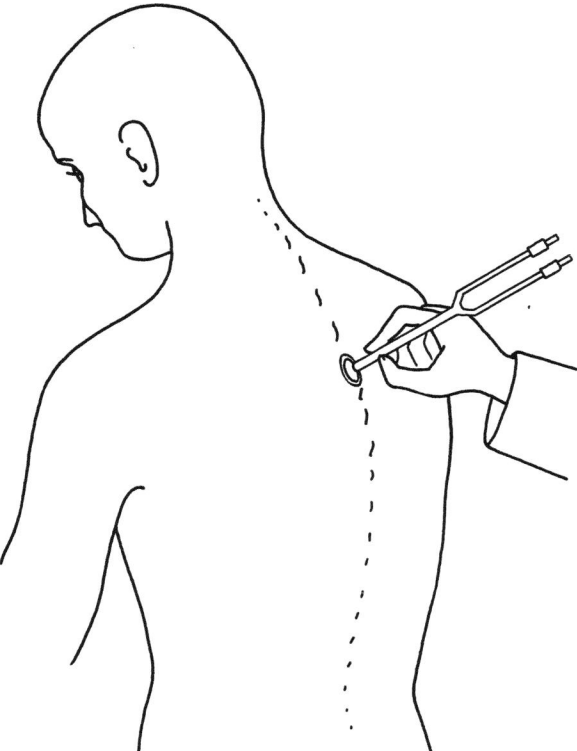

Abb. 3.1.17. Prüfung der Vibrationsempfindung an den Dornfortsätzen

Vibrationsempfindung an den Dornfortsätzen: Diese hat eine besondere Bedeutung für die Höhenlokalisation. Durch Aufsetzen der schwingenden Stimmgabel (Abb. 3.1.17) exakt auf die Dornfortsätze wird die gesamte Wirbelsäule sehr sorgfältig geprüft. Vom Patienten angegebene Intensitätsänderungen werden mit Kugelschreiber oder Fettstift markiert und mehrfach kontrolliert. Aussagekräftig sind vor allem erhebliche Intensitätsänderungen innerhalb von 2 oder 3 Segmenten, die konstant angegeben werden. Eine ganz allmähliche Intensitätsabnahme in kaudaler Richtung, die sich auf die untere BWS und die LWS verteilt, ist normal!

3.1.12 Koordination

Allgemeines: Unter Koordination versteht man die Abstimmung einzelner Teilinnervationen aufeinander und ihre Zusammenfassung zu geordneten Bewegungsabläufen. Störungen bezeichnet man als *Ataxie*. Eine Ataxie kann zustande kommen durch Ausfälle im Bereich der Tiefensensibilität oder aber der Kleinhirnfunktionen. Dementsprechend unterscheidet man zwei Typen der Ataxie:

A. Tiefensensibilitäts-Ataxie (sensible Ataxie) beruht auf einem Mangel an sensibler Information über die jeweilige Haltung und Bewegung von Körperteilen im Raum. Durch vermehrte optische Kontrolle Kompensationsversuch. Dementsprechend bei Lidschluß Zunahme der Ataxie. (Vorkommen: Polyneuropathie und andere periphere Läsionen; funikuläre Spinalerkrankung, andere Hinterstrangläsionen usw.).

B. Kleinhirn-Ataxie (= Zerebellare Ataxie): Wegen einer Erkrankung der „Koordinations-Zentrale" selbst können einschlägige Informationen, gleich welcher Sinnesqualität, nicht richtig verarbeitet werden. Zusätzliche optische Informationen bringen daher keine wesentlichen Vorteile.

Also: Lidschluß verstärkt Tiefensensibilitäts-Ataxie, beeinflußt jedoch kaum Kleinhirn-Ataxie.

Schon bei üblichen Bewegungsabläufen des Patienten (Betreten des Untersuchungszimmers, An- und Auskleiden usw.) achtet der Untersucher auf die Koordination. Die gezielte Untersuchung erfolgt besonders mit Hilfe folgender Prüfungen:

Romberg-Versuch: Stehen mit vorgestreckten Armen und Lidschluß, Füße dicht aneinander gestellt. Der Untersucher muß bereit sein, den Patienten sofort an den Armen festzuhalten, falls erforderlich, um ein Hinstürzen zu vermeiden. (Hinter dem stehenden Kranken soll sich die Untersuchungsliege befinden.) Bei stärkerem Schwanken oder gar Fallneigung ist darauf zu achten, ob diese ungerichtet oder gerichtet auftreten. Richtungskonstanz spricht für Kleinhirnläsion oder für vestibuläre Störung. Ungerichtetes Schwanken findet sich vorzugsweise bei Tiefensensibilitätsstörungen (spinal oder peripher).

Gang und Blind-Gang: Auf nicht zu kleinem Raum soll der Kranke sich vom Untersucher entfernen, dann kehrtmachen und zurückkommen. Nachdem er diesen Weg mit optischer Kontrolle zurückgelegt hat, soll er nochmals weggehen, kehrtmachen und – immer noch mit geöffneten Augenlidern – losgehen. Nach einigen Schritten soll er während des Gehens die Augen schließen und sich dem Untersucher weiter nähern, bis dieser „Halt" sagt. In Zweifelsfällen wird der Versuch mehrfach wiederholt. Besonders zu achten ist auf Unterschiede des Gangbildes mit und ohne optische Kontrolle. Leichtere Formen von Tiefensensibilitäts-Ataxie kommen gerade im Augenblick des Lidschlusses bzw. unmittelbar danach besonders gut zum Vorschein. Geht der Patient dagegen, wie vielfach üblich, von vornherein mit geschlossenen Augenlidern los, werden diese Phänomene oftmals durch die im Anfang vorsichtig-zögernde Kleinschrittigkeit des Ganges überdeckt. Stets muß Vorsorge getroffen werden, daß der Patient nicht hinstürzt.

Knie-Hacken-Versuch (=KHV): Der in Rückenlage befindliche Patient hebt ein Bein an. Er setzt dann in weitem Bogen von oben her die Hacke auf die Kniescheibe des anderen Beines. Sodann soll er mit der Hacke an der Tibiakante entlang abwärts streichen. Während des Versuches sind die Augenlider geschlossen. Besonderer Wert ist auf eine weit ausholende Bewegung der Beine zu legen. Es wird nicht nur auf die Treffsicherheit geachtet, sondern auch auf Einzelheiten des Bewegungsablaufes: Unregelmäßigkeiten, Dysmetrie, Hypermetrie, Intentions-Wackeln.

Finger-Nasen-Versuch (=FNV): Der Patient führt seinen Zeigefinger weit ausholend von vorn auf die Nasenspitze während seine Augenlider geschlossen sind. Der Oberarm soll vom Thorax abduziert werden. Oftmals ist eine Prüfung in verschiedenen Geschwindigkeiten ratsam; gerade manche leichteren Koordinationsstörungen werden nur bei langsamer Durchführung des Versuches manifest. Zum Vergleich wird der FNV auch mit offenen Augen vorgenommen. Der Untersucher achtet nicht nur auf vorhandenes oder fehlendes Vorbeizeigen, sondern auch auf den Bewegungsablauf im einzelnen. Pathologische Befunde werden detailliert beschrieben.

Zum Ausschluß (oder Nachweis) einer Koordinationsstörung durch Kleinhirnläsion werden noch folgende Prüfungen durchgeführt:

Diadochokinese: Rasches Fingerreiben, Pronation-Supination, Beinependeln, herausgestreckte Zunge seitlich hin- und herbewegen usw. – Störung besonders bei Kleinhirnläsionen.

Besonders wichtiges Kleinhirn-Symptom:

Rückstoßbremsung (= Rebound-Phänomen): Zunächst Armbeugung gegen Widerstand; der Untersucher läßt dann den Arm des Patienten plötzlich los. Normalerweise wird der entstehende Rückstoß sofort reflektorisch abgebremst (= Rückstoßbremsung intakt). Bei Kleinhirnläsion jedoch schlägt der Unterarm des Patienten gegen Thorax oder Gesicht (= fehlende Rückstoßbremsung). Der Untersucher soll seine freie Hand schützend vor das Gesicht des Patienten halten! – Analoge Prüfung an den unteren Extremitäten.

Weitere zerebelläre Symptome: Dysmetrie, Asynergie, Intentionswackeln, Hypotonie, verlangsamte Sprechweise mit „Luftverschwendung" usw.

Lateralisationstendenzen (im Barany-Zeigeversuch, Romberg, Unterberger Tretversuch, Kompaßgang) kommen bei halbseitigen Kleinhirnprozessen vor, aber auch bei akuter vestibulärer Störung (hier auch vestibulärer Nystagmus).

3.1.13 Weitere neurologische Befunderhebung

Hirnnervenprüfungen: Ob zusätzlich zu einer spinalen Läsion auch supraspinale Symptome (insbesondere Hirnnervenläsionen) vorhanden sind, ist bedeutsam für die diagnostische Einordnung des Krankheitsbildes. Einen Überblick über die wichtigsten Hirnnervenprüfungen gibt die nachfolgende Tabelle 3.1.2.

Tabelle 3.1.2. Hirnnervenprüfungen (Überblick)

Hirnnerv	Prüfungen
I	Geruchsprüfung
II	Augenhintergrund Orientierende Sehprüfung Orientierende Gesichtsfeldprüfung
III, IV, VI	Beurteilung der Pupillen: Weite, Seitenrelation, Form; Reaktion auf Licht (direkt + konsensuell) und auf Konvergenz Akkommodation Bulbusbewegungen
V	Sensibilität von Gesicht, evtl. Mund- und Nasenschleimhaut, Kornea (+ Prüfung des Kornealreflexes) Funktion der Kaumuskeln Masseter-Reflex
VII	Mimische Innervation Willkürinnervation Tonusprüfung Geschmacksprüfung
VIII	Orientierende Hörprüfung Nystagmus-Prüfung u.a.
IX, X	Gaumensegelfunktion u.a.
XI	Inspektion, Palpation und Funktionsprüfung des M. sterncleidomast. und des M. trapezius
XII	Betrachtung der Zunge in der Mundhöhle, beim Herausstrecken und beim raschen Hin- und Herbewegen

Wegen der praktischen Bedeutung wird auf folgendes besonders hingewiesen:

Horner-Syndrom: Vorkommen unter anderem bei Prozessen im unteren Halsmark und oberen Thorakalmark (C_8–D_2) bzw. der zugehörigen Vorderwurzeln.

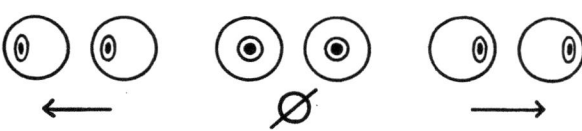

Blickrichtungs-Nystagmus

● Auslösung durch Blickwendung

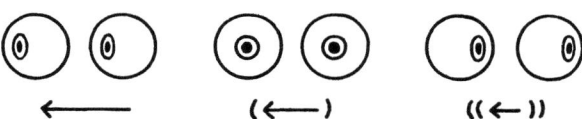

Vestibulärer Nystagmus

● verstärkt bei Ausschaltung der Fixation
● Provokation durch Kopfschütteln, Lagewechsel etc.
[Pfeil = schnelle Komponente]

Abb. 3.1.18. Nystagmus. Beim Blickrichtungs-Nystagmus (obere Reihe) schlägt die rasche Phase jeweils in Richtung der Blickwendung. Beim vestibulären Nystagmus (untere Reihe) ist die Schlagrichtung konstant, im vorliegenden Beispiel immer nach rechts, eventuell sogar bei Blickwendung nach der Gegenseite

Nystagmus: Auch hier ergeben sich eventuell Hinweise auf supraspinale Läsionen. Am häufigsten, beispielsweise bei multipler Sklerose, findet sich ein

Blickrichtungsnystagmus: Die rasche Phase schlägt jeweils in Richtung der Blickwendung (Abb. 3.1.18). Abzugrenzen ist der

Vestibuläre Nystagmus: Hier ist die Schlagrichtung konstant, d.h. unabhängig von der Blickrichtung (Abb. 3.1.18), indessen führt Blickwendung in Richtung der raschen Phase zu einer Verstärkung, in Richtung der langsamen Phase zu einer Abschwächung. Ausschalten der Fixation (Lidschluß bzw. Leuchtbrille) bewirkt Zunahme. Passives Kopfschütteln, bestimmte Haltungen und Lagen oder aber deren Wechsel können provozierend wirken. Die langsame Phase des Nystagmus entspricht der Richtung der Lateralisationstendenz (Vorbeizeigen, Gangabweichung usw.). Bei Reizzustand eines Labyrinths schlägt die schnelle Phase in die Richtung des Herdes, bei Ausfall nach der Gegenseite (und bei Erholung wieder zum Herd).

Prüfung des Sprechens

Beachtung spontaner sprachlicher Äußerungen: Nachsprechenlassen von Testworten: „Flanell-Lappen", „frischer Früh-Frost", „Briefkasten-Schlüssel" u.a.

Wichtigste Funktionsstörungen:

Dysarthrie (= artikulatorische = bulbäre Sprechstörung): Mangelhafte Ausformung von Konsonanten und ganzen Silben oder Worten; das Sprechen ist „verwaschen" und schwer verständlich. Vorkommen bei Bulbärparalyse (bzw. Suprabulbärparalyse) verschiedener Genese.

Skandierende bzw. zerebellare Sprechstörung: Gestörter Rhythmus sowie Verlangsamung der Sprechmotorik. Die Silben werden abgehackt, stockend, gleichsam mit „Luftverschwendung" hervorgebracht. Unerwartete Pausen (= Hesitationen). – Ursache: Dysdiadochokinese bzw. Dysmetrie im Rahmen von multipler Sklerose bzw. Kleinhirnprozessen verschiedener Genese. [Unterscheidung gegenüber der Dysarthrie: Testworte (s. oben) werden zwar langsam nachgesprochen, aber mit gut ausgeformten Konsonanten].

Von den genannten Störungen der Sprechmotorik sind abzugrenzen:

Aphasien = Beeinträchtigungen der zentralen Sprechfunktionen.

Meningeale Reizerscheinungen

Nackensteifigkeit: Passive Kopfbewegung ist erschwert oder unmöglich; der Patient gibt beim Versuch der passiven Kopfbewegung heftige Schmerzen an. (Im tiefen Koma fehlt Nackensteifigkeit.)

Bei ausgeprägter meningealer Reizung liegt der Kranke oftmals auf der Seite mit Opisthotonus, eingezogenem Leib (= „Kahnbauch"), gebeugten Extremitäten.

Brudzinski-Zeichen: Passive Kopfbeugung bewirkt reflektorisch eine Beugung der Beine, sofern ein meningealer Reizzustand vorliegt.

Kernig-Zeichen: Dehnungsempfindlichkeit des N. ischiadicus (im Sinne des Lasègue-Zeichens) bei meningealen Reizerscheinungen.

Von meningealen Reizerscheinungen *abzugrenzen* ist folgendes Phänomen:

Lhermitte-Zeichen (= Nackenbeuge-Zeichen): Bei aktiver oder passiver Beugung des Kopfes treten „elektrisierende" Mißempfindungen am Rücken und/oder Extremitäten auf. Vorkommen: Bei multipler Sklerose (eventuell schon im Frühstadium), nach cervikalen Schleudertraumen, anderen HWS-Veränderungen, Halsmarktumoren, aber auch gelegentlich bei Gesunden ohne erkennbare Ursache.

Erkrankungen peripherer Nerven: Besonders eine akute bzw. subakute Polyradikulitis (eventuell mit aufsteigender Verlaufsform) kann vorübergehend gewisse Ähnlichkeiten mit spinalen Prozessen aufweisen. Indessen fehlen bei Polyradiculitis in der Regel folgende Symptome: Umschriebene sensible Niveaubildung, Sphincterstörungen, Pyramidenbahnzeichen. Außerdem sind oftmals supraspinale Symptome vorhanden.

Abgesehen von derartigen Polyradiculitiden ist auch sonst stets auf eine Beteiligung peripherer Nerven zu achten: Polyneuropathie bzw. Schwerpunkt-Polyneuropathie? Läsionen einzelner peripherer Nerven bzw. Wurzeln? – Auf Einzelheiten kann im vorgegebenen Rahmen nicht eingegangen werden.

3.2 Liquoruntersuchung und -syndrome

H. GLASNER

3.2.1 Anatomie und Patho-Physiologie des Liquorsystems

Auch in der Zeit der spinalen und cerebralen Computer-Tomographie sind krankhafte Zustände des zentralen Nervensystems (ZNS) oft nur durch die Liquoruntersuchung klärbar.

Nicht selten werden dem Neurologen konsiliarisch Patienten mit unklaren spinalen Beschwerdekomplexen aus anderen Disziplinen vorgestellt, bei denen Myelographien durchgeführt wurden.

Bedauerlich ist es dann immer, wenn der Liquor cerebrospinalis (Lc) nicht, oder nur unzureichend untersucht wurde, so daß z.B. eine Multiple Sklerose erst bei der zweiten Punktion nachgewiesen werden kann.

Es ist deshalb wünschenswert, daß die Durchführung einer Myelographie oder anderer Eingriffe am ZNS beinhaltet, daß der anfallende Lc einer umfassenden Routineuntersuchung zugeführt wird, die dem Erkenntnisstand entspricht.

Die Einführung ätiopathogenetischer Betrachtungsweisen in die Liquordiagnostik seit etwa 1970 [10–12, 14, 16] und die Entwicklung einfacher Labormethoden [5–9, 18] im nativen Liquor, wie sie in jedem klinischen Routinelabor möglich sind, führen zu Liquordiagnosen, die in der klinischen Bewertung absolut dastehen und die sich nicht an dem Krankheitsbild zu orientieren haben. So ist heute eine Gammaglobulin- oder IgG-Vermehrung im Liquor hinsichtlich dem Vorliegen einer Störung der Blutliquorschranke oder einer intrathekalen Immunreaktion trennbar; eine Schlußfolgerung, die auf vollkommen unterschiedliche Vorgänge im Bereich des ZNS hinweist [10, 11, 6].

Unter physiologischen Bedingungen wird der Lc überwiegend durch den Plexus chorioideus sezerniert. Auf seinem Weg durch die *inneren Liquorräume* (Ventrikelsystem) zu den Orten überwiegender Resorption im Bereich der *äußeren Liquorräume* (Subarachnoidalraum) unterliegt der Lc einem dauernden Wandel [21, 22]. Beispielhaft ist dieses an dem Liquoreiweißbild erkennbar (Abb. 3.2.1). Die sehr hohe Präalbuminfraktion nimmt von kranial nach kaudal hin ab, das gesamte Eiweißbild verändert sich [26]. Der Gesamteiweißgehalt nimmt durch überwiegend vorhandene Resorptionsvorgänge deutlich zu, so daß die Eiweißkonzentration sich vom Ventrikelraum nach suboccipital um die Hälfte etwa und von suboccipital nach lumbal hin verdoppelt.

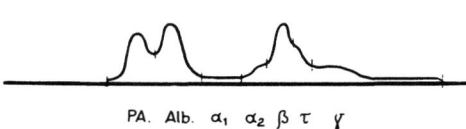

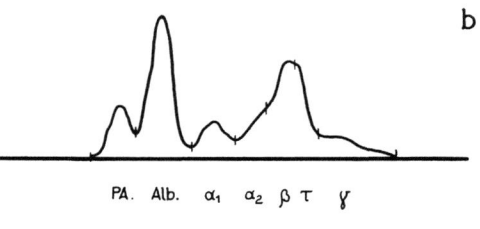

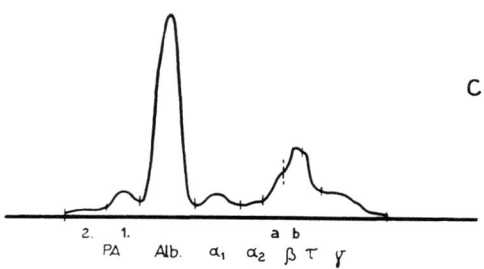

Abb. 3.2.1. Mikrozonenelektrophorese des nichteingeengten Liquor cerebrospinalis. **a** Ventrikelliquor: Gesamteiweiß 70 mg/l; **b** Suboccipitalliquor: Gesamteiweiß 140 mg/l; **c** Lumballiquor: Gesamteiweiß 210 mg/l

Krankhafte diffuse oder umschriebene ZNS-Affektionen führen zu unterschiedlichen Veränderungen zellulärer und nicht-zellulärer ZNS-Bestandteile. Eine Unterscheidung zwischen spinaler und cerebraler Störung ist durch die Wahl des Punktionsortes im Suboccipital- oder Lumbalbereich u.U. mit der Durchführung einfacher Druckmessungen (einfacher und doppelter Queckenstedtscher Versuch – 21) unter Einschluß der Bewertung der Eiweißverhältnisse leicht möglich.

Eine Vermehrung der *Liquorzellzahlen* mit einer Veränderung des *Zellbildes* oder eine alleinige qualitative Änderung des Liquorzellbildes weist immer auf einen pathologischen Zustand des ZNS hin. Der Nachweis von Tumorzellen mit und ohne Reizpleocytose ist dabei leicht als ZNS-spezifische Zellreaktion deutbar, eine Blutbeimengung wäre letztlich einer Störung der Blutliquorschranke zuzuordnen. Eine Einblutung in das ZNS mit einer nachfolgenden Reizpleocytose wäre als Schrankenstörung mit einer spezifischen ZNS-Zellreaktion wertbar. Es ist sicherlich sehr wichtig, sich über den Ursprungsort zellulärer Bestandteile des ZNS klar zu sein. In der heutigen Betrachtungs-

Liquoruntersuchung und -syndrome

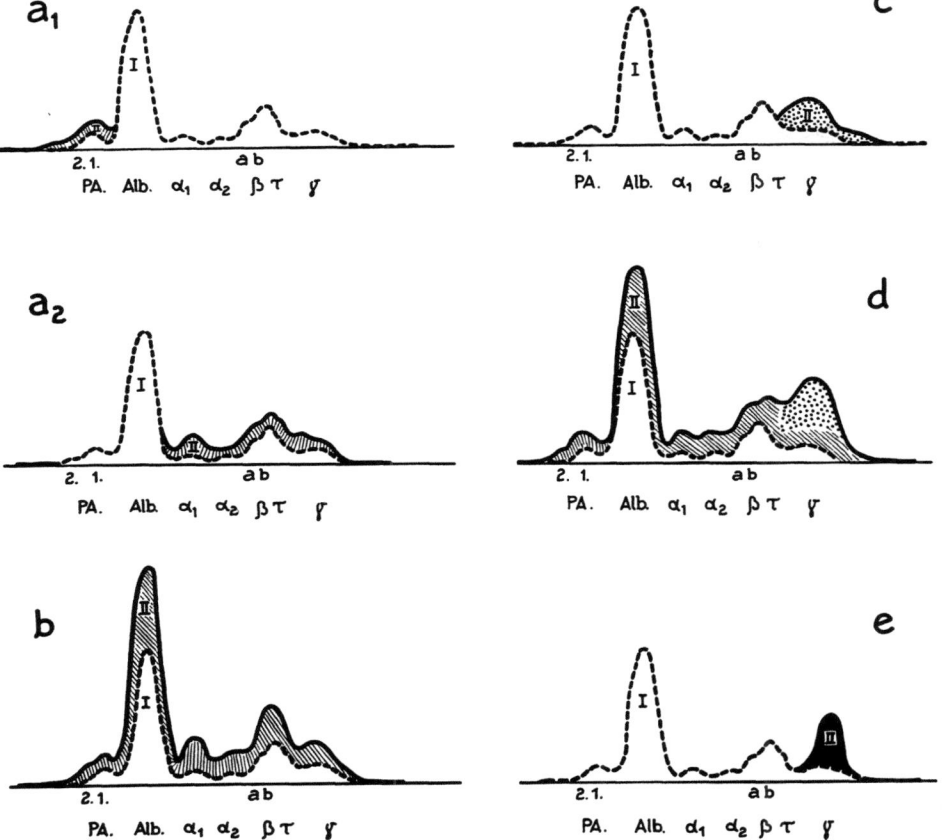

Abb. 3.2.2. Elektrophoreseveränderungen im Nativliquor unter Berücksichtigung quantitativer Eiweißbefunde. (Subtraktion einer normalen (I) von einer pathologischen (II) Elektrophorese).

Typ a_1 = Leichte Störung der Blutliquorschranke, normale Liquorzirkulation.
a_2 = Leichte Störung der Blutliquorschranke (Globulintyp), pathologische Liquorzirkulation.
b = Schwere Störung der Blutliquorschranke.
c = Immunreaktion ohne Störung der Blutliquorschranke.
d = Immunreaktion mit Störung der Blutliquorschranke.
e = Exogen verursachte Schrankenstörung durch ein in den Liquorraum diffundiertes Paraprotein

weise sind jedoch die Nachweise typischer Zellbilder allein im Vordergrund.

Ein sehr großer Fortschritt in den letzten Jahren in der Diagnostik des Lc ist die Erkenntnis, daß Gesamteiweiß und Eiweißbild hinsichtlich ihres Ursprungsortes gewertet werden. Diese *ätiopathogenetische Deutung* ist auf die Untersuchung mit markierten Serumeiweißen [4] zurückzuführen, die überwiegend in anderen Konzentrationsmengen im Liquorraum wiedergefunden wurden; d.h. die Blutliquorschranke, die ein Ungleichgewicht zwischen eiweißreichem Serum und – armen Liquor unter physiologischen Bedingungen aufrechterhält, bricht bei krankhaften ZNS-Veränderungen unterschiedlich partiell zusammen. Entzündliche Vorgänge im Bereich des ZNS sind mit einer Gammaglobulin- oder überwiegenden Immunglobulin G-Bildung (IgG) [10–12, 14] verbunden. Diese Bildung entzündlicher Proteine im ZNS teilt sich dem Liquor zusätzlich zu den bereits normalerweise vorhandenen Gammaglobulin oder IgG, welches aus dem Serum stammt, mit. Der Übertritt von z.B. 50 mg/l Gammaglobulin oder IgG aus dem ZNS bei einer multiplen Sklerose in den Liquorraum führt zu einer deutlichen Zunahme der Liquor-Gamma-Fraktion bzw. des Liquor – IgG's dessen Normalwert etwa um 30 mg/l ist. Eine Vermehrung des Serumeiweißes, welches etwa 10 000 mg/l Gammaglobulin bzw. IgG enthält, um 50 mg/l aus dem ZNS stammenden Gammaglobulin oder IgG ist aus quantitativen Gründen nicht erkennbar. Diese, im Liquor nachweisbare Gammaglobulin- oder IgG-Vermehrung wäre als *Immunreaktion* an einer alleinigen Vermehrung der Gammaglobulin-Fraktion bzw. des IgG erkennbar.

Ein zusätzliches Kriterium zum Nachweis einer Immunreaktion im Liquor, welches an elektrophoretische Verfahren [6, 17, 20] gebunden ist, stellt der Nachweis einer *Fraktionierung* des *Gammaglo-*

bulinbereiches durch die gering unterschiedliche Wanderung des Gammaglobulins im elektrischen Feld dar. Dieser Befund ist dann deutlich sichtbar, wenn die Blutliquorschranke nicht oder nur wenig gestört ist, wie dieses z.B. bei der multiplen Sklerose üblich ist.

Unter klinischen Bedingungen ist der Nachweis der *Störung der Blutliquorschranke* an die Bestimmung des Liquorgesamteiweißgehaltes und der Elektrophorese oder von IgG, A, M oder auch allein an die Einzelproteinbestimmung Albumin, IgG, A und M gebunden. In der klinischen Routinediagnostik ist die Bestimmung des Gesamteiweißgehaltes und einer Elektrophorese (Mikrozonenelektrophorese des Nativliquors [9, 18] oder der Kurzzeit- bzw. Agarelektrophorese [6, 17, 20] hinsichtlich der diagnostischen Aussage der Untersuchung des Liquoreiweißbildes durch Einzelproteine an 3 oder 4 Stellen überlegen [5].

Unter Berücksichtigung der elektrophoretischen Absolutwerte zeigt sich die *leichte Störung der Blutliquorschranke* ohne Störung der Zirkulation durch eine Vermehrung des Präalbumins. Bei einer zusätzlichen Liquorzirkulationsstörung ist als erstes eine Alpha I-Vermehrung zu vermerken, wobei gesamthaft bei einer zunehmenden Schrankenstörung der gesamte Globulinbereich vermehrt ist (*Globulintyp*) [14]. Bei einer schweren Störung der Blutliquorschranke sind alle Liquorelektrophoresefraktionen unter Wertung der Absolutwerte bis hin zum Gammaglobulinbereich pathologisch (Abb. 3.2.2). Eine alleinige Immunrekation ist in einer isolierten Vermehrung des Absolutwertes des Gammaglobulins erkennbar. Ein Mischbild von Schrankenstörung und Immunreaktion ist durch eine Überlagerung beider Vorgänge begründet, wobei die Gammaglobulinfraktion wesentlich deutlicher vermehrt ist als bei einer alleinigen Schrankenstörung. Ein Paraprotein zeigt sich durch die besondere Form des Paraproteins in der sonst normalen Liquorelektrophorese.

Zusätzlich ist bei einer Immunreaktion in der Kurzzeit- bzw. Agarelektrophorese eine Fraktionierung des Gamma-Globulinbereiches (Abb. 3.2.3) vorhanden.

Ähnlich sind die Befunde bei den Einzelproteinen im Vergleich zum Gesamteiweißwert diagnostisch wertbar. Eine Schrankenstörung ist dann annehmbar, wenn das IgG unter 10% des Liquor-Eiweißwertes ist. Eine Immunreaktion zeigt sich bei Werten über 10% an. Diese Aussage wird letztlich durch die mögliche Liquorzirkulationsstörung mit Auftreten eines Globulintyps und damit höheren IgG-Werten durch die Schrankenstörung bereits unsicher. Auch ist das Verhältnis des Gesamteiweißes und in wesentlich geringerem Maße noch

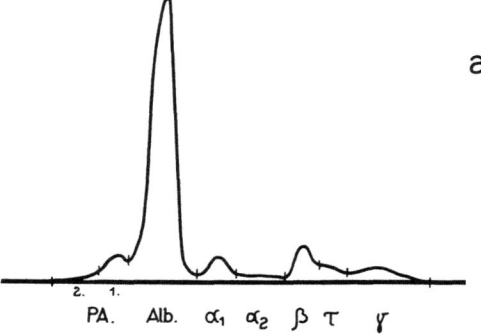

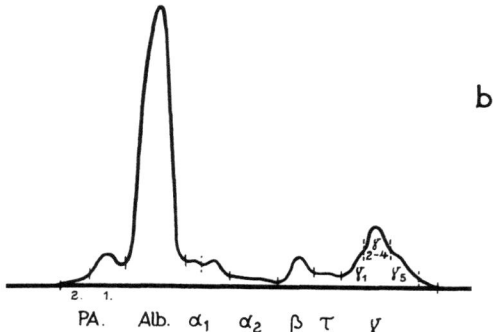

Abb. 3.2.3. Kurzzeit-Mikrozonenelektrophorese des lumbal entnommenen Nativliquors. **a** Typ: Keine Immunreaktion, keine Störung der Blutliquorschranke (Gesamteiweiß: 370 mg/l). **b** Typ: Deutliche Immunreaktion mit Fraktionierung der Gammaglobuline, keine Störung der Blutliquorschranke (Gesamteiweiß: 370 mg/l)

von Albumin zu IgG bei einer zunehmenden Schrankenstörung nicht linear eine Quotientenbildung zwischen Gesamteiweiß und IgG oder Albumin und IgG kann deshalb nur sehr grobe Hinweise liefern.

Andere, nicht zelluläre Bestandteile, die in der klinischen Routine bestimmt werden, sind die Liquorglukose ($= ^2/_3$ der Serumglukose), Lactat und u.U. noch weitere Liquorenzyme.

3.2.2 Die Untersuchung des Liquor cerebrospinalis

Die *lumbale Liquorentnahme* erfolgt überwiegend durch Punktion des Subarachnoidalraumes in sitzender oder liegender, zusammengekrümmter Stellung des Patienten zwischen 3. und 4. oder 4. und 5. Lendenwirbelkörper. Um unnötige Schmerzen bei Punktionserschwernissen zu vermeiden, ist eine Lokalanaesthesie der Punktionsstelle sinnvoll. Die *Suboccipitalpunktion* wird zwischen Protuberantia occipitalis und Dornfortsatz des 2. Halswirbelkörpers mit Punktion der Cysterna cerebello medullaris durchgeführt. Erste diagnostische Hinweise sind bereits bei der Liquorentnahme möglich:

Der *wasserklare Liquor* läßt die Vermutung zunächst zu, daß es sich um einen normalen oder gering bis mäßig pathologischen Liquor handelt. Eine weiterführende Erkenntnis kann durch die *Pandyreaktion* (Eintropfen von 1–3 Tropfen Liquor in ein mit 1–2 ml gefülltes Uhrglasschälchen mit Pandyreagenz = Karbolsäurelösung). Ein normaler Liquor zeigt keine Abweichungen. Leichte Trübungen können für eine Immunreaktion oder eine geringe gesamthafte Vermehrung des Gesamteiweißes sprechen. Eine deutliche Ausfällung läßt immer den Schluß auf eine Vermehrung des Gesamteiweißgehaltes zu.

Ähnliche semiquantitative Hinweise über den Eiweißgehalt im Liquor sind auch durch Eintauchen von Stäbchen mit einer Meßzone zur Bestimmung des Gesamteiweißgehaltes, wie sie in der Urindiagnostik benutzt werden, möglich.

Der *blutige Liquor* zwingt bereits bei der Entnahme zu der Entscheidung, ob eine artifizielle oder pathologische Einblutung in den Liquorraum vorliegt. Oft ist eine artifizielle Blutbeimengung durch Änderung der Nadellage mit nachfolgender Gewinnung von klarem Liquor erkennbar. Andernfalls zeigt sich beim Zentrifugieren ein Bodensatz mit klarem Überstand bei artifiziell verunreinigtem Liquor. Bei gelblich tingiertem Überstand ist eine Einblutung in den Liquorraum mit Hämolyse anzunehmen (Cave: erste Hämolyse etwa 6 h nach Übertritt von Blut in den Liquor). Oft wird das Ausmaß einer artifiziellen Blutüberlagerung im Liquor auf die Ergebnisse der einzelnen Liquorbestandteile überschätzt (Tabelle 3.2.1). Bei einem rötlich verfärbten Liquor, bei dem es unsicher ist, ob eine Blutbeimengung besteht, ist ebenfalls durch Eintauchen spezifischer Stäbchen mit einer Farbreaktion für Blutnachweis sehr rasch eine diagnostische Klärung möglich.

Xanthochromer Liquor ist gelblich tingiert und zeigt beim Schütteln oft eine vermehrte Viskosität. Letzteres deutet in der Regel auf eine Erhöhung des Gesamteiweißgehaltes (*Nonne-Froinsches-Syndrom*) durch eine schwere Störung der Blutliquorschranke, meist in Verbindung mit spinalen Tumoren hin. Auch ein *Guillain-Barré-Syndrom* (Dissoziation albumino-cytologique) ist an eine Störung der Blutliquorschranke mit erhöhtem Gesamteiweiß gebunden. Allerdings ist die Xanthochromie in diesem Fall meist nicht sehr ausgeprägt. Diese Liquorveränderung beinhaltet eine isolierte Eiweißvermehrung ohne Pleocytose meist bei einer Polyradiculitis. Ein gelblich verfärbter Liquor ohne Viskositätserhöhung kann bei *Liquor-Xanthochromien* durch den Übertritt von Gallenfarbstoffen bei schwerem Icterus, bei einer Melanosarkomatose und durch Flavine bedingt sein.

Der *eitrige Liquor* ist gelblich trübe tingiert und läßt den Schluß auf eine bakterielle ZNS-Affektion zu.

Tabelle 3.2.1. Maximales Ausmaß einer artifiziellen Blutüberlagerung in Abhängigkeit von den festgestellten Erythrozytenzahlen im Liquor

Erythrozyten pro µl Liquor	Leukozyten pro µl Liquor	Serumeiweißanteil (mg/l) im Liquor
10	0,02	0,2
50	0,07	0,8
250	0,36	4,0
500	0,73	7,7
1000	1,46	15,5

3.2.3 Liquorbefunde bei verschiedenen spinalen Syndromen

In die diagnostische Bewertung des Liquors sollten zunächst die Erkenntnisse bei der Lumbalpunktion hinsichtlich Farbe, Konsistenz und Druck berücksichtigt werden. Der einfache Liquorstatus sollte aus der Bestimmung der Zellzahl (Fuchs-Rosenthal), einer Liquorzelldifferenzierung (Methode nach Sayk oder auf vorgefärbten Objektträdern nach Kleine), die Gesamteiweißbestimmung und die Elektrophorese oder Einzelproteinbestimmungen bestehen. Bei Verdacht auf entzündliche Veränderungen sollte auch eine Glukose-Bestimmung gleichzeitig im Liquor und Serum zum Vergleich erfolgen. Die Normalwerte (Tabelle 3.2.2) geben gleichzeitig Hinweise auf die diagnostischen Merkmale der einzelnen Untersuchungen. Nachfolgend werden die einzelnen Untersuchungsmethoden nicht dargestellt. Diese sind in speziellen Werken [3, 5, 6, 19, 21, 23 und 24] unter modernen Gesichtspunkten berücksichtigt. Die klinische Wertung der einzelnen Befunde ist für die hiesige Zusammenstellung auch von größerer Bedeutung.

Liquorveränderungen bei spinalen Syndromen sind abhängig von der Art, der Lokalisation und dem Ausmaß der Veränderung. Beispielhaft soll auf die Möglichkeit eines spinalen Meningioms hingewiesen werden, welches trotz klinischer Symptomatik einen völlig normalen Liquorbefund ergeben kann. Spinale Syndrome sind in der Liquordiagnostik oft durch lumbale und suboccipitale Funktionen auch mit Druckmessungen eingrenzbar.

Der Anstieg auf mehr als das Doppelte des Gesamteiweißwertes von occipital nach lumbal deutet meist auf einen lokalen Prozeß im Bereich des

Tabelle 3.2.2. Übersicht über die klinischen Routineuntersuchungen des Lc. mit diagnostischen Hinweisen (Ly.: Lymphocyten, Mo.: Monocyten)

Methode	Normalwerte		Besondere Befunde
Zellzahl (Fuchs-Rosenthal-Kammer)	<15/3 Zellen pro mm³		↑bei vielen entzündlichen ZNS-Prozessen
Zellart a) vorgefärbtem Objektträger b) Cytozentrifuge c) Sayk'sche Sedimentation	70% Lymphozyten 30% Monzyten		Ly., Granulozyten bei viralen ZNS-Affektionen Granulozyten bei bakteriellen ZNS-Affektionen Ly., Plasmazellen bei Multipler Sklerose, Lues Ly., Mo., Makrophagen (Erythrophagen), Tumorzellen
Gesamteiweiß Pandy-Reaktion Biuret	Trübung – Ausfall <400 mg/l		Erhöhte Eiweißwerte
Liquorelektrophorese	(%) PA. < 8,3 Alb. <59,6 α_1 < 6,2 α_2 < 5,6 $\beta+\tau$ <31,2 γ <11,5 Fraktionierung	(mg/l) < 23,7 <210,7 < 19,8 < 18,2 <106,3 < 39,0	Blutiger Liquor Schrankenstörung bei nichtentzündlichen ZNS- und viralen Erkrankungen Schrankenstörung und Immunreaktion bei Encephalitis, Radiculitis und bakteriellen Erkrankungen Immunreaktion ohne Schrankenstörung bei chronsch entzündlichen ZNS-Erkrankungen (Multiple Sklerose)
Einzelprotein	Alb. IgG IgA IgM	<273,8 < 34,3 < 6 0	Paraprotein als Sonderfall.
Glukose	²/₃ der Serumglukose		Erniedrigt bei unterschiedlich entzündlichen ZNS-Affektionen.

Rückenmarks hin. Es muß davon ausgegangen werden, daß dieser Befund durch eine zusätzliche Störung der Blutliquorschranke und nur in geringerem Maße durch eine Immunreaktion verursacht ist.

3.2.3.1 Nicht entzündliche spinale Syndrome

Wie bereits oben ausgeführt wurde, ist die Liquorveränderung abhängig von dem Ausmaß einer Schädigung des Myelons. Eine *Spina bifida*, eine *Commotio spinalis* und eine *Wirbelkörperfraktur* ohne Schädigung des Myelons führen zu keinerlei Liquorveränderungen.

Geringe Störungen der Blutliquorschranke mit Gesamteiweißwerten bis etwa 600 mg/l sind bei leichten traumatischen Rückenmarksschädigungen, z.B. in Verbindung mit einer Wirbelkörperfraktur, einer Strahlenmyelopathie, bei langsam wachsenden ossären Tumoren mit Ausweitung in den Spinalraum, bei einem Bandscheibenprolaps möglich. Lediglich bei der akuten traumatischen Schädigung ist eine Reizpleocytose mit einer geringen Vermehrung der Zellzahlen anzutreffen. Oft zeigt sich im Liquorzellbild bei diesen Schädigungen lediglich eine unspezifische Verschiebung des Zellbildes zu den Monzyten und Makrophagen hin.

Eine *Contusio spinalis* (s.S. 237) mit und ohne Wirbelkörperfraktur, wobei es im ersten Falle dann zu einer Compressio spinalis kommen kann, zeigt im akuten Stadium stets eine Blutbeimengung, verbunden mit einer Reizpleozytose frühestens 6 h nach dem Ereignis. Es kommt zu einer unterschiedlich ausgeprägten Störung der Blutliquorschranke mit höheren Eiweißwerten.

In sehr viel stärkerem Maße bei einer spinalen Blutung (Abb. 3.2.4a) findet sich eine massive Blutbeimengung zu dem Liquor, wobei der spinale Liquorraum sehr rasch tamponiert ist. Nach etwa 4–6 h entwickelt sich eine Reizpleozytose und auch eine Hämolyse. Noch nach Wochen sind Folgen der Reizpleozytose in einem Zellbild, in dem dann phagozytierende Vorgänge überwiegen, durch die spezifischen Erythrophagen [19, 23] nachweisbar. Durch den massiven Übertritt von Serum in den Liquorraum zeichnet sich das Bild einer schweren Störung der Blutliquorschranke mit Liquoreiweißwerten oft über 3000 mg/l Gesamteiweiß ab.

Degenerative Erkrankungen mit vorwiegendem Befall des Rückenmarks, wie die myatrophe Lateralsklerose (s.S. 369ff.), spinocerebellare Heredo-

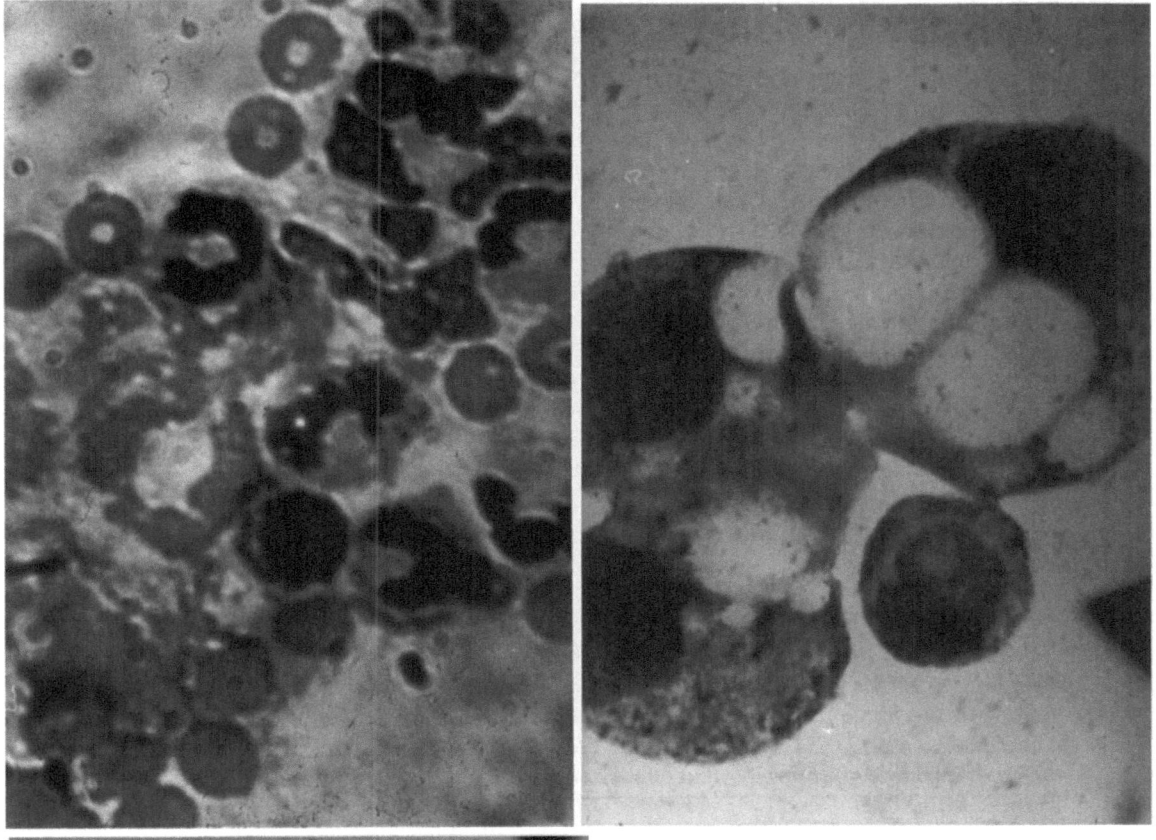

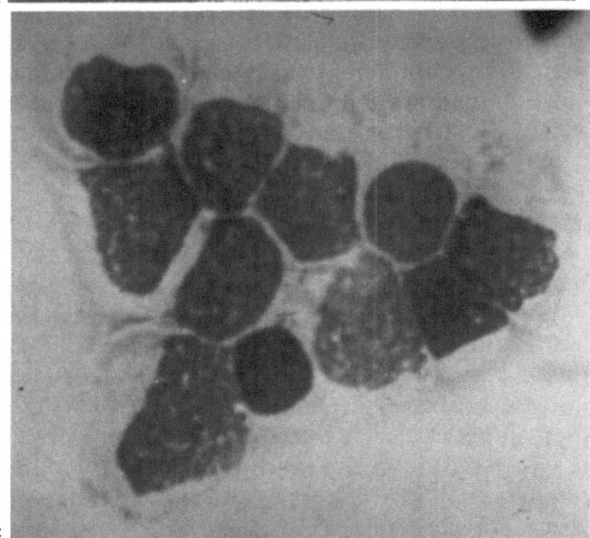

Abb. 3.2.4. Zellbilder im Liquor cerebrospinalis (Methode nach Sayk), May Grünewald-Giemsafärbung). **a** 10 Tage alte Blutung mit ausgeprägter Reizpleozytose und Erythrophagen. **b** Karzinomzellen bei Bronchialtumor. **c** Medulloblastom

ataxien, Stoffwechselstörungen mit wesentlicher Beteiligung des Rückenmarks, wie die funikuläre Myelose (s.S. 376), die Syringomyelie (s.S. 427) und auch vasculäre Rückenmarkssyndrome, die zu einem Spinalis anterior-Syndrom (s.S. 383) oder Spinalis-posterior-Syndrom (s.S. 385) führen, haben in der Regel einen überwiegend normalen Liquorbefund. Es findet sich also ein normales Zellbild, gelegentlich nur sind in dem Differentialzellbild vereinzelt phagozytierende Vorgänge nachweisbar. Eine Störung der Blutliquorschranke ist nur in sehr geringem Ausmaß vorhanden, d.h., daß der Eiweißwert sich selten über 400 mg/l bewegt. Liquorveränderungen, die über diese geringfügigen Veränderungen hinausgehen, sind in der Regel nicht mit der hier vermuteten Störung zu vereinbaren.

Gerade für spinale Tumore gelten die allgemeinen o.a. Ausführungen zu der Liquordiagnostik. Das spinale Meningiom und das Neurinom führt nur dann zu Liquorveränderungen, wenn das Myelon dadurch raumfordernd beeinflußt wird. Die Liquorbefunde reichen also bei diesen Tumoren von dem Normalbefund bis hin zu dem weiter oben erwähnten *Nonne-Froinschen-Syndrom* mit hoher Eiweißvermehrung und schwerer Störung der Blutliquorschranke bei unspezifischen, phagozytierenden Reizpleozytosen im Liquor, wobei allerdings die Gesamtzellzahl des Liquors meist nicht erhöht ist.

Metastasen anderer Primärtumore sind meist extradural und wirken aufgrund ihrer raschen Raumforderung sehr schnell beeinflussend auf das Myelon. Hier kommt es zu einem Stopp-Syndrom mit schweren Störungen der Blutliquorschranke. Ist eine Karzinose der Meningen vorhanden, wobei die weichen Hirnhäute diffus über viele Segmente mit Tumorabsiedlungen durchsetzt sind, teilt sich diese Absiedlung spezifisch auch dem Liquorraum mit (Abb. 3.2.4 b).

Es finden sich dann Zellzahlvermehrungen, Karzinomzellen im Liquor und Störungen der Blutliquorschranke. Ähnliche Veränderungen sind auch bei spinalen Abtropfmetastasen des Medulloblastoms festzustellen (Abb. 3.2.4 c). Hier finden sich natürlich spezifische Medulloblastomzellen, die in dem Liquorzellbild sehr leicht zu erkennen sind.

Zusammenfassend ist also festzustellen, daß die unterschiedlichsten Liquorveränderungen bei nicht entzündlichen spinalen Syndromen resultieren können. Überwiegend normale Liquorbefunde finden sich bei Meningiomen und Neurinomen, Commotiones, degenerativen Systemerkrankungen und auch Veränderungen der Hüllstrukturen, wenn letztere nicht das Myelon schädigen. Eine mäßige bis gelegentlich schwere Blutliquorschrankenstörung mit normalen Zellzahlen aber gelegentlich nachweisbaren phagozytierenden Vorgängen im Liquorzellbild sind bei raumfordernden Prozessen, die das Rückenmark oder Wurzeln schädigen, wie z.B. bei Bandscheibenprotrusionen, Tumoren, Wirbelkörperfrakturen und contusionellen Schädigungen anzutreffen. Eine zusätzliche Blutbeimengung ergibt sich bei einer spinalen Einblutung und in geringerem Maße bei einer Contusio spinalis. Bei malignen Tumoren und dem Medulloblastom sind spezifische Zellbilder im Liquor vorhanden.

3.2.3.2 Entzündliche spinale Syndrome

Die hier anzutreffenden Liquorbefunde sind deutlich abhängig von der Art der entzündlichen Erkrankung, die allein oder als Schwerpunkt das Myelon betrifft. Bei akut entzündlichen Erkrankungen mit spinaler Symptomatologie finden sich je nach Ausmaß der Affektion wechselnd ausgeprägte Zellzahlerhöhungen mit Auftreten entzündlicher Zellformen und Liquoreiweißvermehrungen, welche zunächst als Störung der Blutliquorschranke imponieren. Gerade bei diesen Erkrankungen sind auch Veränderungen der Glukosewerte im Vergleich zu der Serumglukose häufig erkennbar (3). Bei länger bestehenden entzündlichen Erkrankungen entwickelt sich im Eiweißbild eine Immunreaktion, die die Schrankenstörung überdauert, um späterhin ebenfalls abzuklingen. Bei chronisch entzündlichen Erkrankungen mit spinaler Symptomatologie fehlt diese Schrankenstörung zu Beginn der Erkrankung. Aus einem normalen Zellbefund kann sich eine Veränderung des Zellbildes in Richtung chronisch entzündlicher Zellformen ergeben. Dabei sind geringe Pleozytosen möglich. Ohne vorausgehende Schrankenstörung entwickelt sich eine Immunreaktion, die u.U. Tage und Wochen nach der klinischen Erstmanifestation nachweisbar ist. Die Gesamteiweißwerte sind dabei normal oder gering erhöht [1, 2, 13]. Ein zusätzliches Kriterium für den Nachweis der Immunreaktion ist auch in dem Zusammenhang die o.a. Fraktionierung des Gammaglobulinbereiches.

Bei *viralen* und damit akuten *Myelitiden* finden sich Zellzahlen unterschiedlicher Ausprägung. Der Zellanstieg überschreitet dabei selten 300/3 Zellen/mm³. In der akuten Phase findet sich ein geringer Anteil von Granulozyten in einem überwiegenden lymphozytären Zellbild. Der Anteil der Granulozyten kann dabei selten bis zu 40% betragen. Bereits wenige Tage nach Beginn der Erkrankung verschwinden die Granulozyten aus dem Zellbild, und es sind überwiegend Lymphozyten und zu einem geringen Teil Monozyten und Makrophagen vorherrschend. Letztere nehmen mit Fortbestehen der Erkrankung weiterhin zu. Im Liquoreiweißbild besteht zu Beginn eine schwere Störung der Blutliquorschranke bei Eiweißwerten bis zu 2000 mg/l. Später bildet sich die Schrankenstörung zurück. Es ist möglich, daß ohne Entwicklung einer Immunreaktion der Liquor sich langsam normalisiert. Bei stärkergradiger myelitischer Beteiligung zeigt sich aber auch ein Übergangsstadium, in dem eine Immunreaktion stärker hervortritt [15]. Es muß auch darauf hingewiesen werden, daß u.U. bei der Erstpunktion nur geringe Liquorveränderungen bestehen, die jedoch im Verlauf der Erkrankung ein wechselndes Ausmaß zeigen können. Beispielhaft ist als solche Erkrankung eine Poliomyelitis anzuführen. Auch andere virale spinale Affektionen sind möglich. Nicht immer gelingt der Nachweis des Virus aufgrund entsprechender Antikörpertiter-Bewegungen. Der Liquorbefund und auch Folgepunktion gestatten jedoch auch ohne den entsprechenden Virusnachweis den Schluß auf eine virale ZNS-Affektion aufgrund der typischen Befunde. Am Rande muß noch erwähnt werden, daß bei viralen ZNS-Affektionen Glukoseerniedrigungen im Liquor möglich sind.

Bei *Polyradiculitiden*, bei denen sich allergisch-hyperergische Reaktionen im Bereich der Nervenwurzeln abspielen, findet sich das typische Bild einer schweren Störung der Blutliquorschranke mit Liquoreiweißerhöhungen bis auf 3000 oder 4000 mg/l. Die Zellzahlen sind dabei meist normal, allerdings ist das Liquorzellbild verändert durch das Auftreten von Lymphozyten, Monozyten in unterschiedlichen Verhältnissen und auch durch Makrophagen. Dieser Liquorbefund, der auch als *Gullain-Barré-Syndrom* bezeichnet wird, klingt in der Regel mit Wegfall der auslösenden Situation, die auch z.B. durch eine virale Affektion bedingt sein kann, ab. Je weiter sich diese Reaktion von dem Spinalraum abspielt, um so geringer sind die resultierenden Liquoreiweißerhöhungen. Eine Neuroradiculitis kann trotz ausgeprägter Klinik mit geringeren Eiweißwerten bis 1000 mg/l verquickt sein. Erst bei Auftreten einer Polyradikolomyelitis ist im späteren Verlauf nach Abklingen der Schrankenstörung auch eine Immunreaktion nachweisbar.

Ein sehr breites neurologisches Interesse hat in der Vergangenheit für die Liquorveränderungen bei der *multiplen Sklerose* bestanden [1, 2, 13, 15]. Der typische Liquorbefund bei dieser chronisch entzündlichen ZNS-Affektion ist gekennzeichnet durch eine Pleozytose bis zu 150/3 Zellen/mm^3, Gesamteiweißwerten nicht über 500 mg/l und einer Immunreaktion ohne Störung der Blutliquorschranke um 50 mg/l IgG. Diese Immunreaktion ist gleichermaßen in der Liquorelektrophorese oder durch die IgG-Bestimmung nachweisbar. In der Agar-Elektrophorese zeigt sich als zusätzliches Kriterium einer ausgeprägte Fraktionierung des Gammaglobulinbereiches. Eine häufige Beobachtung bei nur gering ausgeprägten Immunreaktionen [24] ist die Tatsache, daß die elektrophoretische Veränderung der Gammaglobulinfraktion, welche auch qualitative Veränderungen mit einschließt, durch die Fraktionierung zu diagnostizieren ist, während aus dem Vergleich der quantitativen Verhältnisse von IgG und Gesamteiweiß ein solcher Befund nicht zu erheben wäre. Die Häufigkeit, mit der Immunreaktionen im Liquor bei sonst überwiegend normalem Befund nachweisbar sind, wird mit Werten zwischen 75 und 94% angegeben [2, 13, 15]. Von besonderer Bedeutung ist, daß die Immunreaktion sich erst langsam entwickelt. So sind meist geringe Gammaglobulin- oder IgG-Vermehrungen in der Regel erst 6 Wochen nach klinischen Erstsymptomen nachweisbar. Dieser Hinweis kann dazu zwingen, daß bei *Brown-Sèquard-Syndromen*, die in erster Linie durch eine chronisch entzündliche ZNS-Affektion bedingt sind, der positive Nachweis durch eine Immunreaktion erst sehr viel später möglich ist, als es der Beginn signalisiert.

Noch am Rande soll auf die Liquorveränderungen bei der *Tabes dorsalis* aufmerksam gemacht werden. Diese sind unter den Veränderungen bei der Neurolues am geringsten ausgeprägt. Es ist möglich, bei dieser Erkrankung 30 Zellen/mm^3 mit überwiegend lymphozytären Formen anzutreffen. Der Gesamteiweißwert ist meist nur gering bis etwa 600 mg/l erhöht. Elektrophoretisch und auch bei der IgG-Bestimmung wird eine Immunreaktion gefunden. Es ist auch möglich, daß allein durch die Elektrophorese eine floride Neurolues durch die Immunreaktion erkenntlich ist, obwohl die anderen Liquorparameter normal oder nur geringfügig verändert sind.

Zusammenfassend finden sich bei akuten entzündlichen Erkrankungen höhere Zellzahlen, wechselnde Zellbilder, die im akuten Stadium gekennzeichnet sind durch das zusätzliche Auftreten von Granulozyten, Liquoreiweißerhöhungen und auch Schrankenstörungen, die bei unkomplizierten Erkrankungen langsam sich zurückbilden, bei denen aber auch zeitweilig eine Immunreaktion vorhanden sein kann. Chronisch entzündliche ZNS-Affektionen führen nur zu blanden Liquorbefunden, bei denen eine Immunreaktion, die elektrophoretisch oder durch Einzelproteinbestimmungen nachweisbar ist, vorhanden ist. Gerade letztere Krankheitsbilder sind bei Myelographien nur durch eine zusätzliche Liquorelektrophorese oder Einzelproteinbestimmungen erkennbar. Es ist auch in diesem Zusammenhang von Bedeutung, daß eine Myelographie zwar kurzfristig zu einem akuten Liquorsyndrom führt, dieses hält jedoch nur einige Tage an, bei Vorhandensein einer chronisch entzündlichen ZNS-Affektion ist jedoch der typische Befund der Immunreaktion, der sonst nicht bei der Myelographie auftritt, auch bereits wenige Tage nach einer Myelographie bei einer Zweitpunktion sicher erkennbar [25].

Literatur

1. Bader R, Rieder HP, Kaeser HE (1973) Die Bedeutung der diskontinuierlichen Zonierung des Immunglobulinbereiches für die Diagnose neurologischer Erkrankungen. Z Neurol 206:25
2. Bauer HJ (1970) Multiple Sklerose: Grundlagen und

Hypothesen der modernen Ursachenforschung. Z Neurol 198:5
3. DeLank HW (1965) Das Eiweißbild des Liquor cerebrospinalis und seine klinische Bedeutung. Steinkopff, Darmstadt, S. 3
4. Frick E (1968) Untersuchung mit markierten Proteinen zur Frage der Abstammung der Liquoreiweißkörper. In: Schmidt RM (Hrsg) Der Liquor cerebrospinalis. S 251, Volk und Gesundheit, Berlin, S 251
5. Glasner H (1980) Mikrozonenelektrophorese. In: Dommasch D, Mertens HG (Hrsg) Cerebrospinalflüssigkeit. Thieme, Stuttgart, S 95
6. Glasner H (1980) Mikrozonenelektrophorese auf Celluloseacetatfolien. In: Kleine TO (Hrsg) Neue Labormethoden für die Liquordiagnostik. Thieme, Stuttgart, S 39
7. Glasner H (1978) Mikrozone electrophoresis of nonconcentrated and concentrated CSF. J Neurol 218:73
8. Glasner H (1977) Die Mikrozonenelektrophorese des nichteingeengten Liquor cerebrospinalis. Klin Wochenschr 55:181
9. Glasner H (1976) Mikrozonenelektrophorese nicht konzentrierter, eiweißarmer Flüssigkeiten. Aerztl Lab 22:675
10. Glasner H (1975) Barrier Impairment and Immune Reaction in the CSF. Eur Neurol 13:304
11. Glasner H (1975) Zur Pathophysiologie der Liquorproteine. Dtsch med Wochenschr 100:1630
12. Glasner H (1974) Zur Diagnostik von Schrankenstörung und immunreaktiven Vorgängen durch die Liquorelektrophorese. Nervenarzt 45:323
13. Glasner H (1974) Gammaglobuline im Liquor cerebrospinalis während verschiedener Phasen der Multiplen Sklerose. Z Neurol 206:327
14. Glasner H, Piepgras U (1978) CSF – circulation and Blood-CSF Barrier. Eur Neurol 17:280
15. Glasner H, Schmidt LR (1976) Die Mikrozonenelektrophorese des nichteingeengten Liquor cerebrospinalis bei Erkrankungen des Nervensystems. Nervenarzt 47:685
16. Glasner H, Wenig Ch (1973) Zur Pathophysiologie der Liquorimmunglobuline. Klin Wochenschr 51:806
17. Glasner H, Lowenthal A, Karcher D (1979) Diagnostic value of brief microzone electrophoreses of concentrated and unconcentrated CSF. J Neurol 222:53
18. Kleine TO (1980) Mikroelektrophorese auf Celluloseacetatfolien In: Neue Labormethoden für die Liquordiagnostik. Thieme, Stuttgart, S 35
19. Kölmel HW (1978) Liquor-Zytologie. Springer, Berlin, S 2
20. Lowenthal A (1964) Agargel electrophoresis in neurology. Elsevier, Amsterdam, S 5
21. Meyer H-H (1949) Der Liquor-Untersuchung und Diagnostik. Springer, Berlin, S 26
22. Oldendorf WH (1980) Physiology, pharmacology, and dynamics of CSF. In: Wood HJ (ed) Neurobiology of CSF. Plenum Press, New York-London, S 1
23. Schmidt RM (1968) Der Liquor cerebrospinalis. Volk und Gesundheit, Berlin, S 41
24. Trotter JL, Brooks BR (1980) Pathophysiologie of CSF. In: Wood HJ (ed) Physiology, pharmacology, and neurobiology of CSF. Plenum Press, New York-London, S 465
25. Wenig Ch, Glasner H (1974) Liquorbefunde nach lumbosacraler Myelographie mit Dimer – X. Med Welt 25:1548
26. Weisner B (1980) Proteine aus ventrikal- und lumbalen Liquor. In: Dommasch D, Mertens HG (Hrsg) Cerebrospinalflüssigkeit. Thieme, Stuttgart, S 126

3.3 Elektrodiagnostik

H. GERHARD und J. JÖRG

3.3.1 Einleitung

Querschnittlähmungen sind durch das Nebeneinander von motorischen Ausfallserscheinungen, Blasen-, Mastdarmstörungen und mehr oder weniger ausgeprägten Sensibilitätsstörungen gekennzeichnet. Die elektrodiagnostischen Methoden sind bei der Diagnostik und Höhenlokalisation eines akuten Querschnittes bei einem bewußtseinsklaren und kooperativen Patienten immer nur als Hilfsuntersuchung anzusehen. Bei chronisch zunehmenden Querschnittsyndromen, bei nicht kooperativen Patienten und bei nicht vollständigen Querschnitten kommt den elektrodiagnostischen Methoden als objektive Funktionsprüfung eine größere Bedeutung zu, da sie von der Mitarbeit des Patienten weitgehend unabhängig sind.

Zur Elektrodiagnostik von Rückenmarkserkrankungen dienen die Elektromyographie, Elektroneurographie, Bestimmung der F-Welle und des H-Reflexes und insbesondere die somatosensorisch evozierten Potentiale (SEP). Die SEP vom Rückenmark und Kortex können durch Stimulation von Hautdermatomen oder eines Nervenstammes an der oberen Extremität und unteren Extremität erhalten werden. Mit der Elektromyographie ist es möglich, durch Untersuchung eines Skelettmuskels (sog. Kennmuskel) auf die Höhe des betroffenen motorischen Rückenmarksegments zu schließen. Die Elektroneurographie erlaubt eine Aussage über die Läsion eines peripheren Nerven bzw. Spinalnerven und damit auch eine Differenzierung zwischen einer zentralen oder peripheren neurogenen Läsion.

Bekannte, aber in der Elektrodiagnostik noch nicht so bedeutsame Methoden sind die Bestimmung der F-Welle und des H-Reflexes, die in Einzelfällen ebenfalls eine Höhenlokalisation einer Vorderhornläsion zulassen können.

Bei der Lokalisation von Rückenmarkserkrankungen und zur Differentialdiagnose von Rückenmarkserkrankungen kommt der Untersuchung der spinalen und kortikalen SEP nach elektrischer Stimulation von Dermatomen und von Nervenstämmen eine besondere Bedeutung zu. Somatosensorisch evozierte Potentiale sind Reizantwortpotentiale, die durch Mittelwertbildung aus der Grundaktivität des Gehirns oder des Rückenmarks herausgemittelt werden. Es ist eine Ableitung von somatosensorisch evozierten Potentialen über dem Kortex, dem Hirnstamm und in mehreren Etagen über dem Rückenmark möglich. Ihre Ausprägung oder ihr Fehlen erlaubt eine Aussage über eine Läsion des afferenten sensiblen Systems und eine Höhenlokalisation im Rückenmark.

3.3.2 Kortikale und spinale sensible evozierte Potentiale (SEP)

Sensible Haut- und Nervenstammreizungen rufen beim gesunden und wachen Menschen eine Sinneswahrnehmung hervor. Neurophysiologisch können nach Haut- und Nervenstammreizung über dem peripheren Nerven Nervenaktionspotentiale und über dem Kortex, Hirnstamm und in mehreren Etagen über dem Rückenmark somatosensorisch evozierte Potentiale abgeleitet werden. Damit ist mit Ableitung der SEP eine objektive Funktionsprüfung des afferenten sensiblen Systems möglich. Durch Ableitung über mehreren Anteilen des Rückenmarks nach Nervenstammstimulation ist darüber hinaus eine Höhenlokalisation eines pathologischen Prozesses möglich. Den umgekehrten Weg, einer Lokalisation eines Prozesses im Rückenmark, geht die Ableitung der Segment-SEP (Baust et al. 1972). Nach Stimulation des betreffenden Hautdermatoms wird das Segment-SEP über dem Kortex abgeleitet. Die Segment-SEP Ableitung ist zeitlich aufwendiger als die Nervenstamm Stimulation, da bei letzterer mehrere Ableitungen simultan gleichzeitig durchgeführt werden können.

Die am häufigsten untersuchten Nerven an der oberen Extremität sind der N. medianus und der N. ulnaris: der N. medianus bezieht seine Fasern vorwiegend aus den Wurzeln C_6 und C_7. An der unteren Extremität werden bevorzugt der N. tibialis und der N. suralis untersucht (Abb. 3.3.1).

Die Wahl des zu untersuchenden Nervenstammes ist von der klinischen Fragestellung abhängig zu machen.

Methodik: Die *Nervenstammreizung* erfolgt supramaximal mit der Summe der motorischen und sensiblen Schwelle. Sie führt bei einer Stromstärke von 4–15 mA zu einer kräftigen, nicht aber schmerzhaften Zuckung des Muskels (Lesser et al. 1979). Beim Bewußtlosen nimmt man die doppelte motorische Schwelle. Gereizt wird mit Rechtecksimpulsen von 0,2 ms Dauer und einer Frequenz von 2 Hz–5 Hz. Die Stimulation ist immer im Seitenvergleich durchzuführen.

Die Ableitung nach Nervenstammstimulation erfolgt entweder mit Stahlnadeln (ggf. teflonbeschichtet) oder mit Oberflächenelektroden.

Übliche Ableitpunkte des N. medianus und N. ulnaris sind der Sulcus axillaris, Erbsche Punkt, HWK_6, HWK_2, Mastoid und über der kontralateralen Postzentralregion (Abb. 3.3.1). Die indifferente Elektrode liegt dabei bei Ableitung Mastoid und kortikal bei F_z (Ten-Twenty System) oder bei Ableitung HWK und Erbscher Punkt über dem ipsilateralen Deltoid. Wichtige Ableitepunkte für den N. ti-

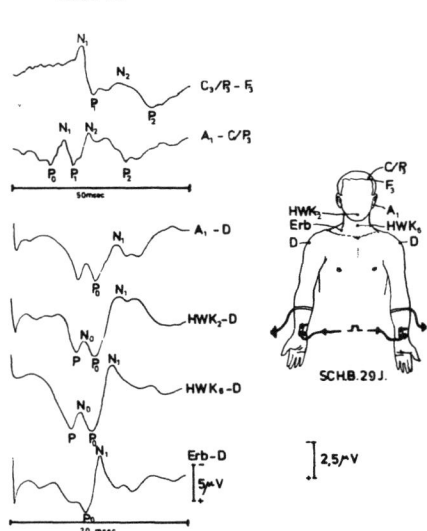

Abb. 3.3.1. Reiz und Ableiteorte nach Stimulation des N. medianus bei einer 29jährigen Normalperson. SEP-Ableitung über dem Erbschen Punkt, HWK_6, HWK_2, Proc. mastoideus und kortikal. D = Deltoid, A_1 entspricht Proc. mastoideus

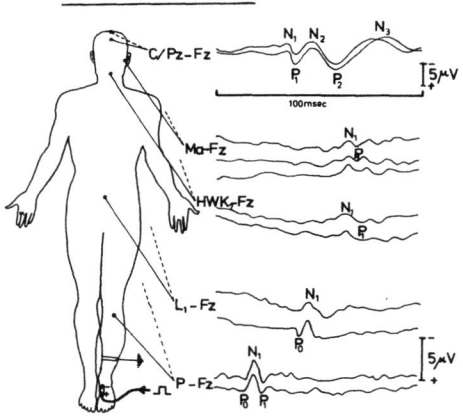

Abb. 3.3.2. Kortikales und spinales SEP einer Normalperson nach Stimulation des N. tibialis und Ableitung kortikal C/Pz-Fz, Proc. mastoideus Ma-Fz, HWK_2-Fz und L_1-Fz und Nervenaktionspotential abgeleitet über der Poplitea P-Fz

Einzelpotentiale aufsummiert. Ausgewertet werden die Spitzenlatenzzeiten und die Amplituden (Peak zu Peak bestimmt). Wir bezeichnen die Peaks fortlaufend mit P_0, N_1, P_1, N_2, P_2, N_3 ....

Bei der Dermatom Reizung werden Silberchloridelektroden benutzt, die in einem Abstand von 5 cm gesetzt werden. Stimuliert wird mit zweifacher, möglichst sogar dreifacher sensibler Schwellenintensität. Von der Scalp werden 256–1024 Einzelreize aufsummiert. Die Ableitung der SEP nach Stimulation der Hautsegmente erfolgt nach dem von Shagass u. Schwartz (1964) angegebenem Verfahren. Zur Orientierungshilfe dient eine gedachte Linie vom Vertex zur Vorderseite des äußeren Gehörganges. Die Ableitelektroden liegen bei Stimulation an der unteren Extremität ab Th_{10} bei C/P_z und F_z (Ten-Twenty System), ab C_4 bis Th_8 bei C/P_3 bzw. C/P_4 und F_3 bzw. F_4.

3.3.2.1 Ergebnisse bei Normalpersonen

Die wichtigsten Latenzzeiten sind der Tabelle 1 zu entnehmen. Pathologische Kriterien für die SEP-Befundung sind der SEP-Verlust, die absolute Verlangsamung der Latenzzeiten (außerhalb der 2,5fachen Standardabweichung), die Rechts-Links Differenz (außerhalb der 2,5fachen Standardabweichung) und die Amplitudenasymmetrie im Seitenvergleich von mehr als 50%. Die Bestimmung der Amplituden ist wegen der hohen Normschwankungen erschwert. Bei der Beurteilung eines Normalwertes der Latenzzeiten ist darüber hinaus die Abhängigkeit vom Lebensalter und von der Körpergröße zu berücksichtigen. Für das Lebensalter finden sich sowohl für die Latenzzeiten als auch für die Amplituden nach N. medianus und N. tibialis Stimulation keine signifikanten Altersabhängigkeiten (Jörg 1982b, Gerhard 1982) (anders Dorfman 1979), wohl aber eine tendenzielle Zunahme mit dem Lebensalter. Für die Latenzzeiten bestehen signifikante Abhängigkeiten von der Körpergröße (Abb. 3.3.3).

Die *spinale Leitungszeit* wird zwischen LWK_1 und HWK_2 bestimmt. Sie beträgt für die Alters-

bialis sind LWK_5, LWK_1, HWK_2, Mastoid, C_z/P_z (Ten-Twenty System) (Abb. 3.3.2).

Bei der Ableitung spinaler SEP's hat sich auch die bipolare Ableitetechnik über dem Rückenmark bewährt (Cracco 1973). Als Verstärker dient ein EMG-Verstärker mit einer unteren Grenzfrequenz von 10 Hz und einer oberen Grenzfrequenz von 5 kHz.

In Abhängigkeit vom Ableiteort werden bei Stimulation von Nerven an der oberen Extremität zwischen 64 und 512 Einzelpotentiale aufsummiert. Bei Stimulation von Nerven an der unteren Extremität werden bei kortikaler Ableitung 256 und bei spinaler Ableitung 1024 oder noch mehr

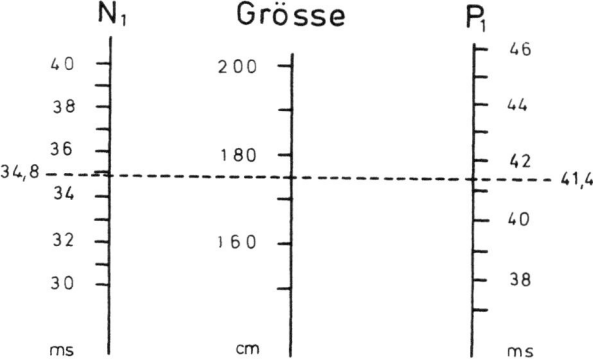

Abb. 3.3.3. Nomogramm der Körpergröße, der Latenzzeit des N_1-Peaks und des P_1-Peaks des kortikalen Tibialis-SEP. Die gestrichelte Linie ergibt die Werte der Latenzzeit N_1 und P_1 bei der Durchschnittskörpergröße 175 cm

Tabelle 3.3.1. Latenzzeiten und Amplituden bei Normalpersonen nach Stimulation des N. medianus und N. tibialis bei kortikalen und spinalen Ableitepunkten und über dem Plexus brachialis

	Ableitort	Latenzzeiten (ms)				Amplituden (µV)		Latenzzeiten Seitendifferenzen (ms)
		P_0	N_1	P_1	N_2	P_0/N_1	N_1/P_1	re. N_1/li. N_1 ($n=12$)
N. medianus re. ($n=32$) Alter: 15–70 Jahre	kortikal C/P_3-F_3		$20,0 \pm 1,6$	$26,0 \pm 2,6$	$32,4 \pm 4,1$		$6,2 \pm 2,7$	$0,6 \pm 0,6$
	Mastoid-D	$10,3 \pm 0,9$	$12,7 \pm 0,9$	$14,6 \pm 1,0$		$3,2 \pm 1,1$		$0,6 \pm 0,8$
	HWK_2-D	$10,2 \pm 0,9$	$12,8 \pm 1,2$	$15,1 \pm 0,7$		$4,1 \pm 1,1$		$0,8 \pm 0,5$
	HWK_6-D	$9,0 \pm 0,9$	$11,6 \pm 0,9$			$4,7 \pm 1,3$		$0,4 \pm 0,3$
	Erbscher Punkt-D	$9,4 \pm 0,8$	$10,9 \pm 0,9$	$12,9 \pm 1,7$		$6,8 \pm 3,3$		$0,4 \pm 0,2$
N. tibialis ($n=33$) Alter: 15–60 Jahre	kortikal C_z/P_z-F_z		$34,8 \pm 2,5$ $n=33$	$41,4 \pm 2,8$ $n=33$	$49,5 \pm 3,2$ $n=32$		$3,1 \pm 1,0$ $n=33$	$1,4 \pm 1,0$ $n=21$
	Mastoid-F_z		$31,9 \pm 1,9$ $n=20$	$35,2 \pm 2,4$ $n=20$	$37,7 \pm 2,9$ $n=10$		$1,4 \pm 0,4$ $n=20$	
	HWK_2-F_z		$31,5 \pm 1,8$ $n=25$	$35,3 \pm 3,0$ $n=4$	$38,9 \pm 4,8$ $n=12$		$1,5 \pm 0,7$ $n=20$	
	LWK_1-F_z		$24,0 \pm 1,7$ $n=24$	$27,2 \pm 2,4$ $n=24$	$30,9 \pm 2,6$ $n=14$		$2,0 \pm 0,7$ $n=24$	

gruppe 15–60 Jahre $63,8 \pm 11,3$ m/s ($n=22$). Es besteht für die spinale Leitungszeit eine Altersabhängigkeit (Cracco 1980). Unabhängig von der Messung der Körperlänge ist die Bestimmung der *Interpeaklatenzzeiten*. Eine wichtige Interpeaklatenzzeit ist die Latenzzeitdifferenz N_{14}–N_{20}, die sog. „transit time" vom oberen Halsmark zum Kortex. Sie liegt bei $7,4 \pm 1,5$ ms nach N. medianus Stimulation (Jörg, im Druck). Die „transit time" HWK_2-Kortex ist für die Multiple-Sklerose-Diagnostik wertvoll, da sich bei der Multiplen Sklerose häufig eine Demyelinisierung im erfaßten Bereich feststellen läßt.

Bei Ableitung über LWK_1, das beim Erwachsenen in der Höhe etwa dem Conus medullaris entspricht, zeigt sich nach Stimulation des N. tibialis eine triphasische Potentialspitze, die sog. S-Antwort (Abb. 3.3.5, Tab. 3.3.1). Der Generator dieser S-Antwort ist noch umstritten (Riffel u. Stöhr 1982, Phillips u. Daube 1980, Jones u. Small 1978).

Bei Ableitung über LWK_5 nach Tibialis Stimulation stellen sich zwei Gipfel dar (Stöhr et al. 1982). Bei dem ersten Gipfel dürfte es sich dabei um eine Aktivität der Cauda equina (Jones u. Small 1978, Stöhr et al. 1978, Riffel u. Stöhr 1982) handeln.

3.3.2.2 Pathologische Befunde

3.3.2.2.1 Myelitis. Entzündliche Erkrankungen des Rückenmarks mit querschnittartigen Symptomen kommen im Rahmen der MS am häufigsten vor (Jörg 1981). Andere akut auftretende entzündliche querschnittartige Erkrankungen des Rückenmarks sind seltener und müssen differentialdiagnostisch von der spinalen MS abgegrenzt werden (Jörg 1981). Die Querschnittmyelitis (Myelitis transversa) beginnt meist mit akut auftretenden dumpfen gürtelartigen Rückenschmerzen, die dann von mehr oder weniger querschnittartigen Symptomen gefolgt werden.

Die SEP Diagnostik mit Bestimmung der Segment-SEP's zeigt einen seitengleichen begrenzten Ausfall der Segment-SEP's unterhalb der betroffenen Rückenmarksanteile. Sie unterscheiden sich dabei gegenüber den Segment-SEP bei MS dadurch, daß kein disseminierter Befall mit pathologischen oder fehlenden SEP's in verschiedener Höhe vorliegt. Myelitiden, die nicht im Rahmen der MS auftreten, weisen elektrodiagnostisch meist ein monolokuläres Bild auf, d.h. die VEP, AEP, Trigeminus-SEP und Blinkreflex sind als Zeichen einer ungestörten Hirnstamm- und zerebralen Funktion immer normal ausgeprägt. Myelitiden auf nicht demyelinisierender Grundlage zeichnen sich – wenn im klinisch getesteten Areal stimuliert wird – bevorzugt durch Amplitudenreduktion bis hin zum SEP-Verlust und weniger durch eine Latenzverzögerung aus.

3.3.2.2.2 Encephalomyelitis disseminata. Die Multiple Sklerose ist durch einen multilokulären Befall von Rückenmark und Zerebrum gekennzeichnet. Mit Hilfe der SEP Diagnostik in Kombination mit

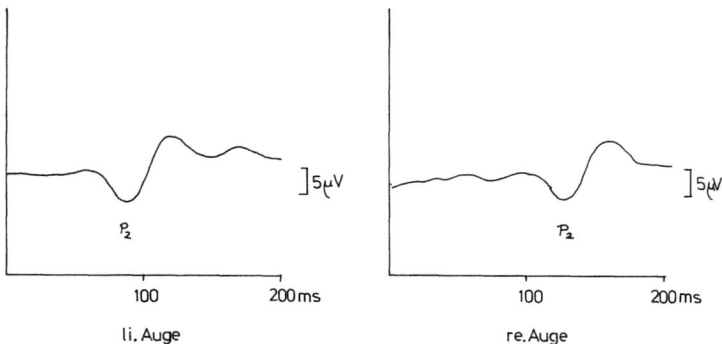

Abb. 3.3.4. VEP nach Schachbrettmusterumkehr. Stimulation bei einer 33jährigen Patientin mit sicherer Multiplen Sklerose und rechtsseitiger Retrobulbärneurotis

anderen elektrodiagnostischen Untersuchungsmethoden (VEP, AEP) ist es möglich, diesen multilokulären Befall des ZNS elektrodiagnostisch nachzuweisen (Tackmann et al. 1980, Khoshbin u. Hallett 1981). Eine wichtige und einfach durchzuführende elektrodiagnostische Methode ist die *Ableitung visuell evozierter Potentiale*, da gerade bei der Retrobulbärneuritis, selbst wenn sie inapparent verläuft, sich in über 95% durch P_2-Latenzzeitverzögerung nachweisen lassen.

Die Stimulation der visuell evozierten Potentiale erfolgt durch Schachbrettmusterumkehr in Ganzfeldreizung, da die Schachbrettmusterumkehr die am besten reproduzierbaren VEP's liefert (Diener 1980, Halliday et al. 1973). Die Ableitung erfolgt bipolar mit der differenten Elektrode 2 cm oberhalb des Inion entsprechend dem kortikalen Sehfeld und der indifferenten Elektrode bei F_z. Bei Kindern und Patienten, die nicht fixieren können, kann das VEP nach Blitzstimulation abgeleitet werden. Die VEP's haben dabei längere Latenzzeiten (P_2 Latenzzeit $\bar{X} \pm s = 120 \pm 10{,}5$ ms) als bei der Schachbrettstimulation.

Die P_2-Latenzzeiten sind bei Patienten mit Retrobulbärneuritis (Abb. 3.3.4) verlängert. Die Latenzzeitverlängerung bleibt auch meist bestehen, wenn die Retrobulbärneuritis klinisch ausgeheilt ist (Halliday et al. 1973).

Bei Verdacht auf eine Multiple Sklerose sind das N. medianus-SEP und auch das N. tibialis-SEP zu untersuchen. Das N. medianus-SEP zeigt dabei bei kortikaler Ableitung ein latenzzeitverzögertes SEP. Dabei ist nicht immer der absolute Wert der Latenzzeit verlängert, sondern es besteht eine Latenzzeitdifferenz im Rechts-Links-Vergleich, die über den Normalwert hinausgeht (Normalwerte s. Tab. 3.3.1) (Lehmann et al. 1979).

Feine Funktionsuntersuchungen des afferenten Systems sind die Bestimmung der spinalen Leitungszeit, die bei einem spinalen Befall verlängert sein kann und die Bestimmung der spinocerebralen Überleitungszeit, die u.a. bei einem Befall des Hirnstamms verlängert ist. Eine höhere Treffsicherheit hat aber die SEP-Bestimmung des N. tibialis, da sie einen größeren Anteil des afferenten Systems erfaßt als die des SEP des N. medianus

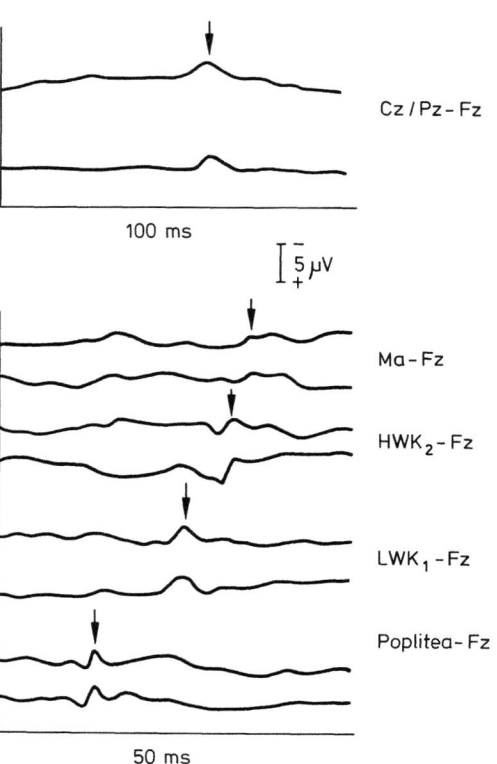

Abb. 3.3.5. Tibialis-SEP eines Patienten mit einer Multiplen Sklerose bei Ableitung über Cz/Pz-Fz, Mastoid-Fz, HWK_2-Fz, LWK_1-Fz, Poplitea-Fz, ↓N_1. Die Latenzzeit N_1 bei kortikaler Ableitung ist mit 55 ms deutlich latenzverlängert

(Chiappa 1980, Khoshbin u. Hallett 1981). Die Abb. 3.3.5 zeigt das spinale und kortikale SEP eines Patienten. Klinisch lag bei diesem eine Paraspastik, eine Dysmetrie beider Hände, ein grobschlägiger dissoziierter Nystagmus vor. Sensibel bestand ein kompletter Querschnitt bei Th_6. Das Tibialis SEP war bei Ableitung über dem Kortex und dem Proc. mastoideus latenzverlängert, bei Ableitung HWK_2 zeigte sich ein normales SEP.

Eine zunehmende Bedeutung hat in der MS-Diagnostik die Bestimmung der Nacken-Scalp-Zeit (sog. Transit time to Cortex). Ganes (1980)

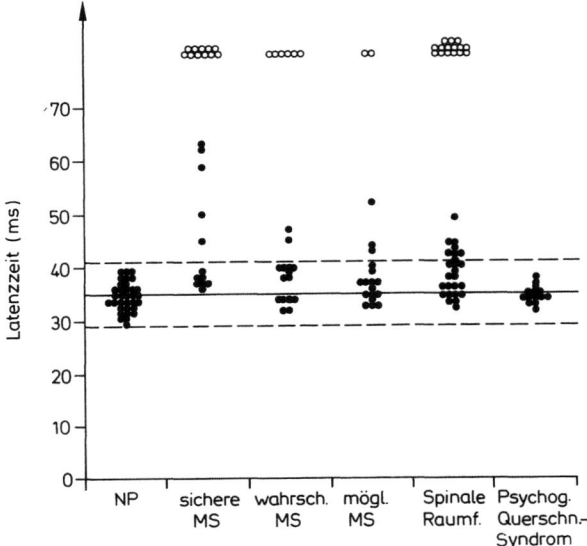

Abb. 3.3.6. N_1-Latenzzeiten bei Normalpersonen, Patienten mit Multipler Sklerose, spinaler Raumforderung und psychogenen Querschnittsyndromen. o = fehlendes SEP; ● = Latenzzeit (ms). Auffallend sind die deutlich latenzzeitverzögerten Latenzzeiten bei sicherer Multiplen Sklerose und das Fehlen von kortikalen SEP's bei spinalen Raumforderungen

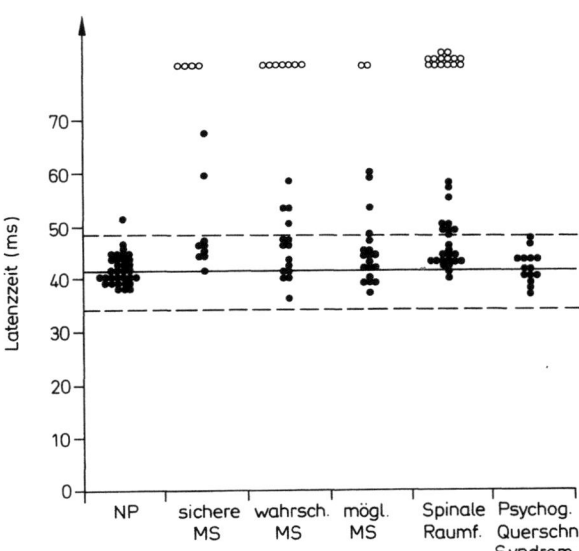

Abb. 3.3.7. P_1-Latenzzeiten bei Normalpersonen, Patienten mit Multipler Sklerose, spinaler Raumforderung und psychogenen Querschnittsyndromen. o = fehlendes SE; ● = Latenzzeit (ms)

beschreibt eine höhere Treffsicherheit dieser „Transit time to Kortex" gegenüber der Latenzzeitbestimmung des Medianus- und Tibialis-SEP. Grenze für die „Transit time to Cortex" ist im Rechts-links-Vergleich $0,9 \pm 0,5$ ms (Jörg, im Druck).

Tabelle 3.3.2. N_1, P_1 Latenzzeiten des kortikalen Tibialis-SEP bei Patienten mit sicherer, wahrscheinlicher und möglicher Multiplen Sklerose und bei Patienten mit spinalen Raumforderungen

	Latenzzeiten $\bar{x} \pm s$ (ms)		Amplituden $\bar{x} \pm s$ (μV)
	N_1	P_1	N_1–P_1
Sichere Multiple Sklerose	$45,2 \pm 10,5$ $n=12$	$52,4 \pm 10,5$ $n=11$	$2,4 \pm 2,2$ $n=11$
Wahrscheinliche Multiple Sklerose	$38,1 \pm 4,7$ $n=14$	$44,3 \pm 5,9$ $n=14$	$2,0 \pm 0,8$ $n=14$
Mögliche Multiple Sklerose	$37,5 \pm 4,9$ $n=17$	$44,8 \pm 6,3$ $n=19$	$2,8 \pm 1,7$ $n=17$
Spinale Raumforderung	$38,6 \pm 4,9$ $n=30$	$46,6 \pm 5,3$ $n=29$	$2,0 \pm 0,9$ $n=23$

Die Kombination der zwei elektrodiagnostischen Untersuchungsmethoden SEP (N. medianus und N. tibialis) und VEP hat eine sehr hohe Treffsicherheit bei der Multiplen Sklerose. Die Treffsicherheit ist dabei von der klinischen Einordnung in eine sichere, wahrscheinliche oder mögliche Multiple Sklerose abhängig (Kriterien nach McAlpine 1972). Für eine sichere Multiple Sklerose kann in 90% der Fälle ein pathologisches Scalp-SEP des N. tibialis gefunden werden (Abb. 3.3.5). Die Latenzzeitverlängerung (Abb. 3.3.6, 3.3.7) des N. tibialis-SEP als die SEP-Untersuchung mit der höchsten Treffsicherheit ist nicht pathotypisch für die Multiple Sklerose (Gerhard, im Druck). Auch bei spinalen Raumforderungen können sich latenzzeitverlängerte SEP zeigen, wenngleich sich die größten Latenzzeitverlängerungen bei der MS finden (Tab. 3.3.2). Im Einzelfall kann bei der Sicherung der Diagnose auch die Bestimmung der Segment-SEP's hilfreich sein (Schramm et al. 1980).

3.3.2.2.3 Spinale Raumforderungen. Spinale Raumforderungen, bei denen es zu einer Kompression des Rückenmarks kommt, führen zu mehr oder weniger ausgeprägten Sensibilitätsstörungen.

Tierexperimentelle Untersuchungen zeigten, daß die Dauer der Kompression, der Druck, der ausgeübt wird und die Lokalisation der Raumforderung zum Hinterstrangsystem einen Einfluß auf den elektrophysiologischen Befund haben. Eine Kompression von ventral führt erst bei weiterer Zunahme des Drucks zu SEP Veränderungen, während es bei dorsalen Kompressionen schon sehr früh zu SEP-Veränderungen kommt, da zumindest der größte Teil der SEP über das Hinterstrangsystem läuft (Gerhard, in Vorbereitung).

Es finden sich als pathologische Befunde sowohl Latenzzeitverlängerungen als auch Amplitu-

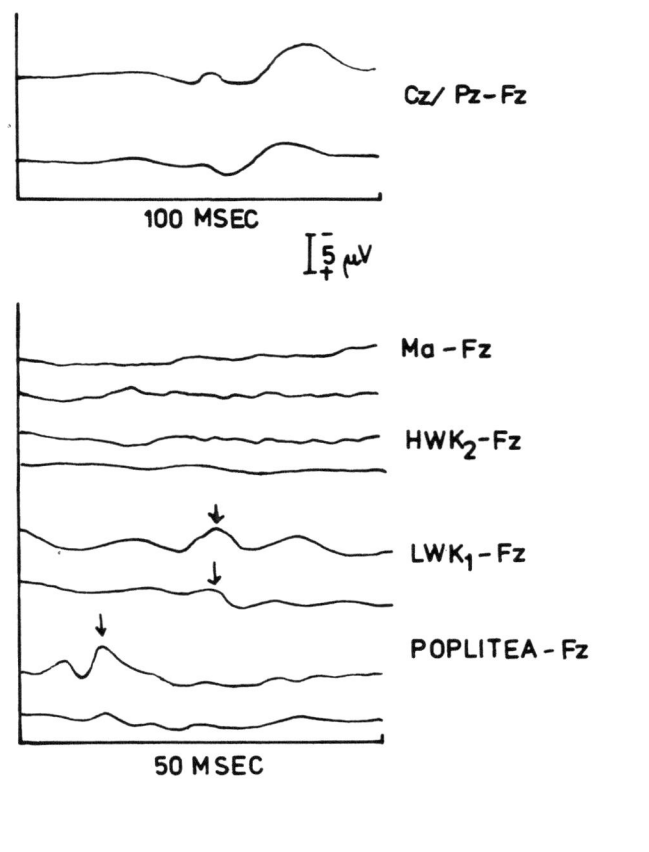
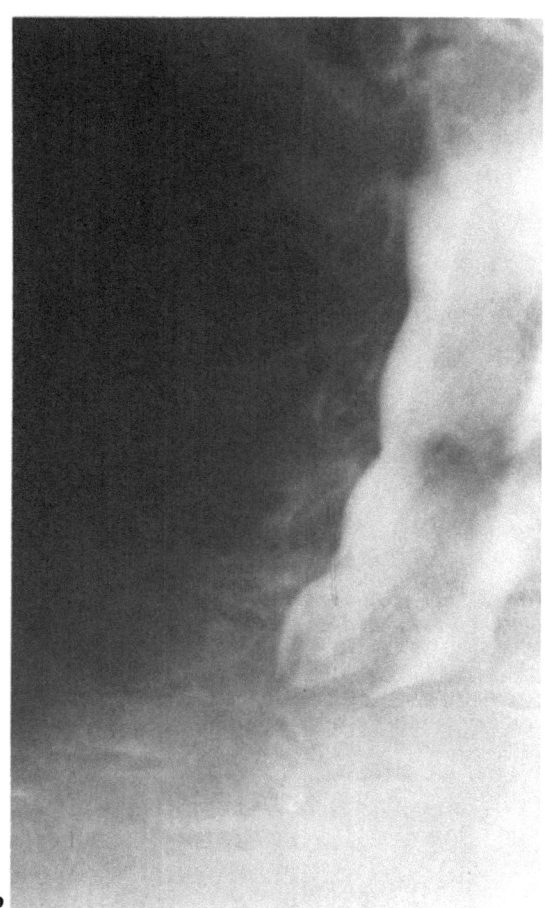

Abb. 3.3.8 a, b. Plattenepithel-Ca vom linken Lungenunterlappenbronchus ausgehend mit ossärer und epiduraler Metastasierung von C_5–Th_{12}. **a** Die Tibialis-SEP zeigen normale Antwortpotentiale von der Poplitea und LWK_1, bei HWK_2 und Mastoid fehlen die SEP ganz, über der Scalp zeigt sich eine P_1-Latenzzeit von 49 ms. **b** Myelographie-Stop nach zervikaler Füllung bei $HWK_{6/7}$ sichtbar

denreduktion der SEP's oberhalb der Raumforderung. Als Zeichen eines elektrosensiblen Querschnittsyndroms fehlen oberhalb einer spinalen Raumforderung oft sowohl das spinale als auch das kortikale SEP (Gerhard et al. 1982).

Die Kasuistik eines Patienten mit einer Wirbelkörpermetastase eines Bronchialcarcinoms in Höhe $Th_{3/4}$ macht deutlich, daß sich bei Querschnittsyndromen auch dann noch ein pathologisches SEP von dem Scalp erhalten läßt, wenn spinale SEP oberhalb der Raumforderung nicht zu erhalten sind. Eine mögliche Erklärung kann in der Verstärkerfunktion des Cerebrums bei schwachen Impulsen im afferenten System gesehen werden (Abb. 3.3.8).

Klinisch lagen bei dem Patienten ein sensibler Querschnitt bei Th_4, eine Paraspastik der Beine und schlaffe Paresen der von C_7/C_8 versorgten Armmuskulatur beidseitig vor. Das Myelogramm (Abb. 3.3.8) zeigte einen Kontrastmittelstop bei C_5/C_6 bei Füllung von zervikal und bei $Th_{1/2}$ bei Füllung von lumbal (Abb. 3.3.8).

Bei Raumforderungen im Lumbalbereich ist die Segment-SEP-Untersuchung der Nervenstamm-SEP-Untersuchung meist überlegen. Bei einem Patienten mit einem klinischen L_5-Ausfallssyndrom zeigte sich bei den Segment-SEP ein Fehlen des L_5-SEP nach Stimulation im hypästhetischen L_5-Segment (Abb. 3.3.9).

Bei Konusläsionen jedoch findet sich nach Nervenstammreizung die Kombination normales SEP bei LWK_5 und pathologisches SEP bei LWK_1 (Phillips u. Daube 1980).

3.3.2.2.4 Zervikale Myelopathie. Bei der zervikalen Myelopathie (s.a.S. 65), deren Ursache sowohl osteochondrotische Veränderungen der HWS als auch ein Bandscheibenvorfall sein können, ist die SEP-Untersuchung oft eine brauchbare Funktionsprüfung. Durch die Myelographie ist die Abgrenzung von altersbedingten Veränderungen oft schwer möglich (Jörg 1974). Die SEP-Diagnostik kann bereits einen pathologischen Befund erheben, wenn sich klinisch noch keine Sensibilitätsstörun-

Elektrodiagnostik

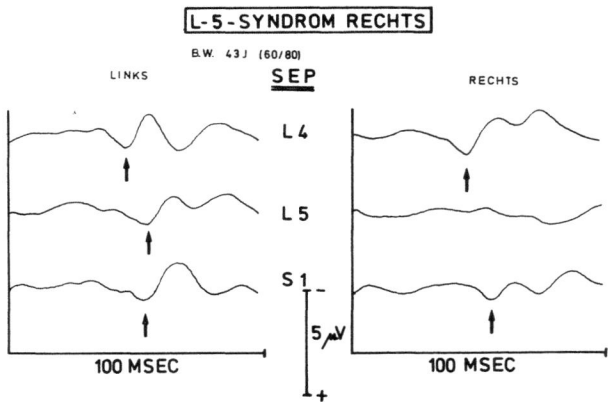

Abb. 3.3.9. SEP-Verlust nach Stimulation im hypästhetischen L_5-Segment rechts bei sonst normaler SEP Ausprägung. Diagnose: L_5-Syndrom auf dem Boden einer Osteochondrose

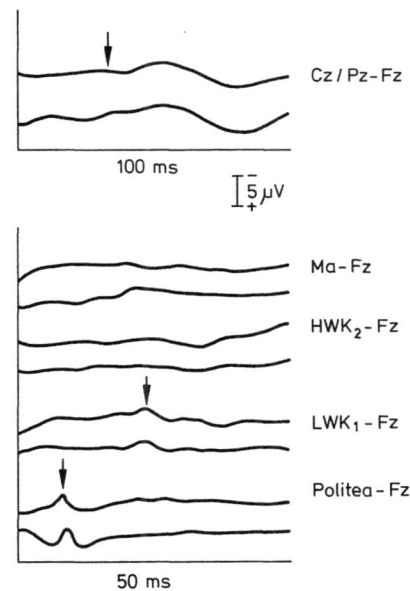

Abb. 3.3.10. Tibialis-SEP eines Patienten mit einem Bandscheibenvorfall bei C_4/C_5 und C_5/C_6. Bei Ma-F_z und HWK$_2$-F_z zeigt sich kein SEP. Der N_1-Peak kortikal ist beidseitig verzögert

gen nachweisen lassen. Der SEP-Befund ist dabei unabhängig von der Erkrankungsursache (Stöhr et al. 1982). Entscheidend ist der Grad der Einengung des Spinalkanals von ventral und dorsal.

Bei der zervikalen Myelopathie werden von uns sowohl Nervenstamm SEP (N. medianus und N. tibialis) als auch die Dermatom SEP's bestimmt. Die Dermatom SEP Diagnostik ist von größerer Bedeutung als die Interpeaklatenzzeitzunahme Erb.-HWK$_2$ (Chiappa 1980). Normale Segment-SEP schließen eine zervikale Myelopathie nahezu aus (Schramm et al. 1980). Bei Ableitung des spinalen SEP des N. tibialis finden sich über der HWS entweder fehlende SEP's oder pathologisch veränderte SEP's. Wichtig ist bei der Diagnostik der zervikalen Myelopathie die Differentialdiagnose zur Multiplen Sklerose. Auffallend latenzzeitverlängerte SEP's nach Nervenstamm Stimulation und Ableitung kortikal, Proc. mastoideus und HWK sollten an die Multiple Sklerose denken lassen. Es sollten dann weitere elektrodiagnostische Untersuchungen (VEP) sowie die Liquoruntersuchung vorgenommen werden. Für die Multiple Sklerose spricht neben dem Nachweis eines multilokulären Befalls auch die pathologisch verlängerte „transit time" HWK$_2$-Kortex, die bei einer zervikalen Myelopathie nicht verlängert ist.

Die Abb. 3.3.10 zeigt das Tibialis SEP nach Ableitung kortikal und spinal. Klinisch zeigten sich am rechten Arm ausgedehnte Atrophien der Schultermuskulatur, schlaffe Paresen Grad III/5. Sensibilitätsstörungen lagen klinisch nicht vor. Das Myelogramm zeigte eine Einengung der Kontrastmittelsäule in Höhe von C_5/C_6. Über dem Proc. mastoideus und HWK$_2$ zeigte sich kein SEP nach Stimulation des N. tibialis. Die von Noel und Desmedt (1980) beschriebenen Kriterien für eine zervi-

kale Myelopathie mit normalem oder nur gering verändertem Medianus SEP und pathologischem kortikalen SEP nach Stimulation von Nerven der unteren Extremität fanden wir nicht (Jörg et al. 1982a).

3.3.2.2.5 Spinales SEP nach traumatischen Rückenmarksläsionen. Bei einer akuten traumatischen Rückenmarksläsion kommt der SEP-Bestimmung eine prognostische Bedeutung zu (Angelo et al. 1973, de la Torre et al. 1975, Dimitrijevic et al. 1980). Je weniger die SEP's pathologisch verändert waren, desto besser bildeten sich die Lähmungserscheinungen zurück (Rowed et al. 1978). Einschränkend ist aber festzustellen, daß die SEP-Untersuchung nur die Funktion des Hinterstrangs überprüft und die Funktion anderer Rückenmarksbahnen nicht parallele Veränderungen zeigen müssen.

Ein komplettes Querschnittsyndrom zeigt oberhalb der Läsionsstelle einen Ausfall der zerebralen und spinalen SEP's. Es ist damit ein objektiver Beweis für eine Funktionsunterbrechung des Hinterstrangsystems gegeben. Unterhalb der Läsion findet sich meist ein normales SEP (Shimoy et al. 1973, Sedgwick et al. 1980, Ertekin et al. 1980). Diese Untersuchung kann auch beim bewußtseinsgestörten und nicht zur Mitarbeit kooperativen Patienten durchgeführt werden (Sedgwick et al. 1980). Hilfreich ist die SEP-Bestimmung bei spinalem Schock nach Contusio spinalis mit einem Aus-

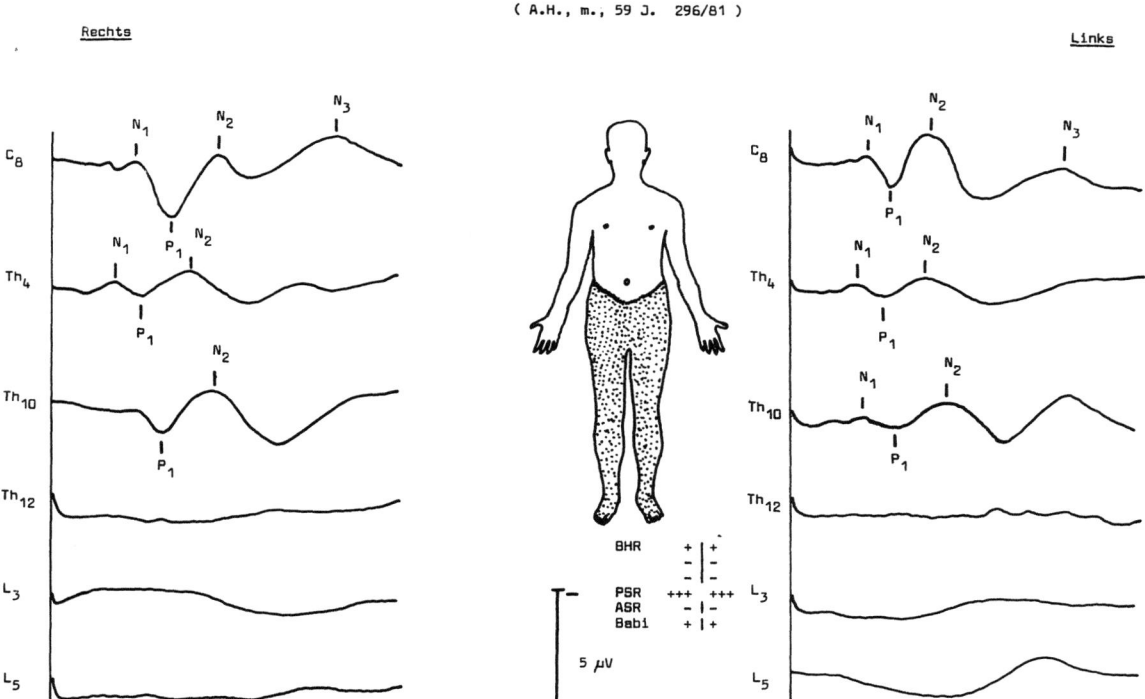

Abb. 3.3.11. 59jähriger Patient mit spinalem Angiom. Klinisch zeigte sich eine Paraspastik und ein sensibler Querschnitt ab Th_{10}. Die Segment-SEP's fehlten ab Th_{10} bds.

fall der Erregbarkeit der Vorderhornzellen. Mit dem Nachweis von spinalen und kortikalen SEP's bei Nervenstimulation kann eine Kontinuität der Hinterstränge nachgewiesen werden.

3.3.2.2.6 SEP unter spinalen Operationen. Die Ableitung von kortikalen und spinalen SEP ist auch wertvoll bei Operationen an der Wirbelsäule wie Skolioseaufrichtoperationen (Jones et al. 1982) und Bandscheibenoperationen, denn bei diesen kann es intraoperativ zu Überdehnungen- oder Druckläsionen des Myelons kommen. Bei Dehnung des Myelons kommt es zur Amplitudenreduktion des SEP (Stöhr et al. 1982b). Bei Druckläsionen des Rückenmarks kommt es nach eigenen tierexperimentellen Untersuchungen bereits bei geringen Drücken zur Latenzzeitzunahme und Amplitudenreduktion der SEP (Gerhard, in Vorbereitung). Durch die intraoperativ durchgeführte SEP Kontrolluntersuchung erübrigt sich der bei Skolioseaufrichtoperationen früher durchgeführte Aufwachtest.

3.3.2.2.7 Vaskuläre Rückenmarkserkrankungen. Die wichtigste vaskuläre Rückenmarkserkrankung stellt das A. spinalis anterior Syndrom dar, bei dem es zu einer dissoziierten Sensibilitätsstörung kommt. Das Hinterstrangsystem wird nicht von der A. spinalis anterior versorgt und deshalb sind die berührungsleitenden Bahnen und Bahnen der Tiefensensibilität nicht betroffen. Elektrodiagnostisch finden sich deshalb meist bei einem Spinalis anterior Syndrom normale SEP's (Matthews 1980). Sind jedoch nicht nur die Vorderseitenstränge sondern auch die Hinterstränge betroffen, wie bei einem A. radicularis magna Syndrom, so finden sich ausgeprägte SEP Veränderungen.

Bei einem spinalem Angiom mit einem sensiblen Querschnitt ab Th_{10} zeigte sich bei der Untersuchung der Segment SEP ab Th_{10} beiderseits kein SEP mehr (Abb. 3.3.11). Das Tibialis-SEP konnte über dem Processus mastoideus, HWK_2 und über dem Scalp nicht abgeleitet werden. Bei Ableitung LWK_1 fand sich ein normales spinales Tibialis SEP.

3.3.2.2.8 Psychogene Sensibilitätsstörungen. Psychogene Störungen im Bereich der Sensibilität (Konversionssyndrom) gehen immer mit normalen SEP einher (Abb. 3.3.6, 3.3.7). Bei psychogenen

Tabelle 3.3.3. SEP-Befunde einzelner neurologischer Krankheitsbilder bei Rückenmarkserkrankungen

Art der Erkrankung	Methode und SEP Befund
1. Spinale Raumforderung	– Lokalisation der Raumforderung durch Segment-SEP, Nervenstamm-SEP – Amplitudenreduktion bis Verlust, geringere Latenzzeitverlängerung als bei MS
2. Zervikale Myelopathie	– schlecht ausgeprägte HWS-SEP – gering verzögertes Medianus-SEP – Segment-SEP mit Querschnittbefund
3. Hinterstrangerkrankungen (z.B. Tabes dorsalis, Funik. Myelose, Friedreich)	– SEP Latenzzeitverzögerung mit Amplitudenreduktion des Segment-SEP oder des SEP nach Nervenstamm-Stimulation der unteren Extremität – Verlängerte Latenzzeit LWK_1-HWK_2
4. Myelitis	– Latenzzeitverlängerung und querschnittartiger SEP-Befund der Segment-SEP
5. MS	– Nervenstammreiz zeigt meist kortikal und spinal latenzzeitverlängerte SEP's – Nachweis eines disseminierten Befalls bei den Segment-SEP – pathologisch verlängerte Central conduction time – pathologische Rechts-links-Differenz der Latenzzeit – Querschnitt selten
6. Vaskuläre Rückenmarkserkrankungen	– Spinalis anterior-Syndrom zeigt meist ein normales SEP – A. radicularis magna-Syndrom zeigt meist ein pathologisches Tibialis-SEP oder fehlendes Tibialis-SEP

Querschnittsyndromen werden meist hochgradige Paresen an der unteren Extremität und eine völlige Gefühllosigkeit unterhalb einer gewissen Höhe am Rumpf angegeben. Für den neurologisch weniger Erfahrenen ist es oft schwer, diese Symptome von einer echten organischen Querschnittläsion abzugrenzen. Normale spinale und nervale SEP in mehreren Etagen schließen meistens eine Affektion im geprüften sensiblen System und insbesondere einen sensiblen Querschnitt mit Hinterstrangaffektion aus. Die SEP-Untersuchung stellt damit eine große Hilfe bei der oft verwirrenden Symptomatik psychogener Sensibilitätsstörungen und bei der Einordnung von Simulation dar. Sie kann weitere Untersuchungen wie eine Myelographie besonders dann überflüssig machen, wenn der Untersucher einer Objektivierung seiner Verdachtsdiagnose bedarf (Jörg 1983).

3.3.2.2.9 Andere Rückenmarkserkrankungen. Bei der *Tabes dorsalis, funikulärer Myelose* (Green u. McLeod 1979) aber auch bei *Diabetes mellitus* finden sich spinale Leitungsgeschwindigkeitsverlangsamungen von LWK_1–HWK_2 (Gupta u. Dorfman 1981) als Hinweis auf eine Hinterstrangaffektion.

Bei der *spinalen Heredotaxie* (Friedreichsche Erkrankung) zeigt sich eine Latenzzeitzunahme des kortikalen SEP (Jones et al. 1980). Die Latenzzeitzunahme wird durch eine verzögerte Impulsleitung in den Hintersträngen erklärt (Jones et al. 1980). Nach eigenen Untersuchungen zeigte sich bei Patienten mit einer Friedreichschen Erkrankung vorwiegend eine pathologische spinale Leitungszeit.

Die *Syringomyelie* zeigt elektrodiagnostisch meist das Bild eines intramedullär wachsenden Tumors. Die Dermatom-SEP sind meist querschnittartig verändert. Nach Nervenstammreizung zeigen sich oberhalb des intramedullären Tumors entweder kein SEP oder pathologisch veränderte SEP (Amplitudenreduktion, seltener latenzzeitverlängerte SEP) (Matthews 1980). Diese SEP Befunde können sich auch finden lassen, wenn klinisch kein Hinweis auf eine Beteiligung der Hinterstränge besteht (Green u. McLeod 1979).

3.3.3 F-Welle und H-Reflex

Die *F-Welle* als spät auftretendes evoziertes Muskelaktionspotential läßt sich nach supramaximaler Stimulation eines gemischten oder motorischen Nerven in den meisten Skelettmuskeln ableiten. Sie erfaßte allerdings nur die gesamte periphere motorische Strecke des Alpha-Motoneurons und nicht auch die afferenten Bahnen. Zumindestens die ersten Anteile der F-Welle entstehen durch eine rückläufige Erregung motorischer Vorderhornzellen (Gassel u. Wiesendanger 1965).

Methodik: Der Nerv des zu untersuchenden Skelettmuskels wird mit Oberflächenelektroden und Rechtecksimpulsen von 0,1 ms Dauer stimuliert. Die Reizstärke ist supramaximal, d.h. die doppelte motorische und sensible Schwelle. Abgeleitet wird ebenfalls mit Oberflächenelektroden über den entsprechenden Muskeln. Die Latenzzeit der F-Welle wird vom Stimulationsartefakt aus bis zum Beginn der Auslenkung des evozierten Potentials der F-Welle gemessen (Abb. 3.3.12). Die Latenzzeiten schwanken um mehrere ms. Ausgewertet wird die kürzeste Latenzzeit von mindestens 10 F-Wellen-Untersuchungen.

Normalwerte der minimalen F-Wellen Latenzzeit: Normalwerte der minimalen F-Wellen Latenz sind der Tabelle 3.3.4 zu entnehmen. Es besteht eine

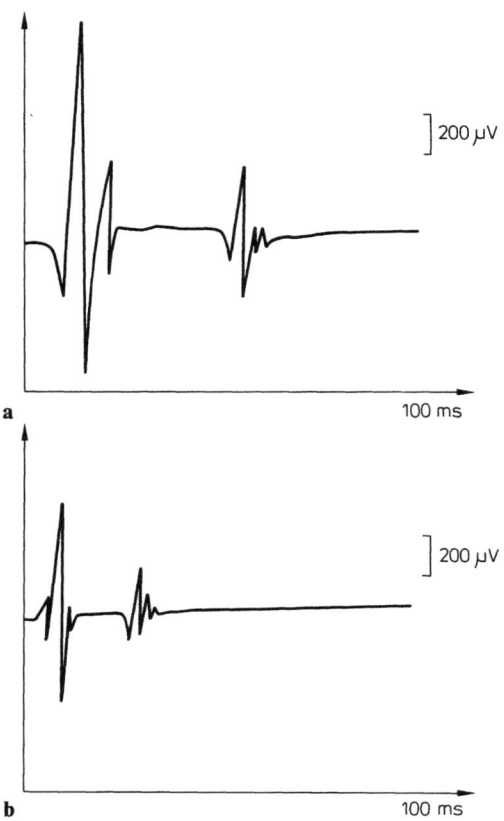

Abb. 3.3.12. a F-Welle einer 30jährigen Normalperson nach Stimulation des N. tibialis am Malleolus med. und abgeleitet über dem M. flexor hallucis brevis. **b** H-Reflex nach Stimulation des N. tibialis in der Kniekehle, abgeleitet über dem M. triceps surae

Tabelle 3.3.4. Normalwerte der minimalen F-Wellen-Latenz bei Erwachsenen

Autor	Stimulationsart	Latenz (ms)	Muskel
Albizzati et al. 1976	N. medianus	27,46 ± 2,1	M. abductor pollicis brevis
Eisen et al. 1977	N. medianus	26,6 ± 2,2	M. abductor pollicis brevis
	N. ulnaris	27,0 ± 2,0	M. abductor digiti minimi
Lachman et al. 1980	N. medianus	26,0 ± 1,9	M. abductor pollicis brevis
Eigene Untersuchung	N. medianus	28,3 ± 3,0	M. abductor pollicis brevis
	N. tibialis	49,2 ± 2,5	M. flexor hallucis brevis
bei Kindern:			
Ackil et al. 1981	N. medianus	23,5 ± 3,1	M. abductor pollicis brevis
	N. ulnaris	24,6 ± 3,1	M. abductor digiti minimi
	N. tibialis	45,6 ± 4,8	M. flexor hallucis brevis

Abhängigkeit der F-Wellen-Latenz von der Gliedmaßenlänge und der Körpergröße (Lachman et al. 1980). Die *klinische Bedeutung der F-Welle* ist darin zu sehen, daß eine Differenzierung zwischen proximaler und distaler Schädigung des Motoneurons möglich ist. Die proximale Läsion ist mit der F-Wellen-Untersuchung nachweisbar, da es sich bei der F-Welle um eine rückläufige Erregung zum Motoneuron handelt. Die F-Wellen-Untersuchung ist deshalb wertvoll bei der Untersuchung von Erkrankungen, die gerade den proximalen Abschnitt des Motoneurons betreffen, wie zum Beispiel die Polyneuroradikulitis vom Typ Guillain Barrè (Kimura u. Butzer 1975, King u. Ashby 1976). Darüber hinaus sind auch Läsionen des Motoneurons selbst zu erfassen. Albizzati et al. (1976) konnte pathologische F-Wellen-Latenzen bei Patienten mit myatropher Lateralsklerose nachweisen. Bei spinaler Muskelatrophie fanden sich keine pathologischen F-Wellen.

An der unteren Extremität ist eine weitere späte Muskelantwort, der *H-Reflex*, von diagnostischer Bedeutung. Routinemäßig läßt sich der H-Reflex nur vom M. triceps surae bei submaximaler Stimulation des N. tibialis in der Kniekehle auslösen (Ludin 1976, Stöhr 1982a). Der H-Reflex zeigt seine höchste Amplitude, wenn die direkte Muskelantwort noch submaximal ist (Ludin 1976, Lachman et al. 1980). Obwohl die Latenzen des H-Reflexes denen der F-Welle ähnlich sind, unterscheiden sie sich dennoch in den Fasern, die den Impuls zum Motoneuron leiten. Beim H-Reflex werden die Ia-afferenten Nervenfasern in den Reflexbogen mit einbezogen (Lachman et al. 1980).

Methodik: Der N. tibialis wird mit Oberflächenelektroden distal der Kniekehle am Ansatz des M. triceps surae mit Rechtecksimpulsen von 0,1 ms Dauer und einer Frequenz von 0,1 Hz (Ludin 1976) stimuliert. Abgeleitet wird mit Oberflächenelektroden über dem M. triceps surae, in Längsachse der Wade mit der differenten Elektrode am Rande der beiden M. gastrocnemius Köpfe (Lachman et al. 1980, Ludin 1976). Die indifferente Elektrode liegt über der Achilles-Sehne. Ausgewertet werden vorwiegend die Amplituden und die minimalen Latenzzeiten. Es sollten immer möglichst zehn Reflex-Antwortpotentiale abgeleitet und der Mittelwert der Latenzzeiten errechnet werden (Abb. 3.3.12).

Normalwerte des H-Reflexes sind der Tabelle 3.3.5 zu entnehmen. Es findet sich eine Abhängigkeit der minimalen Latenzzeit des H-Reflexes zum Lebensalter und zur Beinlänge (Braddom u. Johnson 1974, Mayer u. Mawdsley 1965).

Pathologisch sind Seitedifferenzen von mehr als 2,2 ms und Reflexamplitudendifferenzen von mehr als 50% (Stöhr 1982a). Die Bestimmung des H-

Tabelle 3.3.5. Normalwerte der minimalen H-Reflex-Latenz

Autor	Stimulationsart	Latenz (ms)	Muskel
Lachman et al. 1980	N. tibialis	29,4 ± 2,1	M. triceps surae
Mayer u. Mawsdley 1965	N. tibialis	29 (range 26–32 ms)	M. triceps surae
Eigene Untersuchung	N. tibialis	29,5 ± 2,8	M. triceps surae
bei Kindern: Ackil et al. 1981	N. tibialis	24,6 ± 2,4	M. triceps surae

Reflexes hat bei der Diagnostik von Läsionen des N. ischiadicus, Beinplexus und Sacralwurzeln S_1 S_2 eine gewisse Bedeutung (Stöhr 1982a). Gerade bei der Untersuchung des Beinplexus könnte die Diagnose mit Hilfe des H-Reflexes eine Rolle spielen, da die SEP-Untersuchung des Plexus lumbo sacralis nicht befriedigend gelingt.

3.3.4 Elektromyographie und Elektroneurographie einschließlich konventionellen elektrischen Untersuchungen

Elektromyographie (EMG) und Elektroneurographie (NLG) haben ihre besondere Bedeutung in der Diagnostik und Differentialdiagnostik neuromuskulärer Erkrankungen; sie ergänzen die klinische Diagnostik der Querschnittsyndrome, stehen aber ebenso wie bei den radikulären Läsionen nicht an erster Stelle der neurophysiologischen Untersuchungsmöglichkeiten. Die konventionelle elektrische Untersuchung ist vom EMG und NLG, teilweise zu Unrecht nahezu ganz verdrängt worden.

3.3.4.1 EMG

Die *EMG* zeigt die elektrische Aktivität eines Skelettmuskels bzw. seine motorischen Einheiten an. Je nach dem Ort des untersuchten Muskels („Kennmuskel", vgl. Abb. 3.3.5, Seite 34) läßt sich auf die Höhe des betroffenen motorischen Rückenmarksegmentes schließen, z.B. die Höhe der Vorderhornzelle bzw. Vorderwurzelläsion. Bei voller *Entspannung des untersuchten Muskels* ist beim Gesunden keine Spontanaktivität zu erhalten. Axonale Läsionen oder Vorderhornzellaffektionen zeigen als Denervationszeichen eine pathologische Spontanaktivität in Form von Fibrillationen und positiven Wellen. Die Fibrillationen zeigen eine meist streng rhythmische Entladung und weisen initial immer einen positiven Abgang von der Grundlinie auf. Zwischen der Schwere der Denervierung und der Anzahl dieser pathologischen Spontanaktivität besteht eine gewisse Korrelation, wobei schwere axonale Affektionen besonders häufig mit monophasischen positiven Wellen einhergehen (Hopf u. Struppler 1974).

Die Denervierungspotentiale sind aber erst nach ca. 10–14 Tagen seit Erkrankungsbeginn zu erwarten, da ein gewisser Zeitraum notwendig ist, in dem der Achsenzylinder bis zum Muskel hin ausdegeneriert. Entsprechend sind die Muskeln, die den geringsten Abstand vom Läsionsort haben, zuerst betroffen, d.h. insbesondere die vom Ramus dorsalis der Spinalnerven innervierten Mm. interspinalis.

Vorderhornerkrankungen zeigen nicht selten einerseits nur spärlich nachweisbare Fibrillationspotentiale und monophasische Wellen, andererseits sind typischerweise Faszikulationen nachweisbar. Faszikulationen sind nicht spontane Kontraktionen einzelner Muskelfasern wie die Fibrillationen, sondern es handelt sich dabei um ein spontanes Auftreten einzelner oder mehrerer synchronisierter Einheiten. Sie sind im Gegensatz zu den Fibrillationen makroskopisch sichtbar und typischerweise bei Vorderhorn- oder Vorderwurzelläsionen zu finden. Diese Potentiale sind oft breit, polyphasisch und 1–3 µV hoch.

Pseudomyotone Entladungen sind gleichfalls als Hinweis für eine pathologische Spontanaktivität zu werten, sie beginnen plötzlich in Form einer Entladungsserie und enden auch im Gegensatz zu den myotonen Entladungen ganz abrupt; man findet sie besonders bei der ALS, radikulären Affektionen und bei Engpaßsyndromen.

Bei *mäßiger willkürlicher Entspannung* zeigt der gesunde Muskel bi- oder triphasische Aktionspotentiale von 8–18 ms Dauer und einer Potentialhöhe je nach Muskel zwischen 500 und 3000 µV. Höhe und Dauer der Aktionspotentiale hängen nicht nur von der Größe der motorischen Einheit (muskeltypisch), sondern auch vom Alter des Untersuchten ab. Mit zunehmendem Alter wird nämlich die Dauer der Potentiale motorischer Einheiten länger. Auch können Normalpersonen bis zu 12% polyphasische Aktionspotentiale besitzen. Polyphasien stellt man dann fest, wenn die Potentiale die Grundlinie mindestens 4mal überqueren bzw. die Potentiale mehr als 4 Phasen aufweisen.

Läsionen im Bereich des 2. Motoneurons verursachen ein „neurogenes Muster" mit polyphasischen Aktionspotentialen, die verlängert und in der Amplitude nicht selten auch erhöht sind. Der wichtigste Grund der Polyphasie ist dabei das kollaterale Aussprossen überlebender Nervenfasern. Gerade Vorderhornerkrankungen wie z.B. auch die Poliomyelitis acuta anterior oder die amyotrophe Late-

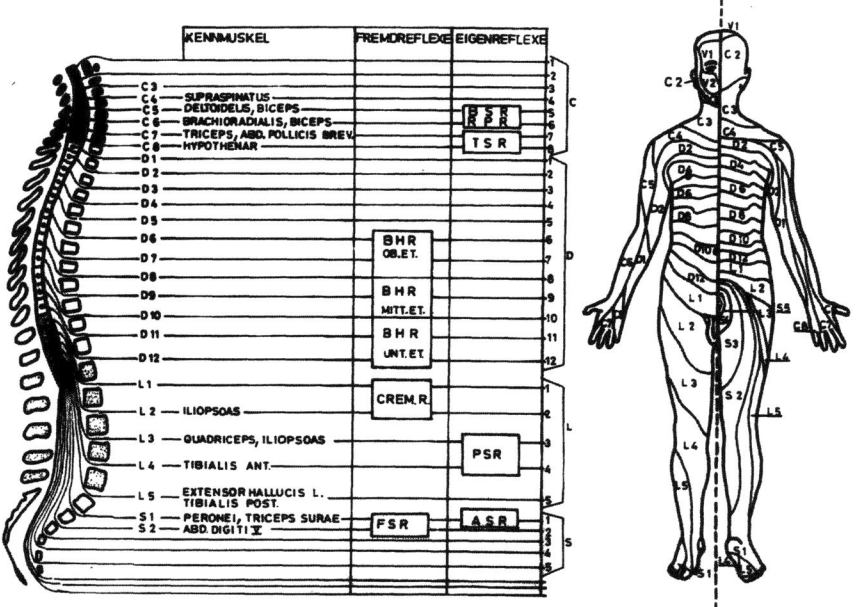

Abb. 3.3.13. Kennmuskeln, Fremd-, Eigenreflexe und Dermatomschema in Beziehung zur Rückenmarksanatomie

ralsklerose zeichnen sich im Verlauf ihrer Erkrankung durch Riesenaktionspotentiale von Amplituden bis 20 mV aus. Die mittlere Dauer und die Amplitude sowie der Anteil der polyphasischen Aktionspotentiale ist aber nur in nicht zu schwer denervierten Muskelregionen auswertbar, wenn noch 20 Aktionspotentiale verschiedener motorischer Einheiten reproduzierbar registriert werden können (Hopf et al. 1979).

Maximale willkürliche Anspannung zeigt bei zunehmender schlaffer Parese ein stark gelichtetes Muster bis hin zu Einzeloszillationen. Gesunde weisen demgegenüber bei Maximalinnervation ein Interferenzmuster mit einer Höhe von 2–5 mV auf. Bei Vorderhornzellenaffektionen fällt immer wieder auf, daß die Kraft trotz hochgradigen Ausfalls motorischer Einheiten noch relativ gut ist; das Aktivitätsmuster ist statt dessen aber viel stärker gelichtet als es von peripher neurogenen Paresen her bekannt ist.

Zur Lokalisation, daß der peripher neurogene Prozeß im Bereich der *Vorderhornzelle* bzw. der Vorderwurzel lokalisiert ist, dienen folgende EMG-Charakteristika:

- Nachweis von Faszikulationen, Fibrillationen und positiven Wellen (Abgrenzung gegenüber benignen Faszikulationen!)
- Ausfall motorischer Einheiten bei maximaler Willkürinnervation.
- Aktionspotentialeinheiten sind sehr stark verlängert, deutlich erhöht und vermehrt polyphasisch (mehr als 12%).
- Häufig Riesenpotentiale mit Amplituden bis 25 mV und 30 ms Amplitudendauer.
- Normale maximale motorische und sensible Nervenleitgeschwindigkeit.

Je nach Betroffensein der einzelnen Muskelgruppen läßt sich nun auf den Ort der Schädigung des 2. Motoneurons und auf die Dauer des ablaufenden peripher neurogenen Prozesses schließen. Die *Höhenlokalisation des spinalen Prozesses* ist durch die Untersuchung folgender Muskeln möglich:

- Untersuchung der von den ventralen Anteilen des Spinalnerven versorgten Kennmuskeln (Abb. 3.3.13), wobei zu bedenken ist, daß die Extremitätenmuskeln nicht streng monoradikulär denerviert werden.
- Die vom Ramus dorsalis der Spinalnerven innervierten autochthonen Rückenmuskeln, insbesondere der Mm. interspinosi und der paravertebralen Muskelanteile. Diese autochthonen Rückenmuskeln werden jeweils von einem Rückenmarksegment innerviert.

Der C_1-Spinalnerv innerviert den M. obliquus capitis superior.
Der C_2-Spinalnerv innerviert den M. obliquus capitis inferior.
Die Rami dorsalis der Spinalnerven C_3–Th_1 innervieren die Mm. interspinales cervicis.
Die Rami dorsalis der Spinalnerven Th_1–Th_{11} innervieren die Mm. rotatores thoracis.
Die Rami dorsalis der Spinalnerven Th_{12}–L_5 innervieren die Mm. interspinales lumborum.

Tabelle 3.3.6. EMG und NLG bei neurogenen und myogenen Paresen

	Gesunde	Neurogene Parese		Myogene Parese
		Vorderhorn	periphere Nerv	
1. EMG				
In Ruhe	–	Fibrillationen, Faszikulationen, monophasische Wellen	Fibrillationen, monophasische Wellen	ggf. Fibrillationen (selten monophasische Wellen)
Schwache Innervation	Einzelaktionspotentiale bi- oder triphasisch	„Riesenpotentiale" und vermehrte polyphasische AP	leichte verlängerte und mäßig erhöhte polyphasische AP	verkürzte, kleine polyphasische AP
Maximalinnervation	Interferenzmuster	Einzeloszillationen oder gelichtet	gelichtet bis hin zu Einzeloszillationen	vorzeitige Interferenz
2. NLG	normal	normal	bei Demyelinisierungen lokal oder generalisiert verlangsamt	normal

Bei der Untersuchung aller dieser subkutan liegenden Muskeln besteht die Schwierigkeiten darin, daß die Patienten sich oft nicht ausreichend entspannen können. Diagnostisch ist der Nachweis einer pathologischen Spontanaktivität von entscheidendem Wert.

Bei der *Syringomyelie* läßt sich ebenso wie bei anderen *intramedullären Tumoren* Höhe und Ausdehnung der Vorderhornschädigung recht genau feststellen, eine generalisierte nukleäre Affektion wie bei der myatrophen Lateralsklerose liegt hier nicht vor. Die sensible NLG ist ebenso wie die motorische NLG immer normal, die Untersuchung der SEP erbringt aber im affizierten spinalen Bereich eine lokalisierte Leitungsstörung und/oder Amplitudenabfall (s.o.).

Bei *Wurzelsyndromen* (Zervikal, lumbal) und der *zervikalen Myelopathie* kann aufgrund der segmentalen Muskelinnervation die Höhe der Läsion durch Untersuchung der Extremitätenkennmuskeln und der autochthonen Rückenmuskulatur festgestellt werden. Dabei ist aber zu bedenken, daß die Extremitäten-Kennmuskeln nicht streng monoradikulär versorgt werden. Gegen eine radikuläre Läsion ist der Befund zu verwerten, wenn in den als betroffen vermuteten paravertebralen Myotomen keine Denervierungspotentiale zu finden sind (Huffmann 1976).

Spastische Lähmungen führen zu keiner pathologischen Spontanaktivität und es kann bei Ruhestellung des Patienten oft auch elektrische Stille gefunden werden. Die Aktionspotentiale bei mäßiger Innervierung sind normal konfiguriert, eine Lichtung und schlimmstenfalls ein kompletter Ausfall der gesamten motorischen Einheiten ist bei Aufforderung zur maximalen Willkürinnervation selten zu finden. Motorische und sensible NLG sind normal.

3.3.4.2 Elektroneurographie

Elektroneurographie bedeutet die Bestimmung der motorischen und sensiblen NLG und erlaubt somit zusammen mit dem EMG und der Einbeziehung der Zuckungsform („konventionelle elektrische Untersuchung") eine gute Aussage, ob die motorischen und sensiblen Ausfälle Folge einer vorwiegend axonalen Degeneration oder vorwiegend eine Folge einer segmentalen Entmarkung sind. Weiterhin kann eine Aussage über den Grad des Betroffenseins der motorischen oder sensorischen Fasern gemacht werden. Immer sind bei der NLG-Befundung aber auch andere Faktoren wie Faserdicke, Temperatur und insbesondere das Alter des Patienten mit zu berücksichtigen. Proximal ist die sensible wie auch die motorische Leitgeschwindigkeit deutlich rascher als distal.

Die konventionelle elektrische Untersuchung beinhaltet nicht nur die Reizung mit galvanischen und faradischen Strömen, sondern auch die Bestimmung der Chronaxie. Bei peripher neurogenen Prozessen und somit insbesondere auch bei Vorderhorn- oder Vorderwurzelaffektionen mit schlaffen Paresezeichen ist die Chronaxie der betroffenen Muskeln deutlich verlängert, d.h. länger als 1 ms. Entsprechend ist auch die IT-Kurve nach rechts verschoben.

Axonale Degenerationen verursachen eine degenerierte Nervenfaser, die zum Schluß keinen Impuls mehr weiterleiten kann. Die Amplitude des evozierten Muskelaktionspotentials ist entsprechend dem Grad des Faserflusses herabgesetzt. Sind dicke und dünne Nervenfasern gleichmäßig betroffen, so leiten die verbliebenen Fasern normal oder fast normal schnell. Letzteres gilt für motorische wie sensorische Nervenfasern gleichermaßen.

Verlangsamungen der Leitgeschwindigkeit finden sich typischerweise nicht bei primär axonalen

Degenerationen, sondern bei Erkrankungen, die zu umschriebenen oder diffusen *Läsionen der Markscheiden* führen. Kommt es aber zu Entmarkungen in Höhe der Wurzeln, so ist die periphere motorische und sensible NLG zumindest am Beginn der Erkrankung immer normal, in der Mehrzahl auch im Verlaufe der Erkrankungen; das Aktionspotential, sei es sensibel oder motorisch, kann aber ggf. reduziert sein.

Läsionen proximal des Spinalganglions, wie z.B. auch traumatische *Wurzelausrisse* gehen immer mit einer normalen sensiblen NLG, sei sie orthodrom oder antidrom bestimmt, einher. Bei der *Polyradikulitis* Guillain-Barré ist die Nervenleitgeschwindigkeit sowohl sensibel wie motorisch im Beginn der Erkrankung immer normal, im Verlaufe der Erkrankung nicht selten gleichfalls normal verbleibend. Es kommt aber bei der Polyradikulitis zu einer segmental begrenzten wurzelnahen Demyelinisierung und dies führt in den ersten Wochen bei einer Reihe von Patienten zu NLG-Verlangsamungen, die zunächst in den proximalen Nervenabschnitten, durch die retrograde Wallersche Degeneration verursacht nachweisbar ist. Im Verlauf tritt dann auch eine erhebliche Verlangsamung der terminalen Überleitungszeit (distale Latenz) auf. Die Muskelsummenpotentiale sind entsprechend dem Untergang der Axone in den Amplitude reduziert, aufgesplittert und verlängert. Kommt es aber bei der Polyradikulitis, wie nicht selten zu beobachten, nicht zu einer NLG-Verlangsamung, so ist elektrodiagnostisch eine Differenzierung gegenüber der Poliomyelitis nicht möglich.

Bei *Vorderhornzellenerkrankungen* lassen sich auch Störung der neuromuskulären Impulsübertragung im Sinne einer myasthenischen Reaktion feststellen. Dies gilt insbesondere für die Poliomyelitis und die ALS.

Solange distal der Myelinscheidenschädigung die NLG-Bestimmung erfolgt, ist in der Regel bei spinalen Prozessen immer der Nachweis normaler motorischer und sensibler NLG-Werte möglich. Auch die Potentialform weist – wenn man von einer Amplitudenreduktion des Muskelsummenpotentials oder der sensiblen Aktionspotentiale absieht – keine wesentliche Befundänderung auf. Die Druckschädigung im Bereich der Wurzel führt zunächst zu einer Myelinscheidenläsion und sekundär auch des Axons, so daß die NLG des peripheren Nerven einerseits normal bleibt, andererseits aber die proximale Schädigung sich durch einen pathologischen Befund des H-Reflexes und der SEP-Diagnostik erfassen läßt.

Während bei der ALS aber sowohl die Nervenleitgeschwindigkeit als auch die SEP-Untersuchung Normalbefunde erbringen, läßt sich durch Normalbefunde der NLG und pathologische Befunde der SEP der intramedulläre Tumor, die zervikale Myelopathie oder die Syringomyelie zumindest elektrodiagnostisch genauer eingrenzen.

3.3.4.3. Konventionelle elektrische Untersuchung

Konventionelle elektrische Untersuchung beinhaltet faradische und galvanische Reizung von Muskeln und Nerven. Auf einen faradischen Reiz, d.h. Einzelimpulse bis 1 ms Dauer und Pausen zwischen Impulsen von mindestens 10 ms, reagiert nur der intakte markscheidenhaltige Nerv, nicht aber der Muskel; auf galvanische Reize, d.h. Gleichstromstöße von mindestens 100 ms Dauer, reagiert zunächst der Nerv, bei Denervierung des Nerven aber auch der denervierte Muskel.

Im Falle einer *Neuro- oder Axonotmesis* bleiben die distalen Teile des peripheren Nerven für 3–4 Tage noch erregbar, dann erlischt ihre Erregbarkeit und Leitfähigkeit infolge Wallerscher Degeneration.

Damit treten die *Zeichen der sog. totalen Entartungsreaktion (EAR)* ein: Verlust der direkten und indirekten faradischen Erregbarkeit, Verlust der indirekten galvanischen Erregbarkeit (d.h. Stimulation der Nerven nicht mehr möglich) und Wandlung des Zuckungscharakters des Muskels bei direkter galvanischer Reizung (die Muskelzuckung ist nicht wie normal blitzartig, sondern träge und wurmfähig).

Bei einer totalen Entartungsreaktion beruht die Zuckung des total denervierten Muskels auf einer wirklich direkten Reizung der Muskelfasern.

Im Gegensatz zu dieser vollständigen Entartungsreaktion ist bei einem partiell denervierten Muskel als *Zeichen einer partiellen Entartungsreaktion* die faradische Erregbarkeit der innervierten Muskelfasern erhalten, die denervierten Muskelfasern reagieren aber bei galvanischer Reizung mit einer trägen Zuckung.

Bei Myopathien finden sich trotz hochgradiger Paresen keinerlei Entartungsreaktionszeichen, höchstens ist eine Erhöhung der Reizschwelle nachzuweisen.

Die *Reizzeit-Spannungs- bzw. Reizzeit-Strom-Kurven* lassen noch besser als die konventionelle elektrische Untersuchung eine partielle Denervation bzw. eine Reinnervation deutlich werden. Im Rahmen der i/t-Kurvenbestimmung werden die Rheobase und die Chronaxie (d.h. die doppelte Rheobasen-Nutzzeit) bestimmt.

Bei Verlaufskontrollen schlaffer peripherer Paresen ist die Chronaxie-Bestimmung der betroffenen Muskelgruppen sehr brauchbar: die normale Chronaxie liegt für Reizgeräte mit hohem Ausgangswiderstand unter 1 ms, bei Denervierungen kommt es zu deutlichem Chronaxieanstieg und damit einhergehend zu einer Rechtsverschiebung der i/t-

Kurve. Aus der Verschiebung der i/t-Kurve läßt sich ersehen, daß die denervierten Muskelfasern sehr wenig abkommodationsfähig sind, so daß man sich beim denervierten Muskel nicht „einschleichen" kann. Stromformen vom langsam ansteigendem Typ („Exponentialstrom") sind deshalb für eine Elektrotherapie denervierter Muskelfasern besonders günstig.

Literatur

Ackil AA, Shahani BT, Young RR (1981) Sural Nerve Conduction Studies and Late Responses in Children Undergoing Hemodialysis. Arch Phys Med Rehabil 62:487–490

Albizzati MG, Bassi S, Passerini D, Crespi V (1976) F-wave velocity in motor neurone disease. Acta Neurol Scand 54:269–277

Angelo CM, Gilder JC van, Taub A (1973) Evoked potentials in experimental spinal cord trauma. J Neurosurg 38:332–336

Baust W, Ilsen HW, Jörg J, Wambach G (1972) Höhenlokalisation von Rückenmarksquerschnitts-Syndromen mittels kortikaler Reizantwortpotentiale. Nervenarzt 6:292–304

Braddom RI, Johnson EW (1974) Standardization of H reflex and diagnostic use in S1 radiculopathy. Arch Phys Med 55:161–166

Chiappa KH (1980) Patternshift visual, brainstem auditory and short-latency somatosensory evoked potentials in multiple sclerosis. Neurology 30:110–123

Cracco RQ (1973) Spinal Evoked Response: Peripheral nerve stimulation in man. Electroencephalogr Clin Neurophysiol 35:379–386

Cracco RQ, Cracco JB, Sarnowski R, Vogel HB (1980) Spinal evoked potentials. In: Desmedt JE (ed) Clinical uses of cerebral, brainstem and spinal somatosensory evoked potentials. Karger, Basel, pp 27–50

Diener HCh (1980) Methodik und klinische Anwendung visuell evozierter Potentiale in der Neurologie. Nervenarzt 51:159–167

Dimitrijevic MR, Prevec TS, Sherwood A, McKay WB, Butinar D, Brecelj J (1980) Somatosensory perception and cortical evoked potential in established paraphlegia. In: Symposium International. Applications cliniques des potentiels evoques en neurologie. Resumes Lyon, p 101

Dorfman LJ, Bosley TM (1979) Age-related changes in peripheral and central nerve conduction in man. Neurology 29:38–44

Eisen A, Schomer D, Melmed C (1977) The application of F-wave measurement in differentiation of proximal and distal upper limb entrapments. Neurology 27:662–668

Ertekin C, Mutlu R, Sarica Y, Uckardesler L (1980) Electrophysiological evaluation of the afferent spinal roots and nerves in patients with conus medullaris and cauda equina lesions. J Neurol Sci 48:419–433

Ganes T (1980) Somatosensory evoked responses and central afferent conduction times in patients with multiple sclerosis. J Neurol Neurosurg Psychiatry 43:948–953

Gassel MM, Wisendanger M (1965) Recurrent and reflex discharges in plantar muscles of the cat. Acta Physiol Scand 65:138–142

Gerhard H, Jörg J, Wurzer K, Lehmann HJ. SEP Veränderung unter Kompression und Ischämie des Kaninchenrückenmarks. Vortrag 28. Jahrestagung Deutsche EED-Gesellschaft 1983.

Gerhard H, Jörg J, Jansen H, Selter I (1983) Das spinale und cerebrale SEP bei Einzel- und Doppelreiz des N tibialis. Arch Psychiatr Nervenk 233:297–306

Gerhard H, Jörg J, Mattheus-Selter I, Jansen H (1982) Spinale und cerebrale SEP des N tibialis. In: Struppler A (Hrsg) Elektrophysiologische Diagnostik in der Neurologie. Thieme, Stuttgart New York, S 162–163

Green JB, McLeod S (1979) Short latency somatosensory evoked potentials in patients with neurological lesions. Arch Neurol 36:856–851

Gupta PR, Dorfman LJ (1981) Spinal somatosensory conduction in diabetes. Neurology 31:841–845

Halliday AM, McDonald WI, Mushin J (1973) Visual evoked responses in diagnosis of multiple sclerosis. Br Med J 4:661–664

Hopf HC, Struppler A (1974) Elektromyographie. Thieme, Stuttgart

Hopf HC, Kaeser HE, Ludin HP, Ricker K, Stölzel R, Struppler A, Tackmann W (1979) Grundbedingungen für die Durchführung elektromyographischer Untersuchungen. Z EEG-EMG 10:57–61

Huffmann G (1976) Klinische Elektromyographie als diagnostische Methode. Mat Med Nordm 71:1–24

Jörg J (1974) Die cervicale Myelopathie als differentialdiagnostische Erwägung bei Gehstörungen im mittleren und höheren Lebensalter. Nervenarzt 45:341–353

Jörg J (1981) Diagnose und Differentialdiagnose entzündlicher Erkrankungen des Rückenmarks. Med Welt 23 (Sonderdruck)

Jörg J (1983) Die Bedeutung der somato-sensibel evozierten Potentiale (SEP). Mat Med Nordm

Jörg J, Düllberg W, Koeppen S (1982a) Diagnostic value of segmental somatosensory evoked potentials in cases with chronic progressive para- or tetraspastic syndromes. In: Courjon J, Maugiere F, Revol M (eds) Clinical applications of evoked potentials in neurology. Raven, New York, pp 347–358

Jörg J, Hielscher H, Gerhard H (1982b) Bedeutung der optisch und somatosensorisch evozierten Potentiale (VEP und SEP) für die neurologische Diagnostik. Dtsch Med Wochenschr 37:1403–1408

Jones SJ, Small DG (1978) Spinal und sub-cortical evoked potentials following stimulation of the posterior tibial nerve in man. Electroencephalogr Clin Neurophysiol 44:299–306

Jones SJ, Baraitser M, Halliday AM (1980) Peripheral and central somatosensory nerve conduction defects in Friedreich's ataxie. J Neurol Neurosurg Psychiatr 43:495–503

Jones SJ, Edgar MA, Ransford AO (1982) Sensory nerve conduction in the human spinal cord: epidural recordings made during scoliosis surgery. J Neurol Neurosurg Psychiatr 45:446–451

Khoshbin S, Hallett M (1981) Multimodality evoked potentials and blink reflexes in multiple sclerosis. Neurology 31:138–144

Kimura J, Butzer JF (1975) F-wave conduction velocity in Guillain-Barré syndrome, Assessment of nerve segment between axilla and spinal cord. Arch Neurol 32:524–529

King D, Ashby P (1976) Conduction velocity in the proximal segments of a motor nerve in the Guillain-Barrè syndrome. J Neurol Neurosurg Psychiatr 39:538–544

Lachman T, Shahani BT, Young RR (1980) Late responses as aids to diagnosis in peripheral neuropathy. J Neurol Neurosurg Psychiatr 43:156–162

Lehmann D, Gabathaler U, Baumgartner G (1979) Right/left differences of median nerve evoked scalp potentials in multiple sclerosis. J Neurol 221:15–24

Lesser RP, Koehle R, Lueders H (1979) Effect of stimulus intensity on short latency somatosensory evoked potentials. Electroencephalogr Clin Neurophysiol 47:377–382

Ludin HP (1976) Praktische Elektromyographie. Enke, Stuttgart

Matthews WB (1980) The cervical somatosensory evoked potential in diagnosis. In: Aminoff MJ (ed) Electrodiagnosis in clinical neurology. Livingstone, New York Edinburgh London, pp 451–467

Mayer RF, Mawdsley C (1965) Studies in man and cat of the significance of the H wave. J Neurol Neurosurg Psychiatr 28:201

McAlpine D, Lumsden LE, Acheson ED (1972) Multiple Sclerosis. A reappraisal. Livingstone, Churchill Edinburgh

Noel P, Desmedt JE (1980) Cerebral and far-field somatosensory evoked potentials in neurological disorders involving the cervical spinal cord, brainstem, thalamus and cortex. In: Desmedt JE (ed) Clinical uses of cerebral brainstem and spinal somatosensory evoked potentials. Karger, Basel, pp 205–230

Phillips II LH, Daube JR (1980) Lumbosacral spinal evoked potentilas in humans. Neurology 30:1175–1183

Riffel B, Stöhr M (1982) Spinale und subkortikale somatosensorisch evozierte Potentiale nach Stimulation des N Tibialis. Arch Psychiatr Nervenkr 232:251–263

Rowed DW, McLean JA, Tator CH (1978) Somato sensory evoked potentials in acute spinal cord injury: prognostic value. Surg Neurol 9:203–210

Schramm J, Dettle GJ, Pichert T (1980) Clinical application of segemental somatosensory evoked potentials (SEP)-experience in patients with non-space occupying lesions. In: Barber C (ed) Evoked potentials. MTP Press, Lancaster, pp 455–464

Sedgwick EM, El-Negamy E, Frankel H (1980) Spinal cord potentials in traumatic paraplegia and quadriphlegia. J Neurol Neurosurg Psychiatr 43:823–830

Shagass Ch, Schwartz M (1964) Recovery functions of somatosensory peripheral nerve and cerebral evoked responses in man. Electroencephal. Clin Neurophysiol 17:128–135

Shimoji, K, Kano T, Morioka T, Ikezone E (1973) Evoked spinal electrogram in a quadriphelgic patient. Electroencephal Clin Neurophysiol 35:659–662

Stöhr M (1982a) Elektrophysiologische Diagnostik proximal lokalisierter Nervenläsionen. In: Struppler A (ed) Elektrophysiologische Diagnostik in der Neurologie. Thieme, Stuttgart New York, pp 17–20

Stöhr M, Dichgans J, Diener HC, Buettner UW (1982b) Evozierte Potentiale. Springer, Berlin Heidelberg New York

Tackmann W, Strenge H, Barth R, Sojka-Raytscheff A (1980) Evaluation of various brain structures in multiple sclerosis with multimodality evoked potentials, blink reflex and nystagmography. J Neurol 224:33–48

Torre JC de la, Johnson CM, Goode DJ, Mullan S (1975) Pharmacologic treatment and evaluation of permanent experimental spinal cord trauma. Neurology 25:508–514

3.4 Röntgen-Nativdiagnostik und Tomographie

A. AULICH

In der Klärung spinaler Erkrankungen hat die Röntgen-Nativdiagnostik neben den modernen Untersuchungsverfahren wie Computer-Tomographie oder Kernspin-Resonanz-Tomographie durchaus ihren Stellenwert behalten: Die einfache Röntgenaufnahme der Wirbelsäule in zwei Ebenen ist wenig zeit- und kostenintensiv. Sie kann praktisch an jedem universellen Röntgengerät durchgeführt werden und sollte daher jeder weiteren bildgebenden Diagnostik unbedingt vorangestellt werden. Nach Anamnese und klinischem Befund kommt ihr die wesentliche Basisinformation zu, die erst eine gezielte und damit effektive Spezialdiagnostik erlaubt.

3.4.1 Untersuchungstechnik

3.4.1.1 Routineaufnahmen in zwei Ebenen

Auch die sogenannten „Routineaufnahmen in zwei Ebenen" sind Zielaufnahmen, die entsprechend einer klinischen Fragestellung abschnittsweise Hals-, Brust-, oder Lendenwirbelsäule mit Kreuz- und Steißbein darstellen. Dabei werden standardmäßig eine Aufnahme im sagittalen und zu dieser Ebene senkrecht eine Aufnahme im exakt seitlichen Strahlengang belichtet. Nach Möglichkeit sollte die Untersuchung am stehenden oder sitzenden Patienten durchgeführt werden, um funktionell das Achsenskelet unter realen Belastungsverhältnissen darzustellen.

Bei Querschnittläsionen und insbesondere bei posttraumatischen Röntgenuntersuchungen ist allerdings eine besondere Sorgfalt und Vorsicht bei der Lagerung des Verletzten geboten: In diesen Fällen wird der Patient im Liegen möglichst unter Vermeidung eigenständiger und unter minimaler passiver Bewegung immer mit mehreren Hilfspersonen zu lagern sein.

3.4.1.2 Wirbelsäulenganzaufnahmen

Wirbelsäulenganzaufnahmen dienen lediglich der Beurteilung des Achsverlaufes. Wegen der individuell unterschiedlichen Körperdicke und der physiologischen Dickeunterschiede zwischen Hals-, Brust- und Lendenbereich ist schon aus aufnahmetechnischen Gründen die abschnittsweise Röntgenuntersuchung zur besseren Detailerkennbarkeit erforderlich. Ausgleichsfolien, -filter und -körper sind hier wesentliche Hilfsmittel zur Verbesserung der Aufnahmequalität. Gelegentlich sind darüber hinaus eingeblendete Aufnahmen oder spezielle Einstelltechniken zur Darstellung kritischer Übergangsbereiche, kranio-zervikal, zerviko-thorakal, thorako-lumbal und lumbo-sakral, zur besseren Detailerkennbarkeit erforderlich.

3.4.1.3 Schrägaufnahmen

Die Schrägaufnahmen werden in einer Drehung um die gesamte Wirbelsäulenachse von etwa 45 Grad nach rechts oder links zur Frontalebene durchgeführt, wobei eine artefizielle Torquierung der Wirbelsäule in sich zu vermeiden ist, wenn man bei der Einstellung darauf achtet, daß der Untersuchte nicht Kopf und Schultern oder das Becken „verrenkt" sondern diese ebenfalls durch entsprechende Lagerung (eventuell Unterpolsterung) die Drehung der Körperachse mitmachen.

3.4.1.4 Funktionsaufnahmen

Die Funktionsaufnahmen setzen immer Standardaufnahmen in Normalstellung voraus. Sie werden im allgemeinen in der dem Patienten möglichen Endstellung einer Bewegungsexkursion nach lateral, ventral und dorsal durchgeführt je nach den physiologischen Bewegungsrichtungen eines Wirbelsäulenabschnittes und entsprechend einer klinischen Fragestellung. Im wesentlichen werden daher Aufnahmen in Ante- und Retroflexionsstellung nur im Zervikal- und Lumbalbereich durchgeführt. Die lumbale Funktionsaufnahme in Seitwärtsneigung kann aber bei Bandscheibenprozessen mit einem zusätzlichen Informationsgewinn verbunden sein.

3.4.1.5 Röntgen-Tomographie

Die Röntgen-Tomographie setzt ebenfalls Standardaufnahmen voraus und ist als Spezialuntersuchung an höhere apparative Voraussetzungen geknüpft. Für die wichtigsten Fragestellungen ist eine multidirektionelle Verwischungstechnik erforderlich, um diagnostisch interessierende Details frei von störenden Überlagerungen darzustellen. Die lineare Tomographie, d.h. eine eindimensionale lineare Verwischungstechnik wird im Wirbelsäulenbereich den Informationsgehalt einer guten Übersichtsaufnahme häufig eher einschränken, weil z.B. Randzacken oder Frakturfragmente, die in der Verwischungsrichtung liegen, „falsch positive" Befunde vortäuschen können. Daher sollte die lineare Technik nur ausnahmsweise im Wirbelsäulenbereich, z.B. zur orientierenden Beurteilung der Weite des knöchernen Spinalkanals in der Mittellinie angewendet werden.

3.4.2 Aussagewert und Indikation

Unter Berücksichtigung der Aufgabentrias der Wirbelsäule, Stütze des Skelets, allseitige Bewegung des Rumpfes sowie Hüll- und Schutzfunktion für das Rückenmark, soll das Röntgenbild des Achsskelets *direkte* Hinweise auf strukturelle und funktionelle Veränderungen aufdecken. Grundlage der Beurteilung einer Röntgenaufnahme ist die Kenntnis des Normalbefundes und seiner Normvarianten. Die Beeinträchtigung des knöchernen Spinalkanals und der Durchtrittsstellen für die Nervenwurzeln, der Foramina intervertebralia, fordert die besondere Aufmerksamkeit des Untersuchers bei Patienten mit neurologischen Ausfallserscheinungen. Einengungen oder Aufweitungen der knöchernen Hüllen des Rückenmarks sowie Höhenminderungen der Zwischenwirbelräume können *indirekte* Hinweise auf spinale Prozesse sein.

Die Nativuntersuchung in zwei Ebenen kann durch Spezialeinstellungen, Funktionsaufnahmen und eventuell durch eine Tomographie ergänzt werden, wobei es sinnvoll ist, diese Untersuchungen erst nach der Beurteilung der Standardaufnahmen durchzuführen, um gezielt – entsprechend der klinischen Fragestellung – einen Informationsgewinn zu erhalten und eine unnötige Strahlenbelastung des Patienten zu vermeiden.

Es ist z.B. unnötig, bei neurologischen Ausfällen des zweiten motorischen Neurons, bei denen klinisch eine Wurzelläsion thorakal oder lumbal vermutet wird, Schrägaufnahmen durchzuführen, da die Zwischenwirbellöcher aufgrund der anatomischen Gegebenheiten schon in der seitlichen Standardaufnahme ausreichend zu beurteilen sind. Zur Beurteilung der Foramina intervertebralia sind nur im Zervikalbereich zusätzliche Schrägaufnahmen erforderlich. Schrägaufnahmen des Lumbalbereichs eignen sich aber zur Beurteilung der Wirbelgelenke und -bogen. Die Aufnahmen nach Dittmar erlauben insbesondere die Differentialdiagnose zwischen Spondylolisthesis und -lyse. Im Thorakalbereich haben Schrägaufnahmen wegen der Überprojektion der Rippen keinen wesentlichen Informationsgewinn.

Die Funktionsaufnahmen dienen der Beurteilung der Motilität und Stabilität eines Bewegungssegmentes. Während die *globale* Bewegungseinschränkung weitgehend klinisch zu diagnostizieren ist, kann die *segmental* eingeschränkte oder erhöhte Beweglichkeit auf Bandscheibenveränderungen bzw. Irritationen der Nervenwurzeln und/oder auf eine Kapselruptur eines kleinen Wirbelgelenkes hinweisen. Bei der Beurteilung eines Wirbelgleitens ist aber auch daran zu denken, daß physiologischerweise im Zervikalbereich minimale Ventral- und Dorsalverschiebungen der Wirbelkörper zu beobachten sind, die in der Endstellung einer Bewegungsexkursion als „Treppenphänomen" imponieren.

Im Lumbalbereich spielen die Aufnahmen in Ante- und Retroflexion für die Beurteilung einer Spondylolisthesis und in Lateralflexion besonders für die Bandscheibendiagnostik eine Rolle. Die antalgische Schmerz- oder Schonhaltung führen zu *segmentalen* Bewegungssperren, die wichtige indirekte Hinweise auf Wurzelkompressionen geben können.

3.4.3 Der Röntgenbefund

Die eingehende Besprechung des normalen und pathologischen Röntgenbildes der Wirbelsäule würde den Rahmen dieses Buches sprengen und soll den speziellen Lehrbüchern der Röntgendiagnostik [1, 3, 5, 6, 7] vorbehalten sein. Die Kenntnis der Anamnese und der übrigen klinischen Diagnostik erlauben aber durchaus dem Arzt, der eine spinale Erkrankungen behandeln soll, auch als Nicht-Radiologe Informationen aus einem Röntgenbild zu lesen, die ihm für das weitere diagnostische und therapeutische Vorgehen hilfreich sind. Schon in der Frage- und Indikationsstellung zur Röntgenuntersuchung der Wirbelsäule (s. Kap. 3.4.2) beweist sich häufig der Erfahrene vor dem Anfänger (Tabelle 3.4.1).

In diesem Zusammenhang ist auch auf die unterschiedliche topische Zuordnung zwischen knöchernem Befund an der Wirbelsäule und neurologischer Höhenlokalisation im Rückenmark hinzuweisen: Infolge des physiologischen Rücken-

---

Tabelle 3.4.1. In Kenntnis von Anamnese und klinischem Befund ist das Röntgenbild der Wirbelsäule nach folgenden Punkten möglichst schematisch zu untersuchen

---

1. Haltungsabweichungen (Skoliose, Spondylolisthesis, Gefügestörungen, Torsion, Achsknickung?)
2. Strahlentransparenz (erhöht/vermindert: osteolytische oder osteoplastische bzw. sklerosierende Strukturveränderungen segmental oder polytop?)
3. Form- und Größenabweichungen (der Wirbelkörper, Zwischenwirbelräume und -löcher sowie des Spinalkanals?)
4. Destruktion (traumatisch, tumorös, entzündlich: Kontur und Lagebeziehung des Defektes zur Umgebung können wichtige Hinweise zur Differentialdiagnose ergeben.)

marksaszensus kommt es nach kaudal zunehmend zu einer Verschiebung der korrespondierenden Höhe einer Läsion im Rückenmarks- und vertebralen Segment. Zur klinisch orientierten Röntgenuntersuchung sei daher daran erinnert, daß von den 31 Spinalnervenpaaren des Rückenmarks das 1. Paar zwischen Occiput und hinterem Atlasbogen, das 2. zwischen Atlasbogen und Epistropheus austreten und erst der 3. Spinalnerv den Spinalkanal durch das 1. Foramen intervertebrale (zwischen HWK_2 und HWK_3) verläßt. Das 8. Halsmarksegment liegt bereits in Höhe des 7. HWK, und die sakralen Segmente $S_{2/3}$ liegen in Höhe des 12. BWK. Der Conus medullaris reicht beim Erwachsenen etwa bis $LW_{1/2}$ (Abb. 3.4.1).

Der Austritt des 1. Spinalnerven zwischen Occiput und Atlas bedeutet bei 8 Halsmarksegmenten und 7 Halswirbeln, daß die entsprechende Nervenwurzel über dem numerisch gleichen Wirbel liegt, also z.B. der 6. Spinalnerv bei $HWK_{5/6}$ und der 8. bei HWK_7/BWK_1. Von da an nach kaudal tritt die Nervenwurzel durch das Foramen unterhalb des korrespondierenden Wirbelkörpers aus. Z.B. verläßt der Nerv L_4 den Spinalkanal durch das Foramen $LW_{4/5}$.

Gehen wir von den klinischen Symptomen *Schmerz* und/oder *neurologisches Defizit* aus, so können wir verschiedene Indikationsgruppen unterscheiden, die zu einer spinalen Diagnostik führen:

1. Anomalien (Fehlbildungen, Normvarianten)
2. Degenerative und regressive Veränderungen
   a) physiologische und pathologische Alterungserscheinungen.
   b) Reparationsvorgänge posttraumatisch und postentzündlich.
   c) Bandscheibenläsionen.
3. Raumforderungen
4. Entzündliche Erkrankungen
5. Spinale Beteiligung bei allgemeinen Skeleterkrankungen
6. Verletzungen

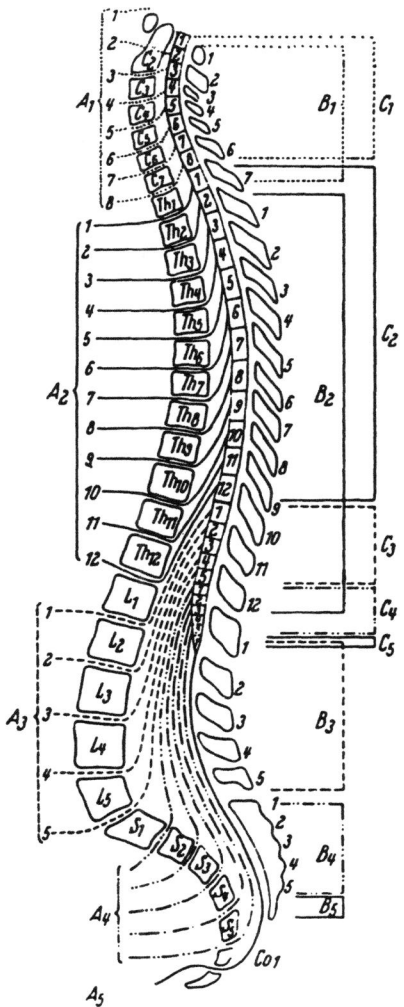

Abb. 3.4.1. Lagebeziehung der Rückenmarkssegmente zu den Wirbelsäulensegmenten beim Erwachsenen. (Verschiebung infolge des Rückenmarksaszensus.) Beachte: In Höhe von HWK 7 liegt 8. Halsmarksegment, Conus medullaris etwa bei $LWK_{1/2}$. (Aus Mumenthaler/Schliack [5])
A_1 Zervikale Wurzeln C_{1-8}, *2* Thorakale Wurzeln Th_{1-12}, *3* Lumbale Wurzeln L_{1-5}, *4* Sakrale Wurzeln S_{1-5}, *5* Kokzygeale Wurzel, B_1 Dornfortsätze C_{1-7}, *2* Dornfortsätze Th_{1-12}, *3* Dornfortsätze L_{1-5}, *4* Dornfortsätze S_{1-5}, C_1 Rückenmarkabschnitte C_{1-8}, *2* Rückenmarkabschnitte Th_{1-12}, *3* Rückenmarkabschnitte L_{1-5}, *4* Rückenmarkabschnitte S_{1-5}, *5* Rückenmarkabschnitte Co_1

3.4.3.1 Anomalien

Die Grenzen zwischen einer harmlosen Normvariante und einer angeborenen Fehlbildung oder Entwicklungsstörung sind meist fließend. Entscheidend ist das klinische Bild, das eine Anomalie im Röntgenbefund als pathogenetisch wirksam erscheinen läßt. Wie bereits Crow und Brogdon [2] 1959 in ihrer Untersuchung an etwa 1000 jungen körperlich leistungsfähigen Männern gezeigt haben, fanden sich in einem relativ hohen Prozentsatz ein inkompletter Bogenschluß im Sinne der Spina bifida occulta, Spaltbildungen der Wirbel und Wirbelbogen, Übergangswirbel und eine Spondylolisthesis unterschiedlicher Ausprägung, die klinisch asymptomatisch waren. Erfahrungsgemäß können auch schwere Fehlbildungen (Abb. 3.4.2), die das Nativ-Röntgenbild erfaßt, durchaus ohne neurologische Ausfälle gefunden werden, wie umgekehrt ausgeprägte spinale Symptome kaum Veränderungen des Röntgenbildes hervorrufen können.

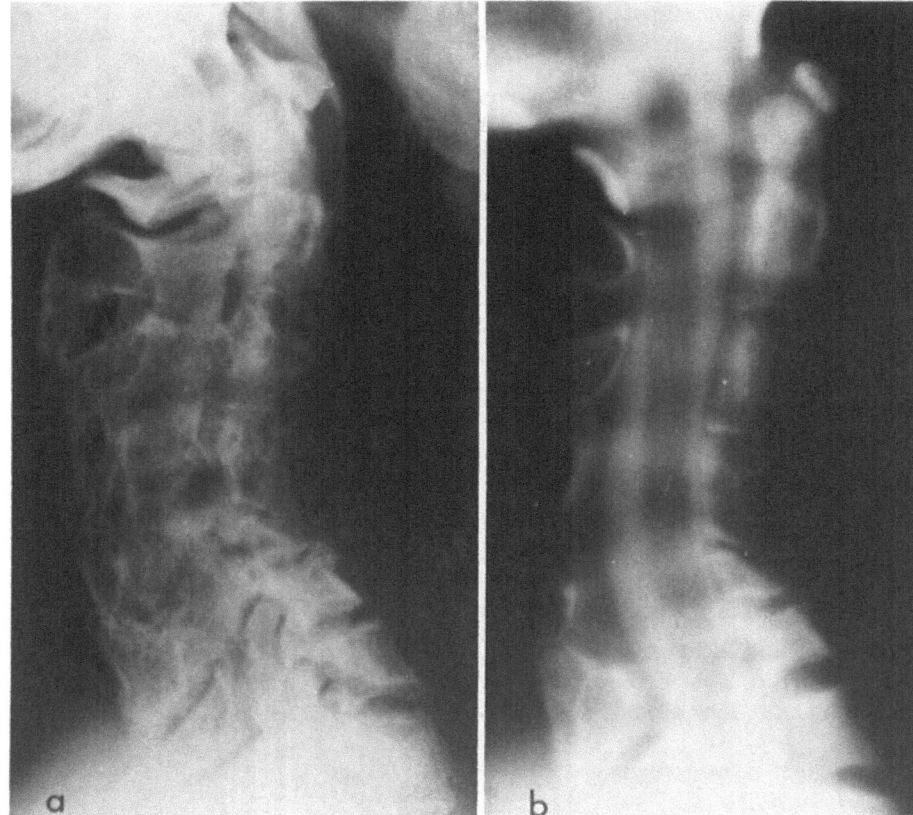

Abb. 3.4.2a, b.
Komplexe Fehlbildung der gesamten Wirbelsäule mit ausgeprägter Skoliose und Blockwirbelbildungen:
a Übersichtsaufnahme der HWS ohne wesentliche Detailinformation.
b Myelotomographie zeigt erst unauffällige Weite des Spinalkanals, des Myelons und Subarachnoidalraumes

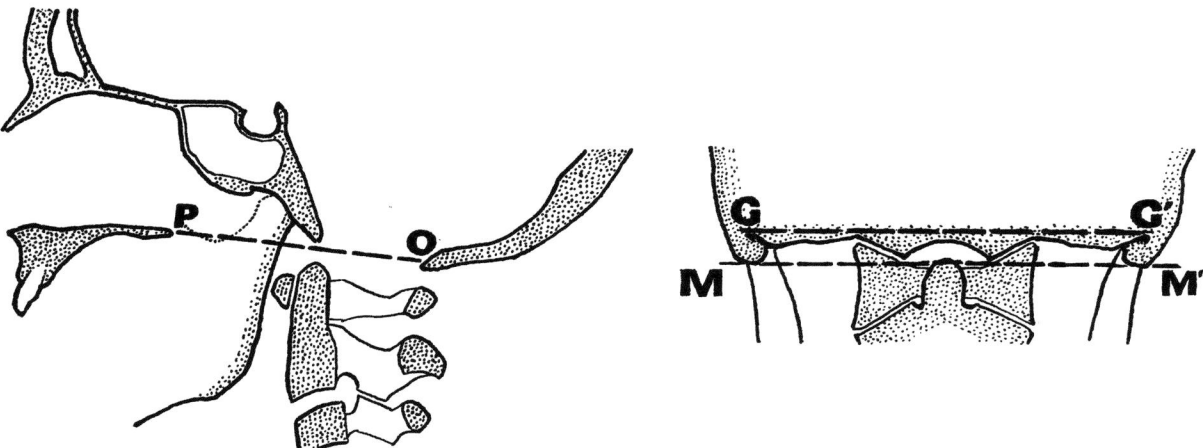

Abb. 3.4.3. Wichtigste Bezugslinien zur Beurteilung der basilären Impression:
P–O Palato-occipital-Linie (Chamberlain).
G–G' Digastrische Linie (Ansatzstelle der Mm. biventer). Beide Linien darf die Densspitze nicht überragen.
M–M' Bimastoidlinie.
Die Densspitze kann bis zu 15 mm überragen, sicher erst ab 20 mm pathologisch in Übersichtsaufnahmen

Verschiebungen der Abschnittsgrenzen (Kranial-/Kaudalvariation) im Sinne einer Lumbalisation oder Sakralisation, eine Hypoplasie der Querfortsätze des 7. HWK und/oder der 12. Rippe werden z.B. als Nebenbefund ohne klinische Relevanz zu beschreiben sein, während Halsrippen am 7. HWK je nach Länge in etwa 10% ein klinisches Bild im Sinne eines Kompressions-Syndroms verursachen können.

Im Rahmen einer Verschiebung der knöchernen Abschnittsgrenzen (Lumbalisation/Sakralisation) verändern sich zwar nicht die anatomischen Gege-

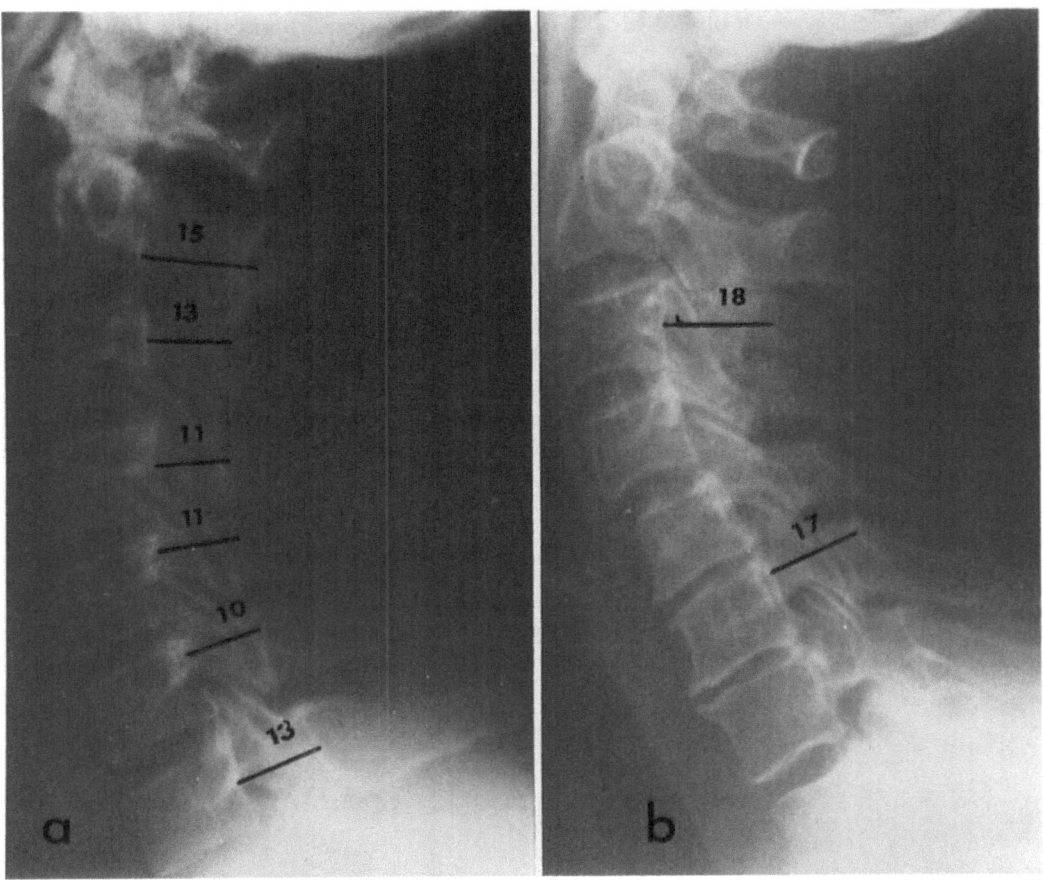

Abb. 3.4.4a, b. Vergleich habituell enger und normaler Spinalkanal:
a Außer allgemeiner Enge keine pathol. Veränderungen. **b** Normale Weite; aber Osteochondrose 5/6, 6/7, Höhenminderung beider Zwischenwirbelräume

benheiten des Austritts der Spinalnerven, zu berücksichtigen ist dies aber bei der segmentalen Zuordnung, da im Falle der Lumbalisation des 1. Sakralwirbels die klinische Symptomatik einer S_1-Kompression den Prolaps oberhalb des Übergangswirbels bzw. bei Sakralisation des 5. LWK unterhalb erwarten läßt.

Die Spaltbildung des Zwischengelenkstückes (Spondylolyse), überwiegend (ca. 97%) am 5. LWK (4. LWK) zu finden, ist meist mit einem Wirbelgleiten (Spondylolisthesis) verbunden, wobei in seltenen Fällen unspezifische Beschwerden bestehen. Die Spondylolisthese kann aber auch Ursache für einen degenerativen Bandscheibenprozeß sein. (Klärung durch Schräg- und Funktionsaufnahmen, gelegentlich sind zusätzliche Schichtaufnahmen erforderlich.)

Angeborene Fehlbildungen (Abb. 3.4.2 und 3.4.9d) der Wirbelkörper (Halb-, Schmetterlings- und Blockwirbel) führen im allgemeinen zu mehr oder weniger ausgeprägten Skoliosen, wobei neurologische Ausfälle die Ausnahme sind, falls nicht eine Kombination mit anderen spinalen Fehlbildungen vorliegt. Treten neurologische Störungen bei einem Patienten mit Skoliose nach Abschluß des Knochenwachstums auf, so ist dies unbedingt auf eine von der Skoliose unabhängige spinale Erkrankung verdächtig. (Klärung durch multidirektionelle Schichtuntersuchung.)

Von den Fehlbildungen des kranio-zervikalen Übergangs, die mit einer Reihe neurologischer Syndrome verbunden sein können, sei hier nur die basiläre Impression erwähnt, da sie mit wenigen Bezugslinien aus der Übersichtsaufnahme oder einer Mittellinientomographie in ihrem Ausmaß beurteilt werden kann (Abb. 3.4.3).

Zu wenig Beachtung findet im Röntgenbefund meist der Durchmesser des knöchernen Spinalkanals, der anlagemäßig vor allem im Zervikal- und Lumbalbereich eingeengt sein kann. Eine neurologische Symptomatik ergibt sich dann häufig schon bei relativ geringen zusätzlichen degenerativen Randzacken oder im Rahmen eines leichten Traumas, wenn auch der Subarachnoidalraum als

Tabelle 3.4.2. Klinisch relevante Meßparameter zur Beurteilung des knöchernen Spinalkanals (cave Röntgenvergrößerung! Die Angaben beziehen sich auf Film-Fokus-Abstand von ca. 150 cm). Ist aufnahmetechnisch eine Vergrößerung nicht auszuschließen, sollte der Minimalwert nicht unter 13–14 mm ab HW_3 nach kaudal liegen

---

Zervikal im Sagittaldurchmesser (ventro-dorsal)

HW_1	20,3 +/− 3,4	Min. 16,9 mm
HW_2	17,8 +/− 3,6	Min. 14,2 mm
HW_3	15,8 +/− 3,6	Min. 12,2 mm
HW_4	15,1 +/− 2,8	Min. 12,3 mm
HW_5	14,9 +/− 2,8	Min. 12,1 mm
HW_6	14,5 +/− 2,8	Min. 11,7 mm
HW_7	14,4 +/− 2,7	Min. 11,7 mm

Lumbal im Querdurchmesser (interpedunkular)

Absolute Werte spielen wegen der großen Variationsbreite keine Rolle. Die Meßwerte sollten aber bei klinischem Verdacht auf eine Lumbalstenose mit den übrigen Wirbelsäulen-Abschnitten verglichen werden. Physiologischerweise nimmt im Lumbalbereich der Querdurchmesser nach kaudal zu. Bleibt er gleich oder nimmt ab, so ist der Verdacht auf eine Lumbalstenose begründet.

Kompensationsraum erschöpft ist. In der seitlichen Standardaufnahme der HWS läßt sich leicht der Sagittaldurchmesser als kürzester Abstand von der hinteren Begrenzung des Wirbelkörpers zur vorderen Begrenzung der hinteren Bogenkontur ausmessen. Diese Werte sollten 13–14 mm nicht unterschreiten (Abb. 3.4.4). Bei entsprechender Auffälligkeit und klinischem Verdacht auf eine Myelopathie sind dann meist eine Röntgentomographie und/oder eine Computertomographie die weiterführenden Untersuchungen. Im Lumbalbereich ist die Bestimmung des Querdurchmessers als kürzester Abstand zwischen den Bogenwurzeln (Interpedunkularabstand) am sichersten zu bestimmen. Meßwerte im einzelnen siehe Tabelle 3.4.2.

3.4.3.2 Degenerative und regressive Veränderungen

Verschleißerscheinungen entsprechend der Aufgabe der Wirbelsäule, das Skelet zu stützen und den Rumpf zu bewegen, erscheinen geradezu phy-

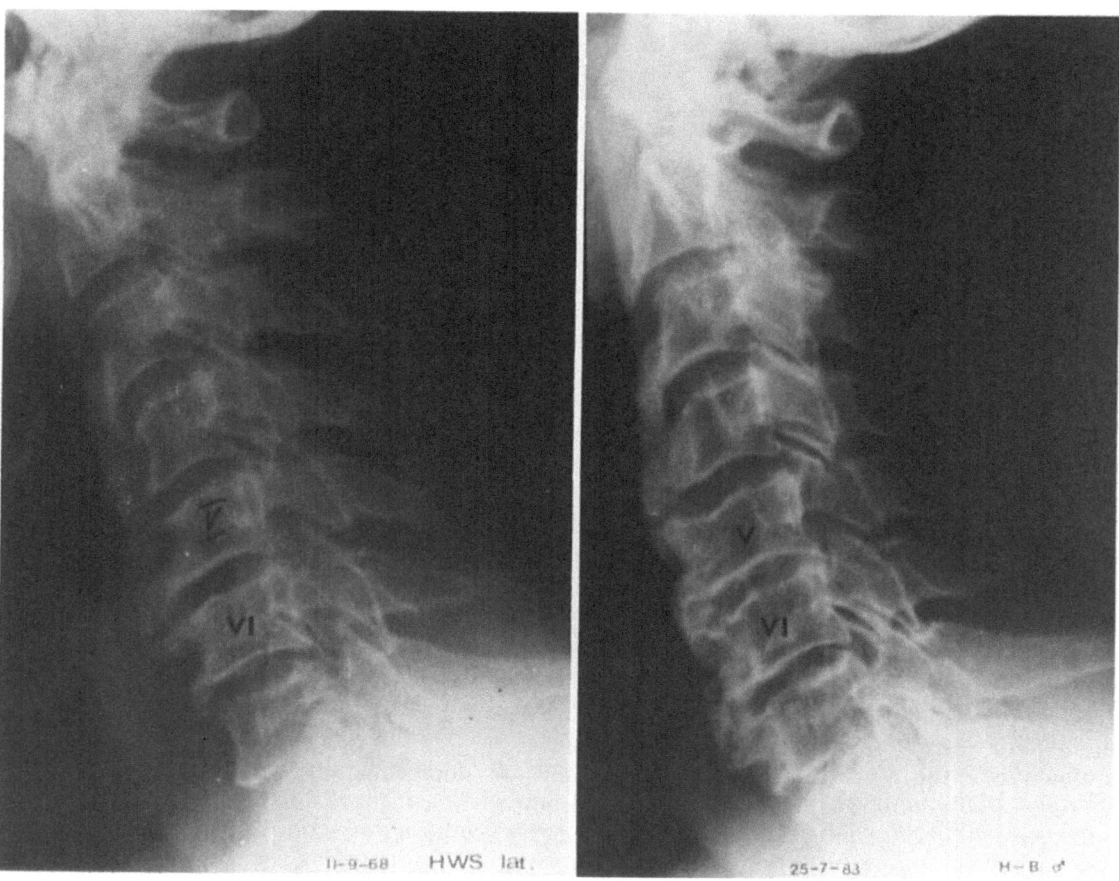

Abb. 3.4.5. Verlaufsuntersuchung einer Spondylose und Osteochondrose über 15 J. mit ausgeprägten spangenartigen Randwülsten ohne neurologische Ausfälle

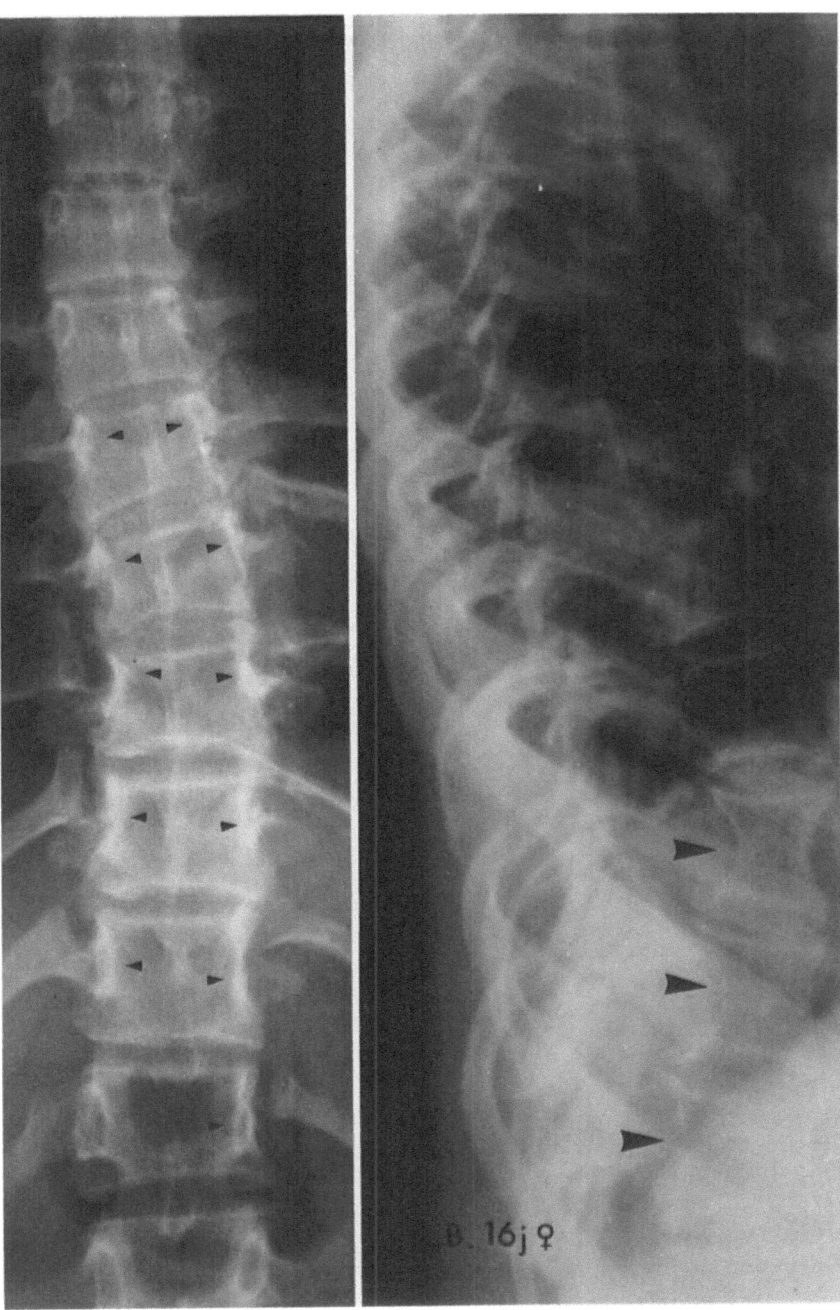

Abb. 3.4.6. Druckzeichen eines langsam wachsenden intraspinalen Tumors (Op. Ependymom): Usuren an den Bogenwurzeln und verstärkte Exkavation der dorsalen Wirbelkörperbegrenzungen im mittleren bis unteren BWS-Bereich

siologisch mit zunehmendem Alter. Betroffen sind in erster Linie erwartungsgemäß die Gelenke, die Bandscheiben und die angrenzenden Deckplatten der Wirbelkörper. Der radiologische Befund steht häufig aber in deutlichem Gegensatz zum Beschwerdebild und vor allem zur neurologischen Symptomatik. Es spielen offenbar neben einer unterschiedlichen Belastungsanamnese auch konstitutionelle und familiäre Faktoren eine wesentliche Rolle bei der Ausbildung von degenerativen Veränderungen. Die klinisch orientierte Beurteilung eines Röntgenbildes sollte daher klar unterscheiden zwischen Funktionseinbuße und/oder morphologischen Veränderungen sowie einer daraus möglicherweise resultierenden Beeinträchtigung von Rückenmark oder Nervenwurzeln (Abb. 3.4.5).

Im einzelnen wäre der Informationsgehalt eines Röntgenbildes bei degenerativen Prozessen daher auf Haltungsanomalien, Strahlentransparenz (ver-

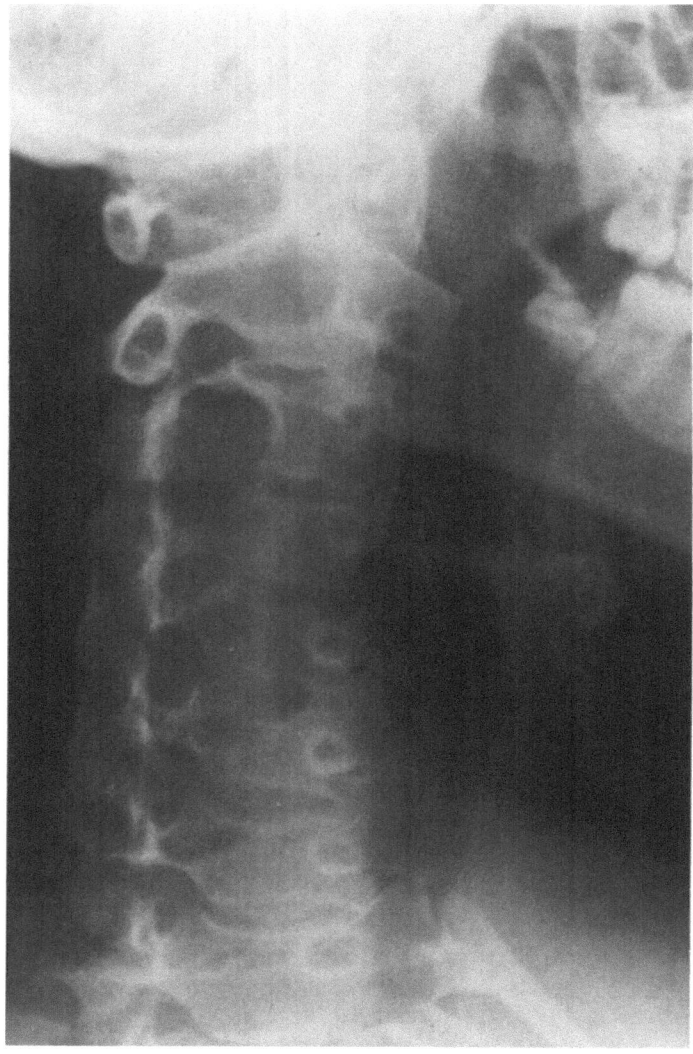

Abb. 3.4.7. Aufweitung des Foramen HW $_{3/4}$ und Druckusur am HWK$_3$ und $_4$ mit reaktiver Randsklerosierung bei (op. verifiz.) Neurinom

änderter Kalksalzgehalt), Höhenminderung der Wirbelkörper und Zwischenwirbelräume, Einengungen des Spinalkanals und der Zwischenwirbellöcher zu untersuchen (Tabelle 3.4.1). Die Haltungsanomalie gegenüber der physiologischen Lordose der HWS und LWS sowie der Kyphose der BWS können auf eine antalgische Schonhaltung, posttraumatische oder postentzündliche bzw. im Rahmen des degenerativen Prozesses entwickelte Reparations- und Stabilisationsvorgänge hinweisen.

Die Höhenminderung eines Zwischenwirbelraumes als Hinweis auf eine Bandscheibenläsion geht mit einer mehr oder minder ausgeprägten vermehrten subchondralen Sklerosierung der Boden- und Deckplatten der angrenzenden Wirbelkörper (Osteochondrose) einher, an denen Unregelmäßigkeiten und Verdichtungen im Röntgenbild zu erkennen sind. An den Wirbelkörperkanten kommt es zur Ausbildung von Randzacken (Spondylophyten) bis zu mächtigen „zuckergußartigen" Knochenwülsten, die mehrere Wirbelkörper spangenartig umgreifen können. Bei der Beurteilung solcher Veränderungen gilt es wieder besonders, zwischen morphologischer, funktioneller und neurologisch wirksamer Veränderung zu differenzieren: Da die exophytären spondylotischen Knochenproliferationen häufig an den seitlichen und vorderen Wirbelkörperbegrenzungen im Sinne von reaktiven Abstütz- und Stabilisationsprozessen vorkommen, ohne Rückenmark oder Nervenwurzeln zu tangieren, steht das eindrucksvolle Röntgenbild einer Osteochondrose und/oder Spondylose (Spondylarthrosis deformans) nicht selten im Gegensatz zu einem minimalen oder fehlenden, neurologischen Befund. Wichtiger erscheint daher der Hinweis, auf umschriebene *segmentale degenerative Veränderungen* zu achten, die sich von den allgemeinen „altersentsprechenden" Veränderungen des gerade Untersuchten deutlich abheben.

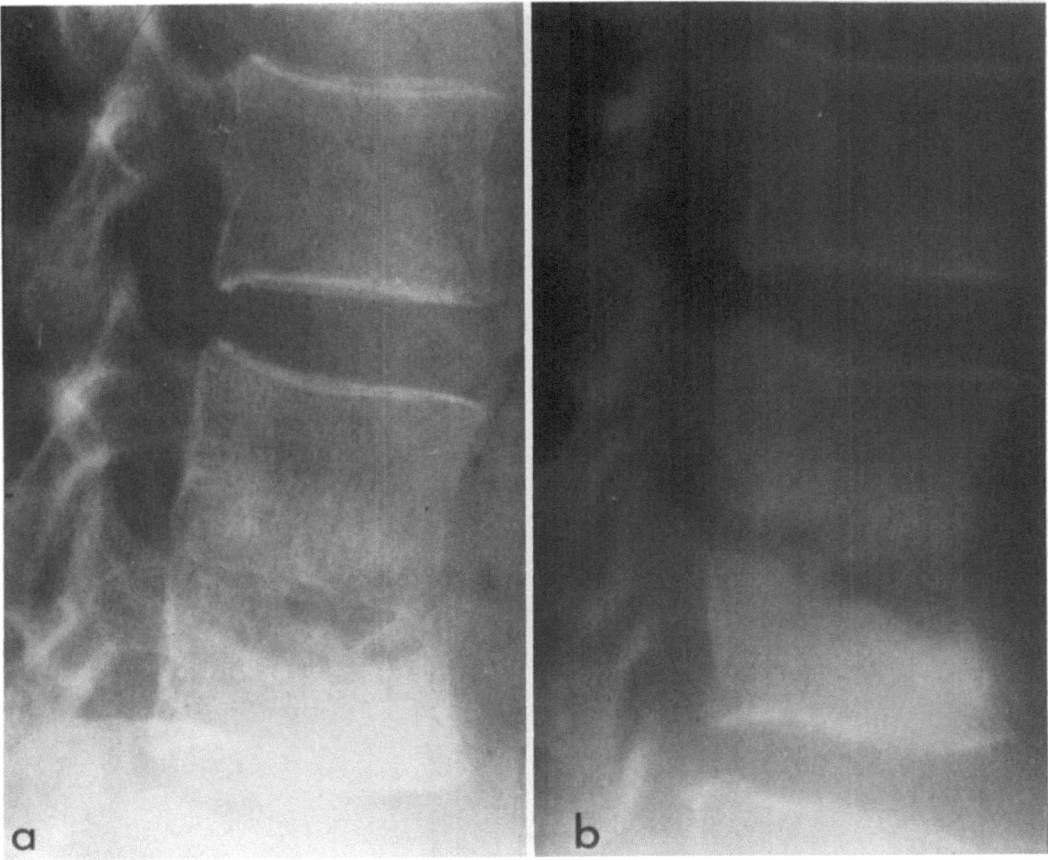

Abb. 3.4.8. a Nativ-, **b** Schichtbild einer Spondylitis tuberculosa (op. verifiz.) von LWK$_4$ mit Ausdehnung über den Bandscheibenraum LW $_{3/4}$. (Röntgen-Symptome: Ausgedehnter knöcherner Defekt ohne reaktive Randsklerosierung in der Nähe der Abschlußplatten, Verschmälerung des Zwischenwirbelraumes)

Hieraus ergeben sich meist wichtige Hinweise auf ein vorausgegangenes Trauma oder eine Entzündung. Die Einengung des knöchernen Spinalkanals durch dorsale Randzacken läßt sich meist nur durch eine Tomographie überlagerungsfrei beurteilen. Nur im Zervikalbereich sind zur Beurteilung der Foramina intervertebralia Schrägaufnahmen erforderlich.

Nach Besprechung der degenerativen Veränderungen, die das Röntgenbild sichtbar macht, scheint es erwähnenswert, daß der akute Prolaps erwartungsgemäß weder durch degenerative osteochondrotische und/oder spondylotische Veränderungen bzw. eine Höhenminderung des Zwischenwirbelraumes gekennzeichnet ist. Vielmehr ergeben sich indirekte Hinweise eher aus Blockaden eines Bewegungssegmentes auf Funktionsaufnahmen.

3.4.3.3 Raumforderungen

Raumforderungen zeigen im allgemeinen keine spezifischen Veränderungen in der Nativdiagnostik. Das darf aber nicht dazu verleiten, ganz auf diese zu verzichten. Vielmehr sollte sie stets die Grundlage zur Planung der weiterführenden Spezialdiagnostik sein. Wie wir schon bei dem akuten Bandscheiben-Prolaps als der häufigsten extraduralen Raumforderung gesehen haben, stehen die indirekten Hinweise im Vordergrund: z.B. Haltungsanomalien infolge einer Wurzelirritation mit segmentaler Blockierung. Bei Tumoren kommt der Nachweis einer Destruktion mit Infiltration des Knochens, einer Usur mit reaktiver Randsklerosierung oder Knochenneubildung im Tumor sowie die Folgezustände eines durch Tumordestruktion zusammengesinterten Wirbels als wesentlicher Informationsgewinn hinzu. Eine pathologische prä- oder paravertebrale Weichteilverschattung kann Hinweis auf die Tumorausdehnung über den vertebralen Bereich hinaus sein.

Auch wenn es keine spezifischen Röntgensymptome eines Tumors in der Nativdiagnostik der Wirbelsäule gibt und sogar die Differenzierung gutartiger und bösartiger Tumoren fließende Grenzen aufweist, so finden sich doch charakteri-

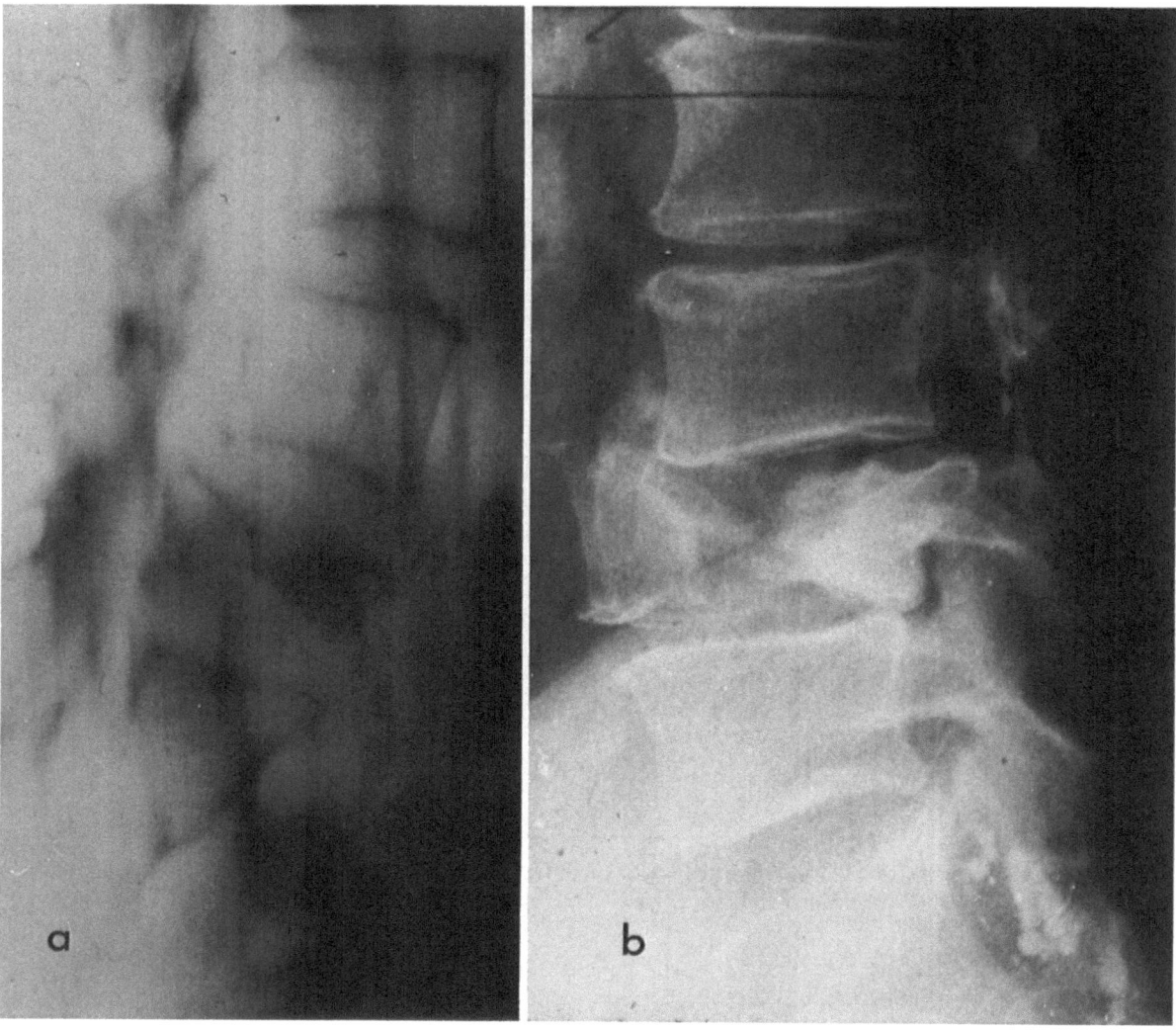

Abb. 3.4.9 a–d. Vergleich von LWK-Deformierungen unterschiedlicher Genese: **a** Osteoporosebedinge Spontanfraktur von LWK$_5$. Beachte erhöhte Strahlentransparenz der übrigen Wirbelkörper („Glaswirbel"). **b** Traumatische LWK$_4$-Fraktur mit Dislokation in den Spinalkanal, frisch und **c** Verlaufskontrolle mit knöchernem Durchbau. **d** „Schmetterlingswirbel" als Dysplasie ohne Dislokation

stische Sekundärveränderungen, die vor allem in Kenntnis der Anamnese und des klinischen Befundes fast pathognomonisch sein können:

1. Die Arrosion bzw. verstärkte Exkavation der Wirbelkörperhinterkante, die Entrundung der Bogenwurzelovale weisen auf langsam wachsende intraspinale Tumoren hin (Abb. 3.4.6).
2. Der mehr unregelmäßig begrenzte Defekt läßt an eine maligne Tumorexpansion denken.
3. Die Aufweitung eines Foramen intervertebrale ist fast pathognomonisch für das Vorliegen eines Neurinoms (Abb. 3.4.7).
4. Da unter den Wirbelkörpertumoren die malignen Prozesse weitaus häufiger sind und hierbei die Metastasen überwiegen, zumal 80% aller Knochenmetastasierungen die Wirbelsäule einbeziehen, ergibt sich hieraus ein artdiagnostischer Hinweis. Die meisten Metastasen sind osteolytisch und lassen im Röntgenbild einen meist unregelmäßig und mehr oder weniger scharf begrenzten Defekt erkennen. Im initialen Stadium kann er ebenso wie die osteoplastischen Metastasen und ihre Mischformen (z.B. Prostata-, Mamma-Ca) in der Übersichtsaufnahme infolge Überprojektion durch Weichteile und degenerative oder regressive Veränderungen dem Nachweis entgehen. *Verlaufskontrollen* und die zusätzliche *Schichtuntersuchung* sind wesentliche Maßnahmen zur Verbesserung der Frühdiagnose. Die Prädilektionsstelle der Metastasenabsiedelung sind häufig die Bogenwurzeln (im Gegensatz zu den entzündlichen Prozessen),

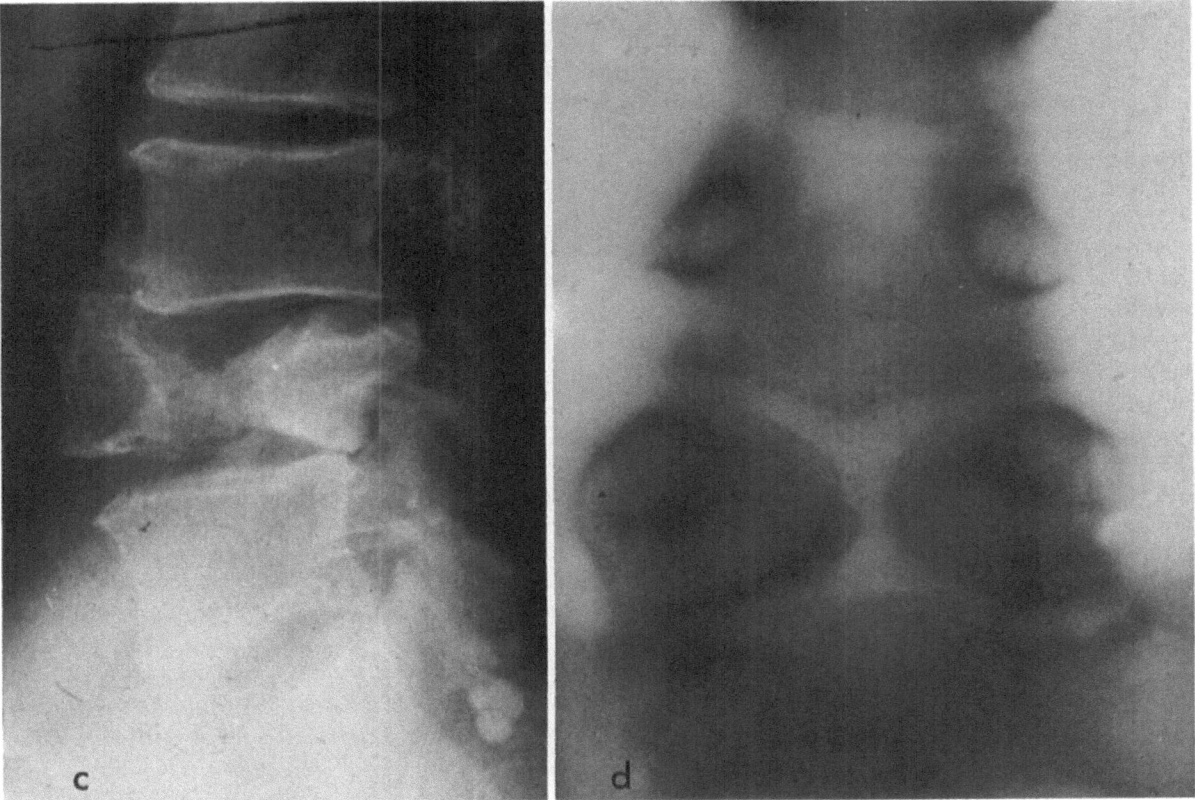

weshalb bei der Beurteilung eines Röntgenbildes auf die gute Abgrenzbarkeit dieser Strukturen besonders zu achten ist (Abb. 3.6.6).

Für die Differentialdiagnose einer zunächst als Strukturauflockerung imponierenden Herdbildung kann die Kontrollaufnahme ebenfalls wertvolle Dienste leisten, da Form- und Größenveränderung eher für ein prozeßhaftes Geschehen sprechen.

Allen Wirbelkörpertumoren ist gemeinsam, daß sich eine spinale neurologische Symptomatik erst nach Überschreiten der Wirbelgrenzen durch direkte Tumorkompression oder Achsverschiebung als Folge eines Wirbelzusammenbruchs ergibt.

3.4.3.4 Entzündliche Erkrankungen

Entzündliche Erkrankungen der Wirbelsäule führen ebenfalls erst über die Zerstörung des Wirbelkörpers, der Bandscheiben und des Bandapparates, über die Gefügestörung oder Achsknickung zur neurologischen Symptomatik. An dieser Stelle soll nicht auf die entzündlichen Prozesse aus dem rheumatischen Formenkreis (z.B. Spondylitis ankylopoetica, PCP oder Psoriasis) eingegangen werden. Von den infektiösen Spondylitiden spielt die tuberkulöse die wichtigste Rolle. Bei den unspezifischen Entzündungen handelt es sich vorwiegend um Staphylokokkeninfektionen, wobei neben der hämatogenen Aussaat die fortgeleitete z.B. als Folge einer Diskographie oder Bandscheibenoperation im Rahmen einer Diszitis hervorzuheben ist.

Die Problematik der Röntgendiagnose liegt in der häufig uncharakteristischen oder langen Anamnese: Die hämatogene Streuung liegt Wochen oder Monate zurück (bei der Tuberkulose mindestens 6–12 Monate, bei der unspezifischen Entzündung kürzer). Es besteht eine zeitliche Diskrepanz zwischen klinischen und radiologischen Symptomen. An dieser Stelle ist deshalb wieder besonders an die Verlaufskontrollen unter Einbeziehung von Schichtaufnahmen zu erinnern.

Beiden Formen der Spondylitis ist gemeinsam, daß sich nach der hämatogenen Aussaat die Herde in der Nähe der Wirbelkörperabschlußplatten ausbilden und bald auf die Bandscheiben übergreifen. (Dies ist übrigens ein wichtiges differentialdiagnostisches Kriterium gegenüber den tumorösen Wirbelkörperprozessen, bei denen die Bandscheibe bis zur Zerstörung des Wirbelkörpers erhalten bleibt). Die Ausdehnung des entzündlichen Prozesses über die Wirbelkörper-Grenze hinaus (bei tuberkulösen häufiger als bei unspezifischen Prozessen) kann zu

Abszessen paravertebral bzw. epidural führen, wodurch sich eine direkte neurologische Symptomatik ergeben kann. Der entzündliche Prozeß kann sich grundsätzlich ubiquitär im gesamten WS-Bereich ausbreiten, meistens findet sich aber nur ein Segment und bevorzugt der untere Thorakal- bzw. Lumbalbereich betroffen (Abb. 3.4.8).

Im Röntgenbefund kommt der Frühdiagnose vor der Achsverschiebung und/oder dem Kompressions-Syndrom infolge der Destruktion eine wichtige Bedeutung zu, weshalb wieder besonders auf die Verlaufskontrollen und eventuell zusätzliche Schichtaufnahmen hinzuweisen ist. Die radiologischen Frühsymptome einer Spondylo-Diszitis sind (initial oft nur diskrete) Höhenminderungen eines Zwischenwirbelraumes, Konturunschärfen oder -unterbrechungen bzw. Verschmächtigungen der angrenzenden Wirbelabschlußplatten. Die Differentialdiagnose zwischen spezifischer und unspezifischer Entzündung ist im Anfangsstadium sicher nicht möglich, wenn sich nicht klinische oder anamnestische Hinweise ergeben. Der Verlauf zeigt aber bei der tuberkulösen Spondylitis eine stärkere destruktive Ausbreitung über die ersten Jahre der Erkrankung, während bei den unspezifischen Entzündungen schon nach Monaten reaktive Reparations- und Stabilisationsvorgänge zu beobachten sind, die mit Sklerosierung der Randzonen und dem degenerativen Umbau entsprechenden Spondylophyten sowie Blockwirbelbildungen einhergehen. Paravertebrale Verkalkungen können in diesem Zusammenhang nahezu charakteristische Hinweise auf eine tuberkulöse Abszeßbildung sein. Zur Differentialdiagnose gegen tumorbedingte Destruktionen sei daran erinnert (s. 3.4.3.3) daß in diesen Fällen die Tumorausdehnung bis zur Überschreitung der Wirbelkörpergrenzen die Bandscheiben intakt läßt, während die entzündlichen Prozesse schon früh auf die Bandscheiben übergreifen.

3.4.3.5 Spinale Beteiligung bei allgemeinen Skeleterkrankungen

Als wichtigster Vertreter soll hier kurz die Osteoporose besprochen werden, da sie mit zunehmendem Alter (vor allem bei Frauen nach der Menopause) relativ häufig ist, die Diagnose aus dem Röntgenbild aber sehr problematisch sein kann. Die vermehrte Strahlentransparenz als Ausdruck des reduzierten Kalksalzgehaltes des Knochens ist leider sehr relativ zu werten, da einmal die Belichtung der Röntgenaufnahme ohne Standardisierung dem Untersucher ein subjektives, von der Erfahrung abhängiges Urteil abverlangt, zum andern aber erst eine Reduzierung des Kalksalzgehaltes um etwa 70% eine Entkalkung röntgenologisch sichtbar macht.

Der Schmerz, ein führendes klinisches Symptom der Osteoporose, der schon vor der gefürchteten Spontanfraktur, die durch Achsverschiebungen oder direkte Kompression zu einer neurologischen Symptomatik führen kann, ist eine der häufigsten Indikationen zur Röntgenuntersuchung. Erwartungsgemäß stellt daher die Osteomalazie den Untersucher vor differentialdiagnostische Probleme, da eine „Strukturauflockerung" bzw. Entkalkung Frühsymptom eines tumorösen wie entzündlichen Prozesses sein kann und/oder Hinweis auf das Vorliegen einer Osteoporose ist. Besonders bei multiplen diffusen Entkalkungen können anamnestische und klinische Angaben, insbesondere laborchemische Werte und Vergleichsuntersuchungen anderer Skeletabschnitte erforderlich sein, um nicht z.B. multiple Metastasen oder Myelome falsch einzuschätzen.

Unter den Röntgensymptomen der Osteoporose ist die „vermehrte Strahlentransparenz", wie oben ausgeführt, mit Zurückhaltung zu bewerten. Die Ausbildung von „Glaswirbeln" infolge des reduzierten Kalksalzgehaltes der Wirbelkörper und dadurch schärfer hervortretender Wirbelkanten und/ oder die Entwicklung von „Fischwirbeln" im Lumbalbereich (thorakal eher Keilwirbel) als Folge der Druckbelastung des „erweichten" Wirbels beschrieben mit den gewählten Ausdrücken recht gut auch die funktionelle Seite der Erkrankung mit der häufigen Komplikation der Spontanfraktur. Ist es aber zu einer Spontanfraktur gekommen, muß die Differentialdiagnose zu tumor- oder entzündungsbedingter Destruktion sehr kritisch gestellt werden, insbesondere, wenn noch ein fragliches Trauma anamnestisch diskutiert werden muß (Abb. 3.4.9).

3.4.3.6 Verletzungen

Verletzungen der Wirbelsäule, eine Domäne der Röntgen-Nativdiagnostik, werden heute zunehmend im akuten Stadium zuerst – vor allem in der häufigen Kombination eines Polytraumas, wobei die Schädel-Hirn-Verletzung im Vordergrund steht – mit der Computertomographie untersucht. Dies ist aus praktischen und diagnostischen Erwägungen durchaus begründet:

1. Der Schwerverletzte kann ohne Gefährdung durch Umlagerung oder weitere Transportwege, einer polytopen Symptomatik entsprechend, umfassend untersucht werden.
2. Besonders bei Wirbelsäulenverletzungen stehen schwere neurologische Ausfälle häufig im Gegen-

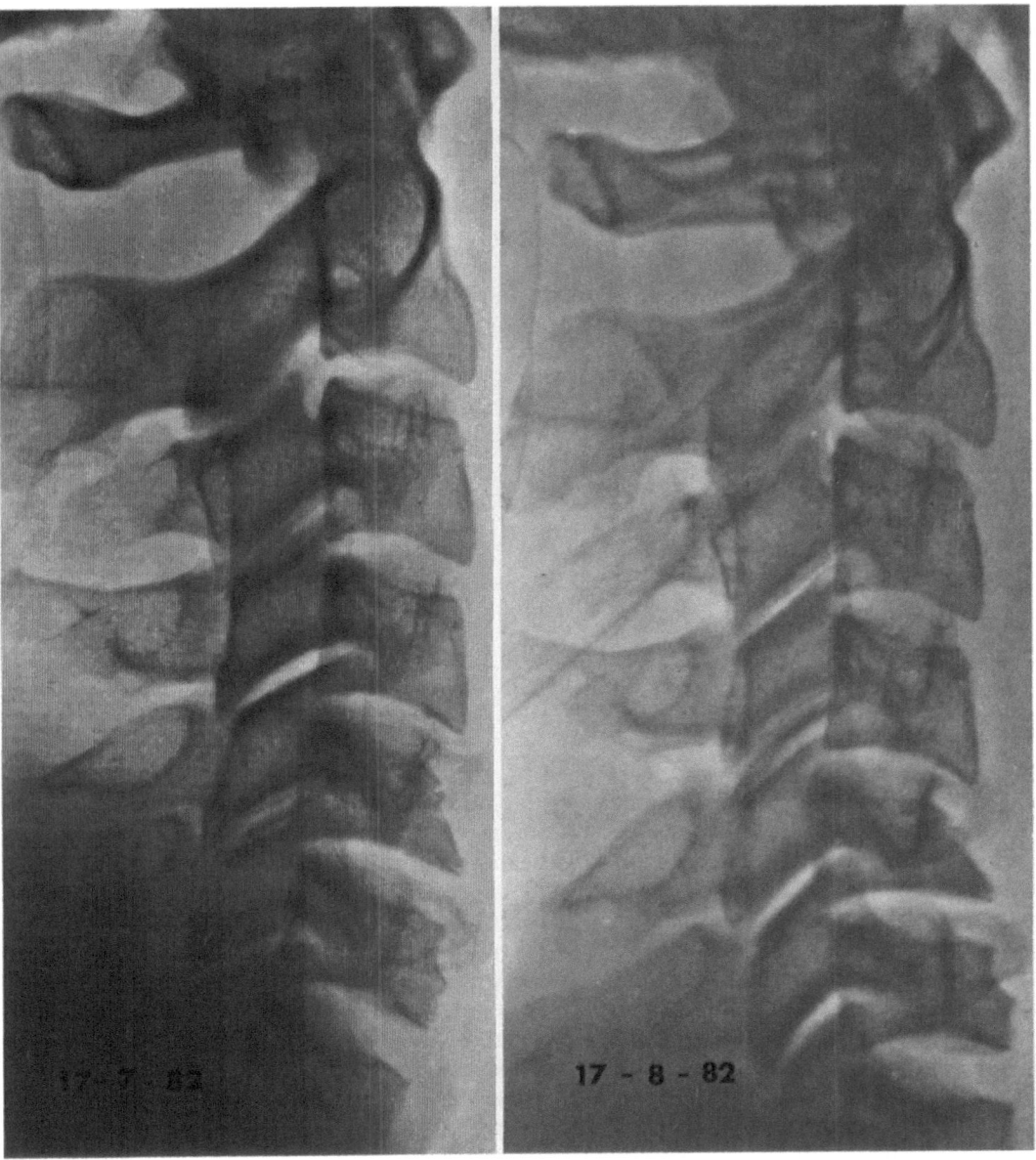

Abb. 3.4.10. Verlaufskontrolle einer nicht erkannten Kompressionsfraktur von HWK$_5$ und HWK$_6$ am Unfalltag und 4 Wochen später (klinisch: Querschnitt bei C$_4$, 19 j. Mann) (röntgenologisch: keilförmige Kompression von HWK$_5$ und $_6$. Dorsale Wirbelkörpergrenze erscheint am 17.7. intakt. Am 17.8. dann Konturunschärfe und angedeutete Achsknickung. Erst die Computer-Tomographie zeigt intraspinalen Sequester, der die eigentliche neurologische Symptomatik verursacht

satz zu initial geringen röntgenologisch faßbaren Veränderungen. Z.B. können ätiologisch zugrunde liegende Schwellungen oder Blutungen – wenn überhaupt – mit Hilfe der CT eher aufgedeckt werden.

Sobald dies aber klinisch ohne besondere Gefährdung des Patienten möglich ist, sollte gerade in der Akutphase eine Röntgen-Nativdiagnostik durchgeführt werden, da hierbei neben den morphologischen Strukturveränderungen besonders funktionelle Auffälligkeiten im Sinne einer Gefügestörung erfaßt werden können. Außerdem ist auf die (nicht zuletzt forensisch) wichtige Befunddokumentation einer Ausgangssituation zum Zeitpunkt des Traumas hinzuweisen, da erst in Verlaufsuntersuchungen die Beurteilung von degenerativen Reparationsvorgängen möglich ist und die Differentialdiagnose gegen präexistente Veränderungen sonst schwierig werden kann (Abb. 3.4.10).

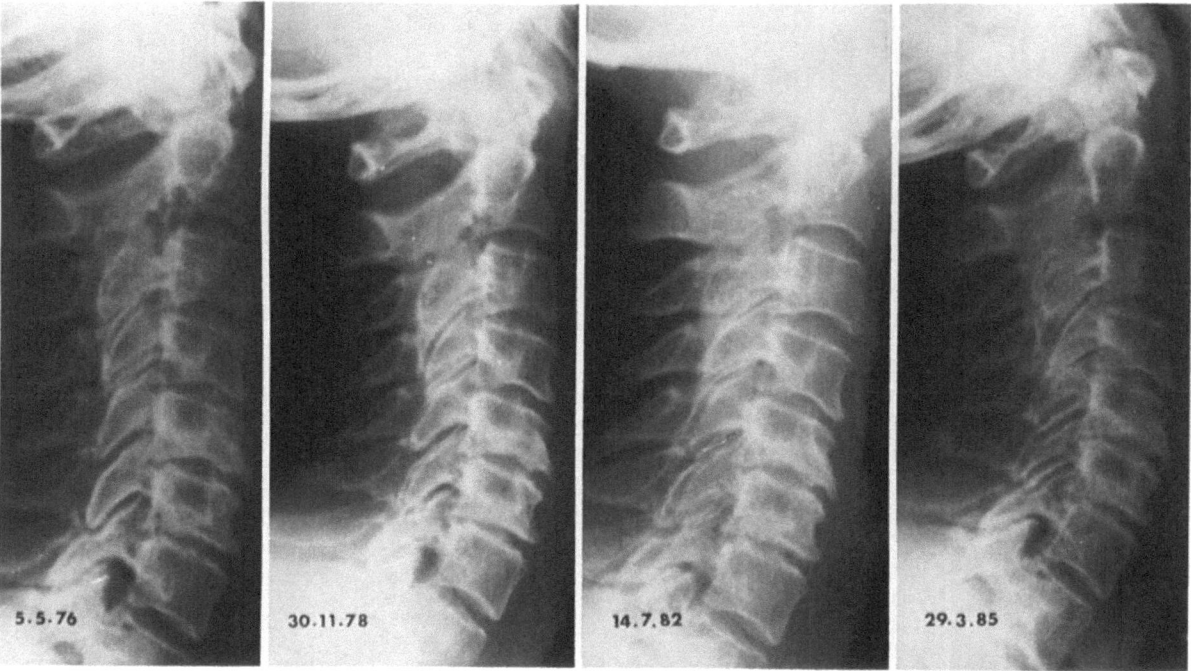

Abb. 3.4.11. Verlaufsbeobachtung bei Zustand nach HWS-Schleudertrauma 1974 mit reversiblen neurologischen Ausfällen (H.K. *1918). Röntgenbefund einer umschriebenen segmentalen Osteochondrose bei $HW_{5/6}$ und $HW_{6/7}$ als „Narbenzustand" 2 J. nach dem Trauma zeigt im Verlauf von 9 J. keine weitere Progression. (Vgl. Abb. 3.4.5)

Bei der Beurteilung posttraumatischer Veränderungen im Röntgenbild spielt die Kenntnis der Anamnese und insbesondere des Pathomechanismus eine wesentliche Rolle, da es nicht nur zu mehr oder weniger gut sichtbaren Strukturveränderungen an den knöchernen Abschnitten der Wirbelsäule kommt, sondern auch Zerrungen oder gar Zerreißungen des Bandapparates, der Gelenkkapseln und der Bandscheiben vorliegen können, die nur an indirekten röntgenologischen Symptomen erkennbar sind und häufig erst durch Anfertigung von Funktionsaufnahmen evident werden.

In diesem Zusammenhang soll nur auf das Flexionstrauma wegen seiner Häufigkeit in Verbindung mit Verkehrsunfällen kurz eingegangen werden. Das HWS-Schleudertrauma (whiplash) mit einem meist charakteristisch ausgeprägten subjektiven Beschwerdebild ohne wesentliche neurologisch objektiv nachweisbare Ausfälle ist eine sehr häufige Indikation zur Röntgenuntersuchung (Abb. 3.4.11). Dies ist gerechtfertigt, obwohl eine Gefügelockerung oft nur durch indirekte Hinweise oder aus zusätzlichen Funktionsaufnahmen zu entnehmen ist. Diskrete Höhenminderungen des Zwischenwirbelraumes und/oder der Wirbelkörper als Hinweis auf eine Kompression lassen sich meist nur durch exaktes Ausmessen und Vergleich mit benachbarten Segmenten feststellen. Eine zusätzliche Röntgentomographie kann notwendig werden. Kantenabbrüche sind charakteristisch für den Pathomechanismus des Flexionstraumas. Sie erlangen Bedeutung vor allem, wenn sie dorsal liegen und zu einer Rückenmarkskompression führen. Auch hier kann eine Tomographie wesentlich zur Klärung beitragen. Die Differentialdiagnose zu persistierenden Apophysen der Wirbelkörperrandleisten oder degenerativen Veränderungen kann schwierig sein und muß besonders sorgfältig analysiert werden.

Abschließend zu diesem Kapitel sei noch einmal hervorgehoben, daß die Röntgennativdiagnostik ein wichtiger Teil der klinischen Diagnostik ist, der in Kenntnis von Anamnese und klinischem Befund hilfreich für die Diagnosefindung und/oder Ausgangsbasis für eine weitere bildgebende Diagnostik ist. Bei sorgfältiger Indikationsstellung können unnötige Untersuchungen dem Patienten erspart und eine weiterführende Diagnostik besser geplant werden. Die voranstehenden Ausführungen erheben keinen Anspruch auf vollständige Darstellung röntgenologischer Wirbelsäulen-Diagnostik, sollen aber dazu beitragen, daß der Kliniker, der Kranke mit einer spinalen Symptomatik behandelt, wesentliche allgemeine und spezielle Zeichen im Röntgenbefund selbst erkennt und/oder lernt, an den Neuroradiologen präzise Fragestellungen in der Röntgenanforderung zu richten.

Literatur

1. Brocher JEW (1970) Die Wirbelsäulenleiden und ihre Differentialdiagnose, 6. Aufl. Thieme, Stuttgart
2. Crow NE, Brogdon BG (1959) The normal lumbosacral spine. Radiology 72:97
3. Decker, K (1960) Klinische Neuroradiologie. Thieme, Stuttgart
4. Janker R (1977) Röntgen – Aufnahmetechnik. Allgemeine Grundlagen und Einstellungen. 1. Teil, 10. Aufl. Springer, Berlin Heidelberg NewYork
5. Mumenthaler M, Schliack H (Hrsg) (1982) Läsionen peripherer Nerven. Diagnostik und Therapie, 4. Aufl. Thieme, Stuttgart
6. Piepgras U (1984) Neuroradiologie. (In der TB-Reihe: Röntgen. Wie? Wann? Bd IV), 2. Aufl. Thieme, Stuttgart
7. Torklus D, Gehle W (1975) Die obere Halswirbelsäule. Regionale Morphologie, Pathologie und Traumatologie. Praktischer Röntgenatlas und Systematik. Thieme, Stuttgart
8. Wackenheim A (1983) Röntgendiagnostik der Wirbel des Erwachsenen. (Radiodiagnostische Übungen.) Springer, Berlin Heidelberg New York

3.5 Spinale Computer-Tomographie

W.-D. SCHOPPE und R.M. JUNGBLUT

3.5.1 Einleitung

Die Computer-Tomographie (CT) hat bei der Untersuchung der Wirbelsäule ihren festen Stellenwert. Sie zeichnet sich aus durch die überlagerungsfreie Darstellung von Organstrukturen im Transversalschnitt, eine hohe Kontrast- und Ortsauflösung von Gewebestrukturen sowie durch einen für den Patienten schonenden Untersuchungsablauf bei fehlender Invasivität. Da im Gegensatz zur CT der großen Körperhöhlen bei der spinalen CT (sp CT) in der Regel eine unwesentliche Einbuße der Bildqualität durch vegetativ beeinflußte Bewegungsartefakte (Herzaktionen, Darmperistaltik) besteht, hat sich die Anwendung dieser Untersuchungstechnik bereits mit der Inbetriebnahme von Ganzkörper-CT-Scannern der zweiten Generation (Abtastzeiten von mehr als 10 s) bewährtermaßen durchgesetzt. Inzwischen erfolgte zusätzliche technische Weiterentwicklungen haben darüber hinaus die diagnostische Leistungsfähigkeit verbessert und die routinemäßige Anwendung erleichtert.

3.5.2 Anwendung der spinalen Computer-Tomographie

3.5.2.1 Technische Voraussetzungen

Die optimale Ausrüstung eines CT-Gerätes zur Darstellung spinaler Prozesse sollte folgende technische Möglichkeiten besitzen:

a) Hochauflösende Darstellung mit einer räumlichen Auflösung von weniger als 0,8 mm und einer Kontrastauflösung von unter 0,5%.
b) Nach beiden Seiten um ca. 20° kippbare Gantry, um eine Schichtung parallel zu den Ebenen der Wirbelkörperabschlußplatten zu ermöglichen.
c) Dünnschichtverfahren mit einer Schichtdicke von 1–2 mm zur Verbesserung der Ortsauflösung.
d) Vergrößerungsmöglichkeit von Detailstrukturen aus dem Übersichtsquerschnittbild (z. B. isolierte Darstellung der Wirbelsäule).
e) Bildrekonstruktion angrenzender oder überlappender Transversalschichten in koronarer, sagittaler und schräger Ebene.
f) Anfertigung eines digitalen Übersichtsbildes (Scout-View, Topogramm, Scannogramm) zur

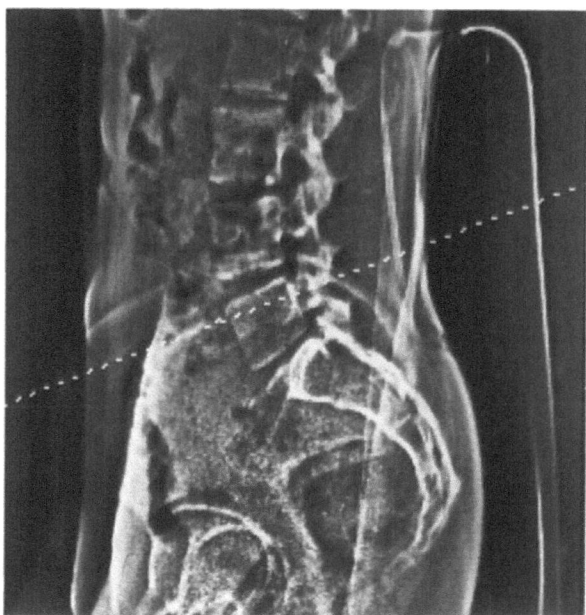

Abb. 3.5.1. Seitliches digitales computergesteuertes Übersichtsbild der LWS mit Lokalisationshilfe (Oberkante des 5. LWK)

Lokalisation, exakten Positionierung und topographischen Korrelationen der Transversalschnitte (Abb. 3.5.1).

Von untergeordneter Bedeutung sind die Abtastzeiten des verwendeten Gerätes, da Bewegungsartefakte durch Peristaltik, Herz- und Gefäßpulsationen oder Atmung bei der spinalen CT in der Regel unbedeutend sind. Zu Einzelheiten sei auf die einschlägige Übersichtsliteratur verwiesen (Wegener, Haughton u. Williams).

3.5.2.2 Strahlenbelastung von spinalen CT-Untersuchungen

Da es sich bei der CT um die medizinische Anwendung von Röntgenstrahlen handelt, muß die auftretende Strahlenbelastung bei der Indikationsstellung berücksichtigt werden. Diese ist pro Untersuchung abhängig von:

– den technischen Kenndaten des CT-Gerätes (kV, mAs, Impulsdauer, Abtastzeit pro Bild)
– der Zahl der erforderlichen CT-Bilder
– der Schichtdicke pro Bild
– des Ausmaßes der Überlappung angrenzender Schichten

McCullough et al. haben für verschiedene CT-Geräte die Oberflächendosis der Haut unter gleichen Untersuchungsbedingungen gemessen. Sie liegt zwischen 2 und 10 rad pro CT-Schicht. Für die

Tabelle 3.5.1. Ergebnisse der Dosismessungen für drei radiologische Untersuchungsverfahren der unteren LWS: konventionelle Schichtuntersuchung, Myelographie, Computertomographie (V. John, K. Ewen)

Körperregion	Dosis (mrd)		
	konv. Schichtuntersuchung	Myelographie	Computertomographie
Schädel	1,2	0,7	0,3
Schulterblatt	1,3	7,6	0,6
Schlüsselbein	1,2	5,2	0,4
Brustbein	2,1	23	1,1
Rippen	33	487	14
Brustwirbelsäule	2,3	40	3,4
Lendenwirbelsäule	56	426	47
Kreuzbein	59	144	1268
Becken	52	342	784
Rotes Knochenmark	32	215	392
Schilddrüse	2,1	4	0,5
Weibliche Brust	2,4	20	2
Lunge	2,3	31	2
Hoden	33	12	7
Ovarien	317	20	55

vergleichende Beurteilung der Belastung röntgendiagnostischer Maßnahmen sollten jedoch nicht die Oberflächenbelastung der Haut, sondern die entsprechenden Organdosen herangezogen werden. John et al. haben für spinale CT-Untersuchungen unter Dünnschichtbedingungen sowie für konventionelle Röntgenaufnahmen entsprechende Daten erhoben (Tab. 3.5.1).

Eine Gegenüberstellung der Meßwerte zeigt, daß unter den zugrunde gelegten Bedingungen die somatische Belastung bei CT-Untersuchungen deutlich höher anzusetzen ist, als von konventionellen Röntgenverfahren. Erfolgt eine Überlappung angrenzender Schichten, sind die angegebenen Dosiswerte noch um den Faktor 1,8–2,0 zu multiplizieren.

Unter Berücksichtigung der Tatsache, daß bei einem 35jährigen Erwachsenen Becken 35%, Wirbelsäule 30% und Schädelknochen 15% des aktiven roten Knochenmarkes ausmachen, ist die somatische Belastung des Knochenmarks repräsentativ für das Rückenmark (Jahresbericht des Bundesministers für Inneres 1976).

Es ergeben sich bei der spinalen CT demnach Strahlenbelastungen des Rückenmarks in der Größenordnung von 0,5–3,0 rad pro Untersuchung. In Anbetracht des Informationsgewinns sowie der notwendigen therapeutischen Konsequenz (z.B. Durchführung operativer Maßnahmen) sind derartige Belastungen vertretbar. Sie sind jedoch vor einer Anwendung von spinalen CT-Untersuchungen zu bedenken.

3.5.2.3 Spinale CT und Anatomie der Wirbelsäule

Die Wirbelsäule sollte möglichst in parallelen Ebenen zu den Wirbelkörperabschlußplatten geschichtet werden. Dadurch wird eine den wahren anatomischen Verhältnissen entsprechende Abbildung der knöchernen Anteile der Wirbelkörper, Wirbelbögen, des Spinalkanals sowie der Zwischenwirbelscheiben erreicht (Abb. 3.5.2).

Erschwernisse der diagnostischen Beurteilbarkeit von spinalen CT-Untersuchungen ergeben sich durch die anatomischen Besonderheiten der Wirbelsäule. Durch den physiologischen Wechsel von Lordose und Kyphose kommt es zu wechselnden Neigungen der Wirbelkörperebenen bezogen auf die Wirbelsäulenlängsachse. Dies führt – falls die Neigung der Schichtebene nicht entsprechend korrigiert wird – bei transversaler Schichtung zur Überlagerung benachbarter Strukturen (Volumenteileffekte) verbunden mit Formänderungen der knöchernen Wirbelsäule, der sie umgebenden Weichteile (z.B. Zwischenwirbelscheiben) sowie des Spinalkanals im Querschnittsbild. Weiterhin kommt es zur Darstellung topographisch differenter Anteile von knöcherner Wirbelsäule und Rückenmark (Abb. 3.5.3). Dieses führt zu einer Diskrepanz zwischen computertomographisch erhobenen und anatomisch vorhandenen Meßgrößen (Kassel).

Lackner et al. haben für den LWS-Bereich gezeigt, daß Neigungen der Scanebene gegenüber der Wirbelkörperabschlußebene von 20° eine Vergrößerung des anterior/posterioren Durchmessers des Spinalkanals von ca. 10% bewirken. Eine darüberhinausgehende Abweichung der Schichtebene von der Idealebene (90° zur Längsachse des Spinalkanals gelegen) führt zu Verzerrungen, die mehr als 50% der wahren anatomischen Maße betragen können. Es ist deshalb darauf zu achten, daß durch Lagerungsausgleich der Lenden- und Halswirbelsäulenlordose in Verbindung mit einer optimalen Gantry-Neigung die Schichtebenen möglichst parallel zu den Wirbelkörperabschlußebenen geführt werden (Lackner et al., Larsen et al., Müller et al.). Der Übergang L_5/S_1 kann bedingt durch seine besonders starke Neigung des Zwischenwirbelraumes diesbezüglich ein Problem darstellen.

Folgende Parameter, die für eine umfassende Beurteilung der Wirbelsäule und des Spinalkanals wichtig erscheinen, lassen sich computertomographisch messen (Abb. 3.5.4).

AP: anteriore/posteriore Distanz
IPD: interpedikulare Distanz
IFD: Abstand der Facettengelenke
PH: Höhe der Bogenwurzeln
RL: Weite des Recessus lateralis

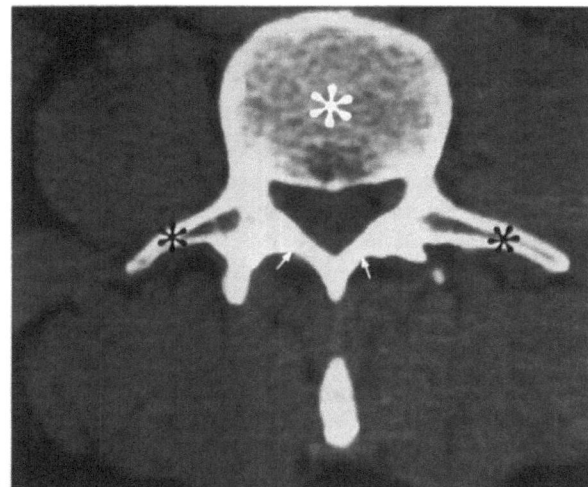
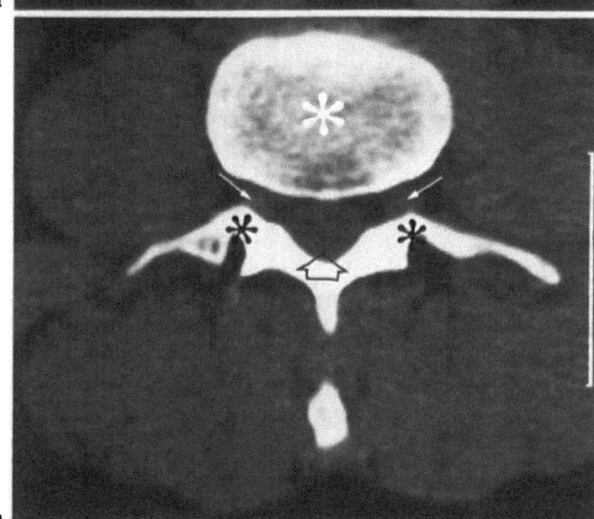
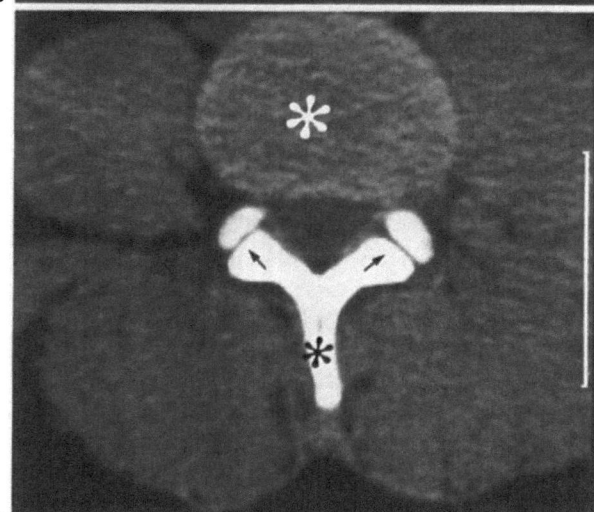

Abb. 3.5.2 a–c. Anatomie im CT-Bild. **a** Wirbelkörper mit Wirbelbogen ↑ und Querfortsätzen ✱. **b** Wirbelkörper, Wirbelbögen (✱), Duralsack ⇧, foramina intervertebralia und Ganglien (←). **c** CT-Schnitt durch die Zwischenwirbelscheibe (✱), Intervertebralgelenke (←), dorsaler Wirbelbogen, Dornfortsatz (✱)

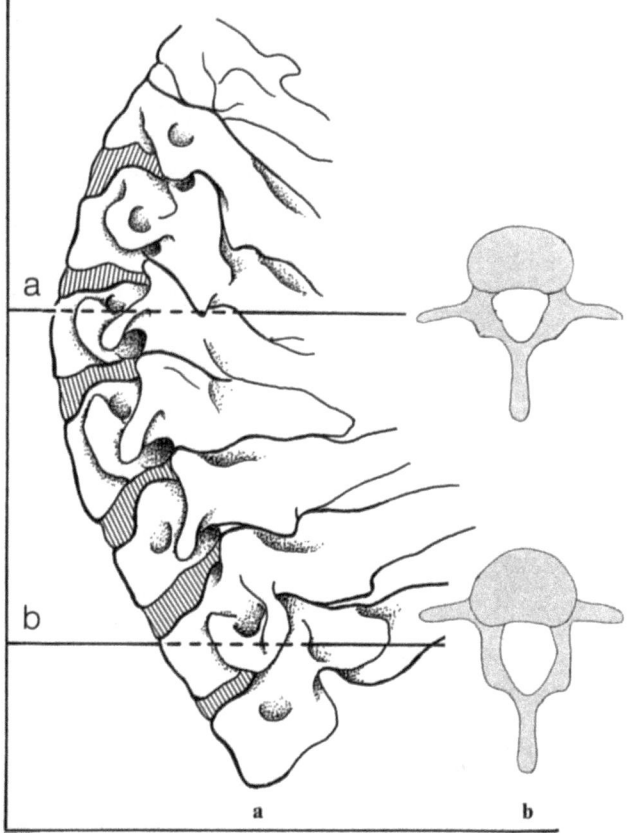

Abb. 3.5.3. a Fehlende Korrelation von Wirbelkörper und zugehörigem Rückenmarksegment bedingt durch eine Lordose der HWS bei transversaler Schichtung. *a* Korrekte anatomische Zuordnung; *b* Darstellung von nichtkorrespondierenden Anteilen der knöchernen Wirbelsäule und des Rückenmarks. **b** Räumliche Verzerrung anatomischer Strukturen (Wirbelkörper, Spinalkanal) durch eine Lordose bei transversaler Schichtung. *a* korrekte Darstellung der Anatomie bei achsengerechter Schichtlage. *b* Schräganschnitt der Wirbelsäule (Schichtebene beträgt nicht 90° zur Wirbelsäulenlängsachse)

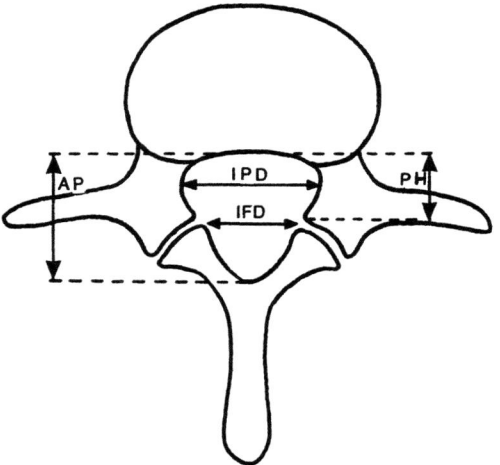

Abb. 3.5.4. Meßgrößen des Spinalkanals. *AP* anteriore/posteriore Distanz; *IPD* interpedikulare Distanz; *IFD* Abstand der Facettengelenke; *PH* Höhe der Bogenwurzeln

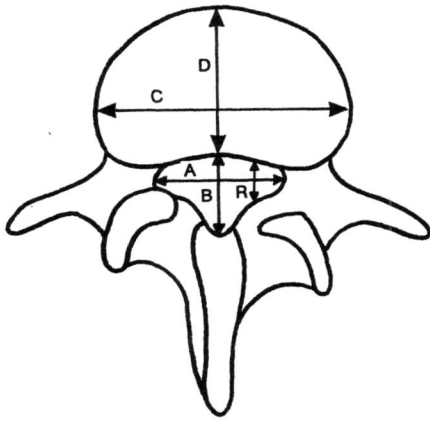

Abb. 3.5.5. Jones-Thomson-Quotient
$\overline{A \times B}$ 0,5–0,22 normale Weite des Spinalkanals
$\overline{C \times D}$ unter 0,22 Wirbelkanalstenose
R Weite des Recessus lateralis

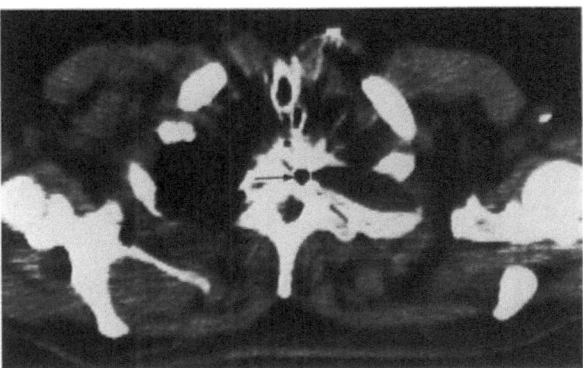

Abb. 3.5.6. 64jähriger Patient mit Zustand nach Schußverletzung. CT: Projektil (→) in Höhe des 1. BWK an der linken Dorsalkante des Wirbelkörpers gelegen. Vorliegen eines deutlichen Mediastinalemphysems. Operative Bestätigung

Nach Ullrich et al. liegen im Erwachsenenalter für den Lumbalkanal Stenosen vor, wenn der anteriore/-posteriore Durchmesser kleiner als 11,5 mm ist und der interpedikulare Durchmesser weniger als 16 mm beträgt.

Wackenheim et al. unterteilen in eine absolute Lumbalkanalstenose, wenn die AP-Distanz kleiner als 10 mm ist. Eine relative Stenose liegt zwischen 10 und 12 mm. Da die Gestalt einer Stenose im Transversalbild nicht nur von der AP-Distanz bestimmt wird, sondern auch entscheidend vom interpedikularen Abstand abhängt, wird die Berechnung des Jones-Thomson-Quotient den anatomischen Variationen von Spinalkanalstenosen gerechter (Abb. 3.5.5).

$A \times B / C \times D$ ist normal zwischen 0,5 und 0,22. Bei Werten unter 0,22 besteht eine Wirbelkanalstenose. Es läßt sich somit festhalten, daß für die Interpretation computertomographischer Befunde der Wirbelsäule eine optimale Untersuchungstechnik sowie die Kenntnis der Fehlermöglichkeiten vorausgesetzt werden müssen.

3.5.2.4 Einschränkungen in der Anwendung der spinalen Computertomographie

Einschränkungen bei der spinalen CT ergeben sich:

a) im Bereich des *cervico-thorakalen Überganges* wegen des Auftretens von Streifenartefakten. Diese sind durch die unterschiedlichen Gewebestrukturen des Schultergürtels bedingt.
b) durch mangelnde *Kooperation des Patienten*. Bewegungen während der Untersuchung führen über entsprechende Artefaktbildungen zu nicht auswertbaren CT-Bildern.
c) durch die Anwesenheit von *Metall* (Trachealkanülen, Clips, Zahnprothesen, Harrington u.a. Stäbe, Schmuck, Druckknöpfe, Drahtcerclagen, Projektile (Abb. 3.5.6). Sie führen bei der CT zu erheblichen Artefaktbildungen, die eine Auswertung besonders von Feinstrukturen nicht mehr zulassen.
d) aus *anatomischen* Gründen. Die gegenwärtig verfügbare Kontrastauflösung führt zu einer mangelhaften Differenzierbarkeit von Rückenmark und Liquorraum im cervico/thorakalen Bereich. Das gilt besonders für Untersuchungen von Kindern. Daraus ergibt sich, daß bei der Suche von spinalen Tumoren besonders im Kindesalter eine spinale CT in Verbindung mit intrathekaler Kontrastmittelgabe erforderlich sein kann (Abb. 3.5.7). Weiterhin führen Abwinkelungen der Wirbelkörper bei Skoliosen zu Volumenteileffekten (Müller et al.).

3.5.2.5 Untersuchungsablauf der spinalen Computer-Tomographie

Die CT-Untersuchung der Wirbelsäule erfolgt routinemäßig in Rückenlage. Sie kann allerdings auch in jeder beliebigen Position auf dem Untersuchungstisch erfolgen. Zusätzlich Stützhilfen wie Lagerungskeile, Stützkorsett oder Verbände können während des Abtastvorganges belassen werden, so lange sie keine Metallteile aufweisen. Mit Hilfe des digitalen Übersichtsbildes – meistens im lateralen Strahlengang angefertigt – wird eine exakte Positionierung der zu untersuchenden Wirbelsäulenregion vorgenommen (Abb. 3.5.1). Sie betrifft die exakte Bestimmung des Wirbelkörpers und die notwendige Korrektur der Gantryneigung.

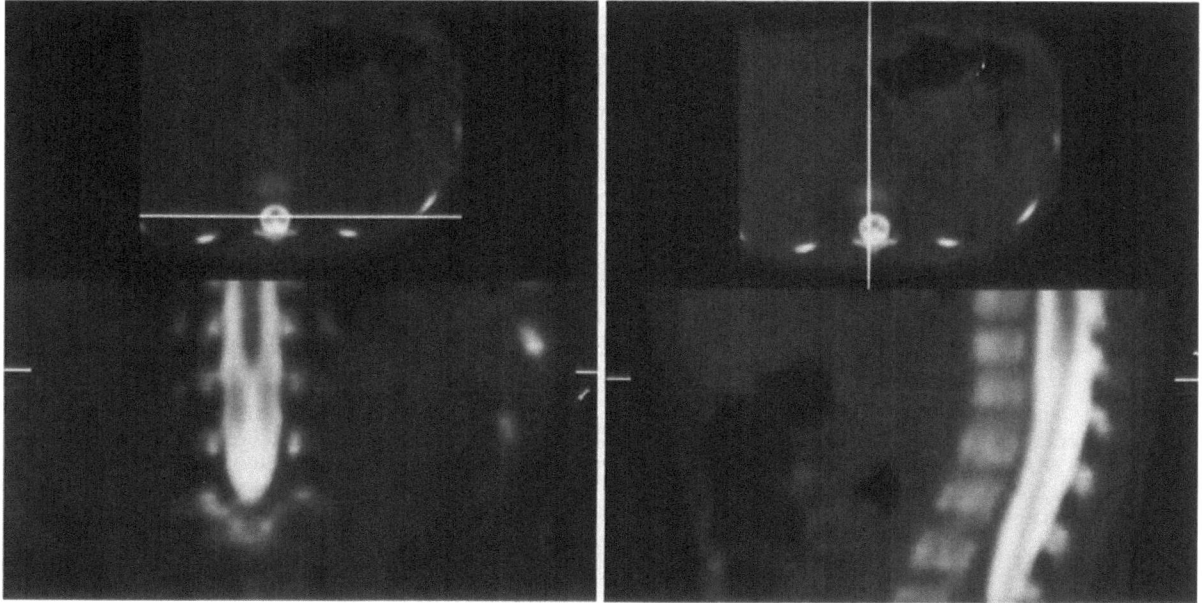

Abb. 3.5.7. a, b 11 Monate alter Junge mit inkompletter Paraplegie in Höhe D_{12}. Beiderseits bestehen Klumpfüße und eine Hüftluxation. Die Schichtung erfolgt wegen des Verdachtes auf einen intraspinalen Prozeß. In der Myelographie konnte ein auffälliger Befund nicht erhoben werden. CT: Kein Hinweis auf das Vorliegen eines intraspinalen raumfordernden Prozesses. Die Ursache des angeborenen Leidens konnte durch CT nicht ermittelt werden. a Koronare Rekonstruktion. b Sagittale Rekonstruktion

Werden mehrere Wirbelsegmente untersucht, kann eine Änderung der Schichtebene notwendig werden. Hierzu sollte das digitale Übersichtsbild erneut abrufbar sein.

Der Scanvorgang selbst kann mit unterschiedlichen Schichtdicken durchgeführt werden:

a) Normale Schichtdicke von 8–10 mm zur groben Orientierung, zur Beurteilung paravertebraler Prozesse und zur Diagnostik schwerer Wirbelkörperfrakturen.
b) Reduzierte Schichtdicke von 4–7 mm zur Erkennung knöcherner Wirbelkanalstenosen und von Frakturen sowie zur Diagnostik, Lokalisation und Ausdehnung intraspinaler Raumforderung evtl. in Kombination mit intrathekaler Applikation von wasserlöslichen Kontrastmitteln nach Myelographie.
c) Dünnschnittverfahren mit einer Schichtdicke von 1–2 mm zum Nachweis prolabierter Bandscheiben, Wurzelkompression und intraspinaler Raumforderungen.

Der Tischvorschub kann so eingestellt werden, daß eine Überlappung der angrenzenden Schichten von 1–2 mm erfolgt. Durch diese Maßnahme ergeben sich Rekonstruktionsbilder von besserer Qualität.

Die Auswertung von spinalen CT-Befunden muß mit verschiedenen Fensterbreiten erfolgen. Bei Fragen zu Weichteilstrukturen im Spinalkanal wird die Fensterbreite eng gefaßt (64–128 HE).

Zur Beurteilung von Knochenstrukturen und bei Vermessungen des Spinalkanals müssen die Graustufen auf eine Fensterbreite von 512–1024 HE gespreizt werden.

3.5.3 Möglichkeiten der spinalen Computer-Tomographie

3.5.3.1 Spinale Computer-Tomographie

Die CT-Untersuchung ist ein schnelles, den Patienten wenig belastendes Diagnostikverfahren, welches bisher nicht erreichte Informationen über die knöchernen Wirbelsäulenanteile, den sie formenden Spinalkanal und ihre topographische Beziehung zu extra- und intraspinal gelegenen Weichteilen inklusive des Rückenmarkes gewährleistet. Richtige Handhabung vorausgesetzt, läßt sich die Größe des Spinalkanals exakt bestimmen. Einengungen durch degenerative Wirbelsäulenprozesse (Osteophyten, Verkalkungen des posterioren Längsbandes etc.), prolabierte Diskusanteile sowie Frakturen mit Verschiebungen oder Dislokationen von Fragmenten sind im Lumbalbereich in der Regel sicher nachzuweisen (Abb. 3.5.9, 3.5.11, 3.5.18). Thorakal und zervikal ist ein Diskusprolaps dagegen mit der spinalen CT allein nur schwer auszumachen. Hier ist die intrathekale Applikation eines wasserlöslichen Kontrastmittels vor der spinalen CT-Untersuchung im Bedarfsfall hilfreich. Die Möglichkeiten der dreidimensionalen Sekundärschnittrekonstruktionen führen zu einer besseren topographischen Darstellbarkeit pathologischer Prozesse. Operative Maßnahmen sowie Planung und Durchführung einer Strahlentherapie werden dadurch erheblich erleichtert (Heuck et al.).

3.5.3.2 Spinale Computer-Tomographie unter Verwendung intravenöser Kontrastmittelinjektion

Intra- und/oder extradurale Raumforderungen sollten zwecks Charakterisierung grundsätzlich unter Verwendung einer intravenösen Bolusinjektion von ca. 30 g Jodäquivalent eines nierengängigen Kontrastmittels abgeklärt werden. Diese Technik ermöglicht die Differenzierung zwischen vaskulären Prozessen (z. B. Hämangiome) und soliden Raumforderungen. Metastasen (Abb. 3.5.30) oder primäre Tumoren des zentralen Nervensystems können im Gegensatz zum Rückenmark selbst sowie zu Lipomen, Cysten und prolabiertem Diskusgewebe eine Dichteänderung nach der Kontrastmittelinjektion aufweisen (Sartor, Handel et al.). Für gliomatöse Tumoren ist dieses nur vereinzelt beschrieben (Handel et al.). Neurinome, Neurofibrome, Hämangiome und teilweise auch Meningiome sollen in der Regel eine Dichtezunahme erkennen lassen (Sartor). Durch i. v. Kontrastmittelapplikation kann auf diese Weise präoperativ eine Gewebedifferenzierung versucht werden.

3.5.3.3 Spinale Computer-Tomographie unter Verwendung intrathekaler Kontrastmittel

Die diagnostische Wertigkeit von spinaler CT und Myelographie wird zur Zeit noch unterschiedlich gesehen. Sie muß für die einzelnen Abschnitte der Wirbelsäule gesondert betrachtet werden. Für den Lumbalbereich erscheint ein wasserlösliches nichtionisches Kontrastmittel in der Regel überflüssig. Als *primäre spinale CT* unter Verwendung von intrathekal appliziertem Kontrastmittel versteht man die Kombination von Myelographie und spinalen CT als alleinige CT-Untersuchung. Der *sekundäre Einsatz der spinalen CT* erfolgt nach vorausgegangener Myelographie, wenn dort ein pathologischer Befund erhoben wurde.

Die *primäre Anwendung* einer spinalen CT-Untersuchung mit vorheriger intrathekaler Kontrastmittelgabe hat den Vorteil, daß die Jodkonzentration von Metrizamid wegen der besseren Kontrastauflösung der CT gegenüber den konventionellen Röntgenverfahren geringer gehalten werden kann und damit die kontrastmittelbedingten Nebenwirkungen vermindert sind. Dabei werden in der Regel weniger als 180 mg Jod/ml Kontrastmittel verwendet.

Die üblicherweise durchgeführte Myelographie vor einer spinalen CT (*sekundäre spinale CT*) bietet den Vorteil, mit Hilfe der Durchleuchtung den Fluß des Kontrastmittels im Spinalkanal zu beobachten sowie Ort und Ausdehnung pathologischer Prozesse übersichtlich festzuhalten (Raininko). Sie stellt allerdings nach wie vor ein invasives Untersuchungsverfahren dar. Seit der Einführung nichtionischer, wasserlöslicher Kontrastmittel sind deutlich weniger Nebenwirkungen aufgetreten. Für die Myelographie nachteilig ist – besonders bei traumatisierten Patienten – die Notwendigkeit, eine Umlagerungen und gegebenenfalls eine zweite Punktion (lumbal und/oder subokzipital) bei Vorliegen einer kompletten intraspinalen Blockierung vornehmen zu müssen. Diese Reihenfolge bietet die Möglichkeit, daß nach erfolgter Myelographie wegen der bestehenden Kontrastmitteldichte eine spinale CT nicht unmittelbar angeschlossen werden muß, sondern 3–6 Std danach erfolgen kann (Abb. 3.5.7). Bei Akutfällen kann dieser Vorteil nicht genutzt werden.

Der primäre oder sekundäre Einsatz der spinalen CT in Verbindung mit einer Myelographie ist von den lokalen Gegebenheiten wie Verfügbarkeiten und Wartezeiten für eine CT-Untersuchung abhängig. Die Myelographie wird zwangsläufig dort primär angewendet, wo CT-Geräte für den Notfall nicht umgehend verfügbar sind.

Schlußfolgerungen

Indikationen zur primären spinalen CT unter intrathekaler Applikation von nicht-ionischem Kontrastmittel:
– Zystische Rückenmarkveränderungen (z. B. Syringomyelie).
– Dringender Verdacht auf intraspinale Raumforderung zur Größenbestimmung, Tumorlokalisation und Differenzierung extra/intramedullär sowie extra/intraspinal.
– Angeborene Anomalien (z. B. Meningozele).
– Entzündliche Rückenmarkprozesse.

Indikation zur sekundären spinalen CT nach vorheriger Myelographie:
– Negativer oder zweifelhafter Myelographiebefund bei eindeutiger klinischer Symptomatik
– Myelographisch nachweisbarer intraspinaler Block.

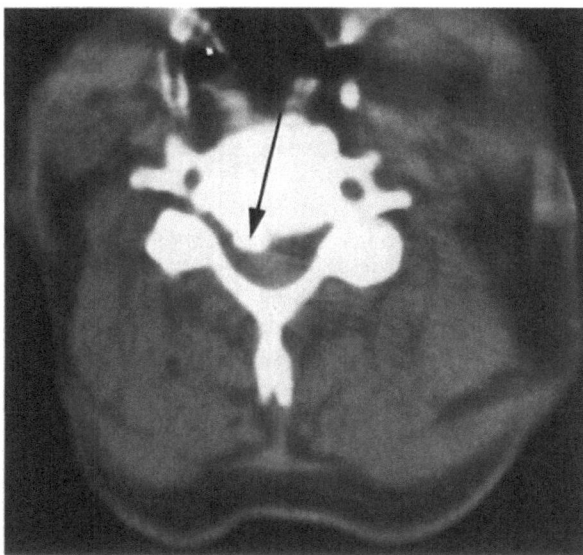

Abb. 3.5.8. 72jähriger Patient mit zervikaler Myelopathie. Im Myelogramm Spinalkanal leicht eingeengt. CT: erhebliche rechtsbetonte Einengung des Spinalkanals durch Ausbildung von Osteophyten, vornehmlich an der Dorsalkante des 3. HWK (→)

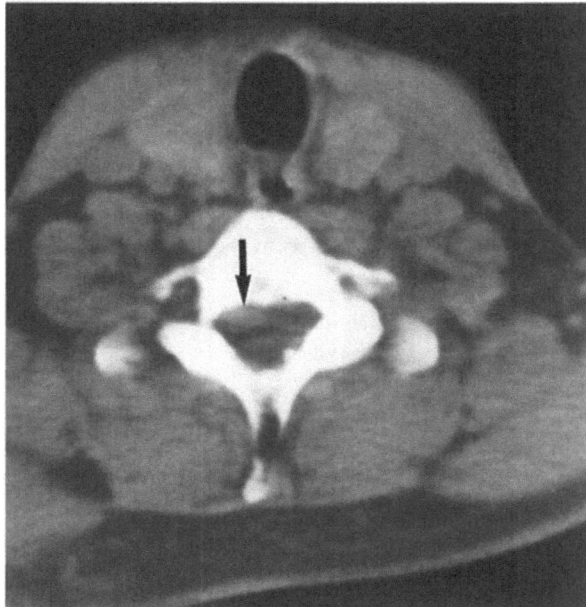

Abb. 3.5.9. 39jähriger Patient mit Paraspastik. CT: Bandscheibenprolaps HWK 4/5 (→) mit deutlicher, im Schnittbild rechtsbetonter Einengung des knöchernen Spinalkanals. Operative Bestätigung

3.5.4 Wertigkeit der spinalen Computer-Tomographie

3.5.4.1 Degenerative Wirbelsäulenveränderungen

Degenerative Veränderungen der knöchernen Wirbelsäule führen bevorzugt im Zervikal- und Lumbalbereich zu einer entsprechenden neurologischen Symptomatik. *Zervikal* läßt das Verhältnis von Rückenmarkgröße zum Volumen des Spinalkanals bei ausgedehnter Bewegungsmöglichkeit der Halswirbelsäule in allen Ebenen diesem nur wenig Ausweichmöglichkeit. Dieses führt dazu, daß bereits geringe degenerative Wirbelsäulenveränderungen der den Spinalkanal bildenden knöchernen Strukturen zu einer Irritation von Nervengewebe führen (Abb. 3.5.8). Dieses gilt für osteophytäre Veränderungen gleichermaßen wie für den Diskusprolaps (Abb. 3.5.9) (Kassel). Die anatomischen Besonderheiten der Hals- und Brustwirbelsäule (Halslordose, Brustkyphose, Höhe der Zwischenwirbelräume und Stellung der Intervertebralgelenke im HWS/BWS-Bereich) erschweren die ebenengerechte Darstellung dieser Wirbelsäulenabschnitte. Weiterhin läßt die zur Zeit verfügbare Kontrastauflösung der CT-Geräte im *zerviko-thorakalen Bereich* die Abgrenzung von Liquorraum und Rückenmark nicht zu. Es ist daher bei der Zervikalen und thorakalen CT der Wirbelsäule unter Umständen notwendig, die CT-Untersuchung mit einer Myelographie zu kombinieren (Abb. 3.5.10).

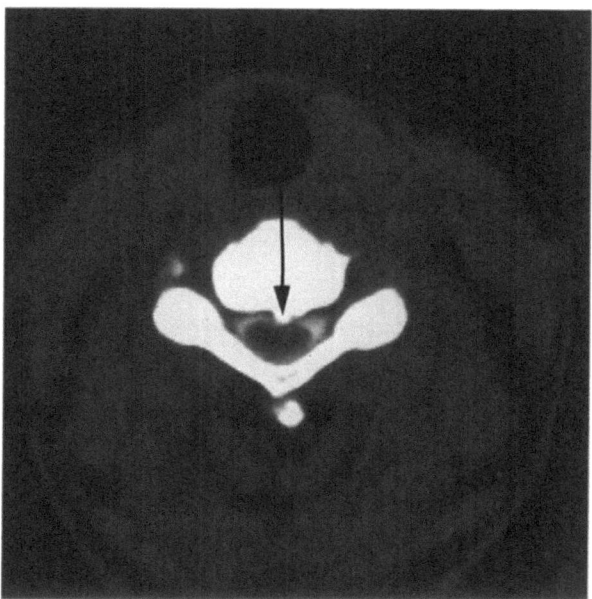

Abb. 3.5.10. 45 Jahre alte Patientin mit Parese unklarer Genese des rechten Armes. Im Myelogramm kein eindeutiger Befund. CT nach Myelographie: umschriebene osteophytäre Kantenreaktion (→) paramedian links, die das Myelographicum abdrängt und das Myelon tangiert

Die Lumbalregion weist dagegen günstigere anatomische Verhältnisse auf, so daß üblicherweise die sp CT alleine die Ursache für eine klinische Symptomatik feststellen kann (Abb. 3.5.11).

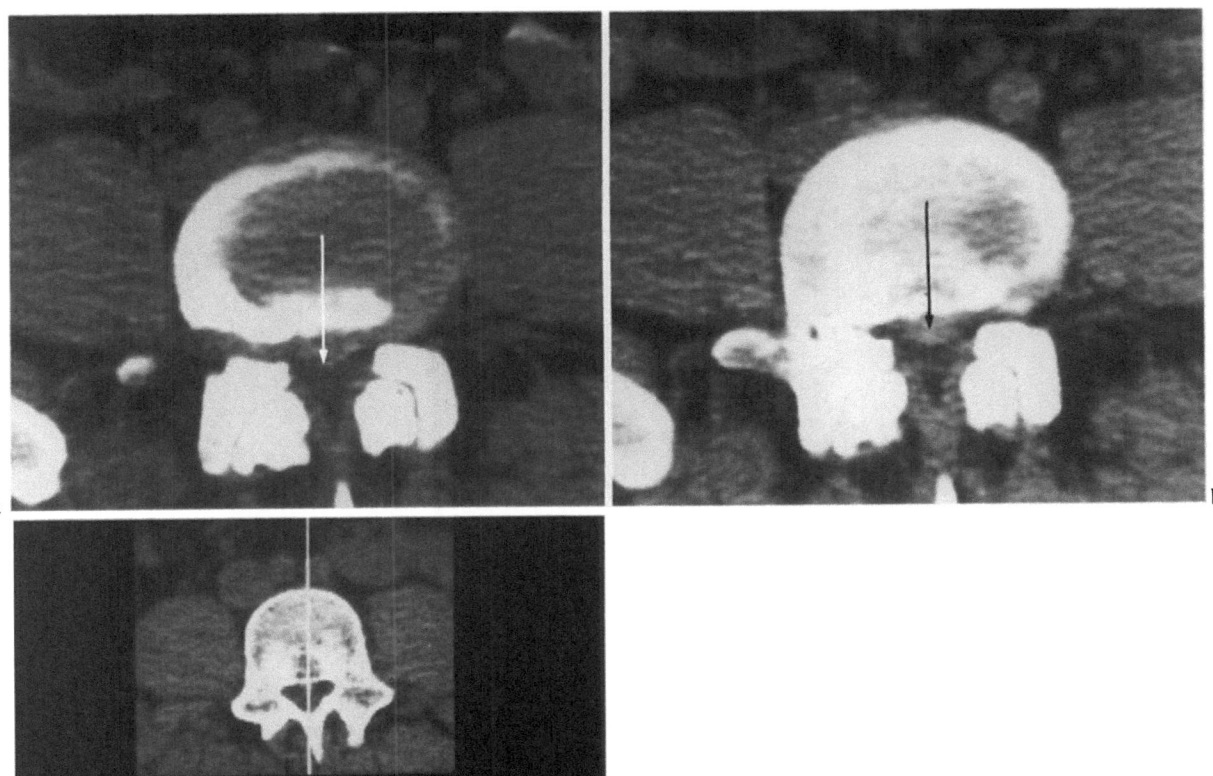

Abb. 3.5.11 a–c. 26jähriger Patient mit neurologischer Symptomatik L$_5$ links. CT: **a**, **b** medialer Diskusprolaps L$_{4/5}$ (↑). **c** Sagittale Rekonstruktion

Als *praktische Empfehlung* sollte bei der Fragestellung nach degenerativen Erkrankungen eine primäre CT durchgeführt werden.

Im Zervikal/Thorakalbereich wird nach der gegenwärtigen Erfahrung erst die Kombination mit einer Myelographie die Diagnose sichern können.

3.5.4.2 Traumatische Wirbelsäulenverletzungen

Jede Kontusion der Wirbelsäule kann eine neurologische Symptomatik verursachen. Dabei können Knochenverletzungen vorliegen oder fehlen. *Diagnostische Vorteile* einer spinalen CT-Untersuchung sind eine exakte Darstellung der anatomischen Verhältnisse von Wirbelkörper, Wirbelbögen, des von beiden umschlossenen Spinalkanals inklusive der Foramina intervertebralia sowie des die Wirbelsäule umgebenden Weichteilmantels. Frakturlinien, Dislokationen von Knochenfragmenten, Blutungen (Abb. 3.5.12), Hämatome sowie Einengungen des Spinalkanals lassen sich gut darstellen (Abb. 3.5.13). Zudem ergibt die Verwendung von sagittalen oder schrägen Rekonstruktionen auch für den im Lesen computertomographischer Bilder Ungeübten eine bessere Beurteilungsmöglichkeit (Heuck et al.).

Coin et al. haben bei Wirbelsäulenfrakturen folgende Einteilung vorgeschlagen, die auf dem Ergebnis konventioneller Röntgenaufnahmen und von CT-Untersuchungen beruht (Abb. 3.5.14).

Neuroradiologische Klassifikation von Wirbelsäulenverletzungen mit Hilfe konventioneller Röntgenbefunde und spinaler CT (Coin et al.).

Typ I: Röntgenologisch und computertomographisch *nicht* sichtbare Fraktur.

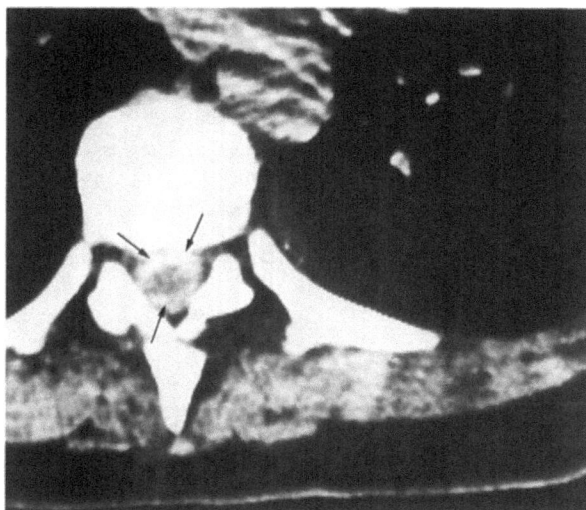

Abb. 3.5.12. 43jährige Patientin mit Zustand nach Spinalanästhesie vor 3 Tagen. Am 1. postoperativen Tage Entwicklung eines Meningismus und eines Kauda-Syndroms. CT: Von BWK 7 bis LWK 2 Nachweis einer massiven intraspinalen Blutung (→). Kein Hinweis auf einen tumorösen Prozeß. In der Folge spontane Besserung

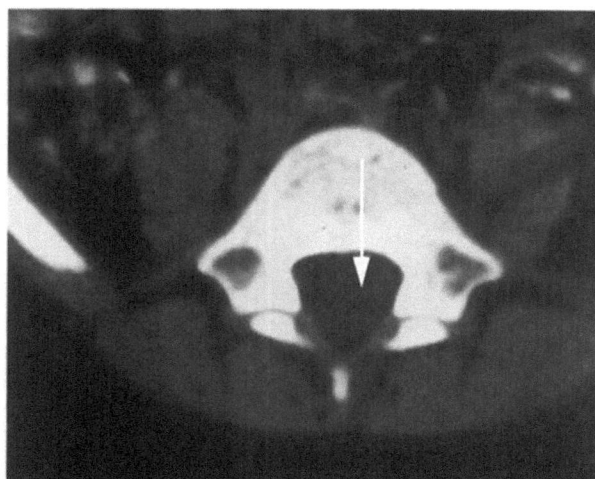

Abb. 3.5.13a, b. 5jähriger Junge, der sich beim Spiel eine ca. 15 cm lange Stricknadel durch den Hiatus sacralis über den Spinalkanal in die Bandscheibe LWK 4/5 und die grundplattennahen Anteile des Wirbelkörpers LWK 4 eingestoßen hat. Im Anschluß kam es zu unklaren Fieberschüben und einer BSG-Erhöhung. a CT: traumatisch bedingter, großer, vorwiegend linksseitig liegender Bandscheibenprolaps $L_{4/5}$ (→). Operative Bestätigung. b Lage der Stricknadel im Übersichtsbild der LWS in 2 Ebenen

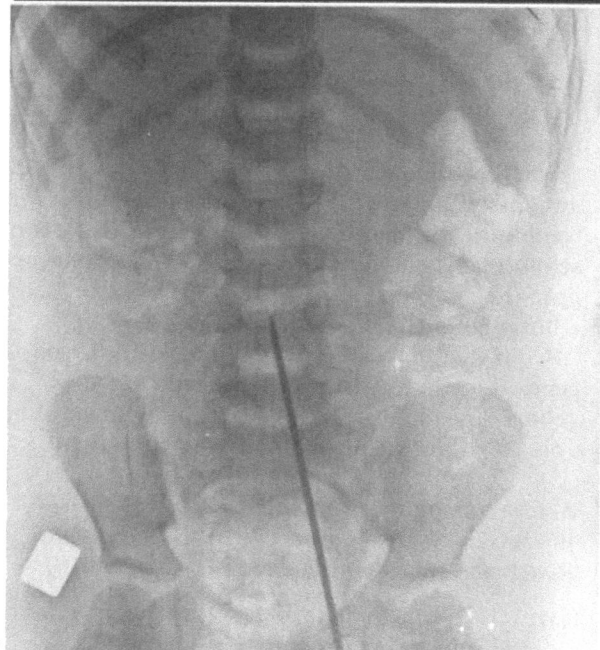
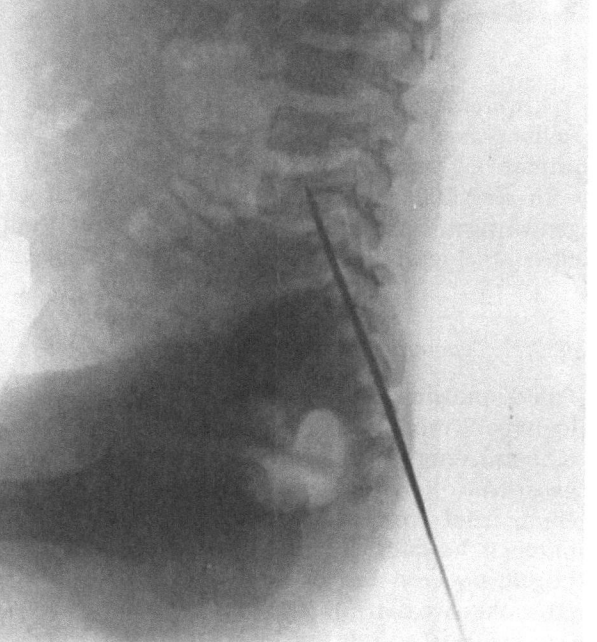

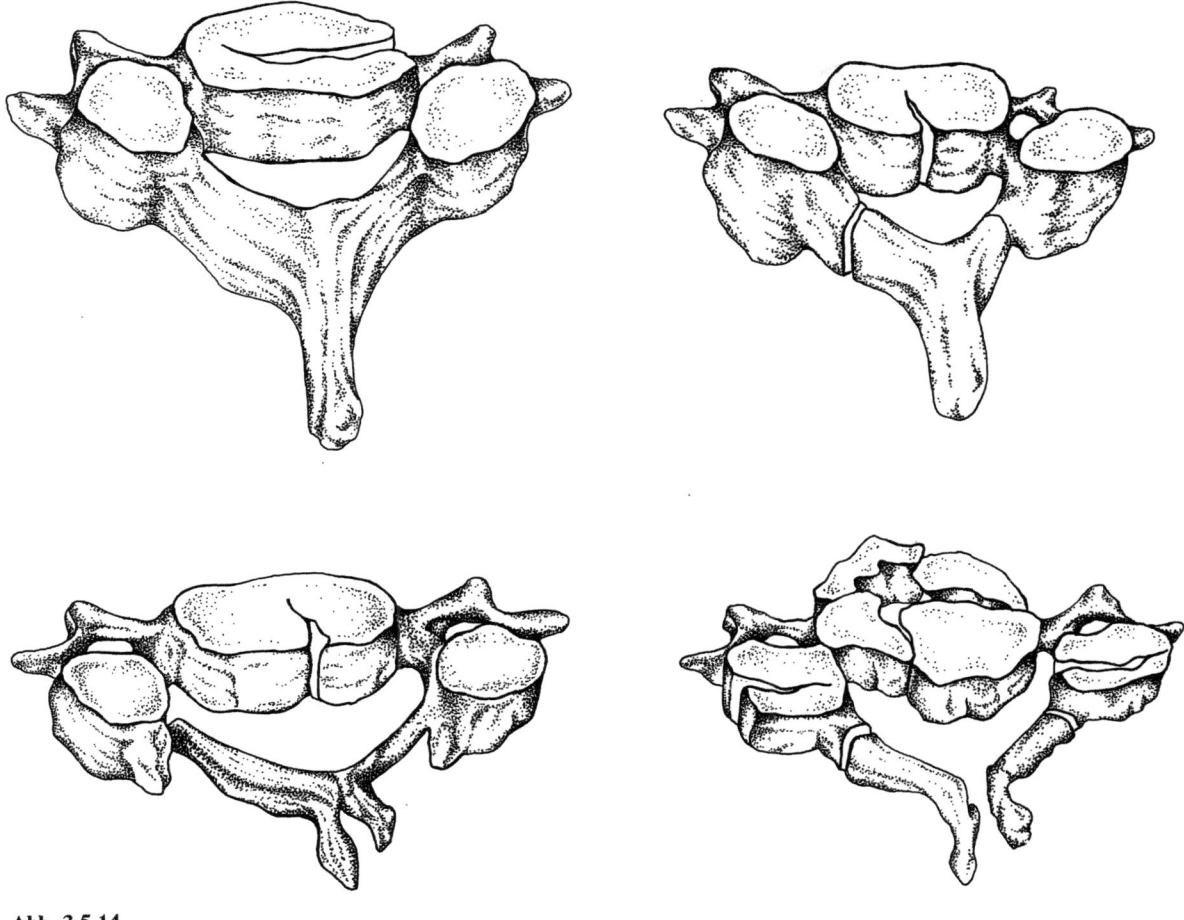

Abb. 3.5.14

Typ II: Röntgenologisch und/oder computertomographisch sichtbare Fraktur ohne Mitbeteiligung des Spinalkanals (Abb. 3.5.15).

Typ III: Durch Frakturlinien oder Knochenfragmente bedingte Mitbeteiligung des Spinalkanals
a) ohne Spinalkanalstenose durch Knochenfragmente
b) mit Spinalkanalstenose durch Diskusprolaps oder Knochenfragmente (Abb. 3.5.16 u. 3.5.17).

Typ IV: Splitterfraktur des Wirbelkörpers mit Verletzungen des Rückenmarks (Abb. 3.5.18).

Nicht oder durch die spinale CT nur *unsicher darstellbar* sind Subluxationen im Bereich der Intervertebralgelenke. Hierbei können besonders sagittale oder koronare Rekonstruktionen hilfreich sein (Handel, Lee). Schwierigkeiten bereitet ebenfalls der Nachweis von *Hämatomen* nach Wirbelsäulenverletzungen. Die intrathekale Gabe geringer Mengen von wasserlöslichen Kontrastmitteln wird die sicherste Zusatzuntersuchung zur Abklärung solcher Prozesse darstellen (Handel, Lee). Die Lokalisation von Fremdkörpern und Knochenfragmenten sowie ihre topographische Lage zu Rückenmark, Gefäßen und Nervensträngen stellen besonders für den Chirurgen eine wichtige präoperative Information mit gegebenenfalls erheblicher therapeutischer Konsequenz dar, die durch konventionelle Röntgenuntersuchungen in ihrer Präsision unerreicht bleibt (Heuck et al., Faerber et al., Rogers et al.).

Problematisch für Patienten mit einem Wirbelsäulentrauma bleibt die Handhabung der notwendigen Primärdiagnostik. Konventionelle Röntgenaufnahmen sind mit Transport und Lagerung verbunden, die unter Umständen den klinischen Zu-

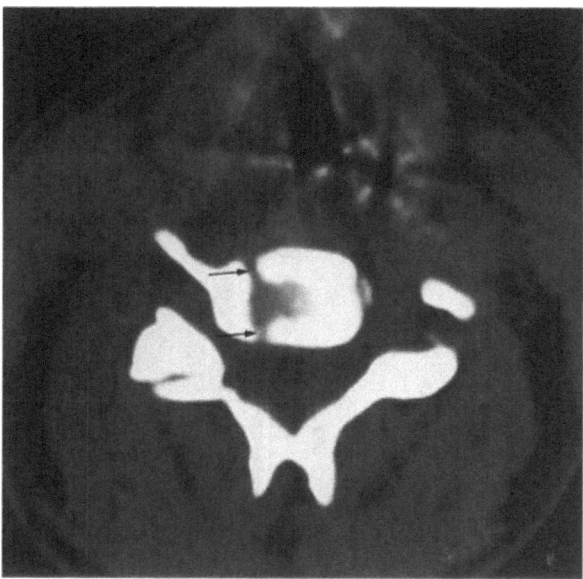

Abb. 3.5.15. 21jähriger Mann mit Fraktur des 5. HWK. CT: Wirbelfraktur (→) ohne Mitbeteiligung des Spinalkanals Typ II

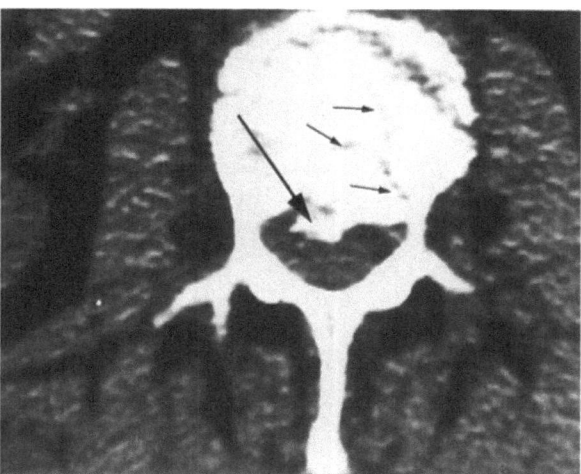

Abb. 3.5.17. 62jähriger adipöser Patient mit Parästhesien in beiden Beinen bei Stauchung der Wirbelsäule durch Sturz aus ca. 40 cm Höhe. CT: Kompressionsfraktur des 2. LWK (→) mit Verlagerung eines Knochenfragmentes nach dorsal in den Spinalkanal (→). Typ IIIb

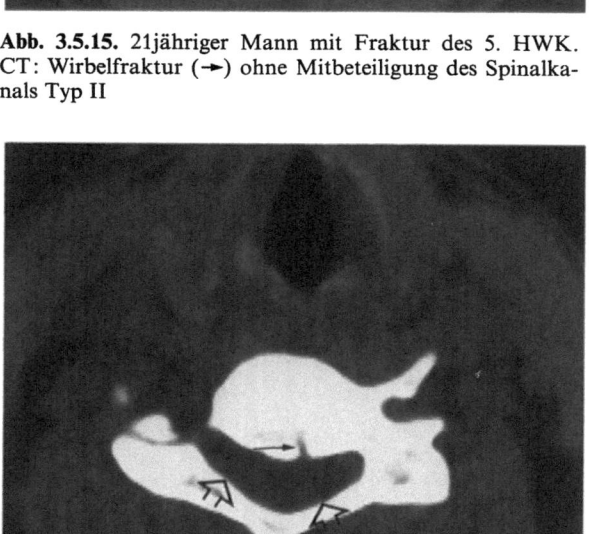

Abb. 3.5.16. 19jähriger Junge mit inkompletter Tetraplegie bei Kompressionsfraktur des 5. und 6. HWK. CT: Wirbelfraktur (→) mit Spinalkanalstenose ⇧Typ IIIb

stand des Patienten verschlechtern können. Eine primär durchgeführte CT-Untersuchung ist schonend, nicht invasiv und kann gegebenenfalls unter Sedierung des Patienten vorgenommen werden. Die digitalen Übersichtsbilder in anterior/posteriorem oder lateralem Strahlengang ersetzen häufig die konventionellen Röntgenbilder bzw. erlauben je nach sichtbarer Läsion eine Eingrenzung der CT-Untersuchung. Ist ein schwer traumatisierter Patient dazu noch bewußtlos, wird in der Regel ein kraniales CT unumgänglich. Fakultativ kann unter Berücksichtigung der klinischen Situation eine CT der Wirbelsäule angeschlossen werden, wobei eine Untersuchung mit einer Schichtdicke von 8 mm ausreicht.

Ein solches Vorgehen wird in Anbetracht der lokalen Gegebenheiten nicht immer durchführbar sein und eine individuelle Abwandlung erfahren müssen.

Schlußfolgerung

Bei Patienten mit Wirbelsäulenverletzungen sollte eine spinale CT als Nativuntersuchung durchgeführt werden:

- als Notfalluntersuchung bei traumatisierten Patienten mit neurologischer Symptomatik,
- bei traumatisierten Patienten ohne neurologische Symptomatik, wenn wegen der Schwere der Wirbelsäulenverletzung eine konventionelle Röntgendiagnostik mit einem Risiko behaftet ist,
- vor operativen Maßnahmen,
- als gezielte Untersuchung bei Patienten, bei denen wegen der Schwere der Verletzung ein Schädel-CT indiziert ist und im digitalen Übersichtsbild ein pathologischer Befund besteht.

3.5.4.3 Spinale Tumoren

Intradural lokalisierte Tumoren führen zu einer Auftreibung des Duralsackes mit Verdrängung und Abflachung des Subarachnoidalraumes (Abb. 3.5.19). Computertomographisch ist der

Spinale Computer-Tomographie

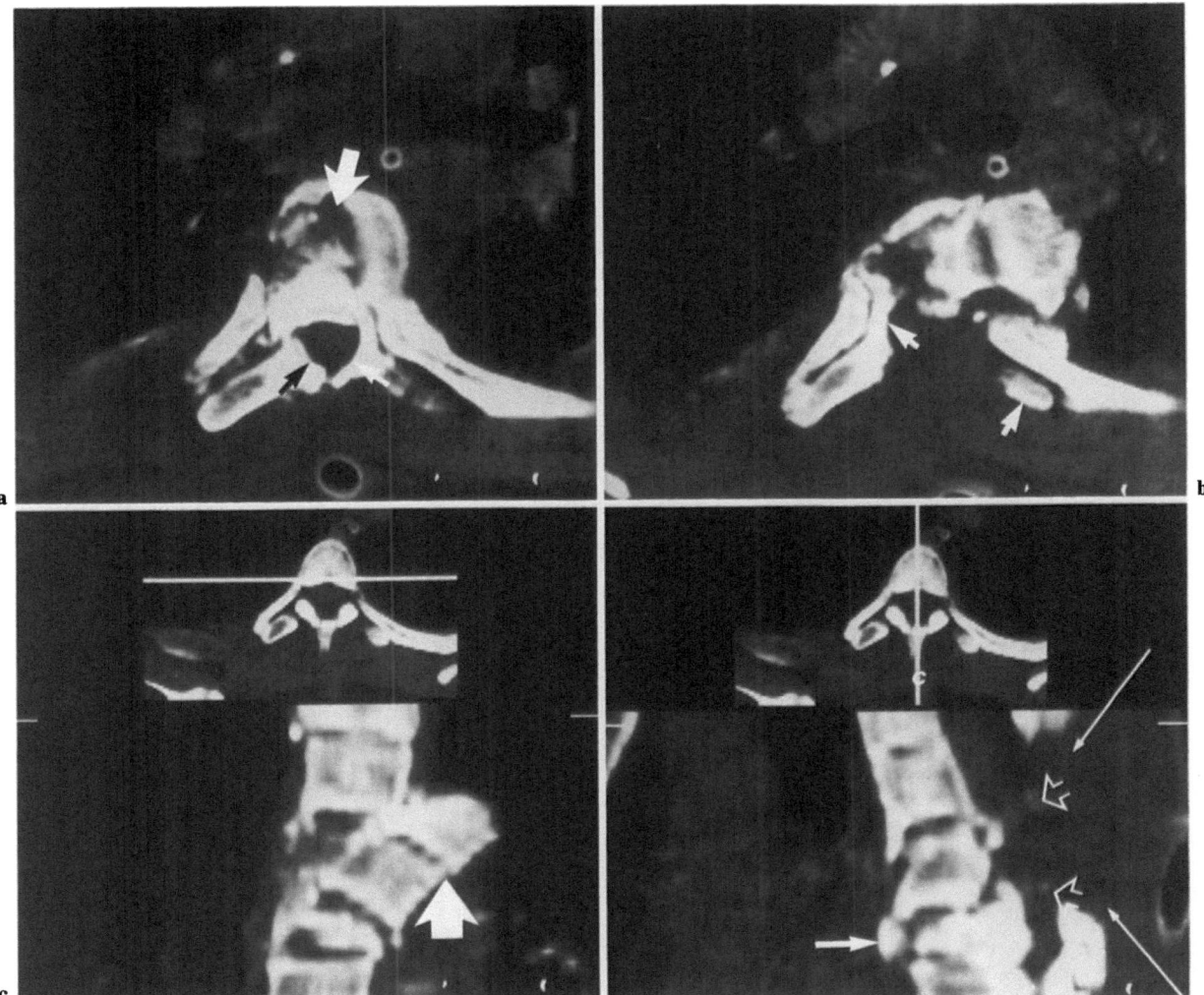

Abb. 3.5.18a–c. 31jähriger Patient mit Querschnittssyndrom in Rückbildung nach Unfall mit Trümmerfraktur (Typ IV) der BWK 4 bis 6. Zustand nach Operation. **a** Trümmerfraktur (➡) des 5. BWK mit Deformierung des knöchernen Spinalkanals (→). **b** Trümmerfraktur des 6. BWK. Zustand nach Operation und Entfernung der dorsalen Knochenfragmente. Verlagerung des Wirbelkanals durch entsprechende Verlagerung des rechten und linken Bogens (→). **c** Rekonstruktion in 2 Ebenen und Verlagerung des 3. BWK um Eigenbreite nach links (➡) und etwa 1 cm nach ventral ✦ Zustand nach Entfernung eines Teiles des Wirbelkörpers BWK 4 und 6 sowie der Dornfortsätze BWK 4 bis 6 und eines Teiles der Wirbelbögen (→). In der Medianlinie (c) kleine Knochenfragmente (⇦) im Verlaufe des ehemaligen Spinalkanals

Spinalkanal mit solidem Gewebe ausgefüllt. Ober- und unterhalb der Läsion wird der Liquorsaum wieder zunehmend größer. Nativ ist nicht zu differenzieren, ob ein Tumor intradural/extramedullär liegt, oder eine intramedulläre Raumforderung besteht. Eine Klärung zwischen extra/intramedullärer sowie extra/intraduraler Manifestation, verbunden mit einer exakten Lokalisations- und Größenbestimmung, kann nur mit Hilfe einer CT-Untersuchung nach intrathekaler Kontrastmittelgabe erfolgen (Abb. 3.5.20). Besonders notwendig erweist sich diese kombinierte Anwendung bei Raumforderungen in zerviko/thorakalen Wirbelsäulenabschnitten (Abb. 3.5.21).

Liegt aufgrund der klinischen Symptomatik eine intraspinale Raumforderung vor, läßt sich mit Hilfe der zuvor durchgeführten neurologischen Untersuchung näherungsweise eine Höhenlokalisation des Tumors erreichen. Die spinale CT ist hierbei – häufig erst in Kombination mit intrathekal appliziertem Kontrastmittel – die Primäruntersuchung der Wahl. Sie ermöglicht in der Regel die Einordnung der Läsion in:

a) neurogene Tumoren (gliomatöse und nichtgliomatöse Formen)
b) nicht neurogene Tumoren
   1. extraspinal gelegene Tumoren mit Einwach-

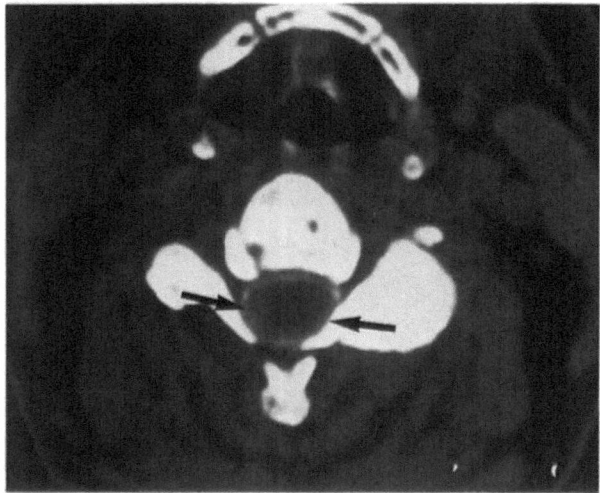
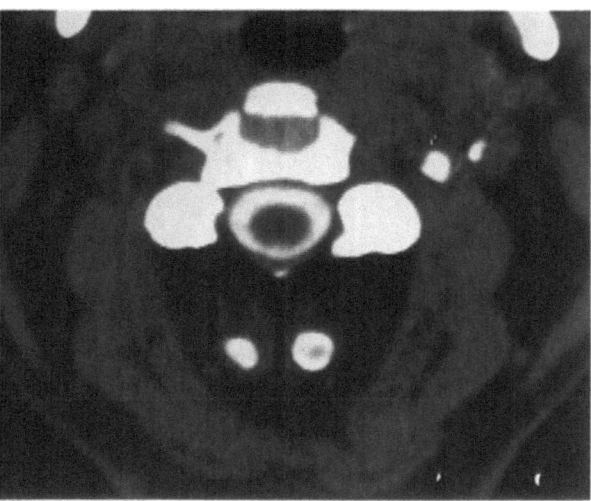

Abb. 3.5.19 a, b. 52jähriger Patient mit einer seit 2 Jahren zunehmenden aufsteigenden Querschnittslähmung ab BWK 4. CT nach Myelographie: a Darstellung eines intraduralen, raumfordernden Prozesses HWK 3 bis HWK 6 (→). b Normaler CT-Befund oberhalb des Tumors

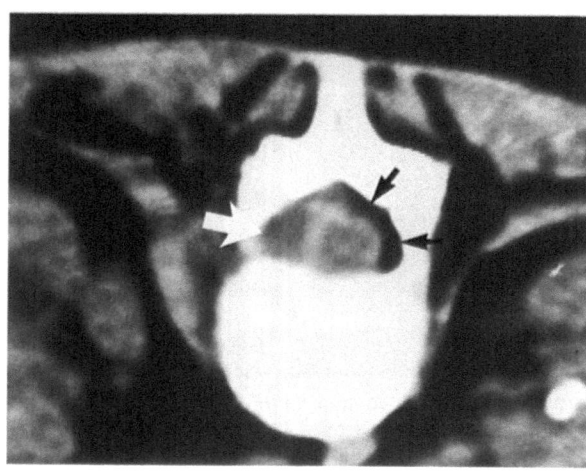

Abb. 3.5.20. 9jähriges Mädchen mit akuter lymphatischer Leukämie und Knochenmarktransplantation. Querschnittssymptomatik. Liquorszintigraphie: 99%iger Stop am thorakolumbalen Übergang. CT: Vorliegen einer rechtsseitigen Raumforderung in Höhe BWK 10 bis LWK 1. Es besteht der Zustand nach Myelographie. Der Tumor liegt intraspinal extradural (→). Linksseitig extradural gelegen schma-

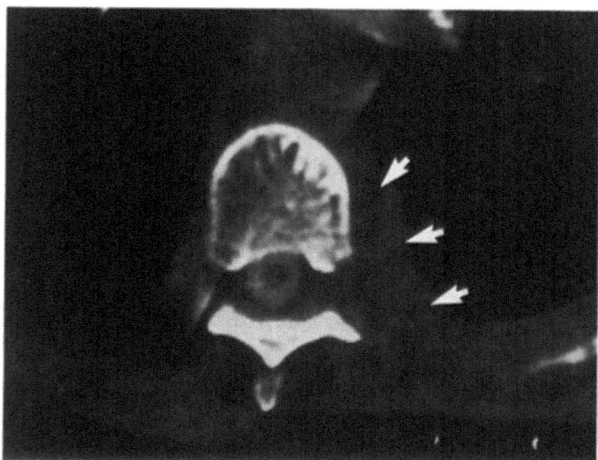
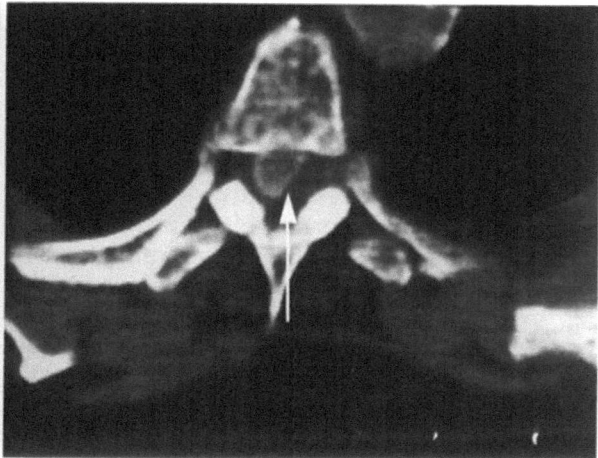

Abb. 3.5.21 a, b. 70jährige Patientin mit malignem Lymphom. a paravertebrale Tumormanifestation (→) in Höhe BWK 3–6. Zustand nach Myelographie. b Einwachsen des Tumors in den knöchernen Spinalkanal und Verlagerung des Durasackes nach rechts (→). Operative Bestätigung

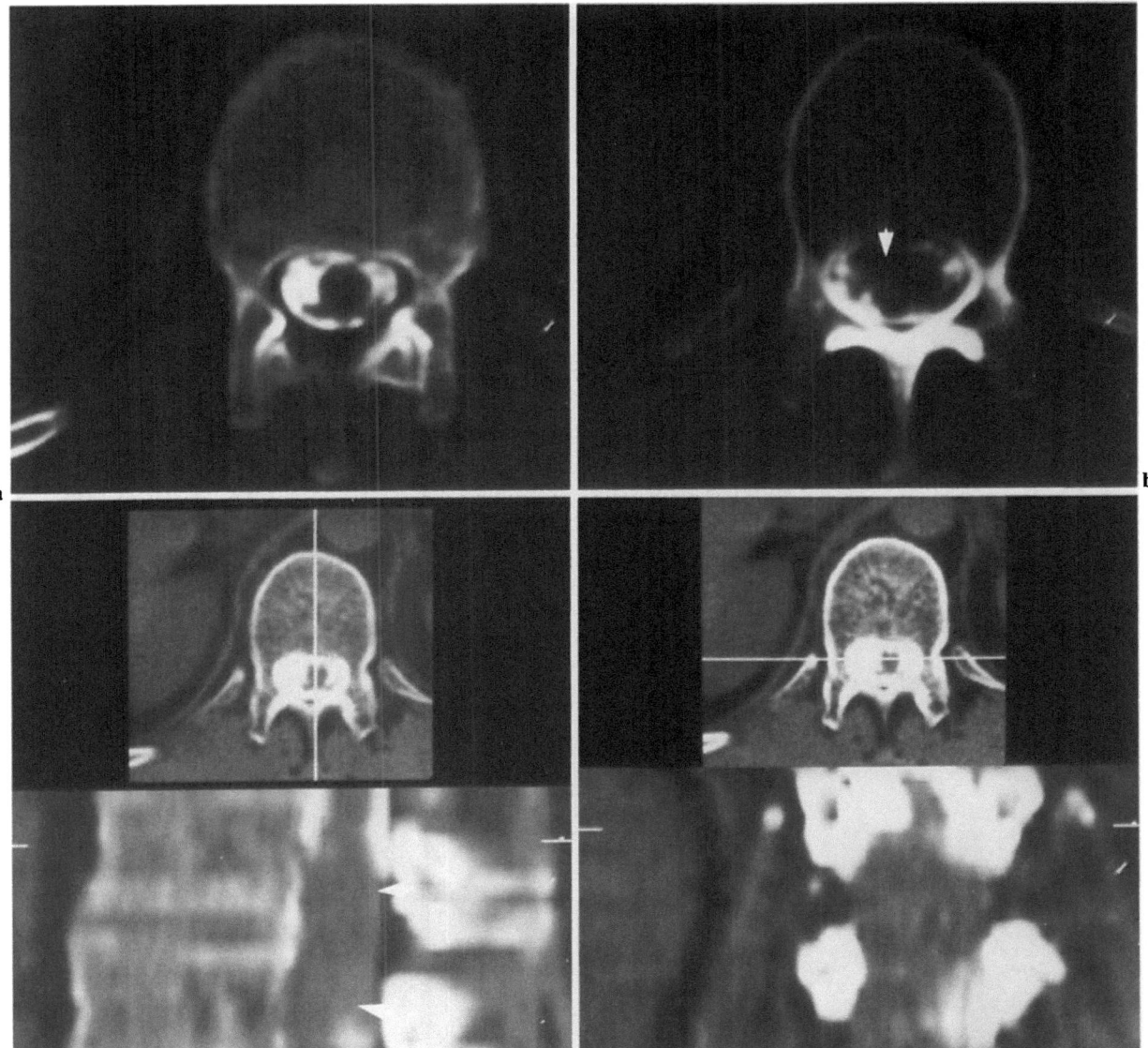

Abb. 3.5.22. 37jähriger Patient mit metastasierendem Bronchialcarcinom. Zustand nach Metastasenektomie rechts parietooccipital. Jetzt seit etwa 5 Wochen zunehmende Querschnittssymptomatik. CT: **a** Zustand nach Myelographie. **b** Ausgedehnte, den lumbalen Spinalkanal verlegende metastatische Raumforderung. Der Tumor beginnt in Höhe LWK 1. Er ist im kranialen Anteil intradural, extramedullär gelegen (→). Eine komplette Verlegung des Spinalkanals erfolgt in Höhe des 2. LWK. Die Rekonstruktion in 2 Ebenen (**c** und **d**) zeigt die Ausdehnung des Tumors und die komplette Verlegung des Spinalkanals

sen in den Wirbelkanal und Kompression sowie Verdrängung des Durasackes (z.B. maligne Lymphome, Leukämien, solide Tumoren) (Abb. 3.5.21) oder intraspinale Metastasen (Abb. 3.5.22).
2. Primär von der knöchernen Wirbelsäule ausgehende Tumoren mit Destruktion der Wirbelkörper und Einengung des Spinalkanals sowie der foramina intervertebralia (osteogene Sarkome, Osteoblastome, Wirbelsäulenmetastasen solider Tumoren, Plasmozytom) (Abb. 3.5.23).

Tumoren des Rückenmarks werden nach der Klassifikation der Weltgesundheitsorganisation eingeteilt (s. Kap. 5.3.4). Aufgeschlüsselt nach Segmenten ergibt die Lokalisation der Tumoren folgende Verteilung (Kernohan):

zervikal	19%
thorakal	48,5%
lumbal	25,5%
sakral	6%
mehrere Segmente	1%

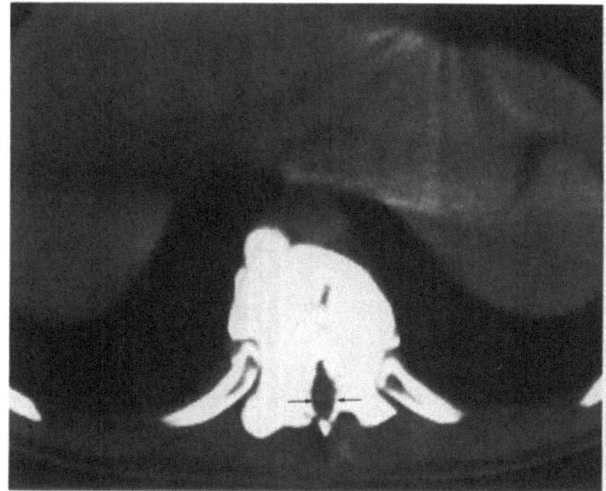
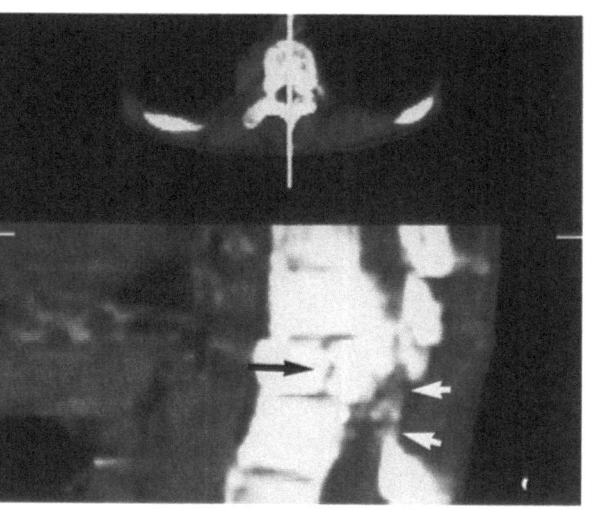

Abb. 3.5.23 a, b. 19jähriger Mann mit Wirbelmetastasen (10. und 11. BWK) eines Osteosarkoms. Es besteht eine inkomplette Querschnittslähmung. CT: **a** Metastasen der BWK 9–12 mit Einengung des Spinalkanals (→). Weitgehende Zerstörung der Wirbelkörper BWK 10 und 11 (→). Es besteht der Zustand nach Laminektomie BWK 11 und 12 (→). **b** sagittale Rekonstruktion

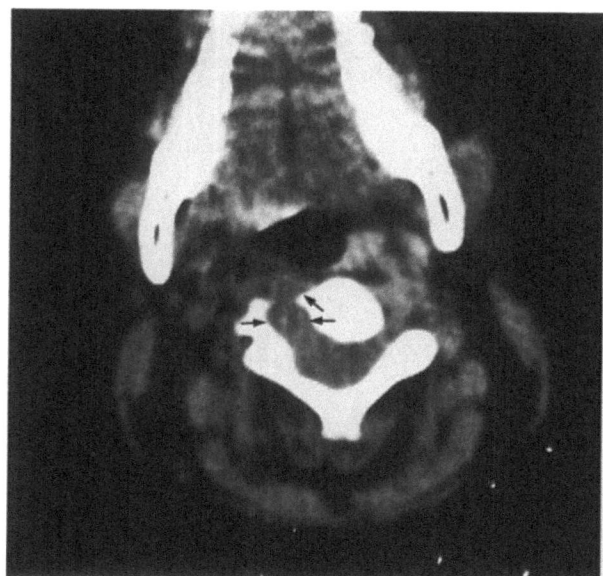
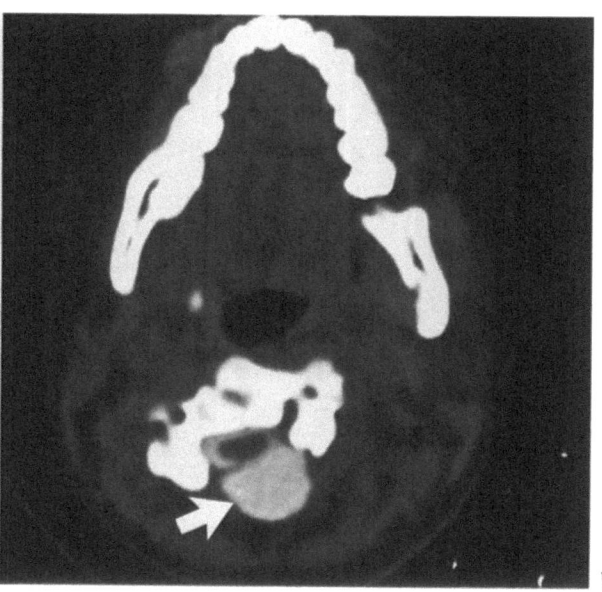

Abb. 3.5.24 a, b. 13jähriges Mädchen mit Zustand nach Operation eines großen Sanduhrneurinoms HWK 3/4 rechts. **a** Sanduhrneurinom HWK 3/4 rechts ↑ bei **b** Zustand nach Myelographie. Postoperative Ausbildung einer Meningozele (→), die sich dorsal des Durasackes gelegen mit Kontrastmittel darstellt. Es liegt der Zustand nach Laminektomie HWK 3 bis HWK 6 vor

Neuronale Tumoren liegen in der Mehrzahl intradural/-extramedullär. Die extradural gelegene (z.B. Sanduhrneurinome, Abb. 3.5.24) sind computertomographisch von prolabiertem Diskusmaterial durch die Dichte sowie die Zunahme derselben nach intravenöser Kontrastmittelinjektion zu unterscheiden. *Meningiome* kommen meistens intradural vor. 7,5% finden sich extradural. Häufig weisen sie verkalkte Psammonkörper auf, die im nativen CT sichtbar sind (Zülch) (Abb. 3.5.25).

Lipome des Spinalkanals sowie *Zysten* sind aufgrund ihrer Dichte als solche charakterisiert (Abb. 3.5.26). Hämangiome sind seltene Rückenmarktumoren, die sich im CT mit Hilfe einer Kontrastmittel-Bolusinjektion sicher darstellen lassen. *Gliomatöse* Tumoren sind im Spinalkanal die dritthäufigste Raumforderung. Das computertomographische Erscheinungsbild ist uncharakteristisch und weist häufig Ähnlichkeiten mit Zysten auf. Eine intravenöse Kontrastmittelanwendung

Spinale Computer-Tomographie

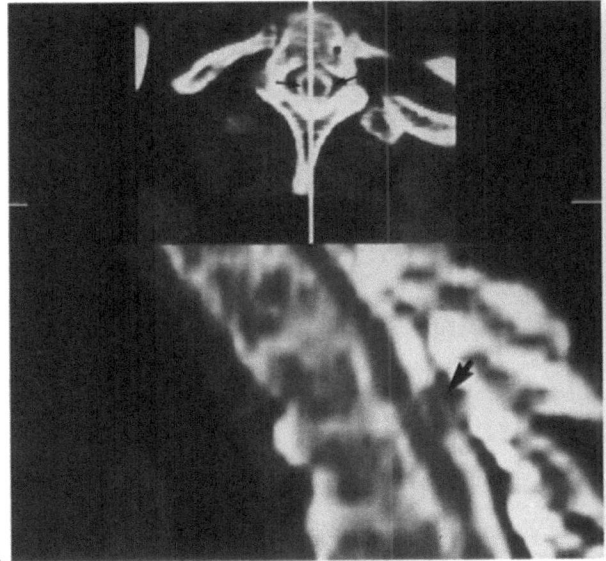

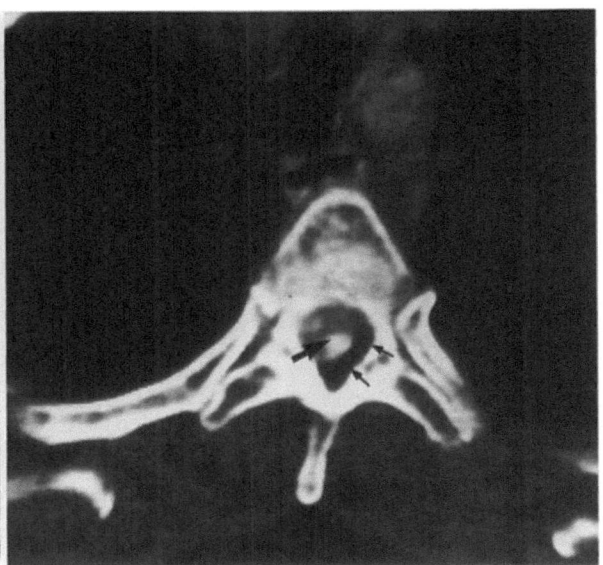

Abb. 3.5.25 a, b. 58jährige Patientin. Zustand nach lumbaler Myelographie. Im Myelogramm kompletter Stop in Höhe BWK 4. **a** CT-Untersuchung ca. 3 Stunden nach Myelographie. Sagittale Rekonstruktion. Man sieht den großen tumorösen Prozeß (→) intradural gelegen, in einer Länge von fast Wirbelkörperhöhe. Das Referenzbild stammt aus einer Ebene kranial des Tumors. Hier sieht man in typischer Weise das intrathekal verabreichte Kontrastmittel ringförmig um das Myelom liegend (→). **b** Schnittbild in Höhe des Tumors. Der Tumor liegt intradural. Er enthält kalkdichte Anteile ↑. Kontrastmittel sind intradural nicht eindeutig erkennbar. Extradural liegt halbringförmig Fettgewebe (→), welches den Durasack nach rechts abdrängt

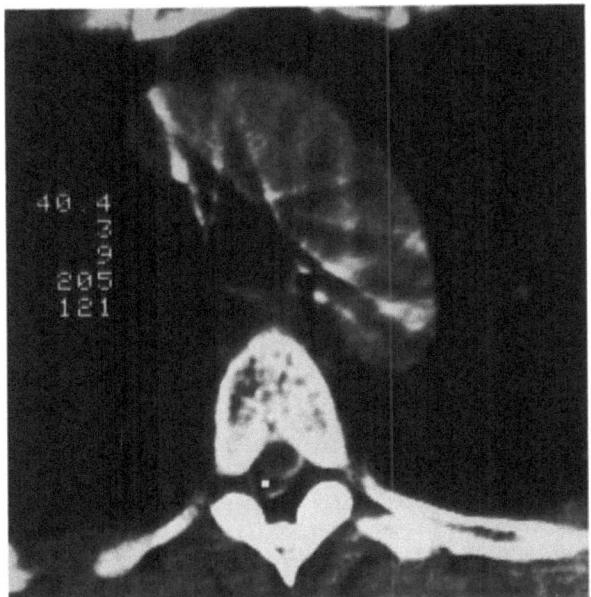

Abb. 3.5.26. 40jähriger Patient mit Verdacht auf thorakale Rückenmarkkompression. Zustand nach Myelographie. CT: Dorsal im Brustwirbelkanal gelegenes Fettgewebe mit ungewöhnlicher Ausdehnung von BWK 2 nach BWK 12. Der Durasack ist nach ventral abgedrängt. Unterschiedliche Breite des im Durasack gelegenen Myelographicums. Im intraspinal liegenden Fettgewebe (■) deutliche Septierung des Lipoms in fast der gesamten Länge

führt in der Regel zu keiner weiteren Differenzierungsmöglichkeit (Zülch).

Sekundäre Tumoren im Spinalkanal sind Folge von Wirbelsäulenmetastasen anderer Malignome oder können von retroperitonealen Tumormanifestationen in den Spinalkanal eingewachsen sein (Abb. 3.5.28 u. 3.5.29).

Schlußfolgerungen:

Die Möglichkeiten der spinalen CT sollten bei der Diagnostik intraspinaler Raumforderungen folgendermaßen genutzt werden:

a) *Spinale CT (Nativuntersuchung)*
Zur Differenzierung extra-/intraspinaler Prozesse.
Zur Differenzierung extra-/intraduraler Prozesse hoch zervikal oder im Lumbalbereich.

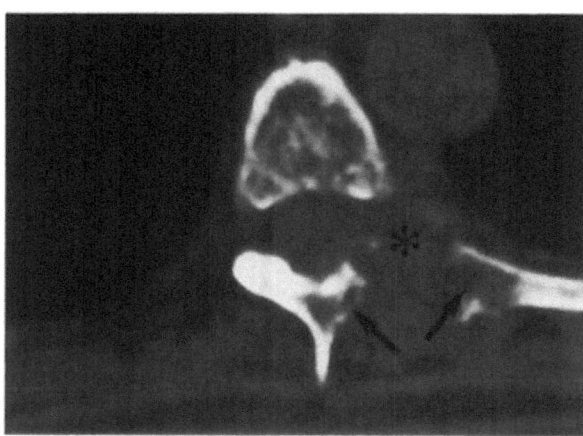 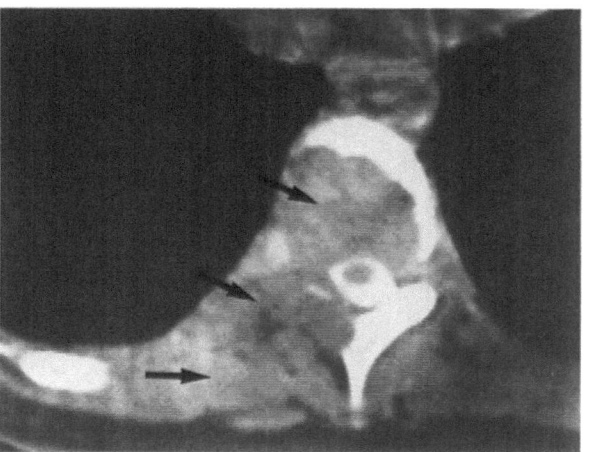

Abb. 3.5.27. 72jährige Patientin mit Zustand nach Operation eines Mamma-Carcinoms vor 1 Jahr. Rechtsbetonte Paraspastik. CT: Osteolytische Metastase mit Destruktion des linken Bogens BWK 5 (➞) und des Köpfchens der 5. Rippe (➞); sowie Ausbreitung des Tumors (✻) nach links paravertebral und nach dorsal

Abb. 3.5.28. 24jährige Patientin 3 Wochen nach Geburt eines Kindes. In der Spätschwangerschaft Auftreten von Rückenschmerzen. Seit 2 Wochen diskrete Zeichen einer Paraparese. Großer wirbelzerstörender Prozeß des 10. BWK. Histologie: Fibrosarkom. CT: Zustand nach Myelographie. Der Tumor (➞) zerstört große Teile des Wirbelkörpers und wächst nach dorsal lateral in den Wirbelbogen. Der Durasack ist erhalten. Der Kontrastmittelring, der das Myelon zirkulär umgibt, ist insgesamt verschmälert und asymmetrisch dargestellt

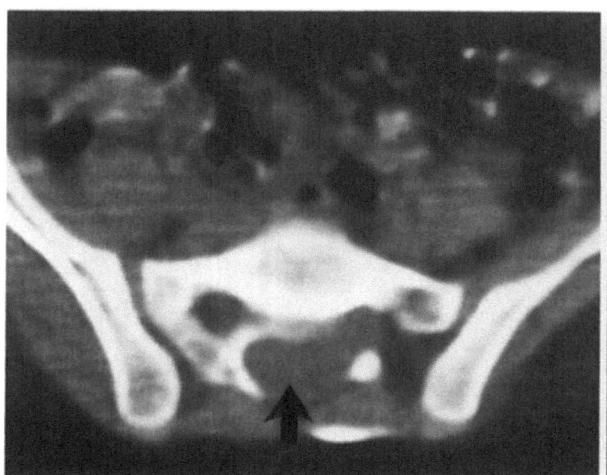 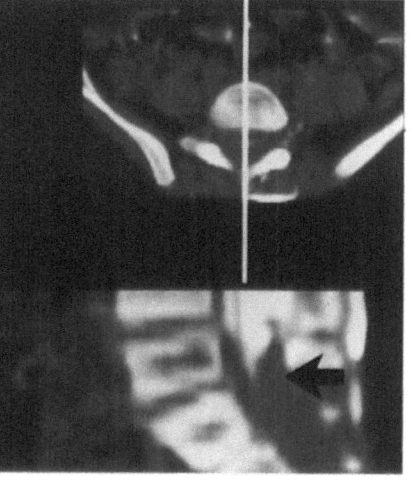

Abb. 3.5.29 a, b. 6jähriger Junge. Zustand nach Operation eines Medulloblastoms. Seit mehreren Wochen progrediente Schmerzen in beiden Beinen. Zustand nach Myelographie. Unauffälliges Myelogramm bis in Höhe LWK 4. a Intraspinales Tumorwachstum mit kompletter Ausfüllung des Spinalkanals durch Tumormassen (➞). Abtropfmetastase des operierten Medulloblastoms. b Sagittale Rekonstruktion

b) *Spinale CT und Myelographie*

Zur Differenzierung extra-/intramedullärer Prozesse.
Zur Differenzierung extra-/intraduraler Prozesse, wenn die Nativuntersuchung bei Persistenz der neurologischen Symptomatik negativ oder fraglich beurteilt wurde (Abb. 3.5.29).
Zur Lokalisation und Ausdehnung der Raumforderung, falls präoperativ für den Chirurgen von Bedeutung.

c) *Spinale CT und intravenöse Kontrastmittelinjektion*
Bei vaskulären Tumoren (Hämangiome).
Zur Gewebedifferenzierung (Gefäß, Cyste, Metastasen solider Tumoren, Neurinome etc.) (Abb. 3.5.30).

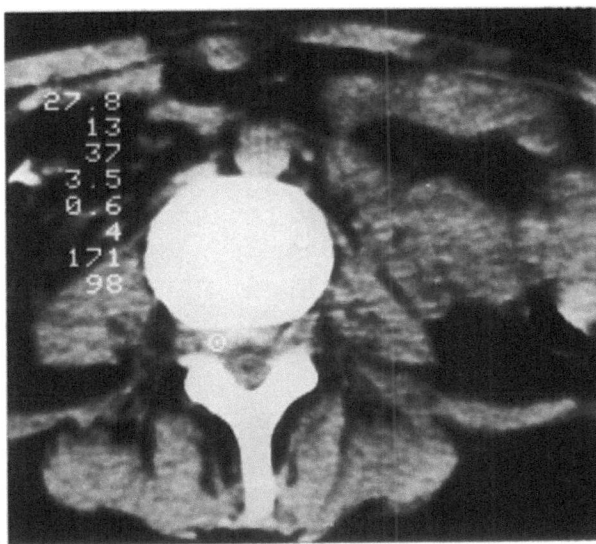 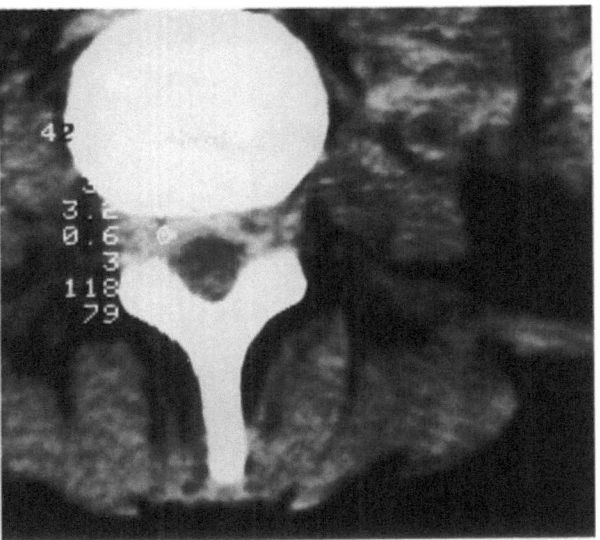

Abb. 3.5.30a, b. 25jährige Frau mit metastasierendem Chorion-Carcinom. Seit einigen Tagen bestehende linksbetonte Paraparese. CT: **a** raumfordernder Prozeß in Höhe LWK 4 und LWK 5 mit Verdrängung des Durasackes nach dorsal und Nachweis des metastatischen Gewebes in den foramina intervertebralia LWK 4/5 rechts und links (⊙). **b** Kontrastanhebung nach i.v. Injektion von Kontrastmittel von 27 HU auf 42 HU

3.5.4.4 Kongenitale Veränderungen

Dysraphien können

a) die knöcherne Wirbelsäule
b) die anatomischen Strukturen des Spinalraumes und
c) beide gemeinsam betreffen.

Meningo(-Myelozelen) sind Mißbildungen des Neuralrohres, meistens unter Mitbeteiligung der knöchernen Wirbelsäule unter Bevorzugung des Lumbalbereiches. Bei einer Spaltbildung können Anteile des Durasackes ventral z.B. in die Sakralhöhle oder auch dorsal prolabiert sein. Bedeutsam für mögliche operative Maßnahmen ist die Frage nach der Mitbeteiligung des Myelons oder des Filum terminale. Hier bietet sich die spinale CT – evtl. in Kombination mit einer Myelographie – als sensible Untersuchungsmethode an. Sie ist in der Lage, auch die Verbindung der Zele mit dem Durasack zu lokalisieren (Abb. 3.5.24). Bei der *Diastematomyelie* liegt eine Zweiteilung des Spinalkanals durch bindegewebige oder knöcherne Septenbildung unter Einbeziehung des Rückenmarkes vor. Die beiden Anteile des Myelons können von unterschiedlicher Größe sein. Häufig werden Diastematomyelien von intramedullärer Zystenbildung und von Lipomen begleitet. *Lipome* liegen meistens extramedullär, können in seltenen Fällen aber auch intramedullär lokalisiert sein. Sie sind gleichmäßig über die Region des Spinalkanals verteilt und lassen sich in der Regel durch die typischen Dichtewerte diagnostizieren (Abb. 3.5.26 u. 31).

Dermoide und Epidermoide kommen relativ selten vor und können sowohl intra- als auch extramedullär nachweisbar sein.

Teratome bevorzugen den sakrokokzygealen Anteil der Wirbelsäule und können durch aggressives Wachstum das Myelon infiltrieren. Ihre Ausdehnung läßt sich im CT mit genügender Sicherheit festlegen.

Bei *Syringomyelie* besteht eine intramedulläre Hohlraumbildung, die sich über mehrere Segmente erstreckt (vgl. Abb. 5.12.6, S. 431). Liegt eine Ausweitung des Zentralkanals vor, wird diese als *Hydromyelie* bezeichnet. Durch intrathekale Kontrastmittelgabe kann es zu einer sofortigen Auffüllung der Hohlräume mit Kontrastmittel als Ausdruck einer Kommunikation mit dem Subduralraum kommen. Im CT ergibt sich eine hervorragende Darstellungsmöglichkeit (Giordano et al.). Es gibt aber auch verzögerte Kontrastmittelanreicherungen über eine Diffusion des Kontrastmittels vom Subarachnoidalraum in die zystischen Veränderungen. Dieser Vorgang ist innerhalb von 4-6 Std abgeschlossen, so daß immer Spätaufnahmen während dieses Zeitraumes notwendig sind (Kan et al.).

Schlußfolgerung:

– Die spinale CT wird als Nativuntersuchung bei angeborenen Mißbildungen der knöchernen Wirbelsäule nur in zweiter Linie nach der konventionellen Röntgenuntersuchung angewendet.

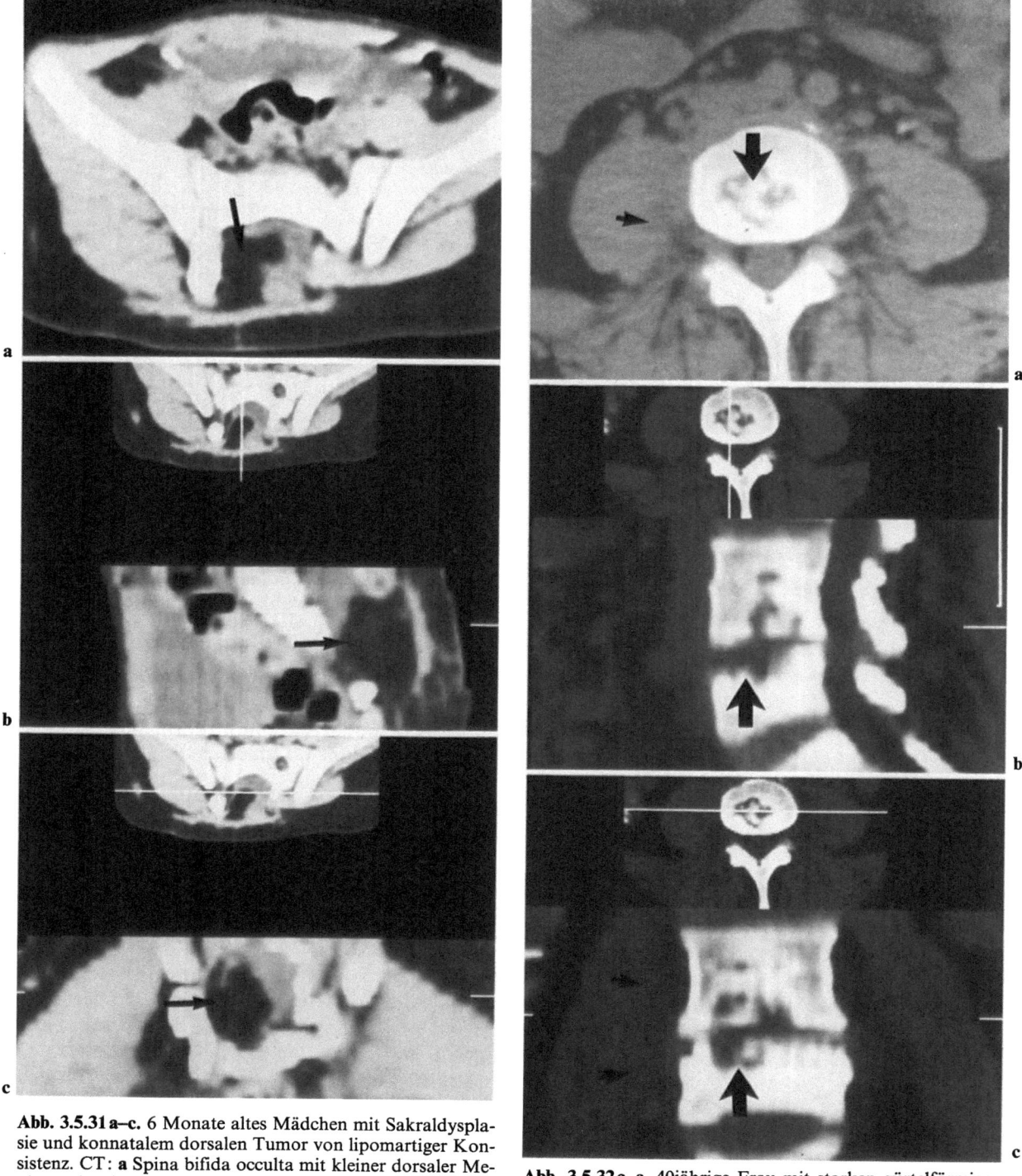

Abb. 3.5.31 a–c. 6 Monate altes Mädchen mit Sakraldysplasie und konnatalem dorsalen Tumor von lipomartiger Konsistenz. CT: **a** Spina bifida occulta mit kleiner dorsaler Meningozele mit Lipom (→). **b** Sagittale Rekonstruktion. **c** Coronare Rekonstruktion

Abb. 3.5.32 a–c. 40jährige Frau mit starken gürtelförmigen Abdominalschmerzen. CT: **a** Ausgedehnter wirbelzerstörender Prozeß des Lendenwirbelkörpers L_4 und L_5 mit Ausbreitung eines paravertebralen rechtsseitigen Prozesses (→). **b, c** Sagittale und coronare Rekonstruktion Zerstörung der korrespondierenden Wirbelkörperabschlußplatten mit Osteolysen der Wirbelkörper LWK 4 und 5 im Zentralbereich (→). Einengung des Zwischenwirbelraumes und Ausbildung eines paravertebral rechts liegenden Abszesses (→). Wirbelsäulentuberkulose

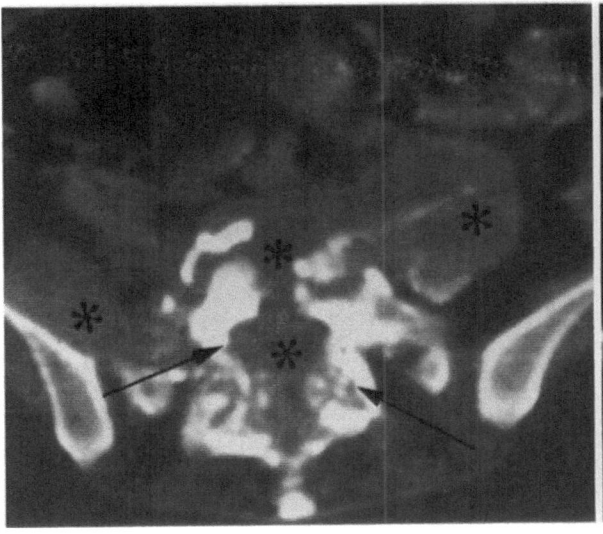 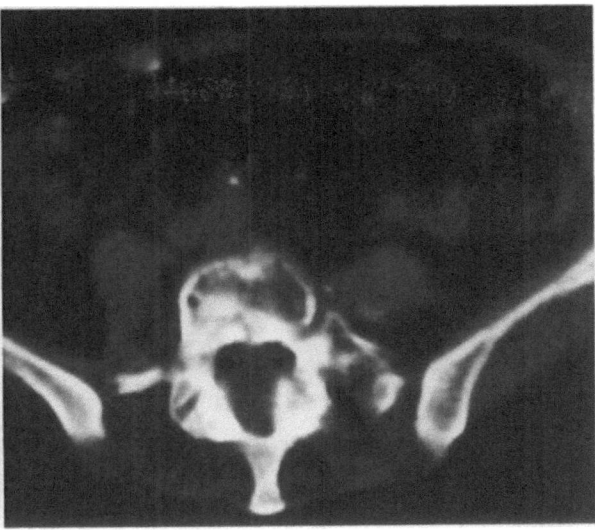

Abb. 3.5.33. 58jährige Patientin mit Wirbelsäulentuberkulose. CT: **a** ausgedehnte Zerstörung des 5. LWK (→) sowie tuberkulöse Abszesse (*) beidseits paravertebral. **b** Kontrolle nach operativer Abszeßdrainage und einjähriger tuberkulostatischer Therapie

- Die spinale CT plus Myelographie ist bei konnatalen Raumforderungen im Spinalkanal die Untersuchungsmethode der Wahl.
- Eine Untersuchung von Meningo-Myelozelen mit Hilfe der spinalen CT plus Myelographie wird besonderen Indikationen vorbehalten; dazu gehört die operative Beseitigung.

3.5.4.5 Entzündungen

Entzündliche Prozesse der Meningen und Arachnoidea stellen keine Indikation zur spinalen CT dar. Intraspinale Abszesse nach Operationen oder als Folge von entzündlichen Wirbelsäulenerkrankungen (z.B. Spondylitis tuberculosa) lassen sich dagegen mit der spinalen CT gut darstellen; die klinischen Angaben in Verbindung mit den konventionellen Übersichtsbildern sind für die Einordnung der pathologischen Veränderungen im CT notwendig (Abb. 3.5.32 u. 3.5.33).

3.5.4.6 Atrophische Veränderungen des Rückenmarks

Demyelinisierungsprozesse sowie atrophische Prozesse sind mit der spinalen CT nicht erfaßbar. Es lassen sich lediglich aufgrund der Größenangabe des Rückenmarks im Querschnittsbild indirekte Rückschlüsse auf derartige Prozesse ziehen. Die Kenntnis der klinischen Angaben ist unbedingt erforderlich.

Literatur

Coin CG, Menno P, Wahaj DA, Pennink M, Ahmad WD, Keranen VJ (1979) Diving-Type injury of the cervical spine: Contribution of computed tomography to management. J Comp Ass Tomogr 3:362–372

Der Bundesminister des Inneren (1976) Umweltradioaktivität und Strahlenbelastung. Jahresbericht 1976

Faerber EN, Wolpert SM, Scott RM, Belkin SC, Carter BL (1979) Computed tomography of spinal fractures. J Comp Ass Tomogr 3:657–661

Giordano GB, Cerisoli M, Bernardi B (1982) Hydatid cysts of the spine. J Comp Ass Tomogr 6:408–409

Handel S, Grossman R, Sarwar M (1978) Computed tomography in the diagnosis of spinal cord astrocytoma. J Comp Ass Tomogr 2:226–228

Haughton VM, Williams AL (1982) Computed tomography of the spine. Mosby, St Louis Toronto London

Heuck F, Reiser U, Zieger M, Buck J (1982) Informationswert dreidimensionaler Sekundärschnittrekonstruktionen von Skelettbefunden bei der Röntgen-Computer-Tomographie. Radiologe 22:512–523

John V, Ewen K (1983) Vergleichende Untersuchungen zur Strahlenexposition des Patienten bei der spinalen Dünnschicht-Computer-Tomographie und bei konventionellen radiologischen Untersuchungsverfahren. Strahlentherapie 159:180

Jones RAC, Thomson JLC (1968) The narrow lumbar canal, A clinical and radiological review. J Bone Surg [Br] 50:595–605

Kan S, Fox AJ, Vinuela F, Debrun G (1983) Spinal Cord Size in Syringomyelia: Change with Position on Metrizamide Myelography. Radiology 146:409–414

Kassel EE (1982) Myelography and computed tomography for diagnosis of acute cervical cord injury. In: Tator CH (ed) Early management of acute spinal cord injury. Raven Press, New York

Kernohan JW, Sayre GP (1952) Tumors of the central nervous system. In: Atlas of tumor pathology. National

Research Concil Armed Forces Institute of Pathology, Washington
Kretschmer H (1979) Spinal metastases as the cause and subacute transverse spinal cord paralysis. Neurosurg Rev 2:265
Lackner K, Köster O, Distelmaier W, Schroeder S (1983) Der lumbale Bandscheibenprolaps im Computer-Tomogramm. Roentgenblaetter 36:47–49
Larsen JC (1981) The lumbar spine canal in children. Eur J Radiol 1:312–321
Lee BCP, Kazam E, Newman AD (1978) Computed tomography of the spine and spinal cord. Radiology 128:95–102
Müller HA, Sachsenheimer W, Kaick G van (1981) Die Wertigkeit der CT bei der präoperativen Diagnostik von Bandscheibenvorfällen. Fortschr Roentgenstr 135:535–540
McCullough EC, Payne JT (1978) Patient dosage in computed tomography. Radiology 129:457–463
Murakami J, Russell WJ, Hayabuchi N, Kimura S (1982) Computed tomography of posterior longitudinal ligament ossification: Its appearance and diagnostic value with special reference to thoracic lesions. J Comp Ass Tomogr 6:41–50
Nittner K (1976) Spinal meningiomas, neurinomas and neurofibromas and hourglass tumors. In: Vinken Pf, Bruyn GW (eds) Handbook of clinical neurology, vol 20. North Holland, Amsterdam Oxford, p 177
Raininko R (1983) The value of CT after total block on myelography. Fortschr Roentgenstr 138:61–65
Rogers LF, Thayer C, Weinberg PE, Kim KS (1980) Acute injuries of the upper thoracic spine associated with paraplegia. AJR 134:67–73
Roub LW, Drayer BP (1979) Spinal computed tomography: Limitations and applications. AJR 133:267–273
Sartor K (1980) Spinale computertomographie. Radiologe 20:485–493
Sartor K (1980) Computertomographie bei spinalen Tumoren. Fortschr Roentgenstr 132:391–398
Tadmor R, Davis UR, Roberson GH, Paul FJ, New PFJ, Taveras JM (1978) Computed tomographic evaluation of traumatic spinal injuries. Radiology 127:825–827
Ullrich CG, Binet EF, Sanecki MG, Kieffer SA (1980) Quantitative assessment of the lumbar spine canal by computed tomography. Radiology 134:137–143
Wackenheim Am Vallier D, Babin E (1980) Die konstitutionelle Stenose des Lumbalkanals. Radiologe 20:470–477
Wegener OF (1981) Ganzkörper-Computer-Tomographie. Med wiss Buchreihe. Schering AG, Berlin-Bergkamen
Zülch KJ (1980) Pathologie und Biologie der raumfordernden Prozesse von Rückenmark und Wirbelsäule. Radiologe 20:459–465

3.6 Myelographie

A. AULICH

3.6.1 Historisches

Nach Einführung der Lumbalpunktion durch Quincke 1891 [20] und der Entdeckung der Gammastrahlen durch Röntgen 1895 vergingen immerhin über 20 Jahre, ehe Dandy 1918 als erster [9] auf die radiologische Darstellbarkeit von ZNS-Strukturen durch Luftfüllung der Liquorräume hinwies. Sicard und Forestier berichteten 1922 [25] über die erste Myelographie mit Lipiodol (einem jodierten Mohnöl) und Arnell und Lidström 1931 [3] mit Abrodil (einem wasserlöslichen Kontrastmittel). Eine breitere klinische Anwendung entwickelte sich aber erst nach den Arbeiten von Lindgren 1939 [18] zur Gasmyelographie und nach Einführung von Pantopaque (einem Jodäthylester) durch Ramsey, French und Strain 1944 [21]. Ein wesentlicher Fortschritt in der myelographischen Diagnostik ergab sich dann erst wieder nach weiteren 30 Jahren mit Einführung des wasserlöslichen nichtionischen Metrizamid 1975, das bei einer hohen Detailerkennbarkeit und relativ guten Verträglichkeit den diagnostischen Aussagewert besonders im thorakalen und zervikalen Abschnitt des Spinalkanals verbesserte. Die Einführung des in gebrauchsfertiger Lösung vorliegenden Jopamidol 1980 [11] bedeutete dann eine Vereinfachung der Anwendung bei gleichzeitig deutlicher Reduzierung von Nebenwirkungen.

3.6.2 Die Kontrastmittel

Die Geschichte der Myelographie ist letztlich von der Entwicklung geeigneter Kontrastmittel bestimmt worden, wobei das Risiko der Nebenwirkungen auf der einen Seite und die Schmerzbelästigung des Patienten auf der anderen Seite die Indikation stark limitierten.

So ist die Gasmyelographie heute wegen der starken Belastung des Patienten praktisch verlassen. Sie hatte in der Vor-CT-Ära noch eine gewisse Bedeutung bei Patienten mit bekannter Jod- bzw. Kontrastmittel-Allergie.

Ebenso hat die Myelographie mit Jodestern (Pantopaque und Duroliopaque) trotz relativ guter Verträglichkeit an Bedeutung verloren. Hohe Kontrastdichte und geringe Viskosität der Jodester bedeuten eine Einbuße an Information bzw. der Detailerkennbarkeit. An dieser Stelle ist jedoch festzustellen, daß diese Untersuchungsart über 40 Jahre durchgeführt wurde ohne wesentliche statistisch relevante Komplikationen [17]. Reste des öligen Kontrastmittels nach unvollständiger postmyelographischer Abpunktion werden auch heute noch bei Übersichtsaufnahmen von Schädel und Wirbelsäule, insbesondere aber bei der kranialen Computer-Tomographie gelegentlich festgestellt und dann häufig zu Unrecht als Ursache einer Beschwerdesymptomatik angesehen. Hierfür ergibt sich jedoch nach McRae (1960) und Kuhlendahl (1967) [17] kein Kausalzusammenhang, der einen Schädigungsmechanismus erkennen ließe.

Die Myelographie mit wasserlöslichen Kontrastmitteln erlaubt erst die Feinzeichnung des Subarachnoidalraumes mit Darstellung der Wurzeltaschen sowie eine indirekte Abbildung von spinalen Gefäßen (Abb. 3.6.1), da sich das Kontrastmittel mit dem Liquor homogen mischt.

Auf dem deutschen Markt sind zur Zeit (noch) drei wasserlösliche Kontrastmittel zur Myelographie zugelassen:

1. Dimer-X (eine 60%ige Lösung des Methylglukaminsalzes der Jocaminsäure mit 280 mg Jod/ml),
2. Amipaque (generic name: Metrizamid),
3. Solutrast (generic name: Jopamidol).

Das Dimer-X war schon wegen seiner gefürchteten Reizerscheinungen auf das Rückenmark ohnehin nur für die lumbale Radikulographie in seiner Anwendung beschränkt und sollte heute zugunsten der nicht-ionischen Mittel wie Amipaque und Solutrast überhaupt nicht mehr verwendet werden. (Der vergleichsweise günstige Preis des Dimer-X darf in Kenntnis der möglichen Nebenwirkungen kein Argument sein!)

Jopamidol und Metrizamid sind nicht-ionische Substanzen: Das Jopamidol ist als injektionsfertige Lösung mit einem Jodgehalt von 200 bzw. 250 mg/ml verfügbar. Das Metrizamid liegt als Trockensubstanz vor und muß unmittelbar vor der Untersuchung erst mit einem speziellen Lösungsmittel zu einer gebrauchsfertigen Lösung gemischt werden. Der Jodgehalt ergibt sich aus der Verdünnung und wird zwischen 170 mg/ml (isoton zu Liquor) bis zu 250 mg/ml (nur ausnahmsweise bis 300 mg J/ml) gewählt. Die Herstellung dieser Lösung bedarf einer besonderen Sorgfalt, um die gewünschte Konzentration und eine vollständige Lösung der Trockensubstanz ohne Schwebepartikelchen zu erreichen.

3.6.3 Kontrastmittel-Nebenwirkungen

Es sollte zwischen spezifischen und unspezifischen Reaktionen unterschieden werden, d.h. zwischen

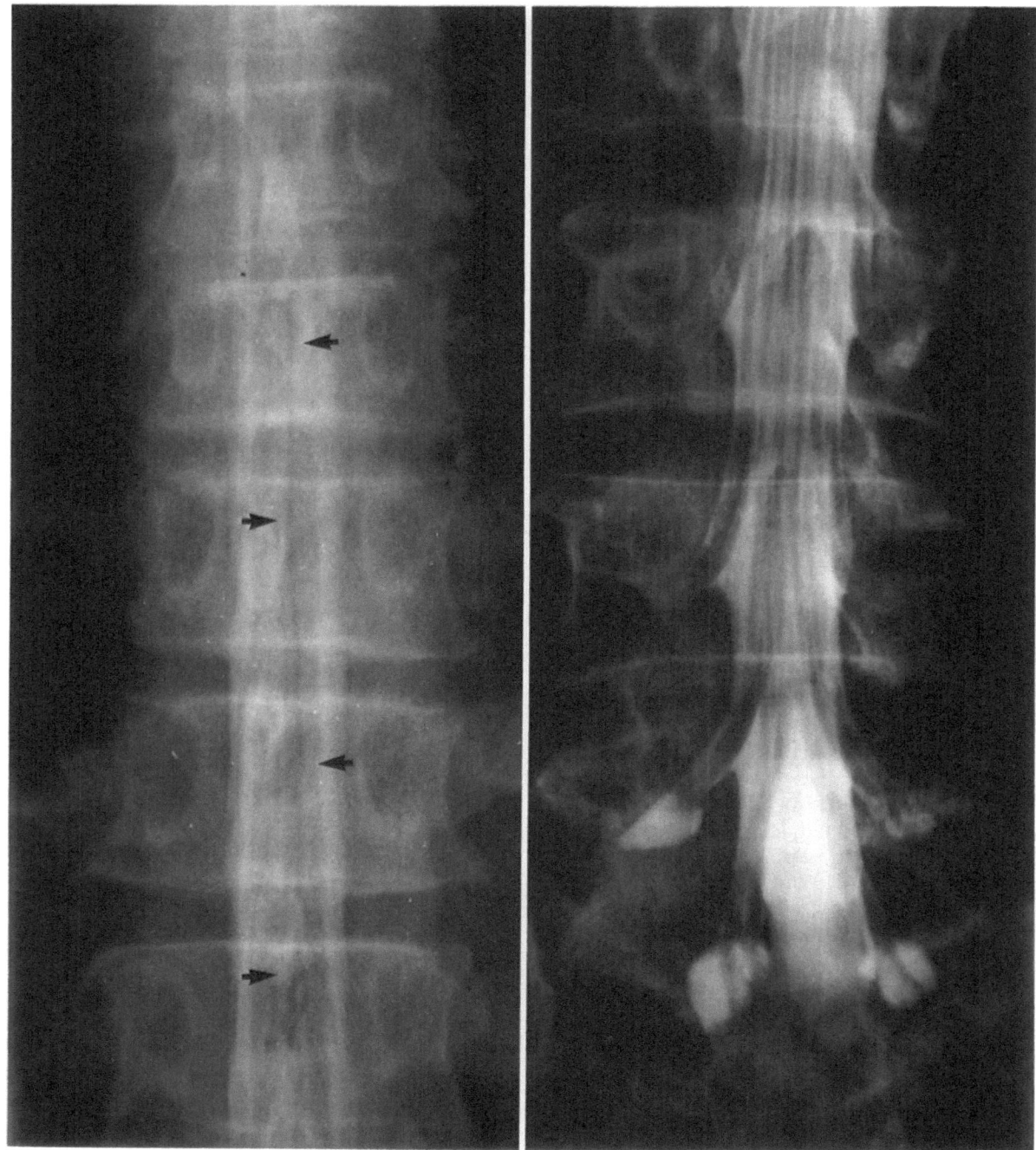

Abb. 3.6.1. 2 normale Myelogramme (verschiedene Patienten) mit Darstellung von Myelon, Subarachnoidalraum und Cauda equina. Als Besonderheit indirekte Zeichnung der A. spinalis ant. (♦) und multipler Wurzelzysten ohne pathologische Bedeutung

Erscheinungen, die ihre Ursache in der Neurotoxizität des Kontrastmittels haben und solchen, die im Zusammenhang mit einer diagnostischen Lumbalpunktion allein schon vorkommen und eventuell durch die Kontrastmittel-Applikation verstärkt werden.

3.6.3.1 Spezifische Reaktionen

In zahlreichen Tierversuchen wurde eine relativ geringe Neurotoxizität für die nicht-ionischen Kontrastmittel belegt [13, 14]. Die entsprechend angestiegenen Untersuchungszahlen weisen auf eine breite klinische Anwendung hin. Aus großen Sammelstudien von Amundsen 1977 mit 2500 bzw. 1850 Patienten bei Nickel sowie bei Bradać 1981 mit 2300 Untersuchungen [2, 6, 19] kristallisiert sich für die Anwendung von Metrizamid eine Inzidenz für *epileptische Anfälle* von 0,04 bis 0,8% heraus. 1977 machten Sortland et al. [27] erstmals auf das Auftreten von Verwirrtheitszuständen nach Myelographie bei älteren Patienten aufmerksam. Es zeigte sich, daß ein *organisches Psychosyndrom* in mehr oder weniger starker Ausprägung viel häufiger bei gezielter postmyelographischer Überwachung festzustellen war (Schmidt [23]). Schließlich konnten S. Richert et al. [22] durch systematische psychometrische Untersuchungen zeigen, daß bei 6 von 18 lumbal myelographierten Patienten subklinische Zeichen eines organischen Psychosyndroms vorlagen, das sich ebenso wie die von anderen Autoren beschriebenen Verwirrtheitszustände in wenigen Tagen zurückbildete. *Spinale Reaktionen*, wie sie nach Dimer-X gehäuft zu fürchten sind, und hier ist besonders auf akute persistierende Conus-Caudasyndrome [16] nach lumbaler Dimer-X-Myelographie hinzuweisen, sind nach Amipaque-Myelographie selten und werden bei Amundsen [2] mit 1% angegeben. Die Patienten klagen über Parästhesien und Schweregefühl in den Extremitäten. Passager können Myoklonien bzw. Spasmen und Miktionsstörungen auftreten. Zu den äußerst seltenen Komplikationen, die in der Literatur in Einzelfällen berichtet werden, gehören passagere Aphasien [5], Abducensparesen [24] und ein Fall von postmyelographischer kortikaler Blindheit [28]. *Allergische Reaktionen* gehören bei intrathekaler Applikation ebenfalls zu den ungewöhnlichen Reaktionen.

Als *Spätkomplikation* wurde in der Literatur immer wieder auf arachnitische Verklebungen hingewiesen, die besonders nach Myelographien mit ionischen Kontrastmitteln (Abrodil, Dimer-X) beobachtet wurden. Die Applikation von öligem Kontrastmittel in einen hämorrhagischen Liquor begünstigte ebenfalls die Entstehung einer Arachnoidose. Allerdings sind genaue klinische Zahlenangaben sehr unterschiedlich interpretierbar, da häufiger eine Re-Myelographie nach vorausgegangener spinaler Operation den Befund aufdeckt (Abb. 3.6.2) und hierbei in der Kausalkette eher der mechanischen Läsion eine pathogenetische Bedeutung zukommt. Die Studien an Primaten von Haughton und Ho 1977 und 1980 [13] haben immerhin gezeigt, daß im Tierversuch die Rate an arachnitischen Veränderungen unter Verwendung von nicht-ionischen Kontrastmitteln deutlich geringer ist als bei Kontrastmitteln vom Salztyp. Aber auch bei den nicht-ionischen Kontrastmitteln ergibt sich eine Abhängigkeit von der Konzentration und der Gesamtmenge der verabreichten Substanz.

3.6.3.2 Unspezifische Nebenwirkungen

Unter dieser Rubrik werden die aus klinischer Sicht leichten Reaktionen zusammengefaßt, die aber gerade für den Patienten gelegentlich eine sehr ernste bis stark belastende Form annehmen können und daher im Aufklärungsgespräch vor der Untersuchung eine wichtige Rolle spielen. Es können vegetative Reaktionen mit der Angabe von Schwindel, Übelkeit, Brechreiz oder Erbrechen vorkommen. Die häufigste Beschwerdeangabe sind Kopfschmerzen (Tabelle 3.6.1). Sie treten mit 29–33% nach Hammer [11, 12] eher weniger häufiger auf als nach einer diagnostischen Lumbalpunktion, für die Carbaat und v. Crevel [8] etwa 37% angeben. Die Beschwerden entwickeln sich wahrscheinlich in Abhängigkeit eines Liquorunterdrucksyndroms, wobei die Punktionstechnik bzw. das Auftreten einer postpunktionellen Stichlochdrainage mit Liquoraustritt, sowie die Menge des zur Labordiagnostik entnommenen Liquors entscheidend sind [30, 31]. Besonders erwähnenswert ist hier eine Doppelblindstudie [15], die zur Problematik von postpunktionellen Kopfschmerzen eine Inzidenz von 22% psychogen zu interpretierender Beschwerden bei Patienten mit einer Scheinpunktion gegenüber 28% bei echten Lumbalpunktionen ergab. Wies man die Untersuchten vor der Scheinpunktion auf das „mögliche Auftreten postpunktioneller Kopfschmerzen" hin, so wurden sie signifkant häufiger subjektiv empfunden.

An dieser Stelle ist noch auf eine besondere Komplikation hinzuweisen, die zwar Kontrastmittel-unabhängig ist, aber Folge einer diagnostischen Liquorentnahme bei der Myelographie unterhalb einer spinalen Raumforderung sein kann: die *spinale Einklemmung* infolge einer Veränderung des Druckgradienten oberhalb und unterhalb der Raumforderung. Sie stellt eine ernste Komplikation mit Zunahme des neurologischen Defizits dar, die im allgemeinen *sofortiges* neurochirurgisches Eingreifen erforderlich macht (vgl. S. 277).

3.6.4 Empfehlungen zur Vermeidung von Nebenwirkungen

Da die Kontrastmittel-spezifischen Reaktionen abhängig von Jodkonzentration und Gesamtmenge sind, sollte das verabreichte Myelographicum den radiologischen Erfordernissen ent-

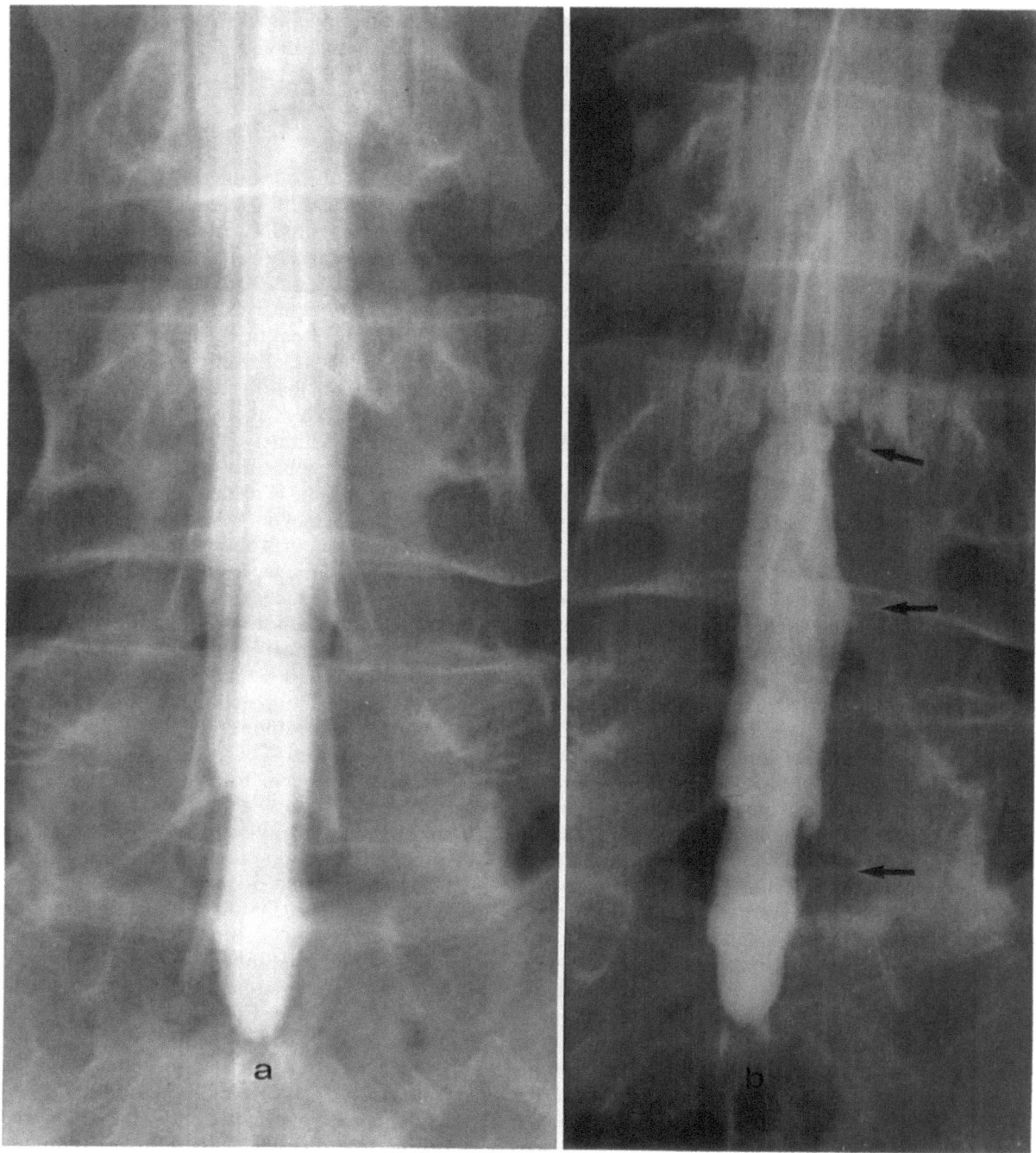

Abb. 3.6.2a, b. Arachnitische Verklebungen im Duraendsack ab LWK $_4$ (♦); **a** präoperative Myelographie 1977. **b** Re-Myelographie 1981. (34- bzw. 38jähr. ♂)

sprechend sparsam dosiert werden. Ein zu starker Kontrast kann im übrigen die Detailerkennbarkeit im Röntgenbild vermindern und ist für eine anschließende CT-Untersuchung störend. Dimer-X sollte auch für die ausschließliche lumbale Myelographie nicht mehr verwendet werden. Wir bevorzugen Solutrast für sämtliche Untersuchungen des Liquorraumes. Die mögliche Fehlerquelle bei der Herstellung der Amipaque-Lösung entfällt auf diese Weise. Im eigenen Krankengut von etwa 250 Myelographien mit Solutrast unterscheidet sich das postmyelographische Beschwerdebild praktisch nicht von dem nach einer diagnostischen Lumbalpunktion. Insbesondere haben wir seither kein organisches Psychosyndrom oder spinale Reizerscheinungen mehr beobachtet. Es muß aller-

Tabelle 3.6.1. Mögliche Nebenwirkungen/Komplikationen/Risiken im Zusammenhang mit einer Myelographie. (Einzelheiten s. Text)

Allgemein (erhöhtes Risiko)	Psycho-veget. Labilität (z.B. Kollaps vor oder während Punktion) Anfallsleiden (z.B. Alkohol-Abusus) Dauermedikation von Neuroleptica, Antidepressiva etc. (herabgesetzte Krampfschwelle) organische Demenz (z.B. fortgeschrittene Cerebralsklerose) Blutungsneigung (z.B. Thrombozytenaggregationshemmer/Marcumar) Hirndrucksteigerung (Kontraindikation)		
Lokalanaesthesie (vermeidbares Risiko)	i.v.-/i.a.-/i.-thekale Fehlinjektion allergische Reaktion		
Punktion (mögliche Komplikation)	Irritation von:	Blutung durch Verletzung von:	Liquorunterdrucksyndrom:
lumbal	Wurzeln	Venenplexus (Arterien)	*cave* spinale Einklemmung
suboccipital lat. $HW_{1/2}$	Myelon	A. vertebralis A. cerebelli inf. post.	kaum
Spezifische Kontrastmittel-Reaktion (nach Literatur-Angaben)	epileptische Anfälle (Amipaque)	0,04–0,8%	(bisher nicht bei Solutrast)
	spinale Reizerscheinung (Amipaque)	1%	(bisher <1% bei Solutrast)
	organisches Psychosyndrom	*subklinisch* bis 30%	(bisher kaum bei Solutrast)
Einzelfälle	Aphasien, Abducensparesen, kortikale Blindheit		
Unspezifische Kontrastmittel- bzw. Punktions-Reaktionen (nach Literatur-Angaben)	Kopf- und Nackenschmerzen („zwischen Schulterblättern") Übelkeit Erbrechen Schwindel	Solutrast 15–37% 3–28% 3– 8% 3–20%	Amipaque bis 54% bis 36% bis 26% bis 22%

dings darauf hingewiesen werden, daß bisher keine vergleichbar großen Sammelstudien über Jopamidol wie für Metrizamid vorliegen. In den ersten Berichten von Hammer und Belloni [4, 11] waren ebenfalls weder Psychosyndrome noch epileptische Anfälle oder Myoklonien nach Myelographie mit Solutrast zu verzeichnen. Die Vergleichsstudie von Galle et al. [10] zeigt immerhin bei systematischer psychometrischer Untersuchung an jeweils 10 Patienten nach Myelographie mit Metrizamid bzw. Jopamidol eine vernachlässigbar geringe Inzidenz für ein angedeutetes Durchgangssyndrom bei Solutrast gegenüber Amipaque-Anwendung. Auch diese Autoren sehen einen direkten konzentrationsabhängigen neurotoxischen Effekt des Amipaque.

Die Kopfschmerzen sind die häufigste und den Kranken am meisten belastende Nebenwirkung. Um sie zu vermeiden, ist auf eine gute Flüssigkeitszufuhr des Patienten zu achten. Durch glatte Punktionstechnik unter Verwendung von dünnen Nadeln (22–26 gauge) kann die Gefahr der Stichlochdrainage verringert werden [30]. Mehrfachpunktionen erhöhen dagegen dieses Risiko. Das Einhalten von Bettruhe bzw. einer postmyelographischen Flachlagerung begünstigt einen neurotoxischen Effekt noch und hat, wie die Untersuchung von Sykes et al. 1981 zeigt [29], eine signifikant höhere Kopfschmerzinzidenz. Nach den Ergebnissen von Carbaat und v. Crevel [8] war schon für die diagnostische Lumbalpunktion festzustellen, daß eine postmyelographische Flachlagerung über 24 Stunden das Auftreten von Kopfschmerzen nicht beeinflußt.

3.6.5 Untersuchungsprinzip

Wir gehen davon aus, daß derzeit nur noch wasserlösliche nicht-ionische Kontrastmittel zur intrathekalen Applikation angewendet werden. Das Metrizamid scheint dem Jopamidol deutlich unterlegen. Von dem noch für die Myelographie in der klinischen Prüfung befindlichen Iotrol ist ebenfalls eine sehr gute Verträglichkeit nach den ersten Ergebnissen [26] zu erwarten.

3.6.5.1 Vorbereitung des Patienten

Die Aufklärung des Patienten (Tabelle 3.6.1) erstreckt sich auf die Umstände der Liquorpunktion, mögliche vegetative Reaktionen und insbesondere auf das Auftreten von Kopfschmerzen. Bei älteren Patienten ist besonders bei Verwendung von Amipaque auf das mögliche Auftreten eines organischen Psychosyndroms bzw. Verwirrtheitszustände hinzuweisen. Patienten mit herabgesetzter Krampfschwelle (z.B. Epileptiker und Alkoholiker) haben ebenfalls ein erhöhtes Untersuchungsrisiko. Eine antikonvulsive Therapie darf am Tag der Untersuchung nicht abgesetzt werden. Eine präventive Gabe von Valium und/oder Barbituraten empfiehlt sich bei gefährdeten, bisher nicht therapierten Patienten. Umgekehrt sind die Krampfschwelle herabsetzende Medikamente wie Chlorpromazin, trizyklische Antidepressiva oder MAO-Hemmer 2–3 Tage vor der Untersuchung abzusetzen.

Eine Prämedikation erfolgt fakultativ z.B. bei überängstlichen Patienten mit Diazepam oder bei stark schmerzirritierten Patienten mit Wurzelkompressionssymptomatik z.B. in der Kombination von 10 mg Diazepam und 30 mg Fortral, wodurch sich der sedierende Effekt neben der antalgischen Wirkung deutlich verstärkt. Auf gute Hydratation ist zu achten, evtl. eine Infusion anzulegen.

3.6.5.2 Nachsorge des Patienten

1 Stunde nach der Untersuchung behält der Patient Bauchlage bei, um das Risiko der Stichlochdrainage möglichst klein zu halten. Danach darf er entsprechend seinem Befinden aufstehen. Das Auftreten von Kopfschmerzen ist immer Anlaß zur Bettruhe bzw. Flachlagerung. Die Medikation von Schmerzmitteln ist dann selten erforderlich.

3.6.6 Untersuchungstechnik

3.6.6.1 Apparative Voraussetzung

Apparative Voraussetzung ist eine Röntgeneinrichtung mit Kipptisch (bis 90 Grad Kopftieflage), die eine ständige Durchleuchtung und eine Schichtuntersuchung erlaubt. Wünschenswert ist dabei eine Röntgenröhren-Bildverstärker-Anordnung am C-Bogen, um unterschiedliche Projektionen ohne unnötige Mobilisation des Patienten zu ermöglichen.

3.6.6.2 Liquorpunktion

Das Kontrastmittel wird entsprechend der klinischen Fragestellung in den Liquorraum eingebracht: Durch lumbale oder suboccipitale bzw. laterale Punktion bei $HW_{1/2}$. Der lumbale Zugang ist der am häufigsten geübte. Er erlaubt die Kontrastdarstellung von der Cauda equina bis zum oberen Halsmark in einem Untersuchungsgang, erfordert aber bei thorakalen und zervikalen Fragestellungen immer etwas mehr Kontrastmittel, wodurch Gesamtdosis und Jodgehalt erhöht werden (aszendierende Myelographie).

Der zervikale Zugang ist immer erforderlich bei Nachweis eines kompletten Stops von lumbal her zur Darstellung der oberen Begrenzung. Er sollte selektiv Anwendung finden bei sicherer klinischer Fragestellung im Zervikal- oder oberen Thorakalbereich (deszendierende Myelographie).

3.6.6.3 Lumbale Myelographie (Radikulographie)

Die Punktion erfolgt am sitzenden oder in Seitenlage befindlichen Patienten bei etwa 30° fußwärts gekipptem Untersuchungstisch unter aseptischen Bedingungen. Wir bevorzugen ebenso wie die Patienten eine Punktion in Lokalanästhesie mit Einmalkanüle (gauge 21 oder 23) in Höhe von $LW_{2/3}$ oder $LW_{3/4}$. *Zu vermeiden ist die Punktion in Höhe des klinisch vermuteten spinalen Prozesses!* Die Liquordruckmessung und der Queckenstedtsche Versuch schließen sich an, wodurch orientierend schon Hinweise auf eine intraspinale Passagebehinderung gegeben sind. Die Liquorentnahme zur Labordiagnostik richtet sich nach den Erfordernissen weiterer differentialdiagnostischer Erwägungen. (Cave spinale Einklemmung.) Artefizielle Blutbeimengungen stammen meist aus Verletzungen von epiduralen Venenplexus und lassen sich oft durch weiteres Vorschieben der Nadel in den Subarachnoidalraum beseitigen. Gelegentlich ist eine erneute Punktion in einer anderen Etage erforderlich. Bestätigt sich eine nicht-artefizielle Subarachnoidalblutung, so ist die Indikation zur weiteren Fortsetzung der Myelographie bzw. des Einbringens von Kontrastmittel besonders kritisch zu überprüfen im Hinblick auf mögliche postmyelographische Verklebungen. Besonders nach kürzlich vorausgegangener diagnostischer Lumbalpunktion kann es infolge Stichlochdrainage zu Liquoraustritt kommen, der zwischen Arachnoidea und Dura ein „Liquorkissen" (Abb. 3.6.3) bildet, das bei erneuter Punktion eine korrekte Nadellage durch Heraustropfen von Liquor vortäuscht. Dieser Befund führt ebenso wie eine „zu vorsichtige" Punktion, bei der die Nadelspitze zwar die Dura, aber nicht die Arachnoidea durchsticht, zu einer Fehlinjektion von Kontrastmittel in den Subduralraum, die im allgemeinen vom Patienten schmerzlos toleriert wird, aber wegen der Überlagerung

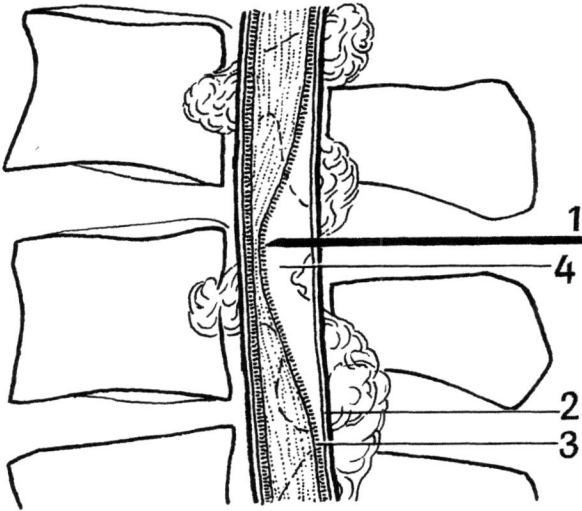

Abb. 3.6.3. Halbschematische Punktion eines „Liquorkissens" bzw. subdurale Fehlinjektion. 1. Punktionsnadel, 2. Dura, 3. Arachnoidea, 4. kissenartig aufgefüllter Subduralraum

durch das subdurale Kontrastmittel-Depot eine Beurteilung der Cauda equina und der Wurzeltaschen meist unmöglich macht. Die Kontrastmittel-Injektion muß deshalb unter kurzen Durchleuchtungskontrollen erfolgen. Die Entstehung eines subduralen Kontrastmittel-Depots kann zum Abbruch der Untersuchung zwingen. Eine Wiederholung empfiehlt sich dann erst nach 3–5 Tagen. Viele Untersucher warten daher von vornherein nach vorausgegangener diagnostischer Lumbalpunktion 3–5 Tage mit einer Myelographie oder planen gleich besser die Liquordiagnostik mit der Myelographie in einer Sitzung (vgl. S. 277).

10 ml Solutrast (200 mg oder 250 mg Jod/ml) reichen im allgemeinen für eine Radikulographie aus. Es werden unter Durchleuchtungskontrolle bei entsprechender Tischkippung die Füllung des Duraschlauches und der Wurzeltaschen sowie die Einstellung der Röntgenaufnahmen im sagittalen und seitlichen Strahlengang sowie in beiden Schrägdurchmessern kontrolliert, ehe Zielaufnahmen abgeschaltet werden. Der thorako-lumbale Übergang wird *immer* mitdargestellt, wenn sich nicht ein eindeutiger, der klinischen Symptomatik entsprechender Befund ergibt. Dies hilft, so manche Re-Myelographie in den Fällen zu vermeiden, in denen schon die klinische Differentialdiagnose zwischen Conus- und Cauda-Symptomatik problematisch ist und eine Bandscheibenprotrusion bei L_5/S_1 zwar vorliegt, der entscheidende Prozeß aber im Bereich des kaudalen Myelons zu suchen ist!

Im praktischen Vorgehen werden daher zunächst 2 Aufnahmen in Seitenlage zur Darstellung des kaudalen Durasackes bei stärkerer Tischkippung fußwärts und eine weitere bei geringerer Kippung entsprechend der Kontrastierung des thorako-lumbalen Überganges belichtet. Sodann nimmt der Patient Bauchlage ein bei horizontalem Untersuchungstisch, wobei das Kontrastmittel entsprechend der Lendenlordose wieder nach kaudal fließt. Unter vorsichtiger Tischneigung kranialwärts wird der Patient zum Pressen aufgefordert, wodurch es infolge eines intraspinalen Druckanstiegs zu einem Aufsteigen des Kontrastmittels und zu einer guten Abbildung des Conus medullaris kommt. Beispielsweise die Prädilektionsstelle für spinale Angiome wird auf diese Art routinemäßig miterfaßt (Abb. 3.6.4). Nach erneuter Tischkippung fußwärts werden der kaudale LWS-Bereich im sagittalen Strahlengang und danach die lumbalen Wurzeln in den Schrägdurchmessern dargestellt.

Die Punktionsnadel wird während der Untersuchung im Spinalkanal belassen, um bei unzureichendem Kontrast oder für den Fall, daß sich während der Untersuchung die Indikation zur thorakalen oder zervikalen Exploration ergibt, noch eine Nachinjektion von Kontrastmittel zu ermöglichen.

3.6.6.4 Thorakale Myelographie

Das Vorgehen entspricht der Radikulographie mit lumbalem Zugang. Probleme ergeben sich in der Röntgendarstellung in Abhängigkeit von der Brustkyphose und der Konstitution des Patienten. Bei stärkerer Kyphose, die auch durch Unterpolsterung nicht auszugleichen ist, fließt das Kontrastmittel in Bauchlage zunächst langsam entsprechend einer zunehmenden Tischneigung kranialwärts. Das Kontrastmittel-Band reißt dann aber nach Überwindung des Scheitels der Kyphose ab und das Kontrastmittel fließt besonders bei Fehlen einer Passagebehinderung rasch nach kranial ab. Bei einer thorakalen Fragestellung empfiehlt es sich daher gelegentlich, die Untersuchung in Rückenlage durchzuführen. Im allgemeinen beginnen wir mit der Beobachtung des Kontrastmittel-Abflusses nach kranial in Bauchlage des Patienten oder bei ausgeprägter Kyphose in Seitenlage unter möglichst starker Reklination des Kopfes. Der glatte rasche Abfluß ist als Hinweis für das Fehlen eines pathologischen Prozesses dabei zu werten, gerade wenn die Bilddokumentation schlecht oder erschwert ist.

Ein technisches Problem stellt im weiteren die Darstellung des zerviko-thorakalen Überganges und der oberen BWS-Region dar wegen der Über-

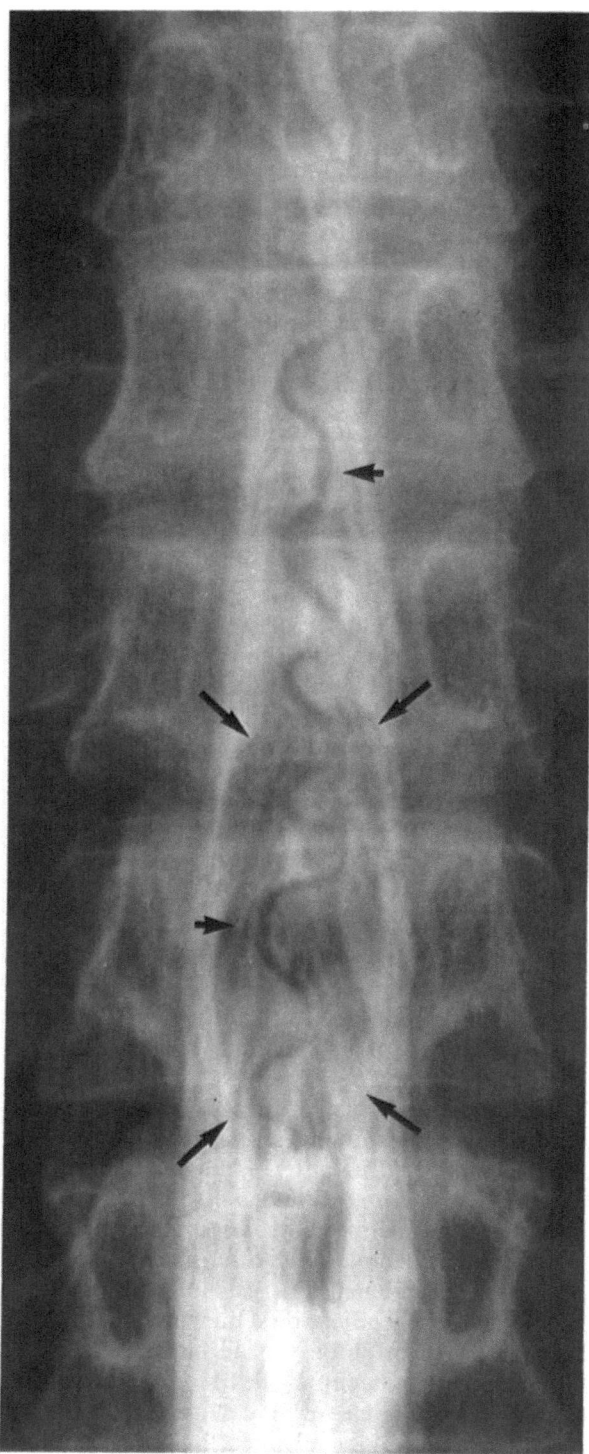

Abb. 3.6.4. Intradurale Raumforderung mit pathologischer Gefäßzeichnung (▶) und großer erweiterter Vene (▶) (Op.: thorakolumbales Angiom bei 44jähr. ♂)

lagerung durch den Schultergürtel. Häufig wird die thorakale Myelographie, insbesondere wenn der Untersuchte sehr kräftig gebaut ist und/oder Lähmungserscheinungen seine Mobilität einschrän-

ken, erst durch eine zusätzliche Tomographie in ihrem Aussagewert entscheidend verbessert. Die Tomographie ist auch immer bei Verdacht auf eine spinale Gefäßmißbildung als Ergänzung angezeigt.

Die thorakale Myelographie kann schon eine so starke Tischkippung kranialwärts erforderlich machen, daß für eine ausreichende Patientenhalterung gesorgt werden muß. Bei uns haben sich fest im Untersuchungstisch verankerte Fußfesseln bewährt (Firma Philips-Müller).

3.6.6.5 Zervikale Myelographie

Das Vorgehen ist grundsätzlich ebenfalls vom lumbalen Zugang möglich und empfiehlt sich überhaupt bei unklarer, nicht eindeutig auf ein Niveau einzugrenzender, klinischer Symptomatik. Unter Verwendung von Solutrast (250 mg Jod/ml) reichen im allgemeinen 10–15 ml bei lumbaler Instillation zu einer guten Kontrastierung des zervikalen Subarachnoidalraumes aus.

Bei umschriebener zervikaler Fragestellung und zur Darstellung einer kranialen Begrenzung eines von lumbal her festgestellten Stops wird das Kontrastmittel nach Suboccipitalpunktion oder besser durch den lateralen Zugang bei $C_{1/2}$ eingebracht. Gerade der laterale Zugang erlaubt eine einfache rasche Untersuchungstechnik ohne wesentliche Mobilisation des Patienten, der sich in Bauchlage befindet. Die Verteilung des Kontrastmittels läßt sich durch Tischkippung fußwärts leicht steuern. Die Technik der lateralen Punktion ist allerdings an apparative Voraussetzungen wie die Durchleuchtungsmöglichkeit in 2 Ebenen geknüpft, weshalb sie sich bisher nur in besser ausgestatteten Kliniken zur Routinemethode entwickeln konnte. Zur praktischen Durchführung wird auf die einschlägige Literatur verwiesen [6, 7]. Die Röntgenaufnahmen im Zervikalbereich umfassen neben der sagittalen, insbesondere auch eine seitliche Aufnahme in Bauchlage des Patienten, wobei die Bandscheibenprotrusionen besonders gut zur Darstellung kommen. Entscheidend für die Relevanz eines Befundes kann die Funktionsaufnahme in Reklination oder Anteflexion des Kopfes sein, wobei sich die Einengung des Kontrastbandes deutlich verändern kann. Schließlich ist die Schichtuntersuchung im seitlichen Strahlengang möglichst in Bauchlage des Patienten und evtl. in Retro- bzw. Anteflexion erst pathognomonisch für die Relevanz von osteochondrotischen Veränderungen, die sich nach der Übersichtsaufnahme einengend in den Spinalkanal hineinprojizieren, aber im Schichtbild keine wesentliche Kompression des Duraschlauches erkennen lassen.

3.6.7 Indikation zur Myelographie

3.6.7.1 Allgemeine Aspekte

Die Indikation muß sich am Aussagewert gemessen an dem technischen, finanziellen, personellen und zeitlichen Aufwand unter Abwägung des Untersuchungsrisikos gegenüber nicht-invasiven bildgebenden Verfahren wie CT und Kernspin-Resonanz-Tomographie orientieren.

Zweifellos liegen die Vorteile von CT und Kernspin-Resonanz-Tomographie in der grundsätzlich möglichen direkten Darstellung eines spinalen Prozesses, wobei eine eventuelle Infiltration oder Ausdehnung auf die angrenzenden Knochen- und Weichteilstrukturen miterfaßt werden und hieraus oft schon wesentliche artdiagnostische Schlüsse für die Differentialdiagnose gezogen werden können (s. Kap. 3.5 und 3.9).

Man darf aber nicht vergessen, daß der Patient zunächst mit vorwiegend unspezifischen Schmerzen, mit Paraesthesien, Miktions- und Potenzstörungen oder diskreten Lähmungserscheinungen etc. (s. Kap. 5.3.1, Tabelle 5.3.2.1.2) den Arzt aufsucht. Oft hat der Kranke den Orthopäden oder Urologen vor dem Neurologen konsultiert. Auch die neurologische Untersuchung ergibt leider nicht immer die notwendige Höhenzuordnung eines spinalen Prozesses. Die in diesem Stadium veranlaßte CT-Untersuchung, die sich aus zeitlichen und praktischen Erwägungen von Wirtschaftlichkeit und Strahlenbelastung nur auf wenige Abschnitte des Spinalkanals konzentriert, kann bei negativem Befund in den untersuchten Segmenten leicht eine Verzögerung der Diagnosestellung, besonders bei langsam progredienten Verläufen, begünstigen.

Da die Sicherung der Diagnose aber möglichst früh vor Auftreten des Symptoms „Querschnittlähmung" anzustreben ist, kommt der Myelographie durchaus auch heute noch ein wesentlicher Stellenwert in der diagnostischen Einengung eines spinalen Prozesses zu. Sie erlaubt übersichtsmäßig die Darstellung größerer Abschnitte des Spinalkanals bei technisch, apparativ, personell und zeitlich relativ geringem Aufwand.

Da sich nach der klinischen Untersuchung und der Nativdiagnostik bei spinalen Prozessen im allgemeinen zunächst die Lumbalpunktion anschließt, ist immer zu erwägen, ob dieser diagnostische Eingriff nicht im Zusammenhang mit einer Myelographie geplant werden kann oder sollte. Mit der intrathekalen Kontrastmittel-Gabe er-

Tabelle 3.6.2. Indikationen zur Myelographie

1. *Spinale Raumforderung*
   a) Bandscheibenprolaps
   b) Tumoren
   c) spinale Angiome/Varicosis spinalis
   d) Arachnoidalcysten/Syringomyelie
   e) Blutungen
   f) Sequester
   g) Abszesse
2. *Degenerative und regressive Veränderungen*
   a) Spondylogene Myelopathie
   b) posttraumatische Arachnopathie
      postoperative Arachnopathie
      postspondylitische Arachnopathie
   c) Rückenmarksatrophie
   d) traumatischer Wurzelausriß
3. *Fehlbildungen*
   a) Kongenital enger Spinalkanal
   b) Meningo- bzw. Meningomyelocelen
   c) Diastematomyelie

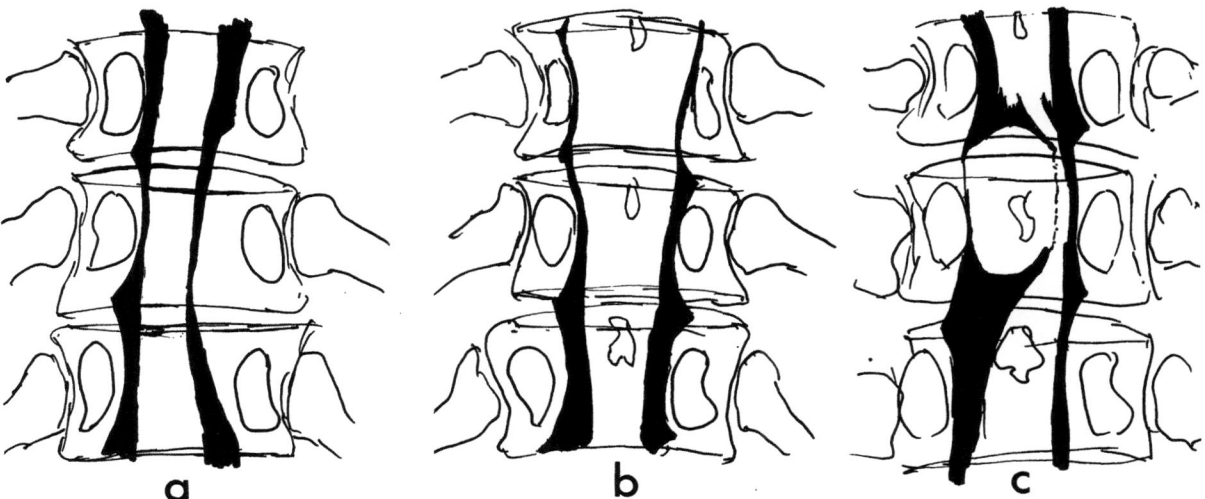

Abb. 3.6.5a–c. Schematische Darstellung des Myelographiebefundes bei **a** extraduraler, **b** intraduraler intramedullärer, **c** intraduraler extramedullärer spinaler Raumforderung (s. 3.6.8.1.)

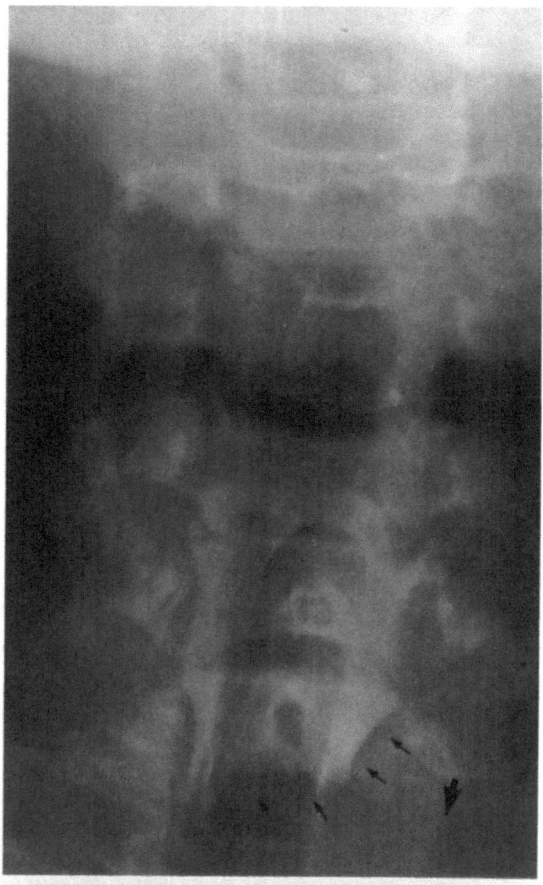
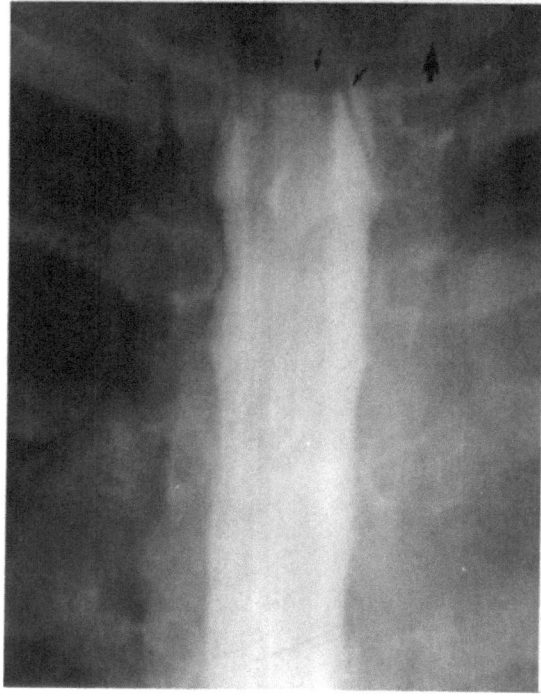

schließen sich dann aber auch bessere Voraussetzungen für eine gezielte CT-Untersuchung, die fakultativ angeschlossen werden kann.

3.6.8 Die myelographischen Befunde

Die Myelographie erlaubt diagnostische Rückschlüsse nur aus *indirekten* Zeichen wie Einengungen oder Aussparungen bzw. Verbreiterungen der kontrastierten spinalen Liquorräume. Unter Durchleuchtungskontrolle wird der Abfluß des Kontrastmittels beobachtet und das Ausmaß einer Passagebehinderung vom inkompletten bis kompletten Stop beurteilt. Hieraus ergibt sich eine Einteilung nach funktionellen Gesichtspunkten in 3 Gruppen (Tabelle 3.6.2).

3.6.8.1 Spinale Raumforderungen

Die indirekten raumfordernden Zeichen lassen in den meisten Fällen eine lokalisatorische Unterscheidung in 3 Typen erkennen (Abb. 3.6.5):

a) Bei der extraduralen Raumforderung wird der Duralsack mit Inhalt insgesamt komprimiert (Abb. 3.6.6 und 3.6.7).
b) Bei intramedullärer Raumforderung findet sich eine mehr oder weniger spindelförmige Auftreibung der Myelonkontur bzw. Verschmälerung des Kontrastsaumes des Subarachnoidalraumes (Abb. 3.6.8).
c) Eine intradurale-extramedulläre Raumforderung zeigt dagegen eine Verlagerung bzw. Kompression des Markschattens sowie eine mehr oder weniger ausgeprägte, meist exzentrische Aussparung der Anfärbung des Subarachnoidalraumes (Abb. 3.6.9).

a) Nach der Häufigkeitsverteilung stehen die Bandscheibenvorfälle als extradurale Raumforderungen an erster Stelle neben den vom Wirbelkörper selbst ausgehenden degenerativen Veränderungen. Hier erweist sich die Röntgen-Tomographie als wichtige Zusatzinformation zur Beurteilung der Kompression des Myelons. Die Myelographie ist der CT in der Aufdeckung polytoper Läsionen und für die Beurteilung des Gesamtstatus bei ei-

Abb. 3.6.6. Von extradural ausgehender Tumor mit Destruktion (♦) der Bogenwurzel, der 1. Rippe und des 1. BWK, der zu einem kompletten unregelmäßig begrenzten Kontrastmittel-Stop geführt hat (♦) Myelographie von lumbal und suboccipital. (Op.: Malignes Lymphom bei 55jähr. ♀)

Myelographie

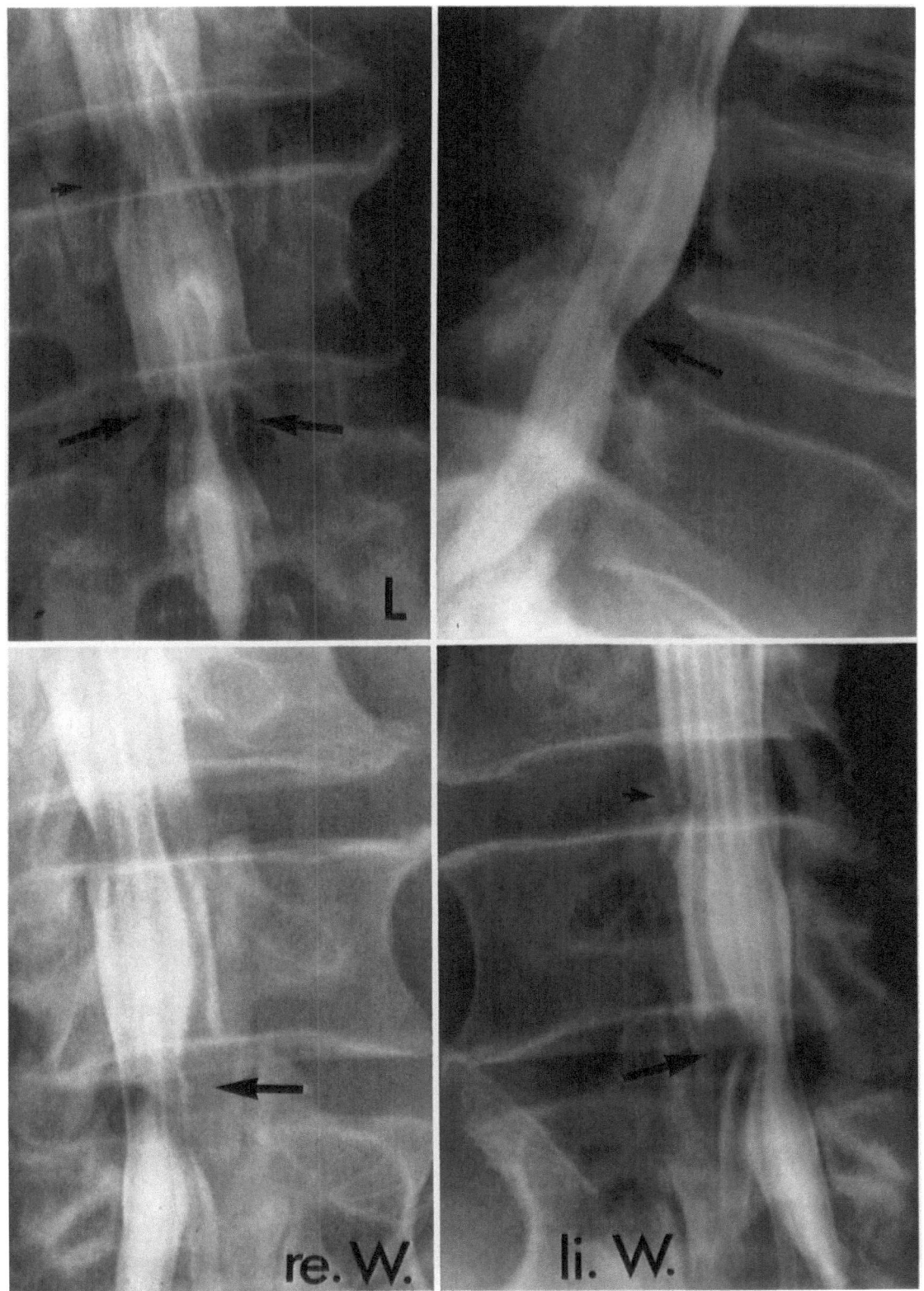

Abb. 3.6.7. Extradurale Raumforderung mit Wurzelamputation L_5 und Kompression des Duralsackes in Höhe $LW_{4/5}$ (→) geringe Kompression in Höhe $LW_{3/4}$ durch degenerative Gelenkveränderungen (→) (Op.: Bandscheibenvorfall $L_{4/5}$ bei 73jähr. ♀)

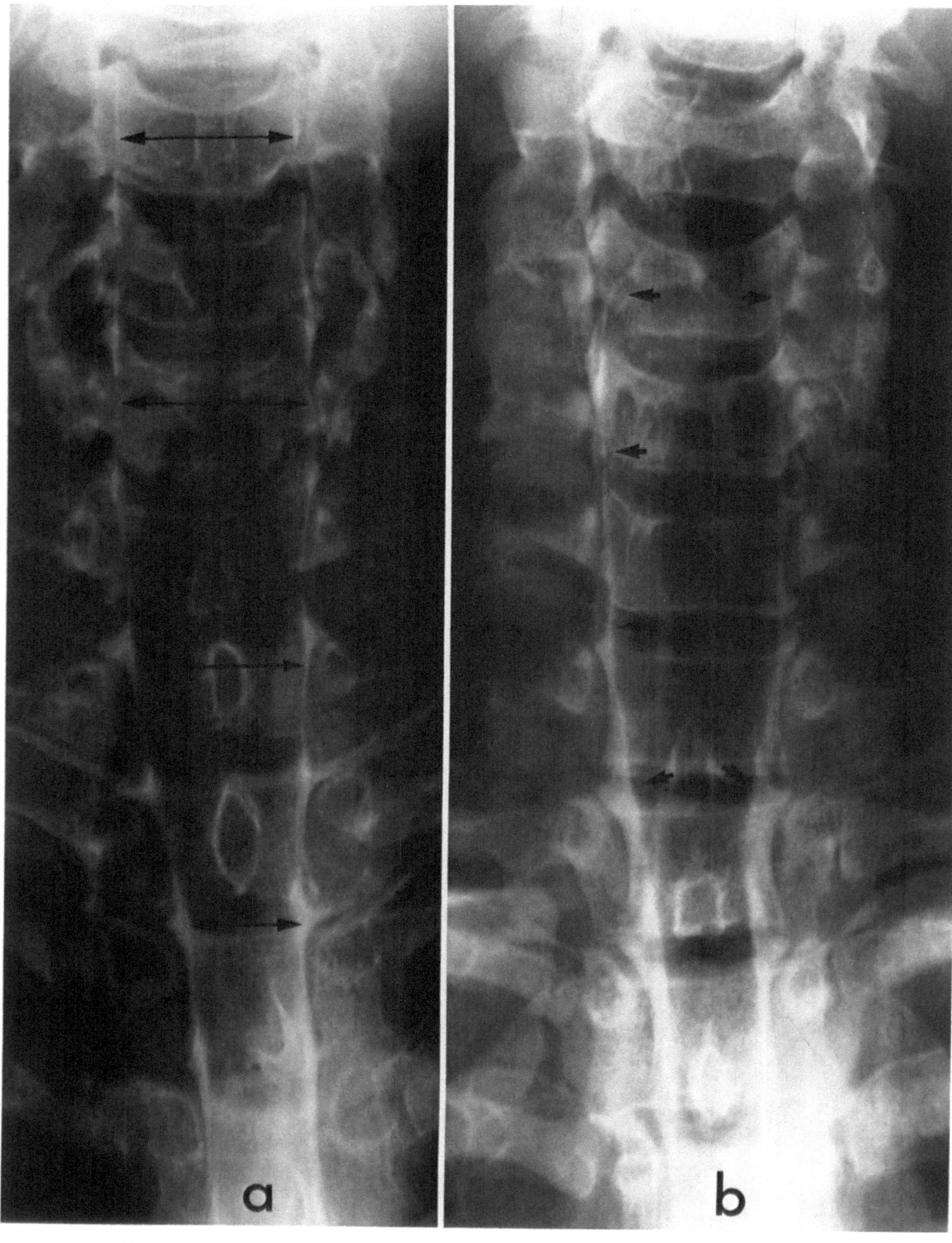

Abb. 3.6.8a, b. Ähnliche zervikale Myelogramme bei intraduraler intramedullärer Raumforderung. **a** Op.: Syringomyelie bei 18jähr. ♂; **b** Pilocyt. Astrocytom bei 44jähr. ♂

Myelographie

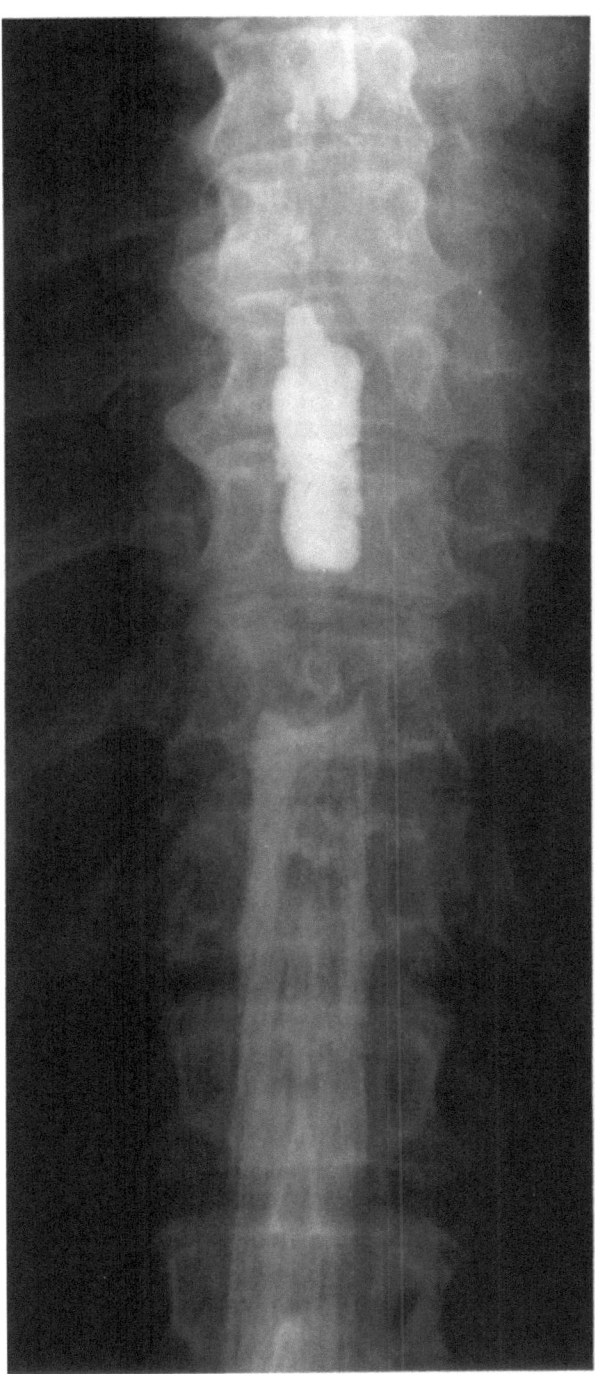

Abb. 3.6.9. Intradurale extramedulläre Raumforderung: typischer kompletter „glatt begrenzter becherförmiger" Stop von lumbal (wäßriges Kontrastmittel) bei BWK_{11} und von suboccipital (öliges Kontrastmittel) bei BWK_{10}. (Op.: Meningiom 52jähr. ♀)

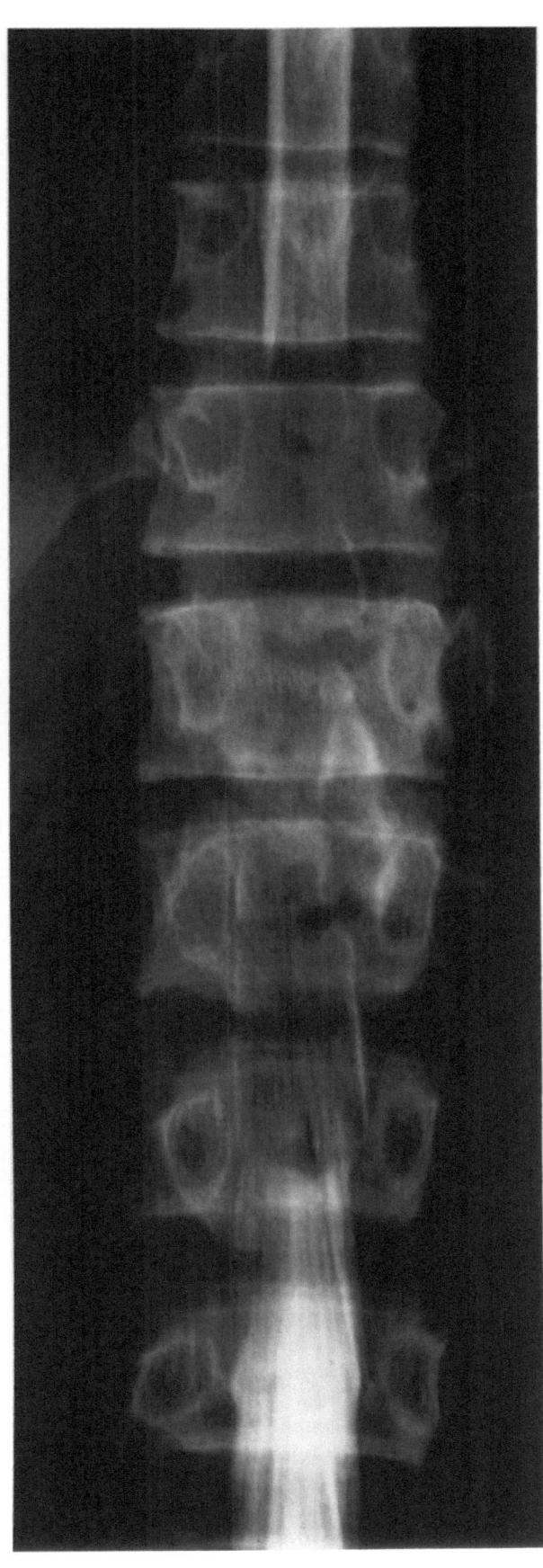

Abb. 3.6.10. Uncharakteristische komplette Kontrastmittel-Aussparung mit deutlicher Passageverzögerung des Kontrastmittel unter Durchleuchtung von BWK_{11} bis $LWK_{1/2}$ (Op.: epiduraler Abszeß 24jähr. ♂)

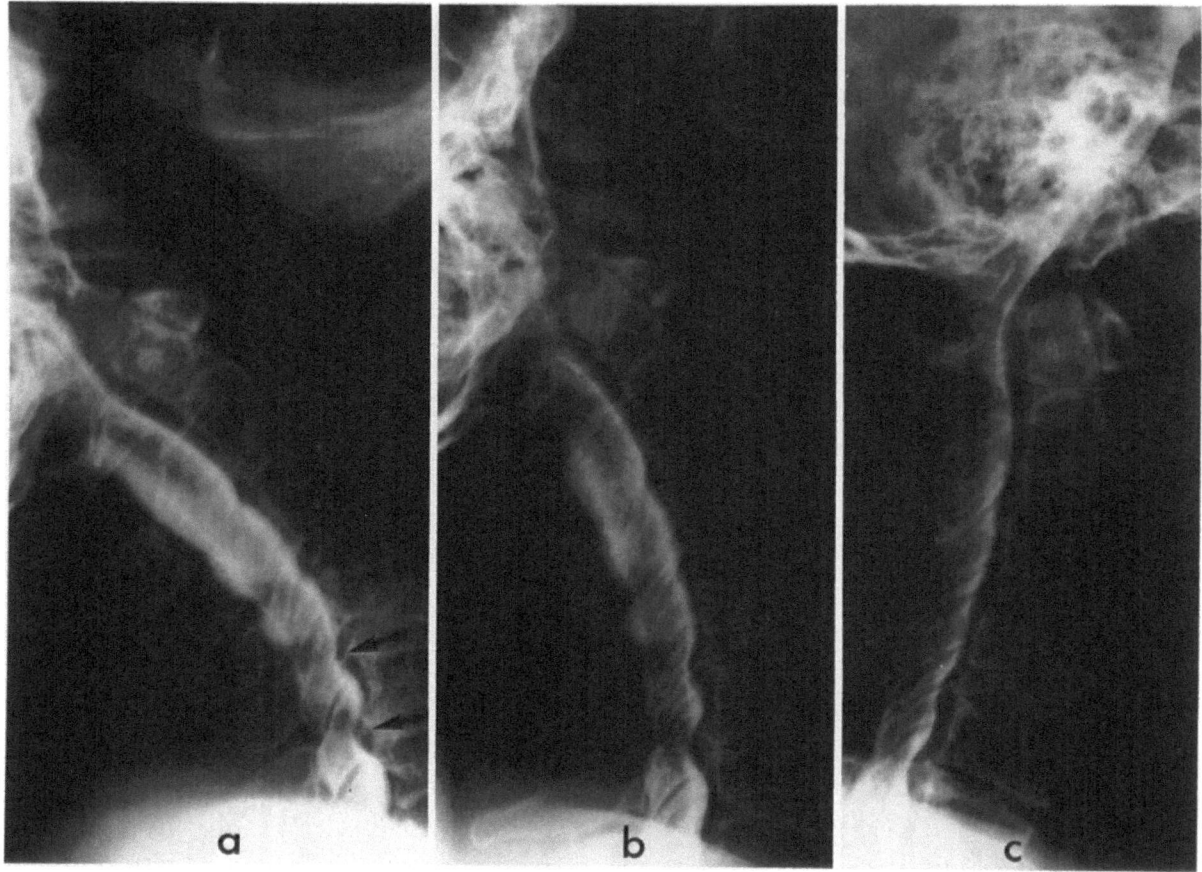

Abb. 3.6.11. Bandscheibenprotrusionen und Exophyten bei $HW_{4/5}$ und $HW_{5/6}$. Bedeutung von Funktionsaufnahmen für das Ausmaß der Kompressionen

nem degenerativen Prozeß überlegen. Die CT kann dagegen bei nachfolgender gezielter Zusatzuntersuchung eines klinisch entscheidenden Segmentes spezielle Fragen z. B. zur Ausdehnung eines lateralen Bandscheibenprolapses besser klären.

Bei extradural gelegenen Tumoren handelt es sich meist um Prozesse, die vom Wirbelkörper ausgehen und hierbei liegen in erster Linie Metastasen vor, seltener ist das maligne Lymphom und zu den Raritäten gehört z. B. das Chordom. Mit zunehmender Expansion bzw. Infiltration wird das myelographische Bild rasch uncharakteristisch für eine extradurale Raumforderung. Anamnese und Nativdiagnostik mit häufig schon zu erkennender knöcherner Destruktion sind hier richtungsweisend. Das gleiche gilt für spezifische oder unspezifische entzündliche Prozesse, die zu einem Abszeß bzw. Empyem führen. Hier sollte die CT die Untersuchung der ersten Wahl sein (Abb. 3.6.10).

Bei einem Wirbelsäulentrauma lassen sich rasch größere Abschnitte des Spinalkanals untersuchen und Dislokationen von Bandscheiben oder Wirbelfrakturen bzw. ein extradural gelegener Sequester feststellen. Die Indikation zur Myelographie kann erforderlich werden, wenn z. B. eine Diskrepanz zwischen neurologischem Defizit und Lokalisation der traumatischen Läsion in der Nativdiagnostik besteht.

b) Aus dem charakteristischen myelographischen Befund einer intramedullären intraduralen Raumforderung ist eine Artdiagnose im allgemeinen nicht zu entnehmen. Aus Anamnese, klinischem Befund und Kenntnis des Verteilungsmusters nach Altersmanifestation und Prädilektionslokalisation verschiedener Tumore lassen sich differentialdiagnostische Schlüsse ziehen: Ependymome machen etwa 65% und Gliome etwa 25–30% der intramedullären Tumoren aus. Das myelographische Erscheinungsbild einer „Auftreibung des Markschattens" bei Syringomyelie, einer Hämatomyelie, einer intramedullären Metastase oder einem leukämischen Infiltrat, einem Epidermoid, einem Lipom etc. unterscheiden sich in Praxi kaum. Die Aufgabe der Myelographie besteht in der Klärung der ungefähren Ausdehnung des Prozesses. Von

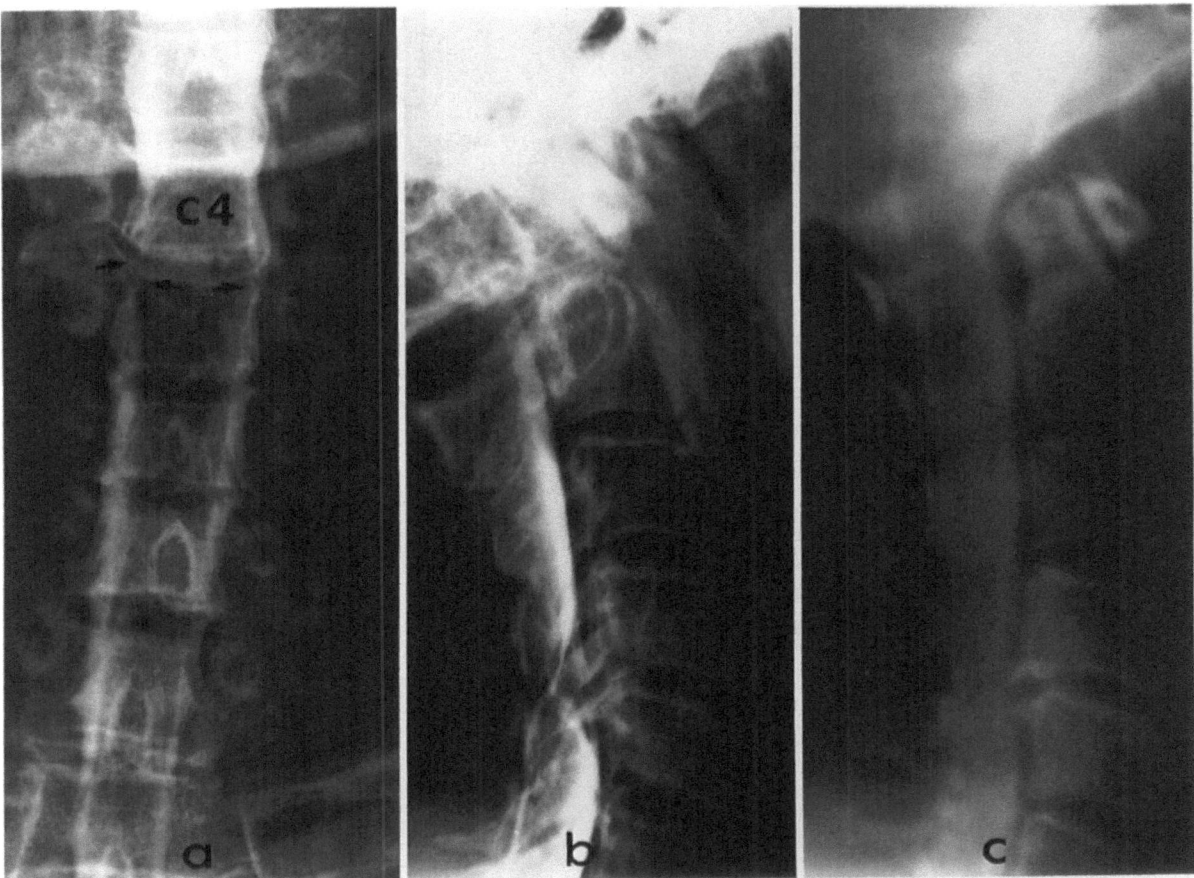

Abb. 3.6.12a–c. Zervikaler Bandscheibenprolaps bei HW$_{4/5}$ (55jähr. ♀). **a** Im sagitt. Strahlengang könnte wegen Verbreiterung des Markschattens (→) durch Kompression Verdacht auf intramedullären Tumor entstehen. **b** Seitliche Aufnahme zeigt extradurale Raumforderung. **c** Tomographie klärt den Befund durch Exophyten

der gezielten Exploration durch CT und/oder Kernspin-Resonanz-Tomographie ist mehr Information zu erwarten bis zur artdiagnostischen Zuordnung z. B. bei Blutungen, Arachnoidalzysten und Syringomyelie.

Spinale Angiome oder eine Varicosis spinalis können wie intramedulläre Raumforderungen klinisch in Erscheinung treten. Sie zeigen im myelographischen Bild charakteristische wurm- oder girlandenartige oder fleckförmige Kontrastmittel-Aussparungen. Die nähere Abklärung und die Differentialdiagnose gegen Hämangioblastome erfordern meist eine zusätzliche angiographische Untersuchung. Die Befunde von Gefäßmißbildungen sind aber von dem ähnlichen Bild gestauter Venen bei ausgedehnter intraspinaler Raumforderung zu trennen. Ebenso darf die Darstellung der Arteria spinalis anterior, die sich besonders im unteren BWS-Bereich als gerade Aufhellungslinie hier häufig abbildet, nicht zu der Annahme eines Angioms führen (Abb. 3.6.1 und 3.6.4).

c) Von den extramedullär-intradural gelegenen Raumforderungen machen die Neurinome und Meningeome den überwiegenden Anteil aus. Das myelographische Bild mit einer becherförmigen Kontrastmittel-Aussparung ist charakteristisch. Eine lange Anamnese und entsprechende Druckusuren an den knöchernen Strukturen des Spinalkanals erlauben fast ausnahmslos eine präoperative Artdiagnose.

3.6.8.2 Degenerative oder regressive Veränderungen

Die spondylogene Myelopathie im Rahmen einer Osteochondrose bzw. einer Spondylarthrosis deformans läßt sich mit der Myelographie vor allem in der meist polytopen Ausdehnung übersichtlich erfassen. Zur Beurteilung des lokalen Prozesses und der Relevanz zum klinischen Befund ist eine zusätzliche Röntgen-Tomographie in Funktionsstellungen meist erforderlich. Die postmyelogra-

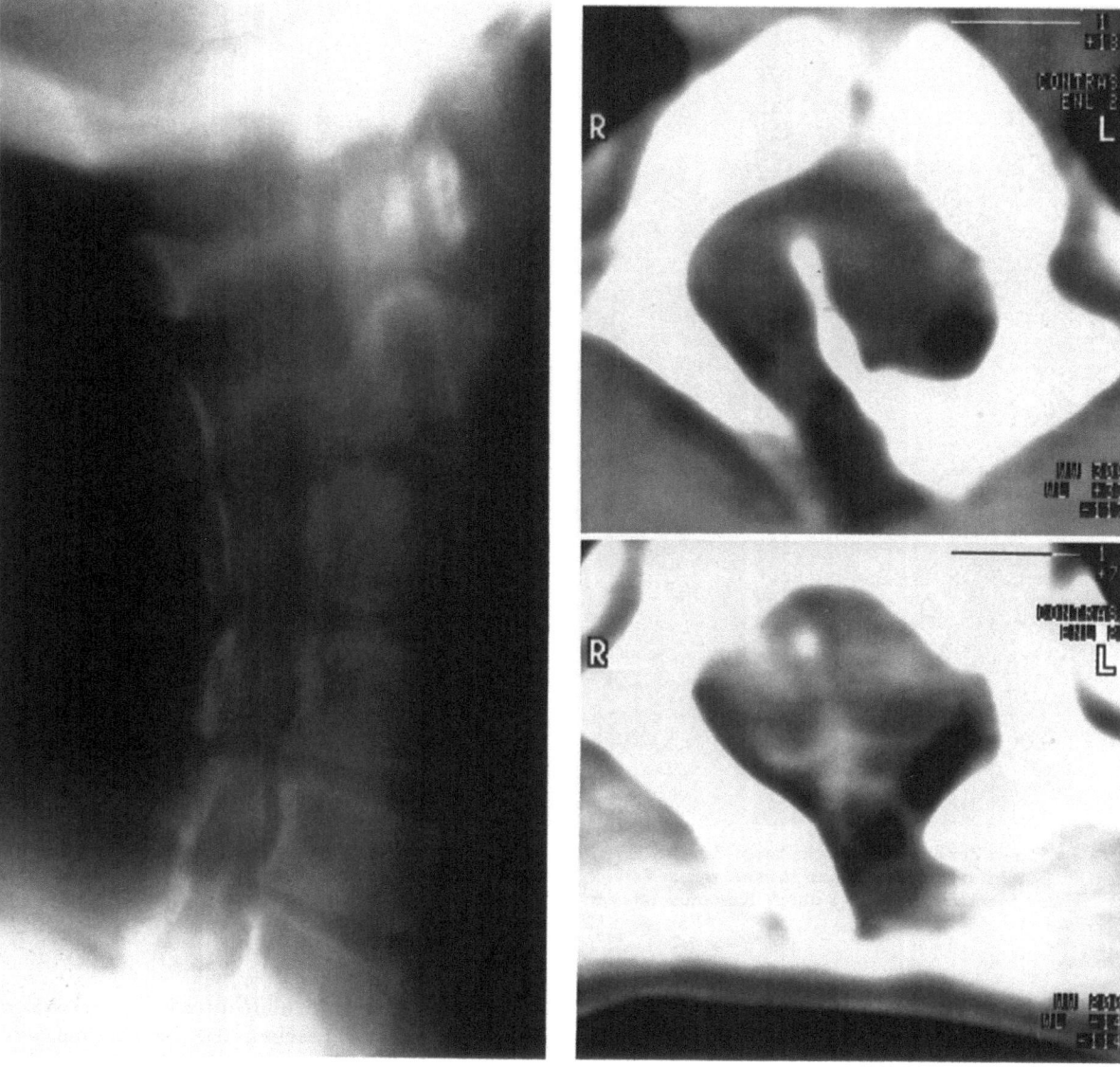

Abb. 3.6.13. Congenital enger Spinalkanal im Zervikalbereich bei 39jähr. ♀, die nach HWS-Schleudertrauma neurologisch symptomatisch wurde

Abb. 3.6.14. Diastematomyelie im Computer-Tomogramm

phische gezielte CT-Untersuchung ergibt zusätzliche wertvolle Informationen vor allem bezüglich Hypertrophie und Deformation von Gelenkfortsätzen und Processus uncinati, die eine Wurzeleinengung zusätzlich verursachen können. Die präoperative Planung des chirurgischen Eingriffs erfährt damit durch die CT eine unverzichtbare Zusatzinformation, schmälert aber nicht die Bedeutung der Myelographie zur diagnostischen Einengung des spinalen degenerativen Befundes sowie polytoper teilweise klinisch stummer Veränderungen. Aus der Betrachtung der Kontrastmittel-Passage unter Durchleuchtungskontrolle läßt sich meist auch eine Aussage zur funktionellen Dynamik eines degenerativen Prozesses machen, wenn z. B. in einer Funktionsstellung der Wirbelsäule ein Stop erkennbar wird, der sich in anderer Position lediglich als Eindellung des Kontrastmittel-Bandes darstellt. Auf Verdickungen der Ligamenta flava ergeben sich indirekte Hinweise aus kontrastfreien Räumen zwischen knöcherner Begrenzung des Spinalkanals und kontrastiertem Duraschlauch.

Arachnitische Veränderungen sind praktisch nur mit der Myelographie zu erfassen, wobei die mögliche Darstellung multifokaler Veränderungen und die Gesamtübersicht gegenüber dem CT nach intrathekaler Kontrastmittel-Gabe hervorzuheben sind (Abb. 3.6.2). Ähnliches gilt für die Darstellung von Rückenmarksatrophien und traumatischen Wurzelausrissen.

3.6.8.3 Fehlbildungen

Vor einer myelographischen Diagnostik steht hier immer besonders die Nativdiagnostik, da die meisten dysraphischen Störungen polytop und mit anderen Fehlbildungen des Skelet- und Zentralnervensystems kombiniert sind (s. Kap. 3.4). Sie werden im allgemeinen schon im Kindesalter diagnostiziert. Im Erwachsenenalter spielen sie eine Rolle, wenn zusätzliche degenerative Veränderungen eine Querschnittsymptomatik hervorrufen oder begleitende Tumoren wie Lipome oder Dermoidzysten symptomatisch werden bzw. im Rahmen einer Neurofibromatose.

Degenerative Veränderungen haben eine besondere Bedeutung bei einem habituell engen Spinalkanal, wobei es z.B. akut nach einem Wirbelsäulentrauma zu einer Dekompensation kommen kann (Abb. 3.6.13).

Meningo- bzw. Meningomyelocelen sind ebenfalls mit einer dysraphischen Störung des Skelets verbunden. Sie werden häufig als Zufallsbefund bei der Myelographie entdeckt.

Bei der äußerst seltenen Diastematomyelie (Abb. 3.6.14) handelt es sich um eine Fehlbildung, bei der der physiologische Rückenmarksascensus durch Fixation an fibröses oder verknöchertes Gewebe im Lumbosakralbereich verhindert ist. Eine dadurch entstehende Zweiteilung der Cauda equina führt zu der Namensgebung dieser Mißbildung. Die CT-Untersuchung ist bei dieser Fragestellung der Myelographie vorzuziehen.

Literatur

1. Amundsen P, Skalpe TO (1975) Cervical myelography with a watersoluble contrastmedium (metrizamide). Neuroarchiol 8:209–212
2. Amundsen P (1977) Metrizamide in cervical myelography. Survey and present state. Acta Radiol [Suppl] (Stockh) 355:85
3. Arnell S, Lidström F (1931) Myelography with skiodan (Abrodil). Acta Radiol 12:287
4. Belloni G, Bonaldi G, Moschini L, Quilici N (1981) Cervical myelography with iopamidolo. Neuroradiology 21:97–99
5. Böker DK, Sartor K, Winkler D (1980) Motorische Aphasie nach zervikaler Myelographie mit Metrizamid. Fortschr Roentgenstr 133:204
6. Bradać GB, Kaernbach A (1981) Neue Aspekte in der Myelographie. Erfahrungen mit Amipaque®. Med wiss Buchreihe der Schering AG
7. Bradać GB, Kaernbach A (1981) Selekt zervikale Myelographie mit Metrizamid (Amipaque). Bericht über 102 Fälle mit lateraler C1/C2 Kontrastmittelgabe. Radiologie 21:199–204
8. Carbaat PAT, Crevel H van (1981) Lumbar puncture headache: controlled study on the preventive effect of 24 hours' bed rest. Lancet 21:1133–1136
9. Dandy WE (1918) Ventriculography following the injection of air into the cerebral ventricles. Ann Surg 68:5
10. Galle G, Huk W, Arnold K (1984) Psychopathometric demonstration and quantification of mental disturbances following myelography with metrizamide and iopamidol. Neuroradiology 26:229–233
11. Hammer B, Lackner W (1980) Iopamidol, a new nonionic hydrosoluble contrast medium for neuroradiology. Neuroradiology 19:119–121
12. Hammer B (1980) Die lumbosakrale Radiculographie. Radiologe 20:478–484
13. Haughton VM, Ho KC, Unger GF, Larson SJ, Corea-Paz F (1977) Arachnoiditis following myelography with metrizamide in monkeys. Effect of blood in the cerebrospinal fluid. Acta Radiol [Suppl] (Stockh) 355:373
14. Haughton VM, Ho KC (1980) Arachnoiditis from myelography with iopamidol, metrizamide and iocarmate compared in the animal model. Invest Radiol 15:267
15. Kaplan G (1967) The psychogenic etiology of headache post lumbar puncture. Psychosom Med 4:376–379
16. Kühner A, Hagenlocher HV, Ciba K, Krastel A (1977) Akutes Kaudasyndrom nach Dimer-X Myelographie. Neurochirurgia 20:216–221
17. Kuhlendahl H: Schäden durch Kontrastmittel bei der Myelographie. In: Bushe KA (Hrsg) Kontrastuntersuchung des Spinalkanals. Komplikationen und Schäden. Hippokrates, Stuttgart, S 29–49
18. Lindgren E (1939) Myelographie mit Luft. Nervenarzt 12:57
19. Nickel AR, Salem JJ (1977) Clinical experience in North America with metrizamide evaluation of 1850 subarachnoid examinations. Acta Radiol [Suppl] (Stockh) 355:409
20. Quincke H (1891) Über Hydrocephalus. Verh Congr Med 10:321
21. Ramsey GH, French JD, Strain WH (1944) Iodinated organic compounds as contrast media for radiographic diagnosis. IV. Pantopaque-Myelography. Radiology 43:236–241
22. Richert S, Sartor K, Holl B (1959) Subclinical organic psychosyndromes on intrathecal injection of metrizamide for lumbar myelography. Neuroradiology 18:177–184
23. Schmidt RC (1980) Mental disorders after myelography with metrizamide and other water-soluble contrast media. Neuroradiology 19:153–157
24. Seyfert S, Mager J (1980) Abducens palsy after lumbar myelography with water-soluble contrast media. J Neurol 219:213–216
25. Sicard et Forestier (1922) Methode generale d'exploration radiologique par l'huile iodee (Lipiodol). Bulletin et Memoires de la Soc Med des Hop Paris 46, 3. Ser 463
26. Skutta Th, Vogelsang Hg, Galanski M, Hammer B, Weinmann HG (1983) Clinical trial iotrol for lumbar myelography. AJNR 4:302–303
27. Sortland O, Lundervolt A, Nesbakken R (1977) Mental confusion and epileptic seizures following cervical myelography with metrizamide. Acta Radiol [Suppl] (Stockh) 355:403–406
28. Stears JC (1979) The cerebral toxicity of metrizamide. 17th Meeting of Americ Soc of Neurorad, May 1979, Toronto
29. Sykes RHD, Wasenaar W, Clark P (1981) Incidence of adverse effects following metrizamide myelography in nonambulatory and ambulatory patients. Radiology 138:625–627
30. Tourtelotte WW, Henderson WG, Tucker RP, Gilland O, Walker JE, Kokman E (1972) A randomized double-blind clinical trial comparing the 22 versus 26. gauge needle in the production of the postlumbar puncture syndrome in normal individuals. Headache 12:73–78
31. Wiggli U, Oberson R (1975) Die Häufigkeit extraarachnoidalen Liquorausflusses nach Lumbalpunktion. Schweiz Med Wochenschr 105:235

3.7 Spinale Angiographie

K. VOIGT und A. THRON

3.7.1 Einleitung

Morphologie und Hämodynamik des spinalen Gefäßsystems fanden überraschend lange Zeit wenig Beachtung in den naturwissenschaftlichen und klinischen Disziplinen. Obwohl die grundlegenden Arbeiten von Adamkiewicz (1882) [1] und einige Jahre später die sorgfältige Monographie von Kadyi [26] die wesentlichen morphologischen Grundlagen aufzeigten, erfolgte eine Fortsetzung und Vertiefung dieser Arbeiten erst nach mehr als 50 Jahren durch Suh und Alexander (1931) [39]. In den 50er und 60er Jahren beschäftigten sich dann Clemens [3], Djindjian [10-14], Gillilan [21], Jellinger [24, 25], Lazorthes et al. [31] sowie in neuerer Zeit Crock und Yoshizawa [5], Domisse [15] und Piscol [35] mit der morphologischen Anatomie und Kreislaufphysiologie des spinalen Gefäßsystems. Diese späte Einbeziehung der Normanatomie und Pathologie der Rückenmarksgefäße in die diagnostische Radiologie beruht im wesentlichen auf folgenden Tatsachen:

– das Kaliber der Spinalarterien erreicht nur abschnittsweise 1-1,5 mm;
– erst nach Einführung der Myelographie konnten klinisch-diagnostische Verdachtsbefunde auf intraspinale, vaskuläre Läsionen erhoben werden. Im Gegensatz zur modernen Myelographie des gesamten Spinalkanales mit wasserlöslichen Kontrastmitteln waren jedoch luft-myelographisch nur deutlich raumfördernde Veränderungen und auch mittels öliger Myelographie Befunde bei spinalen Gefäßmißbildungen nur eingeschränkt diagnostizierbar;
– die spinale Angiographie ist grundsätzlich mit hohem technischen Aufwand verbunden; neben speziellen Kathetern sind ebenso leistungsfähige Röntgengeräte wie Subtraktionstechniken erforderlich;
– die an der Variabilität der spinalen Gefäßversorgung orientierte Untersuchungstechnik verlangt entsprechend erfahrene Untersucher, da häufig sämtliche segmentalen Arterien darzustellen sind;
– die spinale Angiographie galt lange Zeit als besonders risikoreiche Untersuchungsmethode, die daher nur an wenigen Zentren routinemäßig durchgeführt wurde;
– die operativen Möglichkeiten bei der Behandlung spinaler Gefäßerkrankungen, einschließlich der Embolisationen, haben sich erst mit den Fortschritten in der Diagnostik aussichtsreich entwickelt.

Die technische Überwindung und klinisch-diagnostische Lösung der vorgenannten Probleme gelangen den Arbeitsgruppen um Di Chiro [6-9], Djindjian [10-14] und Doppman [16-19], wodurch sie sich den Verdienst erwarben, die selektive spinale Angiographie zu einer neuroradiologischen Routinemethode perfektioniert zu haben.

3.7.2 Allgemein-anatomische Grundlagen

Aus der Anatomie von Wirbelsäule und Rückenmark werden hier nur die für das Verständnis spinal-angiographischer Befunde erforderlichen Grundlagen der Gefäßanatomie beschrieben. Ausgangspunkt dieser Darstellung ist das primitive embryonale Gefäßsystem, das eine bilateral symmetrische und segmentale Gliederung aufweist. Aus dem von beiderseits 31 Segmentalarterien gespeisten, kapillären Netz des Neuralrohres differenzieren sich die späteren Längsblutleiter. Ventral reduziert sich aus einer Doppelanlage ein medianes Hauptgefäß, die A. spinalis anterior; dorsal hingegen verbleibt das bilaterale Gefäßsystem der Aa. spinales postero-laterales. Entsprechend der Umbildung der zervikalen und sakralen Segmentarterien zum Vertebralis- und Iliaka-Gefäßgebiet [22] kommen die extramedullären Zuflüsse zum Zervikalbereich aus den Aa. vertebrales, der A. cervicalis ascendens, profunda und intercostalis suprema, jene zum Sakralbereich aus Ästen der A. iliaca interna, den Aa. sacrales laterales und ileolumbales. Thorakolumbal bleiben die ursprünglichen Segmentarterien hingegen erhalten. Ihre weitere Verzweigung ist in Abb. 3.7.1 schematisch dargestellt.

Nach Aufteilung in den Ramus ventralis und dorsalis geht aus letzterem (oder direkt aus der Interkostalarterie) der Ramus spinalis ab, der durch das Foramen intervertebrale verläuft und innerhalb des Wirbelkanales Äste zur Versorgung der Wirbelkörper sowie die A. nervo-medullaris abgibt. Letztere kann sich durch Aufzweigung in eine A. radicularis anterior und/oder posterior in die ventrale oder dorsale Längsanastomose des Rückenmarks, die A. spinalis anterior oder A. postero-lateralis, fortsetzen (Abb. 3.7.2 u. 3.7.3).

Mit der Ausbildung der Längssysteme geht während der Embryonalentwicklung eine Reduktion der segmentalen Zuflüsse einher, die ventral ausgeprägter ist als dorsal. Im Durchschnitt finden sich ventral 6 Zuflüsse [24]; die Zahl der Hinterwurzelarterien beträgt im Mittel 14 [24]. Diese teilweise durch Verschmelzung, überwiegend jedoch durch Rückbildung primitiver Gefäßanlagen bedingte

Spinale Angiographie

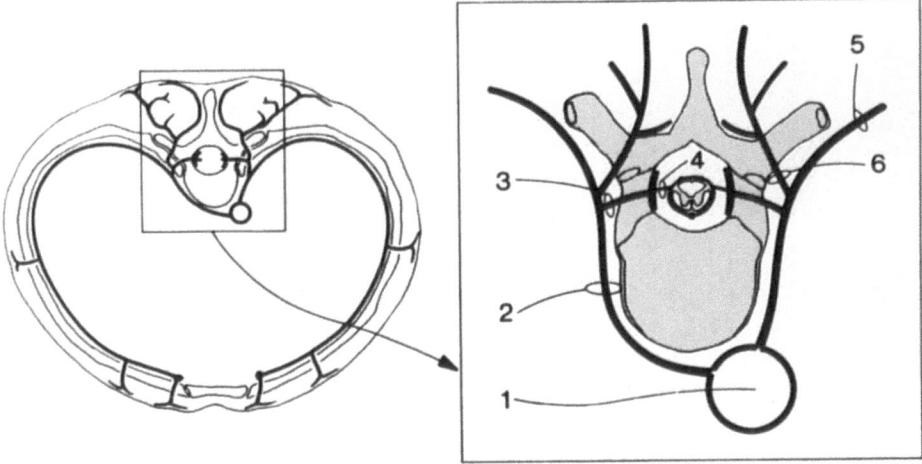

Abb. 3.7.1. Arterielle Versorgung des Spinalkanales aus den Segmentarterien der Rumpfwand (schematisch). *1* Aorta, *2* A. intercostalis posterior, *3* Ramus spinalis, *4* A. nervo-medullaris, *5* Ramus ventralis, *6* Ramus dorsalis

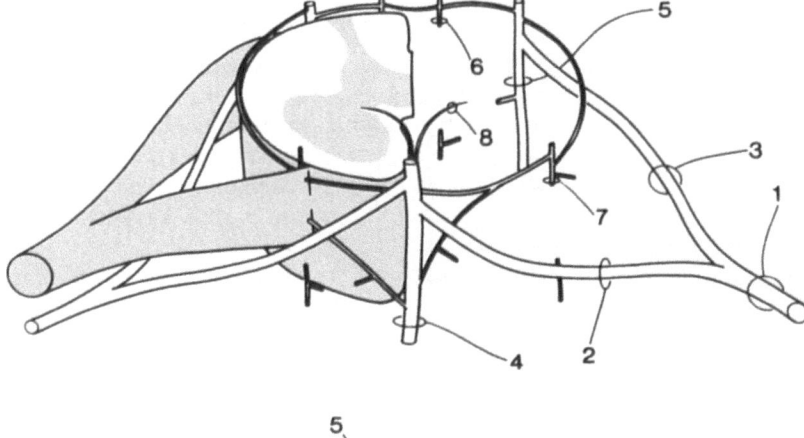

Abb. 3.7.2. Arterielle Versorgung des Rückenmarks (schematisch).
1 A. nervo-medullaris,
2 A. radicularis anterior,
3 A. radicularis posterior,
4 A. spinalis anterior,
5 A. spinalis postero-lateralis,
6 A. spinalis posterior,
7 A. spinalis antero-lateralis,
8 A. sulci

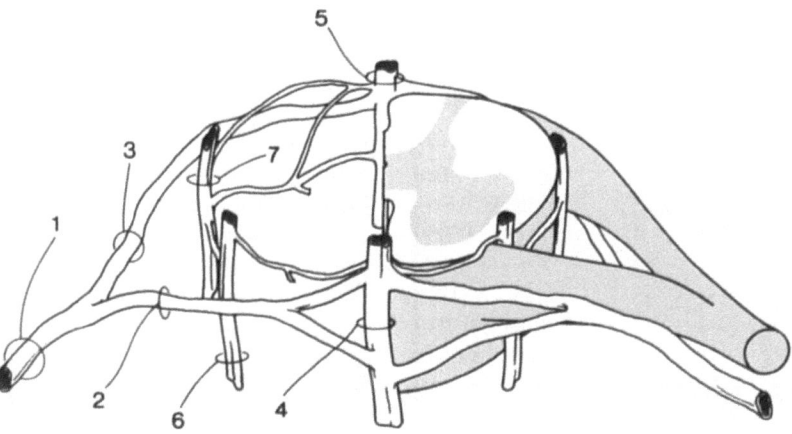

Abb. 3.7.3. Venöser Abfluß des Rückenmarks (schematisch).
1 Wurzelvene extradural,
2 V. radicularis anterior,
3 V. radicularis posterior,
4 V. spinalis anterior,
5 V. spinalis posterior,
6 V. spinalis antero-lateralis,
7 V. spinalis postero-lateralis

Ausbildung des spinalen Gefäßsystemes erklärt die große Variabilität der individuellen anatomischen Verhältnisse. Das in Abb. 3.7.4 gezeigte Schema der ventralen, arteriellen Versorgung des Rückenmarks stellt somit nur einen an Mittelwerten orientierten Befund dar, wobei Zahl und Kaliber der das Rückenmark erreichenden Radikulararterien davon im Einzelfall stark abweichen können. Aus den frühen anatomischen Untersuchungen [1, 26] sowie aus den erwähnten, späteren Studien lassen sich dennoch einige morphologische Charakteristika innerhalb der individuellen Variationsbreiten für die verschiedenen Rückenmarksabschnitte feststellen:

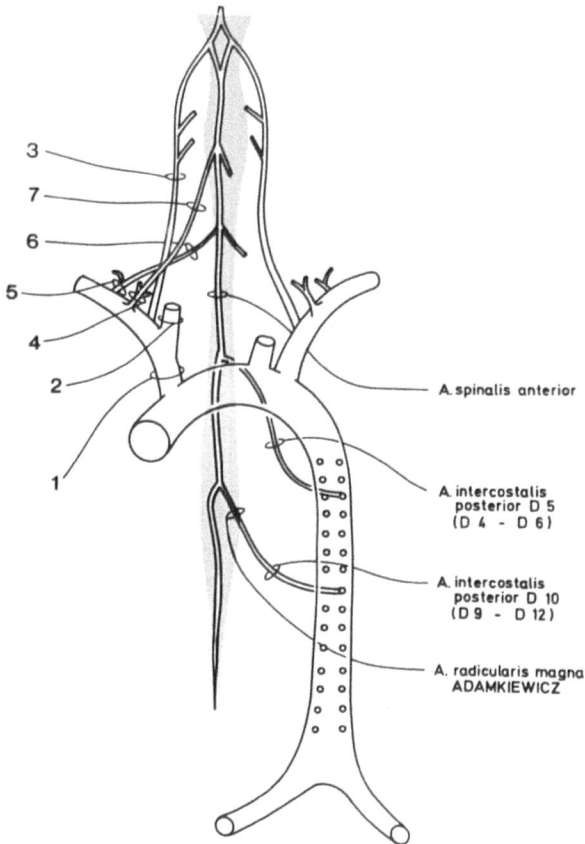

Abb. 3.7.4. Hauptzuflüsse zu den ventralen, arteriellen Längsterritorien am Rückenmark (schematisch). *1* Truncus brachio-cephalicus u. A. subclavia, *2* A. carotis communis, *3* A. vertebralis, *4* Truncus thyreo-cervicalis, *5* Truncus costo-cervicalis, *6* A. cervicalis profunda, *7* A. cervicalis ascendens

- *zervikal* können die Gefäßkaliber 400–600 μ betragen (vgl. S. 25). Neben den direkt aus den Vertebralarterien die A. spinalis versorgenden Zuflüssen kommen relativ konstante Äste in Begleitung der C_3-Nervenwurzel aus der A. vertebralis, mit der C_6-Nervenwurzel aus der A. cervicalis profunda oder vom Truncus costocervicalis in Begleitung von C_8;
- überwiegend kleine Zuflüsse mit Durchmessern bis 200 μ bestehen im oberen und *mittleren Brustmark*, meist in Höhe D_4 oder D_5, sowie im kaudalen Abschnitt des Rückenmarks;
- die kaliberstärksten, ventralen Versorgungsäste mit 550–1 200 μ Durchmesser finden sich im unteren *Brust- oder oberen Lendenmark*;
- kaliberstärkstes Rückenmarkgefäß ist fast ausnahmslos eine *Vorderwurzelarterie* im Bereich des thorako-lumbalen Überganges, die nach Adamkiewicz (1882) [1] benannte A. radicularis magna. Sie liegt in 73% linksseitig; ihr Ursprung ist am häufigsten zwischen D_{9-12} (62%), seltener tiefer im Lumbalbereich (26%) oder höher zwischen D_6 und D_8 (12%) [24];
- der Verlauf der *A. radicularis magna* ist sehr charakteristisch (Abb. 3.7.5, 3.7.7, 3.7.8). Nach steil kranialwärts gerichtetem Verlauf teilt sich die Arterie paramedian Y-förmig in einen kaliberschwächeren, aszendierenden und in einen kräftigeren, deszendierenden Ast, der im Verlauf nach kaudal eine typische, haarnadelförmige Biegung macht. Der Höhenunterschied zwischen Duradurchtritt und Verzweigung der großen Vorderwurzelarterie, der mehr als 5 cm betragen kann, beruht auf der Metamerieverschiebung zwischen Rückenmark und Wirbelsäule aufgrund des Rückenmark-Aszensus und nimmt kaudalwärts entsprechend zu. In thorako-zervikaler Richtung wird der Verlauf der Vorderwurzelarterien dagegen zunehmender flacher und die Aufteilung T-förmiger;
- die Hinterwurzelarterien (Abb. 3.7.9) sind mit einer mittleren Anzahl von 14 zahlreicher, jedoch nur sehr kleinkalibrig; das dorsale Zuflußmaximum liegt im thorako-lumbalen Übergangsbereich. Eine A. radicularis magna posterior als stärkster, dorsaler Zufluß kann ebenfalls vorkommen;
- die wichtigsten *Anastomosen* zwischen den 3 vaskulären Längssystemen der Rückenmarksoberfläche stellen im Bereich des Conus medullaris Rami cruciantes dar, die in Form einer häufig kaliberstarken Konusarkade die A. spinalis anterior mit den postero-lateralen Arterien verbinden (Abb. 3.7.5a). Daneben finden sich kurzstreckige Längsanastomosen zweiter Ordnung von unter 100 μ Kaliber und variable, kleinkalibrige Querverbindungen (Abb. 3.7.2);
- das *arterielle Binnensystem* des Rückenmarks gliedert sich in ein zentrales und peripheres. Das erste resultiert aus den gestreckt in der Fissura mediana ventralis verlaufenden, aus der A. spinalis anterior entspringenden Aa. sulci, die sich büschelförmig in der grauen Substanz verzweigen (Abb. 3.7.6). Dieses System ist besonders dicht im Bereich der Rückenmarksintumeszenzen. Das periphere Oberflächennetz der Corona vasorum gibt radiär kurze Äste vorwiegend zur weißen Substanz ab;
- am *Venensystem des Rückenmarks* sind entsprechend der arteriellen Versorgung Binnenvenen, Oberflächenvenen und Wurzelvenen zu unterscheiden.

Neben einer stärkeren, segmentalen Gliederung der venösen Drainage zeigten vor allem die in der

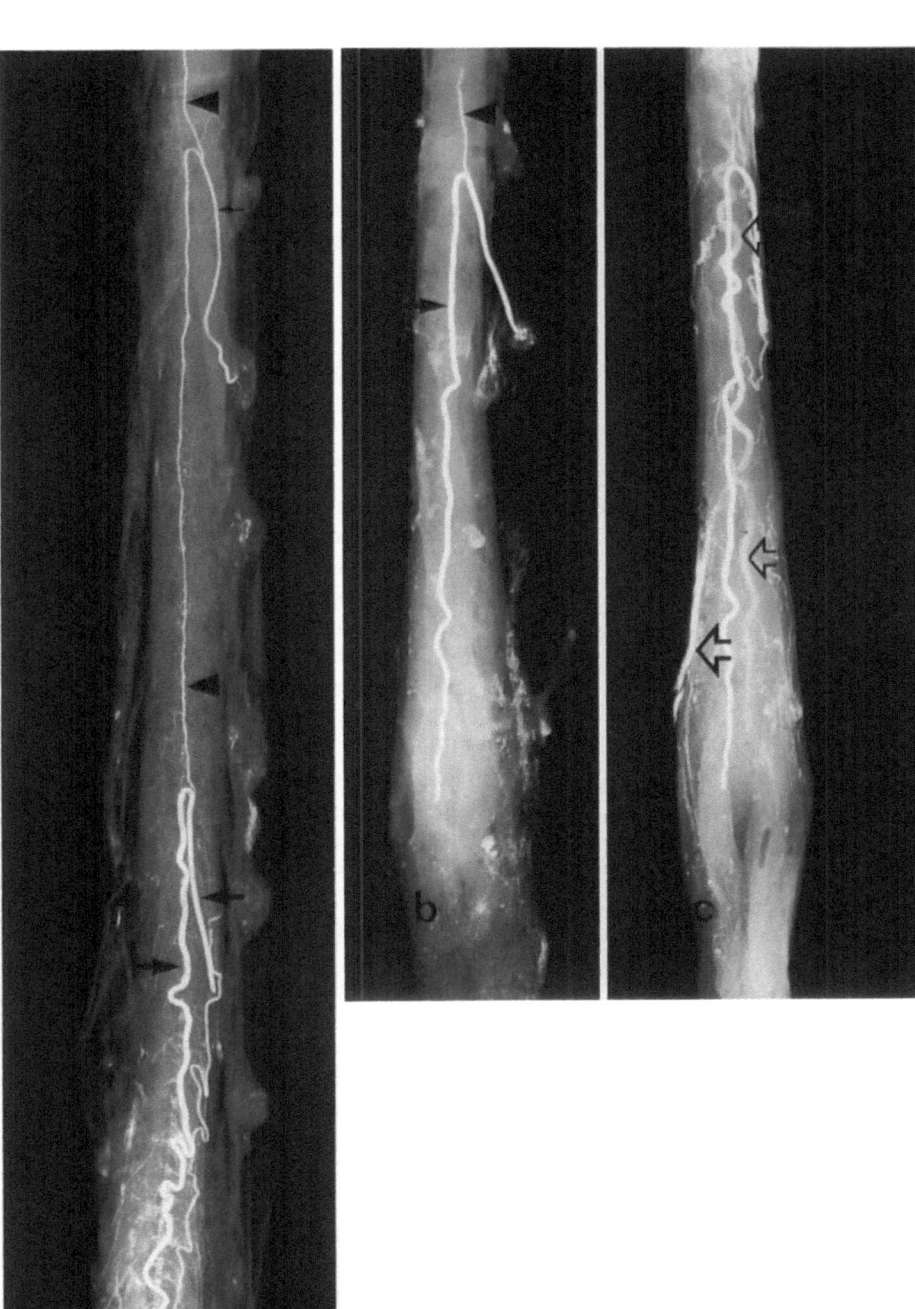

Abb. 3.7.5 a–c. *Postmortale Injektionspräparate.* **a** Arterien des Rückenmarks im Thorako-Lumbalbereich. Die A. radicularis magna teilt sich in den kaliberstärkeren Ramus descendens (große Pfeile) und den schwächeren Ramus ascendens (Pfeilspitzen) der A. spinalis anterior. Vier Segmente höher besteht ein weiterer thorakaler, radikulärer Zufluß von geringerem Kaliber (kleiner Pfeil). Die postero-lateralen Arterien sind links besser als rechts über die Konusarkade (gebogener Pfeil) streckenweise mitgefüllt. – Im Vergleich mit der A. spinalis anterior (**b**, große Pfeile) verläuft die mitgefüllte große, mediane Vene (**c**, offene Pfeile) stärker geschlängelt, besitzt größeres Kaliber und häufigere Queranastomosen. Zwei Segmente unterhalb des Eintritts der Vorderwurzelarterie ist eine rechtsseitige V. radicularis magna dargestellt (*c*, großer offener Pfeil)

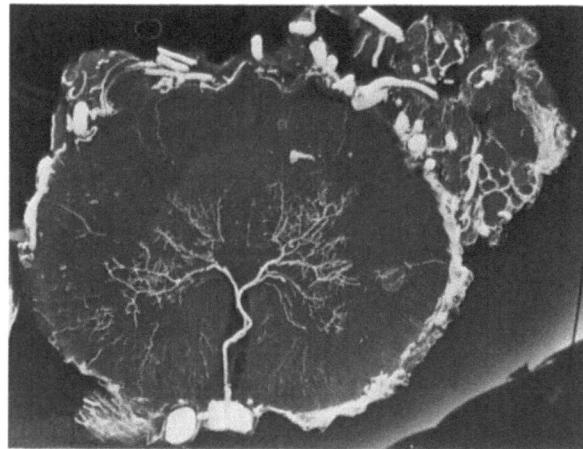

Abb. 3.7.6. Mikroradiographie der arteriellen Gefäße des Rückenmarks im axialen Schnitt von 1 mm Dicke. Baumartige Verzweigung der aus der A. spinalis anterior in die vordere Fissur ziehenden Aa. sulci, die zur grauen Substanz in den Vorderhörnern verlaufen. Daneben sind radiäre Äste aus dem Oberflächennetz (Corona vasorum) erkennbar

Pia mater gelegenen Oberflächenvenen Besonderheiten. Das Blut aus dem Binnensystem sowie aus zahlreichen, diskontinuierlichen Längs- und Querästen wird über zwei kaliberstarke, unpaare, mediane Längsanastomosen drainiert. Ventral ist es die hinter der A. spinalis anterior in der vorderen Fissur verlaufende V. mediana spinalis anterior, dorsal eine entsprechende, hintere mediane Längsvene (Abb. 3.7.3). Beide Gefäße stehen kranial mit dem Venensystem um Hirnstamm und Kleinhirn in Verbindung. Kaudal geht die V. mediana spinalis anterior in die V. terminalis über. Die 1,5 und mehr Millimeter im Durchmesser betragende, noch kaliberstärkere V. mediana spinalis posterior verläuft streckenweise stark geschlängelt. Unter den im Vergleich mit den Arterien viel zahlreicheren *Wurzelvenen* kann fast regelmäßig auch eine besonders kaliberstarke V. radicularis magna anterior und posterior unterschieden werden. Erstere verläßt dabei den Spinalkanal meist einige Segmente tiefer als die zugehörige A. radicularis magna (Abb. 3.7.5c). – Die Wurzelvenen entleeren sich in die ausgedehnten, *epiduralen Venenplexus*, die Plexus venosi vertebralis interni posterior et anterior, wobei Venenklappen im extraduralen Abschnitt der Wurzelvenen eine Stromrichtung von extra- nach intradural und somit eine Überlastung der das Rückenmark drainierenden Venen verhindern [3, 34].

Die Blutstromrichtung in den Längsanastomosen des Rückenmarks ist noch nicht eindeutig geklärt, da angiographische Untersuchungen beim Menschen diese Systeme immer nur abschnittsweise darstellen können. Neuere Arbeiten [13, 18, 20, 35] scheinen die Partialstromtheorie von Adamkiewicz (1882) [1] zu bestätigen, wonach das Blut in den Rami ascendentes kranialwärts, in den Rami descendentes nach kaudal fließt, so daß gegensinnige Partialströme zwischen den lateralen Zuflüssen bestehen.

3.7.3 Röntgen-anatomische Grundlagen

3.7.3.1 Postmortale Injektionspräparate

Kontaktaufnahmen und Mikroradiographien von postmortalen Injektionspräparaten des menschlichen Rückenmarks erlauben eine röntgenologische Darstellung des spinalen Gefäßsystemes in seiner ganzen Ausdehnung und Verzweigung, einschließlich kleinkalibriger Äste. In Abb. 3.7.5a ist über die A. radicularis magna das den thorako-lumbalen Rückenmarksabschnitt versorgende, arterielle Gefäßnetz gefüllt. Deutlich sind die das ventrale und dorsale Längssystem verbindenden Rami cruciantes als Konusarkade erkennbar. Ohne Mitfüllung der thorakalen Aa. spinales postero-laterales zeigt Abb. 3.7.5a Verlauf und Kaliber der A. spinalis anterior im Thorakal- und Lumbalbereich. Sowohl der Ramus ascendens der A. radicularis magna als auch die Vorderzuflüsse im Thorakalbereich sind deutlich kaliberschwächer als der Ramus descendens.

Das vom Verlauf der Arterien (Abb. 3.7.5b) deutlich abweichende, oberflächliche Venensystem ist in Abb. 3.7.5c abschnittsweise mitgefüllt. Der kaliberstarke, ebenfalls mediane, jedoch stark geschlängelte Verlauf der venösen Längsanastomosen und die diese drainierende V. radicularis magna sind gut erkennbar.

Das arterielle Binnensystem (Abb. 3.7.6) wird von ventral durch die baumartig verzweigten Aa. sulci gespeist, die aufgrund der embryonal bilateralen Anlage einfach oder gedoppelt sein können.

3.7.3.2 Spinal-angiographische Normalbefunde

Bei in vivo-Angiographien mit selektiver Injektion der segmentalen Zuflüsse und Subtraktionstechnik stellen sich am normalen Rückenmark nur die kaliberstärksten Abschnitte der A. spinalis anterior dar. Daneben kommt es regelmäßig nach Füllung der Interkostalarterien zu einer flauen, kapillären Kontrastierung des homolateralen Halbwirbels (Abb. 3.7.9). Zervikal ist bei guter Füllung der A. vertebralis der direkte Zufluß zur A. spinalis anterior häufig nachzuweisen (Abb. 3.7.a+b). Bei

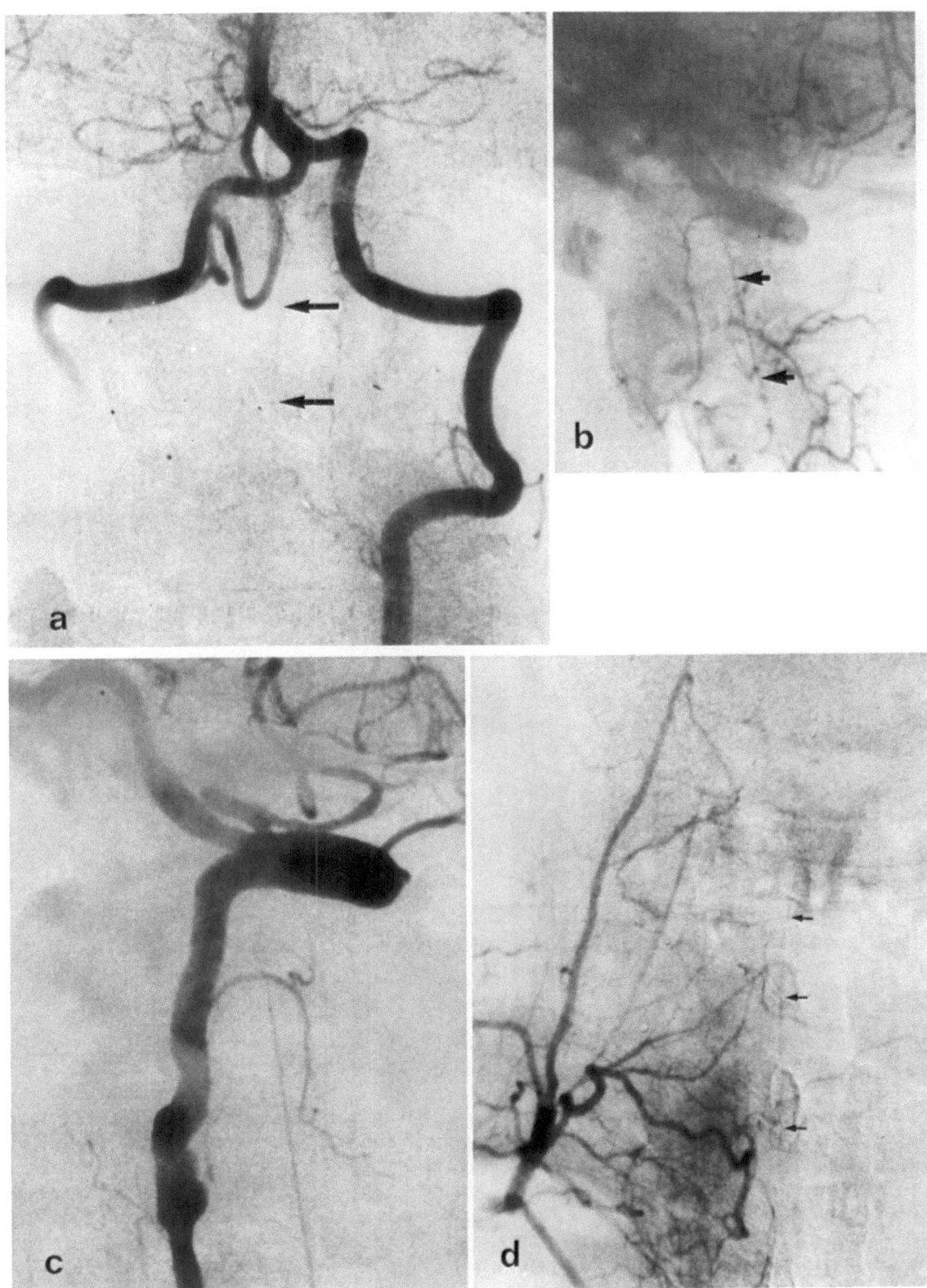

Abb. 3.7.7 a–d. Angiographische Darstellung der A. spinalis anterior im Zervikalbereich. Zuflüsse aus dem Endabschnitt der A. vertebralis beidseits (**a, b**), über einen segmentalen Ast der A. vertebralis in Höhe C_2 (**c**) und über Äste aus dem Truncus costo-cervicalis in Höhe C_6 (**d**)

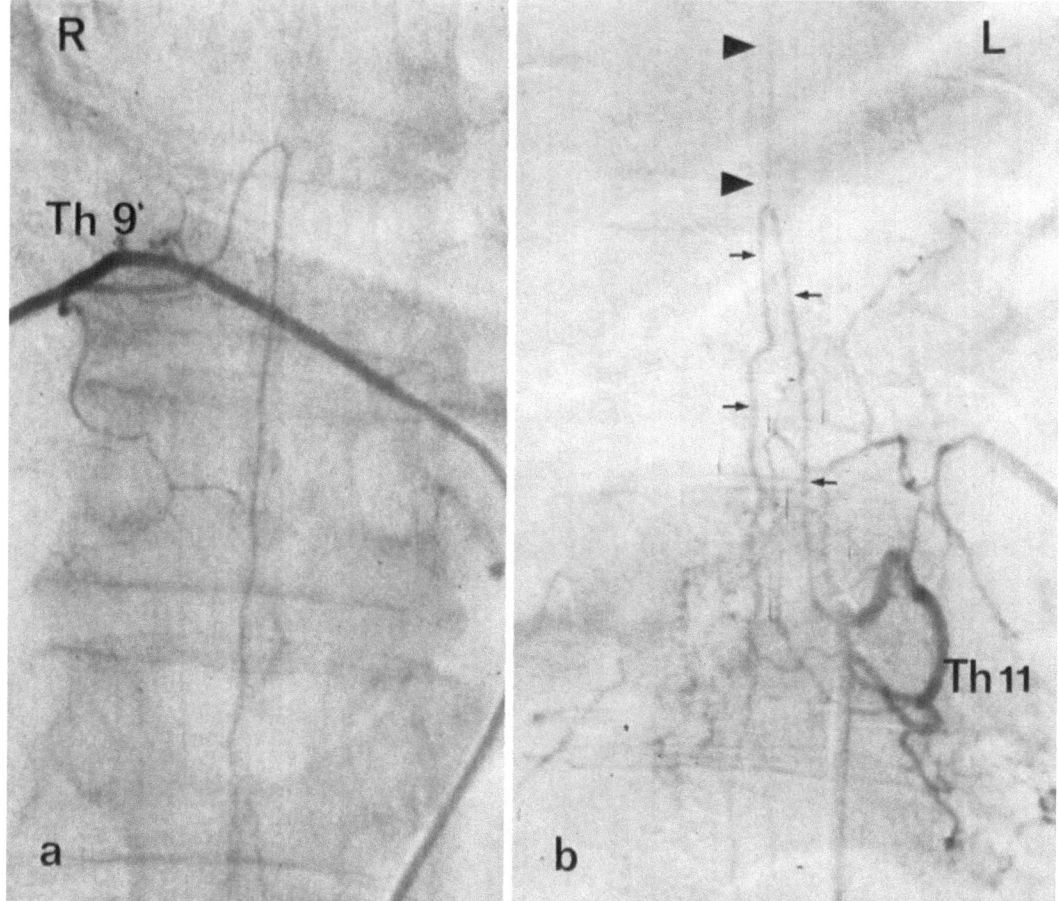

Abb. 3.7.8 a–d. Abgangs- und Verlaufsvariationen der A. radicularis magna und A. spinalis anterior im Thorako-Lumbalbereich bei selektiver Spinalangiographie. Hoher, rechtsseitiger Abgang mit kaliberstarkem, deszendierendem Ast (**a**). Bei Versorgung von Th$_{11}$ links neben dem Ramus descendens auch gute Abgrenzbarkeit des aszendierenden Gefäßschenkels (**b**, Pfeilspitzen).

genügend kaliberstarker Ausbildung können auch die Zuflüsse in Höhe C$_{2/3}$ (Abb. 3.7.7c) oder C$_6$, letztere über die A. cervicalis profunda (Abb. 3.7.7d), angiographisch nachzuweisen sein.

Neben der A. radicularis magna kann auch ein kaliberstärkerer Zufluß in mittlerer thorakaler Höhe (Abb. 3.7.8c, d) zu finden sein. Die sehr kaliberschwachen, thorakalen Zuflüsse wie auch die Hinterwurzelarterien und ihre Fortsetzung in die postero-lateralen Arterien sind jedoch nur ausnahmsweise spinal-angiographisch darzustellen (Abb. 3.7.9). Durch die starke Kontrastverdünnung sind die spinalen Venen am normalen Rückenmark auch über selektive, arterielle Injektionen in der Regel angiographisch nicht sichtbar zu machen. Durch die beschriebenen Klappen in den Wurzelvenen lassen sich bei der spinalen Phlebographie auch nur die epiduralen Plexus, nicht jedoch das eigentliche, venöse Oberflächensystem, füllen.

3.7.4 Spinal-angiographische Untersuchungsverfahren

3.7.4.1 Technisches Vorgehen

Seit den Anfängen spinal-angiographischer Untersuchungen in den frühen 60er Jahren hat sich bis heute eine weitgehend vereinheitlichte Untersuchungstechnik herausgebildet. Bei der Apparatetechnik sind eine möglichst hochauflösende Bildverstärker-Fernsehkette an einem Arbeitsplatz zur Serien-Angiographie erforderlich, wobei der seitliche Strahlengang einen Hochleistungsgenerator verlangt. Nachbearbeitung der Aufnahmen durch fotografische Bildsubtraktion ist unverzichtbar. Die heute verfügbaren, digitalen Subtraktionseinheiten liefern die Angiographieserien sofort in subtrahierter Form, wodurch der Untersuchungsgang erheblich erleichtert und abgekürzt wird (Abb. 3.7.15). Darüber hinaus kann die Konzen-

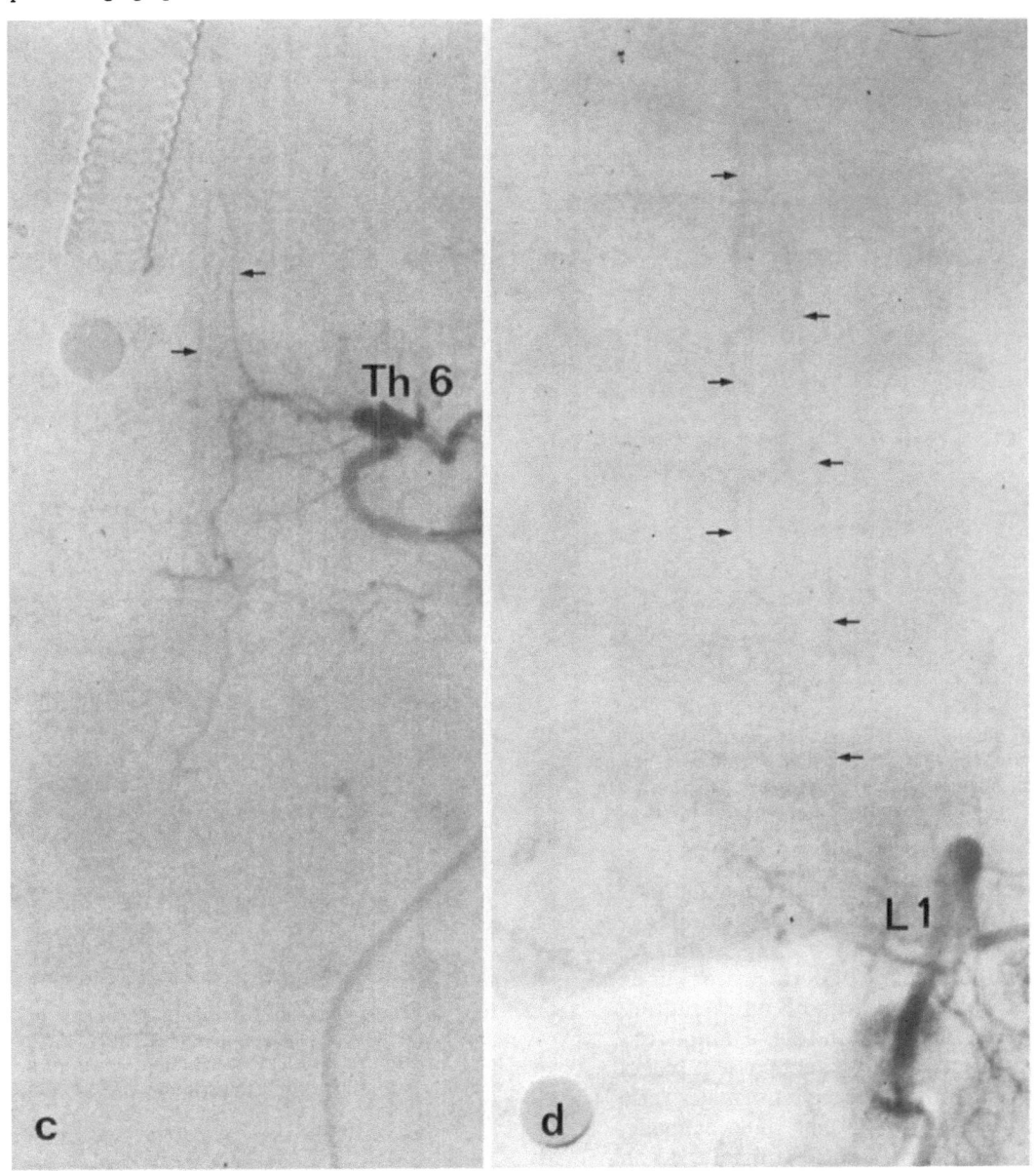

Abb. 3.7.8c, d. Bei tiefem Ursprung der A. radicularis magna in Höhe L_1 (**d**) Darstellung eines weiteren, kaliberstarken, radikulären Zuflusses in Höhe Th_6 (beim gleichen Patienten) (**c**)

tration des injizierten Kontrastmittels deutlich reduziert werden.

Hohe oder tiefe Aortographien mit weitlumigen Pigtail-Kathetern oder Brachialis-Gegenstromangiographien sind nur noch in Einzelfällen als orientierende Übersichten angezeigt; bei der Angiographie von Kindern oder Patienten mit schwerer Arteriosklerose können sie jedoch als praktikable Technik zur Anwendung kommen.

Methode der Wahl ist die selektive, transfemorale Katheter-Technik, deren perfekte Beherrschung eine wichtige Voraussetzung darstellt. Die Untersuchung wurde früher vorwiegend in Allgemein-Narkose durchgeführt. Seit Einführung nicht-ionischer, gut verträglicher Angiographie-Kontrastmittel in stabiler Lösung kann in Lokalanaesthesie untersucht werden, ohne daß schmerzbedingte Patientenbewegungen die obligate Subtraktionstechnik unmöglich machen. Unter sukzessivem Aufsuchen der Ostien der Lumbal- und Interkostalarterien beiderseits werden zunächst jeweils 1–2 ml Kontrastmittel injiziert und routinemäßig neben einem Leerbild als Maske zur Subtraktion zwei Füllungsbilder im Abstand von 2–3 s ausgelöst oder die digital subtrahierte Injektionsserie ausgewertet. Die Reihenfolge der Gefäßdarstellung ist im Prinzip unerheblich; zur Vermeidung von Doppelinjektionen muß jedoch ein sorgfälti-

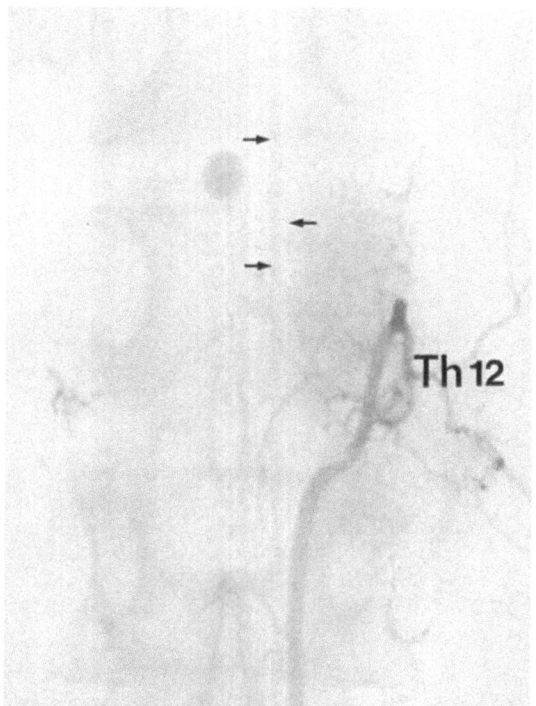

Abb. 3.7.9. Angiographische Darstellung einer normalen Hinterwurzelarterie von Th_{12}. Haarnadelförmiger Übergang in die linke, posterolaterale Spinalarterie (Pfeile) mit gleichzeitiger Anfärbung des homolateralen Halbwirbels

ges Protokoll geführt werden. Stellen sich Zuflüsse zu einer vermuteten Läsion dar, wird eine lange Aufnahmeserie über 20 s mit anfangs schneller Bildfolge von mindestens 2 Bildern pro Sekunde angefertigt. Die dabei eingesetzte Kontrastmittelmenge ist dem Gefäßkaliber und der Hämodynamik sowie dem Shuntvolumen anzupassen, wobei 5–6 ml im Thorako-Lumbalbereich normalerweise nicht überschritten werden sollen. Die schnelle, frühe Bildfolge dient dabei der Identifizierung von Zubringergefäßen bei spinalen Gefäßmalformationen, die lange und späte Bildfolge der Darstellung der venösen Drainage.

Erfolgt die Spinalangiographie zur Diagnostik eines Wirbelsäulentumors, kann die Untersuchung auf die Segmentarterien der Tumorregion sowie die unmittelbar benachbarten Interkostalarterien beschränkt werden. Im Falle einer spinalen vaskulären Malformation ist eine komplette Darstellung der Segmentalgefäße zu fordern, da hierbei große Zuflußvarianten vorliegen können.

3.7.4.2 Indikationen

Da die spinale Angiographie neben lokalen Komplikationen prinzipiell das Risiko einer ischämischen oder kontrastmittel-toxischen Schädigung

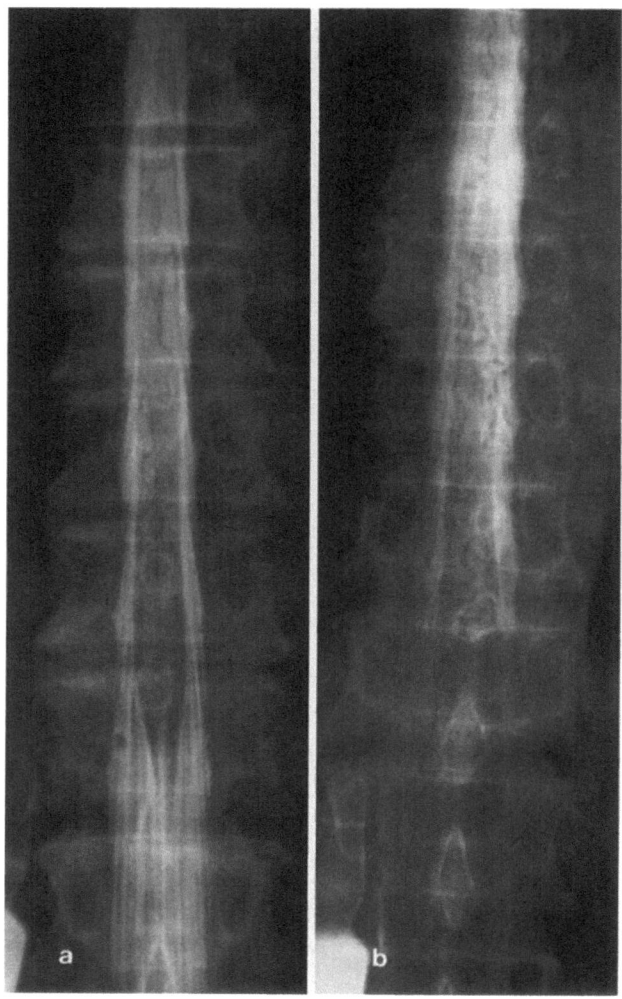

Abb. 3.7.10a, b. Ungewöhnliche Gefäßaussparungen bei Myelographien mit wasserlöslichem Kontrastmittel. a Zufallsbefund, b Patient mit apoplektiform aufgetretener Paraplegie der Beine, jedoch unauffälligem, spinal-angiographischem Befund

des Rückenmarks in sich birgt, sind an Indikation und Durchführung der zerebralen Angiographie vergleichbare Anforderungen zu stellen. Hauptindikationsbereich ist zweifellos der begründete Verdacht auf eine spinale Gefäßmißbildung. Da diese Erkrankung über verschiedene Pathomechanismen wie Blutung, Ischämie, Thrombose oder raumfordernde Wirkung klinisch manifest werden kann, erlaubt das uneinheitliche klinische Bild selten schon eine dringende Verdachtsdiagnose. Sie wird meist aus entsprechenden, myelographischen Befunden abgeleitet, in absehbarer Zeit wohl auch zunehmend durch kontrastangehobene, spinale Computertomogramme [9] (Abb. 3.7.17b). Bei vertebro-spinalen Tumoren kann die spinale Angiographie artdiagnostische Hinweise und wichtige Zusatzinformationen zur Therapieentscheidung

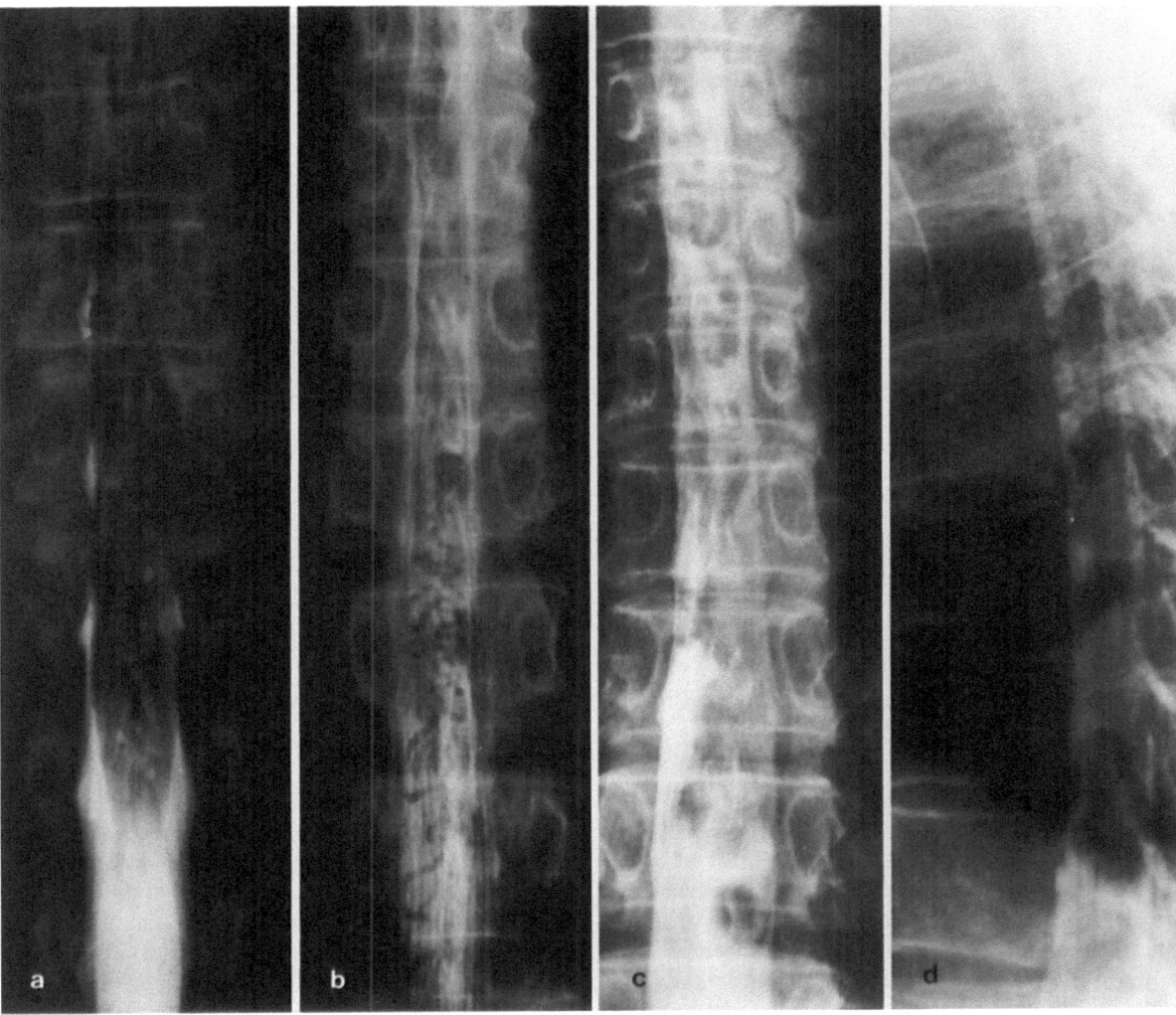

Abb. 3.7.11 a–d. Typische myelographische Befunde bei spinal-angiographisch nachgewiesenen Gefäßfehlbildungen. **a** Ölige Myelographie mit wurmförmigen Kontrastaussparungen durch ein den Duralsack subtotal verlegendes, raumforderndes Angiom (Patient wie in Abb. 3.7.18). **b** Wäßrige Myelographie mit guter Differenzierbarkeit von Markschatten, Wurzeln und Angiomgefäßen. **c** Knotige und geschlängelte Kontrastaussparungen sowie Nachweis arachnitischer Verwachsungen und Taschenbildungen (Pat. wie in Abb. 3.7.19). **d** Nachweis ventral und dorsal des Rückenmarks gelegener Gefäßaussparungen (seitliche Projektion von **c**)

liefern. Auch vor der operativen Korrektur juveniler Skoliosen wird zur Vermeidung einer Schädigung der das Rückenmark versorgenden Arterien deren Darstellung mittels selektiver Spinalangiographie empfohlen [23]. Inwieweit arteriosklerotische Gefäßprozesse mit dem klinischen Bild eines A. spinalis anterior-Syndromes als Indikation anzusehen sind, muß bei der geringen Zahl mitgeteilter Fälle [6, 13] und den derzeit fehlenden, therapeutischen Konsequenzen fraglich bleiben. Dasselbe gilt für traumatische Rückenmarksschädigungen, die offenbar nur ausnahmsweise die arterielle Gefäßversorgung beeinträchtigen [41].

Als Such- oder Ausschlußmethode bei unklaren Querschnittsyndromen und normalem wäßrigem Myelogramm sollte die spinale Angiographie allerdings nicht eingesetzt werden!

3.7.4.3 Komplikationen

Wichtige Voraussetzungen zur Vermeidung von Komplikationen sind die Wahl geeigneter Röntgenkontrastmittel und – wann immer möglich – die Durchführung als selektive Katheteruntersuchung. Als Kontrastmittel sind die modernen, nicht-ionischen und fast iso-osmolaren Substanzen aufgrund ihrer guten Verträglichkeit und geringeren Neurotoxizität unbedingt vorzuziehen. Darüber hinaus erlauben sie die Durchführung der Untersuchung jetzt ohne Allgemeinnarkose in blo-

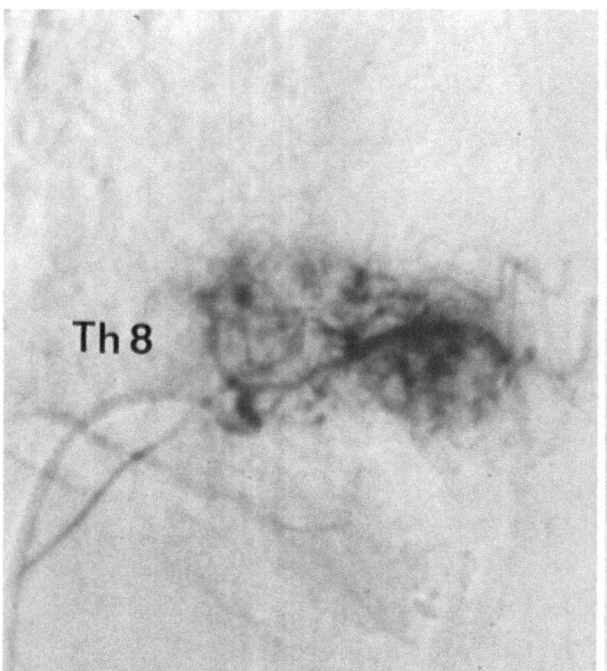
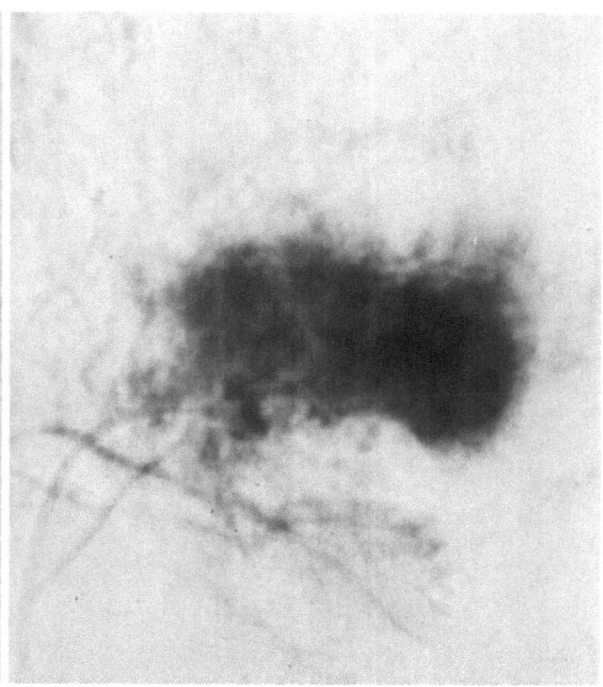

Abb. 3.7.12. Typisches angiographisches Bild eines Wirbelhämangioms BWK 8 (seitliches Subtraktionsbild). Zunehmende Kontrastierung der den Wirbel durchsetzenden, lakunären Gefäßabschnitte

ßer Lokalanaesthesie. Auch bei ihrer Anwendung sollten jedoch die erwähnten und bekannten Kontrastmittelmengen für die Einzelinjektionen und die Gesamtdosis nicht überschritten werden; und bei entsprechenden Problemen ist die Vervollständigung einer Untersuchung in einer zweiten Sitzung vorzuziehen. Der Einsatz von Anlagen zur digitalen Bildsubtraktion erlaubt die Verwendung geringerer Kontrastmittelmengen und -konzentrationen und verspricht somit eine erhöhte Sicherheit. Da bei der selektiven spinalen Angiographie kleinkalibrige Gefäße sondiert werden, sollte manuell injiziert und das Gefäßostium sofort nach der Injektion wieder freigegeben werden. Nebenwirkungen, wie Paraesthesien in den Beinen, spinale Automatismen oder Myoklonien, haben wir bei entsprechendem Vorgehen in den letzten Jahren nicht mehr beobachtet. Querschnittlähmungen als gravierende Komplikationen sind zumindest bei der selektiven Spinalangiographie im Thorako-Lumbalbereich als seltene Ausnahme anzusehen.

3.7.5 Myelographische Vorbefunde

Die Einführung wasserlöslicher, positiver Kontrastmittel zur Untersuchung des gesamten Spinalkanales hat die Nachweismöglichkeit spinaler Gefäße und ihrer Mißbildungen erheblich verbessert [2, 38, 40] (Abb. 3.7.11). Auch mit öligen Myelographie-Kontrastmitteln waren solche Diagnosen möglich [48, 49], während sie luftmyelographisch nur in Einzelfällen gelangen [32, 36].

Myelographisch verdächtig sind stets geschlängelte oder korkenzieherartig gewundene Kontrastaussparungen im Subarachnoidalraum, die erweiterten Gefäßen entsprechen (Abb. 3.7.11). In der Regel sind sie von den Wurzelfasern, auch im Bereich der Cauda equina, gut differenzierbar, obwohl auch letztere – vor allem bei engem Spinalkanal – geschlängelt verlaufen können. Die Gefäßaussparungen im Subarachnoidalraum entsprechen dabei zumeist dilatierten Drainagevenen, deren ventrale und/oder dorsale Lokalisation im Seitbild zur Darstellung kommt (Abb. 3.7.11 d). Daraus kann jedoch weder auf die nähere Lokalisation (intra- oder extramedullär, ventral oder dorsal) noch Artdiagnose der Fehlbildung (arteriovenöses Angiom, Durafistel) geschlossen werden. Darüberhinaus waren bei zervikothorakalen Myelographien mit wasserlöslichem Kontrastmittel im eigenen Krankengut in einem Drittel der Fälle Gefäßstrukturen als deutliche Aussparungen erkennbar, ohne daß spinalangiographisch eine Gefäßmißbildung nachgewiesen werden konnte. Für die Interpretation myelographischer Befunde ist von Bedeutung, daß das Kaliber der im Subarachnoidalraum verlaufenden Venen jenes der Arterien übetrifft und daß nicht selten, vor allem auf der Dorsalseite des Rückenmarks, konvolutartige

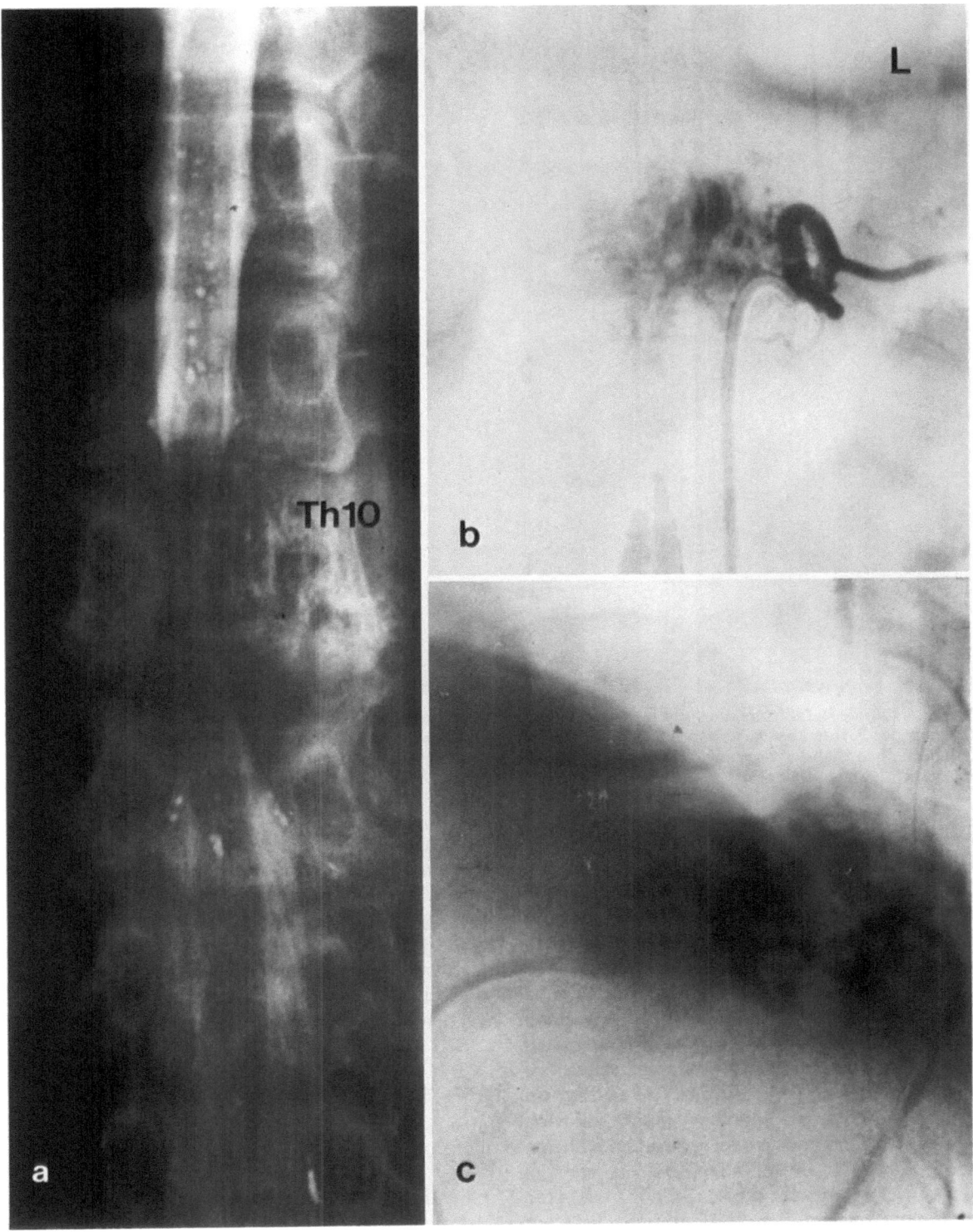

Abb. 3.7.13a–c. Hämangiomwirbel BWK 10 mit intraspinaler, epiduraler Ausbreitung. Myelographisch hochgradige, zirkuläre Einengung des Duralsackes mit Kompression des Rückenmarks (**a**). Spinal-angiographisch im a.p. – (**b**) und seitlichen Strahlengang (**c**) Nachweis ossärer und extraossärer Angiomanteile, versorgt von der 10. Interkostalarterie links

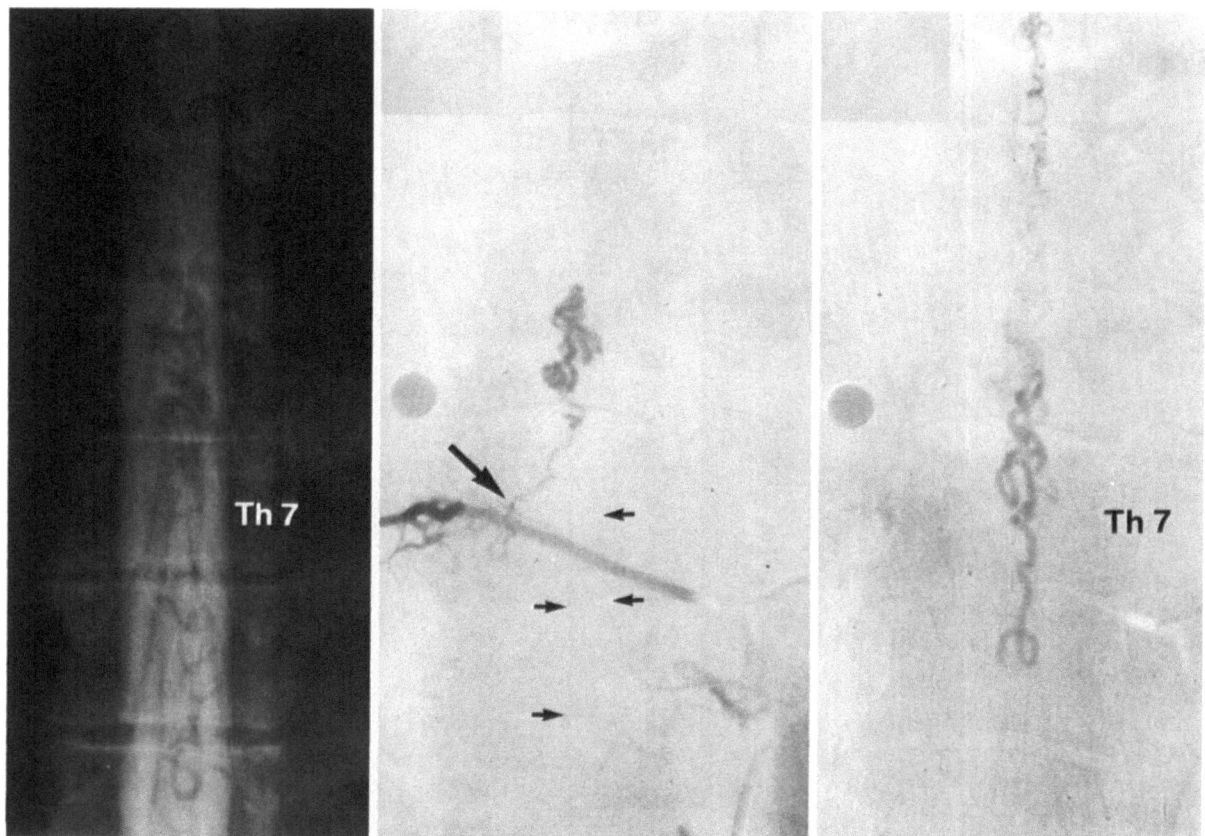

Abb. 3.7.14. Durale Gefäßfehlbildung mit postero-lateralem Zufluß aus der 7. Interkostalarterie rechts. Die Fistel liegt unterhalb und medial der Bogenwurzel (großer Pfeil); die Drainage erfolgt über die normalen, aber stark erweiterten, geschlängelten Rückenmarksvenen. Die über eine Mitfüllung der 8. Interkostalarterie links dargestellte A. spinalis anterior (kleine Pfeile) ist unauffällig

Venenformationen als physiologische Varianten vorkommen, die das Bild einer arteriovenösen Fehlbildung vortäuschen können [40] (Abb. 3.7.10). In solchen Fällen ist bei entsprechender klinischer Symptomatik eine spinalangiographische Klärung anzustreben.

Da Konvolute erweiterter Gefäße wie eine intra- oder extramedulläre Raumforderung imponieren und mit totalem Kontrastmittelstop einhergehen können, sind auch von Tumorbefunden schwer abgrenzbare Bilder möglich (Abb. 3.7.11 a). Dies um so mehr, als auch bei spinalen Neoplasien nicht selten auffällig erweiterte oder gestaute Gefäße gefunden werden, was vor allem für die spinalen Hämangioblastome als typisch gilt [8, 42]. Darüber hinaus kann das myelographische Bild von Gefäßfehlbildungen durch umschriebene, pseudoaneurysmatische Gefäßerweiterungen oder durch eine von rezidivierenden Subarachnoidalblutungen verursachte Arachnitis adhaesiva geprägt sein (Abb. 3.7.11 c). Eine differentialdiagnostische Klärung ist in solchen Fällen ebenfalls durch die Spinalangiographie zu erwarten. Die myelographischen Befunde bei vertebragenen Raumforderungen oder soliden intraduralen Tumoren werden durch deren Bezug zum Duralsack oder Myelon geprägt. Artdiagnostische Hinweise ergeben sich zusätzlich aus der Lokalisation, Form und den Begleitveränderungen am Achsenskelett, so daß auf den Einsatz der Spinalangiographie in der Regel verzichtet werden kann.

3.7.6 Spinal-angiographische Befunde

3.7.6.1 Gefäßmißbildungen

Obwohl bis zum gegenwärtigen Zeitpunkt ausgedehnte Erfahrungen bei der Angiographie spinaler, vaskulärer Malformationen gesammelt wurden, bereitet eine verläßliche Klassifikation noch immer Schwierigkeiten. Bezogen auf die Höhe der Läsion nimmt die Häufigkeit von zervikal (10–15%) über thorakal (20–30%) nach thorakolumbal zu (50–70%) [25]. Nach der primären Lokalisation in bezug auf die anatomischen Struktu-

Spinale Angiographie

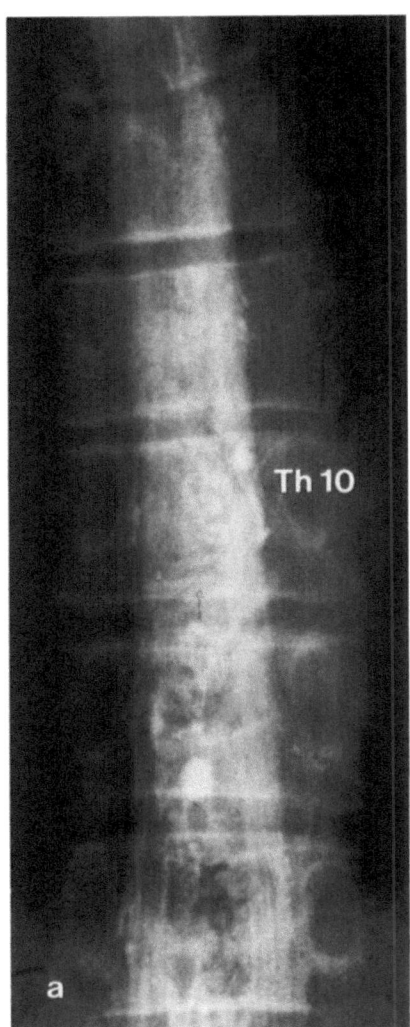
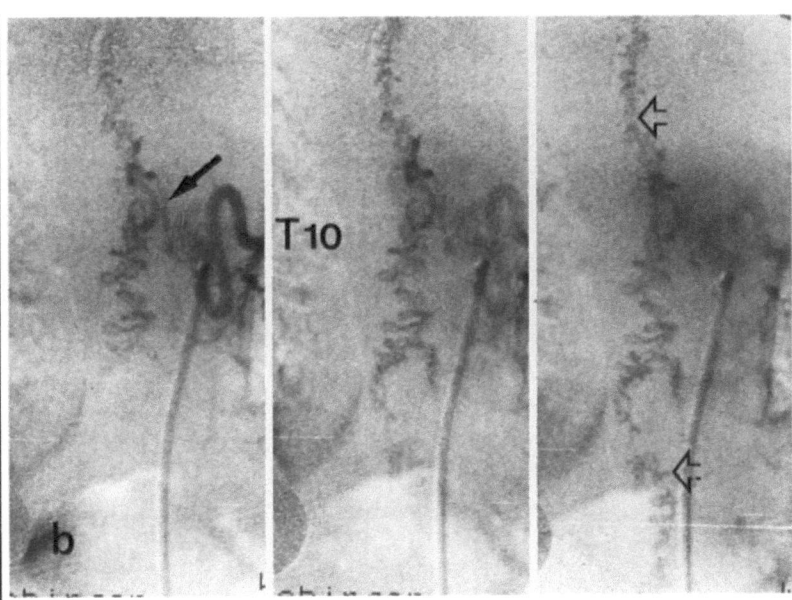

Abb. 3.7.15a, b. Spinale durale, arterio-venöse Fistel in Höhe Th_{10} (arterielle, digitale Subtraktions-Angiographie). Nach Myelographie mit wasserlöslichem Kontrastmittel (**a**) erkannte, spinale Gefäßmißbildung. Der arterio-venöse Shunt liegt an der Medialseite der linken Bogenwurzel Th_{10} (großer Pfeil). Bei digitaler Subtraktion Nachweis kranial- und kaudalwärts drainierender, erweiterter Rückenmarksvenen (**b**, offene Pfeile)

Abb. 3.7.16. Intramedulläres, von postero-lateralen Zuflüssen versorgtes Angiom in Höhe $Th_{10/11}$. Kraniale und kaudale (Pfeile), venöse Drainage über vordere und hintere Venen

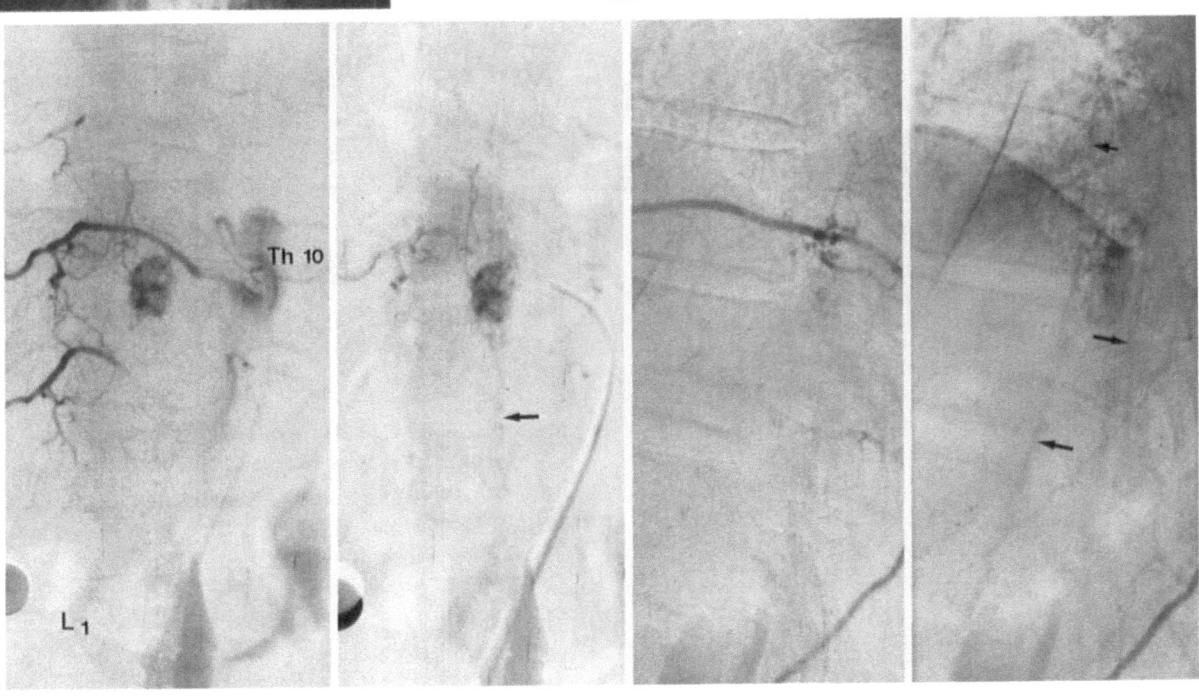

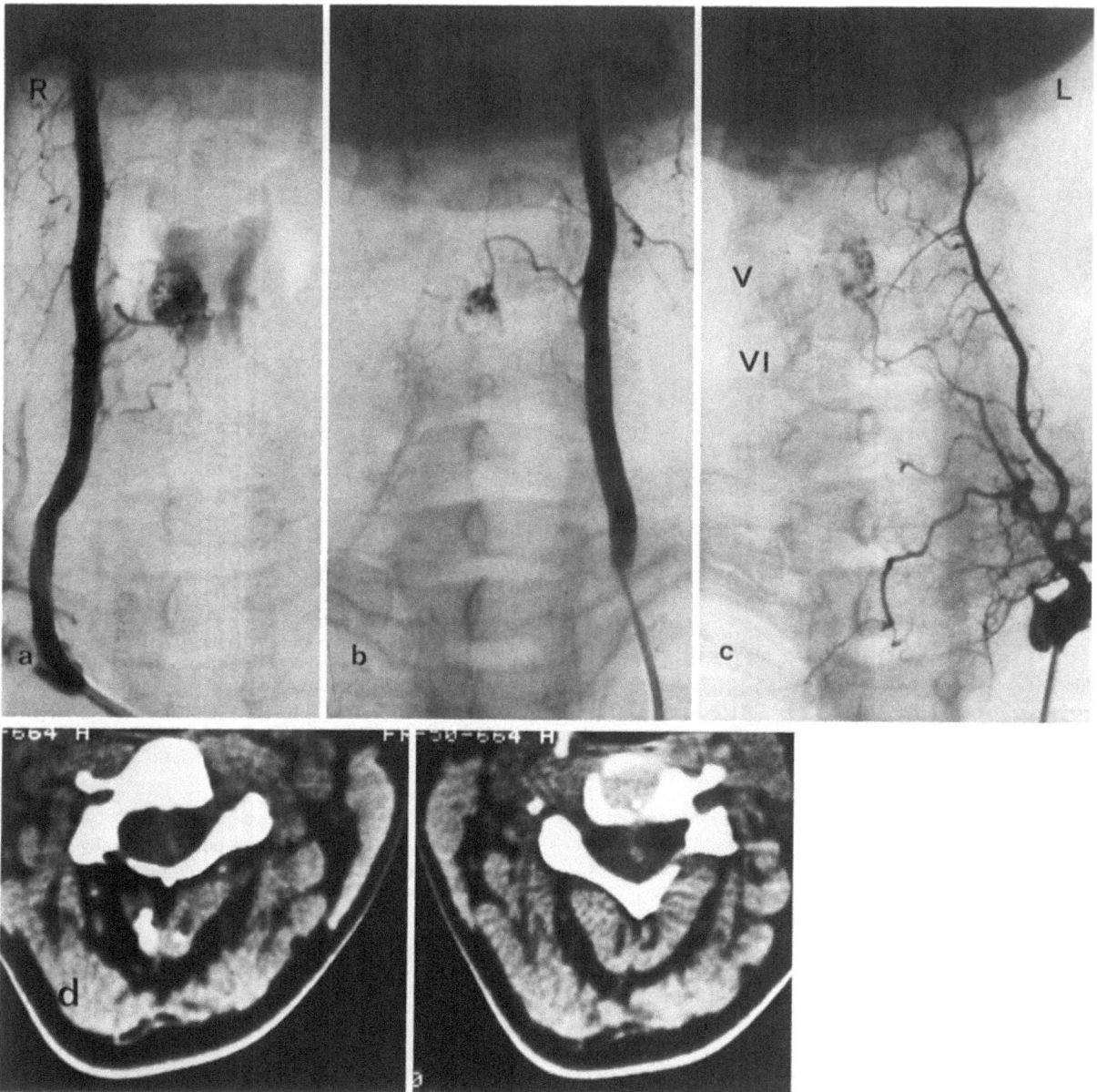

Abb. 3.7.17 a–d. Zervikales, intramedulläres, arterio-venöses Angiom in Höhe HWK$_{4/5}$. Versorgung aus segmentalen Ästen der A. vertebralis beidseits sowie dem Truncus costocervicalis (**a–c**). Computertomographisch deutliche, intramedulläre Dichteanhebung nach Enhancement (**d**). (Die freundliche Überlassung dieser Bilder verdanken wir Herrn Priv.-Doz. Dr. med. S. Bockenheimer, Sektion Neuroradiologie, Zentrum für Radiologie der Universität Freiburg i.Br.)

ren des Spinalkanales können unterschieden werden:

- Wirbelhämangiome (Abb. 3.7.12)
- extradurale Angiome (Abb. 3.7.13)
- intradural-extramedulläre Angiome oder Fisteln (Abb. 3.7.14, 3.7.15)
- intramedulläre Angiome (Abb. 3.7.16, 3.7.17, 3.7.18).

Das extradurale Wirbelangiom (Hämangiomwirbel) gewinnt klinische Bedeutung, wenn das Rückenmark einengende, intraspinale Angiomanteile vorliegen (Abb. 3.7.13).

Mit etwa 80% aller spinalen Gefäßmißbildungen stellt das intradurale, subpiale Angiom auf der Dorsalseite des Rückenmarks die häufigste und klinisch wichtigste Form dar, wobei eine Kombination mit weiteren, vor allem intramedullären

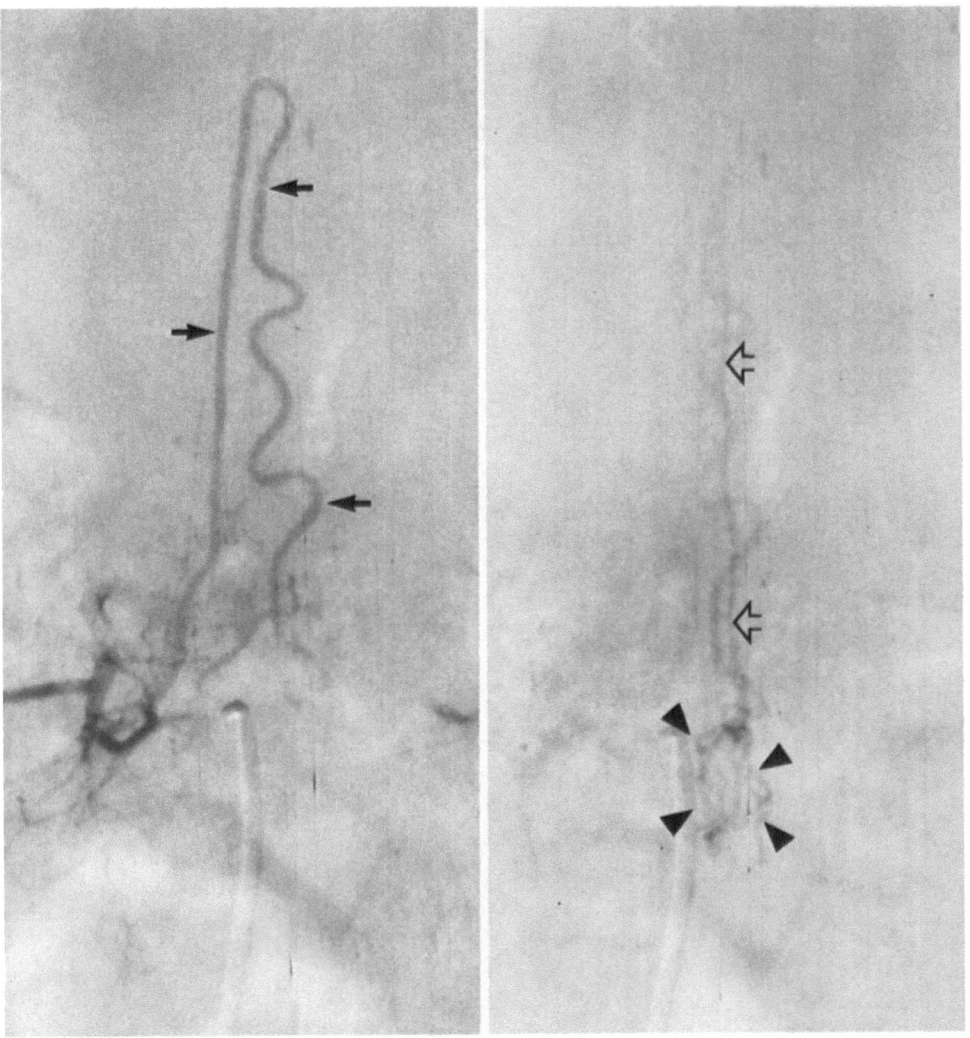

Abb. 3.7.18. Thorakales, intramedulläres Angiom (Pfeilspitzen). Zufluß über die erweiterte A. spinalis anterior (Pfeile) und langsamer Durchfluß zur venösen Seite (offene Pfeile)

Anteilen nicht ungewöhnlich ist. Ausschließlich intramedulläre oder extradural lokalisierte Angiome sind dagegen vergleichsweise selten. Wahrscheinlich häufiger als bisher angenommen, ist jedoch ein von Kendall und Logue (1977) [27] beschriebener, operativ und histologisch gesicherter Mißbildungstyp, der den duralen, arteriovenösen Fisteln am Schädel entspricht. Hierbei liegt der arteriovenöse Nidus auf oder in der Dura, und der Shunt der Fistel erfolgt nach intradural mit Anschluß an die das Rückenmark drainierenden, subarachnoidalen Venen (Abb. 3.7.14, 3.7.15). Durch die Arterialisierung der ersten Venenstrecke mit entsprechendem Gefäßwandumbau wird diese Fehlbildung auch intraoperativ bei intraduraler Inspektion häufig für eine intradurale Malformation gehalten. – Nach den Befunden selektiver spinaler Angiographien liegen auch im Rückenmark vorwiegend arteriovenöse Fehlbildungen vor, wenn auch die wahre Häufigkeit anderer Mißbildungstypen, wie Teleangiektasien, Kavernome oder venöser Angiome, wegen begrenzter Darstellungsmöglichkeiten noch unklar ist.

Das Erscheinungsbild spinaler, arteriovenöser Malformationen ist in hohem Maße variabel. Neben den schon beschriebenen, duralen Fisteln, deren Shunt bevorzugt unterhalb einer Bogenwurzel an der lateralen Duralsackwand liegt [27] und die sich in erweiterte und geschlängelte, intradurale Venen fortsetzen, kann nach Djindjian (1978) [10] ein von der A. spinalis anterior versorgter, intramedullärer Typ (Abb. 3.7.18), ein posterolateral versorgter, retromedullärer (Abb. 3.7.14) und ein gemischter Typ im Bereich der Cauda equina unterschieden werden. Der arterielle Zufluß kann über ein einzelnes Gefäß oder über multiple Zu-

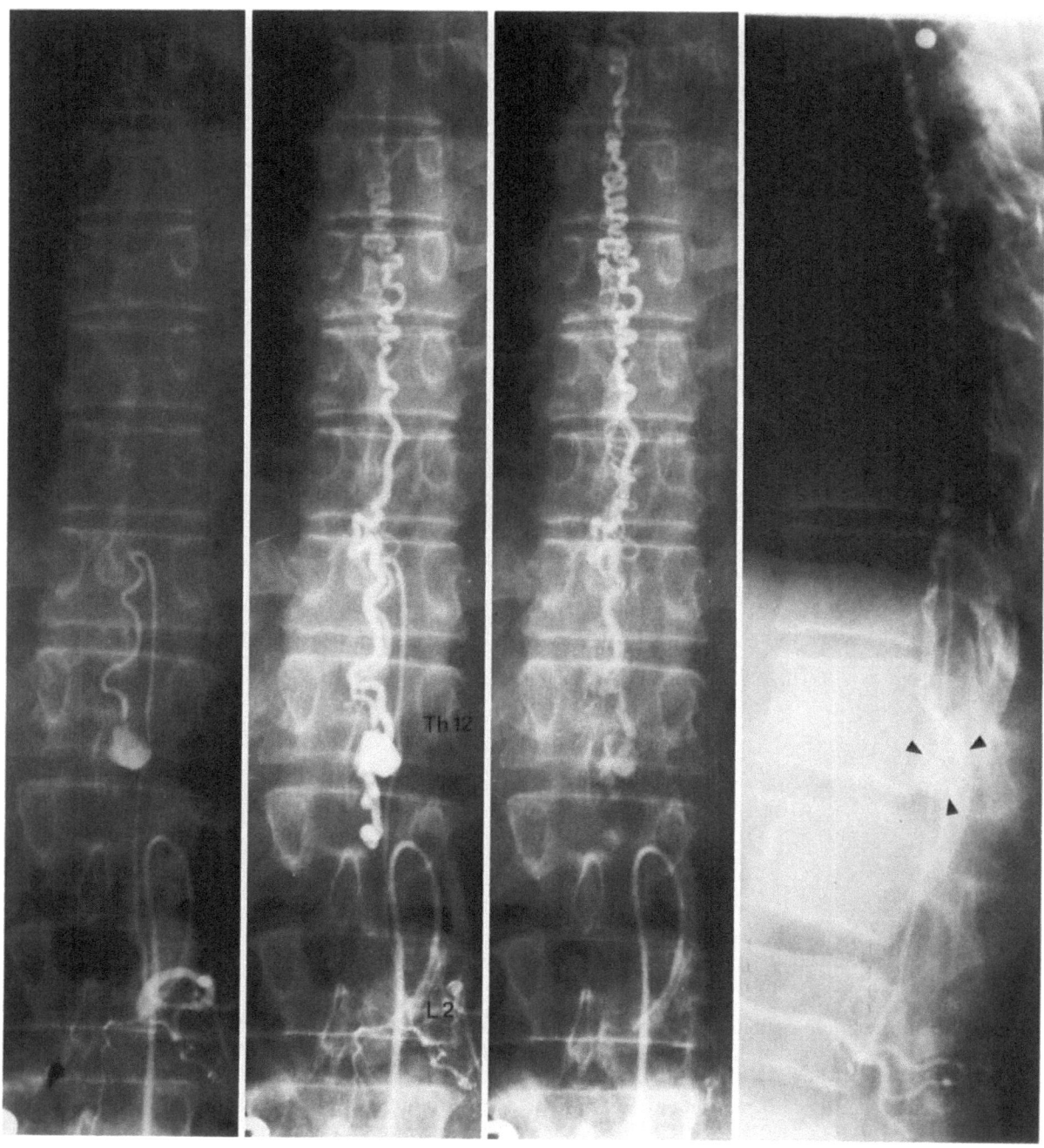

Abb. 3.7.19. Von der A. spinalis anterior versorgte Gefäßmißbildung am Conus medullaris. Aneurysmatische Ausweitung im Shuntbereich (wahrscheinlich Venektasie) (Pfeilspitzen) und venöse Drainage über ventrale und dorsale Rückenmarksvenen

bringer sowohl von kranial und/oder kaudal als auch uni- oder bilateral erfolgen. Ebenso variabel ist der venöse Abfluß, der über die dilatierten, aber regulären Venen des Rückenmarks kranial- oder kaudalwärts erfolgt. Dabei kann durch die beschriebenen Anastomosen die ventrale und dorsale Venengruppe zugleich beteiligt sein (Abb. 3.7.19). Während Fehlbildungen vom Typ der duralen Fistel einen schnellen Shunt zur venösen Seite zeigen, ist bei anderen Formen des spinalen Angioms mit einem dichten Geflecht kleiner, pathologischer Gefäße ein ausgesprochen langsamer Durchfluß zu beobachten (sog. Glomus-Typ) [16] (Abb. 3.7.18). Bei einer als „juveniler Typ" bezeichneten Form liegt ein großes Konglomerat dilatierter Gefäße vor, vergleichbar voluminöser zerebraler Gefäß-

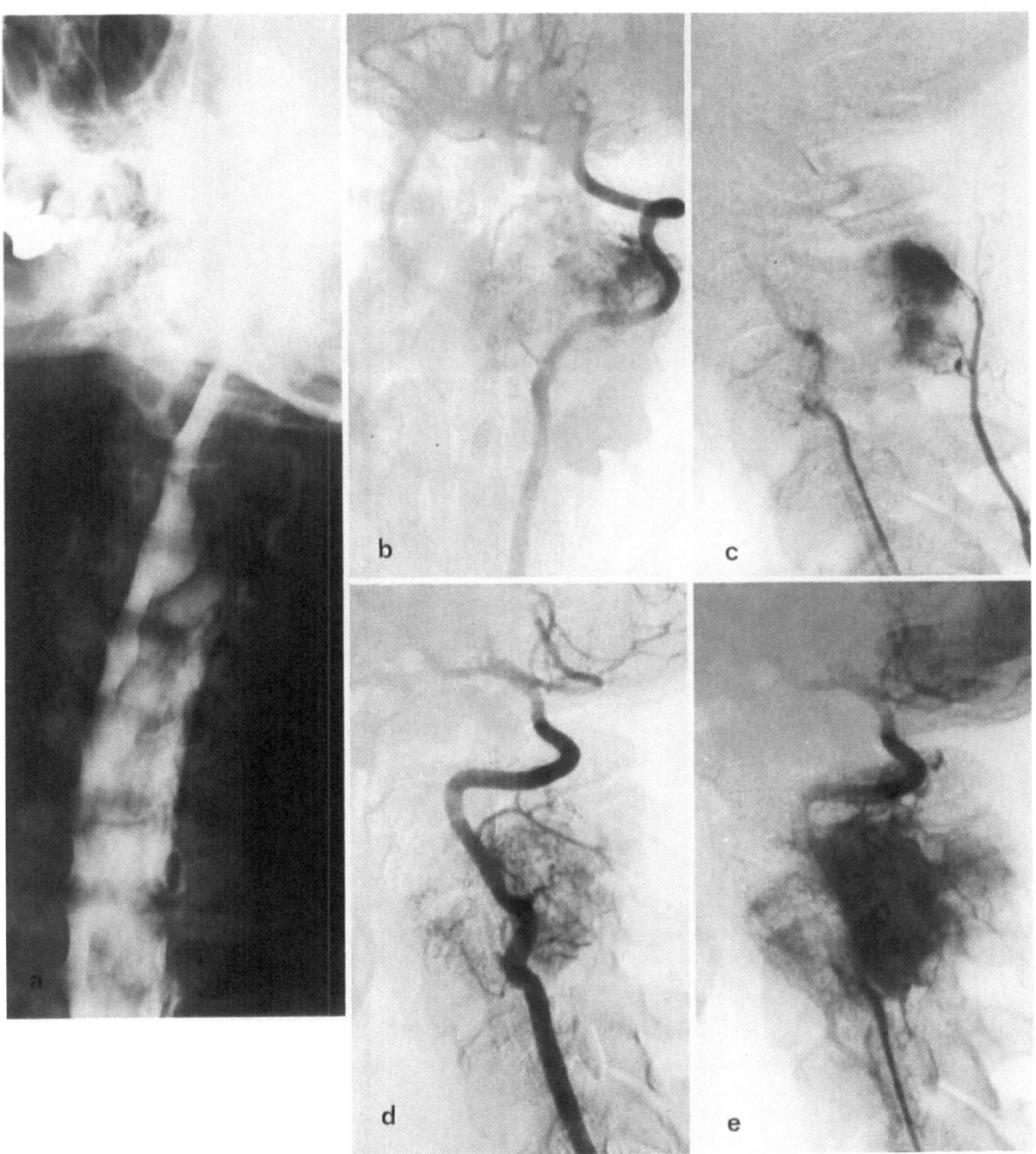

Abb. 3.7.20 a–e. Kleinzelliges Sarkom HWK 2/3 links (histologisch gesichert). Myelographisch (**a**) ist neben der Knochendestruktion auch die intraspinale, epidurale Tumorausdehnung abgrenzbar. Angiographisch (**b–e**) zeigt sich die Gesamtausdehnung des Tumors mit malignem Gefäßbild, versorgt von der A. vertebralis (**b, d, e**), jedoch auch von der A. cervicalis profunda (**c**)

mißbildungen, das von multiplen, stark dilatierten Zubringerarterien gespeist wird und zu einer vollständigen Verlegung des Duralsackes führen kann.

Echte Aneurysmen der Spinalarterien sind auch in Kombination mit einem Angiom selten [43] (Abb. 3.7.19); meist handelt es sich lediglich um pseudo-aneurysmatische Ausweitungen im Angiombereich selbst [4, 10]. Eine differentialdiagnostische Abgrenzung gegenüber Hämangioblastomen des Rückenmarks kann jedoch schwierig sein [42], zumal Kombinationen vorkommen sollen.

Der Fehlbildungscharakter spinaler Angiome macht die häufige Vergesellschaftung mit anderen Dysplasien verständlich. Dazu zählen begleitende,

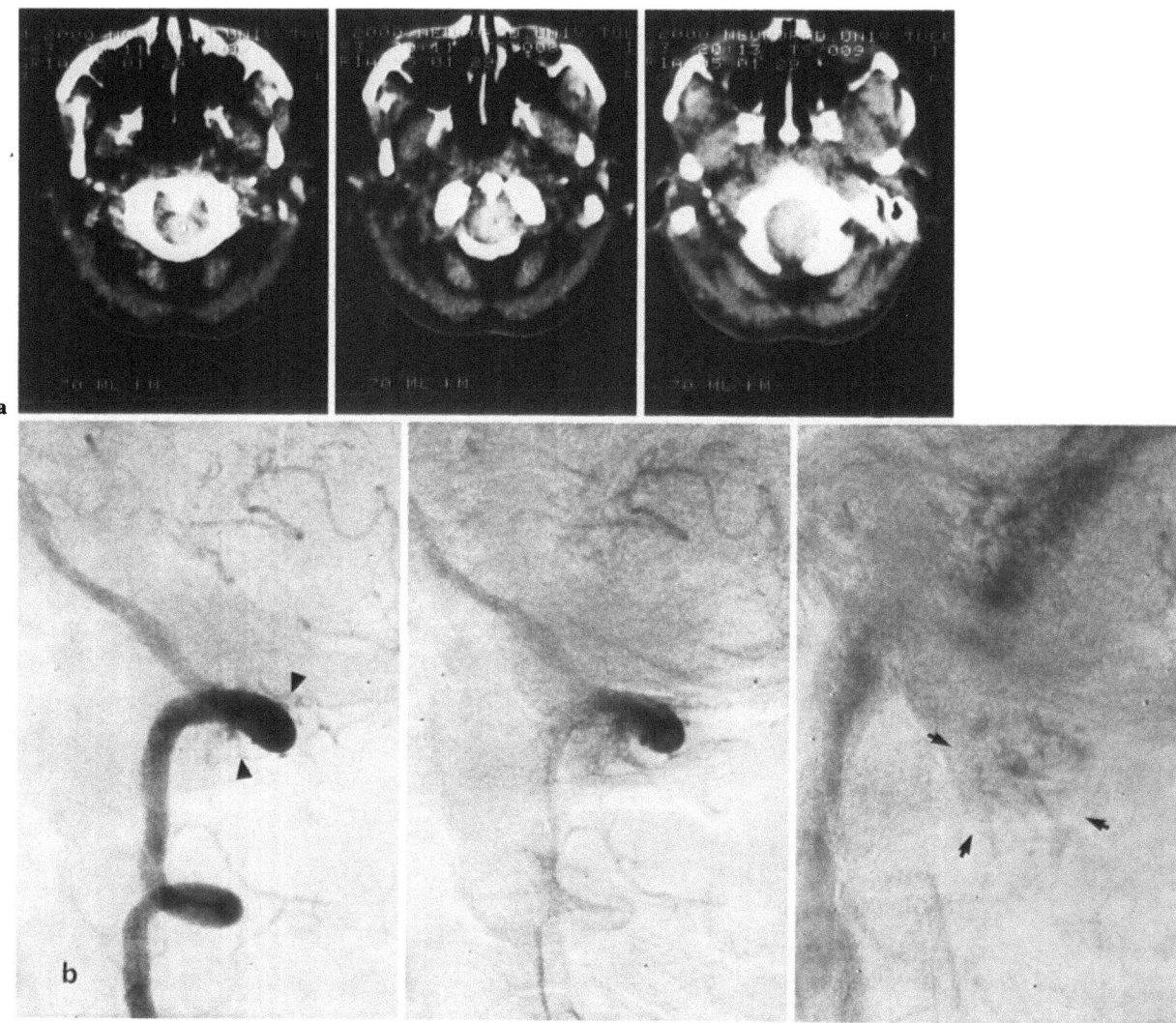

Abb. 3.7.21 a, b. Meningeom am kranio-zervikalen Übergang bis $C_{1/2}$ (histologisch gesichert). Computertomographisch fast den gesamten Durchmesser des Spinalkanales einnehmender Tumor zwischen Hinterhauptsloch und HWK 1/2 (**a**). Die Vertebralis-Angiographie zeigt die Tumorversorgung aus duralen Ästen im Niveau der Atlasschlinge (**b**)

segmentale, kutane (Cobb-Syndrom) oder Knochenangiome oder das Auftreten spinaler Angiome bei M. Rendu-Osler-Weber oder Klippel-Trenaunay-Weber-Syndrom [10].

3.7.6.2 Vertebragene Läsionen

Obwohl die spinale Computertomographie entscheidende Fortschritte bei der Diagnostik vertebragener Läsionen gebracht hat, kann die spinale Angiographie als ergänzende, diagnostische Methode bei bestimmten Fragestellungen hilfreich und notwendig sein. Das spinalangiographische Bild bei Sarkomen, Riesenzelltumoren, Chondromen, aneurysmalen Knochenzysten, Metastasen und anderen Tumoren erlaubt in der Regel keine sichere artdiagnostische Zuordnung der Läsion [41, 47]. Es gibt jedoch Hinweise auf die Dignität der Raumforderung durch den Nachweis pathologischer Gefäße, arterio-venöser Kurzschlüsse sowie von Ausmaß und Art der feststellbaren Tumorkontrastierung. Daneben liefert die Spinalangiographie präoperativ wichtige Informationen über den Vaskularisationsgrad, die tumorversorgenden Arterien, die Gesamtausdehnung der Läsionen sowie den Ursprung und eine eventuelle Verlagerung der das Rückenmark versorgenden Arterien. Diese Befunde können bei der Planung der Operationstechnik, einschließlich präoperativer Embolisation, oder auch Entscheidung für andere Therapieverfahren von großer Bedeutung sein. Bei inoperablen Prozessen kann in Abhängig-

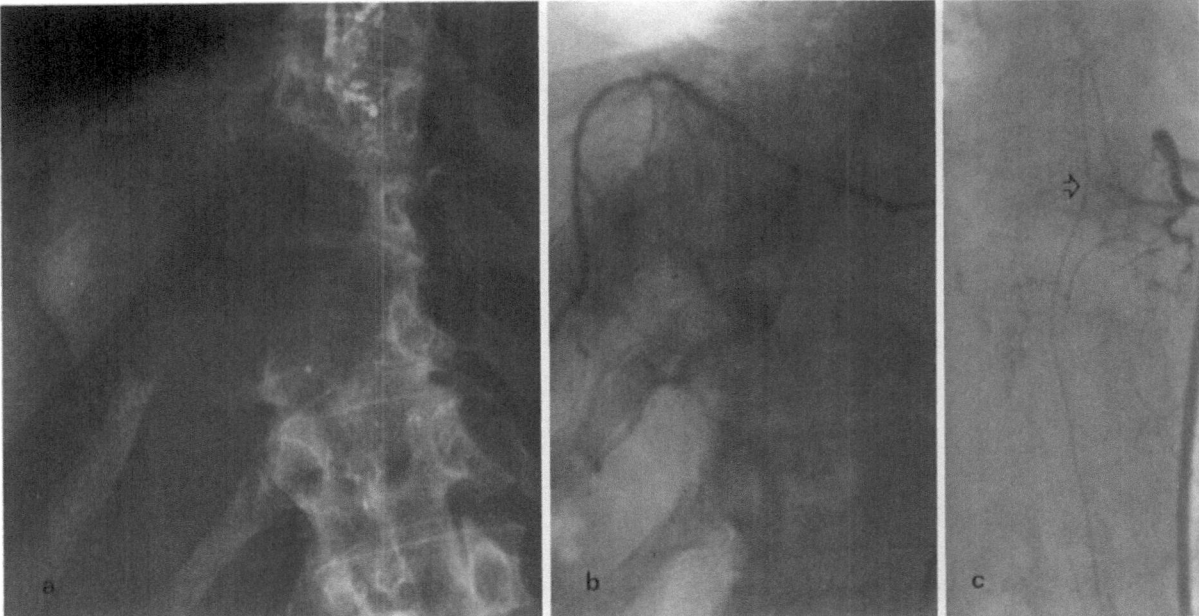

Abb. 3.7.22a–c. Hypernephrommetastase mit ausgedehnter Wirbel- und Rippendestruktion von Th$_{9-11}$ rechts (**a**, histologisch gesichert). Neben pathologischer Tumorvaskularisation und -anfärbung aus der 10. Interkostalarterie rechts (**b**) Verlagerung der A. spinalis anterior durch intraspinale Tumoranteile (**c**). Der weitere, nach rechts ausbiegende Verlauf dieses Gefäßes entspricht der Skoliose (vgl. **a**)

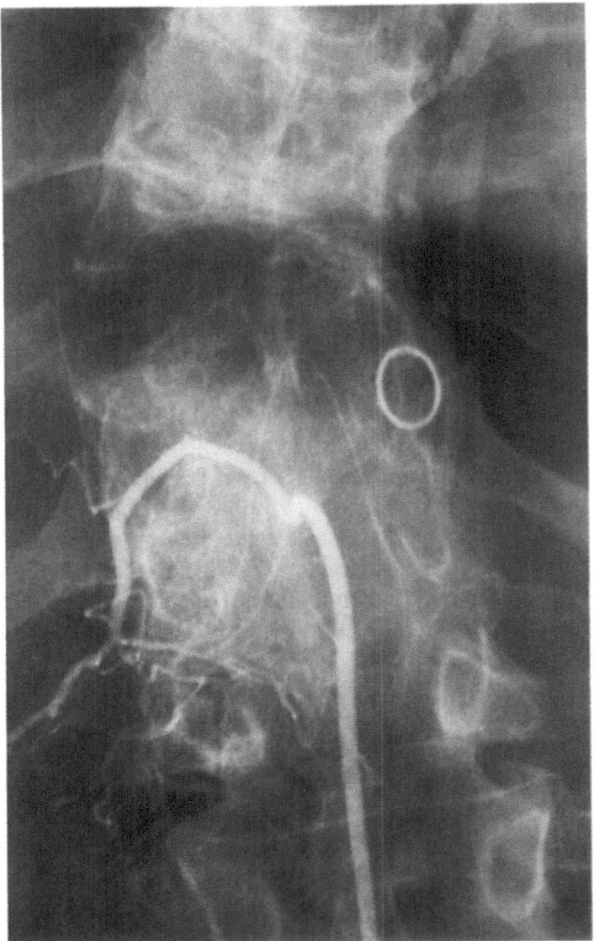

Abb. 3.7.23. Aneurysmatische Knochenzyste BWK 11 bis LWK 1 (histologisch gesichert). Pathologische Aufspreizung der Haarnadelkurve zwischen A. radicularis magna und A. spinalis anterior

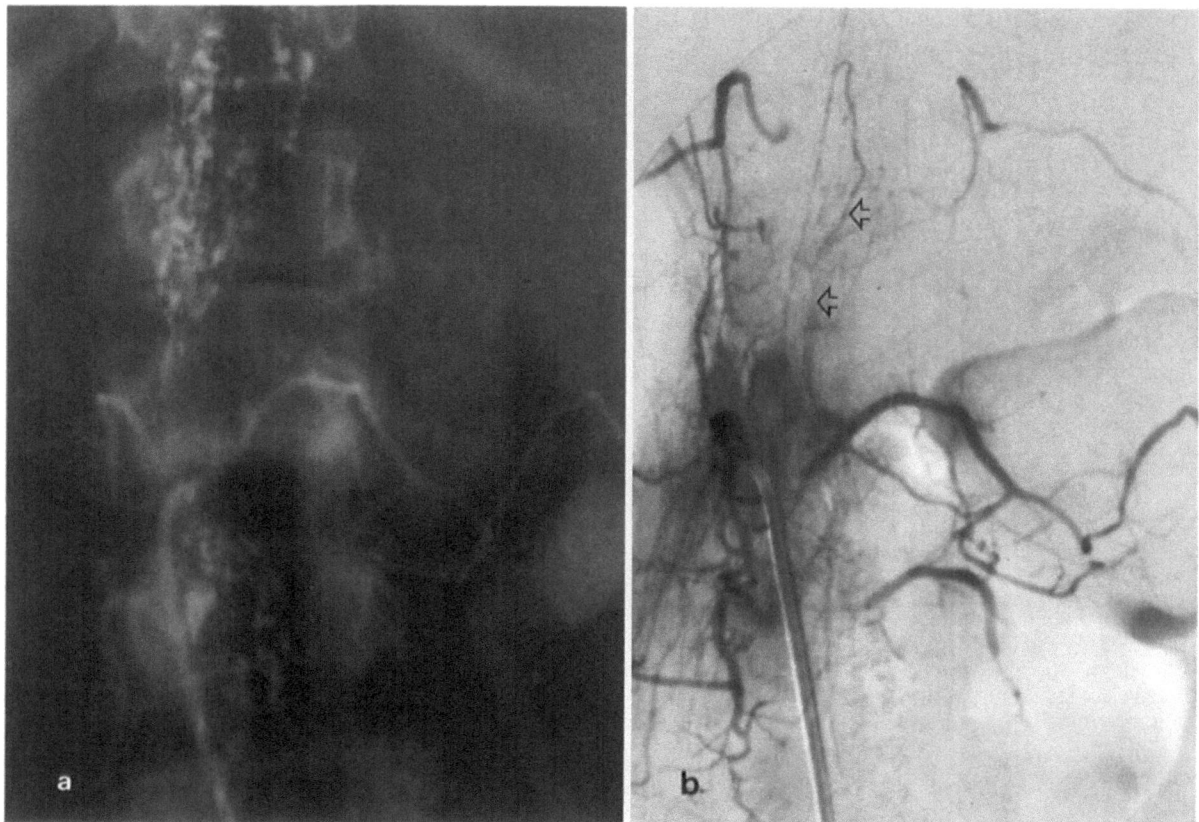

Abb. 3.7.24a, b. Chondrom im Bereich des 1. und 2. Lumbalwirbels (histologisch gesichert). Das Subtraktionsbild (b) zeigt keine Tumorkontrastierung, jedoch eine deutliche Abdrängung der A. radicularis magna und A. spinalis anterior (offene Pfeile), die bei Mitfüllung auch der benachbarten Segmentarterien aus der 2. Lumbalarterie rechts abgeht

keit von der spinalen Angiographie entschieden werden, ob eine palliative, endovasale Therapie durch Tumorembolisation angebracht ist (Abb. 3.7.26). In Einzelfällen können spinalangiographisch auch Artdiagnosen von myelographisch und computertomographisch unklaren Raumforderungen der dem Rückenmark benachbarten Weichteile gesichert werden, wie das in Abb. 3.7.21 gezeigte Meningeom am kraniozervikalen Übergang. In der Regel sind für spinale Neurinome und Meningeome jedoch Computertomographie und Myelographie diagnostisch ausreichend, ebenso für entzündliche, vertebragene Läsionen wie Spondylitiden mit und ohne paravertebralen Abszeß.

3.7.7 Endovasale Therapieverfahren

Mit der technischen Perfektionierung der selektiven spinalen Angiographie wurden auch für den vertebrospinalen Bereich therapeutische Interventionen über arterielle Embolisationen möglich, die bisher vor allem zur Behandlung spinaler Gefäßmißbildungen angewandt wurden [11, 12, 19, 30, 33, 44, 46]. Das Vorgehen unterscheidet sich im Prinzip nicht von den Embolisationstechniken in anderen Körperregionen. Als Embolisationsmaterial können feste Substanzen, wie Gelfoam oder lyophilisierte Dura, verwendet werden, die auf die gewünschte Partikelgröße zugeschnitten werden. Daneben sind in neuerer Zeit halbflüssige und flüssige Materialien entwickelt worden, die im Gefäßlumen aushärten [28, 33]. Ihre Eignung ist jedoch noch nicht abschließend zu bewerten. Die spezielle Auswahl des Embolisationsmaterials kann im Einzelfall jedoch entscheidend für Erfolg oder Mißerfolg eines endovasalen Therapieversuchs sein. Neben der Injektion von Substanzen ist bei genügend großem Kaliber der eine Läsion versorgenden Arterien auch ein Gefäßverschluß durch Absetzen eines Mikroballons möglich [37].

Grundsätzlich sollten nur Gefäße okkludiert werden, die keine vorderen, radikulären Zuflüsse zum Rückenmark abgeben oder hirnversorgend sind. Da die Interkostal- und Lumbalarterien mit zur Partikelembolisation geeigneten Kathetern nicht nach distal zu sondieren sind, muß die Lage der Katheterspitze im Gefäßostium fortlaufend

Spinale Angiographie

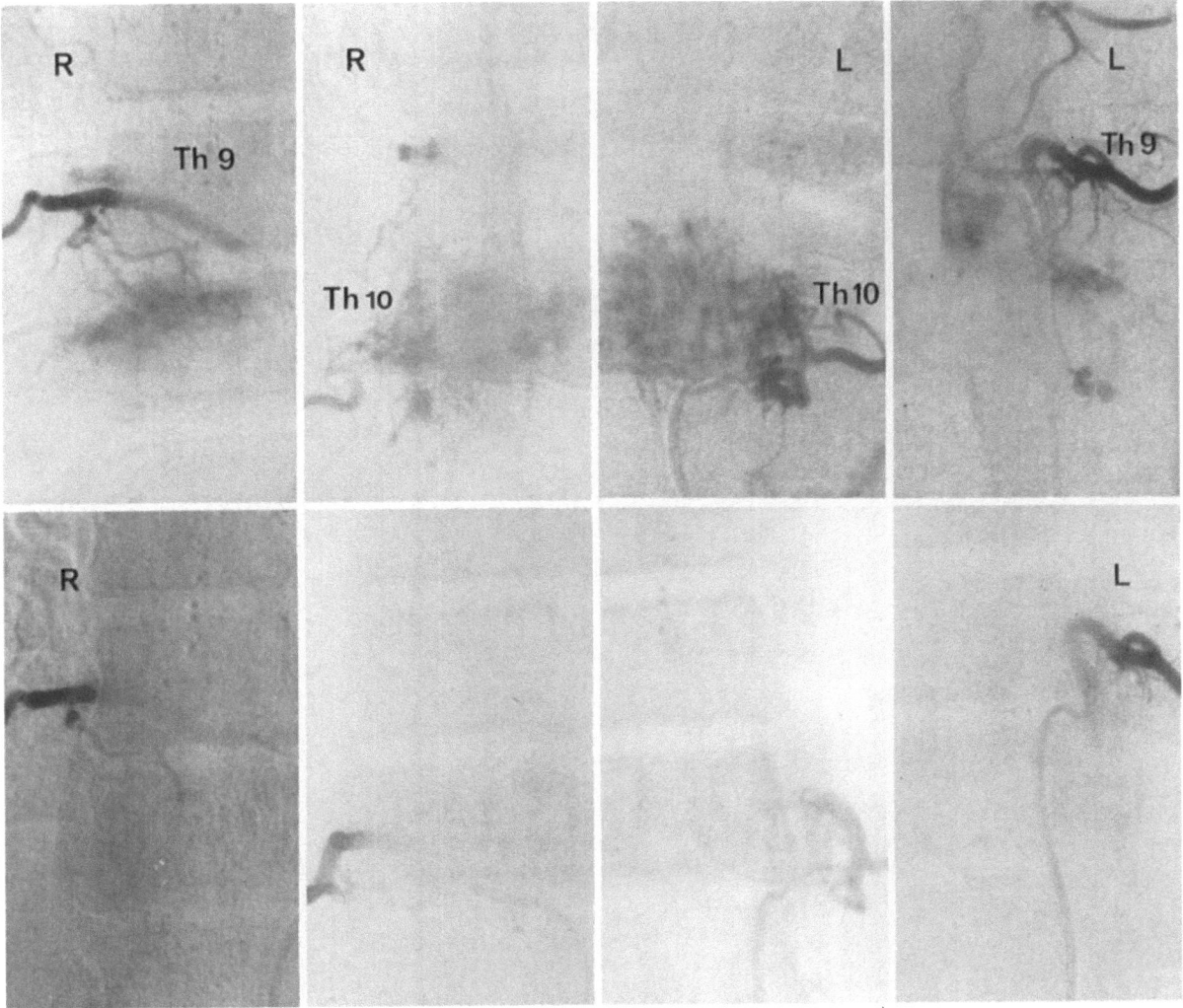

Abb. 3.7.25. Wirbelhämangiom mit epiduraler, raumfordernder Ausdehnung bei BWK 10. Bilaterale Versorgung über mehrere Segmentarterien (obere Bildreihe, Pat. wie Abb. 13). Nach Embolisation (untere Bildreihe) nur noch minimale Restkontrastierung aus der hauptversorgenden 10. Interkostalarterie links

kontrolliert werden. Eine tiefere, superselektive Sondierung kann mit Teleskopkathetern gelingen, bei denen durch einen Führungs- ein dünnerer Innenkatheter weiter peripher vorgeschoben wird. Das geringere Kaliber dieses Katheters erlaubt aber nur die Anwendung flüssiger oder halbflüssiger Embolisationsmaterialien. Zur Vermeidung von Komplikationen durch Refluxembolien ist das Ausmaß der Gefäßverlegung fortwährend zu kontrollieren, was durch den Einsatz digitaler Subtraktionseinheiten heute bedeutend erleichtert wird. Nach dem Eingriff sind die Patienten klinisch-neurologisch mindestens 24 h intensiv zu überwachen. In jedem Einzelfall sollten die Behandlungsmöglichkeiten nach superselektiver spinaler Angiographie in enger Zusammenarbeit mit Neurochirurgen diskutiert werden, um dem aussichtsreicheren und risikoloseren Vorgehen den Vorzug zu geben oder eine Kombination von Embolisation und offener Operation durchzuführen.

Für die Behandlung spinaler vaskulärer Malformationen, die nicht von der A. spinalis anterior versorgt werden, kann die Embolisation heute als Methode der Wahl gelten. Die Embolisation großer oder von mehreren Zuflüssen gespeister Fehlbildungen kann dabei in mehreren Sitzungen und wiederholt erfolgen. Auch bei nur teilweiser oder subtotaler Embolisation kann die klinische Besserung ausgeprägt sein. Bei dem in Abb. 3.7.25 dargestellten Fall eines Jungen mit inoperablem Epidural- und Wirbelangiom wurde im Alter von 13 Jahren erstmals eine Embolisation durchgeführt. Eine hochgradige Paraparese der Beine, Blasenstörungen und ein Priapismus bildeten sich darauf vollständig zurück. Im Alter von 18 Jahren wurde wegen Gehverschlechterung eine zweite

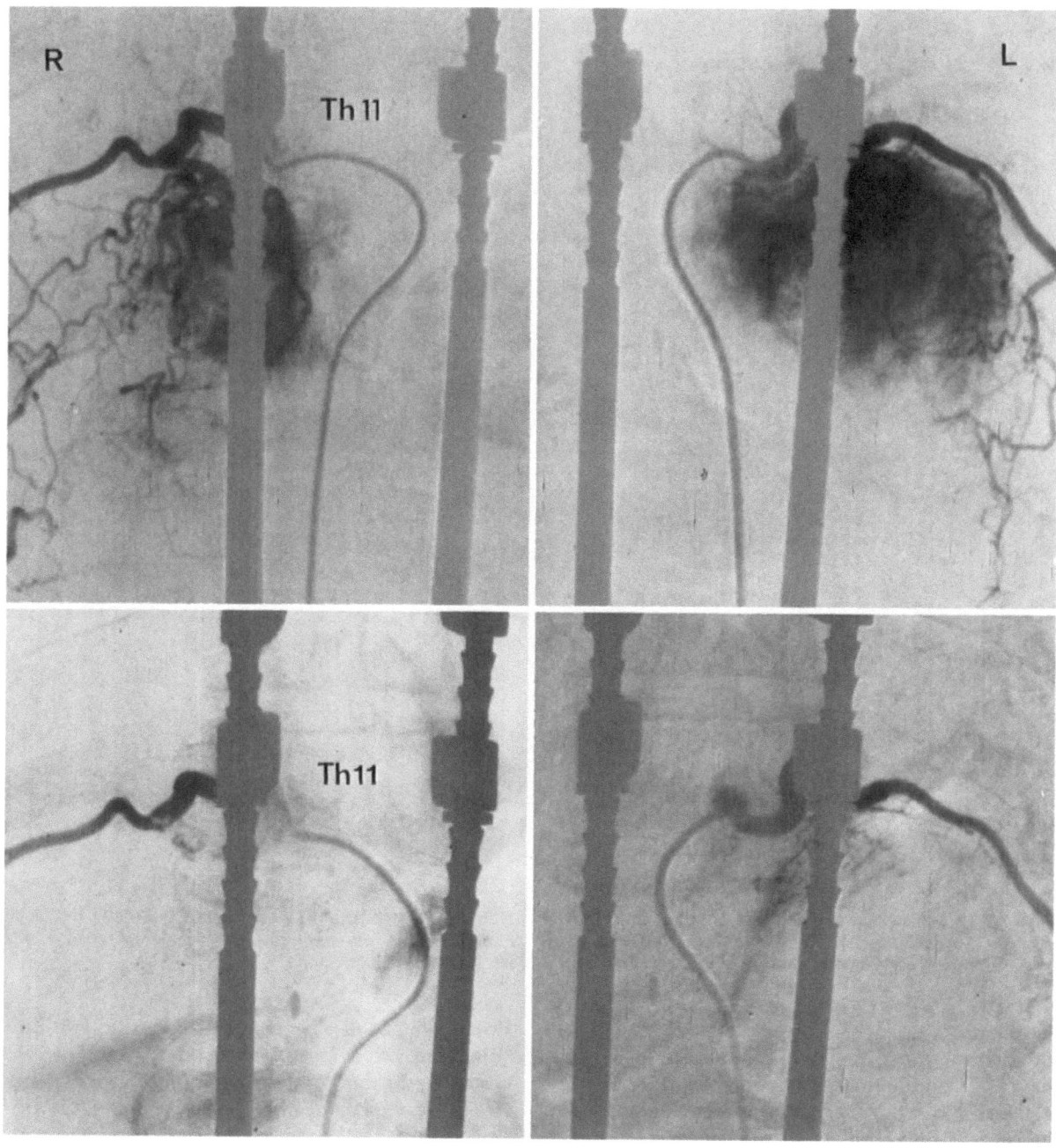

Abb. 3.7.26. Malignes Hämangioperizytom BWK 11 bis LWK 1 (histologisch gesichert). Pathologische Tumorvaskularisation aus der 11. Interkostalarterie beidseits (obere Bildreihe). Kontrollbefund nach Embolisation (untere Bildreihe)

Embolisation erforderlich, deren gleich guter Erfolg seit nunmehr 2 Jahren anhält.

Die Indikation zur Embolisation stark vaskularisierter Tumoren von Wirbelsäule und umgebenden Weichteilen kann als präoperative Maßnahme zur Verminderung des Blutungsrisikos gegeben sein. Daneben ist sie als palliativer Eingriff geeignet, Kompressionssyndrome von Rückenmark oder Nervenwurzeln zu bessern. Dabei kann eine erstaunliche Linderung schwerer, radikulärer Schmerzen erreicht werden [33, 46]. Der in Abb. 3.7.26 gezeigte, 42jährige Patient war durch ein von BWK 11 bis LWK 1 reichendes, malignes Hämangioperizytom komplett querschnittgelähmt. Die nach Implantation von Harrington-Stäben und Ausbestrahlung des Tumors durchgeführte, palliative Embolisation führte zur Rückbildung der Blasen-Mastdarmstörungen und eingeschränkten Gehfähigkeit für mehr als 1 Jahr.

3.7.8 Schlußfolgerungen

Zweifellos hat die spinale Angiographie in der heute erreichten Perfektion einen gleichermaßen entscheidenden Fortschritt bei der Aufklärung wie Behandlung früher nur postmortal erkannter, vaskulärer und tumoröser Erkrankungen von Rückenmark und Umgebungsstrukturen erbracht. Gegenwärtig noch unzureichend untersuchbar sind die Venen der Rückenmarksoberfläche, die sich auch bei der spinalen Phlebographie nicht darstellen. Dabei gibt es zunehmend Hinweise darauf, daß Störungen der venösen Drainage für eine Reihe unklarer Myelopathien und Querschnittsyndrome verantwortlich sind [27].

Die besonderen Anforderungen an die technische Durchführung und Erfahrung, die mit der selektiven spinalen Angiographie und Embolisation verbunden sind, lassen eine Zentralisierung dieses Verfahrens an Instituten, die diese Untersuchungsmethode routinemäßig durchführen, wünschenswert erscheinen. Dies um so mehr, als es sich bei spinalen, vaskulären Fehlbildungen zwar um zunehmend häufiger erkannte, letztlich aber relativ seltene Erkrankungen handelt. Die im Vorfeld der spinalen Angiographie eingesetzten, klinischen und apparativen Untersuchungen, insbesondere die wäßrige Myelographie, die spinale Computertomographie und in Zukunft die Kernspinresonanz-Tomographie (NMR), werden dazu beitragen, die von Querschnittsyndromen bedrohten Patienten mit spinalen Gefäßfehlbildungen noch frühzeitiger zu erfassen und einer adäqaten Behandlung zuzuführen.

Literatur

1. Adamkiewicz A (1882) Die Blutgefäße des menschlichen Rückenmarkes: II. Die Gefäße der Rückenmarksoberfläche. Sitzungsb der K Akad d Wiss; Math-naturwiss Classe Bd 85:101–130
2. Amundsen P (1981) Cervical myelography with amipaque: Seven years experience. Radiologe 21:282–287
3. Clemens HJ (1961) Die Venensysteme der menschlichen Wirbelsäule. De Gruyter, Berlin
4. Cogen Ph, Stein BM (1983) Spinal cord arteriovenous malformations with significant intramedullary components. J Neurosurg 59:471–478
5. Crock HV, Yoshizawa H (1977) The blood supply of the vertebral column and spinal cord in man. Springer, Wien New York
6. Di Chiro G (1971) Angiography of obstructive vascular disease of the spinal cord. Radiology 100:607–611
7. Di Chiro G (1972) Development of spinal cord angiography. Acta Radiol [Diagn] (Stockh) 13:767–770
8. Di Chiro G, Doppman JL (1969) Differential angiography features of hemangioblastomas and arteriovenous malformations of the spinal cord. Radiology 93:25–30
9. Di Chiro G, Rieth K, Oldfield E, Tiersky A, Doppman JL, Davis D (1982) Digital subtraction angiography and dynamic computed tomography in the evaluation of arteriovenous malformations and hemangioblastomas of the spinal cord. J Comp Assist Tomogr 6:655–670
10. Djindjian R (1978) Angiography in angiomas of the spinal cord. In: Pia HW, Djindjian R (eds) Spinal angiomas. Springer, Berlin Heidelberg New York, pp 98–136
11. Djindjian R (1978) Treatment of spinal angiomas by embolization. In: Pia HW, Djindjian R (eds) Spinal angiomas. Springer, Berlin Heidelberg New York, pp 189–200
12. Djindjian R, Houdart R, Hurth M, Cophignon J, Rey A, Thurel J (1975) Embolisation dans les angiomes de la moelle. J Neuroradiol 2:73–172
13. Djindjian R, Hurth M, Houdart R (1970) L'angiographie de la moëlle épinière. Masson, Paris
14. Djindjian R, Merland J-J, Djindjian M, Stoeter P (1981) Angiography of spinal column and spinal cord tumors. Thieme, Stuttgart New York
15. Dommisse GF (1975) The arteries and veins of the human spinal cord from birth. Churchill Livingstone, Edinburgh London New York
16. Doppman JL (1971) The nidus concept of spinal cord arteriovenous malformations. A surgical recommendation based upon angiographic observation. Br J Radiol 44:758–763
17. Doppman JL (1978) Embolization of spinal arteriovenous malformations. In: Pia HW, Djindjian R (eds) Spinal angiomas. Springer, Berlin Heidelberg New York, pp 201–208
18. Doppman JL, Di Chiro G, Ommaya AK (1969) Selective arteriography of the spinal cord. Warren H Green, St. Louis
19. Doppman JL, Di Chiro G, Ommaya AK (1971) Percutaneous embolization of spinal cord arteriovenous malformations. J Neurosurg 34:48–55
20. Fortuna A, La Torre E, Occhipinti E (1971) The direction of blood flow in the cervical cord. An angiographic study in infants and children. Eur Neurol 5:335–342
21. Gillilan LA (1970) Veins of the spinal cord. Neurology 20:860–868
22. Hamilton WJ, Boyd JD, Mossman HW (1959) Human embryology (Prenatal development of form and function), 3rd ed. Heffer, Cambridge
23. Hilal S, Keim H (1972) Selective spinal angiography in adolescent scoliosis. Radiology 102:349–359
24. Jellinger K (1966) Zur Orthologie und Pathologie der Rückenmarksdurchblutung. Springer, Wien New York
25. Jellinger K (1978) Pathology of spinal vascular malformations and vascular tumors. In: Pia HW, Djindjian R (eds) Spinal angiomas. Springer, Berlin Heidelberg New York, pp 18–44
26. Kadyi H (1889) Über die Blutgefäße des menschlichen Rückenmarks. Gubrynowics u Schmidt, Lemberg
27. Kendall BE, Logue V (1977) Spinal epidural angiomatous malformations draining into intrathecal veins. Neuroradiology 13:181–189
28. Kerber CW, Cranwell LD, Sheptak PE (1978) Intraar-

terial cyanoacrylate: an adjunct in the treatment of spinal and paraspinal arteriovenous malformations. AJR 130:99–103
29. Lanz T v, Wachsmuth W (1982) Praktische Anatomie. 2. Bd./7. Teil: Rücken. Springer, Berlin Heidelberg New York
30. Latchaw RE, Gold LHA (1979) Polyvinyl foam embolization of vascular and neoplastic lesions of the head, neck, and spine. Radiology 131:669–679
31. Lazorthes G, Gouazé A, Djindjian R (1973) Vascularisation et pathologie vasculaire de la moëlle épinière. Masson, Paris
32. Liliequist B (1976) Spinal cord angiomas diagnosed by gas myelography. Neuroradiology 12:15–19
33. Merland JJ, Riché MC, Chiras J, Bories J (1981) Therapeutic angiography in neuroradiology. Classical data, recent advances and perspectives. Neuroradiology 21:111–121
34. Oswald K (1961) Untersuchungen über das Vorkommen von Sperrmechanismen in den Venae radiculares des Menschen. Med Inaug Diss, Berlin
35. Piscol K (1972) Die Blutversorgung des Rückenmarks und ihre klinische Relevanz. Springer, Berlin Heidelberg New York
36. Poole GJ, Larsen JL (1971) Spinal arteriovenous malformation diagnosed by gas myelography. Neuroradiology 2:119–121
37. Riché MC, Scialfa G, Gueguen B, Merland JJ (1983) Giant extramedullary arteriovenous fistula supplied by the anterior spinal artery: treatment by detachable ballons. AJNR 4:391–394
38. Schmidt RC, Vogelsang H, Grunwald F (1978) Myelographie bei Kindern und Jugendlichen mit Metrizamid (Amipaque®). Neuroradiology 16:93–95
39. Suh TH, Alexander L (1939) Vascular system of the human spinal cord. Arch Neurol Psychiat 41:659–677
40. Thron A, Mironov A, Voigt K (1983) Wie verläßlich ist die Diagnose spinaler Angiome im Myelogramm? Radiologe 23:451–458
41. Vogelsang H (1980) Angiographische Untersuchungen von Wirbelsäule, Spinalkanal und Rückenmark. In: Diethelm K, Wende S (Hrsg) Handb Med Radiologie, Bd XIV/1 Neuroradiologie. Springer, Berlin Heidelberg New York
42. Vogelsang H (1981) Neuroradiologische Diagnostik der Hämangioblastome des Spinalkanales. Fortschr Roentgenstr 134:44–49
43. Vogelsang H, Dietz H (1975) Cervical spinal angioma combined with arterial aneurysm. Neuroradiology 8:223–228
44. Vogelsang H, Schmidt RC (1980) Therapeutische Embolisation von kraniofazialen und spinalen Gefäßmißbildungen sowie von Gefäßtumoren. Dtsch Aerztebl 14:881
45. Vogelsang H, Schmidt RC, Grunwald F (1978) Die thorakale Myelographie mit wasserlöslichen Kontrastmitteln (Metrizamide). Fortschr Roentgenstr 128:342–345
46. Voigt K (1981) Interventionale Neuroradiologie. II Vertebro-spinale Embolisationen. Radiologe 21:227–236
47. Voigt K, Hoogland PH, Stoeter P, Djindjian R (1978) Diagnostic value and limitations of selective spinal angiography in different lesions of the vertebral bones. Radiol Clin 47:73–90
48. Wellauer J (1961) Die Myelographie mit positiven Kontrastmitteln. Thieme, Stuttgart, S 123–126
49. Wende S (1962) Neuroradiologische Diagnostik spinaler Gefäßmißbildungen. Radiologe 2:227–229

3.8 Nuklearmedizinische Untersuchungen

H. VOSBERG

Zur diagnostischen Klärung der Genese eines Querschnittsyndroms kommen 2 nuklearmedizinische Untersuchungsverfahren in Frage:

1. die szintigrafische Darstellung des Spinalraumes, die sog. Myeloszintigrafie
und
2. die Untersuchung des vertebralen Knochenstoffwechsels zum Nachweis oder Ausschluß primär ossärer Prozesse.

3.8.1 Myeloszintigrafie

Zur Myeloszintigrafie wird ein langsam resorbierbares Radio-Pharmakon intralumbal instilliert. Hierzu werden vom Fachhandel spezielle Präparationen von mit radioaktivem Jod-131-markiertem Humanserumalbumin (Radio-Jod-Serum-Albumin: RISA) und mit Indium-111-markiertem DTPA (einem Chelatbildner) angeboten. Nachteilig ist, daß die Substanzen wegen der relativ kurzen Halbwertszeit nur bei häufiger Untersuchungsnachfrage vorrätig gehalten werden können und daher die Beschaffung in der Regel 24 Std dauert. Zur Registrierung der Radioaktivitätsverteilung wird der Meßkopf einer Gammakamera unter dem Untersuchungstisch positioniert, so daß der Patient in Rückenlage untersucht werden kann. Mit der Myeloszintigrafie ist es möglich, einen Liquortransportstop oder eine deutliche Einengung des spinalen Liquorraumes z.B. durch raumfordernde Tumoren nachzuweisen und zu lokalisieren.

Nach der lumbalen Instillation erfolgt die Verteilung im Liquorraum entsprechend der Liquorzirkulation. Nach 2 Std findet man in der Regel eine Darstellung der spinalen Räume bis zu den basalen Cysternen – individuell kann der Transport bis zur Schädelbasis auch 4–6 Std dauern, ohne daß nachweisbare spinale Transporthindernisse vorliegen (Abb. 3.8.1). Um einen möglichen Ausbreitungsstop zu sichern, müssen daher gegebenenfalls wiederholte Aufnahmen bis mehrere Stunden nach Applikation des Radiopharmakons angefertigt werden (Abb. 3.8.2).

Der besondere Vorzug der Myeloszintigrafie liegt in der geringen Belastung des Patienten: es braucht kein Liquor entnommen zu werden; das Volumen der injizierten Substanz beträgt nur 0,5–1 ml einer isotonischen Lösung von wenigen Milligramm Albumin. Entzündliche Reaktionen

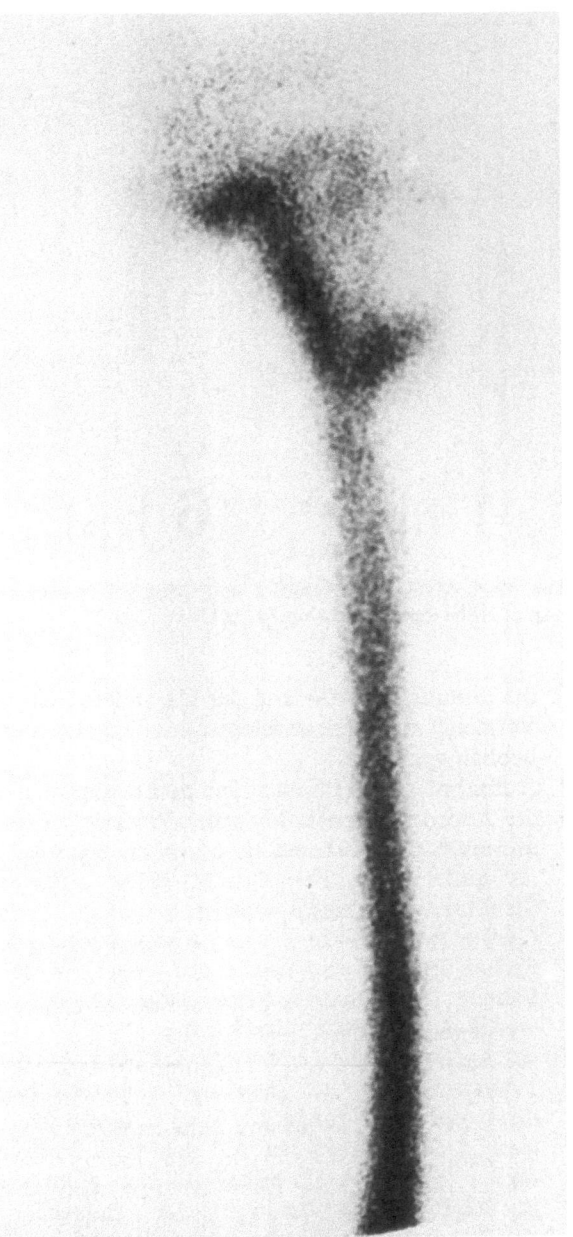

Abb. 3.8.1. Myeloszintigramm 2 Std nach lumbaler Instillation von 3 mCi Tc-99^m-Albumin. Normale Darstellung des spinalen Liquorraumes und der basalen Zisternen. Der Kopf ist nach links gedreht

sind daher äußerst selten. Die Substanz muß nicht wieder abpunktiert werden, sondern wird wie das natürliche Albumin des Liquors resorbiert. Die Strahlenbelastung liegt in der gleichen Größenordnung wie bei einer Myelografie.

Entscheidende Nachteile gegenüber der Myelografie mit wasserlöslichen Röntgenkontrastmitteln haben dennoch einer weiteren Verbreitung der Myeloszintigrafie entgegen gewirkt:

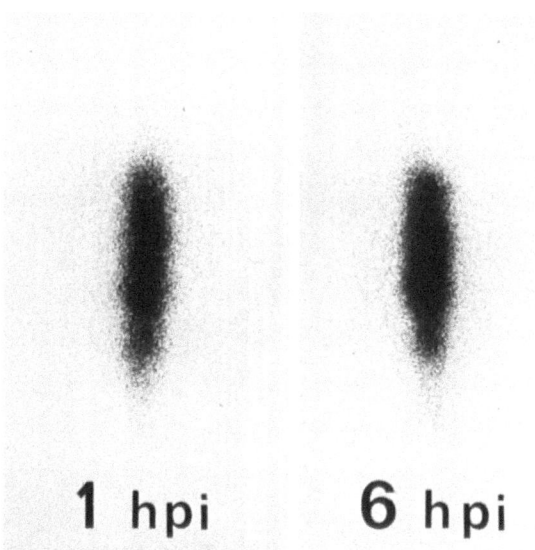

Abb. 3.8.2. Myeloszintigramm 1 und 6 Std p.i. Transportstop in Höhe des thoraco-lumbalen Übergangs

1. die räumliche Auflösung der Darstellung ist im Vergleich zum röntgenologischen Verfahren erheblich geringer;
2. Aufnahmen in 2 Ebenen sind nicht möglich;
3. die Zuordnung pathologischer Prozesse zu anatomischen Strukturen ist erheblich erschwert, da außer dem Spinalkanal keine weiteren Strukturen dargestellt werden;
4. Geräte zur Aufnahme von emissions-tomografischen Bildern sind bisher nur vereinzelt vorhanden; ob sie weitere Erkenntnisse zu bringen vermögen, ist bisher unbekannt;
5. bei aufgehobener Liquorzirkulation kann der Transport des Radiopharmakons bereits weit distal der Raumforderung zum Erliegen kommen, da die Substanzen mit dem Liquorstrom fließen und in ihrem Fließverhalten nicht wie die Röntgenkontrastmittel durch Umlagerung des Patienten beeinflußt werden können.

Weiterhin muß man mit bis zu 15% falschen Ergebnissen bei der Myeloszintigrafie rechnen, so daß sie heute zur Diagnostik raumfordernder Prozesse des Spinalkanals nur noch für Patienten mit bekannter Allergie gegen jodhaltige Kontrastmittel empfohlen werden kann.

3.8.2 Skeletszintigrafie

Ossäre Prozesse der Wirbelsäule wie osteogene Tumoren, ossäre Tumormetastasen oder Osteomyelitiden können zu einem Einbruch in den Spinalraum und zu einem Querschnittsyndrom führen.

Bei ausgedehnterem Prozeß mit deutlicher Knochendestruktion hilft hier die Röntgendiagnostik zumeist weiter. Frischere Prozesse, die noch nicht zu einer ausreichenden Veränderung des Kalksalzgehaltes oder einer deutlichen Strukturzerstörung geführt haben, sind röntgenologisch in den Wirbelkörpern nur schwer faßbar. Die bestehende Knochenstoffwechselstörung ist aber i.d.R. durch die Skeletszintigrafie mit knochensuchenden Radiopharmaka schon frühzeitig zu erfassen und zu lokalisieren.

Weiterhin vermögen Ausdehnung und Ausmaß der Knochenstoffwechselsteigerung Hinweise auf die mögliche Genese des knochendestruierenden Prozesses zu geben.

Als knochensuchende Radiopharmaka werden heute praktisch ausschließlich mit ^{99m}-Tc-markierte Phosphatderivate benutzt. Die Substanzen sind jederzeit verfügbar, adverse Reaktionen auf die i.v.-Applikation sind bei weltweiter Benutzung nicht bekannt geworden. Die Strahlenbelastung ist mit einer Ganzkörperknochenmarkdosis von 250–500 mrad durchaus vertretbar.

Die Phosphate werden nach der i.v.-Applikation in deutlichem Ausmaß an der anorganischen Knochenmatrix, dem Apatit angelagert. Etwa 50% der injizierten Substanz werden in den ersten 3 Std p.i. durch die Nieren ausgeschieden, so daß 1–2 Std p.i. ein deutlicher Aktivitätsunterschied zwischen ossären und nicht ossären Strukturen entsteht (Abb. 3.8.3). Bereiche mit gesteigerter Durchblutung und erhöhtem Knochenstoffwechsel, hervorgerufen durch Tumoren oder Entzündungen sowie Knochenumbauten nach Frakturen sind durch eine deutlich erhöhte Phosphataufnahme gekennzeichnet.

Die Registrierung der Aktivitätsverteilung im Stammskelet ist ab 1,5 Std p.i. möglich. Mit einer Gammakamera, deren Meßkopf unter dem Untersuchungstisch positioniert ist, kann eine Aufnahme in Rückenlage des Patienten durchgeführt werden. Da bei dieser Untersuchung nach Unterschieden der Aktivitätskonzentration in den Knochen und weniger nach feinen Strukturen gesucht wird, ist es notfalls möglich, den Patienten auch auf seiner Transportliege zu untersuchen. Ein hinreichendes Untersuchungsergebnis ist häufig sogar noch bei Aufnahmen in einer Gipsliegeschale zu erhalten.

Eine normale Darstellung des Skeletsystems (Abb. 3.8.3) schließt einen ossären Tumor oder entzündlichen Knochenprozeß als Ursache eines Querschnittsyndroms praktisch aus.

Eine eindeutige hohe Aktivitätsaufnahme im Bereich z.B. einer Wirbelkörperkompression (wie Abb. 3.8.5) spricht für einen jetzt aktiven Krank-

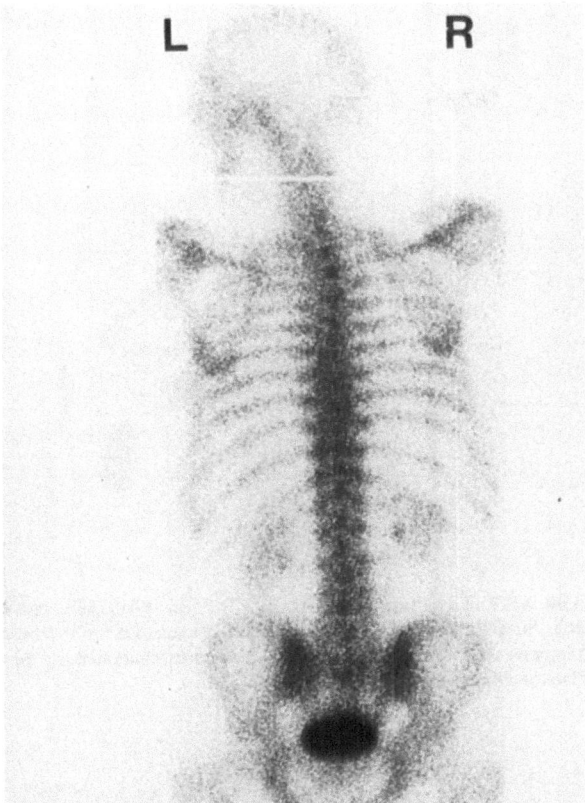

Abb. 3.8.3. Normales Knochenszintigramm 2 Std nach Injektion von 15 mCi Tc-99^m-MDP

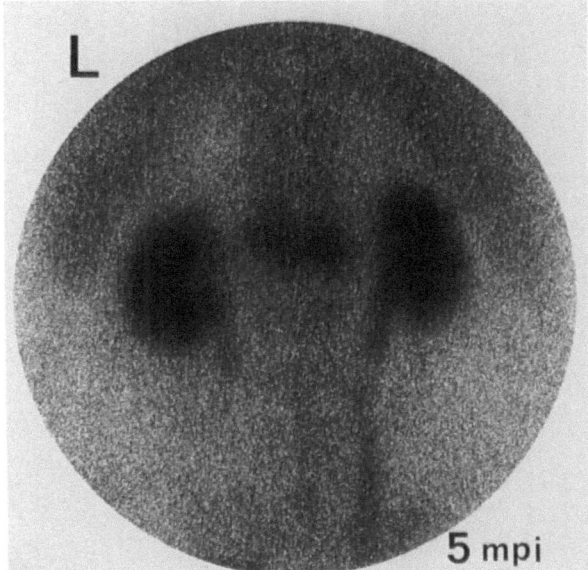

Abb. 3.8.4. Szintigramm der oberen Lendenregion 5 min nach Injektion von 15 mCi Tc-99^m-MDP. Erhöhte Durchblutung LWK 1, beginnende Ausscheidung des markierten Phosphats durch die Nieren

Tabelle 3.8.1.

Knochenerkrankungen

mit lokal erhöhtem Phosphatstoffwechsel:

    Knochentrauma (auch ohne Dislokation)
    aseptische Knochennekrose
    Osteomyelitis – Spondylitis
    Spondylarthritis/-arthrose
    Morbus Paget (monostotische Form)
    osteoplastische/-klastische Metastasen
    Osteo-/Ewing-/Chondrosarcom

mit lokal normalem oder vermindertem Phosphatstoffwechsel:

    ältere Spondylitis tuberculosa
    multiples Myelom (fakultativ auch erhöht)
    malignes Lymphom/Systemerkrankungen
    selten Tumormetastasen (besonders kleinzelliges BC)
    bestrahlte oder zytostatisch behandelte Tumormetastasen

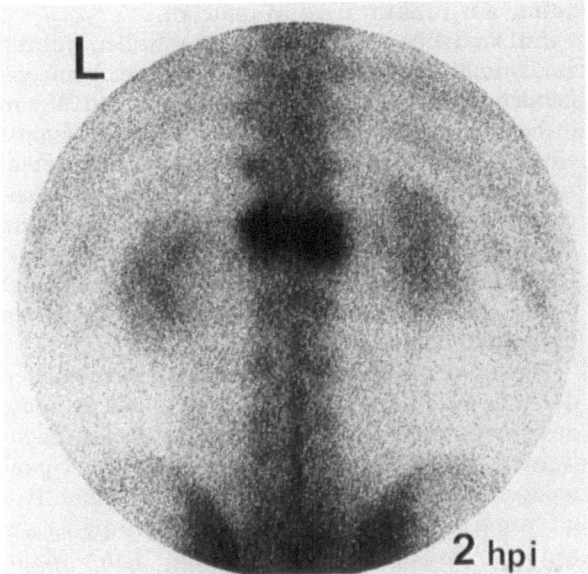

Abb. 3.8.5. Knochenszintigramm der oberen Lendenregion 2 Std p.i. (gleicher Patienten wie Abb. 3.8.4). Erheblich erhöhte Phosphataufnahme in LWK 1. Akute unspezifische Spondylitis

heitsprozeß und gegen das Vorliegen einer vor Jahren bereits abgelaufenen Knochensinterung. Nach einem (Gelegenheits-)Trauma mit Wirbelkörperkompressionsfraktur wird die reparative Knochenstoffwechselsteigerung etwa 24–36 Std später frühestens darstellbar. Ist bereits wenige Stunden nach dem Ereignis eine deutliche Phosphatmehranreicherung nachweisbar, so spricht dieses für einen vorbestehenden aktiven Knochenprozeß (z.B. Tumor/Metastase/Osteomyelitis) mit sekundärer Fraktur. Die frakturbedingte Stoffwechselsteigerung beginnt ab 1–10 Tage nach der Fraktur

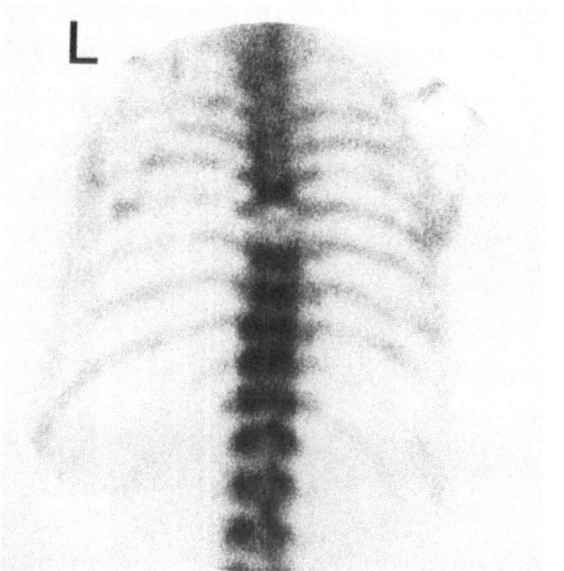

Abb. 3.8.6. Knochenszintigramm 2 Std p.i. Fehlende Phosphataufnahme im 7. BWK bei verkäsender Wirbelkörpertuberkulose

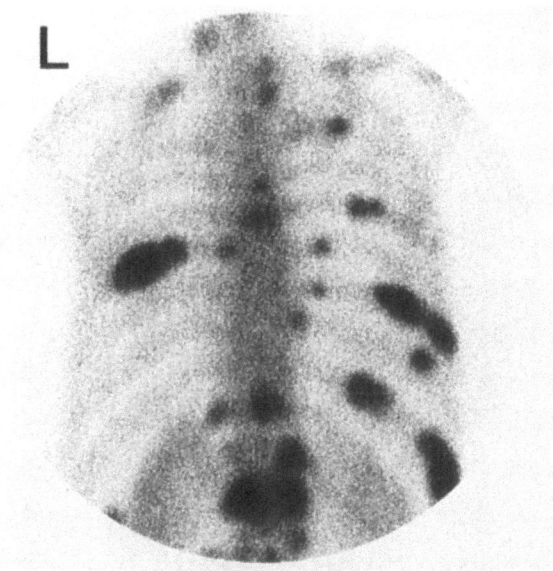

Abb. 3.8.7. Knochenszintigramm 2 Std p.i. Multiple, massive, herdförmige Phosphatmehranreicherungen in Wirbelkörpern und Rippen. Multiple Knochenmetastasierung bei Prostatakarzinom

und hält je nach Ausmaß der Dislokation und Fixation der Fraktur 6–24 Monate an.

Entzündliche Prozesse (Osteomyelitiden) führen zur Durchblutungssteigerung und können eine erheblich vermehrte relative Blutfülle haben. Wenn in den ersten Minuten nach der Injektion bereits eine deutlich lokal vermehrte Aktivitätsanreicherung nachweisbar ist, (Abb. 3.8.4) so ist eine pathologische Mehrdurchblutung anzunehmen. Diese Mehrdurchblutung führt zu einem vermehrten Phosphatangebot und im Verein mit einer Knochenstoffwechselsteigerung zu einer erhöhten Phosphateinlagerung (Abb. 3.8.5).

Nach Operationen an den knöchernen Anteilen der Wirbelsäule sind häufig über viele Monate noch reparative Stoffwechselsteigerungen nachweisbar, insbesondere nach stabilisierenden Spananlagerungen z.B. im Bereich der LWS. Eine Abgrenzung der physiologischen Umbauvorgänge gegenüber subakuter Osteomyelitis kann dann schwierig werden.

Ältere tuberkulöse Knochenherde lassen „Entzündungszeichen" zu meist vermissen, wie sie ja auch klinisch „kalte Abzesse" hervorbringen. Hier können sich auf den Spätaufnahmen (2–4 Std p.i.) verminderte Phosphatanreicherungen als Zeichen des „kalten Abzesses" ohne reaktive Osteoplasie finden. Auch Myelomherde oder Hodgkingranulome in den Wirbelkörpern können zu Osteolysen ohne reaktive Stoffwechselsteigerungen in der Umgebung führen, so daß auch hier häufig die sonst typisch lokalisierte Stoffwechselsteigerung fehlt.

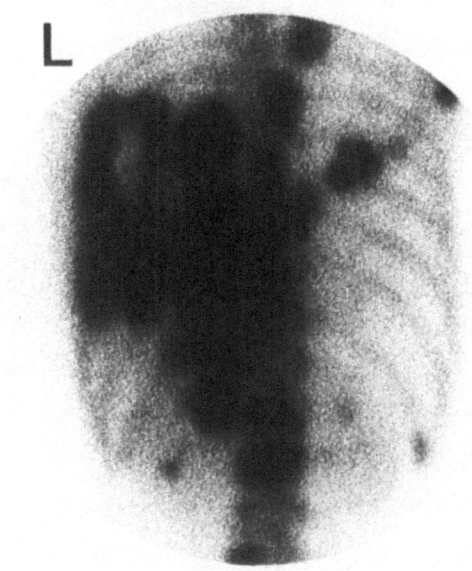

Abb. 3.8.8. Knochenszintigramm 2 Std p.i. Multiple, massive, herdförmige Phosphatmehranreicherungen in Wirbelkörpern, Rippen und extraossären Strukturen im Thoraxraum. Knochen- und Lungenmetastasierung eines Osteosarkoms

Die Herde stellen sich bei ausreichender Größe viel mehr als Bereich verminderter Phosphataufnahme dar (sog. cold lesion) (Abb. 3.8.6).

Eine unsystematisch multilokuläre Verteilung von lokalisierten Knochenstoffwechselsteigerungen ergeben das praktisch pathognomonische Bild der Metastasierung eines primär extraossären Tumors (Bronchial-Ca., Mamma-Ca., Prostata-Ca.) (Abb. 3.8.7).

Hochaktive, lokalisierte Phosphatanreicherungen auch in extraossären Strukturen weisen auf Metastasen eines primär osteogenen Tumors (Osteosarkom) hin (Abb. 3.8.8).

Da das gesunde Skeletsystem bei der Knochenszintigrafie mit guter Auflösung dargestellt wird, ist eine genaue Lokalisation eines umschriebenen Prozesses sichergestellt. Die Knochenszintigrafie ist ein hochempfindliches Verfahren zum Nachweis oder Ausschluß eines aktiven Knochenprozesses. Findet sich eine umschriebene Knochenstoffwechselsteigerung im Bereich der Wirbelsäule, so kann es sich um einen primären Knochentumor handeln, es kann eine Solitärmetastase eines extraossären Tumors sein, es ist eine Osteomyelitis oder eine Wirbelkörperfraktur möglich. Zur näheren Differenzierung ist die Kenntnis der Röntgenbefunde, der Anamnese, des klinsichen Verlaufs erforderlich. Immer aber handelt es sich um einen derzeit aktiven, akuten oder chronisch fortschreitenden Knochenprozeß, der zur Instabilität und damit zur Kompression mit nachfolgendem Querschnittsyndrom führen kann.

Literatur

Feine U, Winkel K zum (1980) Nuklearmedizin – Szintigraphische Diagnostik. Thieme, Stuttgart

Mahlstedt J, Schümichen C, Biersack HJ (1981) Skelettszintigrafie. GIT, Darmstadt

Zeitler E, Kottke L, Hundeshagen H (1975) Hirnszintigrafie. Springer, Berlin Heidelberg New York

3.9 Kernspin-Resonanz-Tomographie

D. GAHLEN und W. STORK

Die nukleare magnetische Resonanz (NMR), von S. Bloch und E.M. Purcell 1946 erstmals angewandt und inzwischen in Physik und Chemie in Form der Spektroskopie als Meß- und Analysemethode genutzt, gewinnt neuerdings im Rahmen der bildgebenden Verfahren als magnetische Resonanz-Tomographie MRT (Synonyma: MRI, Kernspintomographie) zunehmende Bedeutung in der Medizin und eröffnet speziell in der Diagnostik des Spinalkanals und des Rückenmarkes bisher unbekannte Möglichkeiten.

Die MRT basiert auf der Tatsache, daß Protonen magnetische Dipole darstellen, die sich in einem übergeordneten Magnetfeld ausrichten lassen, aufgrund ihres Drehimpulses, des Spin, jedoch mit einer bestimmten, von der Stärke des Magnetfeldes abhängigen Frequenz um die Richtung des Magnetfeldes rotieren. Durch eine hochfrequente Radiowelle eben dieser Frequenz werden die Protonen angeregt und ändern ihre Einstellung zum Magnetfeld, das heißt sie treten in Resonanz.

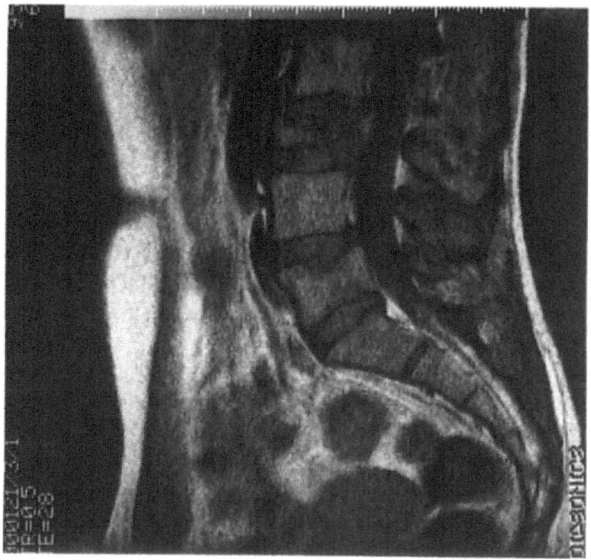

Abb. 3.9.1. Wirbelkompressionsfraktur (LW3) mit konsekutiver lokaler Einengung des Spinalkanals

Die Bildgebung stützt sich zur Zeit noch ausschließlich auf das Resonanzverhalten des Wasser-

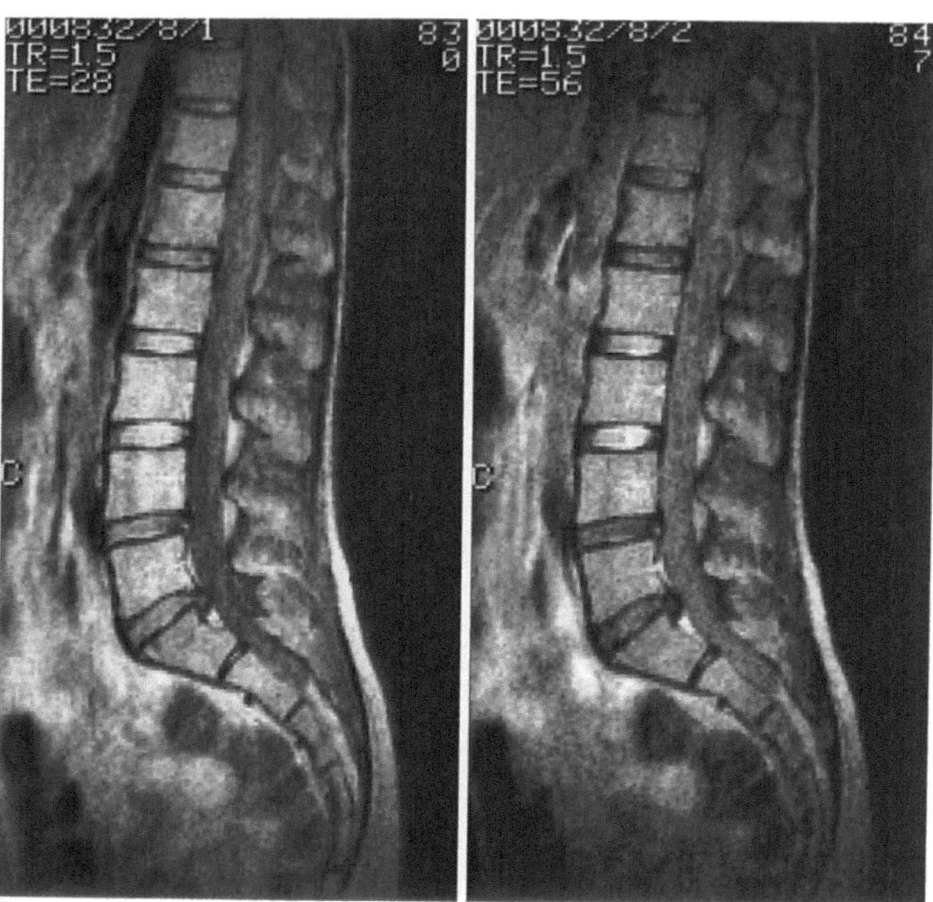

Abb. 3.9.2. Discusprolaps LW 5/S 1, Zeichen der Discusdegeneration LW 4/5

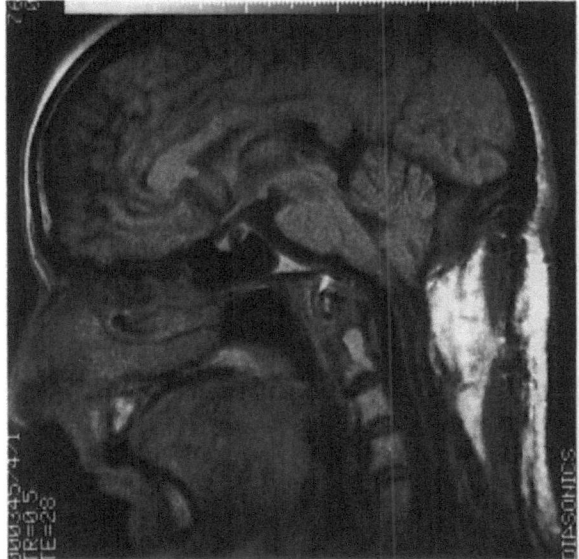

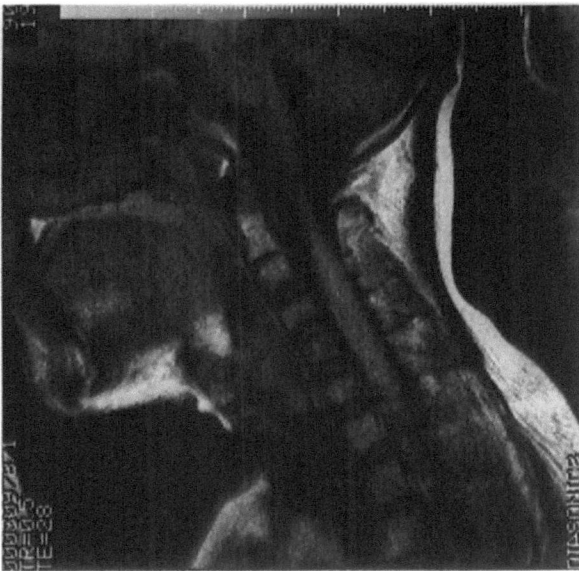

Abb. 3.9.4. Spindelförmiger Halsmarktumor

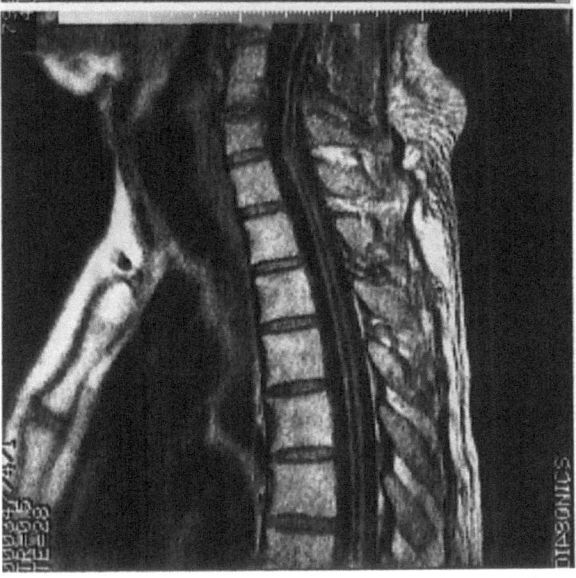

Abb. 3.9.3. Syringomyelie des Zervikal- und Thorakalmarkes. Arnold Chiari-Syndrom

stoffprotons, das im menschlichen Körper häufig und je nach Art des Gewebes in unterschiedlicher Konzentration vorhanden ist und aufgrund der speziellen Molekularstruktur des Wasserstoffes bereits mit einer relativ niedrigen Frequenz anzuregen ist.

Nach Abschalten der Radiofrequenz fallen die Protonen-Dipole auf ihr ursprüngliches Energieniveau zurück unter Abgabe der Energiedifferenz in Form eines elektromagnetischen Signals, dessen Intensität sich proportional zur Protonendichte verhält.

Das Rückpendeln erfolgt verzögert innerhalb eines zeitlichen Intervalls T 1, dessen Größe von der Art der Einbindung des Protons in das Molekülgitter abhängt (Spin-Gitter-Relaxationszeit) und somit unter anderem vom Aggregatzustand bzw. indirekt von der Temperatur des jeweiligen untersuchten Stoffes beeinflußt wird.

T 1 ist daher auch unter identischen äußeren Bedingungen für jedes Gewebe unterschiedlich und ermöglicht so deren Differenzierung, indem es die Anzahl der erregungsfähigen Protonen und so die Intensität des jeweils zugehörigen Signals zu einem bestimmten Meßzeitpunkt nach Abschalten des RF-Impulses mitbestimmt und somit den Bildkontrast bedingt.

Noch entscheidender für den Bildkontrast bzw. ursächlich für dessen relative Änderung bei Empfang zeitlich aufeinander folgender Signalechos und somit wesentlich für die artdiagnostische Differenzierung der verschiedenen Strukturen ist die Spin-Spin-Relaxationszeit T 2. Sie wird durch die Wechselwirkungen der Dipole untereinander bestimmt und gibt das zeitliche Intervall an, innerhalb dessen sie nach Abschalten des RF-Impulses ihre anfängliche Phasensynchronisation verlieren bei dementsprechender Schwächung des abgegebenen Signals.

Ähnlich der nahe verwandten Computertomographie entsprechen auch die bei der MRT gewonnenen, digital verarbeiteten und photographisch dokumentierten Bilder detailgetreu anatomischen Schnitten.

Während sich bei der Computertomographie Verteilungsmuster und Intensität der Grauwerte jedoch in Abhängigkeit von der Röntgendichte des jeweiligen Stoffes konstant verhalten und reproduzieren lassen, sind sie in der MRT bezüglich ein und derselben Struktur variabel und neben geräte-

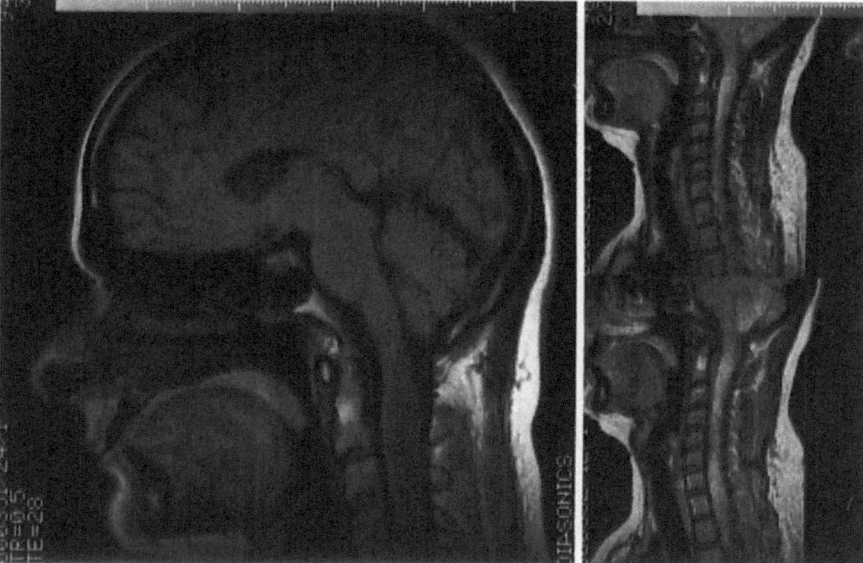

Abb. 3.9.5. Stiftförmiger Tumor des Zervikal- und Thorakalmarkes. Aufnahmen mit Repetitionszeiten von 0,5 (a) und 2 (b) sec

spezifischen Parametern und Protonendichte abhängig von T 1 und T 2, deren Einfluß auf das MRT-Bild vom untersuchenden Arzt durch die Wahl unterschiedlicher Sequenzen der Radioimpulse (TR) und verschiedener zeitlicher Intervalle zwischen Impuls und Empfang des Spinechos (TE) diagnostisch nutzbar gemacht wird. Es wird Aufgabe der weiteren Forschung sein, die optimale Pulssequenz zu ermitteln, um die diagnostischen Möglichkeiten voll nutzen zu können.

Gegenüber bisher bekannten bildgebenden Verfahren einschließlich der Computertomographie erlaubt die MRT ohne Invasivität eine bessere Weichteildifferenzierung. Während z.B. Fett und Liquor im Spinalkanal eindeutig zu identifizieren sind, kommen Knochenstrukturen und Ligamente aufgrund ihrer Protonenarmut und dementsprechenden Signalintensität unter Umständen nur indirekt zur Darstellung. Die Konturenschärfe läßt gelegentlich noch zu wünschen übrig, dürfte jedoch durch die zur Zeit weiterentwickelten Oberflächenspulen deutlich verbessert werden.

Wesentlich für die Diagnostik gerade des Spinalkanals ist die Möglichkeit der zusätzlichen sagittalen und coronaren Projektionsebene, die Übersichtsbilder bzw. die gleichzeitige Darstellung mehrerer Segmente erlaubt, wie es bisher – mit allerdings demgegenüber beschränkter diagnostischer Aussage – hinsichtlich des Spinalkanals nur myelographisch möglich war.

Literatur

Bradley WG (1982) NMR-Tomography, Education Program. Huntington Memorial Hospital, Los Angeles

Margulis AR, Higgins ChB, Kaufman L, Crooks LE (1983) Clinical magnetic resonance imaging. Radiology Research and Education Fondation

4 Rückenmarkssyndrome

K. Reckel

Infolge des komplexen Aufbaus und der differenzierten Aufgabenstellung des Rückenmarkes (7.51) läßt sich nur selten ein reines Schädigungsmuster mit entsprechend typischen Ausfällen nachweisen. Zahlreiche verschiedenartige Kombinationen und partielle Krankheitsbilder sind häufiger. Aus didaktischen Gründen lassen sich, in Anlehnung an Scheid [80], folgende Syndrome unterscheiden:

1. Vollständige Querschnittsyndrome
2. Partielle Querschnittsyndrome
    2.1. Spinale Halbseitensyndrome (Brown-Séquard-Syndrome)
    2.2. Schädigungen im Bereich des Zentralkanals
3. Syndrome bei Läsionen der Vorderhornsäule
4. Syndrome bei Läsionen der Hinterhornsäule
5. Syndrome bei Läsionen der langen Bahnen.

4.1 Vollständige Querschnittesyndrome

4.1.1 Allgemeine Symptomatologie

Bei den vollständigen Querschnittsyndromen kommt es zur Unterbrechung des Leitungs- sowie zum Ausfall des Eigenapparates in Höhe der Rückenmarksschädigung. Die Symptomatik hängt von der Höhe der Schädigung und von der Geschwindigkeit ab, mit der sich der Querschnitt entwickelt.

Allgemein bewirkt die Unterbrechung der Leitungsbahnen einen vollständigen Ausfall der Willkürmotorik sowie der Oberflächen- und Tiefensensibilität unterhalb des Schädigungsortes.

Außerdem kommt es zu Funktionsstörungen von Blase, Mastdarm und Potenz sowie zu Veränderungen von Hautdurchblutung, Trophik und Schweißsekretion. Segmental besteht eine periphere Lähmung, die relativ genau der Schädigungshöhe entspricht.

4.1.2 Spinaler Schock

Als *spinaler Schock* (v. Monakow [58]) wird das Frühstadium eines akut aufgetretenen totalen Querschnittsyndromes, zumeist traumatischen Ursprungs, bezeichnet. Distal der Läsion fallen Motorik und Sensibilität vollständig aus. Es kommt zu einer schlaffen Para- oder Tetraparese mit Erlöschen der Eigen- und Fremdreflexe, zu einer Blasen- und Mastdarmlähmung sowie zu einem paralytischen Ileus. Zusätzlich sind die Vasomotoren, die Schweißregulation sowie die Piloarrektion hochgradig gestört. Wegen Überlappung der Dermatome braucht die obere Begrenzung der neurologischen Ausfälle nicht unbedingt dem tatsächlichen Niveau der Rückenmarksläsion zu entsprechen. Dieses Stadium kann 3–6 Wochen anhalten.

Langsam entwickelt sich dann eine spastische Para- oder Tetraparese als Ausdruck einer sich restituierenden infraläsionellen Eigentätigkeit des Rückenmarkes ohne Koordination und Kontrolle durch übergeordnete Zentren. Der Muskeltonus ist erhöht, die Muskeleigenreflexe sind gesteigert, pathologische Fremdreflexe (Babinski-Gruppe) lassen sich auslösen, während die physiologischen Fremdreflexe abgeschwächt sind oder fehlen. Als Ausdruck dieser spinalen Eigentätigkeit treten, gelegentlich asymmetrische, Reflexsynergien oft schon bei minimalen Reizen auf, bei liegenden Kranken zumeist als Beugereflexsynergien. Die Beine werden dabei ruckartig in Hüft- und Kniegelenken gebeugt, Füße und Zehen zumeist überstreckt. Erst allmählich kehren die Beine, oft mit der Notwendigkeit manueller Unterstützung, wieder in die Ausgangslage zurück. Aufrichten zum Sitzen oder Stehen löst demgegenüber häufig Strecksynergien aus [16, 51, 65, 80, 81].

4.1.3 Zervikale Querschnittsyndrome

4.1.3.1 Unterbrechungen des Halsmarkes oberhalb C_4 führen infolge kompletter Lähmung der Bauch-, Thorax- und Zwerchfellmuskulatur zum Atemstillstand und damit in der Regel zum Tod. Es wird kaum über Patienten berichtet, die eine derartige Läsion überlebten.

4.1.3.2 C_5-Syndrom. Voll funktionsfähig sind das Diaphragma, der M. trapezius, der M. sternocleidomastoideus und das Platysma. Die Funktion der Mm. rhomboidei, levator scapulae, supra- und infraspinatus ist erhalten, jedoch eingeschränkt, da ein Teil der Innervation aus C_4 erfolgt. Entsprechend resultieren Schulterhochstand und geringe Außenrotation der Arme. Wesentliche Bewegungen sind nicht möglich, da die Antagonisten gelähmt sind. Die Atmung ist, infolge Lähmung der Thorax- und Bauchmuskulatur, erheblich behindert, zumal die Kontraktion des Zwerchfells teilweise wieder durch die Lähmung der Bauchmuskulatur aufgehoben wird. Deshalb sind auch Abhusten und Brechakt nahezu unmöglich.

Die Prognose ist schlecht. Der Tod erfolgt durch Hyperthermie und Atemlähmung, weil zumeist auch höhere Zervikalsegmente sekundär durch Oedembildung geschädigt werden.

4.1.3.3 C_6-Syndrom. Neben den bereits vorher voll innervierten Muskeln hat die Funktionsfähigkeit der Mm. supra- und infraspinatus zugenommen. Weiterhin sind Mm. deltoideus, biceps brachii, brachioradialis, brachialis und supinator innervierbar. Mithin resultieren Schulterhochstand, Außenrotations- und Abduktionshaltung der Oberarme, Beugestellung im Ellenbogengelenk und Supinationsstellung der Hände.

4.1.3.4 C_7-Syndrom. Von der Oberarmmuskulatur ist nur der M. triceps paretisch. Funktionsfähig bleiben zusätzlich die Mm. pectoralis, latissimus dorsi, subscapularis, pronator teres und extensor carpi radialis. Der Schulterhochstand ist geringer ausgeprägt, da Mm. pectoralis und latissimus dorsi der Funktion des M. trapezius entgegenwirken. Die Arme sind im Ellenbogengelenk gebeugt und in den Handgelenken radialwärts abduziert. Biceps- und Brachioradialisreflex sind auslösbar.

4.1.3.5 C_8-Syndrom. Der M. triceps ist voll funktionsfähig, mithin sind auch die Oberarme frei beweglich. Dagegen bleiben der M. extensor carpi ulnaris und die Daumenextensoren gelähmt, so daß die Hand bei Extension unverändert radialwärts abweicht. Eine Teilfunktion weist der M. extensor digitorum communis auf. Gelähmt sind, neben den kleinen Handmuskeln, auch die Fingerbeuger, so daß keine Krallenstellung der Finger resultiert. Die Greiffunktion der Hand ist weiterhin nicht möglich. Der Tricepsreflex bleibt noch abgeschwächt.

4.1.4 Thorakale Querschnittsyndrome

4.1.4.1 Th_1-Syndrom. Nur noch die kleinen Handmuskeln sind paretisch, gelegentlich auch noch der M. abductor pollicis brevis. Die Atmung ist diaphragmatisch. Zumeist läßt sich ein Horner-Syndrom nachweisen. Weiterhin besteht eine Parese der Beine.

4.1.4.2 Th_2- bis Th_5-Syndrom. Arme und Hände sind voll gebrauchsfähig. Die Atmung ist infolge einer noch inkompletten Parese der Thoraxmuskulatur und kompletten Lähmung der Bauchmuskulatur erschwert. Die Stammuskulatur ist in verschiedenem Umfang wieder funktionsfähig. Die Beine sind weiterhin völlig paretisch.

4.1.4.3 Th_6-Syndrom. Das obere Segment des M. rectus abdominis bleibt funktionsfähig, die distalen Paresen persistieren.

4.1.4.4 Th_7-Syndrom. Das 1. und 2. Segment des M. rectus abdominis und die oberen Anteile der schrägen Bauchmuskeln behalten die Funktion. Dadurch wird auch der Nabel bei der Bauchpresse nach cranialwärts verzogen.

4.1.4.5 Th_8- und Th_9-Syndrom. Es sind noch die Partien der Bauchmuskeln unterhalb des Nabels paretisch, die gesamte supraumbilikale Bauchmuskulatur ist jedoch intakt.

4.1.4.6 Th_{10}-Syndrom. Die Funktion des gesamten M. rectus abdominis ist erhalten, die übrigen Bauchdeckenmuskeln sind jedoch infraumbilikal noch gelähmt.

4.1.4.7 Th_{11}- und Th_{12}-Syndrom. Es läßt sich nur noch eine geringe Schwäche der untersten Anteile der schrägen Bauchmuskeln nachweisen. Der Nabel wird bei der Bauchpresse nicht mehr verzogen.

4.1.5 Lumbale und sakrale Querschnittsyndrome

4.1.5.1 L_1-Syndrome. Es findet sich noch eine komplette Parese der Beine sowie eine leichte Schwäche der untersten Bauchmuskelanteile. Die Bauchhautreflexe der unteren Etagen und der Kremasterreflex fehlen.

4.1.5.2 L_2-Syndrom. Die gesamte Bauchmuskulatur ist nicht mehr beeinträchtigt, die Bauchhautreflexe sind auslösbar. Von den Beinmuskeln ist der M. iliopsoas zumeist schon funktionstüchtig, die Adduktoren und der M. sartorius sind in ihrer Kraftleistung weiterhin eingeschränkt. Es besteht noch eine völlige Blasenlähmung, eine Lähmung des Sphincter ani externus sowie der Erektion und Ejakulation.

Rückenmarkssyndrome

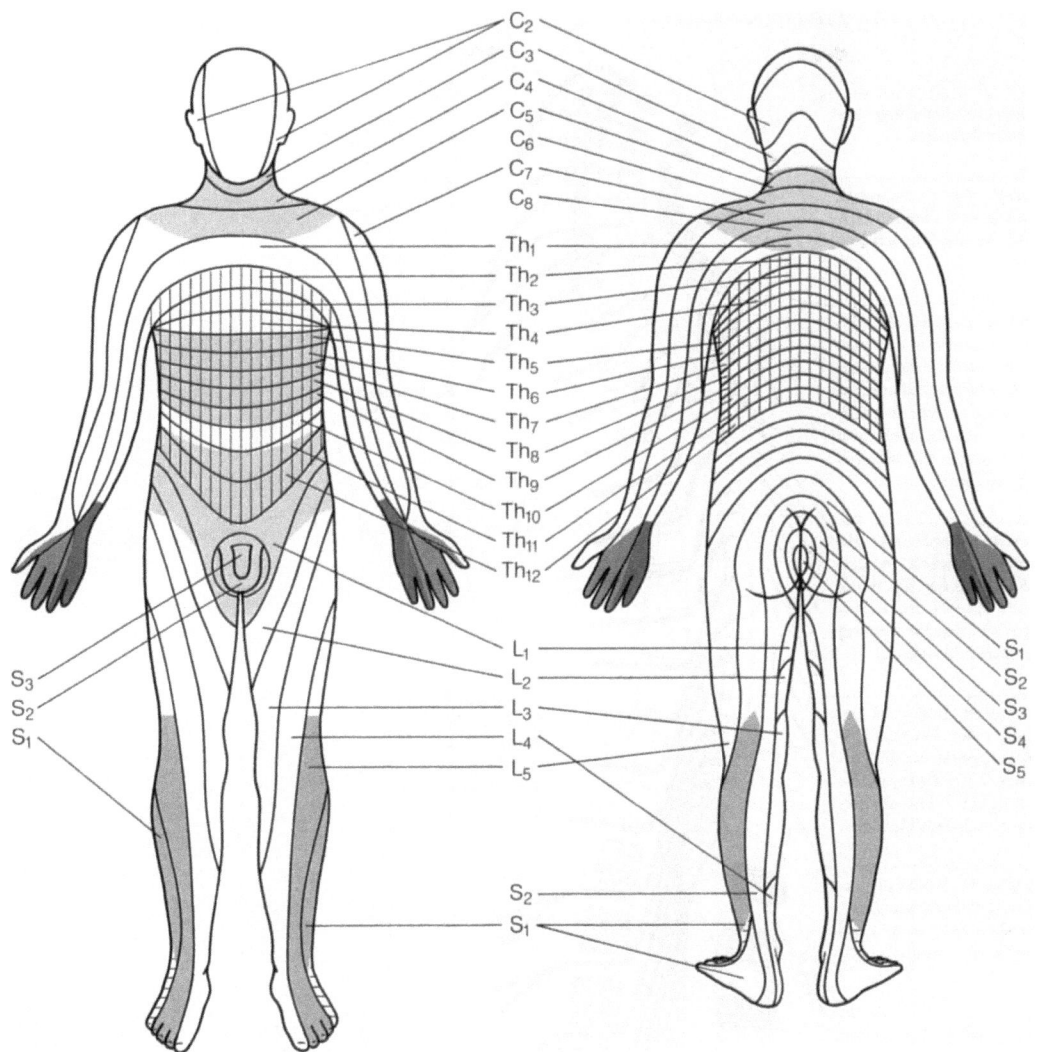

Abb. 4.1. Die Dermatome des Menschen

4.1.5.3 L_3-Syndrom. Die Beine können durch vollständige Funktionsfähigkeit des M. rectus femoris in den Hüftgelenken gebeugt werden. Der M. glutaeus maximus ist jedoch weiterhin gelähmt, so daß die Hüftstreckung nicht möglich ist. Der M. quadriceps zeigt eine Minimalfunktion. Der Unterschenkel kann durch Kontraktion der Mm. gracilis und sartorius gebeugt werden, obwohl die Mm. biceps femoris, semitendinosus und semimenbranosus weiterhin paretisch sind. Der PSR fehlt. Der Kremasterreflex ist von L_1 und L_2 her auslösbar. Die gesamte Unterschenkel- und Fußmuskulatur ist weiterhin gelähmt.

4.1.5.4 Epikonus-Syndrom. Zum Epikonus-Syndrom werden Schädigungen der Segmente L_4 bis S_2 zusammengefaßt. Dabei ist übereinstimmend bei allen Syndromen die Sexualfunktion gestört,

ebenfalls die willkürliche Blasen- und Mastdarmfunktion. Im einzelnen ergeben sich folgende Störungen:

Bei einer Schädigung in Höhe L_4 sind die Adduktoren voll funktionsfähig. Die Hüftstrecker und Fußmuskeln sind jedoch weiterhin gelähmt. Der M. quadriceps ist in der Kraftleistung noch vermindert.

Bei einer Läsion in Höhe L_5 kann der M. quadriceps seine volle Kraft entfalten, der PSR ist dementsprechend gut auslösbar. Die Hüftstrecker sind weiterhin hochgradig paretisch. Der M. tibialis anterior ist funktionsfähig, so daß der Fuß leicht extendiert wird.

Bei einer Schädigung in Höhe S_1 hat der M. glutaeus maximus bereits eine Teilfunktion, die Dorsalextensoren des Fußes und der Zehen sind funk-

Die Transversalsyndrome

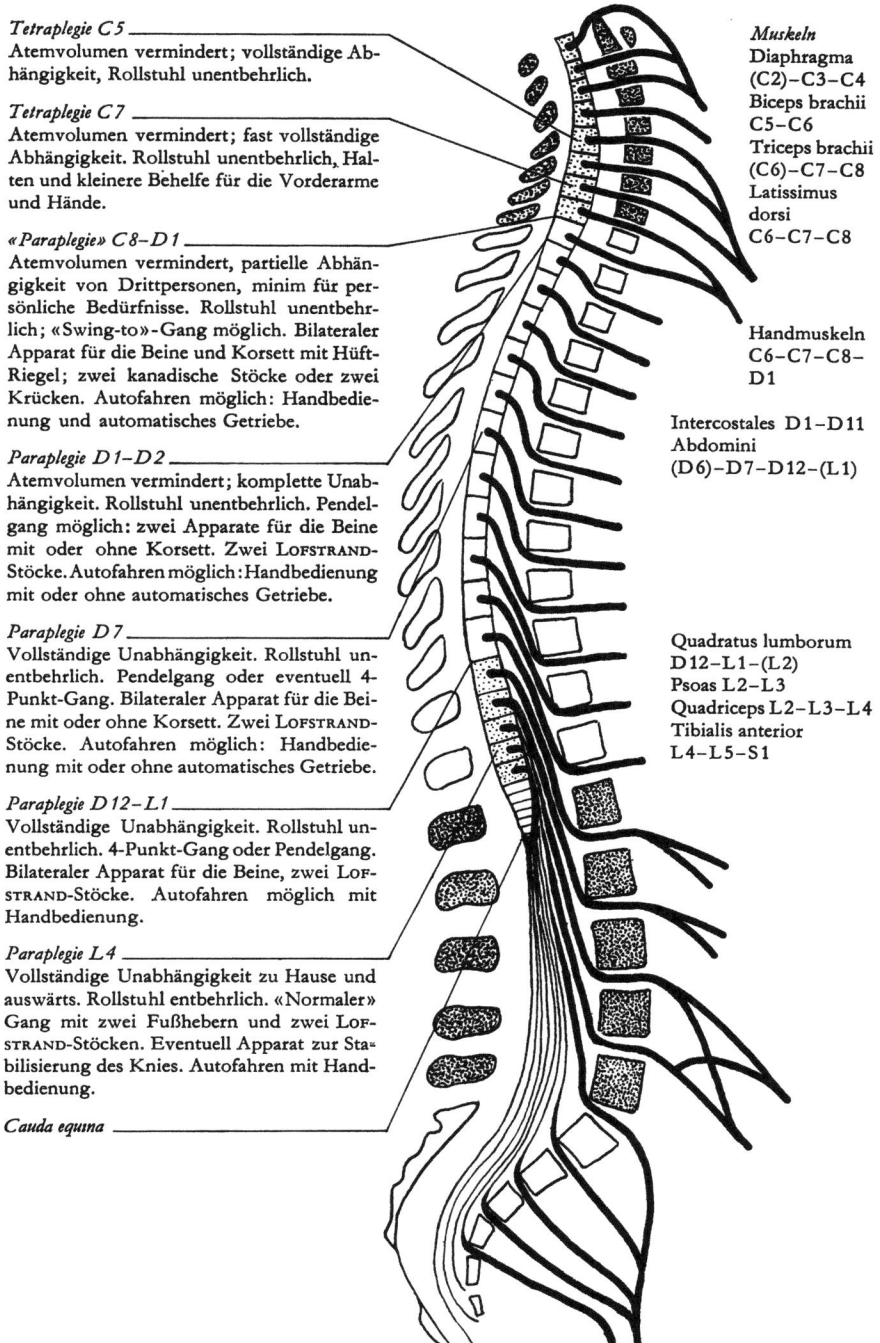

Abb. 4.2. Segmentale Läsionen und nachweisbare Ausfälle bei umschriebenen Rückenmarksläsionen (aus: Rossier [77])

tionsfähig, der Triceps surae, die Zehenbeuger und die Fußsohlenmuskulatur sind weiterhin gelähmt.

Das S_2-Syndrom zeichnet sich durch weiterbestehende Lähmung der Zehenbeuger aus, wobei be- sonders die große Zehe häufig in Dorsalextensions-Stellung steht.

4.1.5.5 Konus-Syndrom. Das Konus-Syndrom umfaßt die Segmente S_3 *bis Coccygeal.* Da es nicht

Rückenmarkssyndrome

selten zu einer Schädigung der in Lähmungshöhe vorbeiziehenden Kaudawurzeln (L$_3$ und folgende) kommt, können die Ausfälle vielfach komplex sein und über das eigentliche Schädigungsniveau hinausreichen. Entsprechend ist das reine Konussyndrom äußerst selten, eine Abgrenzung der Ausfälle entsprechend der Höhe schwierig.

Die Beinmuskulatur ist voll funktionsfähig, die Muskeleigenreflexe sind gut auslösbar. Bei isolierter Konusläsion lassen sich Sensibilitätsstörungen nachweisen, die das sogenannte Reithosengebiet umfassen. Es bestehe eine Lähmung der Blase (Überlaufblase) sowie eine Lähmung des Sphincter ani mit Stuhlinkontinenz. Anal- und Bulbokavernosusreflex fehlen. Die Erektion ist in der Regel erloschen, Ejakulationen fehlen.

Zu den einzelnen sensiblen Grenzen siehe Abb. 4.1. Eine zusammenfassende Darstellung der Symptomatik der Einzelausfälle gibt Abb. 4.2.

4.2 Partielle Querschnittsyndrome

4.2.1 Spinales Halbseitensyndrom (Brown-Séquard-Syndrom)

Bei dem reinen spinalen Halbseitensyndrom, das sehr selten ist, lassen sich typischerweise folgende Ausfälle nachweisen (s. Abb. 4.3).

Homolateral werden in Höhe der Läsion die ein- und austretenden sensiblen und motorischen Fasern unterbrochen. Daraus resultieren eine Aufhebung aller sensiblen Empfindungen und eine periphere, segmental verteilte, schlaffe Parese.

Die Schädigung der absteigenden Pyramidenbahnen bedingt homolateral eine schließlich spastische Parese. Die Muskeleigenreflexe sind gesteigert, die physiologischen Fremdreflexe abgeschwächt oder aufgehoben, die pathologischen Fremdreflexe positiv.

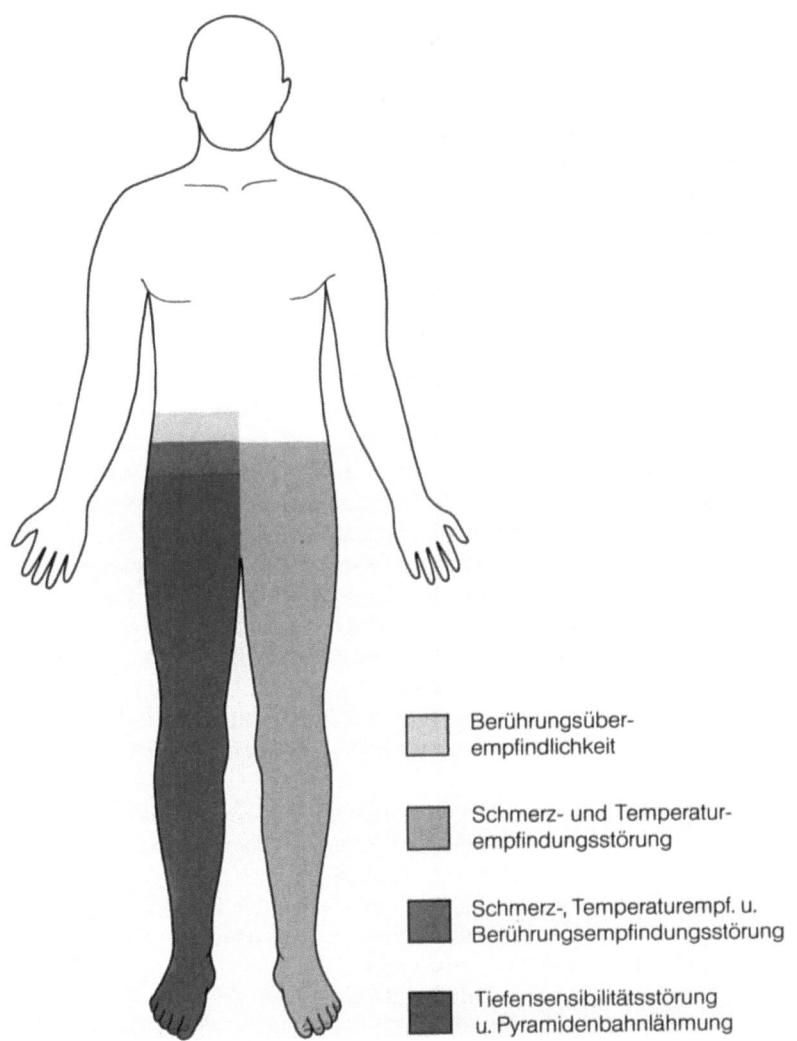

Abb. 4.3

- Berührungsüberempfindlichkeit
- Schmerz- und Temperaturempfindungsstörung
- Schmerz-, Temperaturempf. u. Berührungsempfindungsstörung
- Tiefensensibilitätsstörung u. Pyramidenbahnlähmung

Durch Schädigung der im Seitenstrang absteigenden zentralen Sympathikusbahn kommt es homolateral zunächst zu einer vermehrten Hautdurchblutung mit Rötung und auch subjektiv empfundener Überwärmung. Später ist dann die Durchblutung vermindert. Es treten Zyanose und Kältegefühl sowie nachweisbare Senkung der Hauttemperatur auf. Außerdem ist homolateral das emotionale Schwitzen gestört oder aufgehoben.

Homolateral kommt es anfänglich nicht selten zu einer Hyperästhesie. Es wird eine „Überlastung" des kontralateralen Tractus spinothalamicus anterius diskutiert, der als einziger noch aus der homolateralen Körperseite Berührungsreize leitet [65].

Weiterhin kommt es zu einer Schädigung bzw. Unterbrechung des im Hinterstrang aufsteigenden Tractus spinothalamicus, die eine Störung der Lage-, Bewegungs- und Vibrationsempfindung homolateral zur Folge hat. Außerdem resultiert aus dieser Schädigung eine spinale Ataxie.

Da die aufsteigende Vorderseitenstrangbahn, die für die Leitung von Schmerz- und Temperaturempfindungen maßgeblich ist, unmittelbar in Höhe des Ausgangssegmentes auf die Gegenseite kreuzt, kommt es zur kontralateralen Störung von Schmerz- und Temperaturempfindungen (*dissoziierte Sensibilitätsstörung*). Die proximale Begrenzung entspricht dabei der Höhe der segmentalen Schädigung.

4.2.2 Zentromedulläre Läsionen des Rückenmarkes

Die zentralen Schädigungen des Rückenmarkes sind vorwiegend vasculärer Genese oder durch Höhlenbildung bedingt. Sie werden daher in den entsprechenden Kapiteln (5.8 und 5.12) ausführlich dargestellt.

4.3 Syndrome bei Läsionen der Vorderhornsäule

Die Vorderhörner des Rückenmarkes enthalten, neben Schalt- und Hemmneuronen, vor allem Motoneurone der quergestreiften Muskulatur. Bei isolierter Schädigung kommt es zu einer schlaffen motorischen Lähmung, Muskelatrophien, Faszikulationen und Abschwächung bzw. Fehlen der zugehörigen Muskeleigenreflexe. Die Sensibilität bleibt intakt, Pyramidenzeichen und trophische Störungen fehlen. Ätiologisch handelt es sich um degenerative, entzündlich-infektiöse oder ischämische Prozesse.

4.3.1 Spinale Muskelatrophien

Die Gruppe der spinalen Muskelatrophien umfaßt eine Reihe erblicher Krankheitsbilder unterschiedlicher Penetranz sowie symptomatische Formen bei verschiedenartigen Grundkrankheiten. In vielen Fällen bleibt die Ätiopathogenese ungeklärt. Charakteristisch ist eine langsame Progredienz und eine weitgehende Symmetrie des Prozesses. Teilweise bleibt die strenge Unterteilung der einzelnen Krankheitsbilder nur aus didaktischen Gründen bestehen. Zur allgemeinen Einteilung siehe Tabelle 1. Für spezielle Fragen sei auf die entsprechende Spezialliteratur verwiesen, u.a. Bekker [3].

4.3.1.1 Infantile progressive spinale Muskelatrophie Werdnig-Hoffmann. Diese Erkrankung wurde erstmals von Werdnig [92] und Hoffmann [40, 41] beschrieben, später vor allem von Becker [3], besonders unter genetischen Gesichtspunkten, zusammenfassend dargestellt.

Es handelt sich um ein seltenes Leiden, das in zahlreichen europäischen und außereuropäischen Ländern beobachtet worden ist. Der Erbgang ist autosomal-rezessiv. Beide Geschlechter werden gleich häufig betroffen. Nicht selten sind mehrere Geschwister erkrankt. Fälle in der Aszendenz wurden bisher nicht beschrieben. Brandt [13] hatte in einem relativ hohen Prozentsatz eine Blutsverwandtschaft der Eltern festgestellt. Dabei hat sich herausgestellt, daß vielfach eine Trennung von der Myotonia congenita Oppenheim nicht möglich ist.

Pathologisch-anatomisch spielen sich die Veränderungen am peripheren Motoneuron ab. Vor allem im Zervikal- und Lumbalmark sind die Vorderhörner durch Verminderung der Zellzahl verkleinert. Sekundär kommt es zu Veränderungen an den Vorderwurzeln, den peripheren Nerven und schließlich den Muskeln. Es läßt sich ein Untergang der Achszylinder und Markscheiden nachweisen. Wucherungen von Glia in den Vorderhörnern und von Bindegewebe in den Nerven wurden beobachtet. Gelegentlich sind auch die kaudalen Hirnnerven betroffen.

Nach Byers und Banner [21] und Erbslöh [28] lassen sich drei Verlaufsformen unterscheiden:

a) Eine maligne subakute Verlaufsform mit prä-, peri- oder postnatalem Beginn und rasch progredientem Verlauf.
b) Eine maligne chronisch-progressive Verlaufsform mit Beginn im Säuglingsalter und Tod im 4.–8. Lebensjahr.
c) Eine seltene benigne Spätform, wobei die Betroffenen das 20. Lebensjahr überleben können.

Rückenmarkssyndrome

Tabelle 4.1. Übersicht über wesentliche Erkrankungen mit chronischer Schädigung der Vorderhornsäule (aus Mumenthaler [63])

Name	Befallene Strukturen	Symptome	Besonderheiten	Ätiologie
Infantile spinale Muskelatrophie (Werdnig-Hoffmann)	Vorderhornganglienzellen des Rückenmarks	Muskelatrophie und -parese, Hypotonie, Faszikulationen der Zunge	Säuglinge oder Kleinkinder. Rasch letal	Autosomal-rezessives (?) Erbleiden
Atrophia musculorum spinalis pseudomyopathica (Kugelberg-Welander)	Vorderhornganglienzellen des Rückenmarks	Muskelatrophien und Faszikulationen. Progrediente Gehstörungen. Keine bulbäre Symptome	Kinder und Jugendliche, Proximal, meist an den unteren Extremitäten beginnend. Langsame Progredienz	Unregelmäßig dominant
Spinale Muskelatrophie des Erwachsenen (Aran-Duchenne)	Vorderhornganglienzellen des Rückenmarks	Muskelatrophien und Paresen sowie Faszikulationen	Jüngere Erwachsene. Distal (Hände!) beginnend	Meist isoliert, ätiologisch ungeklärt. Gelegentlich Lues
Proximale spinale Muskelatrophie des Schultergürtelbereiches (Vulpian-Bernhardt)	Vorderhornganglienzellen des Rückenmarks	Muskelatrophien und Paresen sowie Faszikulationen im Schultergürtelbereich	Erwachsene, langsam progredient	Unbekannt. Gelegentlich Lues
Myatrophische Lateralsklerose (eventuell mit echter Bulbärparalyse)	Vorderhornganglienzellen des Rückenmarks, eventuell auch bulbäre motorische Kerngebiete. Pyramidenbahnen und kortikobulbäre Bahnen	Muskelatrophien und Paresen, Faszikulationen. Bulbäre Paresen mit Schluck- und Sprachstörungen Spastik und Pyramidenzeichen	Erwachsene, rasch progredient und letal. Selten juvenile gutartige Fälle	Meist isolierte Formen. Selten genetisch bedingt

Verschiedene seltenere Affektionen mit Vorderhornganglienzellbefall als Teilsymptom: Creutzfeldt-Jakob-Krankheit orthostatische Hypotonie, diabetische Amyotrophie (?), metakarzinomatöse Myelopathie, organische Quecksilberintoxikationen usw.

Sind die Symptome bei der Geburt noch nicht voll ausgeprägt, entwickeln sie sich zumeist in den ersten Lebensmonaten. Die Kinder sind dann schlaff-paretisch; sie lernen in der Regel nicht zu sitzen, zu gehen und zu stehen. Die Arme sind angewinkelt (Henkelstellung), die Beine gespreizt. Bei deutlich proximaler Betonung des Krankheitsprozesses zeigen sich nur distale Restbewegungen. Gelegentlich können sich ausgeprägte Kontrakturen entwickeln. Die Muskeleigenreflexe sind extrem abgeschwächt und fehlen schließlich völlig. Auch die Muskelgruppen des Stammes werden mit einbezogen. Dadurch kommt es zu Störungen der Atmung (paradoxe Atmung). Die Kinder weinen oft nur leise vor sich hin. Sind auch die bulbären Kernbezirke betroffen, ist die Nahrungsaufnahme infolge der Schluckstörungen gestört. Muskelatrophien und Faszikulationen sind, wegen des zumeist noch gut ausgebildeten Fettpolsters, oft nicht sichtbar. Nur an der Zunge lassen sich Faszikulationen zumeist frühzeitig nachweisen.

Differentialdiagnostisch ist die Abgrenzung gegen die Myotonia congenita Oppenheim notwendig, dabei aber oft schwierig oder gar unmöglich. Weiterhin sind an Glykogenspeicherkrankheiten, frühkindliche Poliomyelitis und Akrogryposis multiplex congenita zu denken.

4.3.1.2 Atrophia musculorum spinalis pseudomyopathica Kugelberg-Welander. Nachdem Wohlfahrt [94] das Krankheitsbild – noch ohne spezielle nomenklatorische Abgrenzung – beschrieben hatte, erfolgte die erste ausführliche Darstellung von Kugelberg und Welander [49] und in der Folgezeit in zahlreichen weiteren kasuistischen und zusammenfassenden Beschreibungen (u.a. [2, 3]).

Es handelt sich um ein seltenes heterogenes Leiden, das vorwiegend dem autosomal-rezessiven, aber auch dem unregelmäßig dominanten, Erbgang folgt. Alle Altersklassen können betroffen werden.

Pathologisch-anatomisch lassen sich, neben den typisch neurogenen, auch myopathische Veränderungen nachweisen.

Obwohl die Erkrankung sich in allen Lebensaltern manifestieren kann, hat sie einen Gipfel zwischen dem 2. und 10. Lebensjahr. Bei nur langsam progredientem Verlauf lernen die Individuen in der Regel zunächst weitgehend normal gehen und stehen. Sie scheinen auch in ihrer sonstigen Entwicklung ungestört. Bei subtiler Untersuchung lassen sich allerdings häufig bereits Frühsymptome nachweisen. Ältere Kinder fallen z.B. durch ihren unbeholfenen Gang auf, durch ihre Schwierigkeiten beim Treppensteigen oder durch die schnelle Ermüdbarkeit beim Laufen. Dabei ähnelt das klinische Bild gelegentlich dem der Muskeldystrophien.

Die Muskelveränderungen betreffen zu Beginn vorwiegend den Beckengürtel und die Oberschenkel, seltener primär Schultergürtel und Oberarme. In der Regel werden die oberen Extremitäten, aber auch die Muskeln am Stamm, an Unterschenkeln und Füßen, erst später in den Krankheitsprozeß einbezogen, können aber durchaus ausgespart bleiben. Die Muskelatrophien schreiten langsam fort.

Die Patellarsehnenreflexe erlöschen bereits sehr früh, weitere Muskeleigenreflexe sind, entsprechend dem Krankheitsverlauf, erst später abgeschwächt. In späteren Krankheitsstadien werden gelegentlich bulbäre Kerngebiete mit einbezogen. Dadurch kommt es zu Dysarthrie, Schluckstörungen, Zungenatrophien, Schwäche und Atrophie der Gesichtsmuskulatur. Faszikulationen werden fakultativ beobachtet. Es können auch kardiale Störungen nachweisbar sein, vor allem Veränderungen der Erregungsleitung und Zeichen der Herzinsuffizienz.

Viele Kranke sterben, wegen des langsam progredienten Verlaufes, auch bei frühkindlichem Beginn, erst im Erwachsenenalter, im Durchschnitt um das 50. Lebensjahr.

Eine spezielle Therapie ist nicht bekannt. Physiotherapeutische Maßnahmen können oft helfen, halten das Leiden aber nicht auf.

Besonders bei Kindern und Jugendlichen müssen differentialdiagnostisch Muskeldystrophien abgegrenzt werden, gelegentlich auch Myopathien im Rahmen endokriner Störungen. Besonders im Erwachsenenalter müssen sonstige Vorderhornprozesse und die Werdnig-Hoffmannsche Erkrankung ausgeschlossen werden.

4.3.1.3 Spinale Muskelatrophie des Erwachsenen.

Die frühen Beschreibungen dieser Krankheitsbilder, damals z.T. als primäre Muskelerkrankung gedeutet, stammen von Aran [1], Duchenne [24], Bernhardt [8] und Vulpian [91]. Die Natur des Leidens wurde in den folgenden Jahren aufgeklärt und durch zahlreiche weitere Fallbeschreibungen ergänzt. Auf die nukleäre Genese hatte u.a. Marburg [55] hingewiesen. Heute wird die Selbständigkeit dieses Leidens vielfach bestritten [80] und es nur als Variante der amyotrophischen Lateralsklerose (s. 5.6) angesehen. Nach den Erstbeschreibern unterteilt man die Erkrankung in einen Typ Aran-Duchenne (distaler Beginn) und einen Typ Vulpian-Bernhardt (proximaler Beginn vorwiegend im Bereich des Schultergürtels).

Die Erkrankung kommt wohl in allen Ländern vor, Männer und Frauen werden gleich häufig betroffen. Einige Autoren behaupten ein Überwiegen des männlichen Geschlechtes, wobei hier teilweise Frühformen von amyotrophischer Lateralsklerose erfaßt wurden. Sie kann in jedem Alter beginnen, es gibt jedoch eine Häufung zwischen dem 20. und 30. Lebensjahr. Die einzelnen Fälle treten fast nur sporadisch auf. Ein ätiopathogenetischer Zusammenhang mit anderen Grundkrankheiten wird diskutiert, besonders mit der Poliomyelitis [10, 35]. Derartige Erkrankungen, zu denen auch die Lues gerechnet wird, können aber zumeist wohl nur als ein zusätzlicher pathogenetischer Faktor angesehen werden.

Die Erkrankung tritt zumeist isoliert auf, familiäre Fälle sind selten. Relativ typisch ist der Beginn zunächst an einer Extremität als monoparetische Verlaufsform. Das macht die Einordnung schwierig und verlangt zahlreiche differentialdiagnostische Abgrenzungen. Später breitet sich dann die Erkrankung im Rahmen einer sekundären Spätgeneralisation weiter aus. Die Gesichts-, Kau- und Schlundmuskulatur bleiben in der Regel verschont, Rücken- und Thoraxmuskulatur werden jedoch mit einbezogen. Die Muskeleigenreflexe erlöschen mit Zunahme der Muskelatrophien. Faszikulationen sind häufig. Der Verlauf kann sich über Jahrzehnte erstrecken.

Eine spezielle Therapie ist nicht bekannt. Physiotherapeutische Maßnahmen können symptomatisch hilfreich sein, haben jedoch oft nur einen psychologischen Effekt.

Abzugrenzen sind, besonders im jüngeren Alter, die verschiedenen Formen der Muskeldystrophien, aber ebenso, wenn auch seltener, eine amyotrophische Lateralsklerose.

Beim Typ Aran-Duchenne gilt es, periphere Nerven-Kompressions-Syndrome (Karpaltunnelsyndrom, Sulcus ulnaris-Syndrom) auszuschließen, beim Typ Vulpian-Bernhardt aber auch spinale oder vertebrale Prozesse (Tumoren, degenerative Veränderungen mit radikulären Ausfällen). Abgegrenzt werden müssen posttraumatische Defekte peripherer Nerven, schließlich Syringomyelie und Gliastift, Hämatomyelie oder, seltener, Folgen eines Spinalis-anterior-Syndroms. Bei der Schultergürtelform (Vulpian-Bernhardt) müssen differentialdiagnostisch eine Plexuslähmung oder neuralgische Schulteramyotrophie abgegrenzt werden sowie verschiedene Intoxikationen (Blei, Hämatoporphyrie usw.).

4.3.1.4 Scapulo-peroneale spinale Muskelatrophie.

Von den zahlreichen, z.T. umstrittenen, Sonderformen scheint die skapulo-peroneale Form weitgehend gesichert zu sein.

Die Erkrankung weist einen dominanten Erbgang auf und beginnt in der Regel zwischen dem 30. und 40. Lebensjahr. Es treten Schwäche und Atrophien unterhalb des Kniegelenkes auf. Nach längerem Verlauf erfolgt der Befall des Schultergürtels, des Beckengürtels und, gelegentlich, der Halsmuskeln, der Gesichtsmuskeln sowie der Schluck- und Stimmuskulatur. Das Krankheitsbild muß von der skapulo-peronealen Muskeldystrophie abgegrenzt werden.

4.3.1.5 Zusatzuntersuchungen. Die *laborchemischen Untersuchungen* zeigen keine spezifischen Normabweichungen, insbesondere sind die Serumenzyme normal. Lediglich, wenn es zu stärkeren Umbauveränderungen im Muskel kommt (Begleitmyopathie [64]), kann die Kreatininphosphokinase (CPK) erhöht sein, jedoch nicht über 200 mU/ml.

Der *Liquor* ist in der Regel unauffällig oder zeigt allenfalls eine geringe, unspezifische, Eiweißerhöhung, die nicht über 80 mg% hinausgeht.

Von Bedeutung für Diagnose und Differentialdiagnose ist das *EMG*. Dabei kann an dieser Stelle auf die ausführliche Darstellung von Gerhard und Jörg in diesem Buch (3.3) verwiesen werden.

Zusammenfassend ergeben sich folgende, wenn auch in den einzelnen Fällen wechselnd ausgeprägte, Besonderheiten: Vorherrschend ist eine unterschiedliche intensive pathologische Spontanaktivität in Form von Denervierungspotentialen (Fibrillationen, Faszikulationen, positive scharfe Wellen). Bei der infantilen Werdnig-Hoffmannschen Form können Faszikulationen fehlen. Dafür treten Spontanentladungen einzelner motorischer Einheiten im ansonsten ruhenden Muskel auf. Faszikulationen lassen sich bei dieser Krankheitsform erst ab 3. Lebensmonat nachweisen. Insgesamt überwiegen bei den Denervierungspotentialen in der Regel Faszikulationen. Ein Nachweis in verschiedenen Muskeln muß jedoch gefordert werden, bevor ihnen ein diagnostisches Gewicht zukommt.

Weitere Veränderungen betreffen die Potentiale motorischer Einheiten. Als typisch gelten eine stark verlängerte mittlere Potentialdauer, hohe Amplituden und eine vermehrte Polyphasie. Das Erregungsmuster bei maximaler Willkürinnervation ist gelichtet, das Territorium bei Multielektrodenuntersuchungen mindestens verdoppelt. Der Ausfall motorischer Einheiten bedingt zumeist eine Reihe von Anpassungs- und Umbauveränderungen, die eine territoriale Vergrößerung und eine elektrische Aktivitätszunahme der persistierenden motorischen Einheiten zur Folge haben kann. Elektroneurographisch ergeben sich in der Regel keine Normabweichungen erheblichen Ausmaßes.

Weiteren Aufschluß, insbesondere für die differentialdiagnostische Abgrenzung, kann die *Muskelbiopsie* geben. Die Muskelfasern können atrophieren sowie Quellung und Vakuolisierung aufweisen. Es kommt zu einer Fettinfiltration, zum Zerfall des Muskelsgewebes und schließlich zu einer Vermehrung des Bindegewebes. Neben degenerativen Fasern läßt sich aber ebenfalls eine z.T. unphysiologische Dickenzunahme anderer Muskelfasern im Sinne einer Anpassungshypertrophie nachweisen. Bei der Werdnig-Hoffmannschen Krankheit besteht eine charakteristische Bündelatrophie (faszikuläre Atrophie). Gelegentlich finden sich gleichzeitig myopathische Veränderungen.

4.3.2 Poliomyelitis anterior acuta

Bezüglich einer ausführlichen Darstellung darf auf Kapitel 5.4.2 (S. 349 ff.) verwiesen werden [5, 6, 10, 15, 23, 25, 28, 35, 37, 48, 53, 57, 63, 71, 78, 80, 83, 93].

4.4 Syndrome bei Läsionen der Hinterhornsäule

Isolierte Schädigungen der Hinterhornsäule mit streng umrissenen Krankheitsbildern, in Analogie zu den Vorderhornerkrankungen, gibt es praktisch nicht. Zumeist werden die Hinterhörner im Rahmen anderer Erkrankungen geschädigt, z.B. bei der Syringomyelie.

Schädigungen der Hinterhörner führen zu einer segmental begrenzten homolateralen dissoziierten Sensibilitätsstörung. Ein streng redikuläres Verteilungsmuster ist jedoch oft nicht nachweisbar. Sensible Reizerscheinungen (Parästhesien, Schmerzen) gehen den Ausfällen oft voraus. Durch Unterbrechung des Reflexbogens sind die Muskeleigenreflexe in Segmenthöhe abgeschwächt oder erloschen. Ebenfalls können homolateral segmental begrenzte trophische Störungen auftreten [80, 82].

4.5 Syndrome bei Läsionen der Rückenmarksbahnen

4.5.1 Läsionen der absteigenden Bahnen

4.5.1.1 Spastische Spinalparalyse. Die Erstbeschreibung des Krankheitsbildes erfolgte von ERB [27] und Charcot [22] als „Paralysis spinalis spastica" bzw. „Tabes dorsal spasmodique". Pathologisch-anatomisch beschäftigte sich erstmals Strümpell [85] mit der Erkrankung. In den folgenden zahlreichen Veröffentlichungen wurde dann vielfach die strenge Abgrenzung der „erblichen spastischen Spinalparalyse" nicht beibehalten und der Begriff unzulässig auf Syndrome ausgedehnt, die mit spastischer Para- und Tetraparese einhergehen [43].

Die Erkrankung befällt Männer und Frauen gleich häufig. Sie ist in einem dominanten und einem rezessiven Vererbungsmodus bekannt. Es sind allerdings ebenfalls sporadische Fälle beschrieben worden. Das Erkrankungsalter zeigt Gipfel zwischen dem 1.-5., 10.-15. und jenseits des 20.-30. Lebensjahres. Becker [3] fand 80 Sippen der dominanten Form. Das Manifestationsalter kann dabei von Familie zu Familie wechseln.

Pathologisch-anatomisch handelt es sich um eine Degeneration der Pyramidenbahnen mit chronisch-progredientem Verlauf. Diese Degeneration beginnt häufig im Lumbalmark, reicht aber schließlich bis zur Pyramidenbahnkreuzung. Es kommt zu einem Untergang von Markscheiden und Achsenzylindern; der Abtransport und Abbau erfolgt in Fettkörnchenzellen. Der Prozeß mündet in ein gliöses Narbenstadium mit Schrumpfung der Pyramidenbahnen ein. Ein ausschließlicher Befall der Pyramidenbahnen ist allerdings selten.

Teilweise lassen sich Unterschiede im klinischen Bild und im Verlauf bei den dominanten und rezessiv erblichen Formen feststellen. Der genaue Krankheitsbeginn ist retrospektiv oft nicht exakt abzugrenzen, da die Symptome sich schleichend entwickeln.

Bei der *dominanten Form* beginnt das Leiden zumeist im Kindesalter, allerdings wird die Spanne bis zum 6. Lebensjahrzehnt angegeben. Das Gehen- und Laufenlernen ist bereits erschwert oder die erworbenen Fähigkeiten werden bald empfindlich gestört. Ein Frühsymptom ist Stolpern auf unebenem Boden. Verbunden sind diese objektivierbaren Symptome mit dem subjektiven Gefühl der Steifigkeit und Schwere. Oft tritt allerdings erst nach langjährigem Verlauf eine völlige Gehunfähigkeit ein. Der Muskeltonus ist erhöht, die Muskeleigenreflexe sind gesteigert, die Reflexe der Babinskischen Gruppe allerdings oft erst in späteren Stadien positiv. Dann nimmt auch die Kraftleistung ab, und es können sich Kontrakturen ausbilden. Selten sind, vor allem an den kleinen Handmuskeln und der Unterschenkelmuskulatur, Atrophien nachweisbar, ebenso selten ein Intentionstremor sowie Blasenstörungen. Erst relativ spät und dann nie so ausgeprägt werden die oberen Extremitäten in den Krankheitsprozeß mit einbezogen. Der Verlauf ist zumeist sehr langsam progredient, so daß z.B. die Arbeitsfähigkeit erst sehr spät gestört ist.

Bei der *rezessiven Form* unterscheidet man eine *infantile* (Beginn 1.-3. Lebensjahr), eine *juvenile* (Beginn 6.-19. mit Gipfel um das 12. Lebensjahr) und eine *adulte* Form (Beginn jenseits des 20. Lebensjahres). Die Symptomatik ist ähnlich wie bei der dominanten Form. Zum Teil erweckt es den Eindruck, als schreite der Prozeß schneller fort. Auch scheinen Kontrakturen gelegentlich stärker ausgeprägt zu sein und früher einzusetzen. Auch die Muskeleigenreflexe der oberen Extremitäten sind frühzeitig gesteigert. Gelegentlich sollen psychische Veränderungen häufiger sein und eine spino-zerebelläre Ataxie auftreten, besonders bei der juvenilen Form. Sensibilitätsstörungen gehören bei beiden Formen nicht zum typischen Bild. Ein Übergang in eine amyotrophische Lateralsklerose ist möglich.

Die *laborchemischen Untersuchungen* zeigen keine wesentlichen krankheitstypischen Normabweichungen. Auch der *Liquorbefund* ist in der Regel normal. Eine gelegentlich nachweisbare leichte Eiweißerhöhung ist unspezifisch und findet sich bei vielen Krankheitsbildern.

Das *EEG* der reinen Form ist nicht spezifisch verändert. Allerdings lassen sich Krampfpotentiale sowohl bei einigen dominanten wie rezessiven Fällen nachweisen. Bereits Strümpell [87] hatte auf das Zusammentreffen von Epilepsie und spastischer Spinalparalyse hingewiesen. Auch von anderen Autoren wurden später ähnliche Beobachtungen gemacht. Im weiteren Verlauf lassen sich dann gelegentlich unspezifische EEG-Veränderungen nachweisen.

Spezifische *EMG-Veränderungen* finden sich nicht. Es gibt nur die charakteristischen Befunde für die Spastik, wie sie sich im Rahmen von Reflexuntersuchungen darstellen. Die phasischen und tonischen Eigenreflexe sind gesteigert.

Eine spezielle Therapie gibt es nicht. Durch physiotherapeutische Maßnahmen kann versucht werden, der Spastik entgegenzuwirken. Ggfs. kann durch ein Antispastikum versucht werden, die medikomechanischen Maßnahmen zu unterstützen. Wichtig ist eine soziale Betreuung und berufliche Beratung bezüglich eines adäquaten Arbeitsplatzes.

Abzugrenzen sind Heredoataxien, die ektodermale Dysplaise Typ Bloch-Sulzberger oder Incontinentia pigmenti [90], Stoffwechselstörungen mit Hyperglyzämie, bei Aminoazydurie sowie das autosomal-rezessive Sjögren-Larsson-Syndrom. Differentialdiagnostisch müssen weiterhin Leukodystrophie mit Paraspastik, Nebennierenrinden-Insuffizienz mit Paraspastik oder die paraspastische Form der multiplen Sklerose ausgeschlossen werden. Von Bedeutung ist die Abgrenzung gegen eine luetische spastische Spinalparalyse, raumfordernde Prozesse, vor allem im Zervikalbereich, sowie zervikale Bandscheibenvorfälle und Fehlbildungen des zerviko-okzipitalen Überganges, um nicht einem für den Patienten verhängnisvollem Irrtum zu unterliegen.

4.5.2 Schädigung der aufsteigenden Bahnen

4.5.2.1 Tabes dorsalis. Schon makroskopisch läßt sich die allgemeine Atrophie des Rückenmarkes nachweisen, fast immer auch eine Verschmälerung der Areale der Hinterstränge. Hier ist histologisch eine Entmarkung sichtbar, wobei im Frühstadium der Erkrankung vorwiegend die lumbalen und Sakralsegmente betroffen sind. Später breiten sich die typischen Veränderungen jedoch kranialwärts bis zu den Kernen des Goll- und Burdachschen Stranges aus. Einzelheiten siehe Kapitel 5.4.6 (S. 355 ff.).

4.5.2.2 Funikuläre Spinalerkrankungen. Siehe 5.7 (S. 376 ff.)

4.5.3 Syndrome bei Läsionen mehrerer Rückenmarksbahnen

4.5.3.1 Spinale Heredoataxie (Friedreichsche Erkrankung). Die Friedreichsche Erkrankung gehört zur Gruppe der spinozerebellären Heredoataxien [9], der Gruppe von Erkrankungen, die mit einer wohl genetisch verankerten primären Atrophie einhergeht. Inzwischen wurden zahlreiche Typen beschrieben [4]. Die spinale Form dieser Krankheitsgruppe wurde von Friedreich [29–31] erstmals ausführlich dargestellt.

Es handelt sich um ein autosomal-rezessiv vererbbares Leiden, das jedoch innerhalb einer Familie keiner einfachen Mendel-Regel zu folgen scheint. Geschwister erkranken allerdings zumeist im gleichen Alter. Männer sind häufiger betroffen als Frauen.

Pathologisch-anatomisch sind besonders die Kleinhirnseiten- und Hinterstränge betroffen. Die Veränderungen sind im Gollschen Strang zumeist ausgeprägter als im Burdachschen. Das Rückenmark ist bereits makroskopisch stark verschmächtigt. Eine zusätzliche angeborene Hypoplasie wird daher diskutiert. Es kommt primär zu einer weitgehend vollständigen Entmarkung mit Untergang von Achsenzylindern und Markscheiden der Hinterstränge, später erst der spinozerebellären Bahnen. Dann entwickelt sich eine ausgeprägte Fasergliose. Mitbetroffen sind die Zellen der Clar-

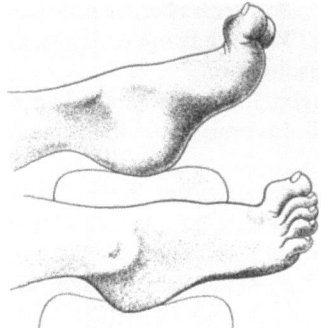

Abb. 4.4. Friedreich-Fuß (aus: Mumenthaler [63])

keschen Säule. Weniger stark betroffen bei dem vorherrschenden nukleodistalen Beginn sind die zugehörigen Spinalganglienzellen. Es können ebenfalls die peripheren Fortsätze des sensiblen Neurons mit einbezogen werden, schließlich auch Pyramidenbahnen und peripher-motorisches Neuron. Es kommt zumeist auch zu nachweisbaren Veränderungen am Kleinhirn.

Die Erkrankung beginnt in der Regel zwischen dem 4.–20. Lebensjahr. Es entwickelt sich eine zunehmende spinale Stand- und Gangataxie. Im Verlauf tritt immer mehr eine cerebelläre Komponente hinzu. Außerdem lassen sich Störungen der Oberflächen- und Tiefensensibilität nachweisen. Bei Ausfall des peripheren sensiblen und motorischen Neurons sind die Muskeleigenreflexe abgeschwächt oder erloschen. Bei Schädigung des Tractus corticospinalis sind sie dagegen gesteigert, Reflexe der Babinskigruppe lassen sich nachweisen, und die physiologischen Fremdreflexe schwächen sich ab. Die Symptome sind zunächst auf die unteren Extremitäten beschränkt.

Im Laufe der Jahre werden auch die oberen mit einbezogen. Ist auch das Kleinhirn stärker betroffen, kommt es zu zerebellären Sprachstörungen, einem Nystagmus und Intentionstremor. Die Muskulatur ist dann hypoton.

Häufig bestehen Skeletanomalien mit z.T. ausgeprägten Fehlhaltungen einzelner Wirbelsäulenabschnitte oder der ganzen Wirbelsäule. Relativ charakteristisch ist der sogenannte Friedreich-Fuß, ein Spitz-Hohlfuß mit Überstreckung der Grundgelenke und Plantarflexion in den Zehenendgelenken (s. Abb. 4.4). Seltener weisen auch die Hände eine deutliche Fehlstellung auf mit Überstreckung der Hand- und Fingergelenke. Im weiteren Verlauf der Erkrankung treten Atrophien der kleinen Handmuskeln, der Schultergürtel- und Extremitätenmuskulatur auf. Vereinzelt lassen sich Faszikulationen nachweisen. Zu den ausgesprochenen seltenen Symptomen gehören Opticusatrophie, Blickparese, Augenmuskellähmungen. Häufig sind psychische Veränderungen. Epileptische Anfälle wurden beschrieben.

Internistische Störungen (Diabetes mellitus, Endokrinopathien, Kardiomyopathien) sind nicht selten.

Der Verlauf ist langsam, oft über 30–40 Jahre, progredient und endet schließlich in schwerem Siechtum. Dazu tragen intellektueller Abbau und körperliche Defizienz bei, nicht selten auch die Kardiomyopathie.

Laborchemisch finden sich häufiger Hinweise auf einen latenten oder manifesten Diabetes mellitus (8% nach Hewer und Robinson [39]), auch ein Anstieg der Serumglyzeride.

In etwa 50% der Fälle lassen sich im *EKG* Reizleitungs- und Reizbildungsstörungen nachweisen. Teilweise sind diese Veränderungen verbunden mit Erhöhung des Herzminutenvolumens. Paroxysmale Tachycardien, Extrasystolie und Vorhofflimmern kommen vor.

Spezielle *Liquorveränderungen* bestehen nicht. Eine leichte Eiweißerhöhung kann vorkommen, ebenso eine relative Verschiebung der Albumine zugunsten der Betaglobuline.

Das *EEG* zeigt häufig Veränderungen im Sinne von Dysrhythmien, gelegentlich Krampfaktivität, vor allem unter Hyperventilation.

Im *EMG* werden häufiger Störungen der sensiblen, selten auch der motorischen, Leitgeschwindigkeiten registriert. Nadelmyographisch können neurogene Veränderungen der distalen Muskelgruppen nachgewiesen werden. Dabei sind die Befunde teilweise uneinheitlich, da auch normale sensible NLG beschrieben wurden. Als konstantester Befund wird jedoch eine Amplitudenveränderung der sensiblen Potentiale anerkannt.

SEP auf Medianusreize zeigen nicht selten eine verzögerte kortikale Reizantwort mit Verbreiterung von N_{20} zwischen Beginn und Gipfel. Aufgrund detaillierter Messungen ergibt sich, daß die Impulsleitung vor allem in den Hintersträngen verzögert ist.

Eine spezielle *Therapie* gibt es nicht. Physostigmin soll gelegentlich eine symptomatische Wirksamkeit haben. Es kommt auf Führung und soziale Betreuung des Patienten an.

Differentialdiagnostische Abgrenzungen sind notwendig zur neuralen Muskelatrophie Charcot-Marie-Tooth, zum Roussy-Levy-Syndrom (Dystaxie areflexique hereditaire), dem Louis Barr-Syndrom, Refsum-Syndrom, Bassen-Kornzweig-Syndrom (mit zusätzlichen Veränderungen am Augenhintergrund und Störungen des Fettstoffwechsels). Treten Myoklonien hinzu, kann es sich um eine Dyssynergia cerebellaris myoclonica (Hunt) handeln. Zu denken ist an Multiple Sklerose, Raumforderung der hinteren Schädelgrube, Lues cerebrospinalis und zahlreiche Stoffwechselleiden.

Literatur

1. Aran FA (1850) Recherches sur une maladie non encore décrite du système musculaire (atrophie musculaire progressive) Arch Gén Méd 24:172
2. Becker PE (1964) Atrophia musculorum spinalis pseudomyopathica. Hereditäre neurogene proximale Amyotrophie von Kugelberg und Welander. Z mensch Vererb-u Konstit-Lehre 37:193
3. Becker PE (1966) Krankheiten mit hauptsächlicher Beteiligung von Pyramidenbahn, Vorderhorn und bulbären motorischen Kernen (Spastik, spinale Muskelatrophie und Bulbärparalyse). In: Becker PE (Hrsg) Humangenetik, Bd V/1. Thieme, Stuttgart, S 314
4. Becker PE (1966) Krankheiten mit hauptsächlicher Beteiligung des spino-cerebellären Systems (erbliche Ataxie). In: Becker PE (Hrsg) Humangenetik, Bd V/1. Thieme, Stuttgart, S 208
5. Behrend RCh (1955) Die akute Poliomyelitis. Enke, Stuttgart
6. Behrend RCh (1956) Exogene Faktoren in der Pathogenese der Poliomyelitis. Thieme, Stuttgart
7. Benninghoff A, Goerttler K (1967) Lehrbuch der Anatomie des Menschen, 8. Aufl; Bd 3. Urban u Schwarzenberg, München Wien
8. Bernhardt M (1889) Über eine hereditäre Form der progressiven spinalen mit Bulbärparalyse complicierten Muskelatrophie. Virchows Arch [Pathol Anat] 115:197
9. Bing R (1904) Die Abnutzung des Rückenmarks. (Friedreich'sche Krankheit und Verwandtes). Dtsch Z Nervenheilk 26:163
10. Bodechtel G (1948) Die nukleären Atrophien, ein postpoliomyelitisches Zustandsbild? Dtsch Z Nervenheilk 158:439
11. Bodechtel G (1953) Tabes dorsalis. In: Schwiegk H (Hrsg) Handbuch der inneren Medizin, 4. Aufl.; Bd V/2. Springer, Berlin Göttingen Heidelberg, S 348
12. Bodechtel G, Schrader A (1974) Syphilitische Erkrankungen des Nervensystems. In: Bodechtel G (Hrsg) Differentialdiagnose neurologischer Krankheitsbilder, 3. Aufl. Thieme, Stuttgart, S 316
13. Brandt S (1950) Werdnig-Hoffmann's infantile progressive muscular atrophy. Memksgaard, Kopenhagen
14. Braun-Falco O, Scherer R (1979) Diagnostische Bedeutung der Luesserologie. Dtsch Med Wochenschr 104:275
15. Breig A (1949) Zum Infektionsverlauf der Kinderlähmung. Urban u Schwarzenberg, München
16. Broser F (1975) Topische und klinische Diagnostik neurologischer Krankheiten. Urban u Schwarzenberg, München Berlin Wien
17. Bruyn GW, Mechelse K (1962) The association of familial spastic paraplegia and epilepsia in one family. Psychiat Neurol Neurochir (Amst) 65:280
18. Buchthal F, Olsen PZ (1970) Electromyography and muscle biopsy in infantile spinal muscular atrophy. Brain 93:15
19. Buchthal F, Pinelli P (1953) Action potentials in muscular atrophy of neurogenic origin. Neurology (Minneap) 3:591
20. Burkhardt F (1980) Der heutige Stand der serologischen Luesdiagnostik. Klinikarzt 9:197

21. Byers RK, Banner BCh (1961) Infantile spinal progressive muscular atrophy (Werdnig-Hoffmann) Arch Neurol 5:140
22. Charcot J-M (1876) Du tabes dorsal spasmodique. Progr Méd (Paris) 4:793
23. Christian W (1982) Klinische Elektroenzephalographie, 3. Aufl. Thieme, Stuttgart
24. Duchenne de Boulogne GBA (1849) Recherches electrophysiologique, pathologique et thérapeutique. CR Acad Sci (Paris) Zit nach Becker (3)
25. Dummermuth G (1972) Elektroencephalographie im Kindesalter, 2. Aufl. Thieme, Stuttgart
26. Engelhardt P, Trostdorf E (1977) Zur Differentialdiagnose des Brown-Séquard-Syndroms. Nervenarzt 48:45
27. Erb W (1875) Über einen wenig bekannten spinalen Symptomkomplex. Berl Klin Wochenschr 12:357
28. Erbslöh F (1974) Atrophisierende Prozesse. In: Bodechtel G (Hrsg) Differentialdiagnose neurologischer Krankheitsbilder, 3. Aufl. Thieme, Stuttgart, S 607
29. Friedreich N (1861) Über degenerative Atrophie der spinalen Hinterstränge. Beilage zum Tgbl, 36 Verh dtsch Naturforscher d Ärzte, 18. Sept 1861. Zit nach Becker (4)
30. Friedreich N (1863) Über degenerative Atrophie der spinalen Hinterstränge. Virchows Arch [Pathol Anat] 26:391
31. Friedreich N (1875) Über hereditäre Ataxie. Allg Z Psychiat 32:539
32. Hagedorn H-J (1978) Indikationen zur Liquorentnahme bei gesicherter Syphilis. Dtsch Med Wochenschr 104:1117
33. Hagedorn H-J (1980) Syphilisantikörper im Liquor cerebrospinalis und ihre diagnostische Bedeutung. Dtsch Med Wochenschr 105:155
34. Hagedorn H-J, Naumann P (1979) Moderne Serodiagnostik der Syphilis. Ein Vergleich von TPHA- und FTA-ABS-Test mit den klassischen Flockungs- und Komplementbindungs-Reaktionen. Dtsch Med Wochenschr 104:209
35. Hallen O, Brusis T, Pfisterer H (1969) Myatrophia spinalis postpoliomyelitica chronica. Dtsch Z Nervenheilkd 195:333
36. Hausmanowa-Petrusewich J (1970) Infantile and juvenile spinal muscular atrophy. In: Walton JN, Canal N, Scarlato G (eds) Muscle disease. Excerpta Medica Foundation, Amsterdam, p 558
37. Heine JN (1840) Beobachtungen von Lähmungszuständen der unteren Extremitäten und deren Behandlung. Köhler, Stuttgart
38. Heite H-J (1980) Neuzeitliche Behandlung der Syphilis. Klinikarzt 9:185
39. Hewer RL, Robinson N (1968) Diabetes mellitus in Friedreich's ataxia. J Neurol Neurosurg Psychiatry 31:226
40. Hoffmann J (1892) Über familiäre progressive spinale Muskelatrophie. Neurol Zentralbl 11:422
41. Hoffmann J (1893) Über chronische spinale Muskelatrophie im Kindesalter, auf familiärer Basis. Dtsch Z Nervenheilkd 3:427
42. Hopf HC (1974) Impulsleitung in peripheren Nerven. In: Hopf HC, Struppler A (Hrsg) Elektromyographie. Thieme, Stuttgart, S 110
43. Hopf HE (1976) Erbliche spastische Spinalparalyse. Akt Neurol 3:75
44. Huschka U (1982) Syphilisserologie ermöglicht Nachweis, Bewertung und Therapiekontrolle. Klinikarzt 11:366
45. Jones SJ, Barattser M, Halliday AM (1980) Peripheral and central nerve somatosensory nerve conduction defects in Friedreich's ataxia. J Neurol Neurosurg Psychiatry 43:495
46. Kaeser HE (1964) Die familiäre scapuloperoneale Form der Muskelatrophie. Dtsch Z Nervenheilkd 186:379
47. Kark PR (1977) Physostigmine in familial ataxias. Neurology (Minneap) 27:70. Zit nach Mumenthaler (63)
48. Kazmeier F, Mittelbach F, Schrader A (1974) Infektiösentzündliche Erkrankungen des zentralen Nervensystems. In: Bodechtel G (Hrsg) Differentialdiagnose neurologischer Krankheitsbilder, 3. Aufl. Thieme, Stuttgart, S 256
49. Kugelberg E, Welander L (1956) Heredofamilial juvenile muscular atrophy simulating muscular dystrophy. Arch Neurol Psychiatry 75:500
50. Kurland LT, Mulder DW (1982) Epidemiologic investigations of amyotrophic lateral sclerosis I. u II. Neurology (Minneap) 4 (1954) 355 + 5 (1955)
51. Lang J, Wachsmuth W (1982) Praktische Anatomie, Bd II, 7. Teil: Rücken. Springer, Berlin, Heidelberg, New York
52. Lesny J (1962) Elektroenzephalographie im Kindesalter. VEB-Verlag Volk und Gesundheit, Berlin
53. Ludin HP (1981) Praktische Elektromyographie, 2. Aufl. Enke, Stuttgart
54. Maltin J-P (1976) Zur Differentialdiagnose der heriditären spastischen Spinalparalyse. Nervenarzt 47:661
55. Marburg O (1936) Die chronischen progressiven nukleären Amyotrophien. In: Bumke O, Foerster O (Hrsg) Handbuch der Neurologie, Bd XVI. Springer, Berlin
56. Matiar-Vahar H, Müller J (1974) Zur Diagnostik der Neurolues. Fortschr Neurol Psychiatr 42:1
57. Medin O (1891) Über eine Epidemie von spinaler Kinderlähmung. Verhandlung des X. internationalen Medicinischen Congresses. (Berlin 4.–9.8.1880), II/6 Abl (1891). 37. Hirschwald, Berlin. Zit nach Scheid (80)
58. Monakow CW (1902) Über den gegenwärtigen Stand der Frage nach der Lokalisation im Großhirn. Ergeb Physiol 1, Abt 2:534. Zit nach Lang und Wachsmuth (51)
59. Müller F (1976) Perspektiven immunologischer Syphilis-Diagnostik. Dtsch Aerztebl 73:9
60. Müller F (1977) Methoden moderner Syphilis-Serodiagnostik und Interpretation der Untersuchungsbefunde. Dtsch Aerztebl 74:1851
61. Müller F (1978) Moderne Syphilisserologie. Diagnostik 22:133
62. Müller F, Ritter G (1978) Bedeutung treponemenspezifischer Antikörper im Liquor cerebrospinalis für die Diagnose und Therapie der Neurosyphilis. Nervenarzt 49:185
63. Mumenthaler M (1979) Neurologie, 6. Aufl. Thieme, Stuttgart
64. Mumenthaler M (1970) Myopathie in neuropathie. In: Walton JN, Canal N, Scarlatto G (eds) Muscle diseases. Excerpta Medica Foundation, Amsterdam, p 595
65. Mumenthaler M (1980) Neurologische Differentialdiagnose. Thieme, Stuttgart
66. Mumenthaler M, Schliack H (1977) Läsionen peripherer Nerven, 3. Aufl. Thieme, Stuttgart
67. Namba T, Aberfeld DC, Groß D (1970) Chronic proximal spinal muscular atrophy. J Neurol Sci 11:401
68. Nonne M (1924) Syphilis und Nervensystem. Karger, Berlin
69. Pearn JH, Wilson J (1973) Acute Werdnig-Hoffmann disease. Anh Dis Child 48:425
70. Pearn JH, Wilson J (1973) Chronic generalized spinal

muscular atrophy of infancy and childhood. Arrested Werdnig-Hoffmann disease. Arch Dis Child 48:768
71. Peters G (1970) Klinische Neuropathologie, 2. Aufl. Thieme, Stuttgart
72. Poeck K (1972) Neurologie, 2. Aufl. Springer, Berlin Heidelberg New York
73. Prange H, Kohlschütter A, Ritter G (1980) Basisches Myelinprotein im Liquor cerebrospinalis bei Neurosyphilis. Dtsch Med Wochenschr 105:1119
74. Purkiss P, Barattser M, Borud O, Chalmers RA (1981) Biochemical and clinical studies of Friedreich's ataxia. J Neurol Neurosurg Psychiatr 44:574
75. Ricker K, Mertens H-G, Schimrigk K (1968) The neurogenic scapuloperoneal syndrome. Eur Neurol 1:257
76. Romberg MH (1840) Lehrbuch der Nervenkrankheiten des Menschen. Duncker, Berlin. Zit nach Scheid (80)
77. Rossier AB (1964) Über Rehabilitation der Paraplegiker. Doc Geigy, Acta Clinica 3:88
78. Ruprecht EO (1974) Befunde bei Neuropathien. In: Hopf HC, Struppler A (Hrsg)] Elektromyographie. Thieme, Stuttgart, S 37
79. Sauer M (1980) Somatosensible Leitungsmessungen bei neurologischen Systemerkrankungen: neurale Muskelatrophien und spinocerebelläre Ataxien. Arch Psychiatr Nervenkr 228:223
80. Scheid W (1980) Lehrbuch der Neurologie, 4. Aufl. Thieme, Stuttgart
81. Schmidberger F (1971) Grundzüge der Physiologie und Pathophysiologie des Rückenmarkes und der Cauda equina. In: Guttmann L, Maurer G (Hrsg) Neuro-Traumatologie mit Einschluß der Grenzgebiete, Bd II. Urban u Schwarzenberg, München Berlin Wien, S 21
82. Scholz W, Hopf HC (1976) Klinisch-anatomische Beziehungen bei Prozessen des Spinalmarkes. Akt Neurol 3:53
83. Schorre W (1979) Die Infektionskrankheiten des Nervensystems. Urban u Schwarzenberg, München Wien Baltimore
84. Seitz D (1957) Zur nosologischen Stellung des sogenannten scapuloperonealen Syndroms. Dtsch Z Nervenheilkd 157:1957
85. Stark P (1958) Etude clinique es génétique d'une famille atteinte d'atrophie musculaire progressive neurale. J Génét Hum 7:1
86. Stöhr R, Dichgans G, Diener HC, Buettner UW (1982) Evozierte Potentiale. Springer, Berlin Heidelberg New York
87. Strümpell A (1886) Über eine bestimmte Form der primären combinierten Systemerkrankung des Rückenmarkes, im Anschluß an einen Fall von spastischer Spinalparalyse mit vorherrschender Degeneration der Pyramidenbahnen und geringer Beteiligung der Kleinhirn-Seitenstrangbahnen und der Goll'schen Stränge. Arch Psychiat Nervenkr 17:217
88. Struppler A (1974) Hilfsuntersuchungen für die neurologische Diagnostik: Elektromyographie und Elektroneurographie in der Differentialdiagnose von Bewegungsstörungen. In: Bodechtel G (Hrsg) Differentialdiagnosen neurologischer Krankheitsbilder, 3. Aufl. Thieme, Stuttgart, S 1051
89. Vahar-Matiar H (1978) Indikationen zur Liquorentnahme bei gesicherter Syphilis. Dtsch Med Wochenschr 103:642
90. Vahar-Matiar H, Müller J, Kleinöder J (1974) Zur ektodermalen Dysplasie Bloch-Sulzberger. Nervenarzt 45:88
91. Vulpian A (1870) Cas d'atrophie musculaire graissense dafant de l'enfance. Lesions des cornes antérieur de la substance grise de la moelle épinière. Arch Physiol (Paris) 3:316. Zit nach Scheid (80)
92. Werdnig G Zwei frühinfantile hereditäre Fälle von progressiver Muskelatrophie unter dem Bild der Dystrophie, aber auf neurotischer Grundlage. Arch Psychiatr Nervenkr 22:437
93. Wickmann J (1911) Die akute Poliomyelitis bzw. Heine-Medin'sche Krankheit. Springer, Berlin
94. Wohlfahrt G (1942) Zwei Fälle von Dystrophia musculorum progressiva mit fibrillären Zuckungen und atypischem Muskelbefund. Ein Beitrag zur Frage des Vorkommens von Übergangsformen zwischen progressiver Muskeldystrophie und neuraler progressiver Muskelatrophie. Dtsch Z Nervenheilkd 153:189

5 Nosologie

5.1 Wirbelfrakturen

K. LEYENDECKER

5.1.1 Theoretische und experimentelle Grundlagen

5.1.1.1 Funktionelle Anatomie

Die Wirbelsäule ist das Achsenorgan des menschlichen Körpers und als Instrument der Raumorientierung eine geniale Konstruktion der Natur. Als Stütz- und Tragorgan hat sie eine *statische*, als Teil des gesamten Bewegungsapparates eine *dynamische* und als Schale für die neuralen Strukturen eine *protektive* Funktion. Sie läßt sich mit einem biegsamen Stab vergleichen, der kaudal fest im Beckenring verankert ist und segmental von Bändern und Muskelgruppen verspannt wird.

Aus der dynamischen Wechselwirkung zwischen Struktur und Funktion erwächst die *Formvariabilität* der einzelnen Wirbelkörper, aber auch die für jedes Segment spezifische Form und Raumorientierung der Wirbelbogengelenk-*Fazetten* (Abb. 5.1.1). Diese Neigung der Gelenkfazetten ändert sich von Segment zu Segment nur allmählich, an den regionalen Übergängen häufig sprunghaft. Sie ist neben den äußeren Schichten des Anulus fibrosus eine wichtige Sicherung gegen die Ventralverschiebung, wegen ihrer paarigen Anlage aber auch gegen Torsionskräfte:

Je senkrechter die *Stellung der Gelenkfazetten* ist, um so größer ist ihr Rotationswiderstand, und je stärker die Gelenkfazetten gegen die Ebene der Bandscheibe geneigt sind, um so geringer ist die Entlastung der Wirbelkörperreihe für die reine Tragfunktion (Kummer), um so größer dann allerdings auch ihr Widerstand gegen den Ventralschub (Abb. 5.1.2).

Vor diesem Hintergrund muß auch der relativ große Flächenanteil der zervikalen Gelenkfazetten (Abb. 5.1.3) an der gesamten Tragfläche eines HWS-Segmentes gesehen werden. Er reflektiert eine von kaudal nach kranial zunehmende Bedeutung der Wirbelgelenkflächen für die segmentale Tragfunktion (Veleanu [323]).

Somit lassen sich die für die spinale Traumatologie überaus wichtigen *Aufgaben der Gelenkfazetten* folgendermaßen umreißen:

1. Teilnahme an der segmentalen Druckaufnahme (Tragfunktion),
2. Sicherung des kranialen Wirbelsäulenabschnittes gegen Ventraldislokation,
3. infolge der paarigen Anlage Sicherung gegen unphysiologische Torsion.

Bedeutsam für die Druckaufnahme der Wirbelbogen-Gelenkflächen ist also deren *Fläche* und *Raumorientierung*, und so erfolgt eine geometrische Führung der spinalen Bewegung. Nach Farfan [86] werden etwa 45% der Torsionsstabilität von den kleinen Wirbelgelenken übernommen, während ein gleich großer Teil auf den Discus intervertebralis und etwa 10% auf die interspinalen Ligamente entfällt.

Die Wirbel mit sprunghafter Umorientierung der Gelenkflächen werden als *Übergangswirbel* bezeichnet. Besonders im atlanto-okzipitalen Übergang (HW 2) sind sie durch besondere anatomische Formdetails für einzelne Verletzungsarten ausschlaggebend.

Aber auch der Verlauf der physiologischen Wirbelsäulenkrümmungen, der *Lordosen und Kyphosen,* ist an der Ausprägung der Wirbelfraktur beteiligt, bestimmen sie doch vielfach darüber, ob eine Krafteinleitung zentrisch oder exzentrisch erfolgt (Abb. 5.1.4). Trifft eine axiale Kraft an der ventralen Wirbelkörperkante auf, resultiert daraus eine Kompressionsfraktur mit keilförmiger Deformierung. Trifft sie mehr zentrisch auf, dann erfolgt der Einbruch der gesamten Deck- und Grundplatte, während beim Einleiten der Kraft im dorsalen Wirbelbogengelenkabschnitt in der Regel keine Fraktur zu beobachten ist. Diese Interartikularportionen zählen zu den belastungsfähigsten Knochenstrukturen des gesamten Organismus. Bei möglichst flacher Einstellung der Lordosen und Kyphosen, also maximaler Aufrichtung und idea-

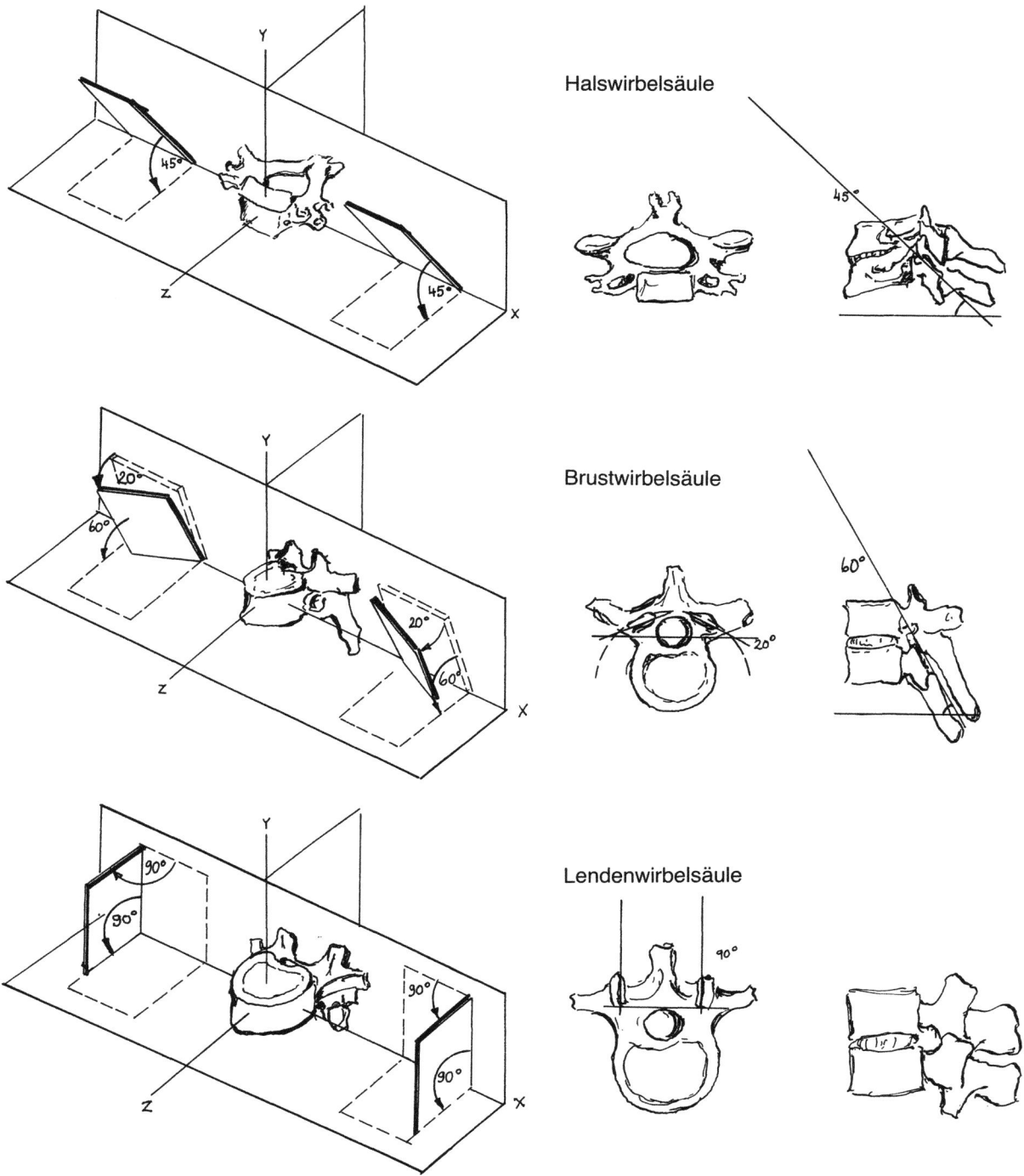

Abb. 5.1.1. Räumliche Anordnung der Wirbelgelenkflächen (Fazetten) an der Hals-, Brust- und Lendenwirbelsäule. (Nach White u. Panjabi [348])

ler Wirbelsäulenposition, sind Frakturen im Bereich der Wirbelbogengelenke eine Rarität; eher kommt es zu Kompressionsfrakturen der Wirbelkörper selbst. Bei axialer Belastung wird also die Frakturgefahr umso geringer, je weiter die Belastungsachse bei axialer Beanspruchung von der tragenden Wirbelkörperreihe weg hin zur Wirbelbogenreihe verläuft. Dies erklärt auch, warum in der unteren LWS so selten Kompressionsfrakturen beobachtet werden, da hier die Hauptbelastung durch die Lendenlordose verläuft.

Eine besondere stabilisierende Rolle kommt

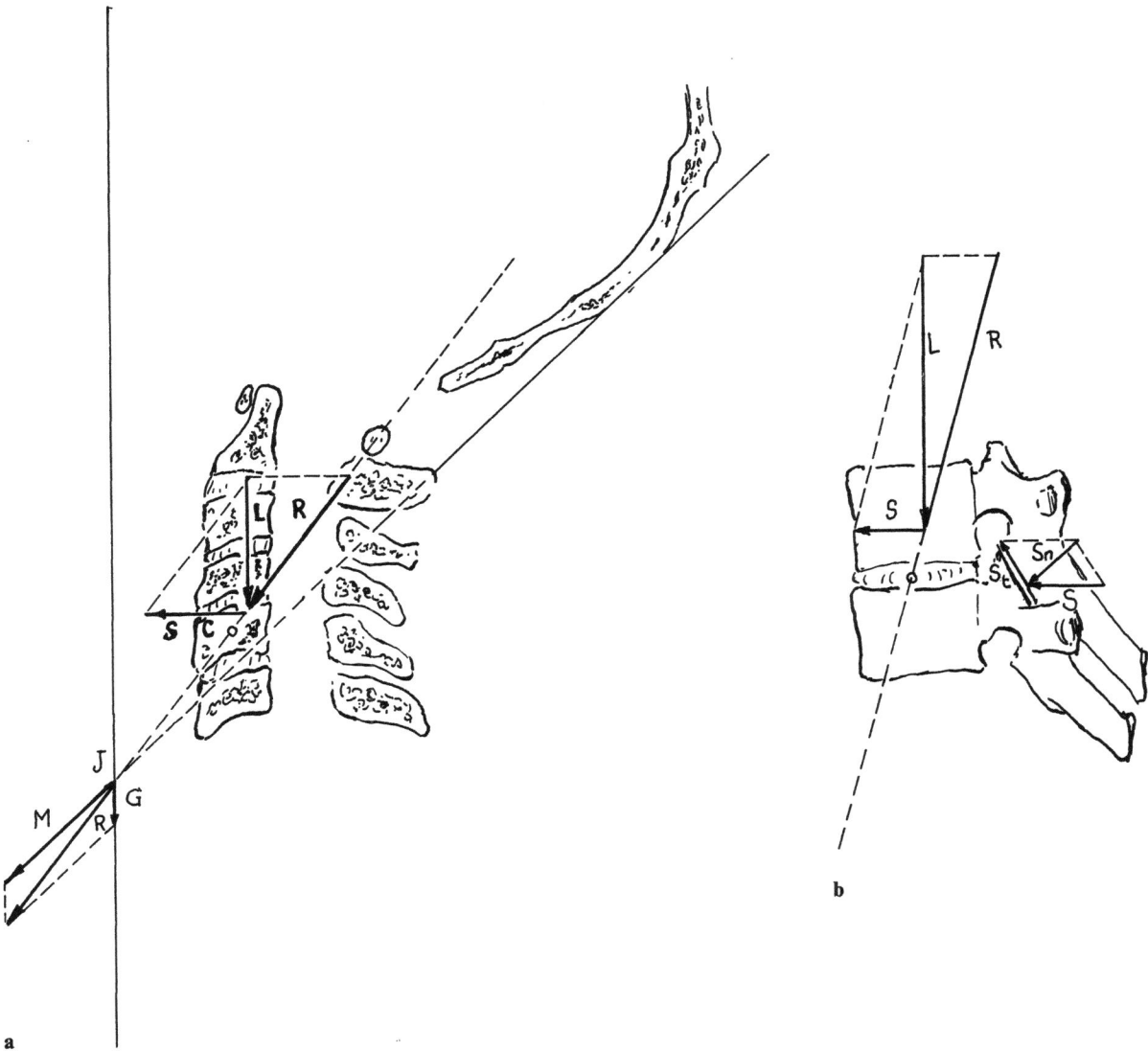

Abb. 5.1.2 a, b. Beanspruchung der Wirbelkörper-Bandscheibenreihe durch die Resultierende R aus Körpergewicht (Kopfgewicht) G und Muskelkraft M **a.** Je nach Lage des betrachteten Wirbels (hier HW5) zum Scheitel der HWS-Lordose ist die Gesamtresultierende mehr oder weniger schräg nach ventral geneigt. Sie läßt sich folglich in eine Längskraftkomponente L (parallel zur Wirbelkörperachse) und in eine nach ventral gerichtete Schubkomponente S (parallel zur Bandscheibenebene) zerlegen.

Die Gesamtresultierende R verläuft durch den Schnittpunkt (I) der Wirkungslinie des Gewichtes G mit der Wirkungslinie der Muskelkraft M und durch das Drehzentrum C des Bewegungssegmentes. Sie wird hier in Höhe der Bandscheibe HW4/5 in eine Längskraft L und eine Schubkraft S zerlegt.

Dieser *Ventralschub S* wird hauptsächlich von den Wirbelbogengelenken aufgenommen. An den Wirbelbogengelenken können aber nur Normalkräfte, d.h. senkrecht auf den Gelenkflächen stehende Kräfte übertragen werden. Eine schräg auftreffende Ventralschubkomponente **b** muß daher weiter in eine (senkrechte) Normalkraft S_n und eine Tangentialkraft S_t zerlegt werden.

Prinzipiell gilt: steilgestellte Gelenkfazetten bedeuten wenig Tragfunktion, aber große Ventralschubsicherung. Flachgestellte Fazetten (HWS) bedeuten geringe Ventralschubsicherung, aber größere Tragfunktion. (Aus Kummer [172]).

C Drehzentrum des Bewegungssegmentes, G Körpergewicht (Kopfgewicht), I Schnittpunkt der Wirkungslinie des Kopfgewichtes G mit jener der Muskelkraft M, L Längskraft-Komponente, M Muskelkraft (transversospinales System), R Resultierende, S Schubkraft (Ventralschub), W Wirbelbogengelenkskomponente

dem *Rippenkorb* zu: allein durch die Rippenkonstruktion mit ventraler Bündelung im Brustbein wird die BWS-Stabilität bei axialer Belastung um das vierfache erhöht. Hierdurch kommt es am thorako-lumbalen Übergang zu einer Art Taschenmessereffekt. Die gesamte Brustwirbelsäule agiert als langer fixierter Hebelarm an einer relativ beweglichen Lendenwirbelsäule, wobei die abrupte

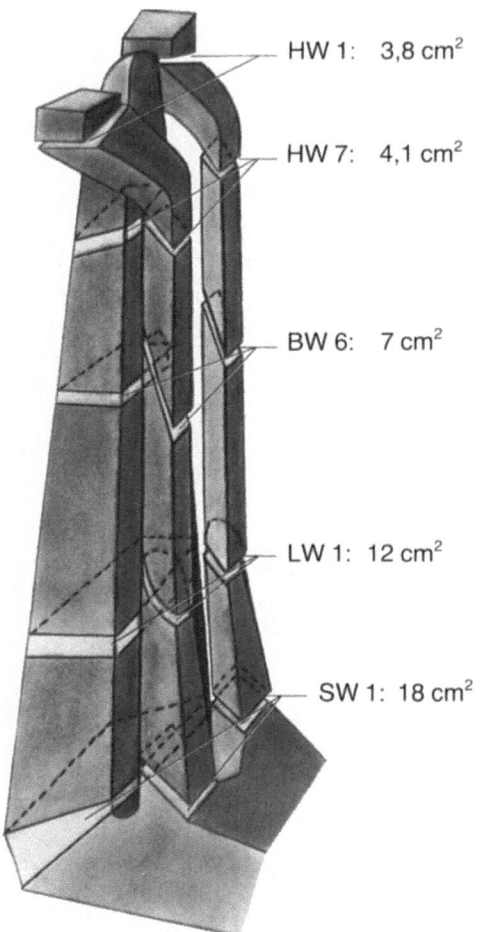

Abb. 5.1.3. Relativ großer Flächenanteil der zervikalen Gelenkfazetten, gemessen an der gesamten Tragfläche eines Bewegungssegmentes. (Aus Louis [197])

Umorientierung der Gelenkfazetten von frontal auf sagittal eine zusätzliche Gefährdung gegenüber Flexions-/Rotationstraumen verursacht.

Für die Analyse und Behandlung von Wirbelsäulenverletzungen sind aber auch grundlegende Kenntnisse der *Kinematik* erforderlich. Spinale Bewegungen dürfen nicht als isolierte Einzelbewegungen betrachtet werden. So gibt es keine reine Anteflexion, Retroflexion, Rotation oder seitliche Beugung, vielmehr nur Kombinationsbewegungen. Distal des 2. Halswirbelkörpers sind Seitneigung und Rotation miteinander kombinierte Bewegungsabläufe (coupling patterns). Der vorangehende Teil ist der Dornfortsatz von HW 2, der bei jeder kleinen Seitneigung sofort unter starker Rotation zur Seite ausschert (Zwangsrotation). Bedeutsam ist dies für die äußerst strenge Indikationsstellung von dorsalen Fusionen, insbesondere bei HW 1/2 nach Brooks, bei der praktisch die Hälfte der HWS-Rotation und -Seitneigung verlorengeht.

Aus der *spinalen Kinematik* lassen sich unter dem Aspekt der spinalen Traumatologie folgende Besonderheiten ableiten:

– Die axiale Rotation nimmt tendentiell von kranial nach kaudal ab. Alles überragend ist dabei die Rotation im sog. unteren Kopfgelenk bei HW 1/2.
– Bei BW 10/11 erfolgt eine abrupte Abnahme der axialen Rotation, wonach in der LWS nur noch eine auffallend geringe Rotationsfreiheit verbleibt.
– Am zerviko-thorakalen Übergang findet sich eine plötzliche Abnahme der Ante-/Retroflexionsausschläge, während das Segment HW 5/6 hier die stärksten Exkursionen leistet. Vor diesem Hintergrund muß die Anfälligkeit der beiden unteren HWS-Segmente für degenerative Veränderungen (Spondylose, Osteochondrose), aber auch für Kompressionsberstungsbrüche gesehen werden.
– Während Seitwärtsneigung und Rotation nach kaudal abnehmen, findet sich unterhalb des zerviko-thorakalen Überganges eine tendentielle Zunahme der Anteflexion/Retroflexion nach kaudal hin.

Eine wichtige *hydraulische Schutzfunktion* kommt dem Liquor bzw. dem Subarachnoidalraum zu. Am kranio-zervikalen (bzw. atlanto-okzipitalen) Übergang besteht als Folge der oft bis zum 2. Halswirbelkörper herabreichenden großvolumigen zerebello-medullären Zisterne eine Raumreserve (Abb. 5.1.5) des Rückenmarks von über 100%. So ist es erklärlich, daß bei Frakturen an den Kopf-Halsgelenken (Dens-Frakturen, Hangman's fractures) mit z.T. erheblichen Raumforderungen so selten eine Rückenmarkverletzung zu beobachten ist.

Generell kann mit Penning [239] gesagt werden, daß das Rückenmark infolge seiner elastischen Verspannung durch die Ligamenta denticulata immer der kürzesten Route durch den Spinalkanal folgt. In Anteflexion ist die Medulla somit gedehnt und hat einen schlankeren Durchmesser, während sie in Retroflexion axial komprimiert und verbreitert ist mit queren Faltenbildungen (Abb. 5.1.6) auf seiner Oberfläche. Nach Breig [47] paßt sich somit das Rückenmark der verschiedenen Länge des Spinalkanales infolge seiner Fähigkeit zur plastischen Deformierung jeweils an, wobei die Gegend des Kontaktes zwischen Rückenmark und der vorderen und hinteren Spinalkanalbegrenzung von der jeweiligen (degenerativen/traumatischen) Konfiguration des Rückenmarkkanals abhängt. Jedenfalls zeigen myelographische Studien an Leichen, daß der Subarachnoidalraum entgegen üb-

Wirbelfrakturen

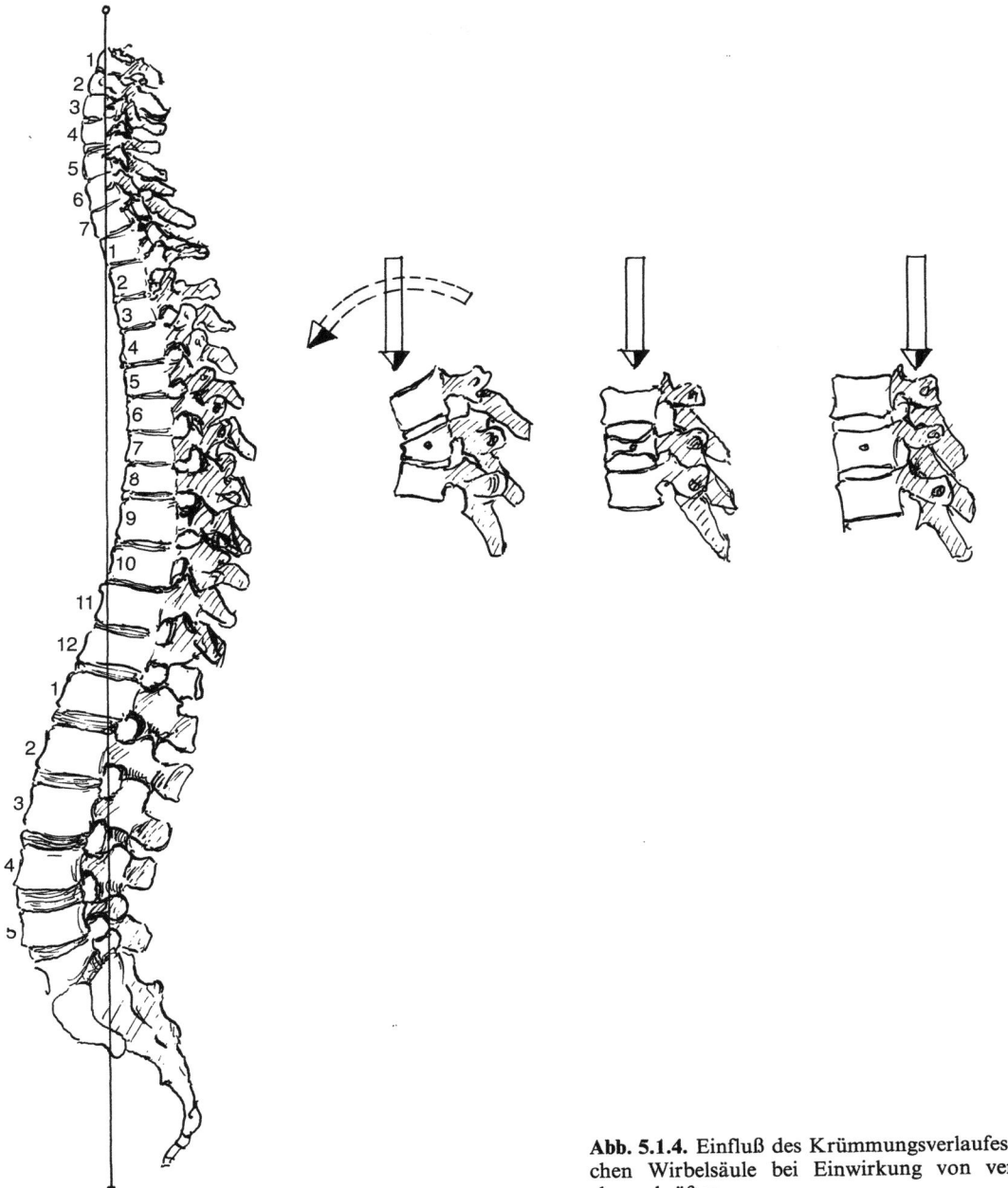

Abb. 5.1.4. Einfluß des Krümmungsverlaufes der menschlichen Wirbelsäule bei Einwirkung von vertikalen Stauchungskräften

licher Meinung in Flexion signifikant breiter als in Extension ist (vgl. Kap. 5.2.2.1).

5.1.1.2 Pathomechanik und Pathomorphologie der Wirbelkörperfraktur

Die grundlegenden pathologisch-anatomischen Untersuchungen über die Heilungsvorgänge bei Wirbelbrüchen im deutschsprachigen Schrifttum stammen von Lob [190] und lassen sich wie folgt zusammenfassen:

1. Der *isolierte Wirbelkörperbruch* (Abb. 5.1.7) heilt mit Periost- und Markkallus über einen Zeitraum von etwa 3–4 Monaten ab. Darüber hinaus erfolgt ein langsamer Umbau der Spongiosastrukturen, die sich der veränderten Statik anpassen. Traumatisch bedingte spondylotische Veränderungen in Form von Spangen- und Randwulstbildungen bleiben beim isolierten Wirbelbruch aus, weil an den äußeren Schichten der definitionsgemäß unverletzten Bandscheibe Reparationsvorgänge ausbleiben.

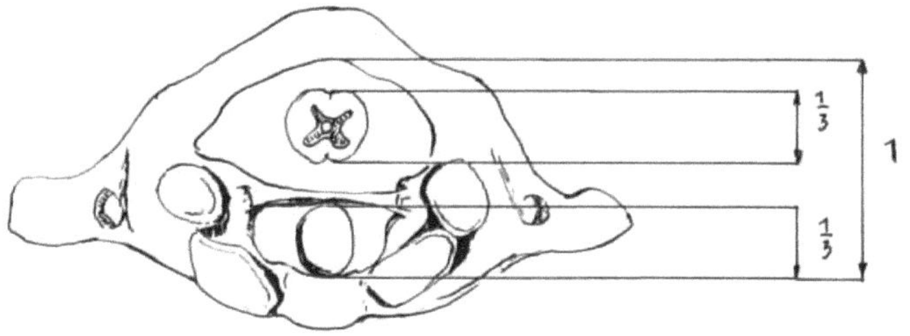

Abb. 5.1.5. a Raumverhältnisse von Rückenmark und Wirbelkanal im Sagittalschnitt: hydraulische Schutzfunktion des Liquors. **b** Raumverhältnisse auf Höhe des Dens axis im Horizontalschnitt (sog. Drittelregel nach Steel)

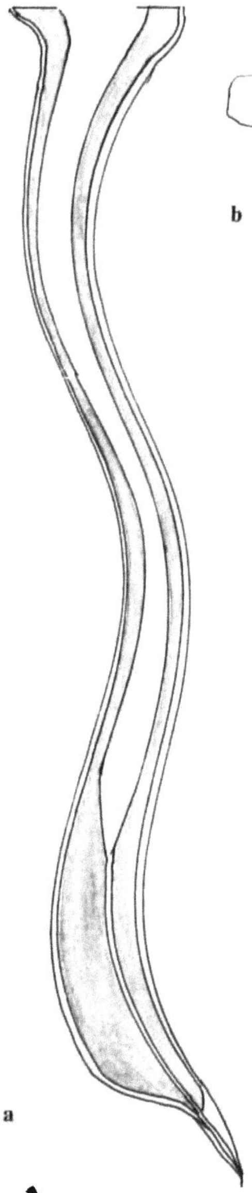

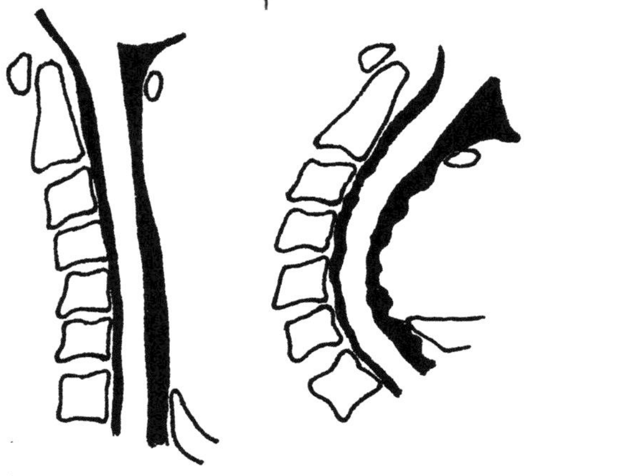

Abb. 5.1.6. Zervikaler Spinalkanal und Längenverhältnisse von Rückenmark und Wirbelkanal in Ante- und Retroflexion. (Aus Penning [240])

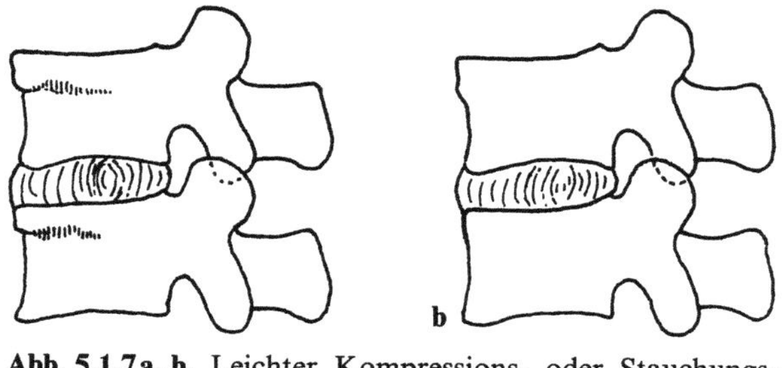

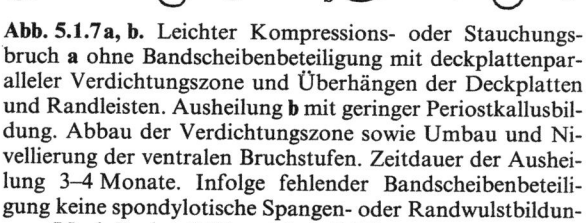

Abb. 5.1.7a, b. Leichter Kompressions- oder Stauchungsbruch **a** ohne Bandscheibenbeteiligung mit deckplattenparalleler Verdichtungszone und Überhängen der Deckplatten und Randleisten. Ausheilung **b** mit geringer Periostkallusbildung. Abbau der Verdichtungszone sowie Umbau und Nivellierung der ventralen Bruchstufen. Zeitdauer der Ausheilung 3–4 Monate. Infolge fehlender Bandscheibenbeteiligung keine spondylotische Spangen- oder Randwulstbildungen. (Nach Probst [255] und Lob [190])

Wirbelfrakturen

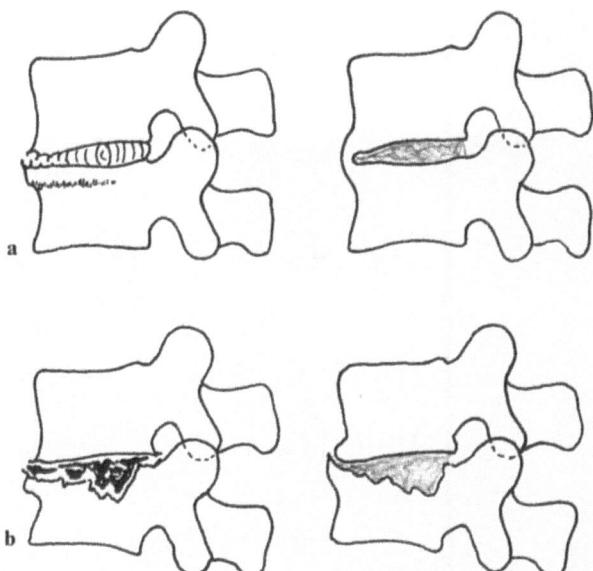

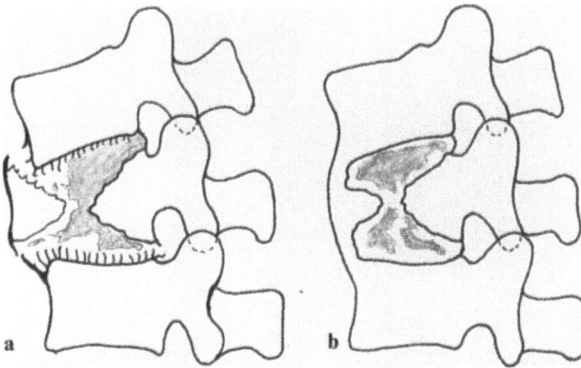

Abb. 5.1.8. Kompressionsbruch mit unterschiedlicher Bandscheibenbeteiligung: **a** Bandscheibe weitgehend erhalten, Einriß des äußeren Faserringes mit nachfolgender Knochenklammer: Ausheilung stabil. **b** Bandscheibe aufgesprengt, Turgor irreversibel erloschen. Intervertebraler Haftapparat auch dorsal eingerissen. Temporäre Instabilität. Verzögerte Ausheilung durch manschettenförmige, überwiegend bindegewebige Versteifung. Bleibende Segmentinstabilität möglich, aber selten. (Nach Lob [190] und Probst [255])

Abb. 5.1.9a, b. Schwerer Kompressions- oder Stauchungsberstungsbruch mit grober Bandscheibenbeteiligung. **a** Absprengung eines ventralen Wirbelfragmentes, Zerreißung des äußeren Faserringes, Einbruch der Deck- und Bodenplatte mit Impression von Bandscheibenmaterial zwischen die Wirbelfragmente und Aufsprengung der Wirbelkörperringstruktur. Ausheilung **b** unter ventraler spondylotischer Spangenbildung. Infolge der sanduhrförmigen Einbrüche von Deck- und Bodenplatte ist keine knöcherne Fragmentvereinigung im Inneren erfolgt. (Nach Lob [190] und Probst [255])

2. Solche im Zusammenhang mit einer *zusätzlichen Bandscheibenverletzung* auftretenden sekundären Verknöcherungen (Abb. 5.1.8) in Form von Schalen-, Randwulst- und Brückenbildungen sind die unmittelbare Folge der Verletzung des äußeren Faserringes. Die Vorgänge am Wirbelkörper und an der Bandscheibe ergänzen sich aber und führen insgesamt zur knöchernen Konsolidierung des verletzten Segmentes, für die Lob einen Zeitraum von 4–6 Monaten ansetzte.

3. Im Gegensatz zu dem nach außen vorgefallenen Bandscheibengewebe ist die enchondrale Knochenentwicklung des Bandscheibengewebes im Inneren des Wirbelbruchtrichters nur spärlich. Bei einer traumatischen Aufsprengung der Wirbelkörper-Bandscheibengrenze (Abb. 5.1.9) gräbt sich der Gallertkern explosionsartig in die benachbarten Wirbelkörper und verhindert nicht selten die knöcherne Vereinigung der Wirbelkörperfragmente. Hierbei wird das vorgefallene Bandscheibengewebe selbst im Laufe der Zeit bindegewebig umgewandelt, und ausgedehnte Knochen- und Knochenmarknekrosen erschweren nicht nur die Markkallusbildung, sondern auch die Vaskularisierung des in den Wirbelkörper eingedrungenen Bandscheibengewebes. Dies erklärt, warum es bei insuffizienter Behandlung mit mangelhafter Ruhigstellung zu „Wirbelpseudarthrosen" kommen kann (Abb. 5.1.10).

Maßgeblich beteiligt an der definitiven knöchernen Konsolidierung des Frakturgebietes ist neben dem Periost- und Markkallus die Entwicklung von Knochenbrücken aus den zerrissenen kurzen Bändern. Die von Lob und Aufdermauer beschriebene „gelenkige Umwandlung" der in den Wirbelkörper eingesprengten Bandscheibenmassen führt nicht selten zum Verlust des mechanischen Zusammenhaltes und zu einer abnormen Transversalverschieblichkeit, insbesondere bei zusätzlicher Zerreißung des dorsalen Ligamentkomplexes (Abb. 5.1.11).

Hier zeigt sich der grundlegende Unterschied zwischen Wirbelsäulenverletzungen und Extremitätenfrakturen: es gibt keinen zentralen knöchernen Durchbau, sondern nur eine randständige „periphere" knöcherne Brückenbildung, die von den Wirbelsäulenlängsbändern und den äußeren Schichten der Zwischenwirbelscheibe ausgeht.

4. Die traumatisch komprimierte Spongiosa heilt am besten, wenn die Einstauchung unverändert belassen wird. Ist das osmotische System Bandscheibe traumatisch aufgesprengt, bleibt diese Zerstörung irreversibel.

5. Bei der Aufrichtung eines Wirbels entsteht eine bindegewebige Narbe, was eine Minderung seiner Tragfähigkeit bedeutet.

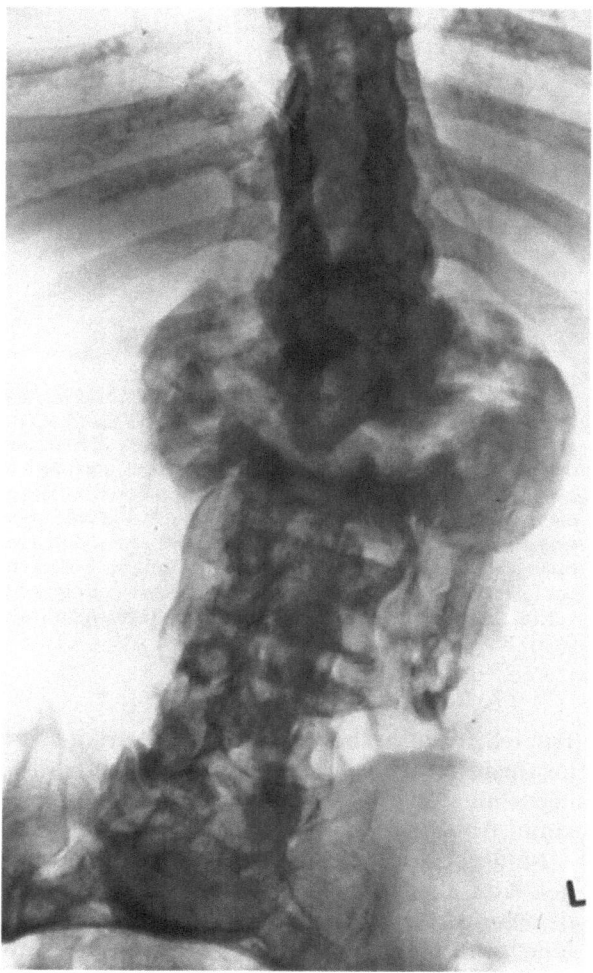 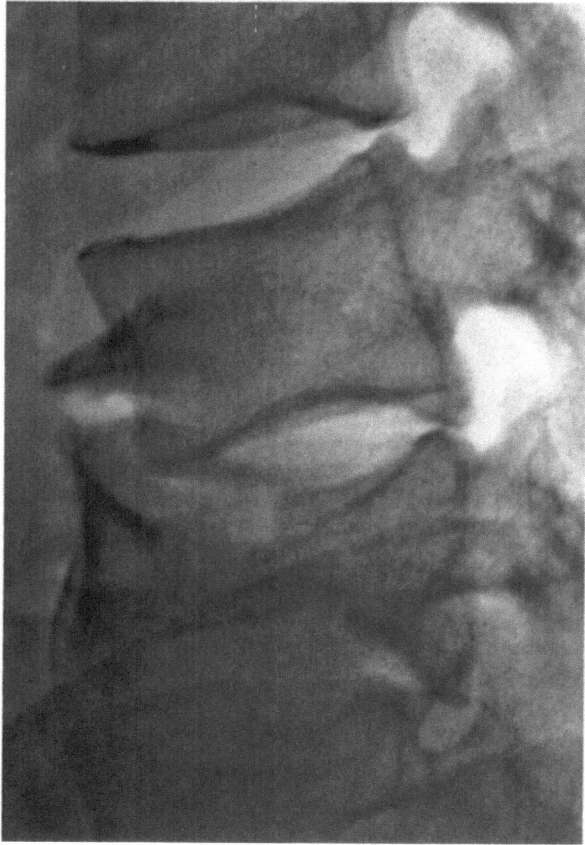

Abb. 5.1.10. Elefantenfußartige „Wirbelpseudarthrose" nach insuffizienter Behandlung einer Luxationsfraktur mit Paraplegie

Abb. 5.1.11. Posttraumatische Segmentinstabilität nach Kompressionsberstungsbruch und ungenügender Ruhigstellung

Diese von Lob erhobenen Befunde wurden durch die experimentellen Untersuchungen von Plaue [248] zur *Mechanik des Wirbelkompressionsbruches* (Abb. 5.1.12) wesentlich erweitert. Durch statische Kompressionsversuche an frischen und mazerierten Leichenwirbeln konnte Plaue nachweisen, daß die zusammengebrochene Wirbelspongiosa mit fortschreitender Kompression wieder an Tragfähigkeit gewinnt und sogar bei einer Kompression auf die Hälfte der ursprünglichen Höhe wieder die frühere Tragfähigkeit erreicht. Mit zunehmendem Alter und fortschreitender Osteoporose verliert der Wirbelkörper an Tragfähigkeit und kann sogar unter den kritischen Belastungswert von $0{,}2\,kp/mm^2$ absinken. Hieraus schloß Plaue, daß bei Verletzten bis zum 50. Lebensjahr auch unter Frühbelastung der Kompressionsbrüche kein weiterer Höhenverlust zu befürchten ist. Erst bei osteoporotischen Wirbelkörpern muß mit einer sekundären Zusammensinterung gerechnet werden.

Im „Organsystem Wirbelsäule" haben aber auch die *Bandscheiben* eine zentrale Bedeutung:

Sie dienen der Kraftfortleitung von Wirbelkörper zu Wirbelkörper und dämpfen die mechanischen Schwingungen in der Wirbelsäule. So besteht eine „lastverteilende" Funktion der Bandscheiben, und nach Art einer hydraulischen Presse sorgen sie für einen gleichmäßigen Druckausgleich bei Beuge- und Seitneigungsbewegungen. Dadurch wird eine übermäßige Belastung derjenigen Wirbelteile verhütet, die auf der Konkavität von Wirbelsäulenkrümmungen liegen. Nachemson [225] wies 1960 erstmals experimentell nach, daß sich der Gallertkern nach hydrostatischen Gesetzen verhält. Der von ihm gemessene intradiskale Druck ist ein direkter Parameter der axialen Belastung. Diese von Nachemson entwickelte Technik

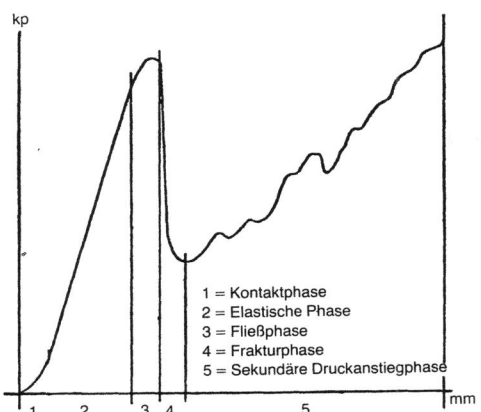

Abb. 5.1.12. Zeitlicher Ablauf eines Wirbelkörperstauchungsbruches mit typischem Kraft-Weg-Diagramm nach Plaue [248]: 1. *Kontaktphase:* Zeitraum der Kontaktaufnahme des Wirbelkörpers mit den verformenden Druckplatten. 2. *Elastische Phase:* Zeitraum der vollen Kraftübertragung auf den Wirbelkörper, in dem Kompressions- und Deformations-Phase in konstantem Verhältnis zueinander stehen: Der Wirbelkörper verhält sich elastisch. 3. *Fließphase:* Zeitraum unverhältnismäßiger Deformierung. Die Wirbelkörperverformung nimmt rascher zu als die komprimierende (verformende) Kraft wächst. 4. *Frakturphase:* Zeitraum des Frakturereignisses, erkennbar am fast senkrechten Kraftabfall, mit dem die Fließphase jäh endet. Ein entscheidender Unterschied besteht hier jedoch zum Frakturverhalten des kompakten Knochens: Bei der Wirbelkörper-Spongiosa sinkt die Kraft nicht bis zum Nullpunkt ab. Nach einer „Bodenbildung" beginnt wieder ein neuer Kraftanstieg, die *5. sekundäre Druckanstiegsphase.* In dieser wird erstaunlicherweise wieder eine Zunahme der Wirbelkörper-Tragfähigkeit erkennbar. Dieser 2. Kraftanstieg verläuft jedoch nicht geradlinig, sondern unregelmäßig. Nach Überwindung des Tragfähigkeits-Minimums eines Wirbelkörpers geht somit jede weitere Kompression des Wirbelkörpers mit einem Gewinn an Tragfähigkeit einher

zum Bestimmen des intradiskalen Druckes ergab, daß die Zwischenwirbelscheibe im unverletzten Bewegungssegment eine *Vorspannung* von 120 Newton hat. Diese Vorspannung bewirkt in der Wirbelsäule eine *primäre Stabilisierung,* die sich mit weiterer axialer Kompression erhöht.

Bereits Schmorl und Junghans [296] weisen darauf hin, wie wichtig unter degenerativen und traumatischen Bedingungen die Vorgänge an der sog. *Wirbelkörper-Bandscheibengrenze* sind. Hier haben die experimentellen Untersuchungen von Horst [134] neue Erkenntnisse über die Spannungsverteilung an der Wirbelkörperendplatte erbracht: Die Unterschiede der Spannungsverteilung haben ihre Ursache in dem unterschiedlichen Schichtmaterial. Während ein fester Körper Formveränderungen wegen der im Inneren auftretenden Scherkräfte einen großen Widerstand entgegensetzt, laufen in *Flüssigkeiten* Materialverschiebungen und damit Formveränderungen ohne Aufwand von Verformungsenergie ab, da hier innere Scherkräfte fehlen. Die flüssigkeitsähnliche Zwischenschicht des Gallertkernes paßt sich auch bei exzentrischer Belastung des Wirbelkörpers reibungslos an und bewirkt einen *Druck*ausgleich über der gesamten Wirbelkörperendplatte. Während im überwiegenden Anteil des Bandscheibenvolumens Druckspannungen in axialer Richtung vorliegen, ist nur eine relativ dünne äußere (fibrokartilaginäre) Schicht des Anulus fibrosus in axialer Richtung auf *Zug* beansprucht. Die gleichmäßige Spannungsverteilung über der belasteten Wirbelkörperendplatte ist also vom *Konsistenzzustand* (flüssig), aber auch von der *Höhe* der Bandscheibe abhängig. Eine Gleichverteilung der Normalspannung, d.h. der senkrecht auf die Endplatte wirkenden Kraft stellt sich bei exzentrischer Krafteinleitung nur dann ein, wenn bei Formänderungen ein ausreichender Materialtransport innerhalb der Bandscheibe möglich ist, wie dies bei hohen Bandscheiben geringer Degeneration der Fall ist. Reicht infolge geringer Bandscheibenhöhe oder *Degeneration des Bandscheibenmaterials* die Verschieblichkeit nicht aus, so kann bei stärkeren Formänderungen der Bandscheibe unter axialer Belastung kein Druckausgleich über die Wirbelkörperendplatten stattfinden: Es ergibt sich somit eine *asymmetrische* Spannungsverteilung.

Für das *Frakturverhalten der Wirbelkörper* ergibt sich aus diesen Untersuchungen, daß intakte Bandscheiben eine gleichmäßige Drucktransformation bewirken und dadurch bei maximaler Kompression ein totaler Deckplatteneinbruch entsteht. Liegen jedoch degenerative Veränderungen in der Zwischenwirbelscheibe mit typischer Höhenminderung und Konsistenzveränderung vor, so resultiert bei Kompression eine asymmetrische Druckverteilung. Je nach Ausgangsstellung können somit im Bereich der Druckspitzen isolierte Kanten- oder Deckplatteneinbrüche entstehen.

5.1.1.3 Biomechanik des Achsenorgans Wirbelsäule

Es ist das Verdienst von Schmorl und Junghanns, die klinische Bedeutung der segmentalen Gliederung des Achsenorgans Wirbelsäule herausgearbeitet zu haben. Für diese transversale Funktionseinheit wurde der Begriff „intervertebrales Bewegungssegment" geprägt, im anglo-amerikanischen Sprachraum nach Roaf (1960) vielfach auch als „Basic spinal unit", oder einfacher „Motion segment" bezeichnet.

Dieser Begriff umfaßt die bekannten knöchernen, diskalen und ligamentären Strukturen, jeweils antagonistisch zwischen Nucleus pulposus und intervertebralem Bandapparat auf Expansion und

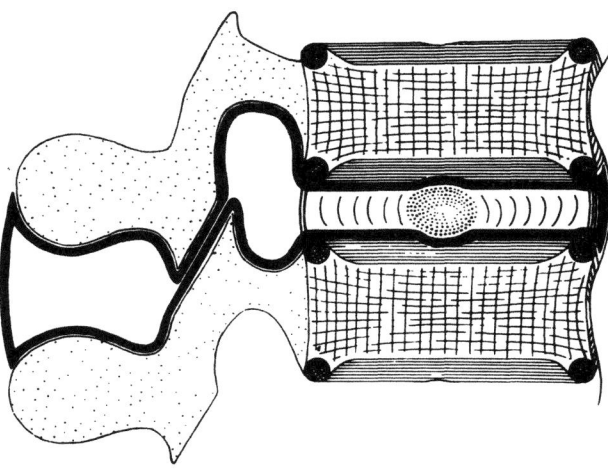

Abb. 5.1.13. Intervertebrales Bewegungssegment nach Junghanns

Kontraktion angelegt (Abb. 5.1.13). Er beinhaltet aber auch ausdrücklich die eingeschlossenen vaskulären und zentralnervösen Elemente. Es besteht also eine *Funktionsgemeinschaft* von Wirbelsäule und Rückenmark und nicht nur bei degenerativen, sondern auch bei traumatischen Einwirkungen ist hier ein immanentes Krankheitspotential vorgegeben.

Es gibt nun keine geschlossene Antwort der Wirbelsäule auf das Trauma, sondern zahlreiche Einzelantworten der verschiedenen Bewegungssegmente in Abhängigkeit von ihrer regionalen Zuordnung zu unterschiedlichen Teilmassen. White und Panjabi [348] haben daher zu genaueren Analysen von Wirbelsäulenverletzungen die Gesamtmasse des Körpers in 6 verschiedene Teilmassen (Kopf, Rumpf, vier Extremitäten) zerlegt. Gerade an den Nahtstellen dieser Teilmassen kommt es zu segmentalen Einzelantworten, zu deren genauen Definition und Analyse es Roaf, White und Panjabi [263, 348] unerläßlich erschien, die Bewegungsabläufe der Wirbelsäule in einem rechtshändigen, dreidimensionalen Koordinatensystem mit einer vertikal verlaufenden Y-Achse, einer in der Frontalebene verlaufenden X-Achse und einer in der Sagittalebene verlaufenden Z-Achse darzustellen. Grundsätzlich hat hierbei der im Bewegungssegment agierende Wirbelkörper 6 Freiheitsgrade, d.h. jeweils eine Translation entlang der Achsen und eine Rotation um diese Achsen. Bei der Translation wird die vom Nullpunkt wegführende Translation mit plus und die zum Nullpunkt hinführende mit minus und bei der Rotation entsprechend die rechtsdrehende Bewegung in Richtung der Achse mit plus und die linksdrehende mit minus bezeichnet.

Auf den Wirbelkörper selbst können sowohl traumatische Kräfte als auch Momente einwirken, wobei die Kräfte eine Translation, also Verschiebung entlang einer Achse, und die Momente eine Rotation des Wirbelkörpers um eine Achse bewirken, so daß insgesamt 12 Kräfte bzw. Momente in einem Bewegungssegment unterschieden werden können. Vereinbarungsgemäß führt dabei der kranial liegende Wirbelkörper die Bewegungen aus, während der kaudal liegende als feststehend erklärt wird.

Das klinische Erscheinungsbild einer Wirbelsäulenverletzung stellt nun nach Polster [252] einen *Summationseffekt aus externen und internen Faktoren* dar:

Externe Faktoren

1. Richtung der einwirkenden Kraft,
2. Größe der einwirkenden Kraft,
3. Ort der Krafteinleitung am Körper,

Interne Faktoren

1. Eigenbewegung des betroffenen Körpers,
2. konstitutionelle Massenverteilung des Körpers,
3. augenblickliche Position der Teilmassen,
4. Muskeltonus,
5. Materialkonstanten der Körpergewebe,
6. differente anatomische Gegebenheiten.

Hieraus ergibt sich im Einzelfall eine verwirrende Vielfalt von Kräften und Momenten, abhängig von der Massenverteilung des getroffenen Körpers und dem Ort der von außen einwirkenden Kraft. Die klinische Erfahrung, daß es regional immer wiederkehrende Verletzungstypen und klassische Verletzungs-,,Familien" gibt, veranlaßten White und Panjabi [348] zur Konstruktion eines *Hauptverletzungsvektors (HVV)* zur Beschreibung des eigentlichen Verletzungsmechanismus. Der wichtigste und für die Verletzung ausschlaggebende Kraftkomplex soll durch diesen Hauptverletzungsvektor (HVV) summiert und repräsentiert werden. Obschon die Vektoren im Einzelfall quantitativ nicht errechnet werden können, da Größe und Richtung der angreifenden Kräfte sowie Position und Geschwindigkeit des getroffenen Körpers nicht bekannt sind, lassen die unveränderlichen Teilmassen des Körpers – der frei flottierende Kopf, der Rumpf mit der Teilkonstruktion des Rippenkorbes etc. – sowie die Charakteristika ganzer Wirbelsäulenregionen die Wirbelsäulenverletzung immer wieder in stereotype Verletzungsmuster ausmünden. Somit ist für diagnostische und therapeutische Überlegungen die Konstruktion eines solchen HVV durchaus sinnvoll und nützlich. Dies gilt speziell für den Hinweis auf axiale *Rotationskräfte,* die allein in der Lage sind, Bandrupturen hervorzurufen und daher stets den Verdacht auf instabile Verletzungsformen lenken sollten. Durch extreme Krafteinwirkungen in Richtung der Z-Achse im Sinne einer Hyperanteflexion oder auch Hyperretroflexion kommt es faktisch nie zu Bandzerreißungen, sondern eher zu Kompressionsfrakturen. Überhaupt treten Zerreißungen der Wirbelsäulenbänder nur dann ein, wenn die Ligamente nicht auf Zugbelastung hin, sondern entgegen ihren eigentlichen Konstruktionsmerkmalen durch Scherkräfte beansprucht werden.

Zur weiteren Vertiefung der funktionellen Anatomie und Biomechanik der Wirbelsäule muß auf die ausführliche Speziallteratur verwiesen werden. Umfassende Darstellungen sind bei Farfan, Junghanns, Kummer, Louis, Roaf sowie White und Panjabi zu finden.

5.1.1.4 Das Problem der Instabilität

Eines der brisantesten Themen in der Wirbelsäulenforschung stellt das Problem der Instabilität dar. Noch 1973 sagte Sir Guttmann hierzu: „Instabilität kann im Frühstadium nur schwer bestimmt werden. Allein die Zeit wird sie nach adäquater Behandlung erkennen lassen." Braakmann und Penning [43] definieren die Wirbelsäuleninstabilität als die „Möglichkeit zu abnormen Bewegungen an einer oder mehreren Stellen, in einer oder mehreren Positionen", – eine für den Chirurgen wenig hilfreiche Definition.

Es sollte berücksichtigt werden, daß die Stabilität ein relativer Begriff, nicht ein absoluter ist. Sie sollte nach Roaf nur in Verbindung mit Qualifikationen benutzt werden: z.B. stabil in Ruhe, stabil beim Gehen, Laufen, Sitzen etc. Polster definiert die Instabilität sehr pragmatisch dahingehend, daß die Wirbelsäule *unter physiologischen Belastungen nicht mehr ihre Hauptfunktionen wahrnehmen kann.* Dies sind

1. Stützfunktionen zur Ermöglichung des bipeden Ganges bei freier Beweglichkeit der oberen Extremitäten und optimaler Kopfeinstellung und
2. Schutzfunktion für das Myelon und die austretenden Wurzeln.

Für die klinischen Belange scheint es auf jeden Fall sinnvoll zu sein, unter Berücksichtigung der Arbeiten von Nicoll, Louis und Roy-Camille das Wirbelsegment in 3 Bestandteile von unterschiedlicher statischer Bedeutung zu unterteilen:

a) einen vorderen *tragenden Teil* unter Einschluß von Bandscheibe und Wirbelkörper ohne Hinterwand,
b) einen *mittleren Abschnitt* unter Einschluß von hinterer Wirbelkörper- und Diskuswand, Pedikeln, gelben Bändern und Gelenkfazetten (entsprechend dem *Segment vertébral moyen* nach Roy-Camille), und
c) schließlich einen *hinteren Zuggurtungs-Teil* unter Einbeziehung des gesamten dorsalen Ligamentkomplexes.

Bei Verletzung nur des Teiles a läge gewissermaßen eine stabile Fraktur, bei a+b eine potentiell instabile und neurologisch gefährliche Verletzung und bei a+b+c eine totale bzw. globale Instabilität vor.

Unter statischen und dynamischen Bedingungen hat das *Problem der Stabilität* an der Wirbelsäule gerade wegen der Interaktion von osteoligamentären und neuralen Strukturen eine zentrale und elementare Bedeutung. Für die diagnostische Weichenstellung und Wahl der biomechanisch richtigen Behandlungsmethode soll es daher im folgenden Kapitel vertieft werden.

5.1.1.5 Klassifikation der Wirbelsäulenverletzungen

Zahlreiche Autoren wie Nicoll, L. Böhler, Kocher, Lob, Holdsworth, Liechti, Penning und Braakmann haben versucht, die komplizierten Wirbelsäulenverletzungen nach morphologischen und dynamischen Gesichtspunkten zu klassifizieren. Bis jetzt ist es jedoch nicht gelungen, eine voll befriedigende und therapeutisch wegweisende klare Abgrenzung von primär stabilen und instabilen Wirbelsäulenverletzungen zu erreichen. Nicht nur aus historischem Interesse, sondern vielmehr um die wachsende Einsicht in dynamische und biomechanische Gesichtspunkte zu verdeutlichen, seien die wesentlichen Klassifizierungsversuche angeführt:

Nach einer Untersuchung über 166 Wirbelfrakturen vermutete Nicoll [230] bereits 1949 bei Kompressionsfrakturen mit Keilverformung dann eine Instabilität, wenn der *dorsale Bandapparat zerrissen* war. Er definierte Frakturen dann als stabil, wenn keine Zunahme der kyphotischen Deformierung oder Rückenmarkschädigung zu erwarten war. Die von ihm gegebene Aufteilung in stabile und instabile Wirbelsäulenverletzungen hatte bereits folgendes Aussehen (Tabelle 5.1.1):

In der von L. Böhler (1954) vorgenommenen Einteilung der Wirbelbrüche dominierten die rein verletzungsmechanischen Gesichtspunkte (Tabelle 5.1.2).

Tabelle 5.1.1. Einteilung der Wirbelbrüche nach Nicoll (1949)

Stabil	Instabil
Brüche mit vorderem Keil	Brüche mit Teilverrenkung (Subluxation) mit Zerreißung des dorsalen Bandkomplexes
Brüche mit seitlichem Keil	Verrenkungsbrüche
Bogenbrüche oberhalb von LW 4	Bogenbrüche von LW 4 und LW 5

Tabelle 5.1.2. Einteilung der Wirbelbrüche nach L. Böhler (1954)

1. Stauchungsbrüche
2. Biegungsbrüche nach vorn (Beugungsbrüche)
3. Biegungsbrüche nach hinten (Überstreckungsbrüche)
4. Biegungsbrüche zur Seite
5. Abscherbrüche
6. Drehbrüche
7. Isolierte Wirbelbogenbrüche
8. Verrenkungsbrüche
9. Querfortsatzbrüche
10. Dornfortsatzbrüche

Tabelle 5.1.3. Einteilung der Wirbelsäulenverletzungen nach Lob (1954)

1. Kontusion und Distorsion
2. Isolierte Bandscheibenverletzung
3. Isolierter Wirbelkörperbruch
4. Wirbelbruch mit Bandscheibenbeteiligung
5. Voll ausgebildete Wirbelsäulenverletzung (Wirbelringbruch)
   a) *ohne* Luxation, aber mit Wirbelkörperbruch, mit Bandscheiben-, Bogen-, Fortsatz-, Bänderverletzung
   b) *mit* Luxationsfraktur
6. Isolierte Wirbelverrenkung
7. Isolierter Bogen- oder Gelenkfortsatzbruch

Tabelle 5.1.4. Klassifizierung der Wirbelsäulenverletzungen nach Erdmann (1978)

Verletzungsart	Bandscheiben-Beteiligung
A) isolierter Wirbelbruch	fehlt
B) Wirbelkörperbruch *mit* Bandscheiben-Beteiligung	vorhanden: Lösung I = leicht Lösung II = grob
C) voll ausgebildete Wirbelsäulen-Verletzung	totale Bandscheiben-Sprengung, Interposition von Bandscheibentrümmerstücken zwischen die Bruchfragmente

Die Klassifizierung nach Lob (1954), die in vielen deutschen Kliniken noch heute geübt wird, basierte auf seinen pathologisch-anatomischen Untersuchungen (Tabelle 5.1.3).

Erdmann variierte 1978 die Klassifizierung von Lob, indem er hauptsächlich die Bandscheibenbeteiligung zum Maßstab des Verletzungstyps machte (Tabelle 5.1.4).

Ausgesprochen dynamisch orientiert war die im anglo-amerikanischen Sprachraum lange Zeit vorherrschende Einteilung nach Holdsworth (1963). Hier wurde nicht nur eine Subsumierung des Hauptverletzungsvektors, sondern auch eine Klassifizierung der primären Stabilität versucht (Tabelle 5.1.5).

All diese Klassifizierungsversuche hatten jedoch den Nachteil, im klinischen Alltag zu unscharfe Bewertungskriterien für das therapeutische Vorgehen (operativ/konservativ) an die Hand zu geben. Dies lag darin begründet, daß sie entweder zu deskriptiv und phänomenologisch (Lob, Böhler, Holdsworth) orientiert waren oder aber zu einseitig die Tragfunktion der Wirbelkörper-Bandscheibenreihe (Lob, Erdmann) zur Richtschnur der Klassifizierung machten und die Zuggurtungsdynamik der dorsalen ligamentären und artikulären Verbindungen vernachlässigten.

Dies änderte sich erst, als in der französischen Literatur Louis in seiner für die Wirbelsäulenchirurgie grundlegenden Arbeit „Les theories de l'in-

Tabelle 5.1.5. Dynamische Einteilung der Wirbelsäulenverletzungen nach Holdsworth (1963)

Stabil	Instabil
1. Reine Flexionsfrakturen (= einfache oder keilförmige Kompression von spongiöser Knochenstruktur)	1. Retroflexions-Luxationsfrakturen (bedingt stabil)
2. Kompressions-Berstungsfrakturen (= im wesentlichen axial auf das Bewegungssegment einwirkende Kräfte)	2. Luxationsfrakturen
	3. Flexions-Rotations-Luxationsfrakturen und Abscherverletzungen (hochgradig instabil)

stabilité" 1977 versuchte, im Hinblick auf operative Konsequenzen eine quantitative Hilfe bei der Indikationsstellung zu geben. Seine *Theorie der Instabilität* unterteilt die tragenden Elemente der Wirbelsäulenarchitektur in ein *senkrechtes* System aus 3 „osteoligamentären Säulen" (Wirbelkörper-Bandscheibenkomplex, linkes und rechtes Wirbelbogengelenk) und ein *waagerechtes* aus den beiden Bogenwurzeln und dem hinteren Bogenabschnitt (Abb. 5.1.14).

Für die 3 vertikalen Säulen gilt: für jede komplett verletzte vertikale Säule wird der Koeffi-

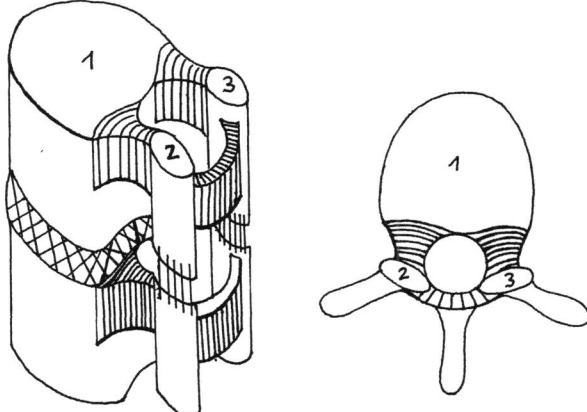

Abb. 5.1.14. Wirbelsäulenarchitektur nach Louis mit dem System der 3 vertikalen Säulen und 3 horizontalen Brücken. (Aus Louis [196])

zient 1 eingesetzt (d.h. 3 verletzte vertikale Säulen = Koeffizient 3). Für die 3 horizontalen Säulen (Pedikel und Lamina) wird bei kompletter Verletzung jeweils ein halber Koeffizient (= 0,5), für die Frakturen von Vorderkante, Dorn- und Querfortsätzen jeweils der Koeffizient 0,25 eingesetzt. Somit wird der *Index der Instabilität* aus der Summe dieser Einzelkoeffizienten berechnet. Es besteht noch Stabilität, wenn die Summe der Koeffizienten kleiner als 1, dagegen *Instabilität*, wenn die Summe größer als 2 ist.

Obgleich diese Instabilitätstheorie von Louis eine dualistische Einteilung in stabile und instabile Verletzungen erlaubte, erwies sie sich als zu willkürlich und hat sich in der klinischen Praxis nicht durchgesetzt. In ihrer architektonisch-dynamischen Sicht der Wirbelsäule und biomechanischen Aufteilung in vertikale Trag- und horizontale Verstrebungselemente wurde sie jedoch in der jüngeren französischen Literatur (Roy-Camille, Louis) zur Grundlage einer mehr prognostisch ausgerichteten Einteilung in

– vorwiegend knöcherne (instabilité osseuse provisoire)
– vorwiegend diskoligamentäre Instabilität (instabilité ligamentaire durable)

Im Grunde genommen ist die genannte Unterteilung in ossäre und diskoligamentäre Instabilitäten (Abb. 5.1.15) eine regionale Einteilung in zervikale und thorakolumbale Verletzungen und läßt sich nicht konsequent durchhalten. Sie reflektiert lediglich die *biomechanisch bedeutsame Neigung der zervikalen Gelenkfazetten*, deren tragende und stabilisierende Funktion an der Halswirbelsäule besonders groß ist. In der klinischen Praxis ist die Tendenz zur Ventralverschiebung mit nachfolgender kyphotischer Abknickung wesentlich größer, wenn eine beidseitige Gelenkfortsatzfraktur (Dekapitation) oder gar eine totale Segmentzerreißung (Dissoziation) mit Zerstörung der ventralen und dorsalen Stabilitätselemente vorliegt. Dieses biomechanische Prinzip wirkt sich aber an der HWS wegen der flachen Fazettenebenen, der relativen Höhe der Zwischenwirbelräume und des langen Kopfhebels bei Anteflexion besonders verhängnisvoll aus und macht hier bei der Erhaltung des konservativ oder operativ erreichten Repositionsergebnisses auch die größten therapeutischen Probleme.

Mehr und mehr hat sich in den letzten Jahren die Erkenntnis durchgesetzt, daß sich die Frage der Wirbelsäulenstabilität an den *dorsalen Strukturen* entscheidet:

– Wirbelkörperhinterkante und Diskuswand
– Wirbelbogen und Gelenkfortsätze
– hinterer Ligamentkomplex

Die *Charakteristiken einer instabilen Wirbelfraktur* sind letztlich folgende:

1. Liegt eine Kompressions-Berstungsfraktur mit gleichzeitiger Hinterkantenbeteiligung vor, so besitzt das Bewegungssegment *keine ventrale Abstützung* mehr.

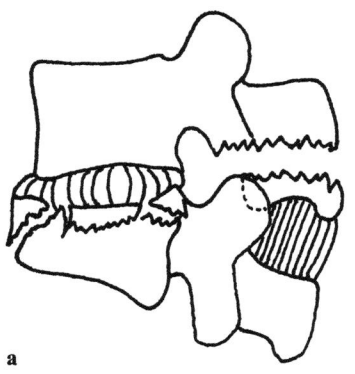
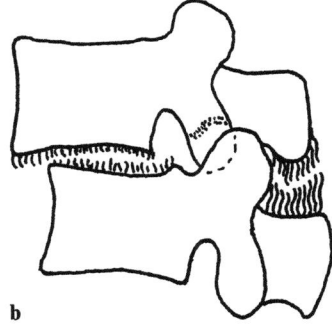

Abb. 5.1.15. Ossäre **a** und diskoligamentäre Instabilität **b** der Wirbelsäule. (Aus Louis [196])

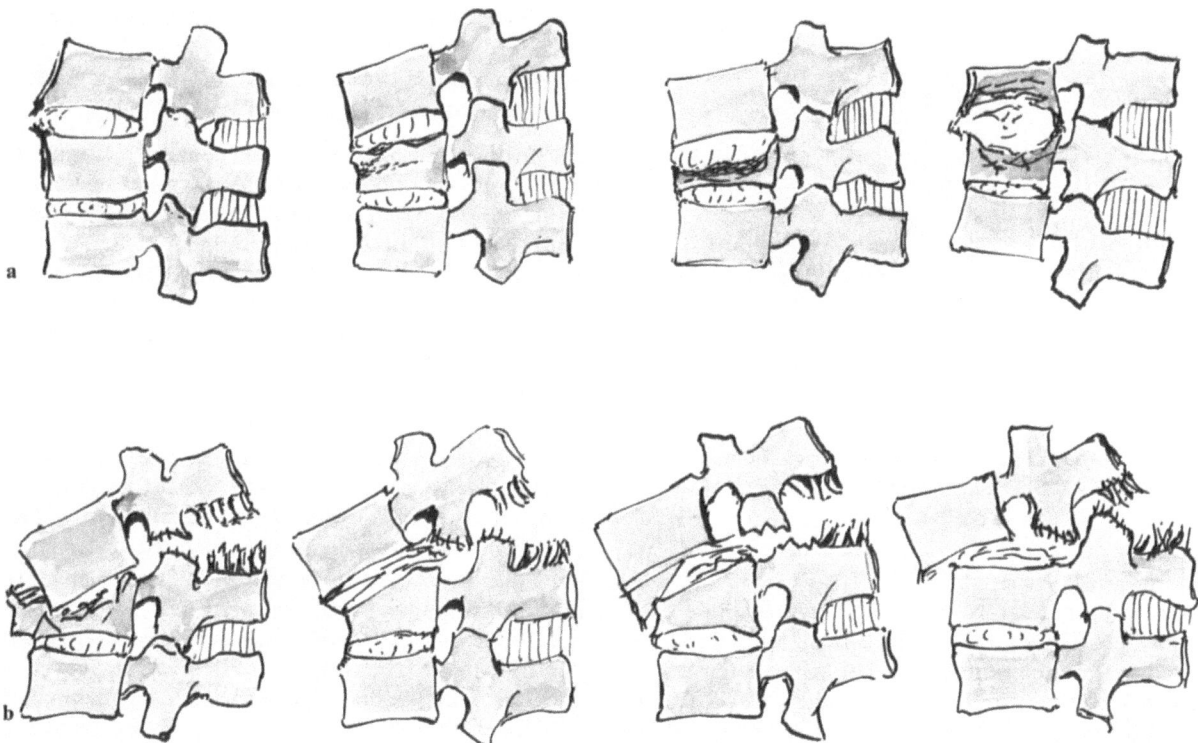

Abb. 5.1.16a, b. Dualistische Einteilung der Wirbelsäulenverletzungen: A: Nur 1 Tragelement verletzt = stabile Verletzung. B: Mindestens 2 Tragelemente verletzt = instabile Verletzung. (Modifiziert nach Weber-Magerl)

2. Liegt eine Verletzung (Dekapitation, Kapselzerreißung) der paarigen Wirbelbogengelenke vor, so ist die stabilisierende, *gegen Ventralverschiebung schützende* Funktion der Gelenkfazetten verloren gegangen.
3. Ist der hintere Ligamentkomplex zerrissen, so fehlt die *dorsale Zuggurtung* und der kyphotischen Abknickung oder Dislokation wirkt nichts mehr entgegen.

Ebendiese Kriterien haben Weber und Magerl [201, 340] neuerdings zur Grundlage einer ebenfalls dualistischen Einteilung in primär stabile und primär instabile Wirbelsäulenverletzungen (Abb. 5.1.16) gemacht:

Primär stabile Verletzungen (A) weisen eine Stauchung oder Kompression der Wirbelkörperspongiosa auf, während die ligamentären und artikulären Verbindungen intakt, die Bandscheiben allenfalls leicht verletzt sind. Daraus resultiert meistens der typische Keilwirbel. Die wichtige Hinterwand des Wirbelkörpers ist in der Regel unverletzt. Trotz Sofortbelastung und Sofortmobilisation ist keine Zunahme der Deformierung und keine Verschiebung zu erwarten. Im einzelnen zählen hierzu:

1. die isolierte Bandscheibenverletzung,
2. der einfache Kompressionsbruch ohne Bandscheibenbeteiligung,
3. der isolierte Wirbelbogen – und/oder Gelenkfortsatzbruch ohne Bandscheibenbeteiligung,
4. der Wirbelkörperbruch mit Bandscheibenverletzung, sofern
   a) der ventrale Achsenknick auf der seitlichen Aufnahme höchstens 15 Grad beträgt (sog. Kompressionsbruch I. Grades nach Saegesser),
   b) ein sagittaler Knick fehlt (a.p. Aufnahme),
   c) keine Subluxation nachweisbar ist und
   d) keine Verbreiterung des Dornfortsatzabstandes vorliegt (hinterer Ligamentkomplex!).

Die meisten Fälle von Kompressionsfrakturen weisen eine *intakte Hinterwand* des Wirbelkörpers auf. In der Regel ist die Hinterwand nur bei sehr schwerer Kompression mitfrakturiert. Damit ist aber bereits das Kriterium für eine stabile Fraktur nicht mehr vollständig erfüllt, da eine Frühmobilisation wegen mangelhafter Druckfestigkeit nicht mehr gegeben ist. Als druckaufnehmende Elemente sind lediglich die Gelenkfortsätze vorhanden, und die intakten Bänder wirken noch als dorsale Zuggurtung.

Demgegenüber sind bei den *primär instabilen Verletzungen* (B) mindestens 2 Stabilitätselemente verletzt (Abb. 5.1.16). Somit besteht hier die große Gefahr einer zunehmenden Deformierung und Dislokation.

Zu den primär instabilen Verletzungen werden die ossären und diskoligamentären Instabilitätsgruppen gezählt, im einzelnen:

(1.1) *Kompressionsberstungsbruch mit Hinterkantenausbruch:* Kapselbandapparat, Gelenkfortsätze und -bögen sind unversehrt. Die ventrale Abstützung fehlt jedoch, insofern kann die Kyphosierung infolge Bänderdehnung zunehmen (Abb. 5.1.27).

(1.2) *Kompressionsbruch + zerrissener Kapselbandapparat* = instabile Fraktur (Abb. 5.1.16): Es besteht nur noch eine gewisse Rotationsstabilität infolge der intakten Gelenkfortsätze.

(1.3) *Kompressionsbruch + zerrissener Kapselbandapparat + Gelenkfortsatzfraktur* oder analog dazu: Kompressionsbruch + Fraktur der Bogenwurzel und Bögen = instabile Fraktur

(1.4) Abbruch des Dens axis (Sonderform).

(2.1) *Reine Wirbelluxation* (fast ausschließlich zervikal): Die ligamentären und artikulären Verbindungen sind unterbrochen, zusätzlich ist die Bandscheibe zerrissen = hochgradig instabile Verletzung (Abb. 5.1.16).

(2.2) *Zervikale Subluxation:* wegen der Neigung der zervikalen Gelenkflächen sind auch diese Verletzungen als instabil anzusehen,

(2.3) *Luxation mit Gelenkfortsatzfraktur* (mit und ohne Verhakung),

(2.4) *Luxation mit Fraktur der pars interarticularis* = traumatische Spondylolisthese

Diese historische Retrospektive von Klassifizierungsversuchen der komplexen Wirbelsäulenverletzungen belegt, daß eine ursprünglich mechanistisch-deskriptive Sicht zunehmend einem architektonisch-dynamischen Stabilitätsverständnis gewichen ist, das sich an den osteoligamentären Strukturen des sog. mittleren Wirbelsegmentes (Roy-Camille) orientiert. Dieser Wandel erinnert in auffallender Weise an die heute übliche Klassifizierung der Verletzungen des oberen Sprunggelenkes, deren Formenreichtum nicht mehr mit Lauge-Hansen mechanistisch etikettiert, sondern mit Weber an der Beteiligung der tibiofibularen Syndesmose ausgerichtet und in 3 Gruppen klassifiziert wird.

Auch bei der großen Variabilität von Wirbelsäulenverletzungen ist eine streng dualistische Eintei-

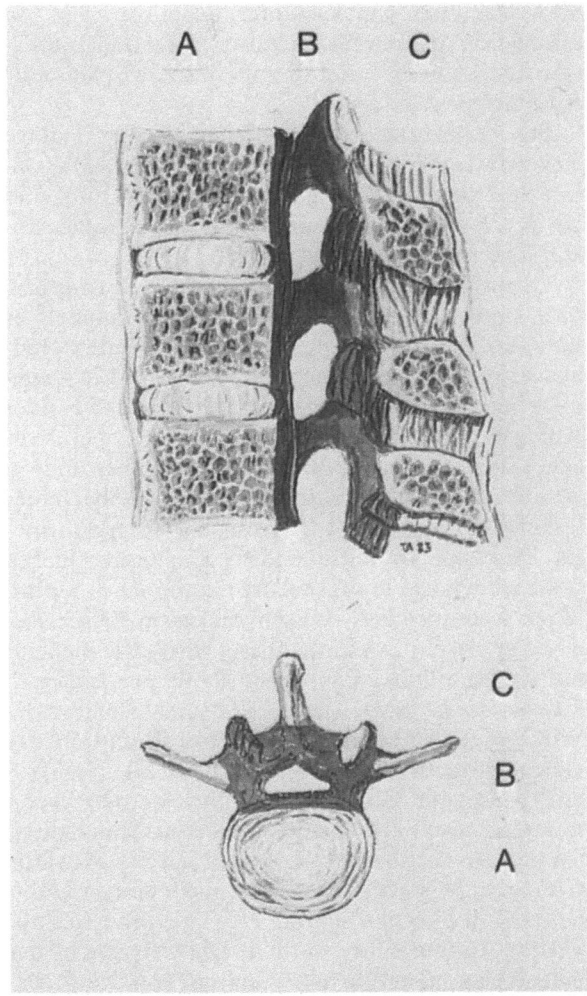

Abb. 5.1.17. Unterteilung des intervertebralen Bewegungssegmentes in 3 Bestandteile von unterschiedlicher statischer Bedeutung und entsprechende Klassifizierung von Wirbelsäulenverletzungen

lung in stabil/instabil nicht immer durchzuhalten. Somit erscheint für die klinischen Belange eine Unterteilung des spinalen Bewegungssegmentes in 3 Bestandteile von unterschiedlicher statischer Bedeutung als das Sinnvollste:

einen *vorderen tragenden Teil A* unter Einschluß von Bandscheibe und Wirbelkörper ohne Hinterwand,

einen *mittleren Abschnitt B,* das sogenannte osteoligamentäre mittlere Wirbelsegment,

und einen *hinteren Zuggurtungsteil C* unter Einbeziehung des gesamten dorsalen Ligamentkomplexes.

Berücksichtigt man, daß gerade die Hinterwand des Wirbelkörpers sowohl für die *ventrale Abstützung* als auch für die nicht seltene *Wirbelkanalste-*

nosierung eine schicksalhafte Bedeutung hat, so lassen sich hieraus für Klassifizierung und Indikationsstellung klare und therapeutisch wegweisende Richtlinien ableiten:

Bei Verletzung nur des Teiles A (*Typ A*) läge eine stabile, bei A+B (*Typ B*) eine potentiell instabile und neurologisch gefährliche Verletzung und bei A+B+C (*Typ C*) eine totale bzw. globale Instabilität vor (Abb. 5.1.17).

Von der primären Instabilität ist die *Spätinstabilität* streng zu unterscheiden. Hierbei handelt es sich fast immer um einen unbefriedigenden Heilausgang unter insuffizienter Therapie, d.h. ungenügender Lagerungsreposition, unzureichender Ruhigstellung oder fehlgeschlagener operativer Stabilisierung. Die Spätinstabilität ist allerdings in der thorakalen und lumbalen Region bei einer Häufigkeit von etwa 1–3% nur ein untergeordnetes Problem. In auffallendem Gegensatz hierzu steht jedoch die häufige Ausprägung eines sekundären kyphotischen Achsenknickes in dieser Region. In diesem Zusammenhang wird abschließend auf die stabilitätsgefährdende Rolle der *isolierten Laminektomie* hingewiesen. Sie verschlechtert die Wirbelsäulenstatik drastisch – bei Resektion der Gelenkfortsätze katastrophal (Abb. 5.1.37a–d) – und sollte nur noch durchgeführt werden, wenn tomographisch Knochentrümmer im Spinalkanal festgestellt werden oder neurologische Ausfälle vorliegen. In jedem Falle sollte nach einer Laminektomie in gleicher Sitzung eine operative Stabilisierung durchgeführt werden. Dies entspricht der von Weber angeführten Trias: *Reposition – Dekompression – Stabilisation*.

5.1.2 Diagnostik von Wirbelsäulenfrakturen

5.1.2.1 Klinische Untersuchung

Bereits am Unfallort sollte durch Exploration und *orientierende Untersuchung* (Tabelle 5.1.6) die Verdachtsdiagnose einer Wirbelsäulenfraktur gestellt werden, jedoch kann hier eine Unterscheidung in stabile oder instabile Frakturformen nicht getroffen werden. Immerhin können Formabweichungen (vor allem Gibbusbildungen) beobachtet und Diastasen zwischen zwei Dornfortsätzen getastet werden. In jedem Verdachtsfalle ist ein äußerst schonender Transport in die nächstgelegene Klinik erforderlich. Bei der Bergung haben sich für die HWS der Halsschienengriff, für die LWS-BWS-Region der Schaufel- und Brückengriff (Abb. 5.1.18, 5.1.19) bewährt.

Tabelle 5.1.6. Kardinalfragen bei der Erstuntersuchung von Wirbelsäulenverletzung

- welches neurologische Defizit
- welche Segmenthöhe
- welche Frakturtyp (stabil/instabil)

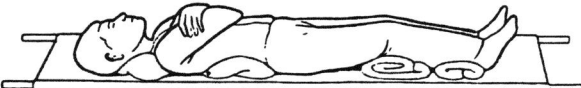

Abb. 5.1.19. Lagerung eines Wirbelsäulenverletzten mit Unterpolsterung der physiologischen Krümmungen

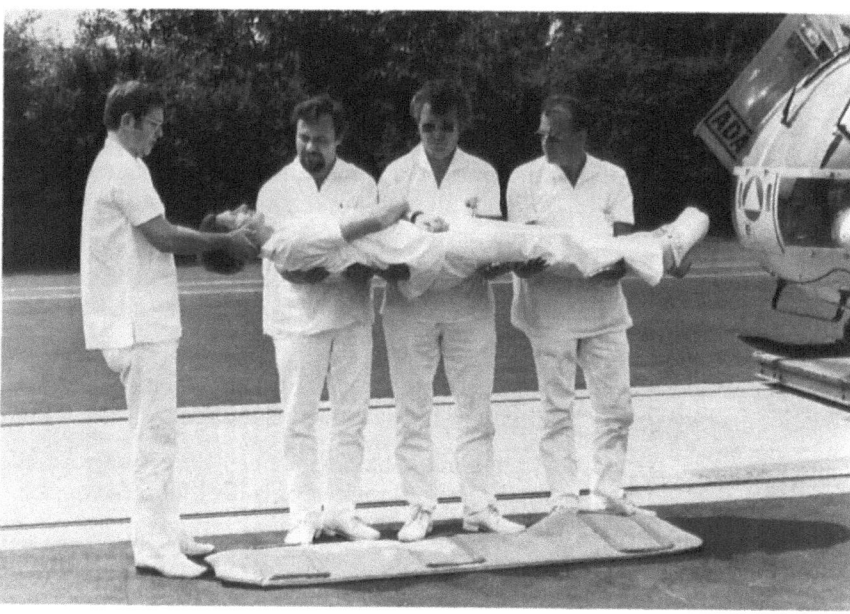

Abb. 5.1.18. Bergungsgriffe bei Wirbelsäulenverletzten: sog. Gabelstaplergriff und Halsschienengriff

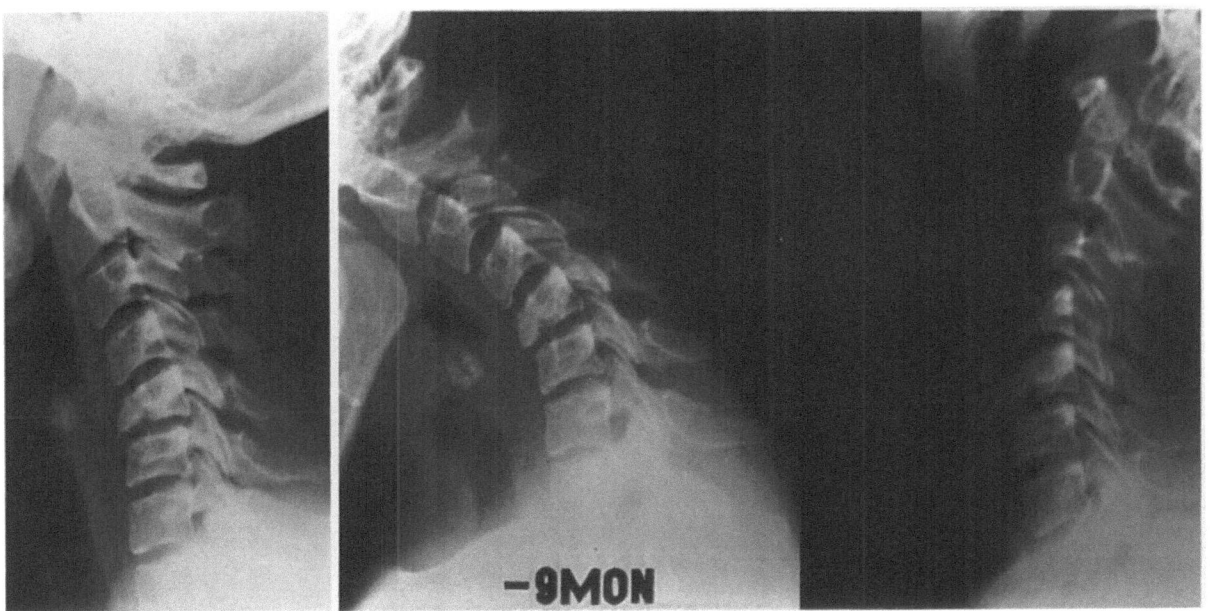

Abb. 5.1.20a, b. Isolierte Kompressionsfraktur HW 5 ohne Bandscheibenbeteiligung **a**. Stabile Ausheilung ohne reparative Verklammerung **b**

Danach empfiehlt sich folgender *Untersuchungsgang:*
1. Prüfung der Vitalfunktionen
2. Ausschluß von schweren Begleitverletzungen
3. vergleichende Prüfung der Sensibilität, Spontanmotorik und Reflexe
4. Röntgendiagnostik
5. apparative Zusatzdiagnostik (spinale Computertomographie, selten Myelographie)

5.1.2.2 Röntgendiagnostik

Da nicht selten Serienfrakturen vorliegen, ist es zweckmäßig, die Röntgenübersichtsaufnahmen großzügig zu wählen.

Dabei erfolgen die Aufnahmen im a.p. und seitlichen Strahlengang in Rückenlage des Verletzten. Der gebrochene Wirbel wird außerdem noch durch Zielaufnahmen dargestellt. Auf den Seitenaufnahmen sollten auch die Dornfortsätze dargestellt sein, um eine Diastase (hinterer Bandkomplex!) erkennen zu können. Es ist immer wieder erstaunlich, wie häufig Frakturen und Luxationen bei HW 6/7 wegen unzureichender Röntgentechnik übersehen werden. Zur seitlichen Darstellung der unteren HWS, vor allem bei Verletzten mit kurzem Hals, bieten sich daher folgende Möglichkeiten an, um eine *Bildauskunft bis zum 1. BWK* zu erhalten:

– Arme und Schultern des Verletzten werden an den Händen kräftig nach kaudal gezogen
– ein Arm des Verletzten wird eleviert (sogenannte Kraulschwimmerposition)
– Darstellung der zervico-thorakalen Region im schrägen Strahlengang

Eine zusätzliche Information ist in unklaren Fällen durch *Schichtaufnahmen* zu erhalten. Sie sind gerade bei Verletzungen der kranio-zervikalen Übergangsregion (Atlas-Axis) sowie zur Objektivierung von Fazettenverhakungen bei Rotationsluxationen der HWS unentbehrlich. Zur Darstellung der Foramina intervertebralia und Bogenwurzeln dienen Schrägaufnahmen von 45 Grad, der kleinen Wirbelgelenke an der HWS solche von 15 Grad.

Qualitativ hohe Ansprüche sind jedoch bereits an die Standard-Aufnahmen a.p. und seitlich zu stellen, da sie die Beurteilung der Wirbelarchitektur erlauben müssen und Grundlage der Verletzungsklassifizierung sind. Somit sind sie auch richtungweisend für die weiterführende Diagnostik.

Die *röntgenologischen Kriterien für die wichtigsten Wirbelsäulenverletzungen* sind zusammenfassend aufgeführt:

1. *Isolierter Wirbelkörperbruch (Primärsymptome)*
– Höhenminderung des betroffenen Wirbelkörpers (meist keilförmig)
– Ineinanderstauchung der Trabekel mit Verdichtungszone (meist deckplattenparallel, bandförmig)
– Konturunterbrechung der vorderen Corticalis (oft nasenförmig)

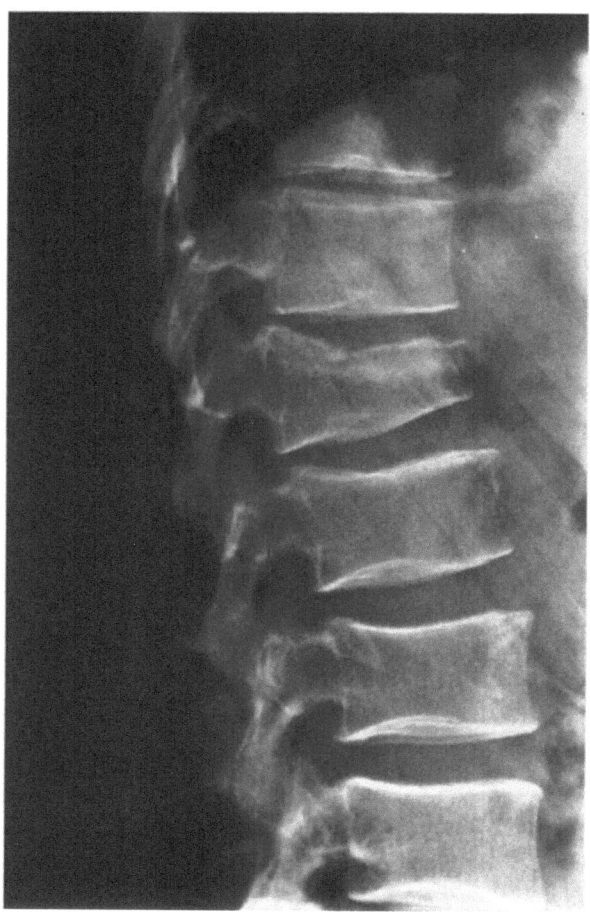

Abb. 5.1.21. Kompressionsfraktur LW 2 mit Keilverformung, typischer deckplattenparalleler Strukturverdichtung und geringer Bandscheibenbeteiligung

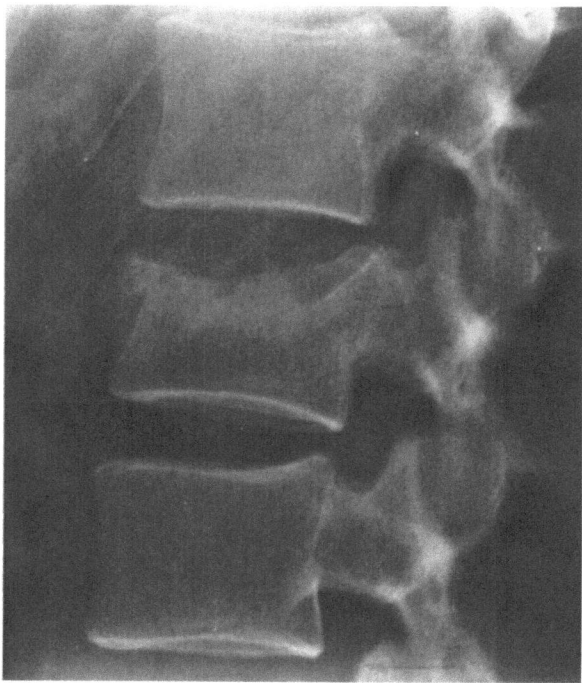

Abb. 5.1.22. Kompressionsfraktur mit grober Bandscheibenbeteiligung bei LW 2. Einsprengung von Pulposus-Material zwischen die Wirbelfragmente

In der Ausheilung ist der isolierte Wirbelkörperbruch (Abb. 5.1.20) röntgenologisch oft schwer erkennbar, da die periostale und endostale Kallusbildung meist spärlich ist.

Es *fehlen* Spangen- und Randwulstbildungen, weil an unverletzten Bändern und äußeren Faserringanteilen reparative Veränderungen ausbleiben.

2. *Wirbelkörperbruch mit Bandscheibenbeteiligung (Primärsymptome)*
- Konturunterbrechung und Stufenbildung in einer Wirbelkörperabschlußplatte
- türflügelartige Aufbrüche der Deck- und Grundplatten
- häufig Absprengung von Fragmenten aus der oberen knöchernen Randleiste
- meist mehr oder weniger starke Höhenminderung des Zwischenwirbelraumes
- Wirbelkörperverschiebung gegeneinander

Auch bei Aufsprengung der Knorpelplatte mit Einbruch von Bandscheibengewebe in den Wirbelkörper (Abb. 5.1.21, 5.1.22) kann das Außengefüge der Bandscheibe unverletzt sein. So läßt sich röntgenologisch eine Beteiligung des Innengefüges der Bandscheibe indirekt aus den trichterförmigen Einbrüchen in Deck- oder Grundplatte ableiten. Die Schädigung der äußeren Faserschichten ist entweder aus der Verschiebung der Wirbelkörperränder gegeneinander oder aber sekundär aus der Entwicklung ventraler (Abb. 5.1.23) spondylotischer Spangen- und Brückenbildung (Spondylosis deformans traumatica circumscripta) nachweisbar.

3. *Diskoligamentäre Instabilität an der HWS*

Hierfür sind die röntgenologischen Zeichen nur subtil. Sie werden daher häufig übersehen oder im Hinblick auf die fatalen Folgen (Abb. 5.1.24) unterschätzt. Das klassische Beispiel ist die zervikale *anteriore Subluxation*, die instabilste Verletzungsform der HWS.

Die typischen röntgenologischen Kriterien sind:

- Divergenz der Dornfortsätze („klaffende Dornfortsätze"),
- Verschmälerung des ventralen Zwischenwirbelraumes,
- Ventralverschiebung der kranialen Gelenkfazetten,

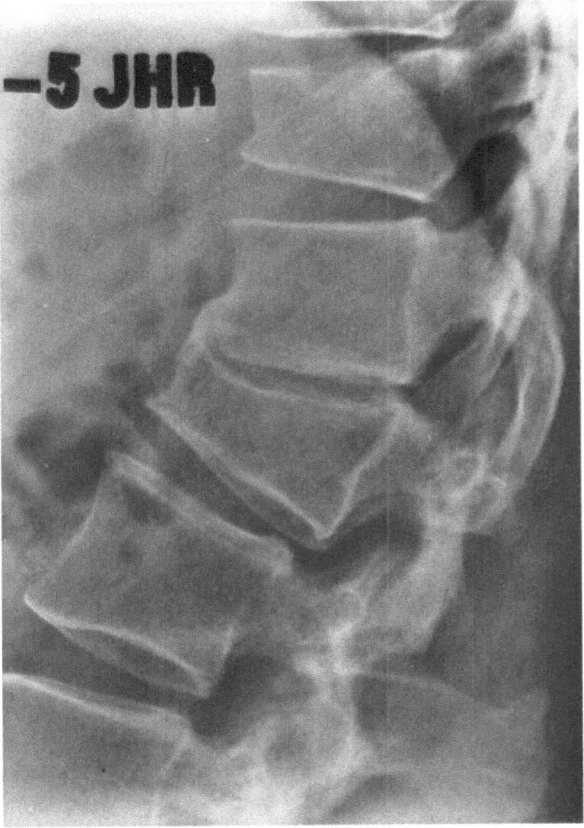

Abb. 5.1.23. Posttraumatische ventrale Spangen- und Brückenbildung („periphere Verknöcherung")

- Wirbelkörper-Dislokation, insbesondere
  a) Konturstufen an der hinteren Wirbelkörperfluchtlinie (ventrale Spinalkanalbegrenzung),
  b) Konturstufe an der Bogenschlußlinie (dorsale Kanalbegrenzung),
- häufig prä- und paravertebrales Hämatom.

4. Auf die Existenz einer *posttraumatischen Instabilität* (Abb. 5.1.25) deuten folgende Röntgenmerkmale [81, 190, 25]:

- die Ausbildung schiffsschnabelähnlicher Knochenfortsätze (die aber keine manschettenförmige Überbrückung erreichen und von Jahr zu Jahr an Ausprägung und Ausdehnung zunehmen können),
- die im Laufe von Monaten zunehmende Höhenminderung des Bandscheibenraumes,
- die fortschreitende Ausbildung von Randsklerosen in den angrenzenden Wirbelkörperbezirken,
- das Vakuumphänomen im Inneren der Bandscheibenmasse, insbesondere bei Funktionsaufnahmen der LWS in Vor- und Rückwärtsbeugung,
- die abnorme Kippbeweglichkeit im betroffenen Bewegungssegment bei der funktionellen Röntgenuntersuchung.

Gerade auf den seitlichen Aufnahmen der HWS ist auf den *prävertebralen Weichteilschatten* besonderes Augenmerk zu richten.

5.1.2.3 Apparative Zusatzuntersuchung

Sie steht am Ende der Diagnostik, von der gefordert wird, die Verletzung mit geringstmöglichem und schonendem, aber ausreichendem Aufwand zu objektivieren. Untersucht wird daher in nachstehender Reihenfolge:

1. Neurologische Befunderhebung,
2. Röntgen-Nativdiagnostik mit Übersichts-, Ziel-, ggf. Funktions- und Traktionsaufnahmen (HWS),
3. spinale Computertomographie oder
4. Myelographie

Allgemein gilt, daß die jeweils invasivere diagnostische Maßnahme nur dann herangezogen wird, wenn die vorausgegangene Untersuchung zur Klärung der Verletzungssituation nicht ausreicht. Sogenannte Funktionsaufnahmen in Ventral- und Dorsalflexion sowie Traktionsaufnahmen sind indiziert bei nativ-diagnostisch intakten knöchernen Verhältnissen und bei Verdacht auf eine Segmentinstabilität (Abb. 5.1.26). Sie sind nur unter Durchleuchtung erlaubt, hier jedoch bei Kenntnis der regionalen Biomechanik ohne weiteres zu handhaben.

Die *Computertomographie der Wirbelsäule* ist bislang noch kein etabliertes Untersuchungsverfahren, wie etwa die Computertomographie des Schädels. Mit der hochauflösenden Dünnschicht-Computertomographie der Wirbelsäule ist es jedoch gelungen, diagnostisch aussagekräftige Sekundärschnittbilder und digitale Übersichtsaufnahmen in beliebigen Projektionen und ohne zusätzliche Strahlenexposition des Patienten anzufertigen. Dies stellt gerade für die traumatologische Diagnostik an der Wirbelsäule eine dramatische Ausweitung diagnostischer Möglichkeiten an Wirbelsäule und Rückenmark dar. Mit ihrer Hilfe ist eine exakte Höhenlokalisation der zu untersuchenden Wirbelsäulenregion möglich, und es können Dislokationswinkel und Größe von Fragmenten (Abb. 5.1.27) gemessen und dokumentiert werden. Als *nichtinvasive* und *lagerungsneutrale Untersuchung* hat diese Methode das diagnostische Konzept bereits entscheidend geändert. Gerade für die Beurteilung von Markraumstenosierungen durch

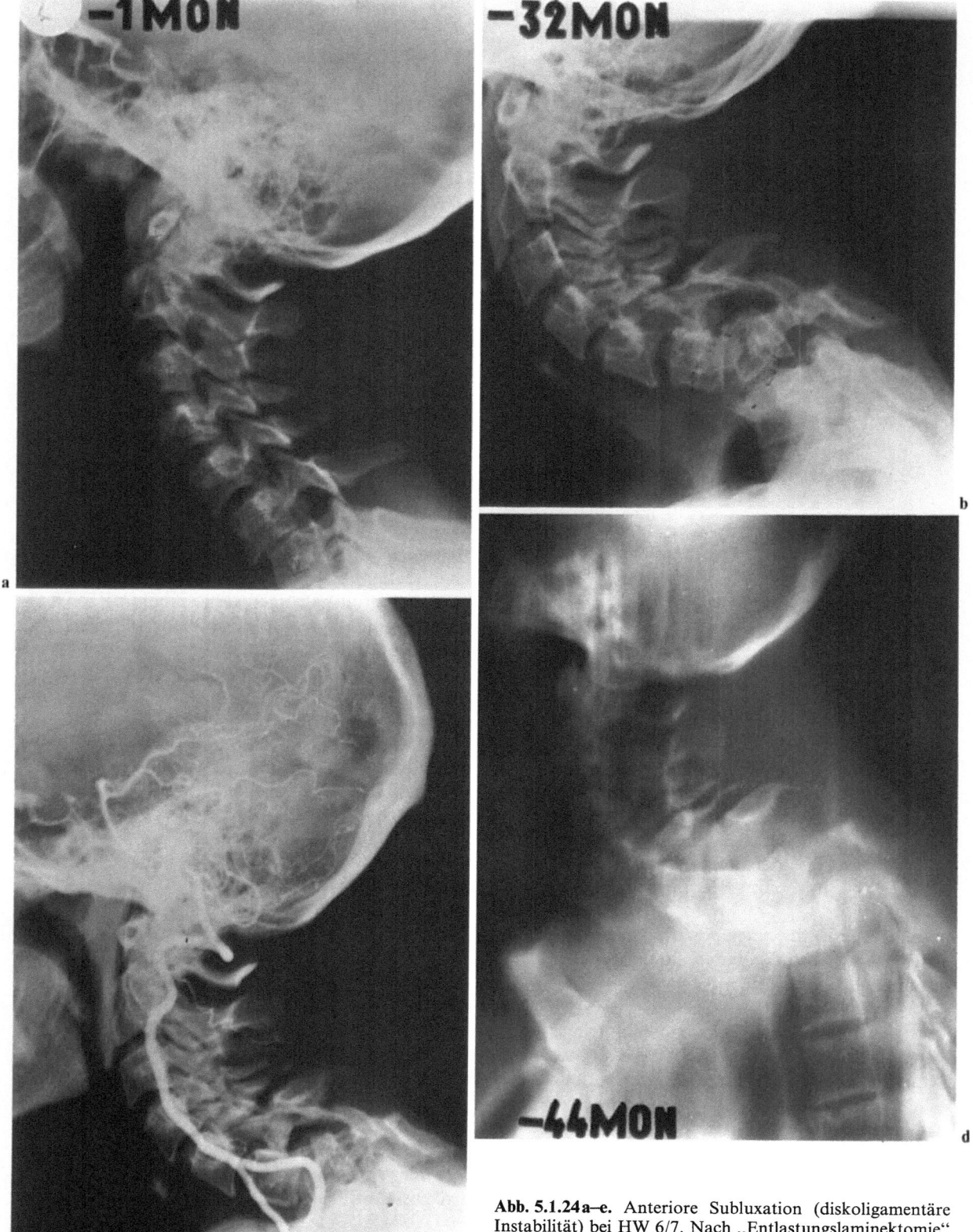

Abb. 5.1.24a–e. Anteriore Subluxation (diskoligamentäre Instabilität) bei HW 6/7. Nach „Entlastungslaminektomie" und gescheitertem Repositionsversuch grobe Dislokation und groteske Schwanenhalsdeformität. Kein neurologisches Defizit, aber drohende Spätmyelopathic

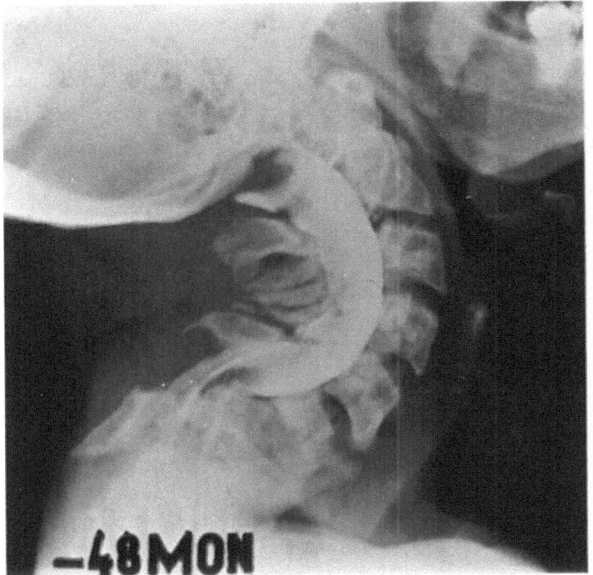

Abb. 5.1.24e

abgesprengte Hinterkantenfragmente, die Erkennung einer Rückenmarkkompression, den Nachweis von Frakturen mit Dislokation sowie vertikal verlaufende Frakturen leistet sie Hervorragendes. Allerdings ist die spinale Dünnschicht-Computertomographie nicht als Screening-Methode anzusehen. Sinnvoll und kosteneffizient ist sie erst dann, wenn klinisch bereits eine *Höhenlokalisation vorgegeben* werden kann.

Bereits jetzt ist die Computertomographie der konventionellen Röntgen-Tomographie hinsichtlich der Gefährdung des Patienten durch Umlagerungen, Zeitaufwand und Strahlenbelastung sowie bei allen relevanten Fragestellungen überlegen. Als einzige Indikation der konventionellen Tomographie verbleibt der Nachweis oder Ausschluß einer horizontal verlaufenden Fraktur ohne Dislokation.

Die *Myelographie* (Abb. 5.1.28) ist als Screening-Methode nur noch dann indiziert, wenn bei einem progredienten oder sekundär auftretenden neurologischen Defizit der Verdacht auf eine operationspflichtige spinale Raumforderung zugrundeliegt und Schwierigkeiten bei der Höhenlokalisation bestehen.

Zur Abgrenzung frischer von alten Verletzungen kann schließlich die *Szintigraphie* herangezogen werden. Ihre Befunde sind jedoch nach wie vor durch die Unsicherheit belastet, wie lange Wirbelkörperfrakturen unterschiedlichen biologischen Alters eine Aktivitätsspeicherung aufweisen.

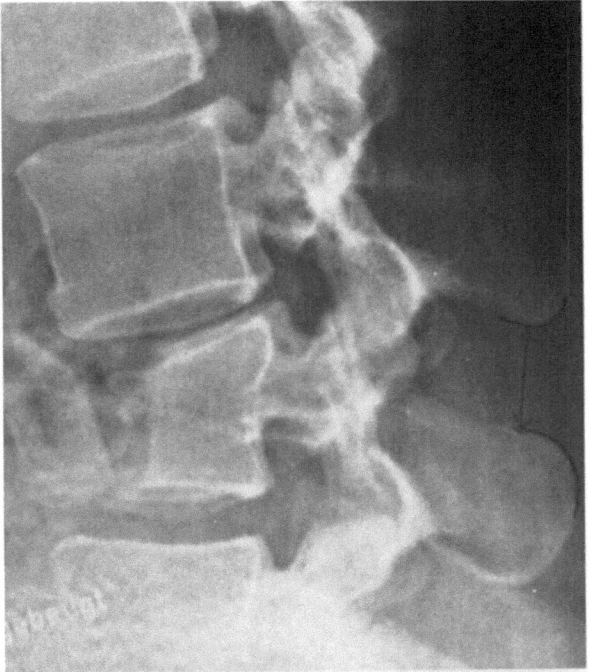

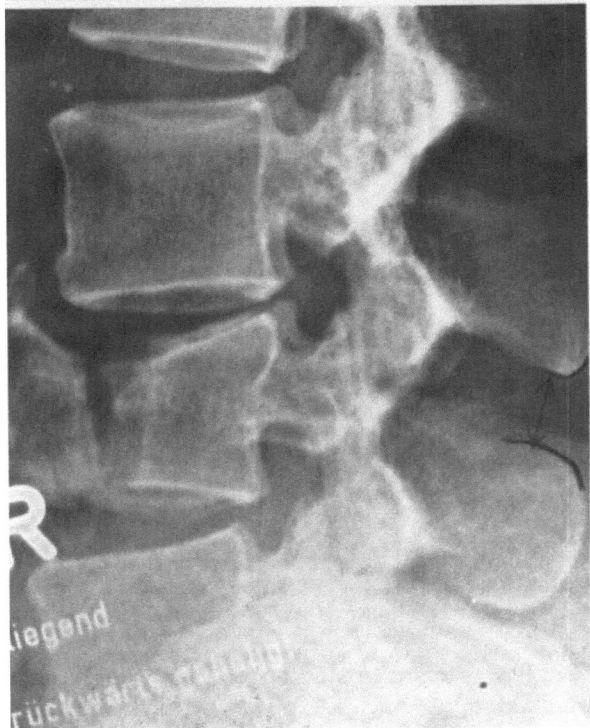

Abb. 5.1.25. Posttraumatische Segmentinstabilität

5.1.2.4 Differentialdiagnostische Erwägungen

Gelegentlich können anlagebedingte Formvarianten und Mißbildungen an der Wirbelsäule zu Fehldeutungen führen. Hier sind besonders zu nennen:

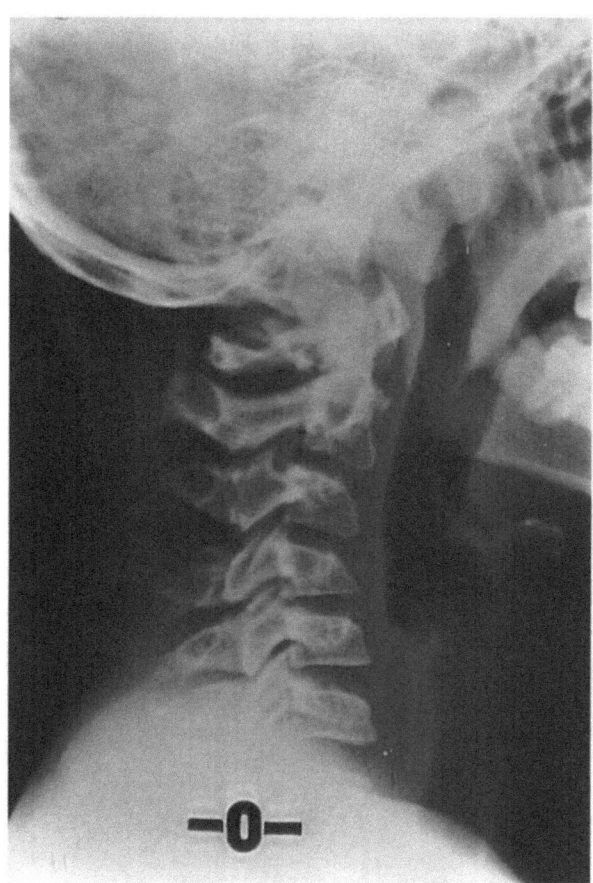
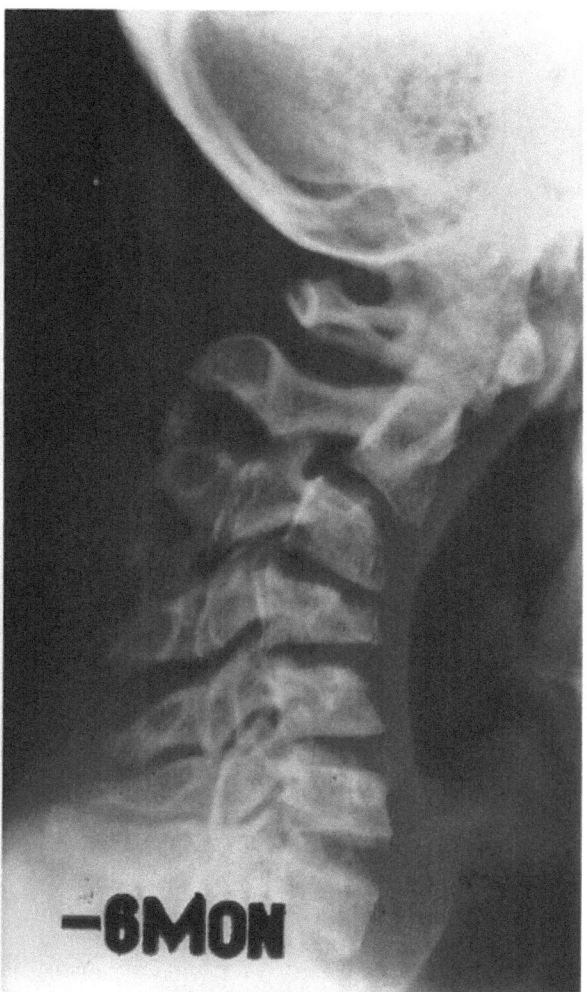

Abb. 5.1.26. Primär als Distorsion eingestufte HWS-Verletzung (Überrollmanöver mit PKW): nicht erkannte geringe Keilverformung von HW 4, verdächtiges Spinosusklaffen bei HW 3/4. Ruhigstellung mit Halskrawatte. Ausheilung in massiver kyphotischer Deformierung, interspinöser Verknöcherung und Subluxation bei HW 2/3 und HW 3/4. Retrospektiv schweres Überbeugungstrauma mit Stauchungsbruch HW 4, bisegmentaler Ruptur des hinteren Ligamentkomplexes HW 2–4 und diskoligamentärer Instabilität. Auf Funktionsaufnahmen war verzichtet worden

- die angeborene Blockwirbelbildung
- der angeborene Schmetterlingswirbel
- die Spondylolisthesis mit Spondylolyse

Die beiden ersteren sind angeborene Hemmungsmißbildungen (Abb. 5.1.29) der Wirbelkörper, wobei die reizlose Verschmelzung der Bogenabschnitte ohne reparative Veränderungen gegen eine traumatische Verschmelzung spricht, wie auch die symmetrische Schmetterlingsdeformierung als traumatische Wirbelverformung nicht vorkommt.

Typisch für die Spondylolisthesis ist die glatt konturierte und begrenzte Spaltbildung mit deutlicher Kortikalislamelle an typischer Stelle im Zwischengelenkabschnitt. Während die traumatische Gelenkfortsatzfraktur, besonders an der HWS, nicht so selten angetroffen wird, ist die echte *traumatische Olisthesis* eine absolute Rarität und findet sich fast ausschließlich im lumbo-sakralen Übergang. Für die gutachterliche Anerkennung verlangt sie die bekannten strengen Kriterien.

Außerordentliche Schwierigkeiten macht erfahrungsgemäß die Unterscheidung einer *nicht unfallbedingten Kantenabtrennung von einem traumatischen Kantenabbruch*:

Aus Unkenntnis der Natur der Kantenabtrennungen werden diese nichttraumatischen Kantenabtrennungen immer wieder als frische oder alte Brüche beschrieben. Unter Beiziehung der unmittelbar nach dem Unfall angefertigten Röntgenbilder, notfalls durch Schichtaufnahmen, gelingt ihre

Wirbelfrakturen

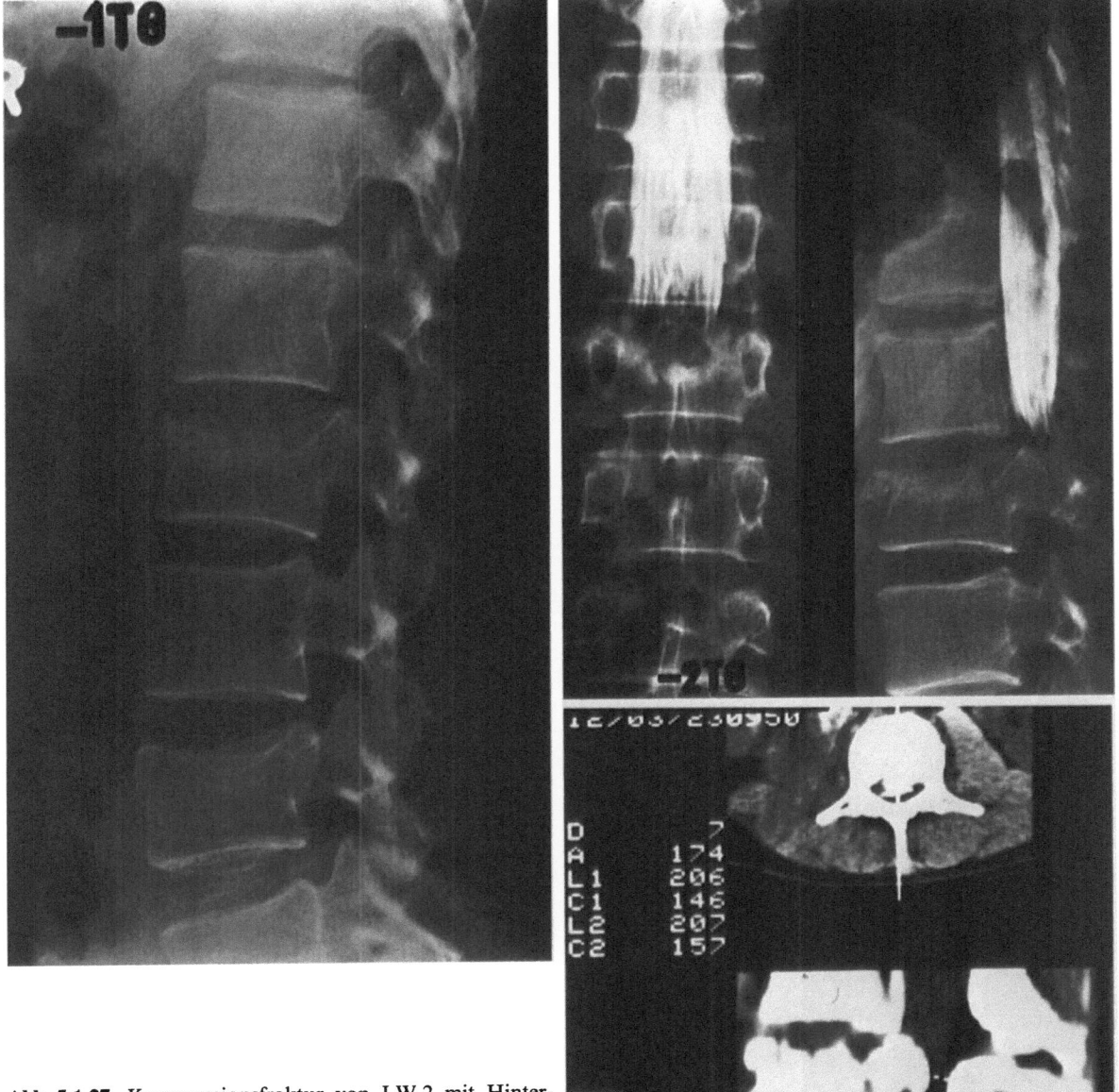

Abb. 5.1.27. Kompressionsfraktur von LW 2 mit Hinterkantenbeteiligung a. Kein neurologisches Defizit. Myelographisch Totalstop b. Erst computertomographisch ist das Ausmaß der Wirbelkanalstenose zu erkennen. Sagittale Rekonstruktion mit massivem Hinterkantenausbruch c

Identifikation eigentlich mühelos, wenn man folgende Kriterien beachtet:

1. Bei der *nicht unfallbedingten Kantenabtrennung* bleibt der Wirbelkörper in Form und Höhe erhalten, wobei seine rechteckige Form durch die abgetrennten dreieckigen Kantenstücke im Sinne eines „Schnittmusters" ergänzt wird. Die Trennungsspalten bleiben auch unter längerer Beobachtungszeit unverändert, ohne daß sich durch Umbauvorgänge bedingte Aufhellungszonen oder Glättungen der Bruchstufen zeigen.

2. Beim *traumatischen Kantenabbruch* kommt es im Sinne der Beugungsfraktur zu einer Abstauchung der vorderen oberen Wirbelkanten mit meist bandförmiger Verdichtungszone, meistens mit Keilverformung des Wirbelkörpers und im weiteren Verlauf mit scheinbarer Verbreiterung des Bruchspaltes und späterer Glättung und Ausfüllung der Bruchstufen durch die bekannten Umbauprozesse.

In diesem Zusammenhang soll noch auf das häufige, insbesondere an der HWS zu beobach-

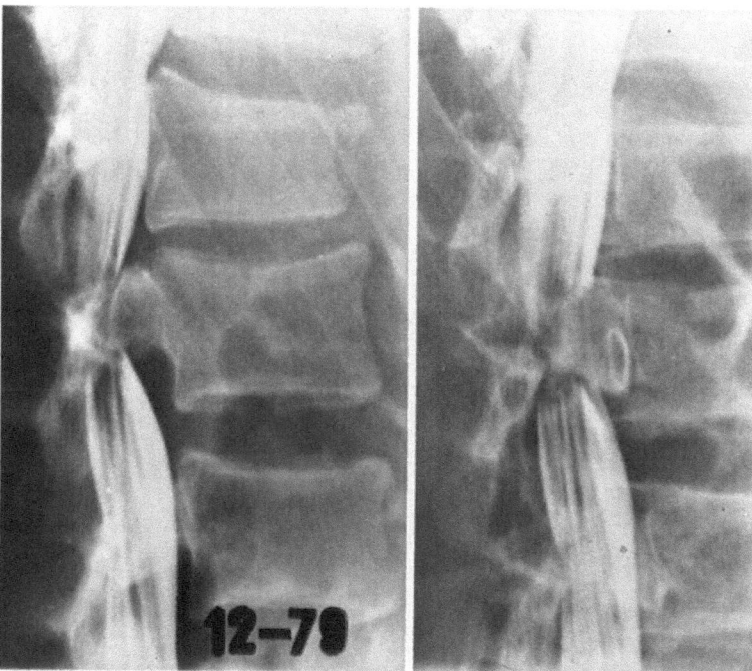

Abb. 5.1.28. Hinterkantenabsprengung LW 2 mit typischer Kontrastmitteleindellung von ventral

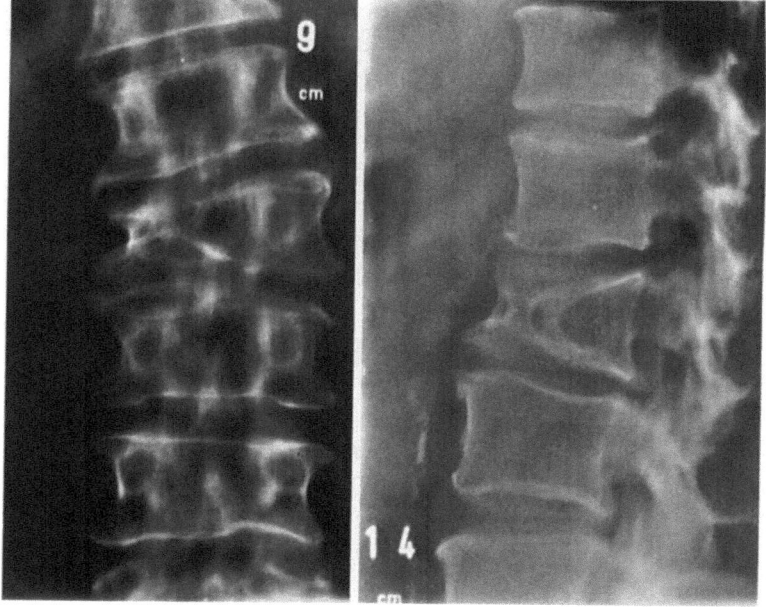

Abb. 5.1.29. Als Kompressionsfraktur fehlgedeutete vertebrale Hemmungsmißbildung bei LW 3

tende vordere untere traumatische Kantenfragment hingewiesen werden (Abb. 5.1.30). Es kann sowohl durch die Einwirkung von axialen Kompressionskräften abgesprengt (sog. Teardrop fracture), oder aber infolge eines Hyperretroflexionsmechanismus abgerissen werden. In jedem Falle bleibt das vordere Ligament erhalten.

Der *osteoporotische Wirbelkörper* zeigt allgemein ein gleichsinniges Frakturverhalten auf erniedrigtem Festigkeitsniveau. So kann bei ausgeprägter Osteoporose die Tragfähigkeit des unversehrten Wirbelkörpers unter die kritische Belastungsgrenze von 0,2 kp/mm² absinken. Dann bedarf es keiner besonderen Gewalteinwirkung mehr, um den Zusammenbruch des geschwächten Wirbels herbeizuführen. Dies kann bei einer ganz banalen arbeitsüblichen Tätigkeit eintreten, wofür Witt den Begriff der osteoporotischen Spontanver-

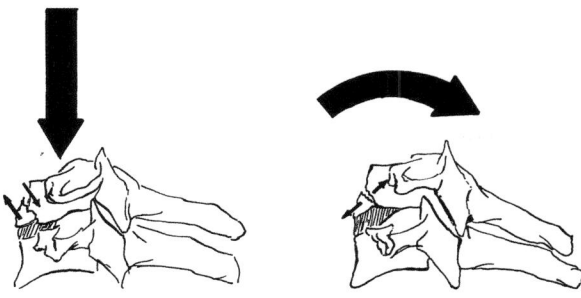

Abb. 5.1.30. Ein dreieckiges Kantenfragment an der Vorderunterkante des Wirbelkörpers kann sowohl bei Kompression als auch bei Rückwärtsüberbeugung entstehen

formung prägte. Die hierbei beobachtete Verformung ist fischwirbelartig oder keilförmig. Auf die häufigen pathologischen Wirbelfrakturen kann hier nicht näher eingegangen werden.

5.1.3 Regionale Traumatologie

5.1.3.1 Verletzungen der oberen HWS

Man sollte von der klinisch noch immer üblichen Einteilung in obere, mittlere und untere HWS abrücken, da dies biomechanisch unsinnig ist.

Die obere HWS umfaßt die *Okziput-Atlas-Region* mit dem paarigen oberen Kopfgelenk und die *Atlas-Axis-Region* mit den unteren Kopfgelenken. In den letzteren, für die spinale Traumatologie sehr wichtigen Gelenken erfolgen die Bewegungen in 4 Gelenkspalten, von denen eine als Gleitbeutel bezeichnet wird: die Bursa atlanto-dentalis, ein Spalt zwischen dem Lig. transversum atlantis und dem Dens axis. Zwischen der Rückfläche des vorderen Atlasbogens und dem Dens liegt die Art. atlanto-axialis mediana. Die übrigen 2 Gelenkspalten sind die paarigen lateralen atlanto-axialen Gelenke mit konvexen, nach lateral sich voneinander entfernenden Gelenkflächen. Die terminologische Abgrenzung dieses *Kopf-Hals-Aggregates als obere HWS* ist für das Verletzungsverständnis außerordentlich nützlich, da reine Rotationsbewegungen der HWS nur in diesen Kopfgelenken möglich sind und darüber hinaus Zwischenwirbelscheiben fehlen. Vielmehr kann der gesamte Atlas als „knöcherne Zwischenwirbelscheibe" zwischen Okziput und Axis angesehen werden.

5.1.3.1.1 Okziput-Atlas-Region.
Die atlanto-okzipitalen Verrenkungen haben klinisch fast keine Bedeutung, da sie wegen der Schädigung der Medulla oblongata fast immer letal ausgehen. Der Hauptverletzungsvektor wirkt sich in einer Translation

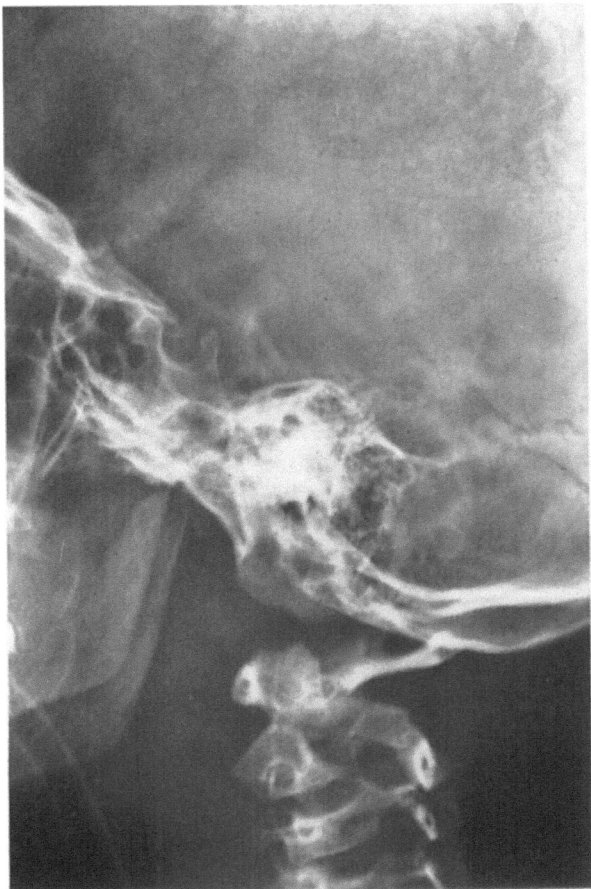

Abb. 5.1.31. Atlantookzipitale Verrenkung bei einem Kind: tödlicher Ausgang

des Kopfes in Richtung der Z-Achse aus (Abb. 5.1.31), woraus eine Zerreißung der atlantookzipitalen Bandverbindungen resultiert mit Kontusion, bzw. querer Durchtrennung der Medulla oblongata. Wird diese Verletzung bei sofortiger Beatmung überlebt, so ist sie als vollkommen instabil anzusehen und sollte okzipito-zervikal fusioniert oder – bei geringen neurologischen Ausfällen – in der Halo-Weste 12 Wochen ruhiggestellt werden.

Atlasbrüche. Hier ist der klinisch wichtigste Bruch der *Atlasberstungsbruch nach Jefferson*. Der typische Unfallhergang besteht in der direkten axialen Gewalteinwirkung auf die Kalotte, wobei ein eigentliches Moment fehlt (Abb. 5.1.32). Da der Atlas unmittelbar als Schaltscheibe zwischen Knochen eingelagert ist und infolge seiner Ringform eine Translation unmöglich ist, resultiert in logischer Konsequenz die Berstungsfraktur. Der Atlas bricht hierbei an seiner schwächsten Stelle im Sulcus arteriae vertebralis. Das Lig. transversum

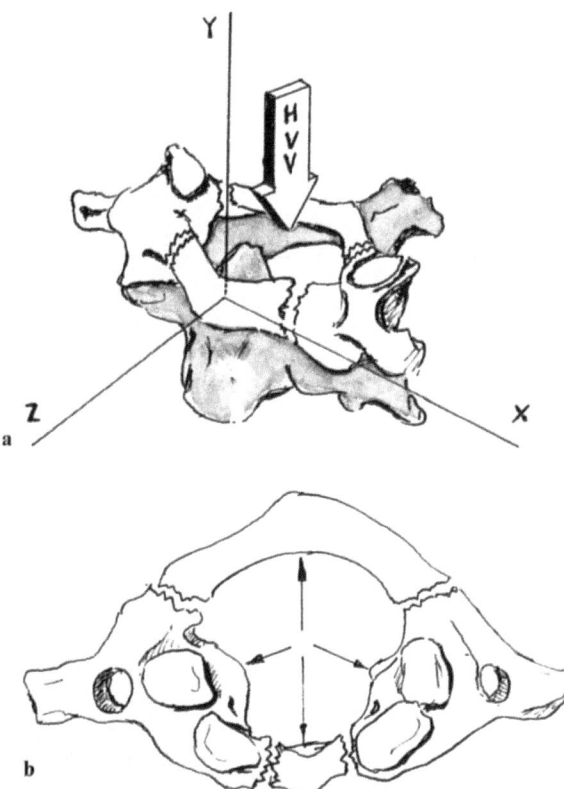

Abb. 5.1.32. a Typische Krafteinleitung bei der Jefferson-Fraktur (axiale Kompression) mit Hauptverletzungsvektor (HVV). **b** Klassische Atlasberstungsfraktur nach Jefferson mit Aufsprengung des Atlasringes an praedisponierten Schwachstellen

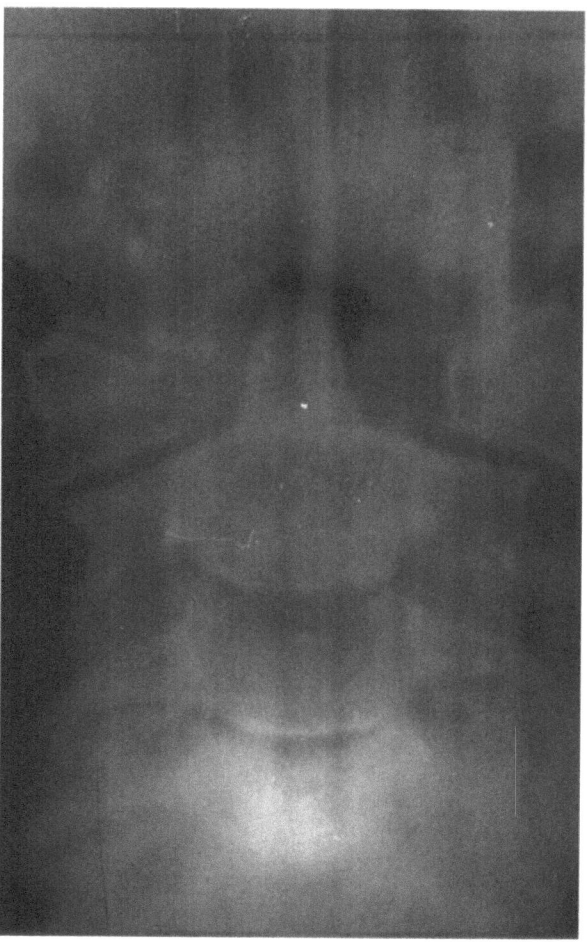

Abb. 5.1.33. Tomographisch deutlich erkennbare Berstung des Atlasringes mit auseinandergetriebenen Massae laterales atlantis

atlantis rupturiert, und die Massae laterales werden nach außen getrieben. Die Diagnostik gelingt am besten mit der a.p.-Tomographie oder auch mit der spinalen Computertomographie (Abb. 5.1.33). Die Therapie der Wahl ist die Extension mit Halo-Weste über 12 Wochen.

Nicht selten ist die *Fraktur des hinteren Atlasbogens*, gelegentlich kombiniert mit einer Densfraktur. Hier liegt eine mehr exzentrische Krafteinleitung vor (Abb. 5.1.34), so daß zusätzlich zur axialen Stauchung eine Rotation des Kopfes um die X-Achse hinzutritt. Dadurch wird der dorsale Atlasbogen durch das Okziput nach kaudal gedrückt und die Fraktur an der schwächsten Stelle von HW 1 ausgelöst. Sofern sie isoliert auftritt, ist diese Fraktur in der Regel stabil und kann unter Verlaufskontrolle mit einer Halskrawatte behandelt werden.

5.1.3.1.2 Atlas-Axis-Region. Transligamentäre Verrenkung ohne gleichzeitige Densfraktur: Hierbei handelt es sich um eine reine Luxation ohne Fraktur des Dens (transligamentäre Luxation), wobei

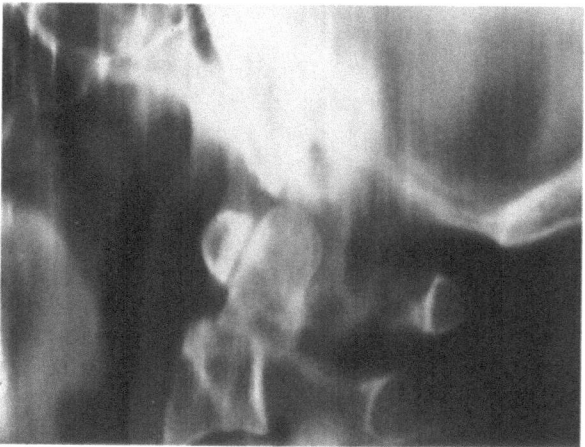

Abb. 5.1.34. Kombinationsverletzung nach Rückwärtsbeugung: Densfraktur und hintere Atlasbogenfraktur

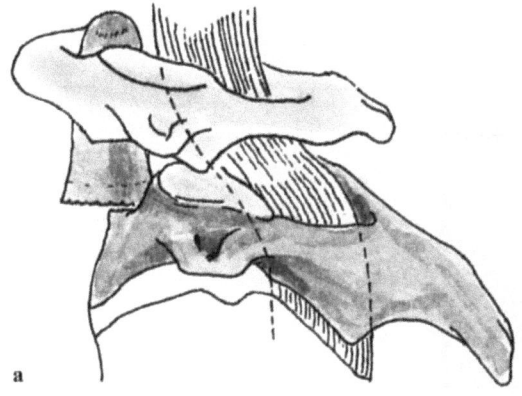

Abb. 5.1.35. a Luxation des unteren Kopfgelenkes (HW 1/2) mit gleichzeitiger Dens-Fraktur: Ventralverschiebung des Dens mitsamt Atlas, dadurch meist Rettung des Halsmarkes infolge des weiten perimedullären Liquorraumes. **b** Luxation des unteren Kopfgelenkes (HW 1/2) ohne Dens-Fraktur, aber mit Ruptur des Ligamentum transversum: sog. transligamentäre Luxation

das Lig. transversum atlantis infolge des Atlasvorschubs zerreißt und das Halsmark zwischen Dens und hinterem Atlasbogen eingequetscht wird (Abb. 5.1.35). Die Letalität ist daher sehr hoch. Röntgenologisch spricht ein Abstand von 3–5 mm zwischen Dens und vorderem Atlasbogen für eine Ruptur des Lig. transversum, von mehr als 10 mm für eine Zerreißung sämtlicher Bandverbindungen. Allerdings kann bei bestehender Densaplasie oder Hypoplasie eine solche transligamentäre Verrenkung („ventrale Subluxation") auch schon bei Bagatelltraumen auftreten. Die *Verrenkung des Atlas nach dorsal* ohne gleichzeitige Densfraktur ist eine Rarität.

Werden solche transligamentären Verrenkungen überlebt, ist eine Ausheilung der Bandverletzungen kaum anzunehmen. Wegen der Gefahr einer sekundären Dislokation mit tödlicher Rückenmarkschädigung empfiehlt sich daher eine atlantoaxiale Fusion von dorsal, je nach neurologischem Defizit auch der Halo. Eine okzipito-zervikale Fusion ist nicht erforderlich.

Rotationssubluxation von HW 1/2. Diese meist fixierte Rotationsfehlstellung im Atlanto-axial-Gelenk mit Seitneigung des Kopfes zur einen und Drehung des Kinns zur anderen Seite ist meist nicht traumatisch bedingt und wird auch „Torticollis naso-pharyngien" oder Grisel-Syndrom genannt. Meist sind Kinder betroffen, und als Entstehungsursache wird eine entzündliche Lockerung des Lig. transversum atlantis nach Infekten im naso-pharyngealen Raum angenommen. Bei den seltenen traumatischen Rotationssubluxationen HW 1/2 ist der HVV eine Torsion um die (Längs-) Y-Achse mit Zerreißung der Gelenkkapseln im Atlanto-axial-Gelenk.

Röntgenologisch weicht der große Axisdornfortsatz zur Seite ab, der atlanto-axiale Gelenkspalt ist verschmälert, und die Massa lateralis atlantis überragt an einer Seite die Axisschultern (Abb. 5.1.36). In der Seitenaufnahme ist der atlanto-dentale Spalt verbreitert, bei Erwachsenen in Neutralposition mehr als 3 mm, bei Kindern mehr als 4 mm. Zur *Behandlung* ist meist eine kurzdauernde Ruhigstellung mit Halskrawatte ausreichend, bei zugrundeliegenden Erkrankungen des rheumatischen Formenkreises eine dorsale Fusion oft das Sinnvollste.

Brüche des Dens axis. Sie machen nach allgemeinen Angaben etwa 1–2% aller Wirbelbrüche und 7–14% aller Halswirbelbrüche aus. Ihr Erscheinungsbild ist vielfältig. *Verletzungsmechanisch* führend ist eine Translation entlang der Z-Achse im Sinne einer horizontalen Abscherung, die sich atlanto-axial als Retro- oder Anteflexionsabscherung äußern kann.

Je nachdem, ob die Kraft frontal oder okzipital eingeleitet wird, können infolge von zusätzlichen Kopfnickbewegungen Biegemomente um die X-Achse hinzutreten mit entsprechend schräggeneigten Bruchflächen und Atlasluxationen.

Die von ventral einwirkende Abscherkraft leitet der vordere Atlasbogen auf den Dens weiter, während bei einer Translation von dorsal nach ventral das außerordentlich kräftige Ligamentum transversum abscherend auf den Dens einwirkt. Insgesamt kommt dem Ligamentum transversum eine überragende Bedeutung für die Stabilität der Atlanto-axialen Region zu, und infolge der besonderen Raumverhältnisse zwischen Dens und Ligamentum transversum im Atlasring ergeben sich somit 3 Möglichkeiten:

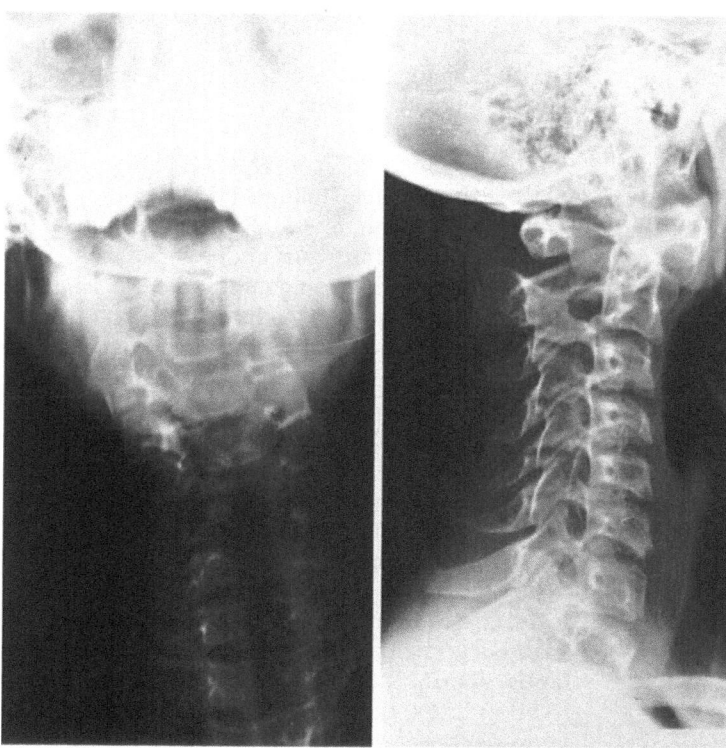

Abb. 5.1.36a–c. Rotationssubluxation HW 1/2 mit fixierter Rotationsfehlstellung des Axis und typischer Verbreiterung des atlanto-dentalen Spaltes

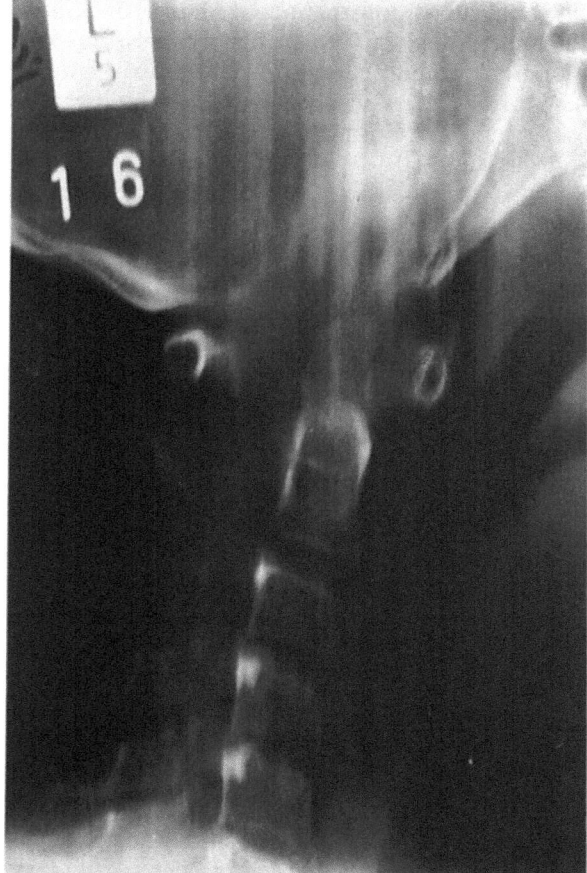

1. Densbruch,
2. Riß des Ligamentum transversum,
3. und/oder Ausrisse im Verankerungsgebiet des Ligamentum transversum am Atlas.

Kommt es zum Densbruch, resultieren in Abhängigkeit vom HVV und der Materialbeschaffenheit meist 3 typische Frakturvarianten (Abb. 5.1.37):

1. Fraktur der Densspitze cranial vom Lig. transversum (Typ Anderson I). Hierbei handelt es sich um eine seltene, aber stabile Verletzung.
2. Fraktur im Densbasisbereich (Typ Anderson II).
3. Fraktur des Axis-Körpers, meist mit Beteiligung einer Axis-Schulter (Typ Anderson III).

Bei Densbasisbruch (Anderson II) ist die häufigste Frakturform. Sie ist äußerst instabil und zeigt vor allem bei gleichzeitiger Fragmentdiastase eine Tendenz zur pseudarthrotischen Ausheilung. Die Bedeutung der Frakturhöhe bei Densbrüchen sollte aber im Hinblick auf eine spätere Pseudarthrose keinesfalls überschätzt werden. Roy-Camille [274], einer der besten Kenner der kranio-zervikalen Traumatologie, spricht von einer „Legendenbil-

Wirbelfrakturen

dung" um die Frakturhöhe bei Densbrüchen und deren prognostische Bedeutung. Weniger die Höhe der Densfraktur als vielmehr die verbliebene Diastase (und Dislokation) der Fragmente erschweren die knöcherne Durchbauung.

Im Vergleich zu den Retroflexions-Abscherfrakturen des Dens sind die Anteflexions-Abscherbrüche und auch jene durch seitliche Gewalteinwirkung oder Rotation seltener. Vorausgegangen ist fast immer eine große Gewalteinwirkung auf den Kopf, wie dies bei Straßenverkehrsunfällen, Sturz aus großer Höhe oder Aufprall schwerer Gegenstände auf den Kopf typisch ist. Nur bei älteren Menschen findet man gelegentlich auch geringfügigere Unfallursachen bei Densfrakturen. Neurologische Symptome sind erstaunlich selten, da der medulläre Fluchtraum (Abb. 5.1.38) in dieser Höhe des Wirbelkanals sehr groß ist (Steelsche Drittelregel).

Die subjektiven Beschwerden sind oft auffallend gering. Dies ist sicher einer der Hauptgründe dafür, daß Densfrakturen übersehen oder so spät diagnostiziert werden.

Diagnostische Schwierigkeiten bestehen aber auch bei bewußtlosen Verletzten, insbesondere bei Schädel-Hirntraumen, obgleich hier auf der seitlichen Schädelaufnahme die obersten Halswirbel gut zur Darstellung kommen. Deshalb sollte auch bei Schädel-Hirnverletzten immer nach einer Densfraktur gesucht werden. Die a.p.-Aufnahme des Dens erfolgt am besten durch den geöffneten Mund; bei klinischem Verdacht sollte aber in jedem Falle eine vordere und seitliche Tomographie angeschlossen und im Zweifelsfall nach 10 Tagen wiederholt werden. Auch in der Verlaufskontrolle ist die Tomographie bei der Frage der knöchernen oder pseudarthrotischen Ausheilung mit der Funktionsaufnahme unentbehrlich. Ein hilfreicher diagnostischer Hinweis ist der verbreiterte retropharyngeale Weichteilschatten vor dem Dens, normalerweise nicht breiter als 4 mm.

Behandlung. Obgleich in der Literatur Pseudarthroseraten bis zu 80% angegeben werden, läßt sich praktisch jede Densfraktur bei rechtzeitiger Diagnosestellung, Beseitigung von Diastasen und konsequenter Ruhigstellung mit rein konservativen Maßnahmen zur knöchernen Ausheilung bringen. Hierzu eignet sich vorzüglich der Halo-Fixateur externe mit Weste, sofern biomechanisch richtig reponiert wird.

Die Ruhigstellung muß in der Stellung des Kopfes erfolgen, die der Verschiebung des Dens entgegenwirkt:

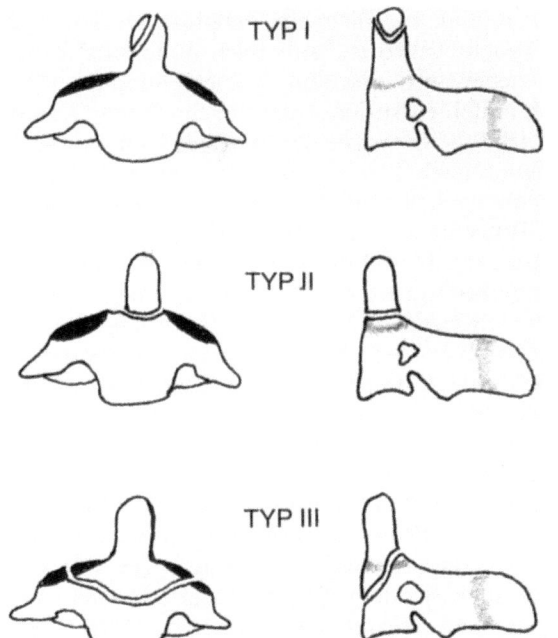

Abb. 5.1.37. Typische Frakturvarianten an Dens axis nach Anderson [4]

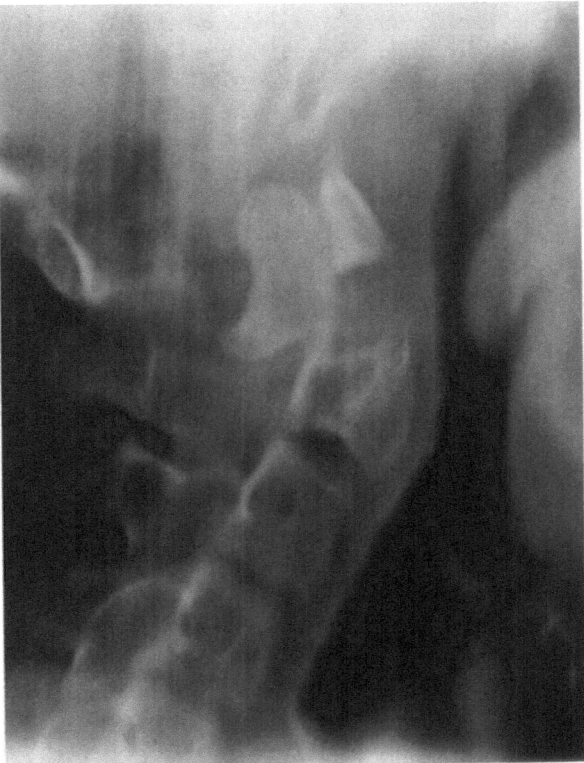

Abb. 5.1.38. Veraltete Densfraktur mit Dislokation um Densbreite: keine neurologischen Ausfälle

Dazu muß vor allem eine Neigung der Bruchfläche beachtet werden. Eine nach hinten abfallende Bruchebene mit oder ohne Verschiebung des Dens nach hinten entspricht einer abgelaufenen Gewalteinwirkung von vorne und muß im Halo mit einer Beugung nach vorn beantwortet werden. Entsprechend umgekehrt muß bei einer nach vorne geneigten Bruchebene (Gewalteinwirkung von hinten) reagiert werden. Unter dieser Voraussetzung sind Immobilisierungszeiten bis 16 Wochen ausreichend. Zweifellos gibt es aber instabile Sonderformen mit Densbasisdefekten und Rotationsdislokationen, deren Reposition und Retention Schwierigkeiten machen kann. Bei solchen Verletzungsformen, bei verspätet erkannten Brüchen mit Diastase sowie bei Brüchen alter Menschen bietet sich als operative Alternative eine dorsale Stabilisierung und Fusion HW 1/2 nach Brooks an. Hierbei muß jedoch bedacht werden, daß durch eine atlantoaxiale Spondylodese 50% der Rotations- und Seitneigungsbeweglichkeit der gesamten HWS verlorengeht. Die Indikation zur Fusion HW 1/2 sollte daher erst dann gestellt werden, wenn die Densfraktur nach 16 Wochen Halo-Immobilisierung nicht knöchern durchbaut ist (Schichtaufnahmen) und Funktionsaufnahmen eine Instabilität erkennen lassen.

Die *Pseudarthrose des Dens* gilt als die einzige lebensbedrohliche Pseudarthrose (J. Böhler), aus der bei geringer zusätzlicher Gewalteinwirkung eine Verschiebung und tödliche Markkompression resultieren kann. Sofern also die straffe Denspseudarthrose in stärkerer Verschiebung ausgeheilt ist oder aber die Funktionsaufnahmen eine Instabilität zeigen, empfiehlt sich wegen der genannten Risiken hinsichtlich einer Früh- oder Spätmyelopathie eine dorsale atlanto-axiale Fusion.

Solche fehlerhaften Ausheilungen lassen sich jedoch bei Densfrakturen vermeiden, wenn man folgende Richtlinien beachtet:

1. Rechtzeitige Diagnosestellung
2. Reposition der Fraktur
3. Fixation des Kopfes gegensinnig zur Frakturebene
4. ausreichend lange Fixationsdauer (16 Wochen)

Vor allem muß eine Übertraktion („Hyperextension") in der Kopfklammer vermieden werden, da sie eine Diastase der Fragmente verstärkt und die Pseudarthrose programmiert.

In jüngster Zeit hat J. Böhler [34] mit der ventralen Kompressionsschraubenosteosynthese eine interessante Behandlungsalternative angegeben. Hierbei wird vom ventralen Zugang nach vorausgegangener Reposition das proximale Densfragment mit zwei Kleinfragment-Spongiosaschrauben gefaßt und komprimiert. Die Methode eignet sich jedoch nicht für alle Densfrakturen und erfordert optimale Bildwandlerkontrolle und große technische Erfahrung.

Gewissermaßen eine kindliche Sonderform der Densfraktur stellt die traumatische Lösung der basalen Dens-Epiphysenfuge dar. Bekanntlich ist der Dens axis entwicklungsgeschichtlich der Körper des Atlas und bereits bei der Geburt durch eine basale Epiphysenfuge vom Körper des Axis getrennt. Bei dieser späteren subdentalen Synchondrose handelt es sich gewissermaßen um eine rudimentäre Bandscheibenanlage. Solange diese basale Dens-Epiphysenfuge noch nicht ganz oder partiell verknöchert ist (etwa bis zum 11. Lebensjahr) kann es durchaus zu einer traumatischen Lösung im Sinne einer kindlichen Dens-Sockelfraktur kommen. Während die Atlas-Axis-Läsionen fast 70% aller kindlichen HWS-Verletzungen darstellen und somit im Vergleich zu 16% der HWS-Verletzungen der Erwachsenen relativ häufig sind (Ogden [232]), finden sich Densfrakturen bei Kindern unter 7 Jahren außerordentlich selten.

Brüche des Axis-Körpers. Der Hauptverletzungsvektor ist eine Kombination aus Flexion und axialer Stauchung, wobei der meist frontale Bruchspalt hinten am Hals des Dens beginnt und vertikal oder schräg in den Körper hineinzieht. Die schrägen Axis-Körperfrakturen entsprechen in ihrem Verletzungsmechanismus den Densfrakturen (Typ Anderson III). Die Behandlung besteht in Reposition durch Überstreckung und Ruhigstellung im Halo. Nicht ganz so selten sind ligamentäre Ausriß- bzw. Abscherfrakturen an der Vorder-Unterkante des Axiskörpers, bei denen eine Ruhigstellung mittels Halskrawatte ausreichend ist (stabile Fraktur).

Bogenbrüche des Axis. Typisch ist diese Frakturform beim Erhängen mit unter dem Kinn angelegtem (submentalem) Knoten, daher auch *Hangman's fracture* genannt (Abb. 5.1.39). Die eigentliche Gehängtenfraktur ist ein Produkt aus Rückwärtsüberbeugung und Distraktion („Extension"). Bei dem für diese Verletzung typischen Verkehrsunfall wird jedoch der Verletzte meist mit vorgeneigter HWS und in den Kopfgelenken retroflektiertem Kopf gewissermaßen in „Duckstellung" gegen ein Hindernis geschleudert. Dem nicht seltenen Unfallereignis liegt also hauptsächlich eine Rückwärtsüberbeugung und axiale Stauchung im Kopf-Hals-Aggregat zugrunde mit großem Moment um die x-Achse.

Wirbelfrakturen

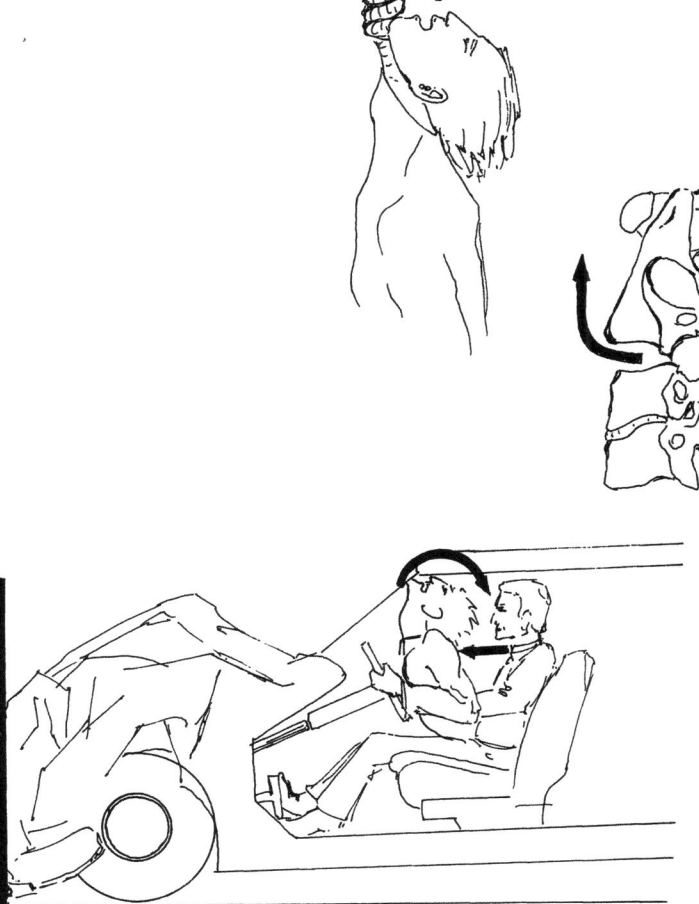

Abb. 5.1.39. Beidseitiger Bogenwurzelbruch von HW 2, meist mit Bandscheibenzerreißung HW 2/3 und globaler Segmentinstabilität. – Die forensisch bekannte Gehängten-Fraktur ist ein biomechanisches Resultat aus Distraktion und Rückwärtsüberbeugung, wobei das hohe Halsmark zerquetscht wird. Dieser Frakturtyp wird dagegen im klinischen Alltag häufig als Produkt aus Rückwärtsüberbeugung (Abducken) und axialer Stauchung gesehen, wobei das Halsmark meist unbeschädigt bleibt

So ist es nicht verwunderlich, daß die Axisbogenfraktur häufig nach Überschlagen des Fahrzeuges beobachtet wird. Durch die bei der Rückwärtsüberbeugung und Stauchung auftretenden großen Scherkräfte kommt es häufig auch zu einer *Bandscheibenzerreißung HW 2/3* mit Ruptur des vorderen und hinteren Längsbandes (Abb. 5.1.40). Es ist auch bei dieser Abscherverletzung zwischen oberer und unterer Halswirbelsäule immer wieder erstaunlich, wie gering oder flüchtig die neurologischen Ausfälle sind.

Behandlung. Diese Verletzung ist nach unserer Auffassung eine Domäne des Halo-Fixateur externe.

Wegen der großen Bruchflächen und breiten Bandmassen dieser Region ist die knöcherne Konsolidierungstendenz hervorragend. Nur muß vor einer Übertraktion gewarnt werden, dies gilt ganz besonders für die unsinnigerweise noch immer geübte Liegebehandlung mit der Kopfklammer-Extension. Erfahrungsgemäß reicht für die Konsolidierung eine Ruhigstellung von 10 Wochen. Die ventrale Spondylodese HW 2/3 reicht allein zur Stabilisierung nicht aus, und die von Judet und Roy-Camille vorgeschlagene dorsale Verschraubung durch die gebrochenen Bogenwurzeln ist nicht ungefährlich, da hier wegen des Fehlens echter Bogenpedikel die Orientierung unsicher ist und die Schrauben in unmittelbarer Nähe der A. vertebralis plaziert werden müssen.

5.1.3.2 Verletzungen der unteren HWS (HW 3–7)

Wegen der eingegrenzten Thematik können isolierte Bandscheibenzerreißungen und Distorsionen der Halswirbelsäule hier nicht besprochen werden. Infolge des einheitlichen strukturellen Aufbaus der unteren Halswirbelsäule sind die Bruch- und Verrenkungsformen (Tabelle 5.1.7) nicht so vielfältig

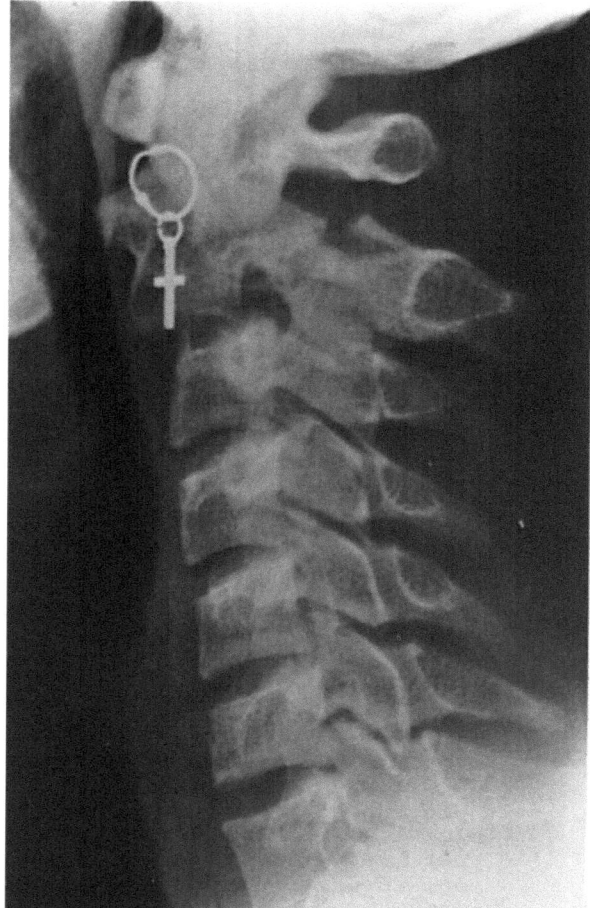

Abb. 5.1.40. Typische Hangman's fracture mit Axisbogenfraktur und Bandscheibenzerreißung HW 2/3

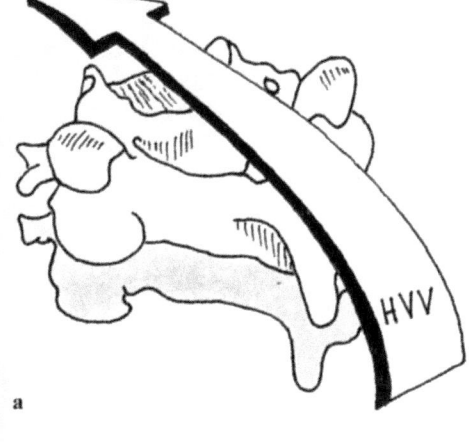

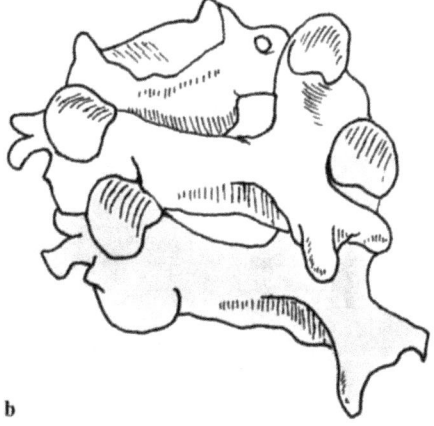

Abb. 5.1.41 a, b. Verletzungsmechanismus a bei der beidseitigen Wirbelbogengelenkverrenkung, die zur Verhakung beider Fazetten führt b

wie an der oberen HWS. Wegen der beschriebenen Fazettengeometrie sind vom HW 3 bis HW 7 keine isolierten Rotationsbewegungen möglich, sondern diese jeweils mit Seitneigung kombiniert.

Gewissermaßen eine Sonderform der Wirbelsäulenverletzungen stellen die Luxationen und Subluxationen der HWS dar, da sie in dieser isolierten Form praktisch nur in der Zervikalregion vorkommen. Die *Luxation* (Abb. 5.1.41) wird nach den betroffenen Wirbelbogengelenken eingeteilt, d.h. ein- oder doppelseitig, oder nach dem Ausmaß der Verrenkung, d.h. vollständig = Luxation oder unvollständig = *Subluxation*.

Die Bedeutung der ventralen (diskoligamentären) und dorsalen Stabilitätselemente lassen sich an der unteren Halswirbelsäule besonders eindrucksvoll demonstrieren. Hier spielen die verschiedenen segmentalen Instabilitäten im klinischen Alltag eine überragende Rolle. Um Wiederholungen zu vermeiden, wird hierzu auf das ausführliche Kapitel über Instabilität und Klassifizierung der Wirbelsäulenverletzungen verwiesen.

Der Verletzungshergang ist fast immer eine Kombination von Rotation und Stauchung mit Hyperanteflexion oder Hyperretroflexion („Hyperextension"), wobei typische morphologische Bilder entstehen. Diese sollen wegen ihrer Anschaulichkeit von Qualität und Quantität spinaler Verletzungen nach dynamischen Gesichtspunkten aufgeführt werden.

5.1.3.2.1 Hyperanteflexions-Verletzung (-brüche/ -verrenkungen). Die häufigsten Ursachen dieser oft katastrophalen Verletzungen sind Stürze, Verkehrsunfälle (mit Überrollen) und Sportunfälle, hier besonders Kopfsprünge in unbekannte Gewässer.

Erschöpft sich die dominierende Anteflexion und ggf. auch leichte Stauchung in einem Zusammendrücken der Spongiosa, so resultiert hieraus

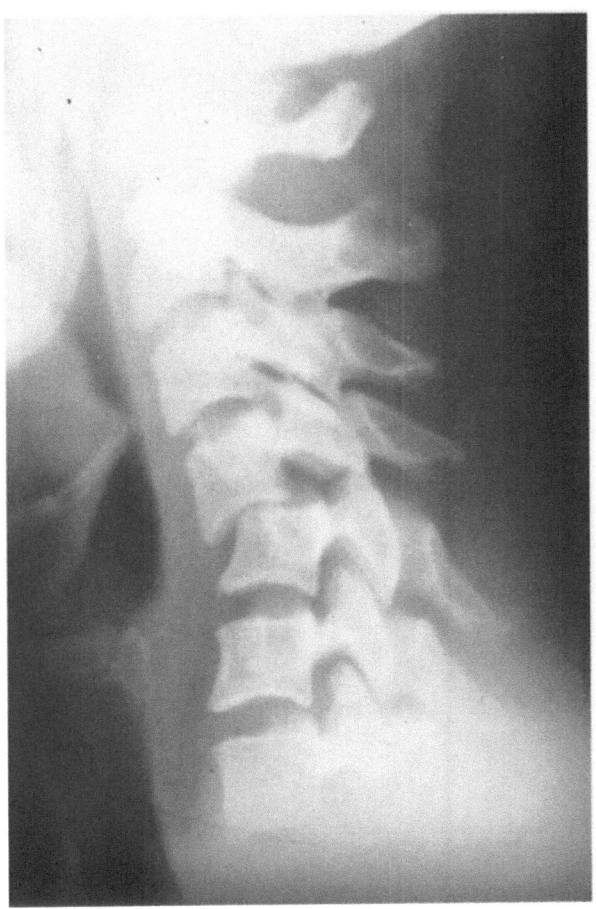

Abb. 5.1.42. Anteriore Subluxation HW 4/5: diskoligamentäre Instabilität

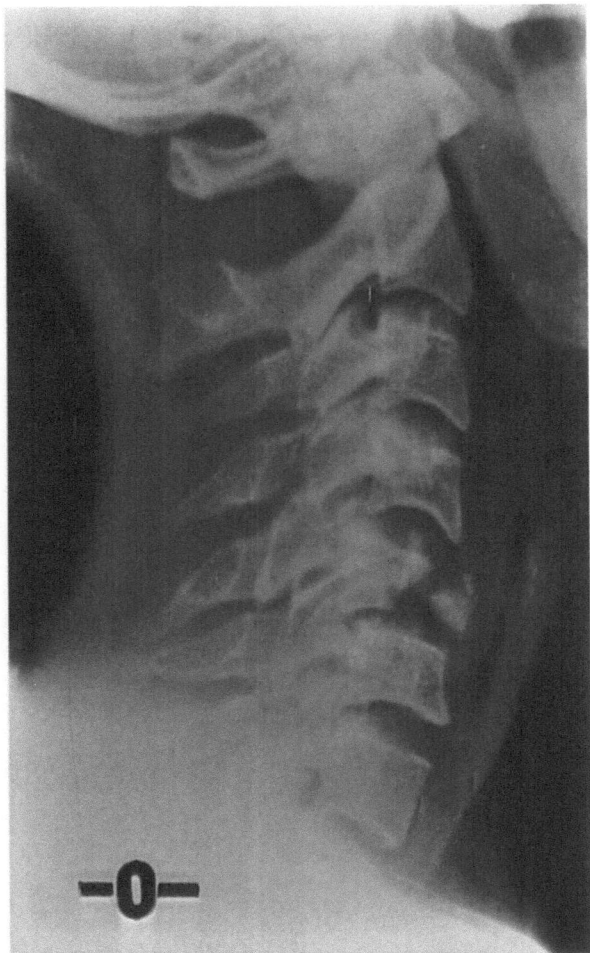

Abb. 5.1.43. Tear-drop-fracture HW 5: Überbeugungsstauchungstrauma mit Tetraplegie distal von C_6

eine Keilverformung des Wirbelkörpers (einfache Kompressions-Fraktur) ohne diskoligamentäre Instabilität und neurologische Ausfälle (vgl. Abb. 5.1.20). Dieser Verletzungstyp ist jedoch sehr viel seltener als an der BWS und LWS. Sofern Funktionsaufnahmen eine Segmentinstabilität ausgeschlossen haben, genügt die externe Ruhigstellung in einer der gängigen Halskrawatten.

Liegt aber ein stärkerer Beugemechanismus (Hyperanteflexion) kombiniert mit einer untergeordneten Kompression und Translation vor, resultiert daraus eine äußerst gefährliche instabile Verletzung mit Ruptur des ventralen (diskoligamentären) und dorsalen Stabilitätskomplexes. Erschöpft sich der Hauptverletzungsvektor nach Zerreißung dieser Bandstrukturen (Überbeugungs-Verrenkung: hyperflexion sprain), liegt meist eine *anteriore Subluxation* vor (Abb. 5.1.42). Sie ist eine der instabilsten aller Wirbelsäulenverletzungen, neigt in hohem Maße zur sekundären kypho-

tischen Deformierung und bedarf daher unbedingt der exakten primären Abklärung. Die röntgenologischen Kriterien wurden bereits genannt (s.S. 186).

Ist der beschriebene Hauptverletzungsvektor – wie in den meisten Fällen – stärker, kommt es zu den nächsten Spielformen der Hyperanteflexions-Verletzung:

– Verrenkung mit Verhakung der Gelenkfazetten,
– Kompression von ventralen Wirbelkörperanteilen.

Letztere zeigt häufig „tränentropfenartig" (tear drop fractures) aus dem ventralen Wirbelkörper herausgequetschte Fragmente (Abb. 5.1.43) mit fließenden Übergängen zu den Hyperflexionsberstungsbrüchen, bei denen die axiale Kompression der dominierende Verletzungsvektor ist. Die begleitende – oft nur kurzfristige – Markraumstenosierung führt zur Halsmarkquetschung mit der meist deletären sekundären Einblutung in die

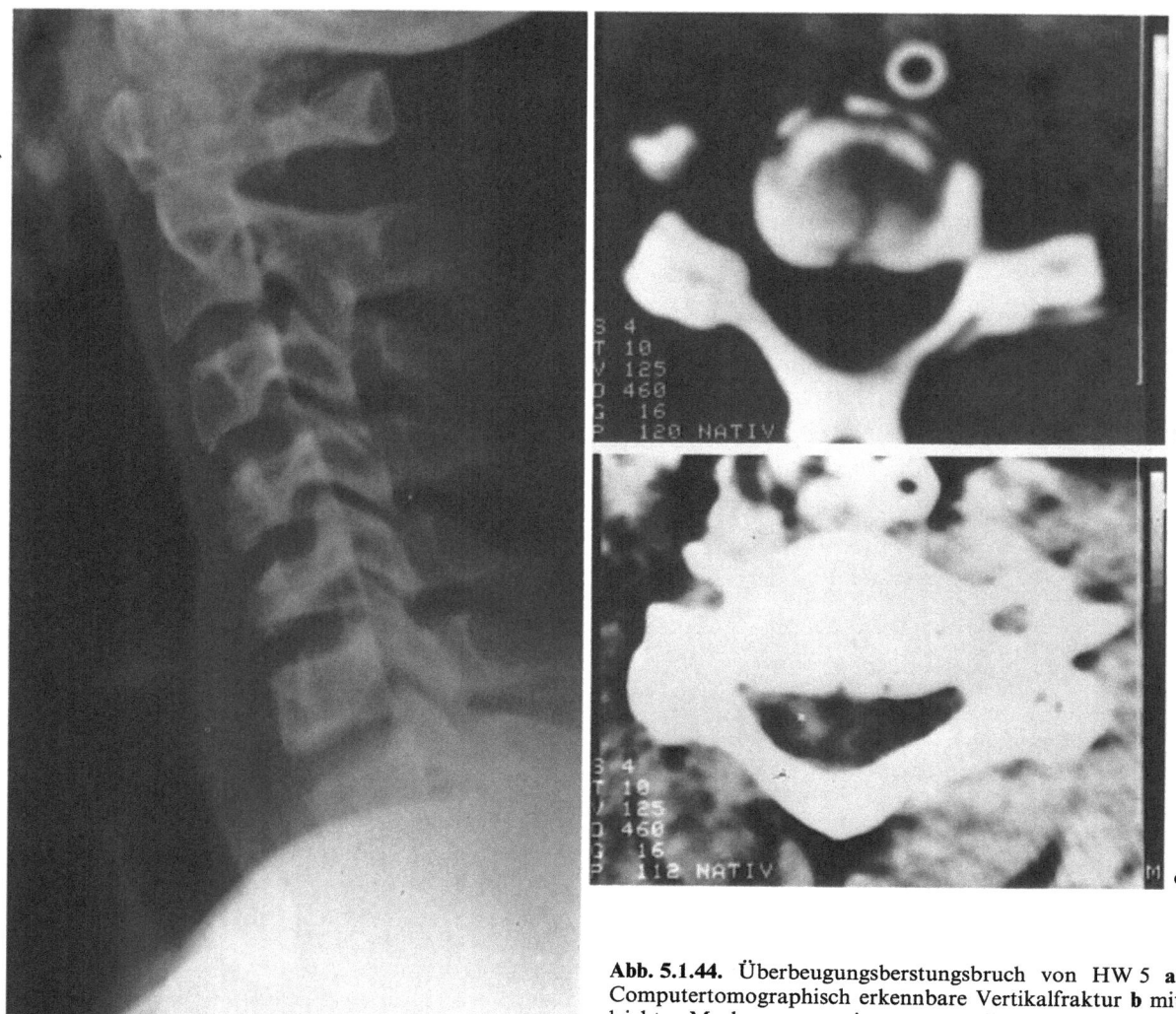

Abb. 5.1.44. Überbeugungsberstungsbruch von HW 5 **a**. Computertomographisch erkennbare Vertikalfraktur **b** mit leichter Markraumstenosierung, vor allem aber zentromedullärer Hyperdensität als Ausdruck einer hämorrhagischen Markeinblutung **c**. Röntgennativdiagnostik und spinale CT sind lediglich späte Momentaufnahmen der abgelaufenen Wirbelsäulenverletzung mit Halsmarkquetschung

graue Substanz (hämorrhagische Erweichung) und sofortigen Querschnittlähmung (Abb. 5.1.44).

Werden diese Verletzungen nur mit einem ventralen Knochendübel nach Cloward „stabilisiert", wird häufig das vordere Längsband als letztes noch intaktes Stabilitätselement zerstört, und die weitere kyphotische Deformierung im Segment ist programmiert (Abb. 5.1.45). Die Therapie der Wahl ist hier die ventrale monosegmentale Verplattung mit der Orozco-Platte (Abb. 5.1.46), wobei aber unbedingt die dorsale Wirbelkörperkortikalis mitgefaßt werden muß. Alle alternativen dorsalen Eingriffe (auch das Hakenplättchen nach Magerl oder die transfazettäre Verschraubung) haben den Nachteil der größeren Traumatisierung in der dorsalen ligamentären Zuggurtung und den der fehlenden ventralen Abstützung.

Laminektomien sind bei diesen Verletzungen absolut kontraindiziert und können katastrophale Folgen haben.

5.1.3.2.2 Hyperanteflexions-Kompressionsverletzungen (-brüche/-verrenkungen).

Hierbei überschreiten Beugung und dominierende axiale Stauchung die Kompensationsfähigkeit der trabekulären Wirbelkörperstruktur. Es kommt zur (häufig vertikalen) Berstung des Wirbelkörpers mit Absprengung der Hinterkante und traumatischen

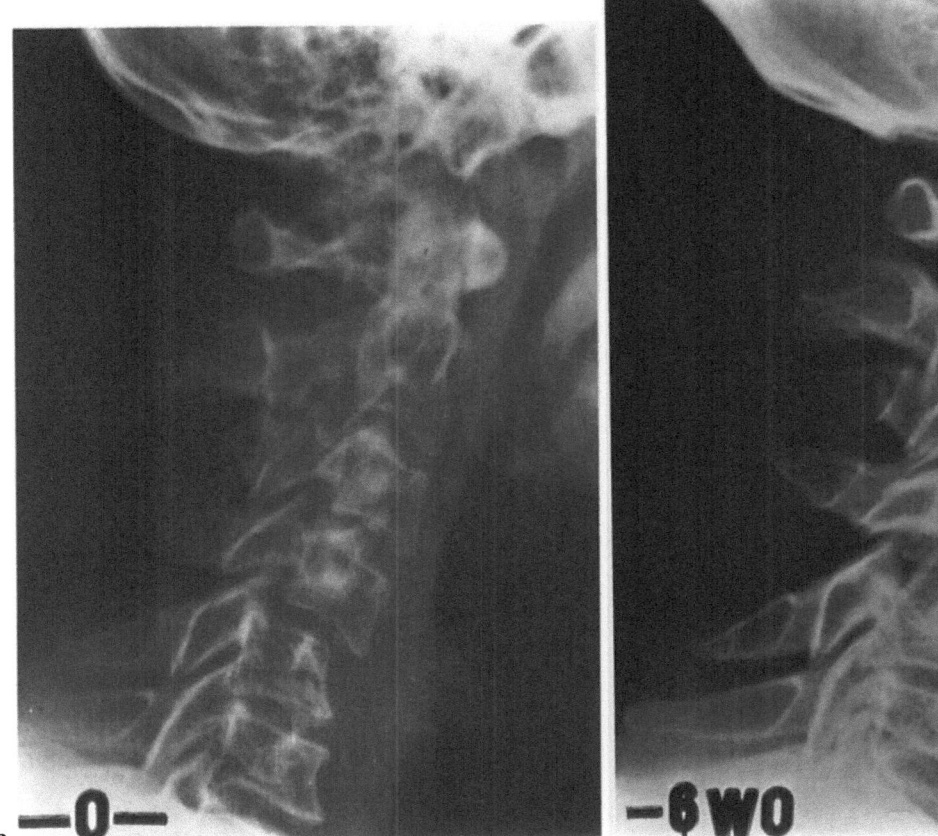
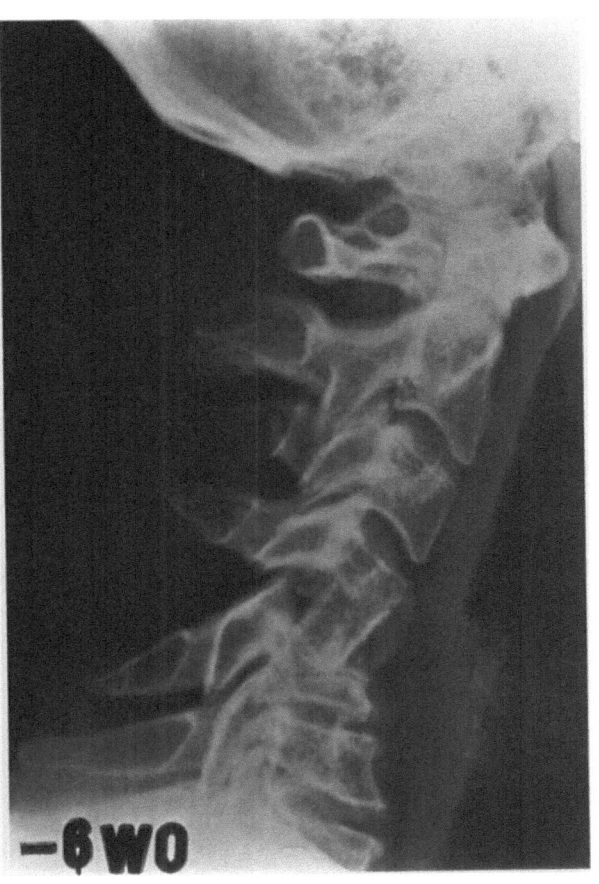

Abb. 5.1.45. Überbeugungstrauma mit diskoligamentärer Instabilität HW 4/5 **a**. Ventrale interkorporale Fusion mit Beckenkamm-Runddübel. Ausheilung mit erheblichem kyphotischem Achsenknick **b**

Markraumstenosierung (Abb. 5.1.47) häufig (aber nicht immer) auch zur Ruptur des dorsalen Bandkomplexes. Neurologisch ist dieser Verletzungstyp häufig mit einem kompletten oder inkompletten Querschnittsyndrom vergesellschaftet. Es liegt eine instabile Verletzung vor, bei der eine sofortige Traktionsbehandlung mit Kopfklammer sinnvoll ist. Meist gelingt es hierdurch aber nicht, die nach hinten in den Wirbelkanal verschobenen Fragmente zu reponieren. Wir sehen in diesem Verletzungstyp eine Indikation zur sofortigen spinalen CT. Findet sich computertomographisch eine relevante Markraumstenosierung und bei hochauflösenden Geräten kein Hinweis auf eine Hämatomyelie, so ist durchaus innerhalb der 6-Std-Grenze eine sofortige ventrale Entlastung mit Spondylektomie, autologem Wirbelkörperersatz und monooder bisegmentaler Verplattung vertretbar. Auch hier muß jedoch die dorsale Wirbelkörperkortikalis mitgefaßt werden. Ist die 6-Std-Grenze überschritten, kann das Abklingen des Rückenmarködems abgewartet werden.

5.1.3.2.3 Hyperanteflexions-Rotationsverletzungen. Hierbei läuft zur Überbeugung eine für die Haltebänder so gefährliche *zusätzliche Rotationskomponente* ab. Die Folge ist vielfach eine einseitige Fazetten-Dekapitation mit oder ohne Verhakung. Insofern liegt eine stabile Verletzung vor. Bei subtiler Untersuchung sind radikuläre Ausfälle oder Reizsymptome häufig. Eine baldige Reposition ist dringlich, wobei sich ohnehin einseitig verhakte Rotationsluxationen nicht im Dauerzug reponieren lassen. Sie werden nach Anlage einer Kopfklammer oder eines Halo-Kopfringes mit dem Repositionsmanöver nach Walton [334] reponiert: Bei Traktion und leichter Anteflexion erfolgt Seitneigung zur gesunden und anschließende Drehung zur luxierten Seite. Nur bei veralteten Fällen ist eine blutige Reposition von dorsal erforderlich. Liegt eine beidseitige Verhakung vor, wird das Manöver in analoger Weise zuerst auf der einen, dann auf der anderen Seite durchgeführt. Unter Kenntnis der Biomechanik, d.h. sofern diese geschlossenen Repositionsmanöver in Traktion und

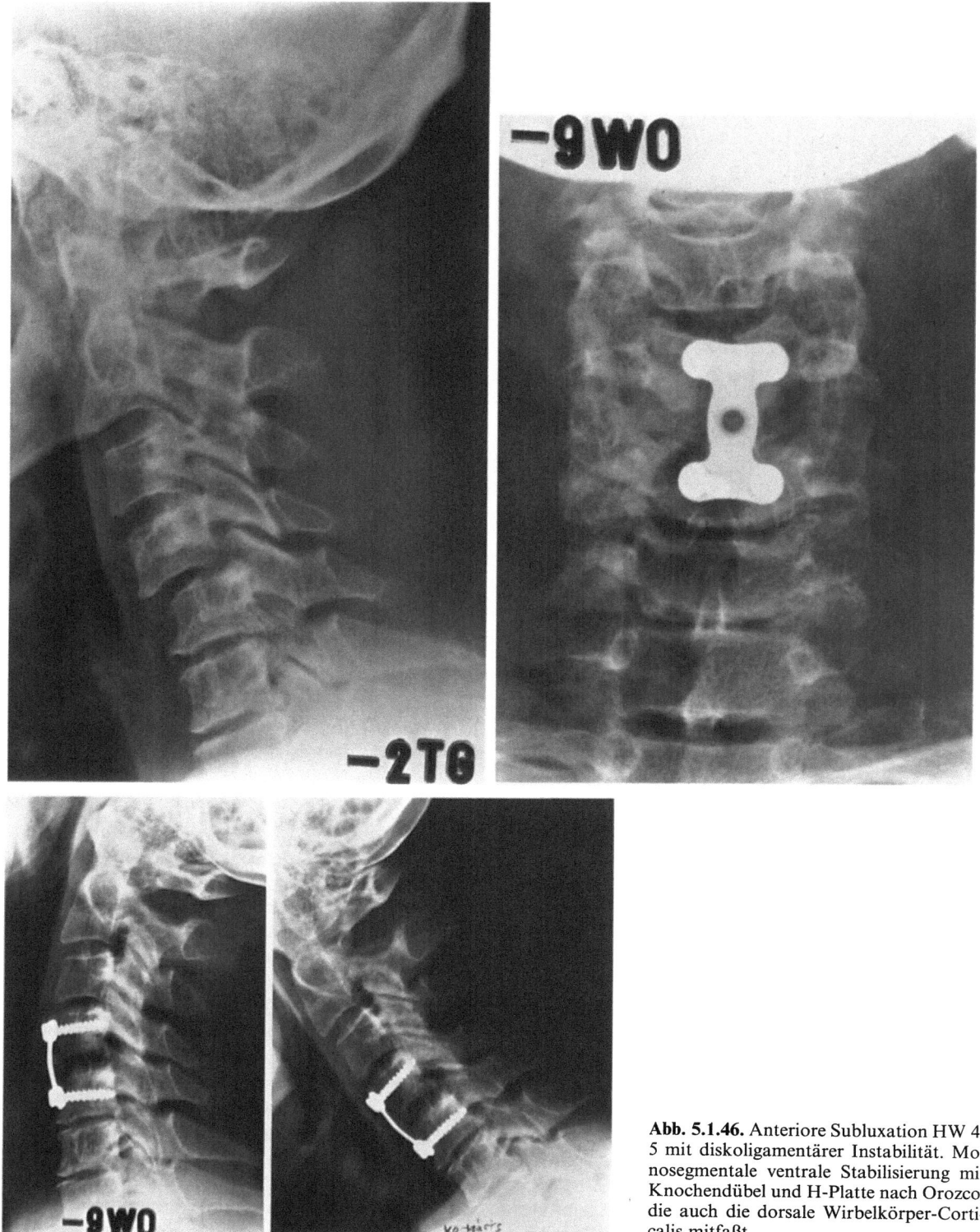

Abb. 5.1.46. Anteriore Subluxation HW 4/5 mit diskoligamentärer Instabilität. Monosegmentale ventrale Stabilisierung mit Knochendübel und H-Platte nach Orozco, die auch die dorsale Wirbelkörper-Corticalis mitfaßt

leichter Beugung durchgeführt werden, sind sie für das Myelon ungefährlich.

Für die weitere Behandlung gilt das gleiche wie für die Hyperanteflexionsverletzung (vgl. S. 200).

5.1.3.2.4 Hyperretroflexionsverletzungen (-verrenkungen, -brüche). Eine forcierte, die physiologischen Exkursionen überschreitende Retroflexion der Halswirbelsäule führt zunächst zu einer Zerrei-

Wirbelfrakturen

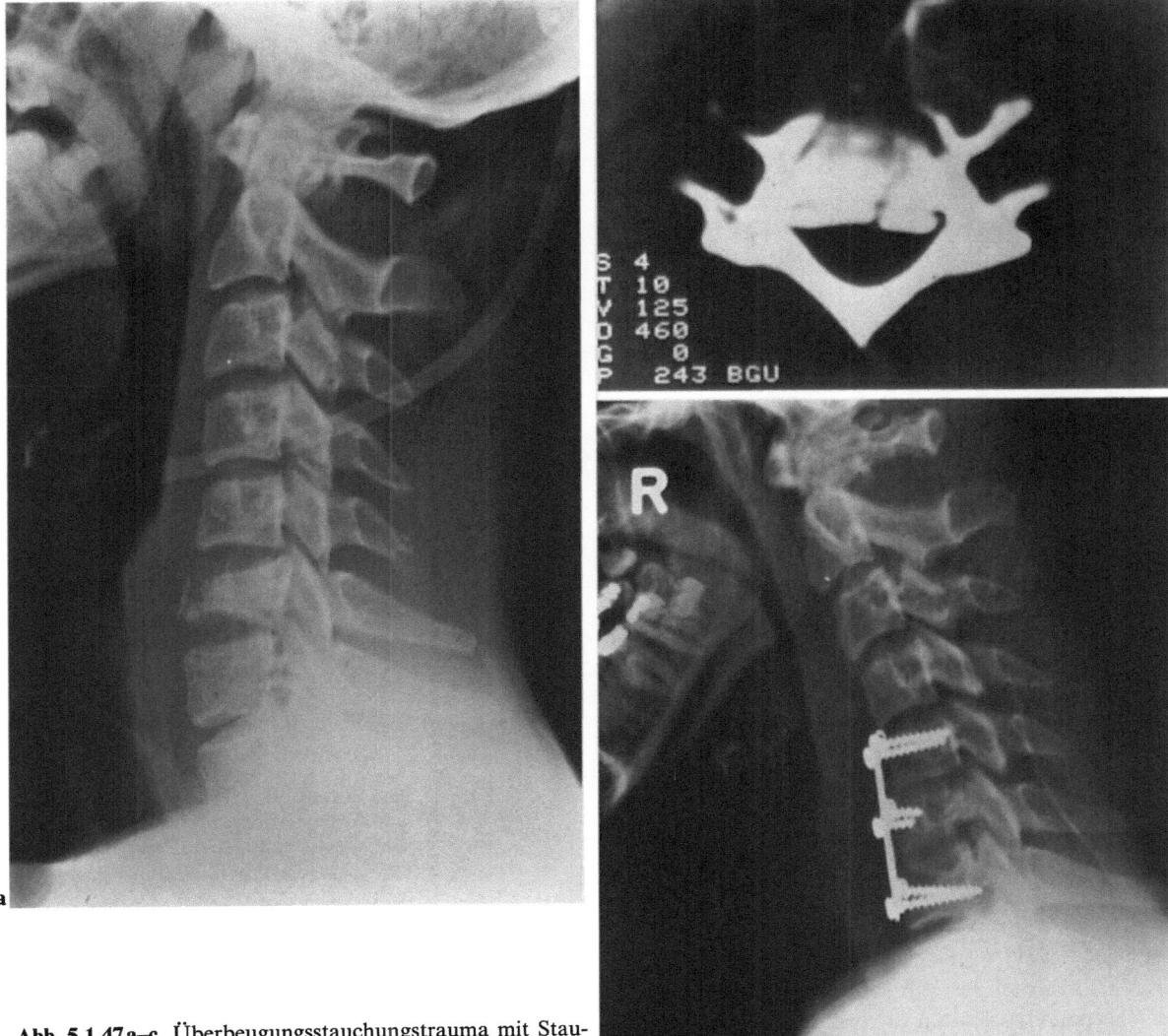

Abb. 5.1.47a–c. Überbeugungsstauchungstrauma mit Stauchungsberstungsbruch von HW 6. Leichte Markraumstenosierung bei vorderem Halsmarksyndrom. Spondylektomie, Rechteckdübelfusion HW 4/6 und bisegmentale ventrale Plattenstabilisierung

ßung des vorderen Längsbandes und der Bandscheibe, bei zusätzlicher axialer Kompression vor allem zu *Gelenkfortsatzbrüchen und Verrenkungen* (Abb.15.1.48). Nach Erschöpfung der traumatischen Kräfte kommt es vielfach zu einer spontanen Reposition, so daß sich diese Verletzungen nicht selten der röntgenologischen Standarddiagnostik entziehen. Dennoch führt der ablaufende traumatische Kneifzangenmechanismus zu einer kurzfristigen Abquetschung des Halsmarks zwischen Wirbelkörperhinterkante und Wirbelbogen (Abb. 5.1.49). Diese Verletzungen sind sehr häufig mit kompletten Querschnittsyndromen verbunden. Sofern – gerade bei älteren Menschen – prädisponierende knöcherne Markraumstenosen (Retrospondylosen, Spondylarthrosen) vorliegen, genügen gelegentlich auch leichte Unfälle oder Stürze zur Ausprägung von Transversal-Syndromen, nicht selten vom sog. zentralen Halsmarktyp.

Bei Fehlen von knöchernen Verletzungszeichen und anamnestisch begründetem Verdacht kann nach Abklingen des Rückenmarködems durchaus ein Traktionstest unter Bildwandlerkontrolle erfolgen, der dann die Segmentzerreißung gelegentlich nachweisen läßt (Abb. 5.1.50). Gewarnt werden muß aber vor einer Hypertraktion mittels Kopfklammer. Die *ventrale Retroflexionszerreißung* ist wegen der erhaltenen dorsalen Stabilitätselemente eine stabile Verletzung, weshalb eine externe oder eine interne Stabilisierung nicht unbe-

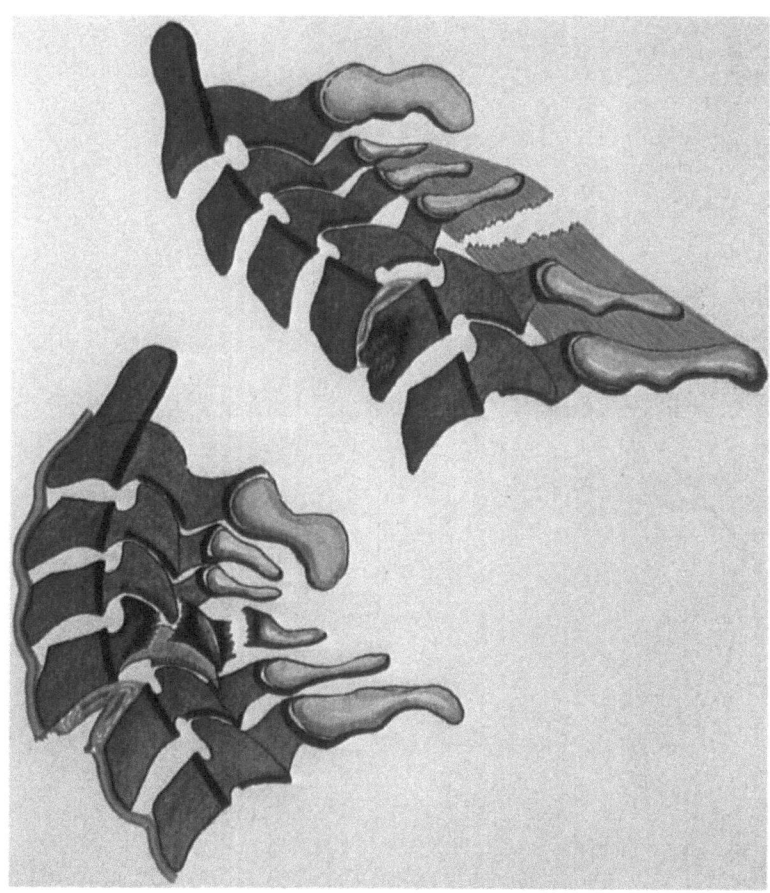

Abb. 5.1.48. Forciertes Rückwärts- und Vorwärtsüberbeugungstrauma an der HWS (schematisch)

dingt erforderlich ist. Wir sehen aber beim Vollbild der Hyperretroflexionsverrenkung (Abb. 5.1.51) mit Gelenkfortsatzfraktur eine sofortige ventrale Verplattung als die Methode der Wahl an.

5.1.3.3 Konkurrierende Behandlungsmaßnahmen bei HWS-Verletzungen

Ziel aller Behandlungsmaßnahmen ist auch an der HWS die von Weber genannte Trias:

- Reposition
- Dekompression
- Stabilisierung.

Kontrovers geführte Diskussionen über konservative oder operative Maßnahmen können hierbei zur Farce geraten, wenn noch heutzutage beobachtet wird, daß nur etwa die Hälfte aller Luxationsfrakturen innerhalb der 6-Std-Grenze reponiert wird (Zäch). Das wichtigste therapeutische Instrument ist also die *sofortige Reposition* unter Notfallkriterien und Kenntnis der Biomechanik.

Ziel der weiterführenden Behandlung ist dann die Reposition von dislozierten Fragmenten (was mit konservativen Maßnahmen an der HWS selten gelingt), Korrektur von Achsenabweichungen sowie Aufrechterhaltung des Repositionsergebnisses bis zur endgültigen Ausheilung.

Zu beachten ist an der Halswirbelsäule, daß die Luxationen hier in der Regel eine diskoligamentäre Instabilität zeigen. Die dauerhafte Stabilität nach erfolgter Reposition ist daher nicht an die Konsolidierung knöcherner Strukturen, sondern an die Heilung und Verklammerung zerrissener Bänder und Bandscheiben gebunden.

5.1.3.3.1 Konservative Maßnahmen. Die Glisson-Schlinge hat an der HWS heute ihre Berechtigung verloren. Die Liege-Extension (Abb. 5.1.52) mittels Kopfklammer (Crutchfield, Cone-Barton, Vinke) ist nur noch selten erforderlich, da mit dem Halo-Fixateur externe (Abb. 5.1.53) ein ausgezeichnetes Extensions- und Repositionsinstrument zur Verfügung steht. Es kann am liegenden Patienten, zunächst in Form des Kopfringes, appliziert

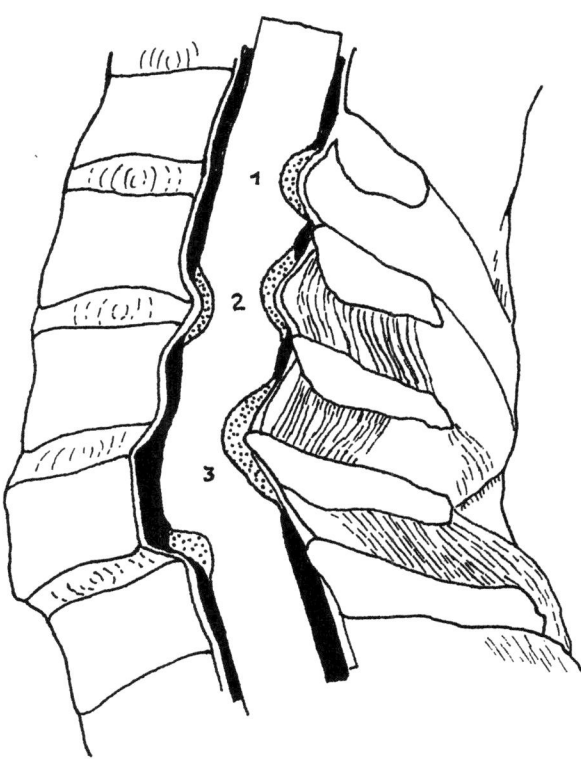

Abb. 5.1.49. Anatomisch relevante Faktoren bei der Markraumstenosierung und Rückenmarkläsion: *1* Einengung durch das Lig. flavum (Hyperretroflexion). *2* Einengung durch spondylotische Wülste oder exprimierte Hinterkantenfragmente von ventral und das Lig. flavum von dorsal. *3* Einengung durch den sog. Kneifzangenmechanismus: infolge eines abrupten Vor- oder Rückwärtsgleitens eines Wirbelkörpers gerät das Rückenmark in die Zange zwischen Wirbelkörperhinterkante und benachbartem Bogen

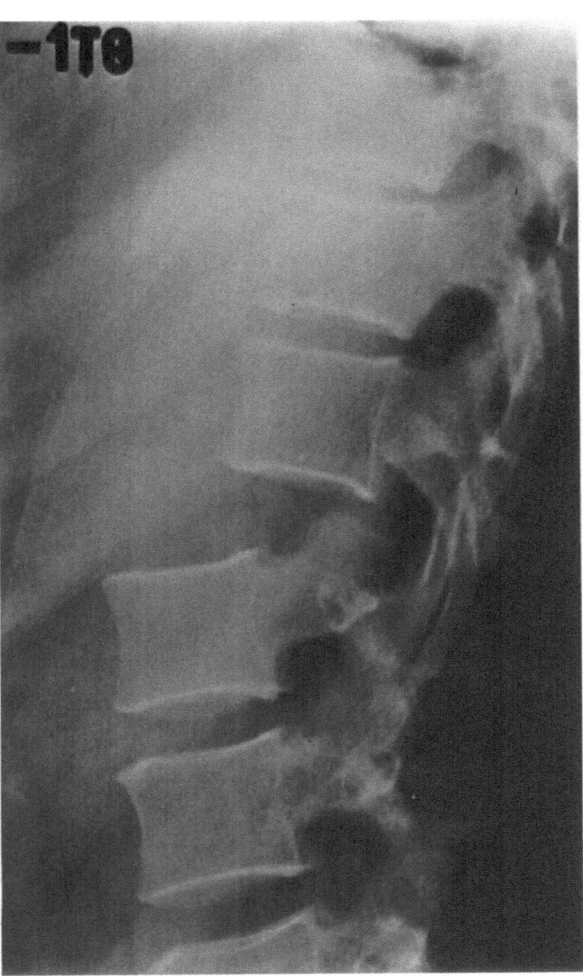

Abb. 5.1.51. Vollbild der Retroflexionsverletzung am thorakolumbalen Übergang mit globaler Instabilität

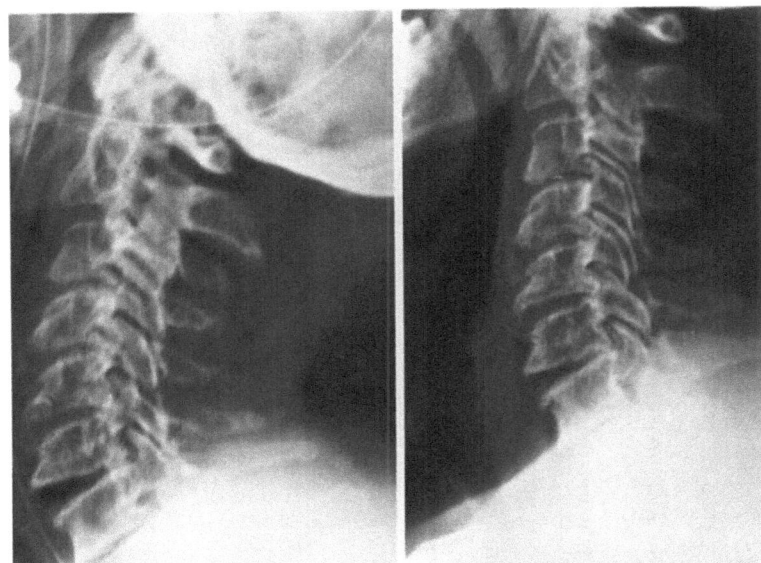

Abb. 5.1.50. Durch Funktionsaufnahmen verifizierte Retroflexionsverletzung bei HW 6/7 mit ventraler Zerreißung von Bandscheibe und vorderem Längsband. Dorsale Stabilitätselemente intakt. Neurologisch Tetraplegie distal C_6

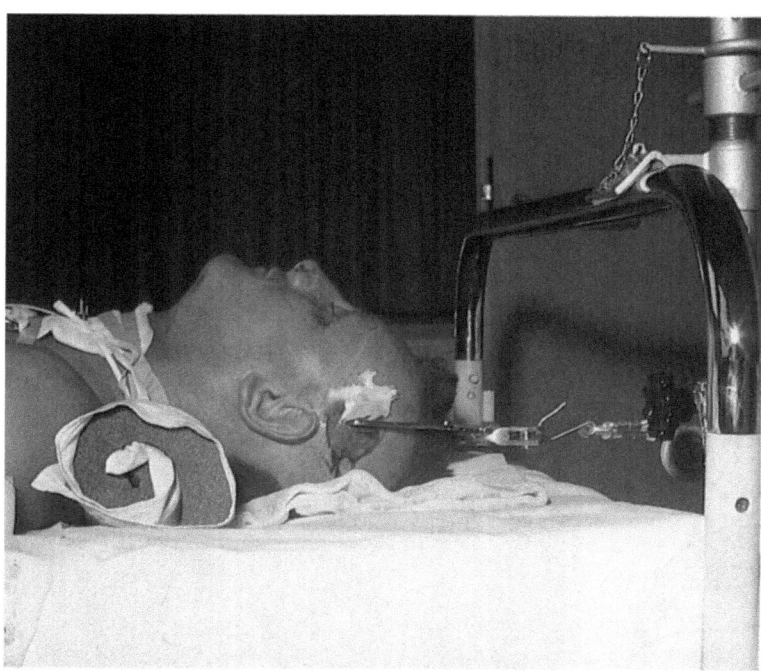

Abb. 5.1.52. Liege-Extension mit Kopfklammer

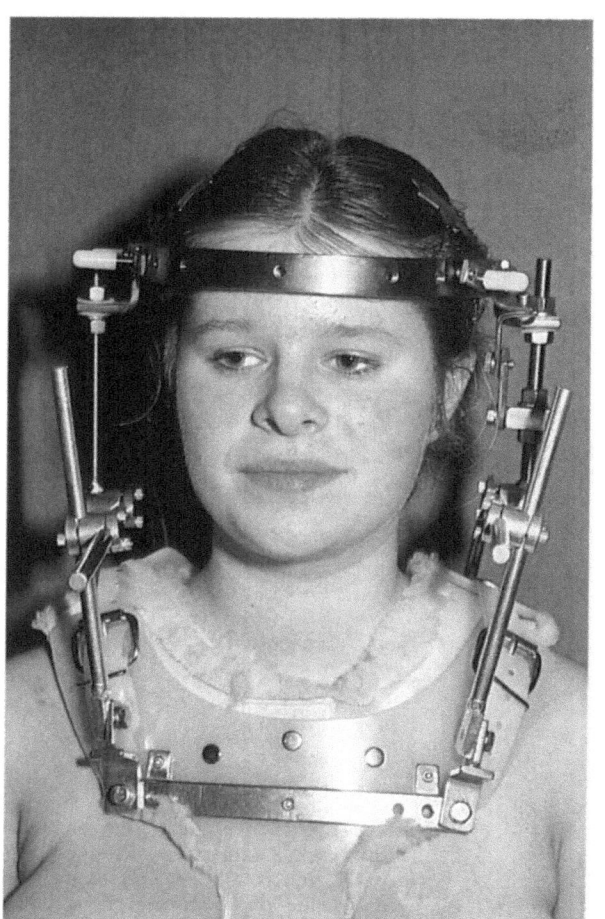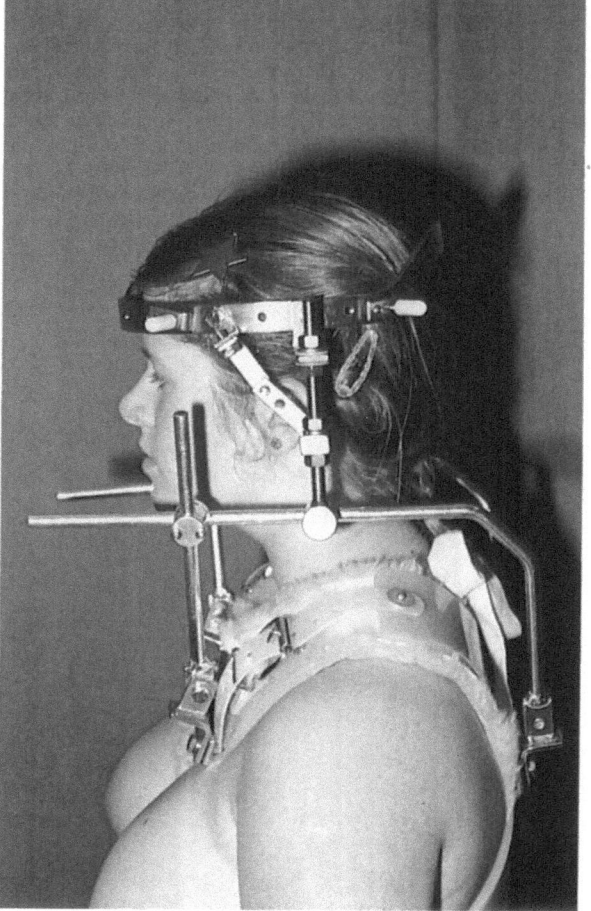

Abb. 5.1.53. Halo-Fixateur externe mit Weste bei Hangman's fracture

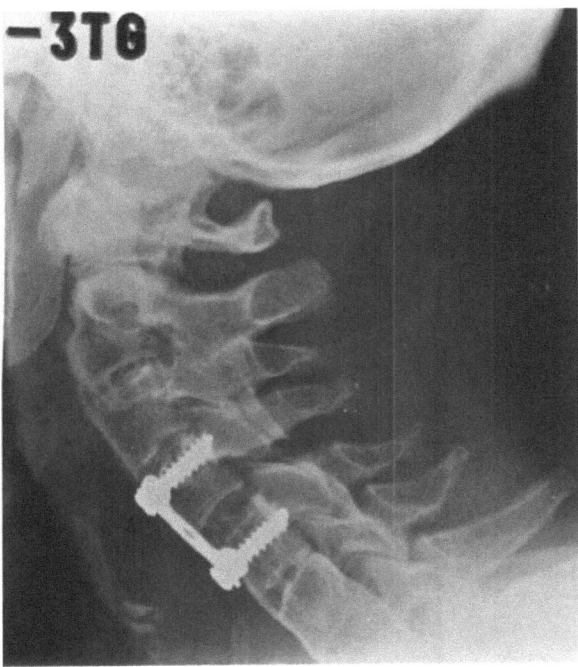

Abb. 5.1.54. Globale Segmentzerreißung HW 4/5 bei M. Bechterew. Monosegmentale Plattenstabilisierung von ventral

werden und erlaubt jede notwendige Repositionsstellung des Kopfes und sofortige Mobilisierung. Ohne Zweifel sind die meisten Verrenkungen und Verrenkungsbrüche der Halswirbelsäule mit diesen Maßnahmen zu reponieren und bei entsprechend langer Ruhigstellung zur Ausheilung zu bringen. Zweifellos stellt aber auch die Halo-Weste bei mehrwöchiger Tragezeit eine nicht unerhebliche subjektive Belästigung dar und verbietet sich bei schweren neurologischen Ausfällen (Sensibilitätsdefizit), schwerer respiratorischer Insuffizienz und M. Bechterew (Abb. 5.1.54).

In diesen Fällen bieten operative Stabilisierungsverfahren eine wertvolle Alternative.

5.1.3.3.2 Operative Maßnahmen. Die Behandlungsziele bei operativ versorgten Wirbelsäulen-Rückenmarkverletzungen sind:

1. Besserung oder Vorbeugung neurologischer Ausfälle, d.h. Dekompression und Stabilisierung.
2. Frühzeitige Rehabilitation des Verletzten, d.h. mindestens Übungsstabilität.
3. Funktioneller Wiederaufbau des Achsenorgans Wirbelsäule, d.h. möglichst nur monosegmentale Eingriffe.

Wir sehen Operationsindikationen bei folgenden HWS-Verletzungen als gegeben an (Tabelle 5.1.7):

Tabelle 5.1.7. Operationsindikationen bei HWS-Verletzungen

A. *Absolute (zwingende) Indikationen:*
1. Offene Wirbelsäulen-Rückenmarkverletzung
2. Neurologisches Defizit
   2.1 nach symptomfreiem Intervall
   2.2 mit Progredienz (Dynamik)
   2.3 mit rascher kranialer Ausweitung
   (Cave: Ursache meist Hämatomyelie!)
   Wichtig: raumfordernde subdurale und epidurale Blutungen sind im Gegensatz zum Schädel an der Wirbelsäule eine Rarität!
3. Konservativ irreponible Verrenkung/-sbruch

Noch kontrovers diskutiert:
4. Inkomplettes Querschnittsyndrom bei nachgewiesener Markraumstenosierung („mittleres Wirbelsegment")

B. *Relative Operationsindikationen:*
1. Inkomplettes Querschnittsyndrom bei
   1.1 nachgewiesener Markraumstenosierung
   1.2 drohender Instabilität
2. Komplettes Querschnittsyndrom bei drohender Instabilität (untere HWS: diskoligamentäre Instabilität).

Unabhängig von Lähmungen:
3. Drohende Instabilität
   3.1 obere HWS: Dens-Fraktur Typ Anderson II
   3.2 untere HWS: diskoligamentäre Instabilität
4. Radikuläres Defizit oder Schmerzsyndrom (ossäre/diskogene Raumforderung)
5. Instabile HWS-Verletzung bei M. Bechterew
6. Spätinstabilität nach insuffizienter Behandlung

Ziel des operativen Vorgehens ist die Stabilisierung des betroffenen Segmentes durch eine möglichst monosegmentale Spondylodese, wobei Dekompression und Stabilisierung kombiniert werden sollten, möglichst ohne Schwächung der dorsalen Zuggurtung. *Nicht mehr akzeptabel* bei rechtzeitiger Diagnose und Behandlung sind heute ein sekundärer kyphotischer Achsenknick und die Dens-Pseudarthrose, aber auch die isolierte Laminektomie und langstreckige dorsale Palacos-Fixationen.

Zur ventralen Spondylodese hat sich der anterolaterale Zugang allgemein bewährt. Die Auffüllung der ausgeräumten Bandscheibe oder des zum Teil spondylektomierten Wirbelkörpers erfolgt durch einen kortiko-spongiösen Quader, anschließend wird die Spondylodese mit einer schmetterlingsförmigen Metallplatte gesichert. Hierbei ist es erforderlich, die hintere Wirbelkörper-Kortikalis mit der Schraube zu fassen (Abb. 5.1.55). Versteift wird möglichst nur monosegmental, und unter der Zielsetzung einer knöchernen Segmentdurchbauung ist die spätere Metall-Entfernung nicht mehr erforderlich. Zusätzliche dorsale Spondylo-

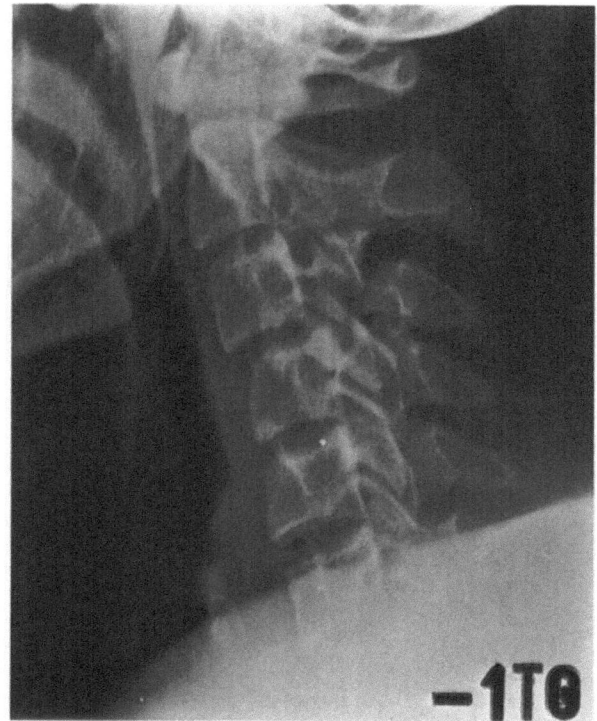
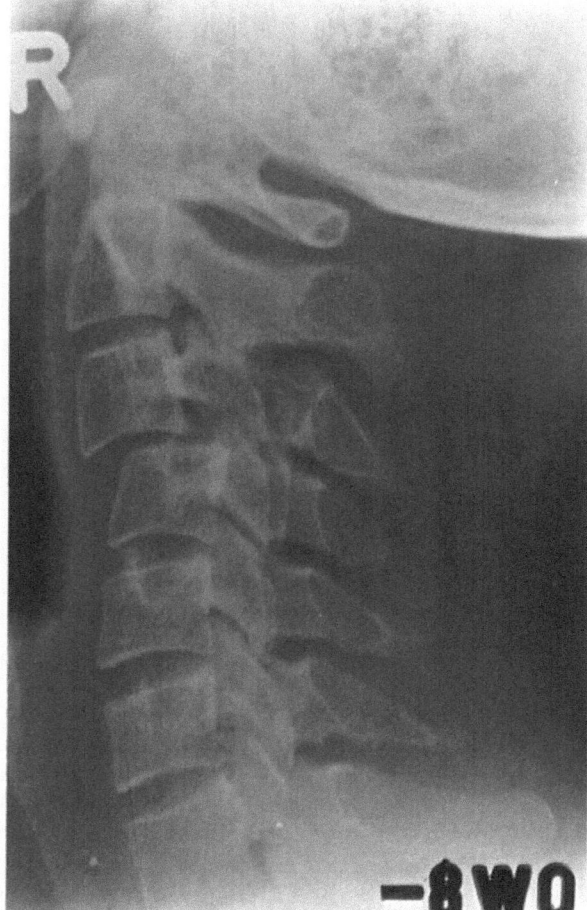
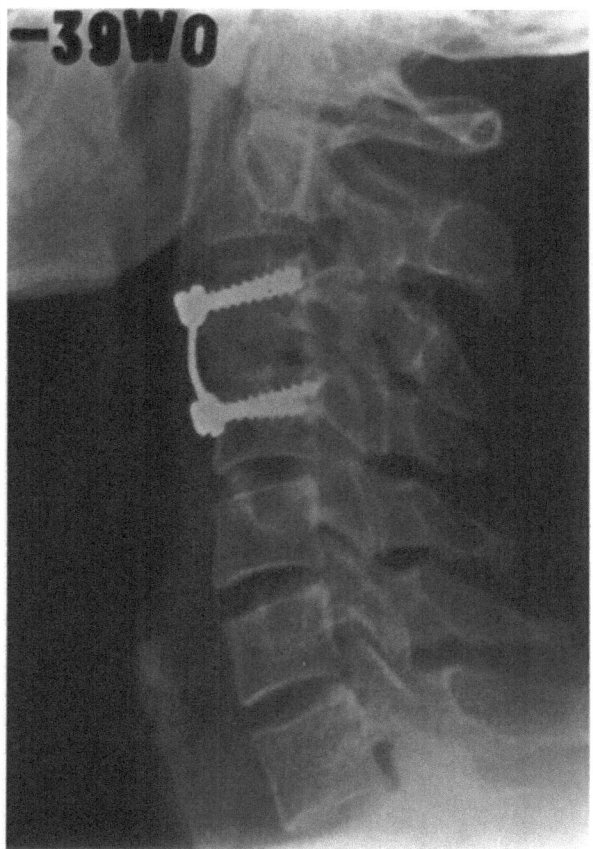

Abb. 5.1.55 a–c. Fortschreitendes Ventralgleiten bei traumatischer Spondylolisthesis HW 3/4 (Typ Hangman's fracture), Globalinstabilität Typ C primär nicht erkannt. Reposition und monosegmentale Plattenstabilisierung von ventral mit Knochendübel. Ausheilung in idealer Position

desen sind nur noch in Ausnahmefällen zulässig, da sie die dorsale muskuläre und ligamentäre Zuggurtung schwächen. Dorsale Bogen- oder Dornfortsatzfixationen mittels Drahtschlingen verengen vielfach die Zwischenwirbellöcher und sind gerade an der unteren HWS nicht übungsstabil. Das häufig angeführte Argument, dies seien Zuggurtungs-Osteosynthesen, ist biomechanisch falsch, da hierzu eine wesentliche Voraussetzung fehlt: die „Zuggurtung" ist auf Seite der Konkavität und nicht – wie per definitionem erforderlich – auf der Konvexität der HWS angelegt.

5.1.3.4 Verletzungen der Rumpfwirbelsäule (Brust- und Lendenwirbelsäule)

Ein Blick auf unsere Sammelstatistik (Abb. 5.1.56) zeigt, daß die Häufigkeit von Frakturen an der Brustwirbelsäule von oben nach unten zunimmt.

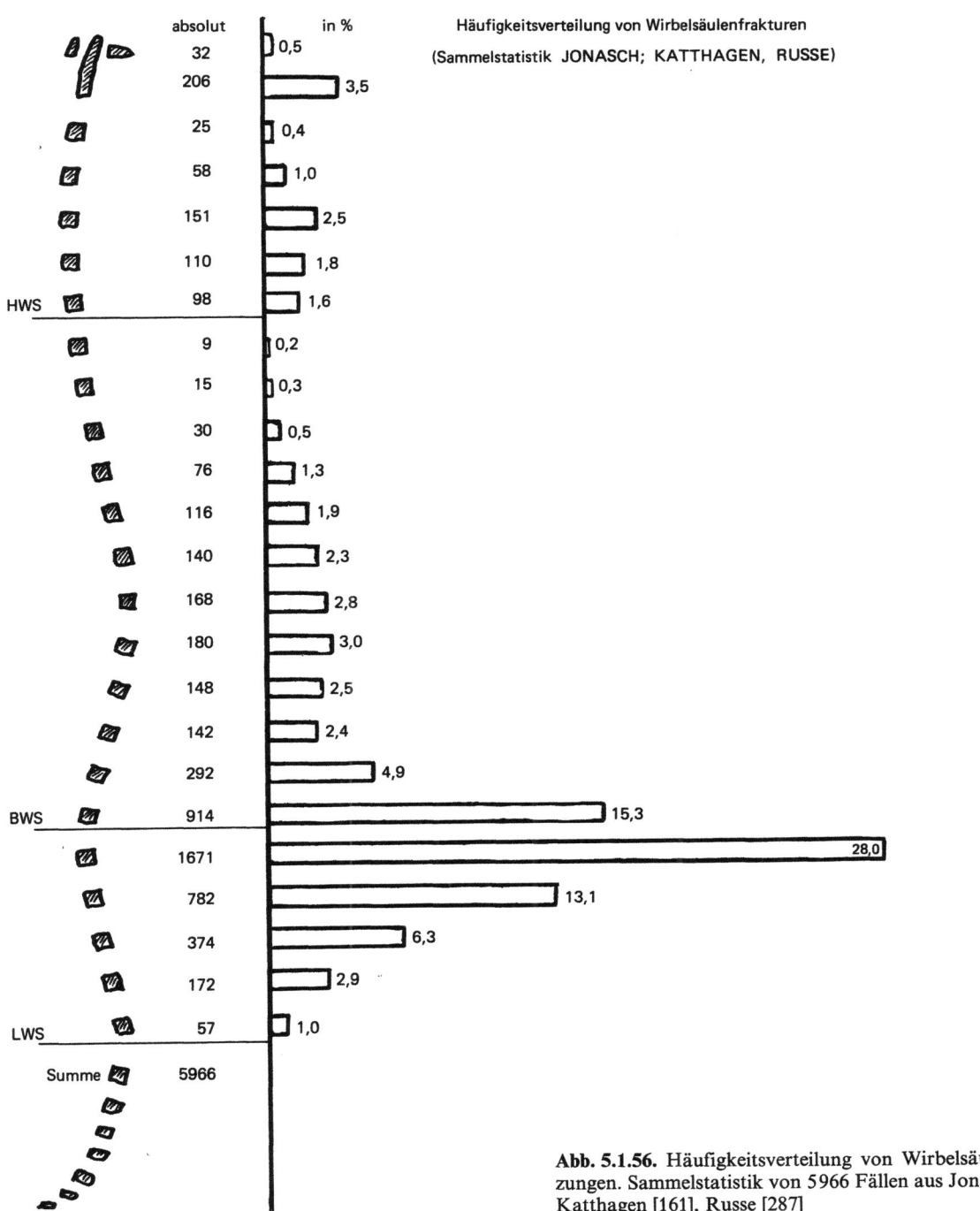

Abb. 5.1.56. Häufigkeitsverteilung von Wirbelsäulenverletzungen. Sammelstatistik von 5966 Fällen aus Jonasch [150], Katthagen [161], Russe [287]

Eine geradezu dramatische Häufigkeitsspitze findet sich am dorso-lumbalen Übergang als Ausdruck einer hier offensichtlichen Streßkonzentration. 41% aller BWS-Frakturen betreffen den 12. BWK, 55% aller LWS-Frakturen den 1. LWK. Zusammengefaßt stellen somit BW 12 und LW 1 43,3% aller Wirbelsäulenfrakturen, schließt man LW 2 mit ein, sind es sogar 56,4%. Die Masse dieser Verletzungen, insbesondere an der oberen und mittleren BWS sind Flexions-Stauchungsbrüche mit Keilverformung. In 18% kommen aber auch Kompressions-Berstungsbrüche vor (Zifko) mit Hinterkanten-Beteiligung und Gefährdung neuraler Elemente. Etwa 25% aller

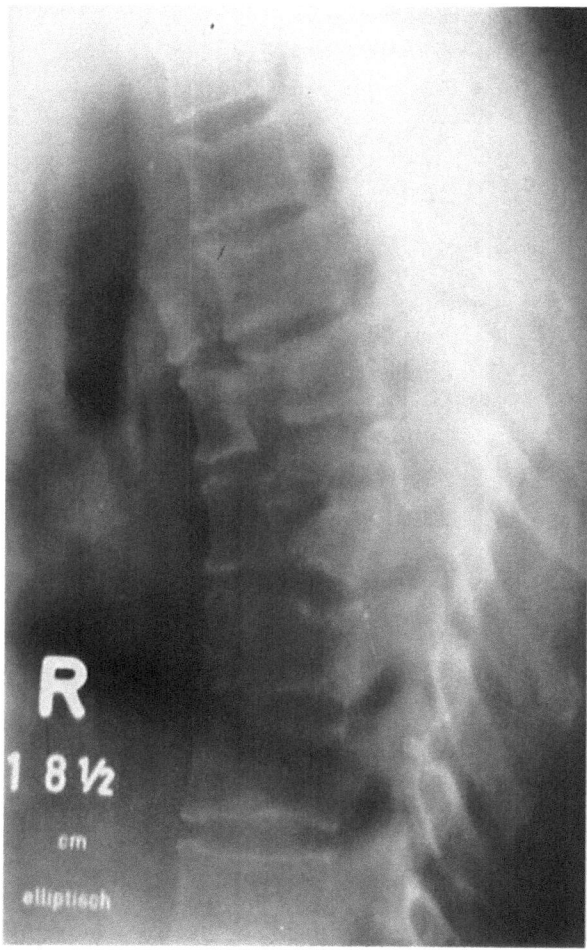

Abb. 5.1.57. Schrägfrontal verlaufende thorakale Luxationsfraktur BW 5-8

BWS-LWS-Verletzungen sind Luxationsfrakturen, wie großen Sammelstatistiken der letzten Jahre zu entnehmen ist.

Eine synoptische Betrachtung der Brust- und Lendenwirbelsäule als *Rumpfwirbelsäule* erscheint insofern gerechtfertigt, als infolge der besonderen Bauprinzipien ein besonderer Stabilitätsbegriff dominiert: es überwiegen bei weitem ossäre (temporäre) Instabilitäten, während diskoligamentäre Stabilitätsverluste nur ausnahmsweise anzutreffen sind.

Differente anatomische Gegebenheiten machen eine *gesonderte Betrachtung einzelner regionaler Abschnitte* ratsam:

1. den oberen und mittleren BWS-Abschnitt (*BW 1–9*) mit einheitlicher Brustkyphose und Rippenkorbstabilisierung,
2. die *10. und 11. Brustwirbelkörper,* da diese nicht mehr durch die Rippen stabilisiert, aber noch innerhalb der Brustkyphose gelegen sind,
3. den dorso-lumbalen Übergang *BW 12–LW 1,* oft auch LW 2 mit abrupter Fazetten-Umorientierung und ultra-plötzlicher Rotationsverriegelung,
4. die *übrige Lendenwirbelsäule,* wobei hier am lumbosakralen Übergang infolge der Lordose und verstärkten Ventralschubkomponenten besondere Streßspitzen in den Interartikularportionen zu finden sind (traumatische Spondylolisthese).

5.1.3.4.1 Obere und mittlere BWS (BW 1–9). Hier überwiegen die Flexions-Stauchungsbrüche mit Keilform, wobei nicht selten Serienbrüche zu beobachten sind. Bei Analyse des Verletzungsmechanismus findet sich meist eine stauchende Kraft entlang der Y-Achse und ein zusätzliches Moment um die X-Achse. Stehen die vertikalen Stauchungskräfte ganz im Vordergrund, entsteht das Bild der Wirbelkörperdeck-/-grundplattenfraktur (anglo-amerikanisch: Endplattenfrakturen). Häufig ist die zentrale Endplattenportion betroffen. Es kann aber auch zu Kantenabbrüchen oder quer über die Endplatte verlaufenden queren Fissuren kommen, die sich meistens der radiologischen Diagnostik entziehen. Die mechanische Belastbarkeit der Deckplatten variiert entsprechend dem biologischen Alter: Jenseits des 60. Lebensjahres genügt bereits eine Durchschnittsbelastung von 4 200 N zur Fraktur (Perey). Diesseits des 40. Lebensjahres werden dagegen Belastungen bis zu 7 600 N ohne Einbrüche toleriert.

Kompressionsbrüche dieser Region sind konservativ schwer zu reponieren, und die reponierte Stellung im Gipsmieder zu halten, ist fast unmöglich. Da aber diese Frakturen durch die langen Rippen gut abgestützt sind, erfolgt die Behandlung in der Regel konservativ. Altersmäßig ist eine gewisse Häufigkeit im 6. Lebensjahrzehnt unübersehbar. Bleibt eine stärkere Gibbusbildung im Sinne einer traumatischen Hyperkyphose zurück, ist eine kompensatorische Überstreckung der zervikalen und lumbalen Nachbarregionen die Folge. Die muskulär überlasteten kompensatorischen Ausgleichskrümmungen neigen zur Kontraktur, auch können beträchtliche spondyl-arthrotische Beschwerden auftreten. Da sich das Instrumentarium der transthorakalen Aufrichtung wesentlich verbessert hat, sollte man bei jugendlichen Verletzten mit einem Gibbus über 40 Grad oder auch bei Verletzten mit eingeschränktem Kompensationsrahmen in Form eines degenerativen Vorschadens (z.B. M. Scheuermann) die Indikation zur Aufrichtung stellen.

Eine besondere Verletzungsform dieser Region ist eine schrägfrontal verlaufende Luxationsfraktur (Abb. 5.1.57) mit massiver Verschiebung oder Abknickung der kaudalen Thoraxhälfte in der

Frontalebene. Trotz der abgelaufenen großen Gewalteinwirkung kann das Rückenmark wegen einer begleitenden „rettenden" Bogenfraktur gelegentlich entkommen (J. Böhler). Liegen Kompressionsberstungsbrüche mit Teillähmungen vor, sollte unverzüglich im Längszug reponiert werden. Verbleibt computertomographisch eine relevante Markraumstenosierung, ist eine antero-laterale Dekompression mit anschließender Wirbelfusion, alternativ auch eine dorsale Dekompression mit gleichzeitiger transpedikulärer Verplattung vertretbar. Hierauf wird später ausführlich eingegangen. Die seltenen schweren thorakalen Luxationsfrakturen lassen sich meist nur offen transthorakal stellen, müssen dann allerdings mit Abstützplatte stabilisiert werden.

5.1.3.4.2 10. und 11. Brustwirbelkörper (BW 10–11). Auch hier überwiegen bei weitem die *Flexions-Stauchungsbrüche* (Abb. 5.1.58) mit entsprechender Morphologie. Sie sind eine Domäne der frühfunktionellen Behandlung, jedoch läßt sich bei kyphotischer Deformierung über 15–20 Grad durchaus der Versuch einer Aufrichtung nach L. Böhler rechtfertigen. Voraussetzung für ein gutes Ergebnis sind sorgfältige Repositions- und Gipstechnik, Verlaufskontrollen und rechtzeitiges Wechseln der locker gewordenen Gipsmieder. Jedoch ist in dieser Region die Haltung der Reposition noch deutlich schwieriger als in der LWS-Region, weswegen sie auch J. Böhler jüngeren Patienten vorbehält. Die in dieser Region bereits gehäuften verhakten Luxationsfrakturen sollten dagegen vom hinteren Zugang reponiert und stabilisiert werden. Dazu eignen sich am ehesten das Harrington-Instrumentarium und die transpedikuläre Platten-Osteosynthese, gelegentlich genügt aber auch eine Draht-Osteosynthese der Dornfortsätze mit intertransversaler Fusion.

5.1.3.4.3 Thorako-lumbaler Übergang (BW 12–LW 1). Der bei Brustwirbelbrüchen am häufigsten betroffene 12. Brustwirbel wird funktionell und behandlungstechnisch zur lordotisch ausgerichteten Lendenwirbelsäule gezählt. Die Verletzungen des thorako-lumbalen Überganges verdienen insofern eine gesonderte Besprechung, als sie verletzungsmechanisch häufig durch Momente um mehrere Achsen gekennzeichnet sind. Besonders häufig tritt ein Moment um die X-Achse auf, das sich infolge der Rippenkorbkonstruktion am BWS-LWS-Übergang wie ein Taschenmesser-Klappmechanismus auswirkt. Außerdem finden sich gehäuft axiale Rotationseffekte mit Moment um die Y-Achse, die in dieser Region auf ultraplötzlich umorientierte und rotationsverriegelte lumbale

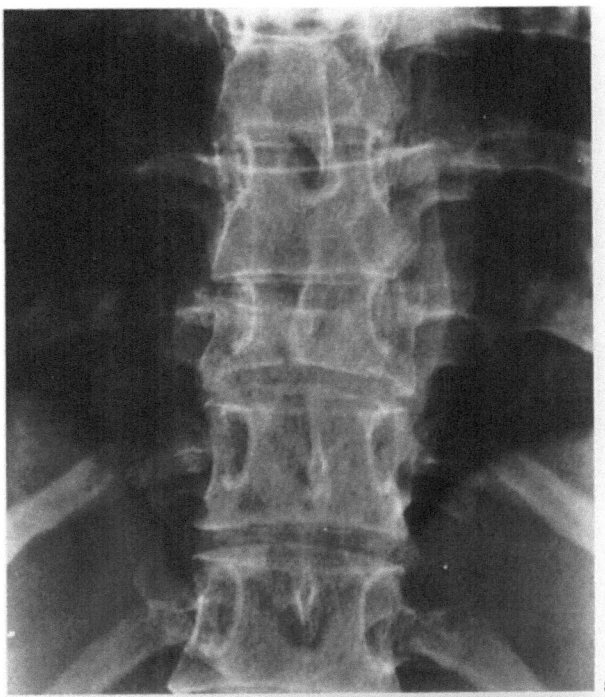

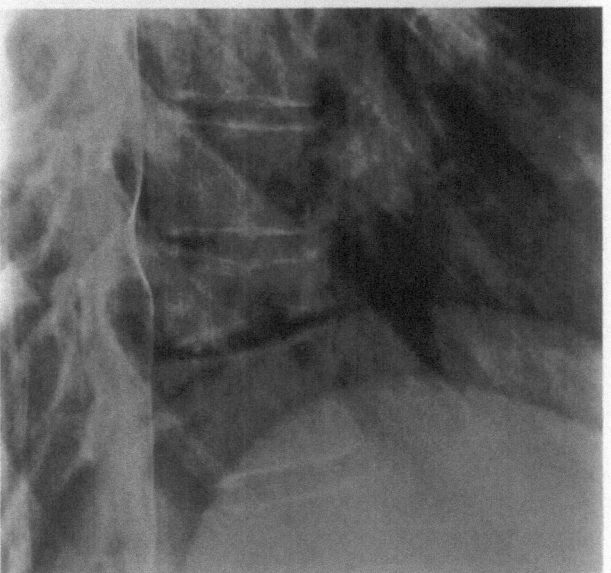

Abb. 5.1.58a, b. Flexionsstauchungsbruch BW 10 mit typischer Keilform

Gelenkfazetten treffen und diese aufsprengen. So finden sich in dieser Übergangsregion *hochgradig instabile Flexions-Rotations-Verrenkungsbrüche*, wie sie von Holdsworth bei Bergbauarbeitern beschrieben und klassifiziert wurden (Abb. 5.1.59).

Verletzungen dieser Art führen häufig zu einer *Konus-* oder *Kauda-Verletzung,* die aber sehr viel günstigere Prognosen hinsichtlich der neurologischen Rückbildung besitzen als höhergelegene

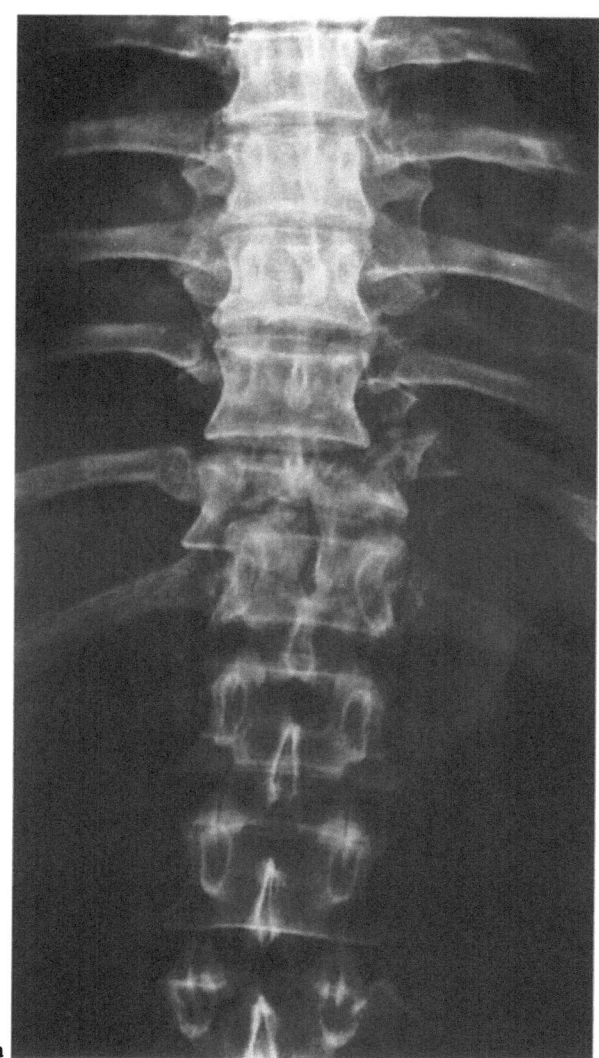
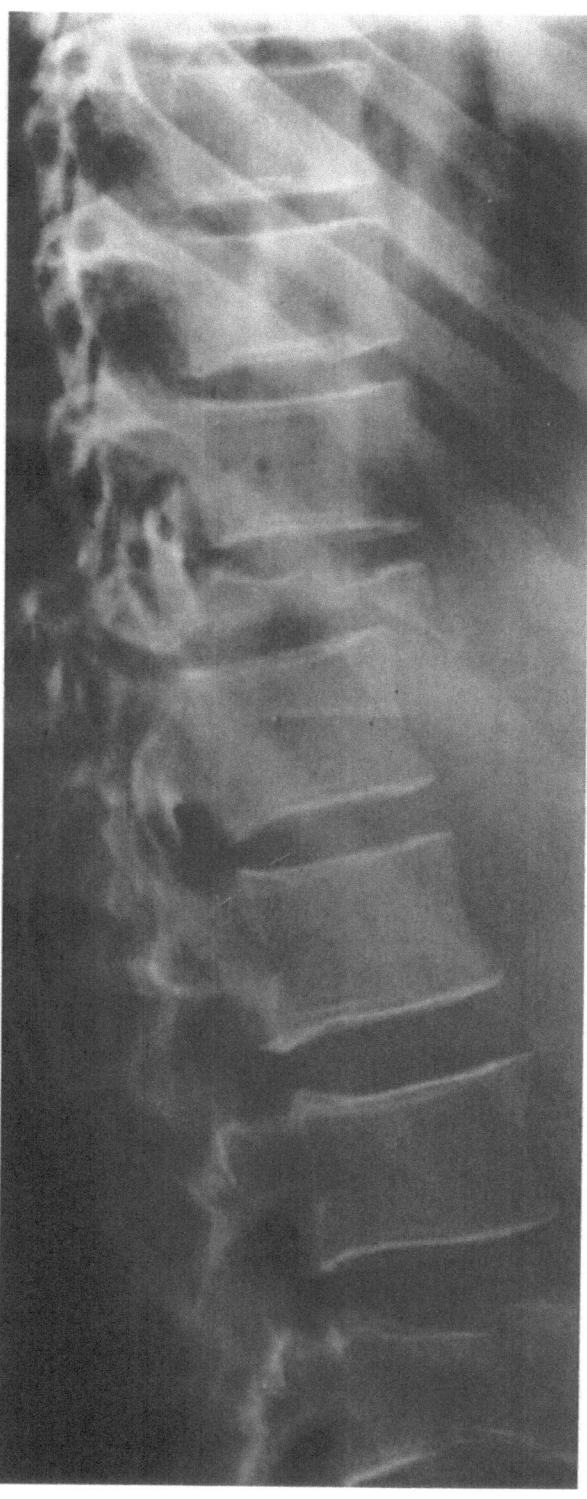

Abb. 5.1.59 a, b. Grobe Flexionsrotationsluxation nach Holdsworth bei BW 11/12. Aus der abrupten Fazettenumorientierung am thorakolumbalen Übergang resultiert häufig eine hochgradig instabile Verletzung mit schweren neurologischen Schäden im Konusbereich

Läsionen. Weil diese Verletzung primär stärker die Nervenwurzeln als das Mark selbst tangiert, kann eine frühzeitige Dekompression und Stabilisierung außerordentlich wertvoll sein (Abb. 5.1.60 und 5.1.61). In diesen Fällen hat sich dementsprechend das *Harrington-Distraktions-Instrumentarium* als nützlich erwiesen, alternativ auch die *transpedikuläre Verplattung nach Roy-Camille*, der aber meist eine ausreichende Reposition im Längszug vorausgehen muß. Gelegentlich ist zusätzlich auch die

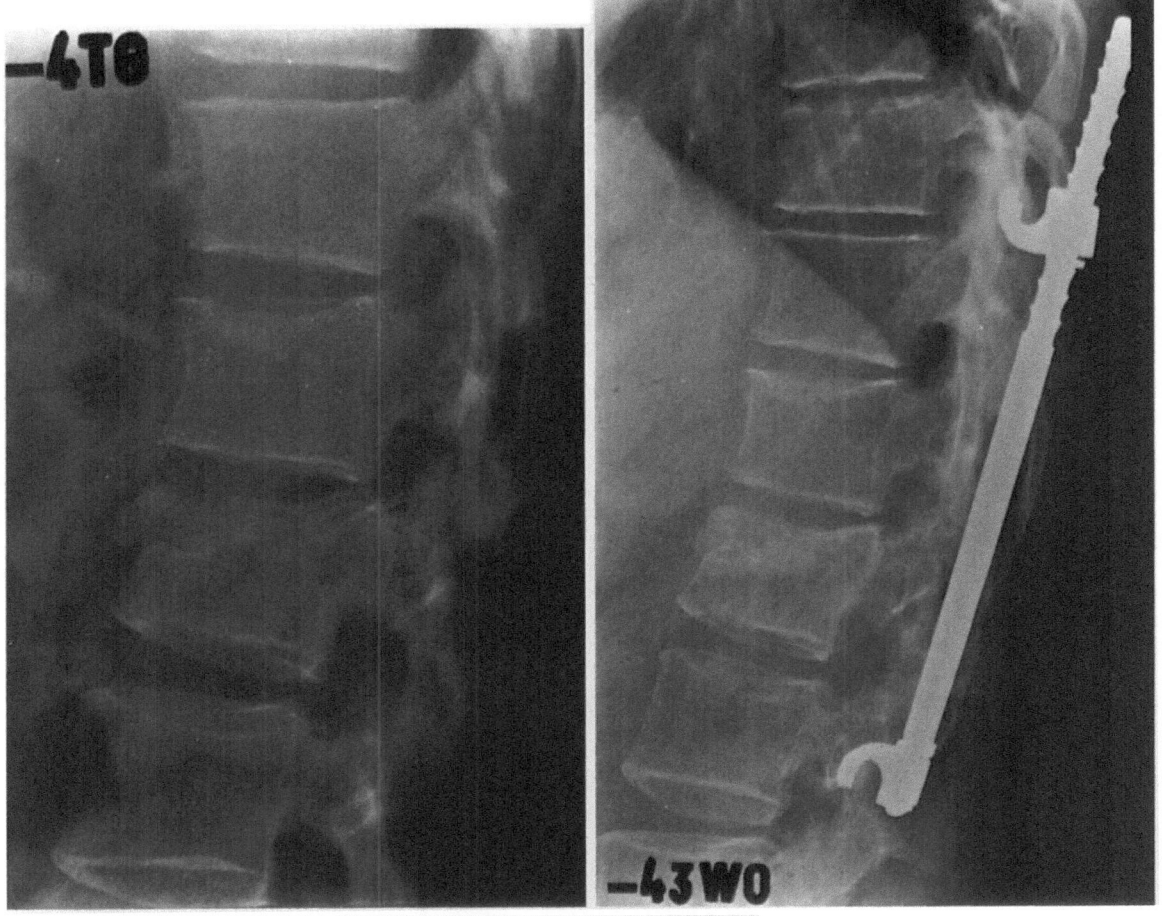
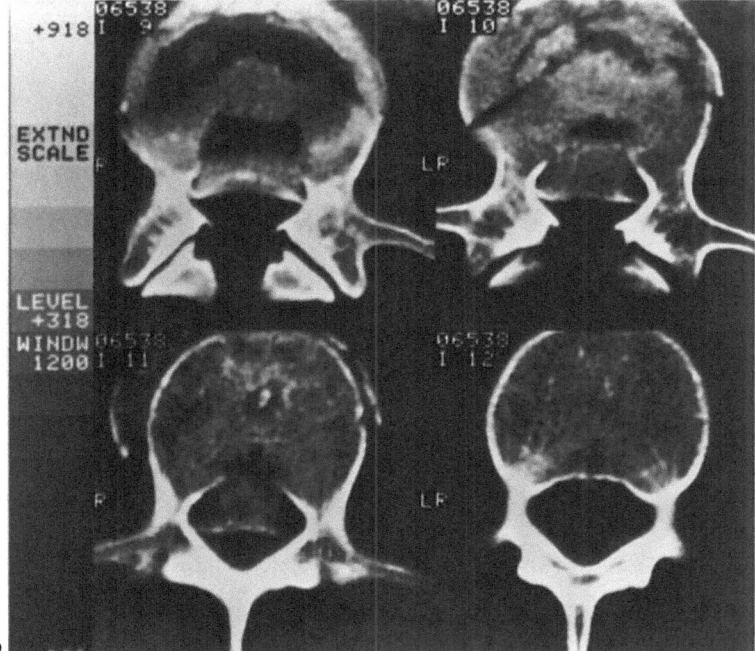

Abb. 5.1.60 a–c. Überbeugungsverrenkungsbruch LW 1/2 mit Berstungsbruch von LW 2, grobem Hinterkantenausbruch und Kaudastenosierung. Distrahierende Hinterkantenaufrichtung, Dekompression und Stabilisierung mit dem Harrington-Distraktionsinstrumentarium. Stabile Ausheilung mit nur geringer Kyphosierung

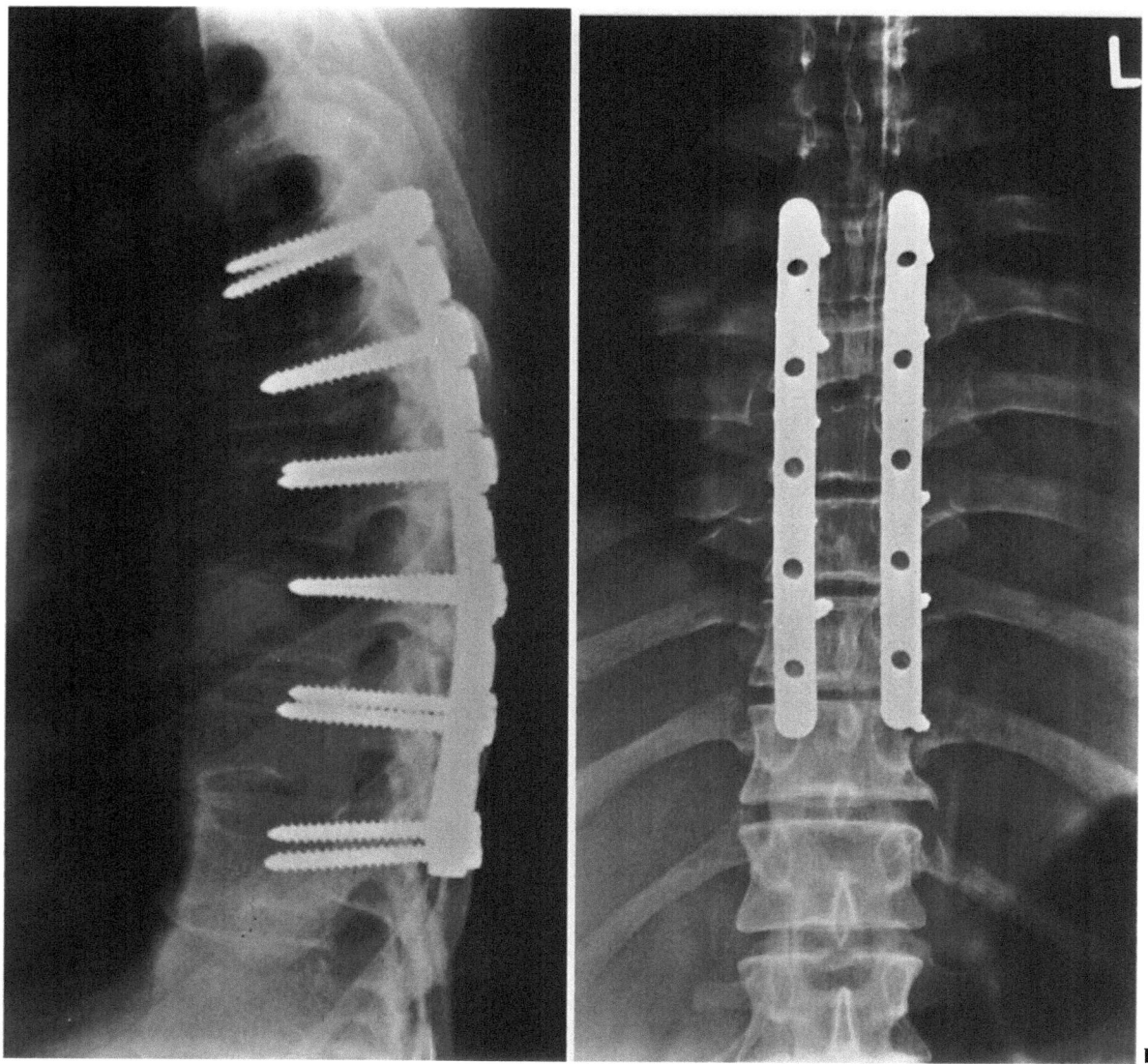

Abb. 5.1.61a, b. Transpedikuläre Plattenstabilisierung BW 6–11 als temporäre Spondylodese bei Verrenkungsbruch BW 8/9 und vorderem Brustmarksyndrom

ventrale Dekompression mit direkter Entfernung stenosierender Hinterkantenanteile und anschließender Fusion erforderlich. Hervorzuheben ist aus der Erfahrung von über 100 explorierenden und stabilisierenden Eingriffen in dieser Region, daß nahezu regelhaft *die Wirbelkörper-Hinterwand der kaudastenosierende Faktor* ist und eine begleitende raumfordernde Bandscheibenbeteiligung bei Verletzungen dieser Region praktisch nicht vorkommt. Hiermit korrespondieren die experimentellen Untersuchungen von Farfan und Hirsch [86, 130], nach denen unter axialer Belastung der Zwischenwirbelscheibe das Segment versteift und die primäre Stabilität zunimmt. Selbst wenn an der typischen Herniationsstelle der Anulus fibrosus dorso-lateral inzidiert wurde, konnte kein Diskusprolaps erzeugt werden. Auch wenn der Diskus gegenüber Biege- und Torsionskräften verletzlich ist und mit Zerreißung der fibrokartilaginären Randstrukturen regiert, kommt es hierbei infolge der begleitenden Zerreißungen des intervertebralen Haftapparates zur Aufsprengung des gesamten auf Antagonismus angelegten Wirbelkörper-Bandscheibenkomplexes, wodurch das ursprüngliche auf Expansion angelegte osmotische Bandscheibensystem irreversibel zerstört wird.

5.1.3.4.4 Übrige Lendenwirbelsäule. Der vorherrschende Frakturtyp für die gesamte LWS ist ebenfalls der *einfache Kompressionsbruch mit oder ohne*

Endplatten-Beteiligung (Abb. 5.1.62). Er eignet sich besonders für die sog. *frühfunktionelle Behandlung,* da es sich überwiegend um stabile Verletzungen handelt und etwa 80% eine Kompression um weniger als ein Drittel aufweisen. Entsprechend den Experimenten von Plaue nimmt unter einer Frühbelastung diese Kompression nicht zu. Bei etwa 8% der frühfunktionell behandelten Wirbelfrakturen ohne Querschnittsymptomatik (Katthagen [161]) tritt allerdings eine stärkere sekundäre Kompression auf, durchweg aber Fälle mit stärkerer Osteoporose (Abb. 5.1.63) oder Berstungs- und Stückbrüche. Nun macht gerade in der LWS-Region die Abgrenzung von stabilen und instabilen Verletzungen nicht selten Schwierigkeiten (s. Kapitel Instabilität), da sich frühe Funktionsaufnahmen verbieten und aus der Stärke des Gibbuswinkels (15 Grad/25 Grad) nur bedingt Rückschlüsse auf die Intaktheit des dorsalen Fazetten-Ligamentkomplexes möglich sind. Als Vorgehen der Wahl empfiehlt sich das bereits 1966 von Ehlert [78] vorgeschlagene Verfahren, alle Verletzten mit intakter Wirbelhinterkante und ohne neurologische Symptomatik bereits nach einer Bettruhe von nur 5 Tagen zu mobilisieren. Diese frühfunktionelle Behandlung hat zu einer deutlichen Abkürzung des Klinikaufenthaltes und zu einem rascheren Wiedereingliedern in den Arbeitsprozeß geführt und kann als Vorgehen der Wahl bei den stabilen Verletzungen der Brust- und Lendenwirbelsäule unabhängig vom Alter des Patienten angesehen werden. Auf die konservative Behandlungsalternative der Böhlerschen Wirbelbruchaufrichtung wird später eingegangen.

Eine gewisse regionale Sonderstellung nimmt schließlich die *lumbo-sakrale Übergangsregion* ein, als hier gehäuft isolierte Wirbelbogen- und Gelenkfortsatzfrakturen (Abb. 5.1.64) vom Typ der traumatischen Spondylolisthese zu beobachten sind. Der Grund ist in der starken Lordosierung zu sehen, da hierdurch die Resultante aus axialer Belastung und sehr starkem Ventralschub zu ausgesprochenen Streßspitzen in der Interartikularportion führt. Bei den meisten Spondylolisthesen handelt es sich wahrscheinlich nicht um eine Dysplasie, sondern um Ermüdungsbrüche. Wiltse [351] hat 1975 als erster Verläufe dokumentiert, bei denen die Spondylolisthese allein durch Ruhigstellung wieder knöchern ausgeheilt ist. Neben diesen Ermüdungsbrüchen der Interartikularportion kommen an der unteren LWS aber auch sehr selten traumatische Läsionen der Interartikularportion und Gelenkfortsätze vom Typ der Spondylolisthese vor. Auch kann durch ein einmaliges Trauma eine vorhandene Spaltbildung (Spondylolyse) in eine Olisthesis übergehen, bzw. eine bestehende

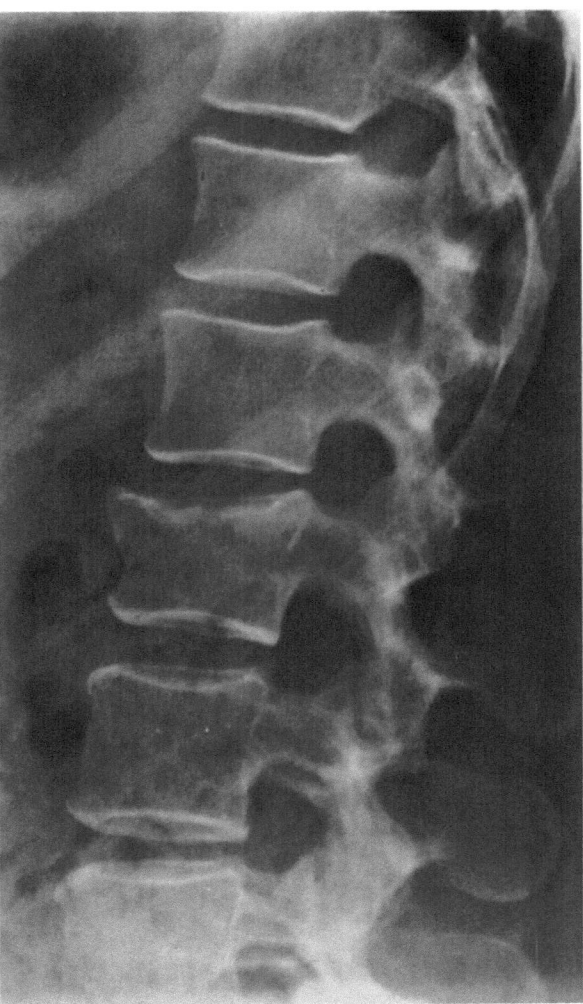

Abb. 5.1.62. Zentraler Deckplatteneinbruch und Vorderkantenabstauchung bei LW 3

Olisthesis verstärkt werden [50, 51, 352]. Eine exzellente Analyse der ursächlichen Faktoren stammt ebenfalls von Wiltse.

Nicht selten finden sich bei diesen Verletzungen der unteren LWS Verrenkungen um halbe oder volle Wirbelkörperbreite (Abb. 5.1.65), und die *Behandlung* ist auf jeden Fall operativ. Es empfiehlt sich die offene Reposition und direkte Verschraubung durch die Interartikularportion in den Wirbelkörper hinein im Sinne einer Isthmus-Rekonstruktion. Kombiniert werden sollte dieser Eingriff mit einer intertransversalen Spondylodese beidseits oder einer ventralen Segmentfusion eine Woche später.

Eine *Sonderstellung* bei den Verletzungen der oberen LWS nimmt die *Distraktions-Fraktur nach Chance* [60] ein. Auf sie muß hier wegen der jetzt eingeführten Gurtpflicht und der zunehmenden

Rasanz von Straßenverkehrsunfällen unbedingt eingegangen werden: Dieser Frakturtyp wurde 1948 erstmalig von Chance beschrieben, die Pathomechanik der Verletzung 1966 von Smith und Kaufer [305] abgeklärt. Er besteht in einer abrupten Dezeleration, wobei der Körper unter extremer Hyperanteflexion über das Hypomochlion des Gurtes nach ventral geklappt wird. Die Rotationsachse liegt ventral vor der Wirbelsäule, so daß kaum Kompressions-, dafür aber stärkste Zugkräfte am dorsalen Bogenligamentkomplex wirken. Daraus resultiert eine hohe Inzidenz von begleitenden intraabdominellen Verletzungen (insbesondere am Pankreas) und distrahierenden Horizontalfrakturen durch die Pedikel, Bögen und Dornfortsätze, gelegentlich auch nur einseitig. Diese Distraktionsfrakturen haben – wie die meisten Spongiosafrakturen – eine gute knöcherne Konsolidierungstendenz, sofern sie rechtzeitig diagnostiziert und in Hyperlordosierung gelagert, bzw. über 8 bis 10 Wochen immobilisiert werden. Eine seitliche Röntgenaufnahme zeigt das typische Klaffen der dorsalen Wirbelkörperelemente und trägt zur rechtzeitigen Diagnosestellung bei. Bei grober Instabilität oder neurologischen Ausfällen empfiehlt sich aber auch hier die sofortige Stabilisierung mit dem Harrington-Instrumentarium oder der transpedikulären Verplattung.

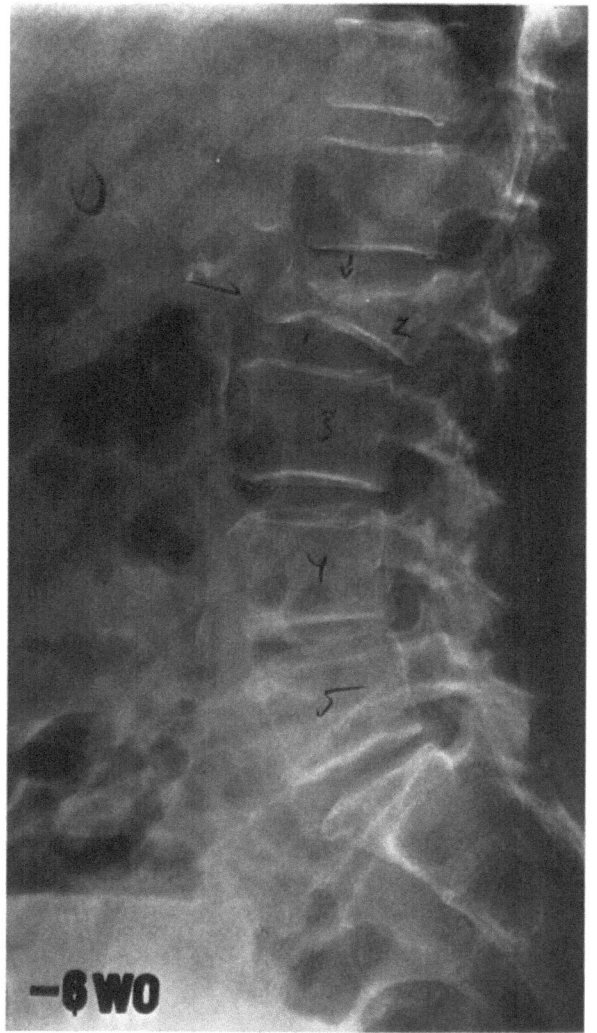

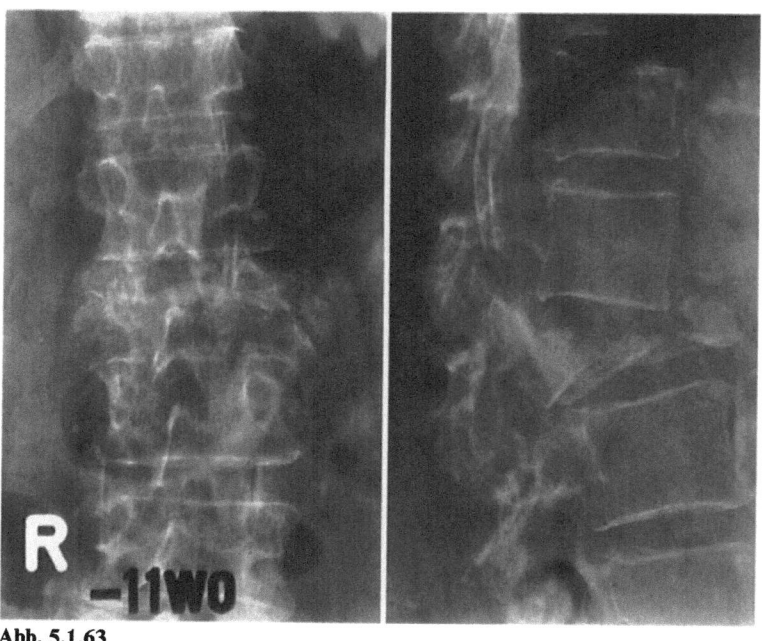

Abb. 5.1.63

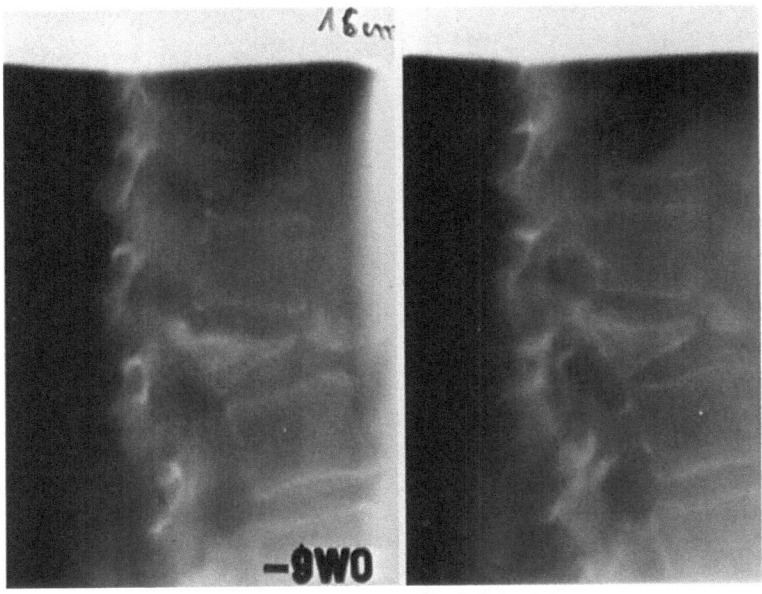

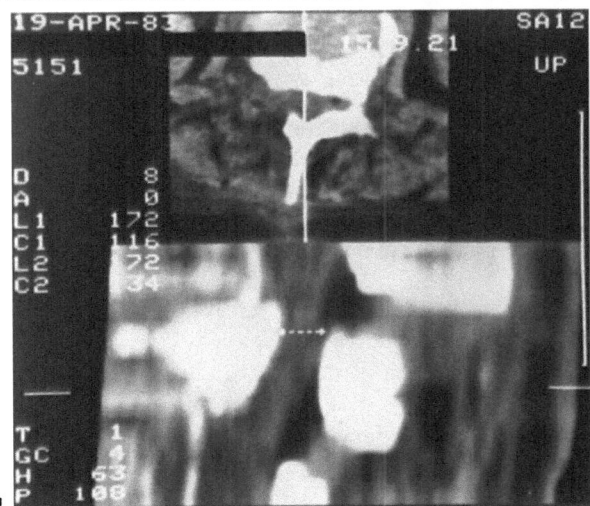

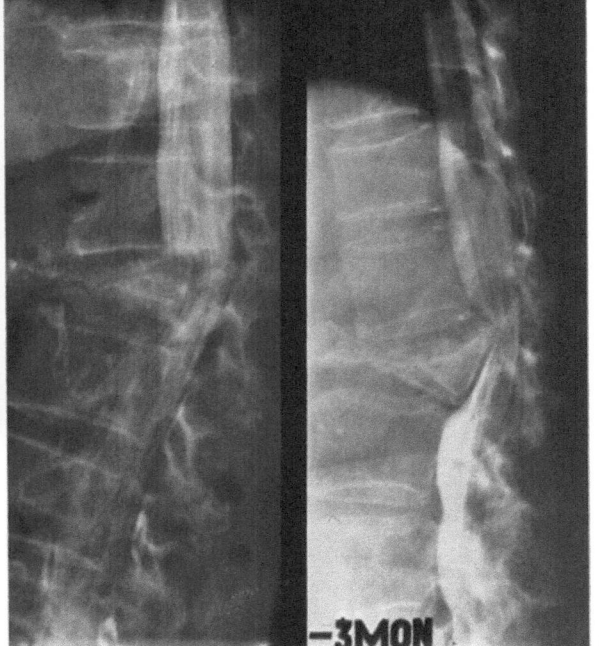

Abb. 5.1.63a–e. Primär als stabile Kompressionsfraktur LW 2 eingestufte Wirbelsäulenverletzung nach Sturz auf das Gesäß. Vorbestehend deutliche Osteoporose. Nach 4 Wochen Liegebehandlung zunehmende Sinterung und Hinterwandexpression unter Belastung. Pedikeldistanz intakt. Kyphosierung und grobe Wirbelkanalstenosierung mit spinaler Claudicatio

5.1.3.5 Konkurrierende Behandlungsmethoden an der Rumpfwirbelsäule

Kann man wirklich die Therapieprinzipien für Gelenkfrakturen hinsichtlich

Kongruenz,
korrekter Achse und
Funktionsstabilität

uneingeschränkt auch auf Wirbelsäulenverletzungen übertragen?

Wohl kaum, da einige wesentliche Unterschiede bestehen:

Erstens handelt es sich bei dem Achsenorgan Wirbelsäule um eine segmentale, d.h. funktionelle Gliederkette mit gelenkigen kurzstreckigen Funktionsabschnitten, an denen es auf Höhe der Krümmungsrandbezirke zu hohen Streßkonzentrationen kommt. Das bedeutet zumindest für dorsale Stabilisierungsbemühungen, daß lange Funktionsstrecken temporär oder dauernd versteift und auch be-

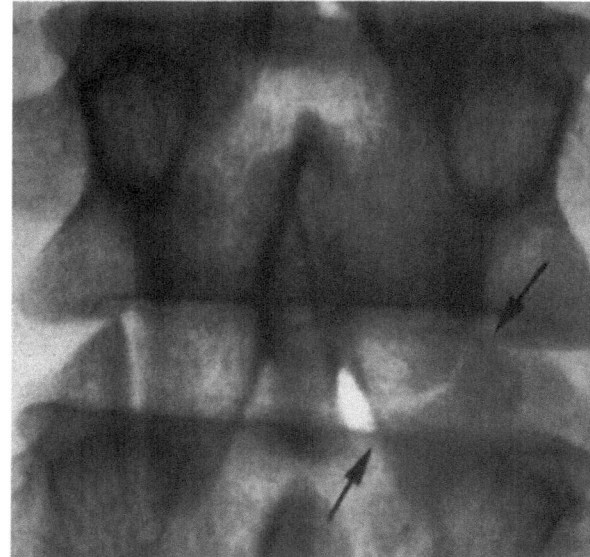
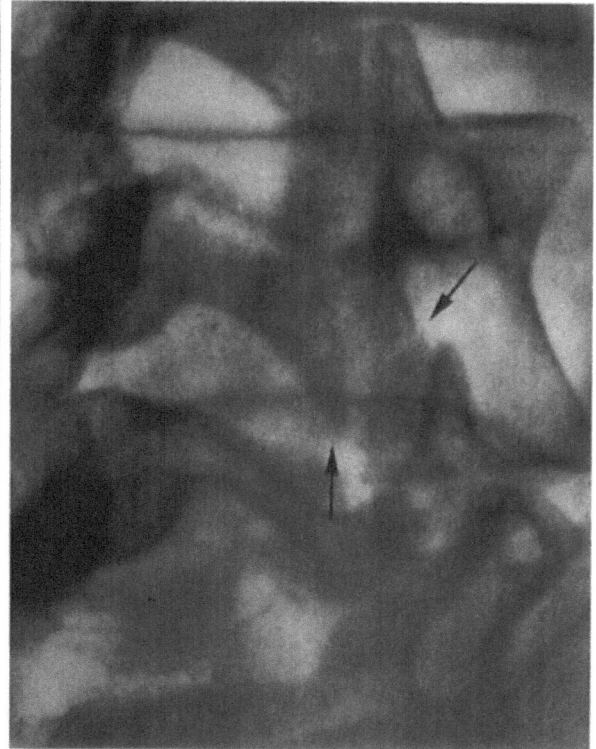

Abb. 5.1.64a, b. Fraktur des Processus articularis inferior von LW 4

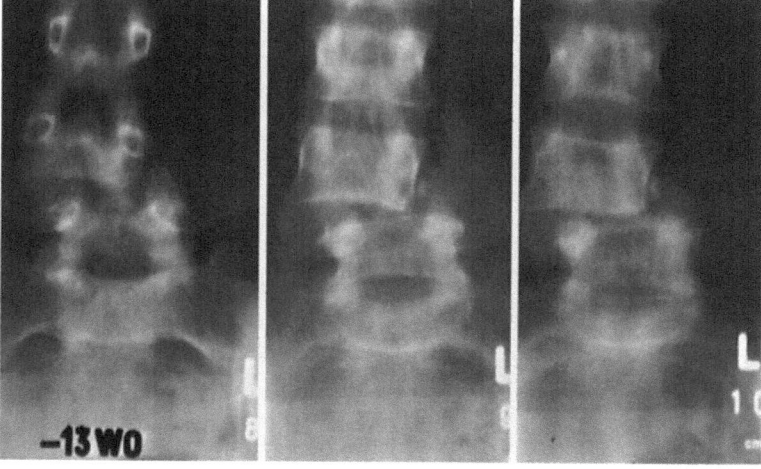

Abb. 5.1.65. Einseitige Gelenkfortsatzfraktur LW 5 mit Verrenkung LW 4/5 um halbe Wirbelkörperbreite

nachbarte unverletzte Segmente geopfert werden müssen.

Zweitens sind die neuralen Inhaltsgebilde im Wirbelkanal allzu weitreichenden operativen Stabilisierungsversuchen im Wege (Abb. 5.1.66). Eine biomechanisch erstrebenswerte direkte Osteosynthese oder dynamische Zuggurtung ist selten praktikabel, da die dorsal zu erreichenden Wirbelsäulenabschnitte nicht auf der Konvexität, sondern Konkavität (HWS, LWS) gelegen sind. Eine tragfähige ventrale Abstützung ist eigentlich nur an der HWS zu erreichen, die ventralen thorakalen und lumbalen Zugänge erfordern große Erfahrung und technisches Geschick.

Drittens ist daran zu erinnern, daß bei traumatischer Aufsprengung des Wirbelkörperbandscheibenkomplexes irreversible Veränderungen eintreten:

Die auf Kontraktion angelegten vorderen und hinteren Längsbänder sind zerrissen, die antagonistisch auf Expansion angelegte Bandscheibe hat

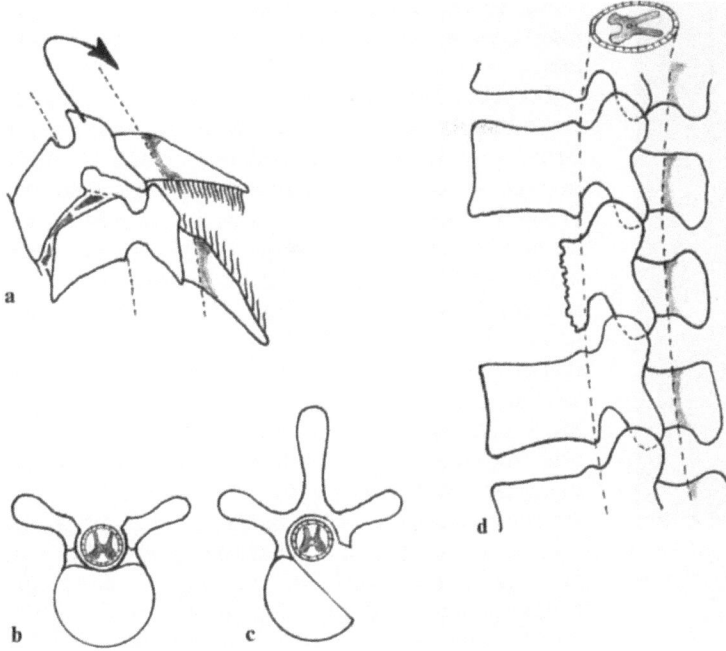

Abb. 5.1.66a–d. Dekompressionsmöglichkeiten an der Wirbelsäule: **a** einfache Reposition einer Luxation(sfraktur); **b** isolierte Laminektomie; **c** anterolaterale Dekompression mit partieller Spondylektomie; **d** Spondylektomie von ventral (dekomprimierende Spondylektomie)

sich oft explosionsartig in die Fragmente des benachbarten Wirbelkörpers eingegraben, und eine wesentliche Funktionseinheit der Wirbelsäule ist hiermit irreversibel zerstört. Dies gilt besonders für die Kompressionsberstungsbrüche der BWS/LWS-Region, aus denen infolge einer gelenkigen Umwandlung der eingesprengten Bandscheibenmasse eine unvollständige knöcherne Brückenbildung und Ausheilung in Spätinstabilität resultieren kann. Die therapeutische Problematik spitzt sich zu, wenn zusätzlich die Wirbelkörperhinterkante zerborsten und/oder der hintere Fazetten-Ligamentkomplex zerrissen ist. In diesem Falle sind Komplikationen am spinalen Bewegungssegment durch folgende Faktoren impliziert:

segmentale Dislokation,
Verlust an intervertebraler Distanz,
Verlust an Stabilität.

Hierdurch drohen Heilung in Instabilität, statisch wirksame Deformierung sowie Früh- und Spätschäden an Rückenmark und Nervenwurzeln.

Viertens hat aber die Wirbelsäule wegen ihrer funktionellen Segmentierung eine größere Kompensationsmöglichkeit als eine Extremität: die sekundäre Aufrichtung der benachbarten Segmente sowie die gegenläufigen Schwingungen der Nachbarregionen stellen einen beträchtlichen Kompensationsrahmen dar.

Nicht jede anatomische Fehleinstellung muß daher um jeden Preis korrigiert werden. Der Behandlungsplan muß sich vielmehr an der Frage orientieren: Liegt eine stabile oder instabile Wirbelsäulenverletzung vor?

Nun bedeutet nicht jede Instabilität obligatorisch eine Operationsindikation. Während an der unteren HWS (HW 3–7) meistens sog. diskoligamentäre Instabilitäten (s. Kap. 5.1.1.4) vorliegen und operativ stabilisiert werden sollten, überwiegt an der Rumpfwirbelsäule die *ossäre* – und damit temporäre – *Instabilität*. In dieser Wirbelsäulenregion wird eher zu häufig eine primäre Instabilität diagnostiziert und daraus eine Operationsindikation abgeleitet, obgleich diese Verletzungen unter genügend langer und richtig beherrschter Lagerungsbehandlung zuverlässig stabil ausheilen würden. Folgt man großen Sammelstatistiken, so sind nur etwa 10% aller Rumpfwirbelverletzungen primär instabil, 90% dagegen stabil. Bei allen stabilen und einem Großteil der instabilen Verletzungen genügen die bewährten *konservativen Behandlungsmaßnahmen*, wobei frühfunktionelle Behandlung und die Böhlersche Wirbelbruchaufrichtung in ihren Ergebnissen als etwa gleichwertig einzuschätzen sind. Sie sollen nachfolgend kurz umrissen werden.

5.1.3.5.1 Frühfunktionelle Behandlung. Gestützt auf die Experimente von Plaue heißt frühfunktionelle Behandlung heute, auf eine anatomische Wiederherstellung im verletzten Bereich zu verzichten und die für axiale statische Belastung ausreichende restliche Tragfähigkeit für die Rehabili-

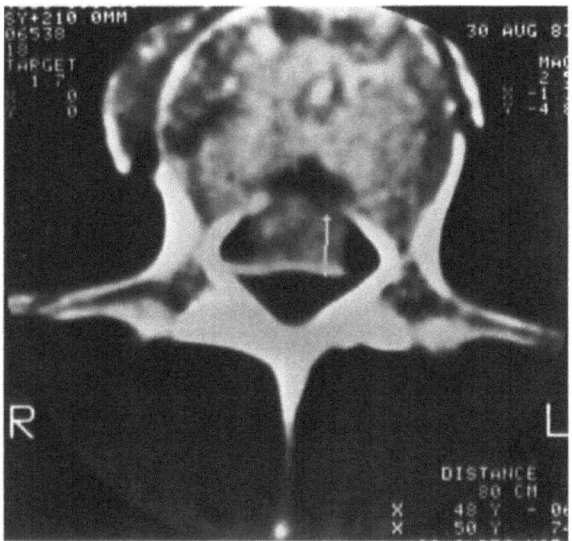

Abb. 5.1.67. Überbeugungsstauchungsverletzung bei LW 2. Das Ausmaß des Hinterkantenausbruchs mit Kaudakompression wird nur computer-tomographisch sichtbar

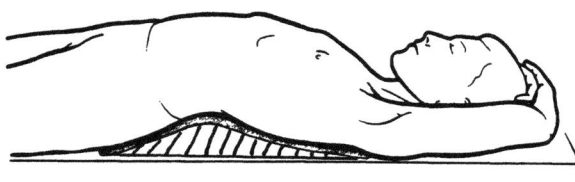

Abb. 5.1.68. Kifa-Mulde

tation auszunutzen. Indiziert ist diese konservative Behandlungsform bei allen stabilen und einem Großteil der instabilen Verletzungen der BWS-/LWS-Region, sofern die Wirbelkörper-Hinterkante intakt ist und keine grobe Bandscheibenbeteiligung vorliegt. Bestehen im Einzelfall Zweifel, ob eine Fragmentierung bzw. Absprengung der Hinterkante und damit für die Stabilitätskriterien wichtige Beteiligung des mittleren Wirbelsegmentes vorliegt, sollte eine computertomographische transversale Segmentdiagnostik angeschlossen werden. Jüngere Arbeiten (Weiss) belegen, daß der konventionellen Röntgendiagnostik im Vergleich zur spinalen Computertomographie ca. 30% der Fälle mit traumatischer Beteiligung des osteoligamentären mittleren Wirbelsegmentes entgehen.

Fehlt aus institutionellen Gründen die Möglichkeit zur spinalen CT als Ergänzungsdiagnostik, so gibt das Ausmaß der Bandscheibenbeteiligung zusammen mit der kyphotischen Angulation eine gute Richtschnur für die Mitbeteiligung dorsaler Stabilitätselemente:

Bei einem Gibbus von mehr als 15 Grad ist mit einer Läsion des dorsalen Bandkomplexes zu rechnen.

Die noch von Magnus [203] und seiner Schule vertretene langdauernde Bettruhe hat sich für die Brust- und Lendenwirbelbrüche generell als nicht notwendig erwiesen: sofern die Hinterwand des Wirbelkörpers als Tragelement erhalten ist, kommt es unter frühzeitiger Mobilisierung auch bei Keilverformung des Wirbels nur selten zu einer wesentlichen Nachsinterung (Plaue [248]). Die heute meist geübte frühfunktionelle Behandlung (Ehlert [78]; Beck [15]; Ludolph [194, 195]) nutzt also die bei Spongiosastauchung erhaltene Tragfähigkeit aus und nimmt bewußt eine morphologisch und funktionell unvollkommene Ausheilung zugunsten einer Frühmobilisierung mit ihren Vorteilen für Kreislauf und Muskeltonus in Kauf. Während der abgekürzten Liegezeit gelten die von Guttmann [120] erarbeiteten Prinzipien der Lagerungsreposition: durch Unterlegen (Abb. 5.1.68) von Kissen, Schaumstoffteilen oder der vorgefertigten Kifa-Mulde (Meinecke [211]) wird der Patient gelagert und gedreht, wobei die physiologischen Wirbelsäulenkrümmungen erhalten bleiben. Auch wenn keine neurologischen Ausfälle bestehen, sollte der Verletzte alle 2 Stunden bis zur Seitenlage gedreht werden. Die physiologische Lendenlordose läßt sich dabei auch in Schräg- und Seitenlage mit Kunststoffteilen und Sandsäcken aufrecht erhalten. Sofern dies therapeutisch sinnvoll ist, kann sogar hyperlordosierend gelagert werden. Parallel laufen Atemübungen und isometrische Spannungsübungen. Nach 3–5 Tagen wird dann in Rückenlage mit der eigentlichen Wirbelgymnastik, d.h. mit dem isometrischen Training der dorsalen und ventralen Rumpfmuskulatur begonnen. Daran schließen sich später – je nach Frakturform – Übungen in Bauchlage und im Bewegungsbad an, meist nach Ablauf von 8 bzw. 21 Tagen. Obgleich auch die frühfunktionelle Behandlung individualisierend sein sollte, d.h. außer dem Frakturtyp auch Alter, Kräftezustand und Begleitverletzungen berücksichtigen sollte, empfiehlt sich bei

Brust- und Lendenwirbelbrüchen ohne neurologische Ausfälle zunächst folgendes Vorgehen:

(1) *keine Liegebehandlung bei*
– isolierten Querfortsatzbrüchen,
– isolierten Dornfortsatzbrüchen und
– isolierten Vorderkantenbrüchen,

(2) *Liegebehandlung mit lordosierender Lagerung* bei
(2.1) *einfachen Kompressionsbrüchen ohne oder mit nur leichter Bandscheibenbeteiligung*, d.h. in-

takter Hinterkante (primärer Gibbus nicht mehr als 15 Grad, entsprechend einem Sagittalindex von maximal 0,8).
Vorgehen: nach Abklingen der akuten Schmerzphase Beginn mit isometrischen Übungen der Rückenstrecker und Bauchwandmuskulatur, nach 5–8 Tagen Mobilisierung mit aufrechtem Gang, später Bewegungsbad und Krankengymnastik.

(2.2) *Kompressionsbruch mit grober Bandscheibenbeteiligung* (Gibbus über 15 Grad, Sagittalindex unter 0,8).
Vorgehen: Liegebehandlung in hyperlordosierender Lagerung für 6 Wochen, nach 4 Wochen ggf. Beginn mit Bewegungsbad über Hebebühne, begleitende Krankengymnastik.

(2.3) *Verrenkungsbrüche mit globaler Segmentinstabilität*
Vorgehen: Liegebehandlung ggf. in Hyperlordosierung über 12 Wochen, begleitende Krankengymnastik.
Wichtig: Bei Verrenkungsbrüchen der oberen und mittleren BWS *verkürzt* sich die Liegebehandlung auf 6–8 Wochen.

(2.4) *Trümmer- und Stückbrüche bei globaler Segmentinstabilität*, ggf. transpedikuläre und Gelenkfortsatz-Frakturen.
Vorgehen: Liegezeit 12 bis maximal 16 Wochen, begleitende Krankengymnastik.
Wichtig: In Höhe der oberen und mittleren BWS *verkürzt* sich die Liegebehandlung auf 6–8 Wochen.

Für die Mobilisierungsphase empfehlen manche Autoren (Kuner [173]; Ruckstuhl [284]) ein Dreipunktestützkorsett nach Vogt-Bähler oder gar ein lordosierendes Rahmenkorsett zur Senkung des intradiskalen Druckes und zur Sicherung der axialen Frakturbelastung. Dies erscheint vertretbar, da der Verletzte sich passiv nicht aushängen lassen kann und die Bauchwand- und Rückenmuskulatur tonisiert ist. Das Korsett soll nur tagsüber und lediglich für die Dauer von 3–4 Monaten getragen werden.

5.1.3.5.2 Die Aufrichtungsbehandlung nach L. Böhler. Durch umfangreiche Nachuntersuchungsserien aus Wiener Unfallkrankenhäusern (Zifko [361]) ist heute zweifelsfrei belegt, daß sich ein Großteil der kyphotisch angulierten Kompressionsfrakturen aufrichten und halten läßt. Voraussetzung sind gute Repositions- und Gipstechnik, Verlaufskontrollen und rechtzeitiges Wechseln der locker gewordenen Gipsmieder. Es ist aber dennoch etwa mit einem Repositionsverlust von ca. 50% zu rechnen. Die neuen leichteren Kunststoffmaterialien (Hexcelite, Lightcast o.ä.) sind zweifellos von Vorteil, doch beeinflussen sie nicht den prinzipiellen Nachteil, bei einer notwendigen Ruhigstellung von 3–5 Monaten eine unvermeidliche Atrophie des muskulären Haltekorsettes hinnehmen zu müssen. Die Aufrichtungsmethode scheint jedoch vertretbar zu sein bei jüngeren, nicht zu adipösen Verletzten, sofern der Gibbus 15 Grad überschreitet und kaudal des 10. BWK. gelegen ist. Die besten Aufrichtungsergebnisse gelingen dabei am 1. und 2. LWK. Ist aber bei Berstungsbrüchen die wichtige Hinterwand des Wirbelkörpers ausgebrochen und in Richtung Spinalkanal verschoben, muß bei Anwendung des dorsalen Durchhangs zuvor unbedingt ein Längszug bis zu 50 kg ausgeübt werden. Andernfalls kann es zu einer gefährlichen Markraumstenosierung kommen.

5.1.3.5.3 Operative Behandlungsmaßnahmen. Bis heute fehlen gut kontrollierte randomisierte Studien, mit denen die Spätergebnisse operativer und konservativer Therapiemaßnahmen verglichen und bewertet werden könnten. So gerät man unweigerlich in ein Dilemma, wenn man operative und konservative Behandlungsstrategien nach Prioriäten bewerten soll.

Die jüngsten Fortschritte in der spinalen Computertomographie haben vielen das Ausmaß bislang okkulter Mark- und Kaudastenosierungen durch abgesprengte Hinterkantenanteile bewußt gemacht. Noch ist aber das Auflösungsvermögen dieses Verfahrens hinsichtlich der medullären Querschnittbeteiligung zu gering, um qualitative Aussagen über eine vorliegende Hämatomyelie oder hämorrhagische Erweichungsherde im Rückenmark zu machen.

So ist die Versuchung groß, aus jeder nachgewiesenen Spinalkanalstenosierung eine Operationsindikation ableiten zu wollen. Spätestens an dieser Stelle muß also die Frage nach der Relevanz einer traumatischen Wirbelkanalstenose für die medulläre Hämodynamik gestellt werden.

Man muß sich zunächst einmal klarmachen, daß auch die in der spinalen CT dokumentierte Wirbelkanalstenose nur eine späte Momentaufnahme, ein zeitliches Metaphänomen des abgelaufenen spinomedullären Traumas ist und die eigentlichen das Rückenmark schädigenden Überbeugungs-, Überstreckungs-, Stauchungs- und Rotationsereignisse nicht mehr erkennbar sind. Sie aber sind in der großen Mehrzahl der Fälle Ursache der *Quetsch- und Kavitationstraumen*, deren Druck- und Unterdruckgradienten für die Venolen, Kapillaren und hochempfindlichen Biomembranen der zentralnervösen Substanz so gefährlich sind. Die schicksalhaften Veränderungen laufen im Rückenmark-Inneren ab, hier meist im venösen Drainagesumpf der medialen Hinterhornbasis, und zwar auch dann, wenn die Schädigung an der ventralen Zirkumferenz des Marks eingeleitet wurde.

Dies macht uns deutlich, daß die röntgenologisch und computertomographisch sichtbaren Wirbelsäulenverletzungen wohl mit der Stärke des abgelaufenen Traumas korrelieren können, aber nur selten das Ausmaß einer begleitenden Rückenmarkläsion ableiten lassen. Kommt es zur Markschädigung, so sind *Stärke und Dauer der primären Markquetschung* die pathophysiologisch richtunggebenden Faktoren. Zwar besteht eine prinzipielle Erholungsmöglichkeit des Marks und dabei überraschenderweise eine *Dosis-Zeit-Abhängigkeit* (vgl. Kap. 5.2.2.3.2), aber nur bis zu jener kritischen Grenze, bis zu der bioelektrische, biochemische und hämodynamische Veränderungen noch reversibel sind.

Betrachten wir die zeitliche Abfolge dieser Ereignisse mit Ducker (Kap. 5.2.2.3.3), so erkennen wir unschwer, daß dekompressive Maßnahmen in der klinischen Praxis fast immer zu spät kommen. Bei der Pathodynamik im Inneren des Rückenmarks scheint vielmehr der Vulnerabilität der Membranpumpsysteme und postkapillären Venolen gegenüber dynamischen Druckspitzen, vielleicht auch noch der Freisetzung von biogenen Aminen eine Schlüsselrolle zuzukommen. Überhaupt zeigt das Wirbelsäulen-Rückenmark-Trauma im Vergleich zum Schädel-Hirn-Trauma, aber auch zum Compartment-Syndrom des traumatisierten Extremitätenmuskels markante Unterschiede: so fehlen die deletären Herniationsfallen im Foramen magnum und im Tentoriumschlitz, außerdem gibt es praktisch keine primär raumfordernden Epi- und Subduralhämatome im Wirbelkanal. Andererseits verbietet die Existenz der Autoregulation im Rückenmark jeden Vergleich mit dem muskulären Compartment-Syndrom. Insofern überrascht es nicht, daß experimentell entlastende Duraeröffnungen verschlechternd wirkten, subarachnoidale Auswaschungen von biogenen Aminen mit normothermen Ringerlösungen gesicherte Besserungen der Markschädigung ergaben.

Trifft die traumatische Wirbelkanalstenose überhaupt Schwachstellen der aortomedullären Hämodynamik? Extraspinale Zuflüsse per definitionem niemals, foraminale (Jellinger) außerordentlich selten.

Aber hier vielleicht das System der extramedullären Venengeflechte?

Dem steht einmal entgegen, daß die inneren und äußeren Wirbelvenengeflechte ein großes Fassungsvermögen und einen großen Querschnitt haben. Außerdem ist die Strömungsrichtung nicht durch Klappen festgelegt, so daß ihm als Kollateralkreislauf zum Kavasystem große funktionelle Bedeutung zukommt. Zum Zweiten sind die den Intraduralraum drainierenden Wurzelvenen mit Klappen versehen. So ist auch bei frakturbedingten Stauungen im Wirbelvenenplexus ein Rückfluß des Blutes in die intraduralen Drainagesysteme nicht ohne weiteres möglich, übrigens auch nicht eine Injektion der Rückenmarkvenen von außen.

Mit diesen Fakten korrelieren die bereits von Guttmann gemachten klinischen Erfahrungen, daß ein vollständiger Liquorstop, d.h. ein nicht durchgängiges Queckenstedt-Manöver kein Hindernis für eine neurologische Erholung ist. Somit ist hieraus eine zwingende Operationsindikation nicht ableitbar.

Trifft nun die Wirbelkanalstenose in der Thorakalregion eine kritische Zone des Rückenmarks?

Die Ergebnisse von Crock und Yoshizawa widerlegen die Behauptung, daß die Blutversorgung des Brustmarks spärlich sei. Sie ist in Wahrheit funktionell adaptiert und alle Rückenmarkabschnitte sind adäquat versorgt. Grenzzonen im Sinne von mangeldurchbluteten Gebieten gibt es nicht. Falsch ist auch das Konzept, daß die Blutstromrichtung unter allen Umständen konstant ist, d.h. in gleicher Richtung verläuft. Wie am Circulus Willisii der Schädelbasis gilt auch für das Rückenmark, daß der Blutstrom umkehrbar ist und sich den metabolischen Bedürfnissen anpassen kann. Prinzipiell gilt somit auch für das Rückenmark: je größer die metabolische Aktivität einer Region, desto besser ist seine Blutversorgung. So ist die scheinbare Mangelversorgung des Brustmarks und umgekehrt die scheinbare Luxusversorgung des Hals- und Lendenmarks nur Ausdruck der besonderen Ganglienaktivität in den Intumeszenzen.

Also keinerlei Schwachstellen? Allenfalls die pial perforierenden zentralen sulkokommissuralen Äste aus der A. spinalis anterior, da sie durchaus bei einer Kanalstenose bei aufgebrauchtem Subarachnoidalraum verlegt oder gedrosselt sein können. Dies aber könnte hämodynamisch relevant sein, da in den arteriellen Mikrogefäßen von etwa 100 µm immerhin noch 80 Prozent des Aortendruckes erhalten ist und der größte Teil des arteriovenösen Druckabfalles in den präkapillären Arteriolen stattfindet. Dis gilt aber offensichtlich mehr für den *chronischen Aspekt der Kanalstenose,* wobei das Wesen ihrer Einwirkung – vergleichbar mit der chronischen Myelopathie an der HWS – nicht allein in der „mechanischen Kompression" als vielmehr in einer fortgesetzten Rückenmarkirritation durch komplexe Verformungsmechanismen (wie Dehnung, Zerrung, Kontaktdruck etc.) zu sehen ist.

Zusammenfassend hat die Spinalkanalstenosierung *nach* abgelaufenem Trauma für die medulläre Hämodynamik, d.h. für die operative Sofortversorgung offenbar nur eine untergeordnete Bedeutung. Dennoch hat die operative *Dekompression* – immer im Anschluß an die vorausgegangene *Reposition* und zusammen mit einer *Stabilisierung* ihre besonderen Indikationsbereiche. Dies gilt besonders für grobe Instabilitäten und den gesamten lumbalen Spinalkanal, in dem die Cauda equina besondere neurologische Rückbildungschancen bietet.

Im Resümee gewinnt man die Perspektive, daß bei – hinsichtlich Zeitpunkt und Zugang – unkritisch operierten traumatischen Wirbelkanalstenosen die komplexe Pathodynamik der Wirbelsäulen-Rückenmark-Verletzungen gewissermaßen auf eine *mechanische Dimension* verkürzt wird. Es scheint also gerade in der Phase des Marködems nicht unproblematisch, in jeder Kanaleinengung durch Knochenfragmente eine Indikation zum operativen Eingreifen zu erblicken. So ist es nicht verwunderlich, wenn trotz enormer Verbesserung von Operationstechnik und Stabilisationsinstrumentarium einige Indikationsbereiche an der Rumpfwirbelsäule kontrovers diskutiert werden.

Es kann jedoch das Vorgehen, wie in Tabelle 5.1.8 beschrieben, empfohlen werden. Auf die einzelnen Operationstechniken und operativen Zugangswege kann hier nicht eingegangen werden. Die bis jetzt erkennbaren Vor- und Nachteile, bzw. Risiken der einzelnen konkurrierenden Behandlungsmethoden sind jedoch nachstehender Tabelle zu entnehmen (Tabelle 5.1.9).

5.1.3.5.4 Diagnostische und therapeutische Schlußfolgerungen. Unter Berücksichtigung der bereits früher gegebenen Hinweise auf Morphologie, funktionelle Anatomie und Biomechanik dieser Region lassen sich *zusammenfassend* nachstehende *diagnostische und therapeutische Schlußfolgerungen* ziehen:

1. Ein klares therapeutisches Konzept verlangt eine klare und einheitliche Einteilung der Wirbelsäulenverletzungen auch in der thorako-lumbalen Region. Häufig wird noch zu einseitig die Wirbel*körper*verletzung beurteilt und zur Richtschnur des Behandlungsplanes gemacht. Eine klare Einteilung in *stabile* (Typ A), *potentiell instabile und neurologisch gefährliche* Verletzungen (Typ A + B mit Beteiligung des mittleren Wirbelsegmentes) sowie *instabile* Verletzungen (Typ A + B + C) wurde an die Hand gegeben. Meist gelingt sogar eine dualistische Aufteilung in stabile und instabile Verletzungen.

Tabelle 5.1.8. OP-Indikationen bei BWS-/LWS-Verletzungen (Rumpfwirbelsäule)

A. *Absolute (zwingende) Indikationen:*
1. offene Rückenmarkverletzung
2. neurologisches Defizit
   2.1 nach symptomfreiem Intervall
   2.2 mit Lähmungsprogredienz
        (Cave: Hämatomyelie)
   2.3 mit rascher kranialer Ausweitung
        (Cave: Ursache meist Hämatomyelie)
   Wichtig: raumfordernde subdurale und epidurale Blutungen sind im Gegensatz zum Schädel an der Wirbelsäule eine Rarität!
3. Konservativ irreponible Verrenkung/-sbruch

Noch kontrovers diskutiert:
4. inkomplettes Querschnittsyndrom bei nachgewiesener Spinalkanal-Stenosierung (Hinterkante)

B. *Relative Operationsindikationen:*
1. inkomplettes Q-Syndrom bei nachgewiesener Spinalkanalstenosierung
2. komplettes Querschnitt-Syndrom bei
   2.1 irreponiblen Luxationsfrakturen oder
   2.2 globaler Segmentinstabilität

Unabhängig von Lähmungen:
3. drohendes neurologisches Defizit bei nachgewiesener intraspinaler Raumforderung (Kompressionsberstungsbrüche mit Hinterkantenbeteiligung)
4. Radikuläres Schmerzsyndrom oder Defizit (nachgewiesene traumatische ossäre/diskogene Raumforderung)
5. Drohende Instabilität
   5.1 irreponible oder biomechanisch ungünstige Verrenkungsbrüche (frontale Abscherung, lateraler Keil, Flexions-Rotationsverletzung)
   5.2 Bogen- und Interartikularfrakturen des lumbosakralen Übergangs (Typ der traumatischen Olisthesis)
6. Instabile Kompressionsfrakturen mit exzessiver Keilwirbelbildung (mehr als 40 Grad)
7. Instabile WS-Verletzungen bei M. Bechterew
8. Spätinstabilität nach insuffizienter Behandlung

2. Die überwiegende Mehrzahl, etwa 90% aller dorso-lumbalen Verletzungen sind stabil. Die restlichen 10% weisen eine ossäre und damit temporäre Instabilität auf und heilen bei richtiger konservativer Behandlung stabil aus. Sicher wird gerade von chirurgischer Seite zu häufig eine primäre Instabilität diagnostiziert. Dennoch wird eine Verletzung der für die Segmentstabilität so wichtigen *dorsalen Bandstrukturen* nicht selten übersehen und damit beim Behandlungsplan nicht berücksichtigt. Da die Nativ- bzw. Summationsaufnahmen gerade im BWS-LWS-Bereich keine sichere Beurteilung des dorsalen Fazetten-Ligamentkom-

Tabelle 5.1.9. Konkurrierende Behandlungsmethoden bei BWS-/LWS-Verletzungen

Methoden	Nachteile/Risiken
1. Frühfunktionelle Behandlung nach Magnus	*Voraussetzung:* primär stabile WS-Verletzung! 1. Hinnahme der Spongiosasinterung evtl. auch kyphotischen Deformierung 2. – bei älteren Patienten (Osteoporose): sekundäre Nachsinterung
2. Böhler'sche Wirbelaufrichtung – Reposition im dorsalen Durchhang – anschl. Kunststoffmieder	*Voraussetzung:* primär stabile WS-Verletzung! 1. Subjektive Belästigung (4–6 Monate) 2. Muskuläre Atrophie („Korsettkrankheit") 3. Sekundärer Repositionsverlust (Nachsinterung)
3. Harrington-Distraktionsstabilisierung (+ dorsale Dekompression) (+ dorsale Arthrodese)	1. Keine sofortige Belastungsstabilität (Flexion/Rotation) 2. Keine ventrale Abstützung (= Konsolidierung unter Zugbelastung) 3. Stablockerung und Redislokation 4. Langstreckige temporäre Arthrodese (4–5 Segmente)
4. Transpedikuläre Doppelplatten-Osteosynthese (Roy-Camille) (+ dorsale Dekompression) (+ dorsale Arthrodese)	1. Keine ventrale Abstützung 2. Langstreckige temporäre Arthrodese (4–5 Segmente) 3. Gelegentlich Schraubenbrüche
5. Fixateur interne (Dick)	1. Keine ventrale Abstützung 2. Aufwendige Montage ("fiddling factor") 3. Voluminöse Montageteile
6. Fixateur externe (Magerl)	1. Keine ventrale Abstützung 2. Subjektive Belästigung, Pflegeaufwand

Tabelle 5.1.10. Wirbelsäulenverletzungen, die *nicht* operiert werden dürfen (stabile Wirbelfrakturen)

1. Impressionsfrakturen (Deckplatteneinbrüche)
2. Einfache Kompressionsfrakturen (ohne Hinterkantenbeteiligung)
3. Traumatische Randleistenablösung (Wachstumsalter!)
4. Randleistenabbrüche
5. Vorderkantenabbrüche
6. Querfortsatzfrakturen
7. Isolierte Dornfortsatzfrakturen

plexes zulassen, empfiehlt sich, häufiger zu tomographieren (Röntgen, Computertomographie).

Der *isolierte Wirbelkörperbruch* ist auch in dieser Region verhältnismäßig selten. Erst durch das Ausbleiben von Sekundärveränderungen am Weichgewebe wird die fehlende Bandscheibenbeteiligung später gesichert. Häufiger ist dagegen der *Wirbelkörperbruch mit leichter Bandscheibenbeteiligung,* der sehr wohl günstige Heilergebnisse aufweist. Die Bandscheibe wird nur verlagert, nicht total aufgesprengt. Das Gefüge im hinteren Abschnitt des Bewegungssegmentes bleibt intakt. Anfänglich sind röntgenologisch Verwerfungen der Wirbelkörperbandscheibengrenze und Höhenminderung des Zwischenwirbelraumes zu sehen. Als Ausdruck der stabilen Heilung zeigt sich später eine überbrückende Krampenbildung nach knöchernen Anbauvorgängen am vorderen Längsband und im äußeren Faserring. Dies alles sind für eine frühfunktionelle Behandlung geeignete Verletzungen (Tabelle 5.1.10).

3. Die *Bandscheibenverletzung* kann vereinzelt aber auch *grob* sein, wobei die Gallertmassen nicht nur verlagert, sondern explosionsartig zwischen die verlagerten Wirbelkörperfragmente eingesprengt werden. Führt die axiale Stauchung dabei zu einer ausgedehnten keilähnlichen Verformung mit einem Gibbus von mehr als 15–20 Grad, zerreißen zwangsläufig auch Teile im hinteren Abschnitt des Bewegungssegmentes. Dies hat besondere Konsequenzen, wenn zusätzlich die *hintere Wirbelkörperkante* frakturiert und oft intraspinal abgesprengt ist. Ihr kommt als stenosierender Faktor des Wirbelkanales gerade an der LWS eine besondere Bedeutung zu. Eine Raumforderung durch begleitende dorso-laterale intraspinale Diskusprolapsanteile ist an der Brust- und Lendenwirbelsäule jedoch eine Rarität. Nicht selten kommt es bei massiven Flexions-Stauchungstraumen (Absturz, Straßenverkehrsunfälle) jedoch zu einem *dorsalen longitudinalen Einriß der Dura,* die wie eine Wurstpelle aufplatzen kann. Bei dieser meist okkulten Verletzung kann es zur *Herniation von Kaudafasern* kom-

men, was bei Repositionen ohne Längszug und auch ausschließlich ventraler Dekompression bedacht werden sollte.

4. Die *Therapieprinzipien für Gelenkfrakturen* lassen sich nicht bedingungslos auf Wirbelsäulenverletzungen übertragen. Es besteht ein nicht unbeträchtlicher Kompensationsrahmen des Achsenorgans, und es sollte nicht Röntgenkosmetik um jeden Preis betrieben werden. Außerdem gibt es keine strenge Korrelation zwischen morphologischen Veränderungen und funktionellem Defizit, noch weniger zu subjektiven Spätbeschwerden. Die Experimente von Plaue haben gezeigt, daß die axiale Tragfähigkeit komprimierter Wirbelkörper nur in einem funktionell unbedeutenden Ausmaß verringert wird. Somit ist die frühfunktionelle Behandlung auf eine gesicherte Basis gestellt.

Demgegenüber können auch mit der *Böhlerschen Wirbelbruchaufrichtung* gute Repositionsergebnisse erzielt werden, sofern die genannten Voraussetzungen gegeben sind. Hiermit müssen die Nachteile einer 14- bis 16wöchigen Ruhigstellung bilanziert werden. Je jünger ein Patient und je stärker die traumatische Keilverformung des Wirbelkörpers ist, um so eher wird man sich zu einer Aufrichtung entschließen. Immerhin nutzt diese Methode die osteogenetische Potenz des kräftigen vorderen Wirbelsäulen-Längsbandes aus. Berstungsbrüche müssen aber unbedingt zuvor im Längszug extendiert werden.

5. Die Operationsindikation im Abschnitt BW 1–11 ist sehr selten. Sie kann im Abschnitt BW 12–LW 5 jedoch häufiger gestellt werden, wenn die zuvor genannten Kriterien vorliegen. Unabhängig von regionalen und segmentalen Kriterien sollte man sich immer das *Behandlungsziel* bei der operativen Versorgung von Wirbelsäulen-Rückenmarkverletzungen vor Augen halten:

1. Besserung oder Vorbeugung neurologischer Ausfälle, das bedeutet *Reposition, Dekompression* und *Stabilisierung*.
2. Frühzeitige Rehabilitation des Verletzten, das bedeutet *mindestens Übungsstabilität*.
3. Funktioneller Wiederaufbau des Achsenorgans Wirbelsäule, das bedeutet *möglichst nur noch monosegmentale Eingriffe*.

Die großen chirurgischen Zentren sollten auf die *Sofortversorgung* von Wirbelsäulenverletzten vorbereitet sein. Noch immer ist die Zeitspanne der diagnostischen Abklärung im Krankenhaus länger als jene für Bergung und Transport. Wegen der Organgemeinschaft von Wirbelrohr und Rückenmark sollten chirurgisch-orthopädische und neurologische Erstbefunde gleichermaßen exakt erhoben werden und die Entwicklung spinomedullärer Verletzungen – analog dem sog. Kopfbogen beim Schädel-Hirn-Trauma – aus einem entsprechenden Verlaufsbogen zu entnehmen sein.

Über allem steht das Primat der sofortigen Reposition. Eine kontrovers geführte Diskussion über konservative oder operative Maßnahmen gerät zur Farce, wenn noch immer große Rehabilitationszentren berichten müssen, daß lediglich die Hälfte der Verletzten innerhalb der 6-Std-Grenze *reponiert* wird (Zäch).

Sofern also die genannten Kriterien eine Operationsindikation rechtfertigen, sollte unverzüglich operiert werden, da die physische Kondition und die örtlichen Repositionsverhältnisse von Tag zu Tag schlechter werden. Gerade wegen der dramatischen Ausweitung diagnostischer und operativer Möglichkeiten sollten wir uns jedoch immer der Kritik Beatson's stellen, der den chirurgischen Aktionismus an der Wirbelsäule 1963 karikierte: "to ease the surgeons mind rather than the patients spine".

Literatur

1. Alexander E Jr, Forsyth HF, Davis CH (1958) Dislocation of the atlas on the axis. The value of early fusion of C1, C2 and C3. J Neurosurg 15:353–371
2. Alexander E Jr, Davis CH (1969) Reduction and fusion of fracture of the odontoid process. J Neurosurg 31:580–582
3. Althoff B (1979) Fracture of the odontoid process. An experimental clinical study. Acta Orthop Scand [Suppl] 177
4. Anderson LD, D'Alonzo RT (1974) Fractures of the odontoid process of the axis. J Bone Joint Surg [Am] 56:1663–1674
5. Andriacchi TP, Schultz AB, Belytschko TB, Galante JO (1974) A model for studies of mechanical interactions between the human spine and rib cage. J Biomech 7:497
6. Apuzzo MGJ, Heiden JS et al. (1978) Acute fracture of the odontoid process. An analysis of 45 cases. J Neurosurg 48:85
7. Arnold W, Höhndorf H, Nenning H (1974) Eine Wertung unfallbedingter Halsmarkschädigungen aus klinischer, morphologischer und therapeutischer Sicht. Beitr Orthop 21:547–559
8. Aufdermaur M (1968) Die Heilungsvorgänge nach Verletzungen von Knochen und Weichteilen der Wirbelsäule. In: Die Wirbelsäule in Forschung und Praxis, Bd 40. Hippokrates, Stuttgart, S 148–157
9. Aufdermaur M (1974) Spinal injuries in juveniles. J Bone Joint Surg [Br] 56:513
10. Baily RW, Badgley CE (1960) Stabilization of the cervical spine by anterior fusion. J Bone Joint Surg [Am] 42:565–594
11. Bargon G (1980) Radiologische Diagnostik der Wirbelsäulenverletzungen. Hefte Unfallheilkd 149:35–54

12. Battikha JG, Garcia JF, Wettsein P (1981) Aspects of atypical degenerative lesions of vertebrae. Skeletal Radiol 6:103
13. Beatson TR (1963) Fractures and dislocations of the cervical spine. J Bone Joint Surg [Br] 45:21–35
14. Beck E (1971) Röntgenologische Meßmethoden bei Wirbelbrüchen. Hefte Unfallheilkd 108:36–37
15. Beck E (1980) Konservative Behandlung von Frakturen und Luxationen von Thorax- und Lendenwirbelsäule. Hefte Unfallheilkd 149:119–128
16. Beck E, Böhler J (1980) Die Verletzungen der Wirbelsäule ohne Markschädigung. Chirurgie der Gegenwart IVa. Urban & Schwarzenberg, München Wien Baltimore
17. Bedbrook GM (1969) Are cervical spine fractures ever unstable? J West Pac Orthop Ass 6:7
18. Bedbrook GM (1971) Stability of spinal fractures and fracture dislocations. Paraplegia 9:23–32
19. Bedbrook GM (1975) Treatment of thoracolumbar dislocation and fracture with paraplegia. Clin Orthop 112:27–43
20. Bedbrook GM (1979) Spinal injuries with tetraplegia and paraplegia. J Bone Joint Surg [Br] 61:267–284
21. Bedbrook G (1980) Recovery of spinal cord function. Paraplegia 18:315
22. Bedbrook G (1981) (ed) The care and management of spinal cord injuries. Springer, New York Heidelberg Berlin
23. Bedbrook GM (1982) The academic basis for conservative management of spinal fractures with neurological damage. Int College of surgeons: I. Viennese workshop, 3.–6.10.1982 (im Druck)
24. Beurrier JC (1979) Chirurgie du rachis cervical supérieur, laçages et arthrodéses du rachis cervical supérieur. In: Roy-Camille R (ed) Rachis cervical traumatique non neurologique. Premières Journées d'Orthopédie de la Pitié. Masson, Paris
25. Blount WP (1957) Knochenbrüche bei Kindern. Thieme, Stuttgart
26. Böhler J (1970) Die operative Behandlung der Pseudarthrosen des Dens epistrophei mit vorderer und hinterer Spondylodese. Acta Chir Austriaca 2:28
27. Böhler J (1974) Verletzungen der Wirbelsäule – Operative Behandlung, Indikation und Technik. Z Orthop 112:894–896
28. Böhler J (1977) Operative Behandlung instabiler Frakturen und Luxationsfrakturen der Halswirbelsäule. Unfallchirurgie 3:25
29. Böhler J (1977) Verletzungen der Halswirbelsäule und ihre Behandlung. Chirurg 48:493–497
30. Böhler J (1978) Konservative und operative Behandlung der Verletzung der Occipitocervicalregion. In: Die Wirbelsäule in Forschung und Praxis, Bd 76. Hippokrates, Stuttgart, S 99–103
31. Böhler J (1979) Non-union of the Dens axis. In: Chapchal G (ed) Pseudarthroses and their treatment. Thieme, Stuttgart, pp 196–199
32. Böhler J (1980) Frakturen und Pseudarthrosen des Dens axis. Hefte Unfallheilkd 149:97–114
33. Böhler J (1980) Wirbelsäulenverletzungen. H Unfallheilkd 148:216–225
34. Böhler J (1982) Anterior stabilization for acute fractures and Non-unions of the Dens. J Bone Joint Surg [Am] 64/1:18–27
35. Böhler J (1983) Bilanz der konservativen und operativen Knochenbruchbehandlung – Becken und Wirbelsäule. Chirurg 54:241–247
36. Böhler L (1977) Technik der Knochenbruchbehandlung. Maurich, Wien, 12.–13. Aufl. Nachdruck
37. Bötel U (1979) Stabilisierung und Frühmobilisation bei Verrenkungsbrüchen der Rumpfwirbelsäule mit der Weiss-Feder. Unfallheilkunde 82:108–113
38. Bötel U (1980) Die Behandlung der Verrenkungsbrüche der Brust- und Lendenwirbelsäule mit der Weiss-Feder und ihre Modifikationen. Hefte Unfallheilkd 149:182–184
39. Bohlmann HH (1979) Acute fractures and dislocations of the cervical spine. An analysis of 300 hospitalised patients and review of the literature. J Bone Joint Surg [Am] 61:1119
40. Borges LF (1980) Spinal cord regeneration; a review of the first international symposon on spinal cord reconstruction. Neurosurgery 7:71
41. Botton G, Michel G (1979) Les fractures de l'apophyse odontoide. In: Roy-Camille R (ed) Rachis cervical traumatique non neurologique. Masson, Paris, p 77
42. Boylston BF (1957) Oblique roentgenographic views of the cervical spine in flexion and extension. J Bone Joint Surg [Am] 39:1302
43. Braakman R, Penning L (1971) Injuries of the cervical spine. Excerpta Medica, Amsterdam, p 262
44. Brant-Zawadzki M, Miller EM, Federle MP (1981) CT in the evaluation of spine trauma. Am J Roentg 136:369
45. Breig A (1960) Biomechanics of the central nervous system: some basic normal and pathological phenomena. Almquist and Wicksell, Stockholm
46. Breig A, El-Nadi AF (1966) Biomechanics of the cervical spinal cord. Acta Radiol [Diagn] (Stockh) 4:602–624
47. Breig A (1978) Adverse mechanical tension in the central nervous system. Almquist and Wiksell, Stockholm
48. Brocher JEW, Willert HG (1980) Differentialdiagnose der Wirbelsäulenerkrankungen. Thieme, Stuttgart
49. Brooks AL, Jenkins FB (1978) Atlanto-axial arthrodesis by the wedge compression method. J Bone Joint Surg [Am] 60:279–284
50. Brussatis F (1971) Trauma und Spondylolisthesis. Act Traumatol 1:167
51. Buck JE (1970) Direct repair of the defect in spondylolisthesis. J Bone Joint Surg [Br] 52:432
52. Bürkle de la Camp H (1940) Funktionelle Wirbelbruchbehandlung oder Böhlersche Wirbelbruchaufrichtung. Langenbecks Arch Klin Chir 200:321–337
53. Burke DC (1971) Spinal cord trauma in children. Paraplegia 9:1–14
54. Burke DC (1974) Traumatic spinal paralysis in children. Paraplegia 11:268–276
55. Burke DC, Murray DD (1979) Die Behandlung Rükkenmarkverletzter. Springer, Berlin Heidelberg New York
56. Burri C, Rüter A (1980) Verletzungen der Wirbelsäule. Springer, Berlin Heidelberg New York (Hefte Unfallheilkd 149)
57. Busch G, Staudte W (1981) Osteoplastische Laminektomie im Zervikalbereich bei intramedullärem Astrozytom eines 8jährigen Kindes. Neurochirurgia 24:209
58. Carlioz M, Dubonsset J (1973) Les instabilités entre l'atlas et l'axis chez l'enfant. Rev Chir Orthop 59:291
59. Caspar W (1982) A new metal plate for stabilisation of unstable fractures and fracture dislocations of the cervical spine. Int college of surgeons I. Viennese workshop 3.–6.10.1982 (im Druck)
60. Chance GQ (1948) Note on a type of flexion fracture of the spine. Br J Radiol 21:452–453
61. Čihak R (1981) Die Wirbelbogengelenke. Entwicklungsgeschichte und Anatomie. In: Die Wirbelsäule in

Forschung und Praxis, Bd 87. Hippokrates, Stuttgart, S 13–28
62. Cloward RB (1958) The anterior approach for removal of ruptured cervical disks. J Neurosurg 15:602–617
63. Cloward RB (1961) Treatment of acute fractures and fracture-dislocations of the cervical spine by vertebral body fusion. J Neurosurg 18:201
64. Coin CG, Pennink M, Ahmad WD, Keranen VJ (1979) Diving-type injury of the cervical type: contribution of computed tomography to management. J Comput Assist Tomogr 3:362
65. Cone W, Turner GW (1937) The treatment of fracture-dislocation of the cervical vertebrae by skeletal traction and fusion. J Bone Joint Surg 19:584
66. Cooper PH, Kenneth RN et al. (1979) Halo immobilization of cervical spine fractures. J Neurosurg 50:603
67. Crock HV, Yoshizawa H, Kame SK (1973) Observations on the venous drainage of the human vertebral body. J Bone Joint Surg [Br] 55:528–533
68. Crock HV, Yoshizawa H (1977) The blood-supply of the vertebral column and spinal cord in man. Springer, New York Wien
69. Crutchfield WD (1933) Skeletal traction for dislocation of the cervical spine. Report of a case. South Afr J Surg 2:156–159
70. Czornack F, Bernhard J (1980) Behandlungsergebnisse nach Wirbelkompressionsfrakturen der Brust- und Lendenwirbelsäule. Unfallheilkunde 83:119–122
70a. Dick W (1984) Innere Fixation von Brust- und Lendenwirbelfrakturen. In: Aktuelle Probleme in Chirurgie und Orthopädie, Band 28. Huber, Bern
71. Dickson JH, Harrington PR, Wendell DE (1978) Results of reduction and stabilisation of the severely fractured thoracic and lumbar spine. J Bone Joint Surg [Am] 60:799–805
72. Dohrmann GJ, Panjabi MM, Banks D (1978) Biomechanics of experimental spinal cord trauma. J Neurosurg 48:993–1001
73. Dolan EJ, Tator CH, Endrenyi L (1980) The value of decompression for acute experimental spinal cord compression injury. J Neurosurg 53:749–755
74. Dolanc B (1980) Operative Behandlung bei Frakturen Th 11–L 5. Hefte Unfallheilkd 149:169–181
75. Driesen W (1981) Injuries of the spinal cord and their prognosis. Acta Neurochir 56:268
76. Ducker TB, Salcman M, Daniell HB (1978) Experimental spinal cord trauma, III: Therapeutic effects of immobilization and pharmacologic agents. Surg Neurol 10:71–76
77. Dvorak J, Dvorak J (1983) Manuelle Medizin. Thieme, Stuttgart New York
78. Ehlert H (1966) Zur Behandlung der Wirbelbrüche. Mschr Unfallheilkd 69:108–112
79. Erdmann H (1977) Welches sind die Kriterien für die Dauerrente (MdE) bei Einzelbrüchen an der Brust- und Lendenwirbelsäule? Hefte Unfallheilkd 129:293–296
80. Erdmann H (1977) Begutachtung der Wirbelbrüche aus chirurgischer Sicht. Unfallchirurgie 3:70–72
81. Erdmann H (1978) Röntgendiagnostik der Verletzungen der Stützgewebe. In: Die Wirbelsäule in Forschung und Praxis, Bd 76. Hippokrates, Stuttgart, S 86–88
82. Erdmann H (1978) Die Kriterien für die Einschätzung der Minderung der Erwerbsfähigkeit nach Wirbelsäulenverletzungen. BGUmed H 36:281–292
83. Erdmann H (1978) Die körperliche Untersuchung. In: Die Wirbelsäule in Forschung und Praxis, Bd 83. Hippokrates, Stuttgart, S 13–19

84. Estride MN, Smith RA (1967) Transoral fusion of odontoid fracture. J Neurosurg 27:462
85. Fang HSY, Ong BG (1962) Direct anterior approach to the upper cervical spine. J Bone Joint Surg [Am] 44:1588
86. Farfan HF (1973) Mechanical disorders of the low back. Lea and Febiger, Philadelphia
87. Feldmann H, Gärtner F (1979) Die konservative und operative Behandlung frischer Halswirbelsäulenverletzungen. Zentralbl Chir 104:1249–1258
88. Fick R (1911) Anatomie der Gelenke. III: Spezielle Gelenk- und Muskelmechanik. Fischer, Jena
89. Fielding JW (1957) Cineroentgenographie of the normal cervical spine. J Bone Joint Surg [Am] 39:1280
90. Fielding JW, Chochran GVB, Lansing JF, Hohl M (1974) Tears of the transverse ligament of the atlas. A clinical biomechanical study. J Bone Joint Surg [Am] 56:1683–1691
91. Fielding JW, Griffin PP (1974) Os odontoideum. An acquired lesion. J Bone Joint Surg [Am] 56:187–190
92. Fielding JW (1976) Spine fusion for atlanto axial instability. J Bone Joint Surg [Am] 58:400
93. Fielding JW, Hawkins RJ, Hensinger RN, Francis WR (1978) Deformities. Orthop Clin North Am 9:955
94. Fischer H (1972) Traumatologie der Wirbelsäule und ihre Behandlung. In: Die Wirbelsäule in Forschung und Praxis, Bd 57. Hippokrates, Stuttgart, S 13–43
95. Flesch JR, Leider LL, Erickson DL et al. (1977) Harrington instrumentation and spine fusion for unstable and fracture dislocations of the thoracic and lumbar spine. J Bone Joint Surg [ ] 59:143–153
96. Foo D, Subrahmanyan TS, Rossier AB (1981) Post-traumatic acute anterior spinal cord syndrome. Paraplegia 19:201
97. Frankel HL, Hancock DO, Hyslop G et al. (1969) The value of postural reduction in the initial management of closed injuries of the spine with paraplegia and tetraplegia. Paraplegia 7:179–192
98. Fried LC (1973) Atlanto-axial fracture-dislocations. Failure of posterior C1 to C2 fusion. J Bone Joint Surg [Br] 55:490–496
99. Friedmann G, Thun F (1981) Radiological examination of spinal injuries. Acta Neurochir 56:268
100. Gallie WE (1939) Fractures and dislocations of the cervical spine. Am J Surg 46:495
101. Gelehrter G (1957) Die Wirbelkörperbrüche im Kinds- und Jugendalter. Arch Orthop Unfallchir 49:253
102. Gelehrter G (1960) Verletzungsformen der Halswirbelsäule mit Ausnahme der Kopfgelenke. Arch orthop Unfall-Chir 52:287–310
103. Gelehrter G, Fritz G (1978) Behandlung der Halswirbelsäulenverletzungen mittels bewegungsstabiler vorderer Spondylodese mit H-Platte. Arch Orthop Trauma Surg 92:83–88
104. Gelehrter G (1979) Die Behandlung der Epistropheuszahnbrüche. Chir Prax 25:121
105. Gerner HJ (1979) Funktionelle Anatomie der Wirbelsäule. BGUmed H 46:143–152
106. Glorieux P (1936) La physiologie pathologique et les diverses formes de fractures de la colonne. Fortschr Rontgenstr 53:272–288
107. Godt P, Vogelsang H (1981) Myelographische Befunde nach Halswirbelsäulenverletzungen. Nervenarzt 52:232–235
108. Göb A (1982) Entzündliche Erkrankungen der Halswirbelsäule. Chirurg 53:299–305
109. Gosch HH, Gooding E, Schneider RC (1972) An experimental study of cervical spine and cord injuries. J Trauma 12:570

110. Greenberg AD (1968) Atlanto-axial dislocation. Brain 91:655
111. Greenberg AD, Scoville WB, Davey LM (1968) Transoral decompression of atlanto-axial dislocation due to odontoid hypoplasia. J Neurosurg 28:266
112. Griffith HB, Cleave JRW, Taylor RG (1966) Changing patterns of fracture in the dorsal and lumbar spine. Br Med J 1:891
113. Grisel B (1930) Enucleation de l'atlas et torticolis nasopharyngien. Presse Med 38:50
114. Grisola A, Bell RL, Pelsier LF (1967) Fractures and dislocations of the spine complicating ankylosing spondylitis. J Bone Joint Surg [Am] 48:339
115. Griswold DM, Albright JA, Schiffman E (1978) Atlanto-axial fusion for instability. J Bone Joint Surg [Am] 60:285–292
116. Grote W, Roosen K (1978) Operative Behandlung der HWS-Verletzung. Mschr Unfallheilkd 81:318–325
117. Gübser A (1974) Wirbelsäulenfrakturen: Entstehung – Erkennung – Beurteilung. In: Die Wirbelsäule in Forschung und Praxis, Bd 68. Die Wirbelsäule in der Flugmedizin. Hippokrates, Stuttgart, S 19–23
118. Günther E, Hymmen R (1980) Unfallbegutachtung, 7. Aufl. de Gruyter, Berlin New York
119. Gumley G, Taylor TKF, Ryan MD (1982) Distraction fractures of the lumbar spine. J Bone Joint Surg [Br] 64:520–525
120. Guttmann L (1973) Spinal cord injuries. Comprehensive management and research. Blackwell, Oxford London
121. Hackenbruch W, Hipp E, Karpf MP, v. Gumppenberg ST (1979) Die Behandlung der Wirbelfrakturen nach Böhler und die Fixation im Fiberglasverband (LC). Unfallheilkunde 82:101–107
122. Härkönen M, Kataja M, Lepistö P et al. (1979) Injuries of the cervical spine. Arch Orthop Trauma Surg 94:49–58
123. Härkönen M, Kataja M, Keski-Nisula L et al. (1979) Fractures of the thoracic spine. Injuries of the thoracolumbar junction. Fractures of the lumbar spine. Arch Orthop trauma Surg 94:35–48
124. Hamel E (1977) Results of conservative and surgical early treatment of cervical spine injuries. Adv Neurosurg 4:185–190
125. Harrington BR (1967) Instrumentation in spine instability other than scoliosis. South African J Surg 5:7
126. Henrys P, Lyne ED, Lifton C, Salciccioli G (1977) Clinical review of cervical spine injuries in children. Clin Orthop 129:172–176
127. Hinz P (1970) Die Verletzung der Halswirbelsäule durch Schleuderung und durch Abknickung. Die Wirbelsäule in Forschung und Praxis, Bd 47. Hippokrates, Stuttgart
128. Hinz P (1975) Der Einfluß des degenerativen Vorschadens auf die Weichteilverletzungen der Wirbelsäule. Hefte Unfallheilkd 121:127–130
129. Hinz P (1978) Die körperliche Untersuchung der Wirbelsäule im Rahmen der Begutachtung. BGUmed H 36:273–280
130. Hirsch C (1955) The reaction of intervertebral discs to compression forces. J Bone Joint Surg [Am] 37:1188
131. Holdsworth FW, Hardy A (1953) Early treatment of paraplegia from fractures of the thoraco-lumbar spine. J Bone Joint Surg [Br] 35:540–550
132. Holdsworth F (1963) Fractures, dislocations and fracture-dislocations of the spine. J Bone Joint Surg [Br] 45:6–20
133. Holdsworth F (1970) Fractures, dislocations and fracture-dislocations of the spine. J Bone Joint Surg [Am] 52:1535–1551
134. Horst M (1980) Messung der Verteilung der Normalspannung an der Grenzfläche Bandscheibe – Wirbelkörper. Habilitationsschrift Münster
135. Hubbard DD (1974) Injuries of the spine in children and adolescents. Clin Orthop 100:56–65
136. Hübner B (1978) Wann ist bei Wirbelsäulenverletzungen eine operative Behandlung erforderlich? BGUmed H 36:209–214
137. Hübner B, Leyendecker K, Pihera A (1982) Indications for the operative treatment of spinal injuries and technical problems in stabilizing the spine. Adv Neurosurg 10:277–280
138. Hüsing U (1980) Erfahrungen mit dem Dreipunktkorsett bei frischen Lendenwirbelfrakturen. Orthop Prax 16:224–227
139. Jacobs RR, Asher NA, Snider RK (1980) Dorsolumbale Wirbelsäulenfrakturen. Eine vergleichende Studie zwischen konservativer und operativer Behandlung bei hundert Patienten. Orthopäde 9:45
140. Jacobs RR, Asher MA, Snider RK (1980) Thoracolumbar vertebral fractures – a comparison of conservative and surgical therapy. Orthopäde 9:45–62
141. Jahna H (1965) Wie kann man Pseudarthrosen nach Brüchen des Dens epistrophei vermeiden? Chir Prax 9:59
142. Jahna H (1966) Erfahrungen mit der Behandlung von 145 Halswirbelverrenkungen und Verrenkungsbrüchen. Symposium der Österr Ges für Unfallchir, Wien
143. Jahna H (1971) Behandlung und Behandlungsergebnisse von 90 Densfrakturen und Luxationsfrakturen. Hefte Unfallheilkd 108:72–76
144. Jahna H (1977) Vorschläge zur Vermeidung von Pseudarthrosen nach Frakturen des Dens axis. Unfallchirurgie 3:19
145. Jefferson G (1920) Fracture of the atlas vertebra. Br J Surg VII:407
146. Jellinger K (1964) Zur Morphologie und Pathogenese spinaler Läsionen bei Verletzungen der Halswirbelsäule. Acta Neuropathol (Berl) 3:451–468
147. Jellinger K (1966) Zur Orthologie und Pathologie der Rückenmarksdurchblutung. Springer, Wien
148. Jellinger K (1970) Morphologie und Pathogenese der spinalen Mangeldurchblutung in Abhängigkeit von der Wirbelsäule. In: Trostdorf E, Stender H (Hrsg) Wirbelsäule und Nervensystem. Thieme, Stuttgart, S 75–89
149. Johnson RM, Crelin ES, White AA, Panjabi MM (1975) Some new observations on the functional anatomy of the lower cervical spine. Clin Orthop 111:192
150. Jonasch E (1972) Brüche der Wirbelsäule. In: Nigst H (Hrsg) Spezielle Frakturen- und Luxationslehre. Bd 1/2. Thieme, Stuttgart
151. Judet R (1969) Colloque sur les fractures et luxations récentes du rachis cervical. Rev Chir Orthop 55:71
152. Junge H (1974) In: Diethelm L (Hrsg) Handbuch der Med Radiologie, Bd VI, Teil 1. Röntgendiagnostik der Wirbelsäule. Springer, Berlin Heidelberg New York, S 736–755
153. Junghanns H (1966) In: Bürkle de la Camp H, Schwaiger M (Hrsg) Handbuch der gesamten Unfallheilkunde, Bd II, 3. Aufl. Enke, Stuttgart
154. Junghanns H (1968) In: Schmorl G, Junghanns H (Hrsg) Die gesunde und die kranke Wirbelsäule in Röntgenbild und Klinik. Thieme, Stuttgart
155. Junghanns H (1977) Nomenclatura columnae vertebralis. In: Die Wirbelsäule in Forschung und Praxis, Bd 75. Hippokrates, Stuttgart

156. Junghanns H (1979) Die Wirbelsäule in der Arbeitsmedizin, Teil 1. Biomechanische und biochemische Probleme der Wirbelsäulenbelastung. In: Die Wirbelsäule in Forschung und Praxis, Bd 78. Hippokrates, Stuttgart
157. Kapandji IA (1969) The functional anatomy of the lumbosacral spine. Acta Orthop Belg 35/3-4:543
158. Kapandji IA (1972) Physiologie articulaire. In: Tronc et rachis, fasc III. Maloine, Paris, 1–255
159. Kapandji IA (1974) The physiology of the joints part III. Churchill-Livingstone, New York
160. Karpf PM, Hipp E, Hackenbruch W (1980) Böhler-Behandlung mit Kunststoffgips. Hefte Unfallheilkd 149:147–152
161. Katthagen BD, Rehn J (1980) Formveränderungen von Wirbelfrakturen im Röntgenbild unter frühfunktioneller Therapie. Hefte Unfallheilkd 149:139–146
162. Kessel FK, Guttmann L, Maurer G (1971) Verletzungen der Wirbelsäule und des Rückenmarks. In: Neurotraumatologie, 2. Aufl. Urban & Schwarzenberg, München Berlin Wien
163. Kinzl L (1980) Operative Therapie der thorakalen Wirbelfrakturen. Hefte Unfallheilkd 149:161–168
164. Klose KJ, Green BA, Smith RS et al. (1980) University of Miami neuro-spinal index (UMNI); a quantitative method for determining spinal cord function. Paraplegia 18:331
165. Krämer J (1978) Bandscheibenbedingte Erkrankungen. Thieme, Stuttgart
166. Kürschner J, Schauwecker F, Nieder P (1980) Vorteile der frühfunktionellen Behandlung von Brust- und Lendenwirbelfrakturen ohne Lähmung im Vergleich zur funktionellen Behandlung nach Magnus. Aktuel Traumatol 10:247–249
167. Kuhlendahl H (1969) Pathogenese der sogenannten zervikalen Myelopathie. Munch Med Wochenschr 111:1137–1140
168. Kuhlendahl H (1970) Analyse der Biomechanik von Halswirbelsäule und Rückenmark. In: Wirbelsäule und Nervensystem. Thieme, Stuttgart
169. Kuhlendahl H (1980) Cervical Myelopathy. In: Adv Neurosurg 8. Springer, Berlin Heidelberg New York
170. Kuhlendahl H (1981) Patho-Biomechanik – die neue nosogenetische Dimension am Zentralnervensystem. In: Adv Neurosurg 10, Springer, Berlin Heidelberg New York
171. Kummer B (1981) Die Wirbelbogengelenke. Biomechanik. In: Die Wirbelsäule in Forschung und Praxis, Bd 87. Hippokrates, Stuttgart, S 29–34
172. Kummer B (1981) Morphologie und Biomechanik der Halswirbelsäule. Z Orthop 119:554–558
173. Kuner EH, Kern W, Schlickewei W (1980) Zur funktionellen Behandlung von Wirbelfrakturen am thorakolumbalen Übergang mit dem Drei-Punkte-Korsett. Hefte Unfallheilkd 149:153–160
174. Lackner K, Schroeder S (1980) Computertomografie der Lendenwirbelsäule. Fortschr Rontgenstr 133:124–131
175. Lambiris E, Friedebold G, Zilch H, Noack W (1977) Indikation und Technik der Dekompression und Fusionsoperationen nach Trauma der HWS. Orthop Prax 13:912
176. v Lanz T, Wachsmuth W, Lang J, Wachsmuth W (1982) Praktische Anatomie 2/7. In: Rickenbacher J, Landolt AM, Theiler K (Hrsg) Rücken. Springer, Berlin Heidelberg New York
177. Lausberg G (1969) Spätschäden des Rückenmarks nach Wirbelsäulenverletzungen. Dtsch Med Wochenschr 94:720–722
178. Lausberg (1970) Akutmaßnahmen bei Wirbelsäulenverletzungen mit und ohne Rückenmarkbeteiligung. Langenbecks Arch Klin Chir 327:981–986
179. Lausberg G (1974) Die operative Therapie bei Verletzungen der Halswirbelsäule. Z Orthop 112:899–903
180. Lausberg G (1983) Chirurg. Therapie traumatischer Rückenmarkschäden. In: Hopf H Ch, Poeck K, Schliack H (Hrsg) Neurologie in Praxis und Klinik, Bd 1:3.95–3.105. Thieme, Stuttgart New York
181. Lechner F (1971) Wirbelverletzungen ohne Lähmungen. In: Guttmann L, Maurer G (eds) Neurotraumatologie Band II, Verletzungen der Wirbelsäule und des Rückenmarkes. Urban & Schwarzenberg, München Berlin Wien, pp 164–183
182. Lévy A, Stula D, Müller W, Zäch G (1976) Praktisches Vorgehen bei instabilen Halswirbelsäulenverletzungen. Helv Chir Acta 43:503
183. Leyendecker K, Hübner B, Pihera A (1982) Preliminary results with surgery in trauma to the thoracic and lumbar spine, using the Harrington method. Adv Neurosurg 10:281–286, Springer, Berlin Heidelberg New York
184. Leyendecker K, Hübner B (1982) Indikationen zu weiterführender Diagnostik bei traumatischen Wirbelsäulenverletzungen. 32. Jahrestagg Dtsch Ges Neurochir, 22.–25.4.81 (Vortrag)
185. Leyendecker K, Tamm J (1982) Late complications in spinal injuries. Int College of Surgeons. I. Viennese workshop 3.–6.10.82 (im Druck)
186. Leyendecker K, Börner M (1982) Pathophysiological aspects in spinal and spinal cord injuries. Int College of Surgeons. I. Viennese workshop 3.–6.10.82 (im Druck)
187. Liechti A (1948) Die Röntgendiagnostik der Wirbelsäule. Springer, Wien
188. Lingg G, Nebel G (1982) Computertomographische und szintigraphische Diagnostik der bakteriellen Spondylitis. Fortschr Rontgenstr 137:692–699
189. Lippert H (1966) Anatomie der Wirbelsäule unter den Aspekten von Entwicklung und Funktion. Med Klin 61:41–46
190. Lob A (1954) Die Wirbelsäulenverletzung und ihre Ausheilung. Thieme, Stuttgart
191. Lob A (1973) Begutachtung traumatischer Schäden der Wirbelsäule. In: Handbuch der Unfallbegutachtung Bd III:492–852
192. Lonstein JE, Winter RB, Moe JH, Bradford DS, Chou SN, Pinto WC (1980) Neurologic deficits secondary to spinal deformity. Spine 5:331–355
193. Ludolph E, Hierholzer G, Skuginna A (1981) Konservative und frühfunktionelle Therapie der Brust- und Lendenwirbelbrüche. Zentralbl Chir 106:1457–1468
194. Ludolph E, Hierholzer G, Skuginna A (1982) Verletzungen der Hals-, Brust- und Lendenwirbelsäule. Chirurg 53:27–285
195. Ludolph E, Hierholzer G (1983) Funktionelle Behandlung der Frakturen der Brust- und Lendenwirbelsäule. Orthopade 12:136–142
196. Louis R (1977) Les théories de l'instabilité. Rev Chir Orthop 63:423–426
197. Louis R (1983) Surgery of the spine. Springer, Berlin Heidelberg New York
198. Lysell E (1969) Motion in the cervical spine. Acta Orthop Scand [Suppl] 123:1
199. Macnab J (1964) Acceleration injuries of the cervical spine. J Bone Joint Surg [Am] 46:1797–1799
200. Magerl F, Brunner Ch, Zöch K (1978) Frakturen und Luxationen der Wirbelsäule. In: Weber BG, Brunner Ch, Frenler F (Hrsg) Die Frakturenbehandlung bei

Kindern und Jugendlichen. Springer, Berlin Heidelberg New York
201. Magerl F (1980) Operative Frühbehandlung bei traumatischer Querschnittlähmung. Orthopade 9:34
202. Magerl F (1981) Hakenplättchen. In: Brunner CHF, Weber BG (Hrsg) Besondere Osteosynthesetechnik. Springer, Berlin Heidelberg New York, S 36
202a. Magerl F (1985) Der Wirbel-Fixateur externe. In: Weber BG, Magerl F: Fixateur externe. Springer, Berlin Heidelberg New York: 290
203. Magnus G (1931) Die Behandlung und Begutachtung des Wirbelbruches. Arch Orthop Unfallchir 29:277
204. Marar BC, Tay CK (1976) Fracture of the odontoid process. Aust NZ J Surg 36:231
205. Maurer G, Hipp E, Bernett P (1970) Wirbelfrakturen im Kindesalter. Fortschr Med 88:633
206. McPhee IB (1981) Spinal fractures and dislocations in children and adolescents. Spine 6:533–537
207. Med M (1972) Articulations of the thoracic vertebrae and their variability. Folia Morphol 2:212–215
208. Med M (1973) Articulations of the cervical vertebrae and their variability. Folia Morphol 4:324–327
209. Meinecke FW (1968) Frequency and distribution of associated injuries in traumatic paraplegia and tetraplegia. Paraplegia 5:196–209
210. Meinecke FW (1974) Wirbelbrüche-Querschnittslähmungen. In: Rehn J (Hrsg) Unfallverletzungen bei Kindern. Springer, Berlin Heidelberg New York
211. Meinecke FW (1974) Die Verletzungen der Wirbelsäule mit Markschäden. In: Zenker R, Deucher F, Schink W (Hrsg) Chirurgie der Gegenwart, Bd IV. Unfallchirurgie. Urban & Schwarzenberg, München
212. Meinecke FW (1979) Die Diagnostik der Wirbelsäulenerkrankungen. In: Junghanns H (Hrsg) Die Wirbelsäule in Forschung und Praxis, Bd 83. Hippokrates, Stuttgart
213. Meinecke F-W (1980) Verletzungen der Wirbelsäule und des Rückenmarkes. In: Baumgartl F, Kremer K, Schreiber HW (Hrsg) Spezielle Chirurgie für die Praxis, Bd III, Teil 2: Haltungs- und Bewegungsapparat – Traumatologie. Thieme, Stuttgart, S 1–163
214. Melzer B, Schubert K, Müller G (1974) Spätergebnisse der frühzeitigen funktionellen Behandlung von Wirbelfrakturen. Zentralbl Chir 99:1324–1327
215. Morgan TH, Wharton GW, Austin GN (1971) The results of laminectomy in patients with incomplete spinal cord injuries. Paraplegia 9:14–23
216. Morscher E (1970) Operative Aufrichtung fixierter Hyperkyphosen durch vordere Wirbelsäulenosteotomie. Z Orthop 108:516–520
217. Morscher E (1972) Operative Aufrichtung von Wirbelfrakturen. Mschr Unfallheilkd 75:555–559
218. Morscher E (1977) Operationen an den Wirbelkörpern der Brustwirbelsäule. Arch Orthop Unfallchir 98:185–203
219. Morscher E (1978) Wirbelkörpereingriffe mit vorderem Zugang. Zentralbl Chir 103:1105–1111
220. Morscher E (1980) Korrektur der Hyperkyphose bei frischen und alten Wirbelkompressionsfrakturen. Orthopade 9:77–83
221. Mouradian WH, Fietti VG, Cochran GVB et al (1978) Fractures of odontoid. A laboratory and clinical study of mechanisms. Orthop Clin 9:985
222. Muhr G, Tscherne H (1982) Fusionseingriffe an der Wirbelsäule. Unfallheilkunde 85:310–318
223. Murphy MJ, Ogden JA, Southwick WO (1980) Spinal stabilization in acute spinal injuries. Surg Clin North Am 60:1035–1047
224. Mussler C, Ruckstuhl J (1977) Wirbelfrakturen im Kinds- und Jugendalter. Unfallchirurgie 3:53
225. Nachemson A (1960) Lumbar intradiscal pressure. Acta Orthop Scand [Suppl] 43:
226. Nachemson A (1966) The load on lumbar discs in different positions of the body. Clin Orthop 45:107
227. Nachemson A, Morris JM (1964) In vivo measurements of intradiscal pressure. J Bone Joint Surg [Am] 46:1077
228. Nachemson A, Evans J (1968) Some mechanical properties of the third lumbar interlaminar ligament (ligamentum flavum). J Biomech 1:211
229. Nash CL (1979) Acute cervical soft tissue injury and late deformity. J Bone Joint Surg [Am] 61:305
230. Nicoll EA (1949) Fractures of the dorsolumbar spine. J Bone Joint Surg [Br] 31:376–395
231. Nüvemann M (1979) Röntgenmerkmale der Weichgewebsbeteiligung bei Wirbelsäulenverletzungen. BGUmed H 36:193–196
232. Ogden JA (1982) Skeletal injury in the child. Lea and Febiger, Washington
233. Orozco R (1980) Die Osteosynthese der Halswirbelsäule durch vorderen Zugang. Orthop Prax 16:359–362
234. Osebold WR, Weinstein SL, Sprague BL (1981) Thoracolumbar spine fractures. Results of treatment. Spine 6:13–34
235. Pachowsky H (1974) Zur Typologie der Wirbelfraktur. Z Orthop 112:872–875
236. Panjabi MM, White AA, Johnson RM (1975) Cervical spine mechanics as a function of transection of components. J Biomech 8:327–336
237. Pannike A (1980) Brüche der Dorn- und Querfortsätze. Hefte Unfallheilkd 149:185–198
238. Paradis GR, Junos JM (1973) Posttraumatic atlantoaxial instability: the rate of the odontoid process fracture in 46 cases. J Trauma 13:359
239. Penning L (1976) Normale Bewegungen der Wirbelsäule. In: Die Wirbelsäule in Forschung und Praxis, Bd 62. Hippokrates, Stuttgart, S 103
240. Penning L (1976) Dynamische Aspekte der Halswirbelsäulenverletzung. Unfallheilkunde 79:5–10
241. Penning L, Wilmink JT (1981) Biomechanics of the lumbosacral dural sac: A study of flexion-extension Myelography. Spine 6:398–408
242. Perey O (1957) Fracture of the vertebral end-plate in the lumbar spine – an experimental biochemical investigation. Acta Orthop Scand [Suppl] 25:
243. Pertuiset B, Fohanno D, Lyon-Caen O (1978) Recurrent instability of the cervical spine with neurological implications – Treatment by anterior spinal fusion. Adv Techn Standards in Neurosurg 5:175–211
244. Philippi R, Kuhn W, Zäch GA et al (1980) Survey of the neurological evolution of 300 spinal cord injuries seen within 24 hours after injury. Paraplegia 18:337
245. Phonprasert C, Suwanwela C (1979) Management of chronic atlanto axial dislocation. Surg Gynecol Obstet 149:534
246. Pia HW (1973) Halswirbelsäulenschäden und ihre operative Behandlung. Wien Med Wochenschr 123:597–600
247. Pick CF, Bockhorn J, Schumacher M (1980) Endoskopische und computertomographische Untersuchungen zur Lagerungsbehandlung akuter Halswirbelsäulenverletzungen. Arch Orthop Traumat Surg 97:43–49
248. Plaue R (1972) Das Frakturverhalten von Brust- und Lendenwirbelkörpern. Z Orthop 110:357

249. Plaue R (1974) Die Mechanik des Wirbelkompressionsbruches. Z Orthop 112:872–889
250. Plaue R (1979) Biomechanische Besonderheiten beim Wirbelkörperbruch. BGUmed H 36:197–207
251. Polster J, Hoefert HR (1974) Die biomechanischen Grundlagen für die Indikationsstellung zur vorderen und hinteren Spondylodese. Z Orthop 112:753–757
252. Polster J (1980) Entstehungsmechanismus und Verletzungsformen von Frakturen und Luxationen. Hefte Unfallheilkd 149:15–34
253. Provacz F (1969) Behandlungsergebnisse und Prognose von Wirbelbrüchen bei Kindern. Chirurg 40:30
254. Probst J (1972) Wirbelsäulenverletzungen der Kinder und Jugendlichen. Statistik, Diagnostik, Therapie, Rehabilitation 11:209
255. Probst J (1978) Röntgendiagnostik der knöchernen Verletzungen an der Wirbelsäule. BGUmed H 36:161–191
256. Putz R, Pomaroli A (1972) Form und Funktion der Articulatio atlanto-axialis lateralis. Acta Anat 83:333–345
257. Rabenseifner L, Stuhler T, Stankovic P, Schwabe K (1980) Komplikationen nach kindlichen Wirbelsäulenverletzungen. Orthop Praxis 9:753
258. Ramadier JO, Aleon JF, Servant J (1976) Les fractures de l'apophyse odontoide, 94 cas dont 61 traitis par arthrodése. Rev Chir Orthop 62:171
259. Rath M, Dittmer H, Sommer B, Frenzel G, Bauer M (1982) Computertomographie beim spinalen Trauma. Unfallheilkunde 85:338–344
260. Rehn J, Meinecke FW (1974) Derzeitiger Stand der Wirbelbruchbehandlung. Z Orthop 112:889–894
261. Riska EB (1977) Antero-lateral decompression as a treatment of paraplegia following vertebral fracture in the thoraco-lumbar spine. Int Orthop 1:22–32
262. Rivlin AS, Tator CH (1978) Effect of duration of acute spinal cord compression in a new acute spinal cord injury model in the rat. Surg Neurol 10:39–43
263. Roaf R (1960) A study of the mechanics of spinal injuries. J Bone Joint Surg [Br] 42:810–823
264. Roaf R (1972) International classification of spinal injuries. Paraplegia 10:78–84
265. Roberts A, Wickstrom J (1973) Prognosis of odontoid fractures. Acta Orthop Scand 44:21
266. Robinson RA, Smith GW (1955) Antero-lateral cervical disc removal and interbody fusion for cervical disc syndrome. John Hopkins Hosp Bull 96:223
267. Robinson RA (1964) Anterior and posterior cervical spine fusion. Clin Orthop 35:34
268. Rolander SD, Blair WE (1975) Deformation and fracture of the lumbar vertebral endplate. Orthop Clin North Am 6:75
269. Rompe G, Möllhoff G, Pongratz O (1980) Die Begutachtung der verletzten Wirbelsäule. Orthopade 9:84
270. Roosen K, Trauschel A, Grote W (1982) Posterior Atlanto-axial Fusion: A new compression clamp for laminar ostesynthesis. Arch Orthop Trauma Surg 100:27–31
271. Roosen K, Brenner A (1982) Indikation und Zeitpunkt der operativen Therapie von Wirbelsäulenverletzungen. Chir Prax 30:611–622
272. Rothman RH, Simeone FA (1982) The spine, 2. edn, I + II. Saunders, Philadelphia London Toronto
273. Roy-Camille R, Zerah JC (1970) Osteosynthèse des fractures du rachis dorsal et lombaire – Actualités de chirurgie orthopédique de l'Hôpital R Poincaré VIII. Masson, Paris, pp 196–203
274. Roy-Camille R (1972) Chirurgie du rachis cervical. 4: Osteosynthèse du rachis cervical supérieur. Nouv Presse Méd 1:2847
275. Roy-Camille R, Roy-Camille M, Saillant G, Demeulenaere C, Lelievre JF (1972) Des indications thérapeutiques chirurgicales dans les traumatismes vertébraux avec syndrome médulllaire ou syndrome de la queue de cheval. Nouv Press Med 1:2165
276. Roy-Camille R, Roy-Camille M, Saillant G, Demeulenaere C, Lelievre JF (1972) Chirurgie du rachis cervical 1. Géneralités. Luxations pures des articulaires. Nouv Presse Med 1:2330
277. Roy-Camille R, Roy-Camille M, Saillant G, Demeulenaere C, Lelievre JF (1972) Chirurgie du rachis cervical 2. Luxation – Fracture des articulaires. Nouv Presse Med 1:2484
278. Roy-Camille R, Roy-Camille M, Saillant G, Demeulenaere C, Lelievre JF (1972) Chirurgie du rachis cervical 3. Fractures complexes du rachis cervical inférieur. Tétraplégies. Nouv Press Med 1:2707
279. Roy-Camille R, de la Caffinière JY, Saillant G (1973) Traumatismes du rachis cervical supérieur C1–C2. Masson, Paris
280. Roy-Camille R, Berteaux D, Saillant J (1977) Synthèse du rachis dorso-lombaire traumatique par plaques vissées dans les pédicules vertébraux. Rev Chir Orthop 63:452–465
281. Roy-Camille R, Saillant G, Berteaux D, Marie-Anne S (1979) Early management of spinal injuries. In: Recent advances in orthopaedics, vol 3. Livingstone, Edinburgh
282. Roy-Camille R (1979) Rachis cervical traumatique non neurologique. Masson, Paris
283. Roy-Camille R, Saillant G, Saillant MA, Mamondy P (1980) Behandlung von Wirbelfrakturen und -luxationen am thorako-lumbalen Übergang. Orthopade 9:63–68
284. Ruckstuhl J (1974) Erfahrungen mit der ambulanten Behandlung von stabilen Wirbelkörperfrakturen mit dem 3-Punkte-Korsett. Z Orthop 112:908
285. Ruckstuhl J, Morscher E, Jani L (1976) Behandlung und Prognose von Wirbelfrakturen im Kindes- und Jugendalter. Chirurg 47:548–467
286. Ruckstuhl, Morscher E, Dolanc B et al (1978) Operative Eingriffe an der Wirbelsäule bei Querschnittgelähmten. Unfallheilkunde 81:281–294
287. Russe O (1970) Verletzungen der Wirbelsäule. Chirurg 41:49–55
288. Russe O (1971) Zur operativen Behandlung von Verletzungen der Halswirbelsäule. Hefte Unfallheilkd 108:136–138
289. Rüter A, Schulte J (1980) Die Behandlung pathologischer Wirbelfrakturen. Hefte Unfallheilkd 149:224–237
290. Saegesrrer M (1972) Spezielle chirurgische Therapie. Huber, Bern Stuttgart Wien
291. Saillant G, Bleynie JF (1979) Fractures des pédicules de l'axis. In: Roy-Camille R (Hrsg) Rachis cervical traumatique non neurologique 88. Masson, Paris
292. Salter RB, Harris WR (1963) Injuries involving the epiphyseal plate. J Bone Joint Surg (Am) 45:587
293. Sartor K (1980) Computertomographie bei Verletzungen der Halswirbelsäule und der oberen Brustwirbelsäule. Fortschr Rontgenstr. 132:132–138
294. Schatzker J, Rorabeck CH et al (1971) Fractures of the dens (odontoid process). An analysis of thirty-seven cases. J Bone Joint Surg [Br] 53:392–405
295. Schmidek HH, Gomes FB, Seligson D, McSherry JW (1980) Management of acute unstable thoraco – lum-

bar fractures with and without neurological deficit. Neurosurgery 7:30
296. Schmorl G, Junghans H (1968) Die gesunde und die kranke Wirbelsäule im Röntgenbild und Klinik. Thieme, Stuttgart
297. Schneider RC (1955) The syndrome of acute anterior spinal cord injury. J Neurosurg 12:95–122
298. Schneider RC (1958) The syndrome of acute central cervical spinal injury. J Neurol Neurosurg Psychiatry 21:216
299. Schneider RC, Cherry G, Pantek H (1954) The syndrome of acute central cervical spinal cord injury. J Neurosurg 11:546
300. Schweigel JF (1977) Treatment of odontoid fractures by the Halo-thoracic brace technique. J Bone Joint Surg [Br] 59:509
301. Seljeskog EL (1978) Non operative management of acute upper cervical injuries. Acta Neurochir (Wien) 41:87
302. Shapiro R, Youngberg AS, Rothman SLG (1973) The differential diagnosis of traumatic lesions of the occipito-atlanto-axial segment. Radiol Clin North Am 11:505
303. Sherk HH, Nicholson JT, Chung STMK (1978) Fractures of the odontoid process in young children. J Bone Joint Surg [Am] 60:921
304. Skuginna A, Hierholzer G, Ludolph E (1980) Funktionelle Behandlung bei Frakturen der Brust- und Lendenwirbelsäule. Hefte Unfallheilkd 149:129–138
305. Smith WS, Kaufer H (1966) A new pattern of spine injury associated with lap-type seat belts: a preliminary report. Univ Mich Med Ctr J 33:99
306. Smith WS, Kaufer H (1969) Patterns and mechanism of lumbar injuries associated with lap seat belts. J Bone Joint Surg [Am] 51:239
307. Sørensen KH, Hersby J, Hein O (1978) Interlaminar atlanto-axial fusion for instability. Acta Orthop Scand 49:341
308. Stauffer ESh, Neil JL (1955) Biomechanical analysis of structural stability of internal fixation in fractures of the thoracolumbar spine. Clin Orthop 112:159–164
309. Stauffer ESh, Kelly EG (1977) Fracture-dislocations of the cervical spine. Instability and recurrent deformity following treatment by anterior interbody fusion. J Bone Joint Surg [Am] 59:45
310. Steel H (1968) Anatomical and mechanical consideration of the atlanto-axial articulation. J Bone Joint Surg [Am] 50:1481
311. Stöwsand D, Salum J, Müller W (1974) Frakturen im Dens axis. Z Orthop 112:875
312. Todmor R, Davis KR, Roberson GH, New PFJ, Taveras JM (1978) Computed tomographic evaluation of traumatic spinal injuries. Radiology 127:825
313. Töndury G (1943) Zur Anatomie der Halswirbelsäule. Gibt es Uncovertebralgelenke? Z Anat Entw Gesch 112:448–459
314. Töndury G (1958) Entwicklungsgeschichte und Fehlbildungen der Wirbelsäule. In: Die Wirbelsäule in Forschung und Praxis, Bd 7. Hippokrates,
315. Thomas W (1981) Problematik dorsaler Spondylodesen unter Verwendung von Distraktionsstäben. Z Orthop 119:535–539
316. Tiling TH, Stankovic P, Stuhler TH (1979) Die Biomechanik der Wirbelkörperfraktur. BGUmed H 36:159–160
317. du Toit jr G (1976) Lateral atlanto-axial arthrodeses. A screw fixation technique. South Afr J Surg 14:9
318. v Torklus D, Gehle W (1970) Die obere Halswirbelsäule. Thieme Stuttgart. de la Torre JC (1981) Spinal cord injury: Review of basic and applied research. Spine 6:315–335
319. Trojan E (1972) Langfristige Ergebnisse von 200 Wirbelbrüchen der Brust- und Lendenwirbelsäule ohne Lähmung. Z Unfallmed und Berufskrankh 65:122–124
320. Tscherne H, Muhr G, op den Winkel R (1980) Frakturen und Luxationen der HWS-operative Behandlung und Ergebnisse. Hefte Unfallheilkd 149:89–96
321. Vanden Brink KD, Edmonson AS (1980) The spine. In: Campbell's operative orthopaedics. Mosby, St Louis
322. Vécsei V, Wruhs O (1982) X-Ray diagnosis of spinal and spinal cord injuries. Int coll surg. I. Viennese workshop 3.–6.10.82 (im Druck)
323. Veleanu C (1972) Remarques sur les caractéristiques morphologiques des vertèbres cervicales. Acta Anat 81:148–157
324. Verbiest H (1954) A radicular syndrome from developmental narrowing of the lumbar vertebral canal. J Bone Joint Surg [Br] 36:230–237
325. Verbiest H (1973) Antero-lateral operations for fractures of dislocations of the cervical spine, due to injuries or previous surgical interventions. Clin Neurosurg 20:334
326. Verbiest H (1975) Pathomorphologic aspects of developmental lumbar stenosis. Orthop Clin North Am 6:177–196
327. Verbiest H (1976) Fallacies of the present definition nomenclature and classification of the stenoses of the vertebral canal. Spine 1:217–225
328. Verbiest H (1976) Neurogenic intermittent claudication – with special reference to stenosis of the lumbar vertebral canal. North-Holland Publ, Amsterdam
329. Vinz H (1965) Wirbelkörperbrüche bei Kindern-Ergebnisse einer Nachuntersuchung. Zentralbl Chir 90:629
330. Vogt B (1962) Zur Behandlung der Kompressionsfrakturen der unteren Brust- und der Lendenwirbelsäule. Praxis 20:515
331. Wackenheim A (1974) Roentgen diagnosis of the craniovertebral region. Springer, Berlin Heidelberg New York
332. Wackenheim A, Babin E (1980) The narrow lumbar canal. Springer, Berlin Heidelberg New York
333. Walker N, Schreiber A (1979) Stabile und instabile Wirbelsäulenverletzungen und ihre Behandlung. Z Unfallmed Berufskrankh 72:224
334. Walton GL (1983) A new method of reducing dislocation of cervical vertebrae. J Nerv Ment Dis 20:609
335. Watson-Jones R (1976) Fractures and joint injuries. 5th edn. Livingstone, Edinburgh
336. Watson N (1981) Ascending cystic degeneration of the cord after spinal cord injury. Paraplegia 19:89
337. Watson N (1981) A survey of non-traumatic paraplegia. Paraplegia 19:107
338. Webb JK, Broughton RBK et al (1976) Hidden flexion injury of the cervical spine. J Bone Joint Surg [Br] 58:322
339. Weber BG (1972) Die Behandlung der Wirbelfrakturen ohne neurologische Störungen. Z Unfallmed Berufskr 1:35–41
340. Weber BG, Magerl F (1978) Konservative oder operative Behandlung von Wirbelfrakturen. Helv Chir Acta 45:609
341. Weidner A, Immenkamp M, Dietz H (1981) Indication and technique of spinal fusion. Acta Neurochir 56:275
342. Weller S (1981) Biomechanische Prinzipien in der ope-

rativen Knochenbruchbehandlung Akt Traumatol 11:195–202
343. Weiss M (1976) Dynamic spine alloplasty (spring-loading corrective devices) after fracture and spinal cord injury. Clin Orthop 112:150–158
344. Weiss M, Bentkowski Z (1954) Biomechanical study in dynamic spondylodeses of the spine. Clin Orthop 103:119
345. Weiss M, Kiwerski J (1980) Feder-Alloplastik bei der Behandlung von Frakturen der Wirbelsäule mit Rükkenmarkverletzung. Beitr Orthop Traumatol 27:246
346. Werne S (1957) Studies in spontaneous atlas dislocation. Acta Orthop Scand [Suppl] 23:35
347. White AA III, Johnson RM, Panjabi MM, Southwick WO (1975) Biomechanical analysis of clinic stability in the cervical spine. Clin Orthop 109:85
348. White AA III, Panjabi MM (1978) Clinical biomechanics of the spine. Lippincott, Philadelphia
349. White AA III, Panjabi MM (1978) The basic kinematics of the human spine. A review of past and current knowledge. Spine 3:12
350. Williams B (1980) Investigations on the pathogenesis of syringomyelia. Adv Neurosurg 8:277
351. Wiltse LL (1975) Fatigue Fracture. The basic lesion in isthmic spondylolisthesis. J Bone Joint Surg [Am] 53:17
352. Wiltse LL (1962) The etiology of spondylolisthesis. J Bone Joint Surg [Am] 44:539
353. Wörsdörfer O, Magerl F (1980) Funktionelle Anatomie der Wirbelsäule. Hefte Unfallheilkd 149:1–4
354. Wörsdörfer O, Magerl F (1980) Sacrumfrakturen. Hefte Unfallheilkd 149:203–214
355. Woersdorfer O, Magerl F, Perren SM (1982) Operative Stabilisierung der lumbalen Wirbelsäule. Stabilitätsverhalten verschiedener dorsaler Fixationssysteme. Acta Chir Austr [Suppl] 43:75
356. Wynn Parry CB (1980) The management of traction lesions of the brachial plexus and peripheral nerve injuries in the upper limb. Injury 11:265
357. Yosipovitch Z, Robin GC, Makin M (1977) Open reduction of unstable thoraco-lumbar spinal injuries and fixation with Harrington rods. J Bone Joint Surg [Am] 59:1003–1015
358. Zäch GA (1979) Wirbelsäulenverletzung – was nun? Offizielles Organ der Schweizerischen Paraplegiker-Stiftung, Basel. Paraplegie 9
359. Zäch GA (1980) Bei Verdacht auf Verletzung der Wirbelsäule: Helfen darf nur, wer nicht schadet. Offizielles Organ der Schweizerischen Paraplegiker-Stiftung, Basel. Paraplegie 9
360. Zifko B, Schödl F, Holzmüller H (1971) Die konservative Behandlung von Brustwirbelbrüchen. Hefte Unfallheilkd 108:84
361. Zifko B, Matuschka H (1977) Behandlung und Behandlungsergebnisse bei Brüchen des 12. Brustwirbels und 1. bis 5. Lendenwirbels. Unfallchirurgie 3:39

5.2 Traumatische Rückenmarkschädigungen

K. LEYENDECKER und M. SCHIRMER

Fast 20% aller Wirbelsäulenverletzungen sind mit einer Rückenmarkläsion verbunden. In den hochtechnisierten Ländern beträgt die Frequenz verletzungsbedingter Tetra- und Paraplegien etwas mehr als 10 auf 1 Million Einwohner pro Jahr. Derzeit stehen in der Bundesrepublik 15, in der Schweiz und Österreich je 2 Kliniken für die Erstversorgung und Rehabilitation vorwiegend traumatisch Querschnittgelähmter zur Verfügung (Tabelle 5.2.1). Durch die Einrichtung dieser Spezialabteilungen, welche die von Sir Ludwig Guttmann entwickelten Behandlungsmethoden anwenden, konnte die Mortalität Rückenmarkverletzter von nahezu 100 auf unter 10% gesenkt werden.

5.2.1 Klassifizierung und Pathomorphologie von Rückenmarkverletzungen

In der Vergangenheit wurde in Analogie zu den pathologisch-anatomisch richtigen, pathophysiologisch und klinisch aber verschwommenen Bezeichnungen der Hirnverletzungen jeweils von Commotio, Contusio und Compressio spinalis gesprochen. In diesen Begriffen sind – genauso wie bei der Commotio, Contusio und Compressio cerebri – pathologische und höchst ungenau definierte klinische Befunde verflochten worden, die durchaus zu Fehleinschätzungen spinomedullärer Verletzungen führen können. In der deskriptiven pathologischen Anatomie können diese Bezeichnungen (nach einer zuvor klinisch nachgewiesenen neurologischen Störung) für die Befundbeschreibung benutzt werden, wobei der Pathologe bei der *Commotio spinalis* keine anatomische Läsion des Rückenmarkes nachweisen kann.

Tabelle 5.2.1. Kliniken für die Erstversorgung und Rehabilitation von Querschnittgelähmten

Bundesrepublik Deutschland		Ludwigshafen	BG-Unfallklinik Pfennigsweg 13 D-6700 Ludwigshafen-Oggersheim
Bayreuth	Krankenhaus Hohe Warte D-8580 Bayreuth		
Berlin	Orthopädische Universitätsklinik Clayallee, D-1000 Berlin 37	Markgröningen	Orthopädisches Rehabilitationskrankenhaus Nähere Hurst 20 D-7145 Markgröningen
	Krankenhaus Zehlendorf Gimpelsteig 3/5 D-1000 Berlin 37		
Bochum	Chirurgische Universitätsklinik BG-Krankenanstalten „Bergmannsheil" Hunscheidtstraße 1 D-4630 Bochum	Murnau	BG-Unfallklinik D-8110 Murnau
		Tübingen	BG-Unfallklinik Rosenauer Weg 95 D-7400 Tübingen
Duisburg	BG-Unfallklinik Großenbaumer Allee 250 D-4100 Duisburg 28	Bad Wildungen	Werner-Wicker-Klinik D-3590 Bad Wildungen-Reinhardshausen
Frankfurt/Main	BG-Unfallklinik Friedberger Landstraße 430 D-6000 Frankfurt 60	*Österreich*	
		Bad Häring	Rehabilitationszentrum Schönau 147 A-6323 Bad Häring
Hamburg	BG-Unfallkrankenhaus Bergedorfer Straße 10 D-2050 Hamburg 80	Tobelbad	Rehabilitationszentrum A-8144 Tobelbad
Heidelberg	Orthopädische Universitätsklinik Schlierbacher Landstraße 200a D-6900 Heidelberg	*Schweiz*	
Hessisch Lichtenau	Orthopädische Klinik der Diakonie D-3436 Hessisch Lichtenau	Basel	Schweizerisches Paraplegiker-Zentrum Im Burgfelderhof 40 CH-4055 Basel
Karlsbad-Langensteinbach	Südwestdeutsches Rehabilitationskrankenhaus D-7516 Karlsbad 1	Genf	Centre de Paraplégiques Hôpital Beau Séjour Avenue Beau Séjour CH-1204 Genève
Koblenz	Ev. Stift St. Martin Johannes-Müller-Straße D-5400 Koblenz		

Dagegen kann das Ausmaß der Markläsion bei der *Contusio spinalis* sehr wechselnd sein. Sie umfaßt alle nichtzerrreißenden Markverletzungen ohne Vorliegen einer andauernden Kompression und überschreitet dabei reversible Funktionsstörungen. In ihrem Schweregrad reicht eine solche Quetschverletzung pathomorphologisch von einer kleinen trivialen Läsion mit punktförmigen Hämorrhagien und Ödem bis zur schweren breiigen Markerweichung mit ausgedehnten hämorrhagischen Nekrosen [91].

Im wesentlichen lassen sich 3 Stadien unterscheiden [91, 127, 147]:

– eine frühe Phase der Hämorrhagie und Nekrose,
– ein intermediäres Stadium der Resorption und Organisation,
– ein narbiges End- und Defektstadium.

Unglücklicherweise werden *Lazerationen* der Medulla gelegentlich der Contusio spinalis zugerechnet oder als deren Sonderform aufgefaßt. Solche kompletten Zerreißungen und Kontinuitätsdurchtrennungen des Rückenmarkes sind aber ausgesprochen selten und werden eigentlich nur bei Einwirkung stärkster transversaler Abscherkräfte, schwersten Flexions-Rotationsverletzungen oder direkten Gewalteinwirkungen beobachtet.

Ihre Zuordnung zum Begriff der *Compressio spinalis* kommt ebenfalls vor. Eine solche raumfordernde, anhaltend komprimierende traumatische Blutung ist im Gegensatz zum Schädel-Hirntrauma bei spinomedullären Verletzungen außerordentlich selten: unter 94 tödlichen Verletzungen fanden Holzer und Kloss [85] 3,8% epidurale, 4,3% subdurale und 7,5% kombinierte sub- und epidurale Blutungen, die jedoch sämtlich keine raumfordernde Bedeutung für das Rückenmark hatten. Kakulas und Bedbrook [95] berichteten nach Analyse von über 100 tödlich verlaufenden Rückenmarkverletzungen, daß nicht selten flächig ausgedehnte subarachnoidale und extradurale Blutansammlungen vorlagen. Diesen flächenhaften intraspinalen Blutungen kam jedoch niemals eine raumfordernde Bedeutung für die Medulla zu.

Die vorstehenden überkommenen Begriffe beschreiben lediglich statische Zustände des traumatisierten Rückenmarkes. Bei der segmental gegliederten Medulla erlauben sie keinerlei klinische Rückschlüsse auf das *transversale* oder *longitudinale Funktionsdefizit* und im Grunde genommen hat nur der Begriff *Contusio spinalis* einen gewissen klinischen Wert als Sammeldiagnose für inkomplette Rückenmarkläsionen.

Der Mechanismus spinomedullärer Verletzungen unterscheidet sich erheblich vom kraniozerebralen Trauma, desgleichen die sich anschließenden Veränderungen am Rückenmark. Wegen der charakteristischen segmentalen Gefäßarchitektur sind *Hämorrhagie* und *Ödem* im Inneren des Markes dominierend und zeigen dann eine *zentrifugale* Entwicklung. Oft dehnen sich die konfluierenden hämorrhagischen Areale auch nach kranial und kaudal über mehrere Segmente aus und prägen damit das charakteristische Bild einer *Hämatomyelie*. Auch das Marködem läßt eine Tendenz zur longitudinalen Ausdehnung erkennen, hat aber niemals den katastrophalen Effekt wie beim Schädel-Hirntrauma, da im Wirbelkanal vergleichbare Herniationsfallen wie Tentoriumschlitz, Falx und Hinterhauptsloch fehlen.

Ist der Prozeß der *Nekrotisierung* und deren Ausweitung zum Stillstand gekommen, beginnt die Phase der *Liquefaktion* und *Resorption*. Daran schließt sich endlich eine Reparaturphase mit gliöser Narbenbildung an, die noch von einer Spätphase mit sekundärer Traktdegeneration gefolgt sein kann. Auch kann es noch in dieser Spätphase als Epiphänomen zu einer Höhlenbildung in Form der *traumatischen Syringomyelie* kommen. Derartige u.U. auch von der ehemaligen Verletzungsstelle entfernt gelegene Syringomyelien kommen in 2% aller Markverletzungen vor.

Gemeinsamkeiten bestehen allerdings in der Einteilung *offener* oder *geschlossener* (gedeckter) Verletzungen von Gehirn und Rückenmark. Die Dura mater stellt bei einer Verletzung den besten Infektionsschutz für das zentrale Nervensystem dar. Ist sie verletzt und damit eine Verbindung zwischen Nervensystem und Außenwelt geschaffen, wird von einer offenen Verletzung gesprochen. Besonderes Interesse verdienen dabei die relativ seltenen *Stich*verletzungen des Rückenmarkes, die sowohl zu isolierten Bahnausfällen als auch zu totalen Querschnittlähmungen führen können, je nachdem, ob nur ein Teil der weißen Substanz durchtrennt oder die Gefäßversorgung des Rückenmarkes in Mitleidenschaft gezogen wurde. *Schuß*verletzungen sind prinzipiell offene Verletzungen, ihre pathophysiologischen Auswirkungen jedoch in der Regel stärker als vom Schußkanal her zu erwarten. Ähnliches gilt für die (geschlossenen) *Explosions*verletzungen, die am Rückenmark über eine physikalische Fernwirkung erhebliche vaskuläre Schäden mit multiplen hämorrhagischen Nekrosen verursachen können.

Im klinischen Alltag spielen die *gedeckten* (stumpfen) Rückenmarkverletzungen eine überragende Rolle. Die Auswirkungen einer solchen indirekten Markverletzung sind bestimmt durch Variationen in der Gefäßarchitektur sowie im strukturellen und biomechanischen Verhalten von Wirbelsäule und Rückenmark auf den verschiedenen Segmenthöhen. So sind totale und rückbildungsfähige Funktionsausfälle des Rückenmarkes auch ohne gleichzeitige Wirbelsäulenverletzung möglich, wenngleich zur Entstehung einer traumatischen Funktionsstörung am Rückenmark eine Gewalteinwirkung auf die Wirbelsäule Voraussetzung ist.

Die *pathomorphologisch dominierenden Phänomene* bei Wirbelsäulen-Rückenmarkverletzungen lassen sich folgendermaßen zusammenfassen:

1. Knöcherne (und damit röntgenologisch faßbare) Wirbelsäulenverletzungen reflektieren die abgelaufenen traumatischen Kräfte, erlauben aber nur bedingt Rückschlüsse auf begleitende Markverletzungen.
2. Häufigster Sitz der traumatischen Rückenmarkschädigung ist der thorako-lumbale Übergang und die untere Halswirbelsäule.
3. Flächige subarachnoidale und extradurale Blutansammlungen sind nicht selten. Ein epidurales und subdurales Hämatom als raumfordernde Komplikation einer Wirbelsäulen-Rückenmarkverletzung ist im Gegensatz zum Schädel-Hirntrauma eine Rarität.
4. Die gedeckten Rückenmarkkontusionen bilden die überragende Mehrzahl der traumatischen Markverletzungen, während Zerreißungen der Pia mater mit Austreibung von Marksubstanz oder gar komplette Lazerationen und Kontinuitätsdurchtrennungen des Markes selten sind.
5. Die größte Querschnittsausdehnung der traumatischen Markschädigung findet sich im Epizentrum der medullären Gewalteinwirkung.
6. Die Rückenmarkverletzung ist nur selten auf den Ort der Prellung bzw. Quetschung beschränkt. In der Regel kommt es durch sekundäre mikrozirkulatorische und metabolische Veränderungen auch zur kranialen und kaudalen (longitudinalen) Ausweitung, nicht selten über mehrere Segmente.
7. Vorherrschend ist die Verletzungsanfälligkeit der grauen Substanz mit meist petechialer Einblutung, hämorrhagischer Nekrose, Ödem und zentrifugaler Ausweitung. Auch wenn Hämorrhagie und Nekrose üblich sind, ist die reine Hämatomyelie eine Rarität.

Obgleich also im *Epizentrum* der Quetschung das *Destruktionsmaximum* des Nervengewebes und seiner Gefäßversorgung zu erwarten ist, schreitet doch häufig die primäre Rückenmarkverletzung infolge Druck- und Kavitationseffekten, Zerrung und Überdehnung einige Segmente über die Primärschädigung hinaus nach kranial oder kaudal fort, wobei intramedulläre Mikrozirkulationsstörungen bei der transversalen und longitudinalen Ausweitung der Läsion offenbar eine Schlüsselrolle spielen. Die hämodynamischen und biomechanischen Aspekte der Markschädigung müssen daher vertieft werden. Hierbei sollen folgende zentrale Fragen in den Mittelpunkt gerückt werden.

– Gibt es Besonderheiten der longitudinalen und transversalen Gefäßarchitektur des Rückenmarkes, die beim spinomedullären Trauma strategische Schwachstellen oder sogar Ausschaltungspunkte darstellen?
– Gibt es biomechanische und hämodynamische Unterschiede in der strukturellen Empfindlichkeit von weißer und grauer Substanz des Rückenmarkes?
– Welcher Art ist die intramedullär ablaufende Pathodynamik nach einer akuten Markverletzung?

5.2.2 Pathophysiologie des spinomedullären Traumas

5.2.2.1 Biomechanische Aspekte beim Rückenmarktrauma

Es ist erstaunlich, wie wenig biomechanische Grundlagenforschung bislang über die physikalischen Eigenschaften des Rückenmarkes betrieben wurde. Im Grunde genommen kann man sich hier nur auf die Pionierarbeiten Breigs und Pennings [27, 143] beziehen.

Im deutschsprachigen Raum hat Kuhlendahl [110], angeregt von Breig, immer wieder auf die morphoplastischen Wechselwirkungen zwischen Wirbelsäule und Rückenmark hingewiesen und den Spinalkanal gewissermaßen als Musterfall der Biomechanik bezeichnet.

Beraubt man das Rückenmark seiner äußeren Aufhängungen und Befestigungen (Dura, Zahnbänder und Nervenwurzeln) und hängt es in vertikaler Position an seinem kranialen Ende auf, so kann man eine Längenzunahme von mehr als 10% beobachten. Bei fortschreitender Längsdeformierung ist dann plötzlich ein steifes Verhalten des Rückenmarkes zu beobachten.

Erstellt man nun ein Last-Weg-(Deformierungs-)Diagramm, erhält man somit 2 verschiedene Phasen: eine Initialphase, wo mit geringem Kraftaufwand eine große Längenausdehnung erzielt wird (weniger als 0,01 N), und eine Folgephase, wo relativ große Kräfte erforderlich sind, um nur noch kleine Längenänderungen zu bewirken. Das Rückenmark verträgt bei fortschreitender axialer Belastung etwa 20–30 N [27], bis es zerreißt, und ähnelt mit seinem abrupten Phasenwechsel in gewisser Weise den Ligamenten. Erst die zweite Phase der Last-Deformierungskurve repräsentiert also die wahren Gewebseigenschaften des Rückenmarkes, während die langgestreckte Initialphase Ausdruck einer ziehharmonikaähnlichen Strukturanordnung des Rückenmarkes und der bedeckenden Pia mater ist. Dieser Ziehharmonika-Effekt ist für ca. 75% der gesamten Längenänderung der Medulla verantwortlich (Vorwärts-/Rückwärtsbeugung). Der Rest entfällt auf die *eigenelastische Deformierbarkeit* des Rückenmarkgewebes.

Durch diese architektonische Vorfältelung erhält die praktisch inkompressible Marksubstanz eine erhebliche Vorgabe für die physiologischen Bewegungsexkursionen der Wirbelsäule, denen es zwangsläufig folgen muß: Bei geringen Ante- und Retroflexionsbewegungen folgt das Mark – zunächst ohne biomechanische Beanspruchung – der kürzesten Route durch den Spinalkanal. Abhängig von konstitutionellen oder degenerativen Besonderheiten der Kanalwandung kommt es früher oder später zu einem Kontakt zwischen Rückenmark und vorderer und hinterer Kanalbegrenzung.

Bei stärkeren Bewegungsausschlägen wird dann das Rückenmark einer direkten biomechanischen Beanspruchung unterzogen. Dies geschieht mittels zweier Mechanismen: der *Faltung/Entfaltung* und der *eigenelastischen Deformierung*. Letztere ist bei maximaler Anteflexion mit einem Zuwachs an Zugkräften, bei maximaler Retroflexion mit einem Zuwachs an Kompressionskräften verbunden.

Wichtig ist vor allem die Erkenntnis, daß Längenveränderungen im Wirbelkanal eine Massenverschiebung im Querschnitt des Rückenmarkes bewirken: d.h. unter Längszug (z.B. Anteflexion) entsteht eine Verschmälerung des Markquerschnittes, unter Kompression (z.B. Retroflexion) eine Verbreiterung des Querschnittes mit querverlaufender Faltenbildung entsprechend der Ziehharmonikaanordnung der Medulla. Vor allem bei vorbestehender spondylogener Markraumstenose älterer Patienten gerät das Rückenmark daher viel früher unter die Einwirkung traumatischer Überstreckungs- und Überbeugungskräfte.

In jüngeren Arbeiten [25, 33] hat Breig auf die schädlichen Auswirkungen dieser „architektonischen" Rückenmarkelastizität im Verletzungsfall hingewiesen:

Nach experimenteller Kompression des Halsmarkes von ventral beobachtete er auf Längsschnitten bei 18 von 22 menschlichen Wirbelsäulen-Rückenmarkpräparaten eine *transversale Fissur* dorsal im Markgewebe (s. Abb. 5.2.1), die immer dann auftrat, wenn der sagittale Durchmesser des Rückenmarkes um mehr als 25% reduziert

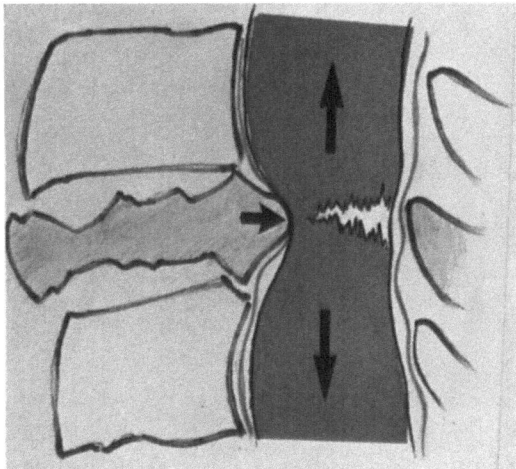

Abb. 5.2.1. Rückenmarkkompression von ventral und resultierende intramedulläre Spannung (Zugkräfte) mit dorsalem Maximum. (aus Breig [23])

wurde. Von Breig wurde dieses Phänomen so gedeutet, daß das Rückenmark als viskoelastische Struktur – ähnlich wie Wasser – nicht komprimierbar sei und bei limitiertem Wirbelkanaldurchmesser nach kranial und kaudal auszuweichen versuche. Dorsal im Halsmark käme es dabei zu starken axialen Zugspannungen, die einen querverlaufenden Gewebeeinriß im Mark verursachten (Abb. 5.2.2).

Als Folge der beschriebenen *ziehharmonikaähnlichen Strukturanordnung* resultiere daraus sofort eine Tendenz der Nervenfasern und Axone zur Längsaufrollung und Retraktion, somit also zu einer Dehiszenz des verletzten Gewebes. Während jede weitere Vorwärtsbeugung und auch Traktion in Längsrichtung (Crutchfield-Extension) an der Halswirbelsäule eine verstärkte und schädliche Dehiszenz des Ponsrückenmarkstranges bewirke (Abb. 5.2.3), könne nur eine Rückwärtsbeugung zu einer Senkung der erhöhten intramedullären Zugspannung und schließlich zu einer teleskopartigen Erschlaffung des Markes führen. Therapeutisch leitet Breig hieraus für akute und chronische Rückenmarkverletzungen die Forderung nach frühzeitiger lordosierender Rückenmarkerschlaffung (15°) ab, um die gestörte medulläre Gewebsbiomechanik wieder zu normalisieren.

Dem ist entgegenzuhalten, daß es bei der großen Mehrzahl von gedeckten Markverletzungen nicht zu transversalen Einrissen kommt und das Maximum der intramedullären Gewebsläsion nicht dorsal, sondern *zentromedullär* gelegen ist.

Immerhin erlauben diese biomechanischen Experimente über die Primär- und Sekundärelastizität des Rückenmarkes folgende Rückschlüsse auf

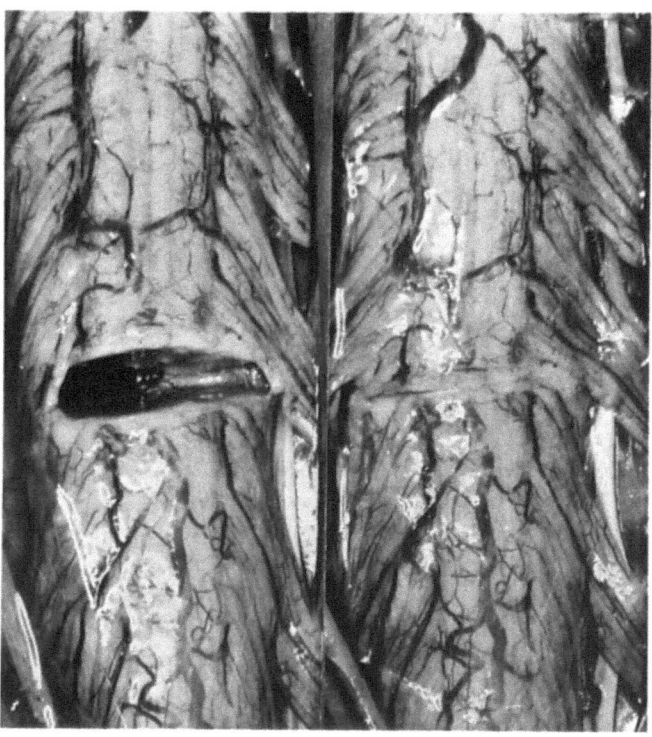

Abb. 5.2.2. Blick von dorsal auf das Halsmark: Vorwärts- und Rückwärtsbeugung und ihr Effekt auf die Schnittfläche eines dorsal quer durchtrennten Halsmarks (frische Leiche).
Links: Dehiszenz bei Vorwärtsbeugung (infolge axialer Zugspannung dorsal).
Rechts: Teleskopeffekt und Erschlaffung bei Rückwärtsbeugung (aus Breig [23])

die pathophysiologische Wechselwirkung von Wirbelsäule und Rückenmark:

1. Es besteht eine besondere traumatische *Rückenmarkgefährdung*:

- bei aufgehobenem (fehlendem) subarachnoidalem Liquorkissen, insbesondere bei vorbestehender spondylogener Kanalstenose,
- bei Überschreitung der Ziehharmonika-Vorfältelung des Markes, d.h. bei Erreichung der eigenelastischen Markdeformierung, wie dies bei Hyperanteflexion und Hyperretroflexion üblich ist,
- bei Kombination von Kanalverengung (Retrospondylose) mit Kanalverkürzung (Retroflexion) wie dies bei HWS-Verletzungen älterer Patienten sowie axialen Berstungsfrakturen häufig ist,
- bei transversal am Segment ansetzenden Scherkräften, womöglich mit Rotation um die Längsachse: Hieraus resultieren sofort unphysiologische Streßspitzen für das Rückenmark.

2. Die üblichen experimentellen Verletzungsmodelle (Clip-Kompression, Gewicht-Fall-Methode) werden den beim „natürlichen" Trauma ablaufenden biomechanischen Wechselwirkungen zwischen Wirbelsäule und Rückenmark nicht ganz gerecht, da sie die intramedullären axialen Zugbelastungen vernachlässigen.

5.2.2.2 Makrozirkulatorisch-hämodynamische Aspekte beim spinomedullären Trauma

Nach einem stumpfen Rückenmarktrauma kommt es zu einer Vielzahl *vasozirkulatorischer Sekundärphänomene* wie Hämorrhagie, Ischämie, Ödem, Autoregulations- und Perfusionsstörungen sowie Erweichungen.

Ihr pathophysiologischer Stellenwert bleibt ohne Kenntnis und Würdigung der makrozirkulatorischen Gefäßarchitektur des spinomedullären Raumes – in seiner longitudinalen und transversalen Dimension – unklar und verschwommen.

Daher müssen auch die topographischen Beziehungen der medullären Gefäßversorgung zum vertebralen Stützapparat und somit die *strategischen Schwachstellen* oder *lokalen Ausschaltungspunkte* (Jellinger) dargestellt werden:

Anatomisch wie funktionell besteht als Besonderheit der spinomedullären Gefäßarchitektur eine territoriale Längs- und segmentale Querschnittsgliederung. Hierbei lassen sich je ein dorsales Zu- und Abflußsystem unterscheiden und in der – prima facie – verwirrenden Vielfalt von Rückenmarkgefäßen läßt sich eine grundlegend einfache Architektur erkennen:

Die Wurzelarterien speisen ein dichtes, in die Pia mater als Ernährungshaut des Rückenmarkes eingebettetes Gefäßnetz, in welchem *3 durchgehende Längsanastomosen* und zarte Querverbin-

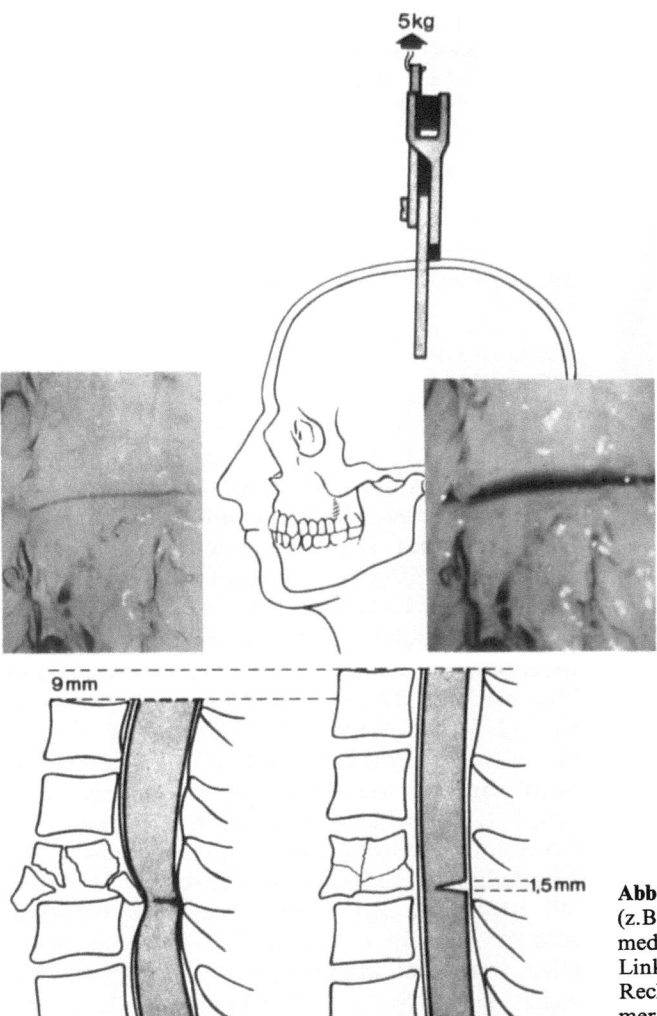

Abb. 5.2.3. Therapeutische Traktion an Kopf und HWS (z.B. nach Crutchfield) und ihr Effekt auf transversale intramedulläre Gewebsdurchtrennungen.
Links: Bei Neutralstellung keine wesentliche Dehiszenz.
Rechts: Mäßige Traktion über eine Crutchfield-Kopfklammer (5 kg) bewirkt deutliche Wunddehiszenz (aus Breig [23])

dungen zu erkennen sind. Von diesen 3 arteriellen Längsketten ist das Rückenmark hämodynamisch vollständig abhängig. An seiner Zirkumferenz wird das Mark *dorsal* von radiär ausgerichteten Arterien durchbohrt, sämtlich Äste der posterolateralen Arterienlängsketten und des pialen Plexus. *Ventral* wird das Mark unter der großen medianen Längskette der A. spinalis anterior (Abb. 5.2.4) von horizontal ausgerichteten kleinen, aber hämodynamischen wichtigen Zentralarterien durchbohrt. Die Zahl dieser *zentralen (sulkokommissuralen) Arterien* schwankt, ist aber am größten auf Höhe der zervikalen und lumbalen Intumeszenzen. Bemerkenswert ist hierbei, daß jede zentrale Arterie um den Zentralkanal herum entweder zur einen oder anderen Seite des Markes abweicht und im Hals- und Brustmark alternativ auf jeder Segmenthöhe die rechte oder linke Seite des reich vaskularisierten Rückenmarkgraus versorgt. Die Gesamtzahl dieser hämodynamisch so wichtigen im Sulkus verlaufenden Zentralarterien wird von C_1 bis hinunter zum Conus terminalis auf ca. 200 geschätzt, d.h. eine auf jeweils 2 mm Rückenmarklänge.

Während nun die intramedulläre Gefäßarchitektur auffallend konstant ist, zeigen die (extramedullären) *radikulären Zubringerarterien* – und deren arterio-arterielle Anastomosen – eine große Variationsbreite. Dies gilt aber wohl nicht für ihre segmentale Zahl und Anlage, wie man bis vor kurzem glaubte, sondern nur für ihre Kalibergröße.

1977 publizierten Crock und Yoshizawa mit besonderer präparatorischer und mikroangiographischer Technik gewonnene Befunde über die Ursprünge der arteriellen Rückenmarkversorgung. Diese Ergebnisse, dokumentiert mit einem exzellenten Bildmaterial, zwingen zu einem Umdenken in der hämodynamischen Sonderstellung der *Wur-*

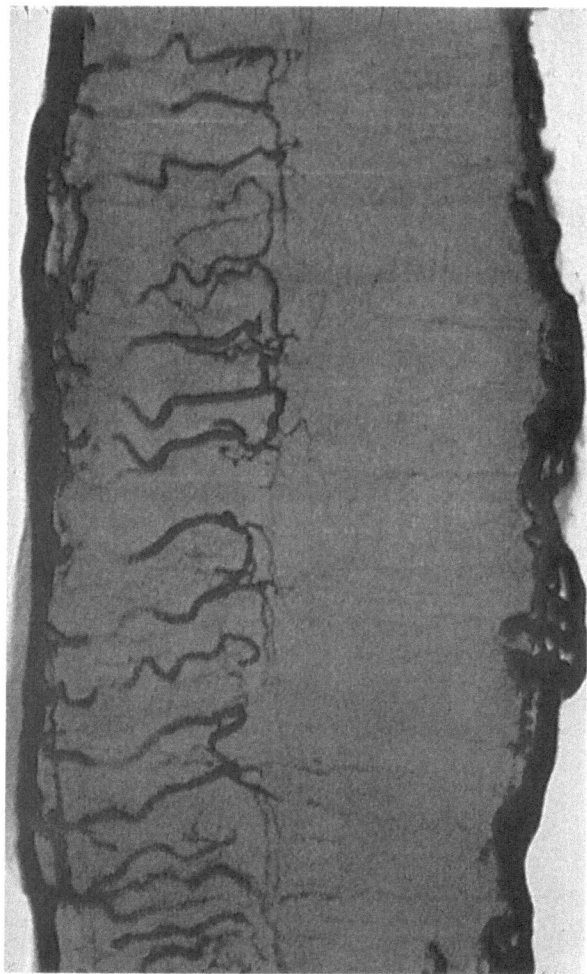

Abb. 5.2.4. Dünner medianer Längsschnitt vom Lumbalmark eines Erwachsenen. Links untereinander die aus der vorderen arteriellen Längskette in das Mark eindringenden Zentralarterien (Aa. sulcocommissurales), die um den Zentralkanal herum mit Ästen der paarigen hinteren arteriellen Längsketten anastomosieren (postmortale Mikroangiographie und Photographie aus Crock und Yoshizawa [34])

Tabelle 5.2.2. Gesamtzahl der am Rückenmarkkreislauf beteiligten Vorderwurzelarterien nach früheren Beobachtungen verschiedener Autoren

Autoren	Zahl der Vorderwurzelarterien			Zahl der untersuchten Rückenmarke
	Minimum	Maximum	Durchschnitt	
Adamkievicz (1882)	3	10	7	13
Kadyi (1886)	2	17	8 (5–10)	29
Suh u. Alexander (1939)	6	8	7	15
Noeske (1958)	4	9	6	8
Bartsch (1960)	3	9	6	16

zelarterien: mit größter Wahrscheinlichkeit münden die Radikulararterien auf jeder Segmenthöhe in die unpaare ventrale (A. spinalis anterior) und paarigen dorsalen (A.a. spinales posteriores) arteriellen Längsanastomosen.

Das bedeutet, daß die arterielle Versorgung des Rückenmarkes *tatsächlich segmental* ist, allerdings von unterschiedlicher hämodynamischer Wertigkeit, da im Kaliber dieser Wurzelarterien erhebliche segmentale Unterschiede bestehen. Diese unterschiedlichen Lumina von Wurzelarterien sind nicht etwa „zufällig" bzw. „schicksalhaft individuell" über die Segmente verteilt, sondern innerhalb einer Variationsbreite den metabolischen Bedürfnissen der grauen Substanz angepaßt. An den Intumeszenzen des Hals- und Lendenmarkes, wo die Motoneuronen der Extremitäten in besonderer Häufigkeit und Größe anzutreffen sind, finden sich daher kräftigere Wurzelarterien, welche hier die arteriellen Längsketten der Medulla speisen.

Die von Kadyi (1889) stammende dualistische Einteilung der arteriellen Rückenmarkversorgung über die Wurzelarterien in einen „paucisegmentalen" (2–5) und einen „plurisegmentalen" Typ (6 bis etwa 15 Vorderwurzelarterien) kann somit nicht mehr aufrechterhalten werden (Tabelle 5.2.2). Es bleibt aber die hydrodynamische Erkenntnis, daß in Regionen mit zahlreichen, aber dünnkalibrigen arteriellen Zuflüssen der Druckabfall wesentlich steiler und damit die Empfindlichkeit gegenüber territorialen Versorgungsausfällen wesentlich größer ist (Piscoll, Bartsch), obgleich diese Prinzipien druckpassiver Durchströmung – entsprechend einem System starrer Röhren – für das spinomedulläre Gefäßsystem nur dann gelten, wenn die vasomotorische Reserve erschöpft, bzw. der Mechanismus der Autoregulation zusammengebrochen ist.

Aus dem Kaliber (und der Anzahl) der radikulären Zubringerarterien kann jedenfalls nicht auf die Qualität der Rückenmarkversorgung geschlossen werden. Auch für das Rückenmark gilt nämlich das hämodynamische Prinzip, daß eine Region umso besser versorgt ist, je höher ihre metabolische Aktivität liegt. Dies trifft bei *transversaler* Perspektive besonders für die arterielle Luxusversorgung der grauen Substanz (Tabelle 5.2.3) zu, *longitudinal* aber für die Intumeszenzen des Zervikal- und Lumbalmarkes mit ihrer ungeheuren Anhäufung von neuronalen Pools (Flohr, Smith, Bingham). Umgekehrt gilt dies auch für das Brustmark zwischen Th_3 und Th_8, wo die weiße Substanz der langen Bahnen dominiert.

Auch kann die Hypothese nicht mehr gestützt werden, daß die Blutversorgung im Bereich des Thorakalmarkes spärlich sei (Abb. 5.2.5). Sie ist

Tabelle 5.2.3. Rückenmarkdurchblutung (SCBF)

Autoren, Jahr	Meßmethode	Spezies	Anästhesie	Meßregion		SCBF (ml/100 g Rückenmark/Min.)
Bingham 1975	Antipyrin/^{14}C-Autoradiographie-Technik	Affen	Phenzyklidin, $N_2O:O_2$	C_6	Grau Weiß	48,4 19,7
				Th_6	Grau Weiß	40,6 13,9
				L_3	Grau Weiß	43,7 21,7
Sandler/Tator 1976	Antipyrin/^{14}C-Autoradiographie-Technik	Rhesusaffen	Thiopental	Th_8–Th_{11}	Grau Weiß	57,6±2,3 10,3±0,2

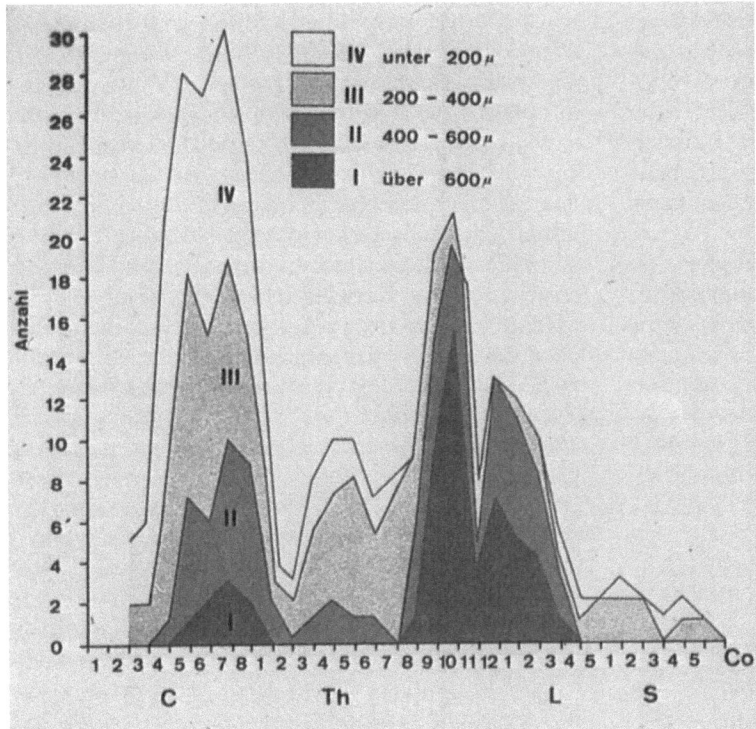

Abb. 5.2.5. Segmentale Verteilung der Vorderwurzelarterien unter Berücksichtigung des Gefäßkalibers (nach Piscoll, aus v. Lanz und Wachsmuth 1982, Band 2, 7. Teil, Rücken)

in Wahrheit funktionell adaptiert, und sämtliche Rückenmarkabschnitte sind unter physiologischen Bedingungen metabolisch adäquat versorgt. Grenzzonen im Sinne von mangeldurchbluteten Gebieten gibt es nicht. Die von Zülch 1954 und 1967 erhobene These der bevorzugten Gefährdung bestimmter Rückenmarksegmente als „Grenzzonen" der spinalen Blutversorgung ist in ihrer allgemeinen Gültigkeit weder funktionell-anatomisch noch hämodynamisch fundiert, noch stimmt sie mit den klinischen und morphologischen Erfahrungen über den Vorzugssitz vasozirkulatorisch bedingter Markschäden überein (Jellinger). Läsionen im oralen und mittleren Brustmark lassen sich bei anatomisch entsprechend gesicherten spinomedullären Gefäßverhältnissen nur selten als „Wasserscheiden-Infarkte" deuten.

Falsch und hämodynamisch steril ist auch das Konzept, daß die Blutstromrichtung unter allen Umständen konstant ist, d.h. in gleicher Richtung verläuft. An den seitlichen Zuflüssen aus den Wurzelarterien bilden sich in den arteriellen Längsanastomosen karoähnliche Gefäßketten, und die hierin vorherrschende Zirkulation ist von z.T. gegensinnig gerichteten Partialströmen bestimmt. Genau wie am Circulus Willisii an der Schädelbasis gilt auch für die Rückenmarkgefäße, daß der Blutstrom umkehrbar ist und sich den metabolischen Bedürfnissen gewisser Regionen anpassen kann.

In den vergangenen Jahrzehnten ist viel in die „schicksalhafte" Bedeutung der A. Adamkiewicz hineingeheimnist worden. Zweifellos spielt sie – meist linksseitig zwischen Th_8 und L_4 angelegt – für die thorako-lumbale Region (Th_8 – Conus terminalis) eine besondere hämodynamische Rolle als radikuläre Zubringerarterie. Sie hat offenbar jedoch nicht die alles überragende Ausnahmestellung, die ihr immer wieder zugebilligt wird, da sie hämodynamisch regelhaft durch hierarchisch neben- und untergeordnete arterio-arterielle Anastomosen sowie Radikulararterien (vor allem zwischen Th_{9-12}) unterstützt wird. Hiermit korrespondieren die thorax- und gefäßchirurgischen Erfahrungen (Cunningham), daß die Zeitdauer des Aorta-Cross-clamping, die intraoperative Hypotension und die versehentliche irreversible Unterbrechung der „kritischen" Interkostalarterien Th_{9-12} die wirklich vitalen Faktoren sind, bei deren Nichtbeachtung eine kritische Rückenmarkischämie mit Paraplegie zu befürchten ist.

Eine solche hämodynamische Paraplegie ist ganz offensichtlich ein Mehrfazettenphänomen: von herausragender Bedeutung ist gerade bei thoraxchirurgischen und orthopädischen Manipulationen an diesen kritischen interkostalen Segmentarterien der Aorta die *Erhaltung der spinomedullären Autoregulation,* die (vgl. Kap. 5.2.2.3.5) aber bei erhöhter Blutviskosität, seniler Nutritionsstarre, Abfall des mittleren arteriellen Systemdruckes (mSAP) unter den kritischen Wert von 50–60 mmHg mSAP sowie bei zusätzlicher Hyperkapnie/Hypoxie über eine gedrosselte CO_2-Reagibilität dramatisch abfällt.

Schock, Blutdruckabfall, atheromatöse, aneurysmatische oder iatrogene Verlegung der aortalen (kollateralen) Interkostalarterienabgänge zwischen Th_9–Th_{12}, kardio-pulmonale Insuffizienzen und senile Nutritionsstarre der Rückenmarkgefäße des älteren Menschen sind also offenbar die eigentlichen Kausalfaktoren einer solchen Paraplegie, nicht allein der Verschluß der A. Adamkiewicz.

Entsprechend läßt sich durch Reimplantation von Interkostalarterien oder Anwendung von heparinlosen Shunts die Inzidenz von ischämischen Paraplegien in der Aortenchirurgie minimieren. So ist die Häufigkeit solcher Paraplegien in der Chirurgie der thorako-abdominalen Aortenaneurysmen mit 10 bis 15% relativ hoch, während sie bei Eingriffen an der oberen thorakalen Aorta (Koarktation/Aortenisthmusstenose) trotz Aortaquerabklemmung infolge eines ausgeprägten Kollateralkreislaufs nur ca. 1% beträgt. Selbst bei Resektion von großen (z.B. mykotischen) thorako-abdominalen Aneurysmen mit Opferung mehrerer kritischer Segmentarterienabgänge läßt sich die Inzidenz von Querschnittlähmungen drastisch reduzieren, wenn in der kritischen Zone zwischen Th_9–Th_{12} eine Reimplantation von Interkostalarterien in die Aorta erfolgt. Dies muß nicht unbedingt die A. Adamkiewicz sein.

Zusammengefaßt läuft der spinale arterielle Zustrom zum Rückenmark über die Wurzelarterien, die über eine Serie von arterio-arteriellen Anastomosen unterstützt werden. Die dann folgenden longitudinalen, in die Pia eingebetteten arteriellen Längsketten (A. spinalis anterior, A.a. spinales posteriores) stellen mit ihrer konstanten Gefäßarchitektur den innersten Abschnitt eines komplizierten, hämodynamisch-hierarchisch geordneten Arterienkreisels dar. Hierin gibt es „*hydrostatische Kammern*" (Domisse), in denen der Druck und damit der Zu- und Abstrom die entscheidenden vitalen Faktoren darstellen. Um nun einen konstanten Flow an den perforierenden „Auslaßpunkten", das sind die wichtigen zentralen bzw. sulkokommissuralen Gefäße, aufrechtzuerhalten, ist ein beständiger und adäquater hydrostatischer Druck in dieser innersten Kammer erforderlich.

Unter *traumatologischen* Aspekten sollten demnach von den topographisch denkbaren *Ausschaltstellen* (Tabelle 5.2.4) einmal die *Wurzelarterien* im Zwischenwirbelloch, zum anderen die *vordere Längskette* (A. spinalis anterior) mit ihren zentral perforierenden Ästen die traumatisch-strategischen Schwach- bzw. Ausschaltungsstellen für die medulläre Hämodynamik sein. Dem widerspricht die pathomorphologische Erfahrung, daß Läsionen von Wurzelarterien bei Wirbelsäulenverletzungen überaus selten faßbar sind und auch posttraumatische Verschlüsse der vorderen arteriellen Längsanastomosen oder gar Thrombosen der A. spinalis anterior nur ganz vereinzelt beschrieben werden (Jellinger).

Doch erinnern wir uns daran, daß das bevorzugte Verletzungsmuster für Rückenmarkverletzungen die *zentrale Lokalisation* (Abb. 5.2.6) der Schädigung ist mit vorherrschender Erweichung des zentralen Hinterstranggebietes und der ventromedialen Basis der Hinterhörner, oft mit röhrenförmiger Ausdehnung über mehrere Segmente. Dies führt uns wiederum zu Besonderheiten der vaskulären Querschnittversorgung des Rückenmarkes:

Die *arterielle Binnenversorgung* gliedert sich in ein großes zentrales und ein peripheres Territorium. Während das zentrale von ventral her über die perforierenden Zentralarterien versorgt wird, umfaßt das periphere das hintere Drittel des Rük-

Tabelle 5.2.4. Spinomedulläre Strombahn und lokale Gefährdung durch die Wirbelsäule

Kompartiment	Strombahn	Gefährdung
extramedullär	1. Segmentäste der A. subclavia und Aorta	
	2. Aa. vertebrales	For. costotransversarium, Atlasschleife, For. magnum
	3. Radikuläre Zubringerarterien	Zwischenwirbellöcher
medullär/ intramedullär	4. Arterielle Längsanastomosen (1 ventral, 2 dorsal)	Wirbelkörperhinterwand, Bandscheibe
	5. Sulkale Zentralarterien (Aa. Sulcocommisurales)	Wirbelkörperhinterwand, Bandscheibe
	6. Pial perforierende Äste der Vasocorona (peripheres Versorgungssystem)	Lig. flavum, Wirbelbögen
	7. Intramedulläre Verzweigungen (zentrales Versorgungssystem)	∅
	8. Architektonisch analoge *venöse* Drainagekanäle	wie oben

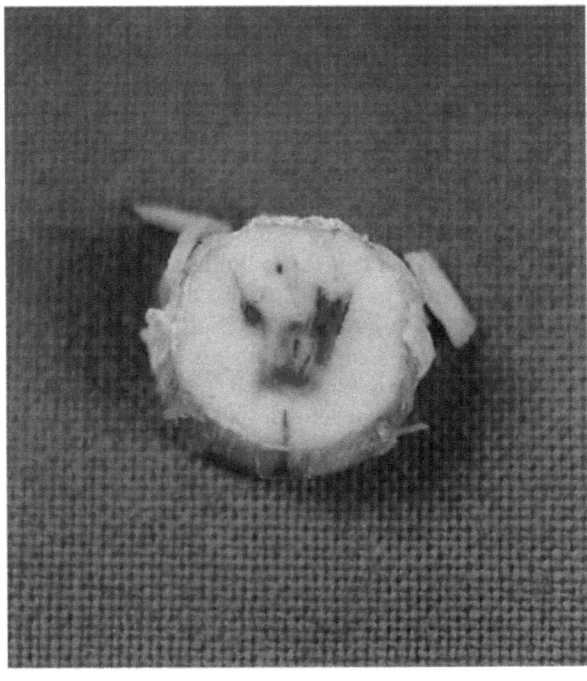

Abb. 5.2.6. Halsmarkkontusion (Luxationsfraktur) mit typischer zentraler hämorrhagischer Nekrose

kenmarkquerschnittes sowie eine zirkuläre Randzone, in welche die perforierenden pialen Gefäße eindringen. Die intramedullären Stromgebiete sind funktionell weitgehend voneinander unabhängig, und so sind die kleinen Äste der Zentralarterien wie auch die arteriellen Verzweigung der sog. corona radiata als Endarterien im Sinne Cohnheims aufzufassen. Hier besteht tatsächlich eine Grenzzone im Rückenmarkzentrum um den Zentralkanal herum, in den hinteren Seitensträngen, im ventralen Areal der Hinterstränge und auch im sog. Perigrau der weißen Substanz. Nur wenn man diese transversale Gefäßarchitektur und die zwiebelschalenartige somatopische Gliederung der langen Bahnen berücksichtigt, versteht man die nicht so seltene zentrale Halsmarkschädigung (Schneider-Syndrom), bei dem die motorische Beeinträchtigung der Arme unverhältnismäßig größer ist als die der Beine.

Projiziert auf den *transversalen Rückenmarkquerschnitt* findet der größte Teil des arterio-venösen *Druckabfalls* des großen Kreislaufs im Bereich der *Mikrozirkulation* statt, hier besonders in den praekapillaren Arteriolen. Die Höhe des Kapillardruckes ist vor allem eine Funktion des Gefäßtonus in diesen praekapillaren Widerstandsgefäßen.

Immerhin ist in arteriellen Mikrogefäßen von etwa 100 μm Durchmesser noch etwa 80% des Aortendruckes erhalten. Erst peripher dieser Gefäßgeneration, also an den zahlreichen Verzweigungsstellen innerhalb der medullären Mikrozirkulation, setzt dann ein *steiler Druckabfall* ein bis zu allgemeinen Kapillardrücken von ca. 2–4 kPa, wobei dieser stark von der lokalen Struktur solcher Abzweigungsstellen abhängig ist. Im allgemeinen besteht zwischen zuführendem und abzweigendem Gefäß ein Durchmesserverhältnis von etwa 0,3–0,5, woraus sich strömungsphysiologisch an jeder Verzweigung einer solchen Gefäßgeometrie ein effektiver Druckabfall von etwa 15 bis 20% des Druckes im Zustromgefäß ableiten läßt (Gaehtgens).

Daher stellen die Verzweigungsstellen der intramedullären *Mikrozirkulation* die *wahren „strategischen Schaltstellen"* dar, an denen über die Druckverteilung im hämodynamischen System Rückenmark bestimmt wird (s. Kap. 5.2.2.3).

Welche Bedeutung kommt nun unter traumatischen und pathophysiologischen Bedingungen der *extra- und intramedullären Venendrainage* zu?

Das System der extramedullären Venenabflüsse, der inneren und äußeren Wirbelvenengeflechte, hat ein beachtliches Fassungsvermögen und einen riesigen Querschnitt. Darüber hinaus ist die Strömungsrichtung nicht durch Klappen festgelegt, so daß ihm als Kollateralkreislauf zum Cava-System eine große funktionelle Bedeutung zukommt (Batson, Abrams, Clemens). Zusammen mit dem epiduralen Fett bilden sie ein wichtiges hydraulisches Polster für das Rückenmark und seine Nervenwurzeln. Unmittelbar nach dem Durchtritt durch die Dura sind jedoch die Wurzelvenen – aus dem Intraduralraum kommend – mit Klappen versehen. Somit ist auch bei frakturbedingten Stauungen im Wirbelvenenplexus ein Rückfluß des Blutes in die intraduralen Drainagesysteme nicht ohne weiteres möglich, übrigens auch kaum eine Injektion der Rückenmarkvenen von außen (Oswald). Der *extradurale Venenraum* scheidet also als wesentlicher Komplikationsfaktor spinomedullärer Verletzungen aus.

Der *intramedullären Venendrainage* kommt dagegen eine Bedeutung zu, die vielfach unterschätzt wird. Hier haben wiederum die Untersuchungen von Crock und Yoshizawa (1979) zur Erhellung beigetragen. Demnach werden wesentliche Anteile der grauen Substanz von zwei vorherrschenden, erstaunlich großvolumigen und relativ konstant angelegten Venenstämmen drainiert: jeweils eine vordere und hintere mediane Markvene gabelt sich in enger Nachbarschaft zum Zentralkanal des Markes auf und drainiert auf jeder Seite das vulnerable Zentralgrau. Von diesen beiden kräftigen intramedullären Venen hat die dorsale mediane Vene in der Gefäßarchitektur des Markes kein wirkliches arterielles Gegenstück. Verglichen mit diesen beiden kräftigen Markvenen spielen die radiär angelegten Venen hämodynamisch nur eine untergeordnete Rolle.

So wird also bei Analyse der arteriellen und venösen Versorgungsmuster des Rückenmarkes verständlich, daß die große Mehrheit der klinischen und experimentellen Rückenmarkschäden einen *Vorzugssitz im Zentrum des Markes* zeigt, und zwar auch dann, wenn das Trauma nur die Oberfläche der Medulla trifft.

5.2.2.3 Das Rückenmarktrauma auf der Ebene der Mikrozirkulation

5.2.2.3.1 Theoretische Konzepte der gedeckten (stumpfen) Rückenmarkverletzung. Unsere Kenntnisse von der Pathobiologie und Pathodynamik der Rückenmarkverletzung sind trotz einer in den letzten Jahren intensivierten Grundlagenforschung unvollkommen und reichen bislang zur Ableitung einer wirklich rationalen Therapie nicht aus. Drei unterschiedliche Hypothesen über die Pathobiologie der stumpfen Markschädigung lassen sich gegenwärtig unterscheiden:

Die erste Hypothese beinhaltet, daß die primäre pathologische Antwort auf ein akutes Rückenmarktrauma eine Änderung der Mikrozirkulation ist. Impliziert ist der Zusatz, daß eine Lähmung dann verhindert werden kann, wenn nur die Mikrozirkulation frühzeitig genug gestützt oder wiederhergestellt wird.

Die zweite Hypothese besagt, daß eine unkontrollierte und schädliche metabolische Reaktion nach dem Trauma in der Lage ist, eine Paralyse hervorzurufen. Impliziert ist gewissermaßen, daß diese rückgängig gemacht, bzw. einer Querschnittlähmung vorgebeugt werden kann, wenn dieser Prozeß nur erkannt und frühzeitig genug behandelt wird.

Ein drittes Konzept, das in der Literatur bislang wenig Beachtung findet, geht davon aus, daß primäre Veränderungen an den neuronalen Membranen die fundamentale Reaktion auf die Verletzung sind, und zwar ganz unabhängig von der vaskulären Antwort. Allgemein besteht wenig Neigung, diese Möglichkeit zu akzeptieren, da eine neuronale Verletzung innerhalb des zentralen Nervensystems nach klassischer Ansicht als irreversibel gilt. Falls jedoch eine Ausbesserung der Endothelmembranen auf molekularer Ebene erreicht werden könnte, um vaskuläre Verletzungen rückgängig zu machen, so könnte es auch möglich sein, axonale Membranen und Myelinscheiden zu reparieren, wenn erst einmal die grundlegenden pathologischen Prozesse identifiziert sind.

Übereinstimmung herrscht allseits darin, daß beim akuten Rückenmarktrauma *zwei konkurrierende Prozesse* von unterschiedlicher Pathodynamik und klinischer Bedeutung ablaufen:

Der erste davon wird ultraplötzlich eingeleitet, erscheint als Zusammenbruch oder Unterdrückung neuronaler Funktionen und ist in etwa reversibel. Dieser Mechanismus ist in die sofortige posttraumatische Markantwort verwickelt und wird bislang noch schlecht verstanden.

Der zweite Prozeß entwickelt sich mehr langsam und schleichend und hat den Charakter eines mikrozirkulatorischen Versagens (Autodestruktion), das offenbar in eine anatomische Querschnittläsion einmünden kann. Dieses Phänomen ist in den letzten Jahren Gegenstand intensiver Forschung gewesen.

5.2.2.3.2 Experimentelle Quantifizierung der stumpfen Rückenmarkverletzung. Geht man davon aus, daß in der klinischen Praxis die Kontinuitätsdurchtrennung des Markes eine Seltenheit ist und die Markkontusionen bei weitem überwiegen, so müßten experimentelle Markschädigungen mit willkürlich gewähltem Anstieg der Stärke und auch der Dauer einer Markkompression wichtige Erkenntnisse bringen.

Tatsächlich stellte Tarlov bereits 1954 fest, daß es bei extramedullärer Kompression durch einen aufblasbaren Ballon eine maximale Zeitspanne gab, bis zu der noch eine vollständige Markerholung möglich war. Für diesen „point of no return" ermittelte er beim medullären Quetschtrauma von Hunden folgende Werte:

a) Großer Ballon (1,0 ml): volle Erholung, wenn Markkompression längstens 1 Minute andauerte;
b) mittlerer Ballon (0,9 ml): volle Erholung, wenn Markkompression längstens 30 Minuten andauerte;
c) kleiner Ballon (0,8 ml): volle Erholung, wenn Markkompression längstens zwei Stunden andauerte.

Inzwischen belegen zahlreiche Untersuchungen über die experimentelle Rückenmarkquetschung, daß prinzipiell eine Markerholung möglich ist und die *Schwere der Markschädigung* abhängig ist von der *Größe und Dauer* der einwirkenden traumatisierenden Kräfte.

Erst in jüngster Zeit haben Dolan, Tator, Endrenyi [48] diese Modellversuche perfektioniert: sie fanden für die inkomplette Rückenmarkläsion eine „pharmakologische" *Dosis-Wirkungs-Kurve* hinsichtlich der Wechselwirkung zwischen Stärke und Dauer einer Clip-Kompression der Medulla auf der einen, sowie dem Ausmaß der funktionellen Markerholung auf der anderen Seite. Im Sinne eines biomathematischen Modells an Ratten mit den drei Variablen *Kompressionsstärke, -dauer* und *funktionelle Wiedererholung* ließ sich quasi das Ausmaß der funktionellen Markerholung für jede Woche vorhersagen.

Daraus ließe sich – unter der Voraussetzung eines *inkompletten* Rückenmarkschadens – für die klinische Praxis folgern, daß bei anhaltender Markkompression eine Dekompression einen therapeutischen Wert hätte und die funktionelle Markerholung umso günstiger abliefe, je früher die anhaltende Kompressionsursache beseitigt würde.

Unglücklicherweise ist im klinischen Alltag die tatsächliche Kompression*stärke* des Markes gewöhnlich unbekannt. Wahrscheinlich ist sie bei der Mehrzahl von Verletzungen initial so groß, daß eine frühzeitige Dekompression nur theoretischen Wert hätte. Pathodynamisch gleichermaßen wichtig und vor allem therapeutisch besser beeinflußbar erscheint die *Dauer* einer anhaltenden Markquetschung, die bei einer Vielzahl spinomedullärer Verletzungen (Luxationen, Subluxationen etc.)

Tabelle 5.2.5. Zeitdauer zwischen Unfall und angemessener Therapie (= Reposition der Wirbelsäule) (persönliche Mitteilung Zäch 1984)

0–2 Stunden	62
2–4 Stunden	116
4–6 Stunden	83
	261 = 49,3% des Gesamtkollektivs
6–12 Stunden	66
12–24 Stunden	75
24–48 Stunden	46
Nach 48 Stunden	81
	268 = 50,7% des Gesamtkollektivs
Gesamtkollektiv:	529 Akut-Querschnittgelähmte

durch einfache Repositionsmanöver zu verkürzen wäre. Gleichgültig, ob nun operativ oder konservativ behandelt wird: die *Reposition*, d.h. die Wiedereinrichtung der verschobenen Wirbelsäule zur Entlastung des Rückenmarkes sollte so rasch wie möglich erfolgen. Gerade hier aber sind die Erfahrungen von Rehabilitationsfachleuten ernüchternd (s. Tabelle 5.2.5): unter 529 Akut-Querschnittgelähmten des Paraplegikerzentrums Basel [207] wurden nur 178 Patienten (=33,6%) innerhalb der ersten vier Stunden, nur 261 (=49,3%) innerhalb der ersten sechs Stunden reponiert. Somit blieb die Hälfte der Akut-Querschnittgelähmten innerhalb der 6-Std-Grenze ohne Reposition. Von den 12% der Patienten, die sich von ihrer Lähmung vollständig erholten, und den 46%, die eine wesentliche Rückenmarkerholung zeigten, stammten Dreiviertel aus dieser Gruppe mit frühreponierten und damit dekomprimierten Markverletzungen.

5.2.2.3.3 Trauma und Chronologie intramedullärer Ereignisse. Nahezu alle experimentellen Forschungsergebnisse belegen, daß die entscheidenden pathophysiologischen Ereignisse nach einem akuten Rückenmarktrauma innerhalb von *Minuten bis etwa 4 Stunden* ablaufen und generell im *zentralen Markgrau* beginnen (s. Abb. 5.2.7).

Dies ist eine bemerkenswerte Feststellung, sollte man doch erwarten können, daß die Stelle des direkten äußeren Aufpralles am Rückenmark die stärksten Veränderungen zeigt. Das ist jedoch nicht der Fall. Auf der Markoberfläche erkennt man zwar unmittelbar posttraumatisch gelegentlich kleine Hämorrhagien – meist dort, wo kleine Venolen und Kapillaren das Mark verlassen und in rechtwinkliger Abknickung in die pialen Venen einmünden –, häufiger auch Sludge-Phänomene

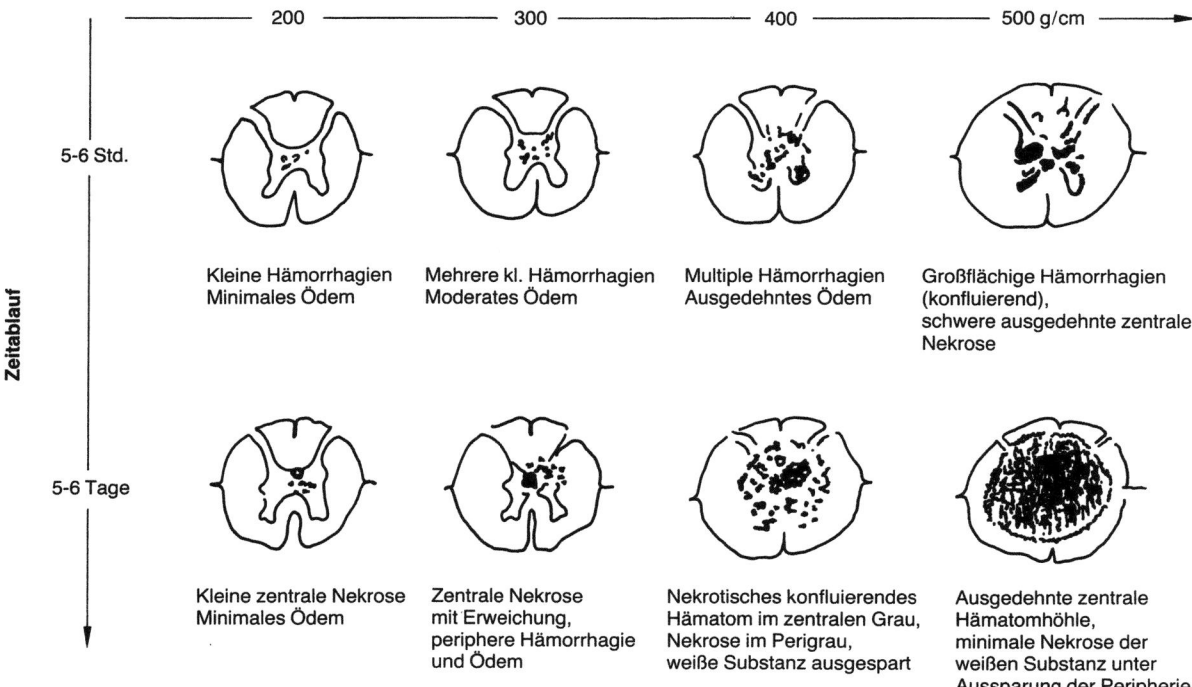

Abb. 5.2.7. Pathomorphologisches Bild der Querschnittläsion im Verhältnis zu Gewalteinwirkung und Zeit (nach Ducker [51])

und intravenöse Stase [51]. Diese flammenförmigen Reaktionen an der Markoberfläche [11] bilden sich jedoch in der Regel innerhalb von Minuten zurück, während die gravierenden zentromedullären Veränderungen mit einer enormen Eigendynamik voranschreiten:

Elektronenmikroskopische und ultrastrukturelle Untersuchungen [44, 51] lassen etwa folgenden Zeitablauf beim Quetschtrauma des Rückenmarkes erkennen:

– *Innerhalb von 5 Minuten:* Die postkapillären Venolen in der grauen Substanz beginnen, sich massiv auszudehnen.
– *Innerhalb von 30 Minuten:* Extravasation von roten Blutkörperchen in die perivaskulären Räume um die postkapillären Venolen.
– *Nach 1 Stunde:* Deutlich erkennbare Haemorrhagien. Anzahl und Größe variieren je nach Traumastärke bis hin zur zentralen konfluierenden haemorrhagischen „Nonperfusion".
– *Allgemein in den ersten Stunden:* Fortschreitende Veränderungen im Gefäßendothel: Vakuolisierung und Schwellung im Endothel der Kapillaren und Venolen als Hinweis auf eine ischämische Schädigung der Mikrogefäße.
– *Nach 2 Stunden:* Fragmentation von Axonen (Fairholm und Turnbull), pathologische Veränderungen in den Neuronen und stützenden Gliaelementen.
– *Nach 3–4 Stunden:* Beginn der Veränderungen in der weißen Substanz (zentrifugal expandierendes vasogenes Ödem).
– *Nach 4 Stunden:* Zentrale ischämische und haemorrhagische Läsionen in histologischen Routineschnitten (Ducker 1971). Danach fortschreitende Nekrose der grauen Substanz.

Ein solcher, mit unendlich viel Forschungsaufwand erstellter Zeitplan läßt unschwer erkennen, daß die größte Mühe auf die Beschreibung pathologischer Momentaufnahmen, somit statischer Zustände verwandt wurde. Über die zeitliche und dynamische Verkettung der intramedullären Vorgänge wird jedoch wenig ausgesagt.

Hierzu hat Ducker in einer logarithmischen Zeitachse eine Übersicht der wichtigsten pathophysiologischen Ereignisse nach stumpfem Rückenmarktrauma erstellt (s. Abb. 5.2.8).

Eine Erhellung der *intramedullären Pathodynamik* nach medullärem Quetschtrauma ist somit ohne Vertiefung dieser biochemischen, autoregula-

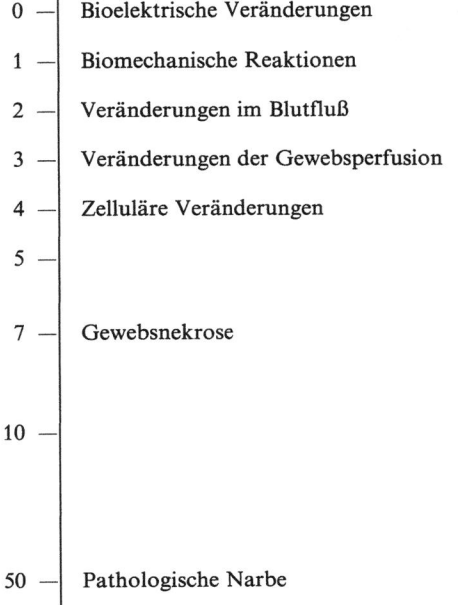

Abb. 5.2.8. Zeitliche Abfolge pathophysiologischer Veränderungen nach stumpfem Rückenmarktrauma (nach Ducker [51])

tiven, strömungsphysiologischen und bioelektrischen bzw. membranphysiologischen Vorgänge nicht möglich. Dies soll im folgenden versucht werden.

5.2.2.3.4 Trauma und Rückenmarkdurchblutung. Zunächst darf nicht vergessen werden, daß jedes gedeckte Rückenmarktrauma auch mit einer *systemischen Reaktion* auf Puls, Blutdruck und Herzminutenvolumen einhergeht. Dies hat Bingham an Primaten anschaulich dargestellt: Nach einem 300 gcm Trauma am dorsalen Brustmark von Primaten kommt es innerhalb von 10 Sekunden zu einem Pulsabfall von 179 auf 86, während der mittlere arterielle Systemdruck (mSAP) von 105 mmHg auf 160 mmHg hochschnellt. Sowohl Puls als auch mSAP verharren auf diesem Plateau für ca. 20 Sekunden, normalisieren sich aber danach allmählich über die folgenden 5 bis 10 Minuten. Diese sofort nach stumpfem Trauma einsetzende systemische Reflexantwort läuft gesetzmäßig bei jeder Markkontusion ab und ist im übrigen völlig unabhängig von der begleitenden Massenkontraktion der distalen Extremitätenmuskulatur, d.h. ihr Ablauf ist auch bei relaxierten Tieren absolut identisch.

Während also die Veränderungen im Puls und mSAP kurzfristig sind und sich nach ca. 5 bis 10 Minuten nahezu normalisiert haben, durchläuft das *Herzminutenvolumen* (CO) zu diesem Zeitpunkt noch seine Talsohle, pendelt sich über 2 bis 3 Stunden bei 60% des Ausgangswertes ein, um dann wieder allmählich anzusteigen. Dies muß zwangsläufige Auswirkungen auf die traumatisch autoregulationsgestörten Rückenmarksegmente haben (Dolan/Tator) und sich in einer kritischen Absenkung der *Rückenmarkdurchblutung* (SCBF = spinal cord blood flow) niederschlagen. Genauere Untersuchungen über die Durchblutung (SCBF) des traumatisierten Rückenmarkes (Allen, Bingham, Dohrmann, Dolan und Tator, Fairholm und Turnbull, Griffiths, Kobrine, Sandlor und Tator) haben nun gezeigt, daß beträchtliche Unterschiede in der regionalen Perfusion der weißen und grauen Marksubstanz bestehen.

Vergleicht man – zunächst ohne Differenzierung von grauer und weißer Substanz – den Flow von traumatisierten und nicht traumatisierten Marksegmenten miteinander, so imponiert eine *biphasische Verlaufskurve* (Bingham). Diese typische Kontusionsantwort des Rückenmarkes hat 2 tiefe Senken, die erste innerhalb von 5 Minuten p.t., die zweite ca. 1 Stunde danach.

Führt man nun, entsprechend den Unterschieden hinsichtlich Morphologie und funktioneller Kapillardichte, getrennte Messungen in beiden Markregionen durch, erhält man stark abweichende Flußkurven (Bingham): im *zentralen Grau* kommt es innerhalb von 5 Minuten zu einem dramatischen Flow-Abfall auf 62%, zu einem kurzfristigen Anstieg auf 92% über 15 Minuten und danach zu einem zweiten steilen und bleibenden Abfall auf ca. 21% nach etwa 1 Stunde.

Dies belegt eine schwere und anhaltende Schädigung der Durchblutung im zentralen Grau und korrespondiert mit dem histopathologischen Bild der hämorrhagischen Nekrose, die sich innerhalb der ersten 4 Stunden p.t. ausbildet.

Fast gegensätzlich hierzu sind die Flow-Raten in der *weißen Substanz*: innerhalb von 5 Minuten p.t. erfolgt ein leichter Abfall auf 93%, nach 15 Minuten ein markanter Anstieg auf 141%, etwa nach 1 Stunde ein zweiter leichter Abfall auf 90%, danach ein allmählicher langsamer Anstieg auf 110 bis 120% im Vergleich zum unverletzten Mark.

Somit bestehen erhebliche *Unterschiede in der posttraumatischen Durchblutung* von zentralem Grau und Rückenmarkweiß, wobei die biphasische Veränderung der Markdurchblutung p.t. offenbar Ausdruck von lokalen intramedullären Ereignissen, nicht aber von Abläufen im Systemkreislauf ist: Blutdruck- und Pulsalterationen treten sofort p.t. ein und haben sich nach 10 Minuten im wesentlichen wieder normalisiert – zu einem Zeitpunkt, wo Herzminutenvolumen und vor allem Rückenmarkdurchblutung erst initiale Reak-

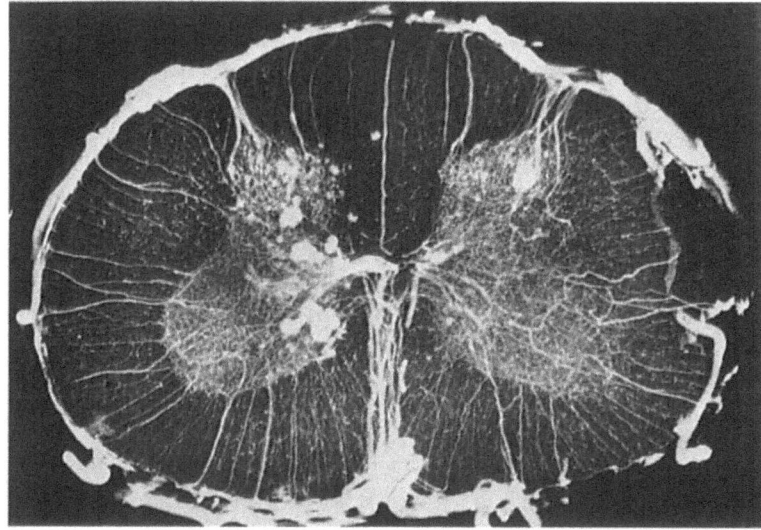

Abb. 5.2.9. *Unmittelbar nach Gewalteinwirkung* (*permanente* Querschnittläsion) auf das untere Halsmark einer Katze. Repräsentativer *Querschnitt* (3 mm) durch das Epizentrum des traumatisierten Segmentes: Fleckförmige Areale mit Kontrastmittel-Extravasation innerhalb der grauen Substanz, aber auch im sog. Perigrau der weißen Substanz. Die Areale mit Extravasaten im Zentralgrau sind zahlreicher als bei der transitorischen Querschnittläsion (aus Allen [8])

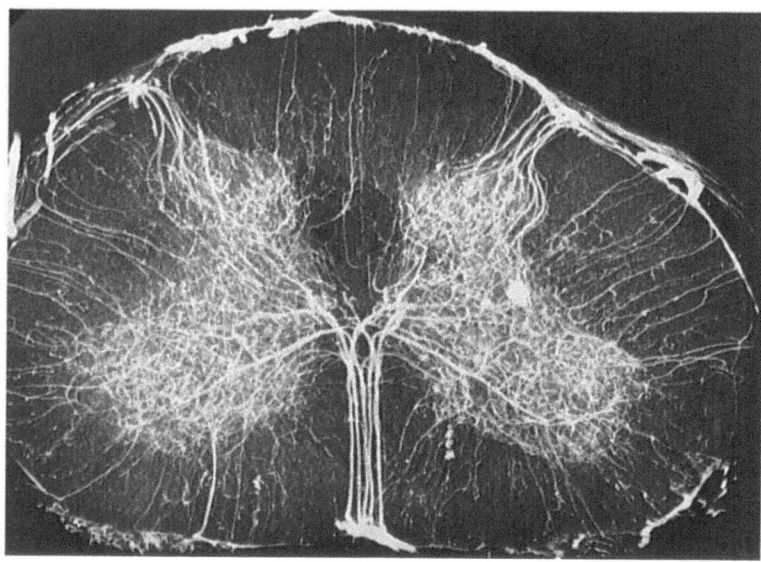

Abb. 5.2.10. *Unmittelbar nach Gewalteinwirkung* (*transitorische* Querschnittläsion) auf das untere Halsmark einer Katze. Die Areale mit Extravasation sind auf die graue Substanz begrenzt, wobei die Hinterhörner besonders betroffen sind. Ansonsten im Aspekt normales Gefäßmuster der zentralen und peripheren Arterien (aus Allen [8])

tionen ausprägen und von ihren eigentlichen Talsohlen noch weit entfernt sind. Die intramedullären, für graue und weiße Substanz unterschiedlichen Durchblutungsdiagramme reflektieren eine unterschiedliche traumatische Empfindlichkeit des Gefäßsystems beider Markregionen. Sie läßt sich phänomenologisch in einigen exzellenten mikroangiographischen experimentellen Arbeiten (Allen, Dohrmann, Fairholm und Turnbull) studieren:

Bereits in der posttraumatischen Initialphase (0 bis 5 Minuten) sind *Extravasate* als Ausdruck von Mikrohämorrhagien vornehmlich im hinteren und seitlichen Zentralgrau erkennbar (Abb. 5.2.9 und 5.2.10). Sie dehnen sich mit einer Tendenz zur Verschmelzung kontinuierlich in der grauen Substanz aus und führen bereits innerhalb der ersten Stunde p.t. zu einem Strömungsstillstand, der sogenannten *hämorrhagischen Nonperfusion*, die schließlich in ein *No-reflow-Phänomen*, den Verlust der vaskulären Blutleitung, ausmündet.

Dabei besteht eine Korrelation zwischen Traumastärke und -dauer einerseits und der Häufigkeit und Ausbreitung hämorrhagischer Areale mit Nonperfusion (Abb. 5.2.11 und 5.2.12) andererseits, d.h. das Ausmaß der hämorrhagischen Markantwort und des nachfolgenden Durchströmungsverlustes ist direkt proportional der Schwere des gedeckten Marktraumas.

Schon sehr früh (1 bis 2 Stunden) nach einem Trauma ist das Spinalgrau auf Höhe der Mark-

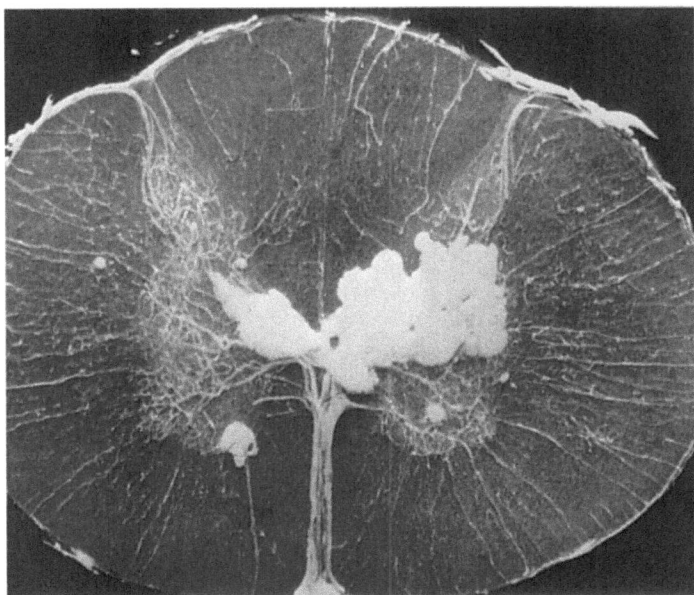

Abb. 5.2.11. *15 Min nach Gewalteinwirkung* (*permanente* Querschnittläsion). Erhebliche Perfusionsminderung sowohl im zentripetalen als auch zentrifugalen Gefäßsystem. Im Zentralgrau erkennt man große Areale von verschmolzenen Kontrastmittel-Extravasaten, wie man sie zu diesem Zeitpunkt bei transitorischen Querschnittläsionen nicht beobachten kann. Bei einigen Tieren ist die Perfusion in der Grenzzone des Perigraus (weiße Substanz) bereits erloschen (aus Allen [8])

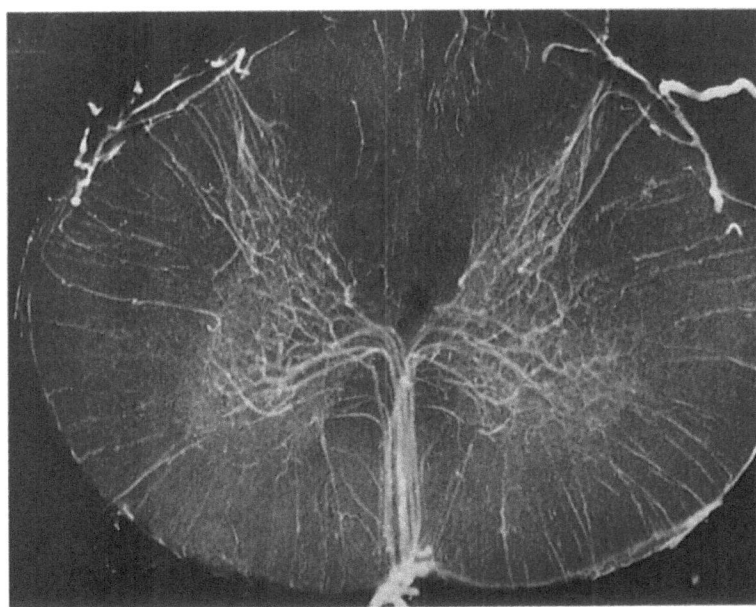

Abb. 5.2.12. *15 Min nach Gewalteinwirkung* (*transitorische* Querschnittläsion). Rarefizierung des peripheren (zentripetalen) Gefäßnetzes mit Minderperfusion der weißen Substanz, aber auch der Hinterhornregion des Spinalgraus. Im Gefäßnetz der grauen Substanz ebenfalls deutliche Perfusionsabnahme, obgleich die Zentralarterien normal erscheinen. Auffallende Kaliberverengung (Spasmus?) sämtlicher Gefäße. Kontrastmittel-Extravasate fehlen (aus Allen [8])

quetschung irreversibel zerstört. Sowohl bei Ausmündung in unvollständige (Parese) oder vollständige Lähmungsbilder (Plegie) bleibt die graue Substanz im Epizentrum der Markquetschung hämorrhagisch nekrotisch und verödet schließlich. Allerdings ist bei moderatem Trauma mit transitorischen Markschäden und Rückbildungstendenz (Para-/Tetraparesen) die Ausdehnung der zentralen hämorrhagischen Nekrosen mit hämorrhagischer Nonperfusion deutlich kleinflächiger, die Beteiligung des gesamten Gefäßsystems geringer ausgeprägt (Abb. 5.2.13 bis 5.2.15). Somit bestehen zweifellos strukturelle Unterschiede zwischen grauer und weißer Substanz hinsichtlich ihrer Empfindlichkeit gegenüber mechanischer Krafteinwirkung, wobei die fortschreitende Entwicklung einer zentralen Hämorrhagie durch aufgepfropfte rheologische und ischämisch-metabolische Phänomene offenbar eine Eigendynamik erhält in Richtung hämorrhagischer Nonperfusion und schließlich Nekrose.

In jedem Falle steht am Anfang dieser zentralen hämorrhagischen Nekrosen eine traumatisch ausgelöste *pathologische Gefäßpermeabilität* im hinte-

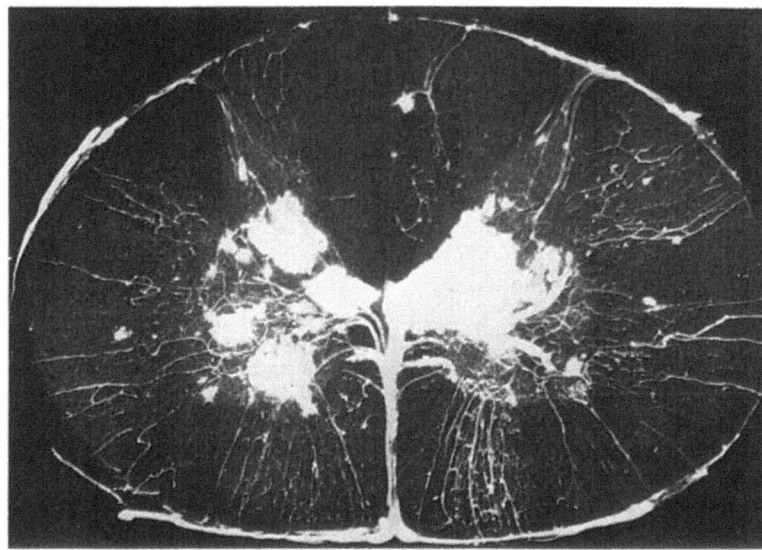

Abb. 5.2.13. *30 Min nach Gewalteinwirkung* (*permanente* Querschnittläsion). Fortschreitende Ausbreitung der Kontrastmittel-Extravasate innerhalb des Zentralgraus. Unverändert spärliche Perfusion des peripheren (zentripetalen) Gefäßsystems (aus Allen [8])

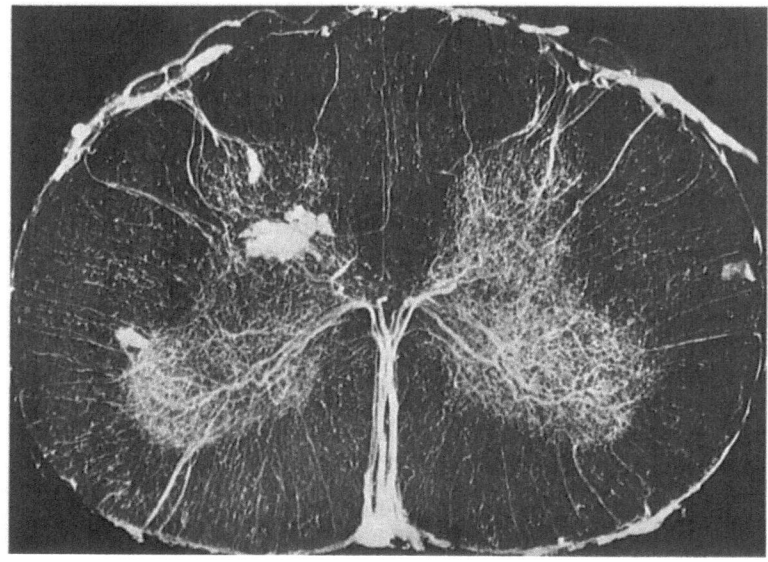

Abb. 5.2.14. *30 Min nach Gewalteinwirkung* (*transitorische* Querschnittläsion). Mehrere, z.T. auch konfluierte Kontrastmittel-Extravasate im Zentralgrau und auch Perigrau. Die Perfusion sowohl der weißen wie auch der grauen Substanz hat sich gebessert (aus Allen [8])

ren Zentralgrau, die infolge rheologischer und hämostaseologischer Epiphänomene eine Endothelschwellung, intravasale Stase und Thrombose, einen interstitiellen Druckanstieg und wahrscheinlich auch einen toxischen Vasospasmus (Oxy-Hb, hypoxischer transmembranärer Kalzium-Influx, Prostaglandine) nach sich zieht, aus der schließlich eine weitgehende *Verödung der intrinsischen Markgefäße* resultiert (vgl. Kap. 5.2.2.3.6).

Nun ist zu bedenken, daß die klinisch relevanten Querschnittlähmungen nicht auf einem Funktionsverlust der grauen, sondern der umgebenden *weißen Substanz* beruhen. Ein- oder mehrsegmentale (begrenzte) Zerstörungen des zentralen Graus sind durchaus mit der vollen Rückbildung von distalen Lähmungen vereinbar. Ein zentrifugal expandierendes Marködem, überwiegend vom vasogenen Typ (Yashon, Nemecic, Ducker, Jellinger), ist zwar nach 3 bis 4 Stunden auch in der umgebenden weißen Substanz erkennbar und in seiner Tendenz zur Expansion ebenfalls von der Kontusionsstärke abhängig. Ein Großteil der experimentellen Arbeiten, und zwar gerade jene, die Differentialmessungen der Durchblutung in der grauen und weißen Marksubstanz durchgeführt haben, stützt jedoch *nicht* die Hypothese, daß *Ischämie* ein we-

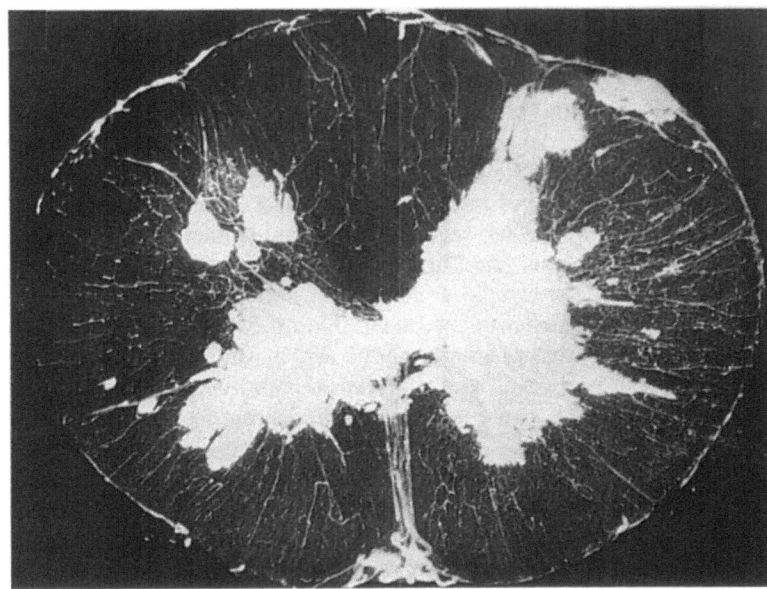

Abb. 5.2.15. *60 Min nach Gewalteinwirkung* (*permanente* Querschnittläsion). Die Ausbreitung der konfluierenden Kontrastmittel-Extravasate in der grauen Substanz ist soweit fortgeschritten, daß nahezu das gesamte Spinalgrau innerhalb 1 Std davon verschlungen worden ist (hämorrhagische Nonperfusion). Unverändert spärliche Perfusion der weißen Substanz (aus Allen [8])

sentlicher Faktor beim posttraumatischen Versagen der weißen Marksubstanz sei. Die schlagenden Argumente sind nachstehend aufgeführt:

Nach einem gedeckten Marktrauma kommt es sekundär zu einem pathologischen Anstieg der zentromedullären Gefäßwandpermeabilität. Unklar ist hierbei nach wie vor, ob es sich um eine primär mechanische (Streß der postkapillaren Venolen) oder sekundär-ischämische Gefäßwandläsion handelt. Jedenfalls entwickelt sich hieraus bereits während der ersten posttraumatischen Stunde ein zentraler hämorrhagischer Perfusionsstillstand mit No-reflow-Phänomen und Nekrotisierung.

Posttraumatisch bestehen jedoch beträchtliche Unterschiede in der regionalen Perfusion von weißer und grauer Substanz. Das Trauma verursacht einen baldigen Zusammenbruch des blood flow in der grauen Substanz, während die Perfusion der weißen Substanz weitgehend erhalten bleibt (Bingham).

Die Quantität der Rückenmarkdurchblutung ist vor 1 bis 2 Stunden nicht signifikant gemindert, während die *Qualität* des blood flow offenbar schon früh betroffen ist: es ist eine initiale ischämische Phase von 5 bis 15 Minuten Dauer zu erkennen, welche sowohl die graue als auch weiße Substanz betrifft. Im weiteren zeitlichen Ablauf zeigt sich jedoch ein deutlicher Unterschied in der posttraumatischen Reaktion der grauen und weißen Substanz:

Im *irreversibel* geschädigten Mark (schweres Trauma) zeigt sich eine ischämische Antwort mit fortschreitendem Verlust der Markdurchströmung, während das *reversibel* geschädigte Mark, das später eine wesentliche oder vollständige Funktionsrückkehr zeigt, ein hyperämisches Stadium entwickelt, das länger als eine Woche dauern kann. Es ist offenbar Ausdruck einer (noch) erhaltenen Reagibilität gegenüber sekundär angehäuften ischämisch-metabolischen und lokal-humoralen Substraten und damit wesentlich für die Funktionsrückkehr des Markes beim moderaten Trauma und für die Remission von Lähmungsbildern. Der oft zitierte Teufelskreis aus Ischämie, Anoxie, Azidose, Ödem, Kompression und weiter ansteigender Ischämie ist somit ein zwar populäres, im Hinblick auf den Funktionsausfall der klinisch wichtigen weißen Substanz aber kein hinreichend bewiesenes Konzept für die traumatische Querschnittlähmung (Bingham).

Die ultrastrukturell, histologisch und mikrozirkulatorisch nachweisbaren pathobiologischen Veränderungen laufen nicht parallel zum neurologisch-klinischen Stadium der Markverletzung. Der plötzliche elektrische Leitungsverlust des Markes posttraumatisch – zu einer Zeit, da die Mikrozirkulation noch weitgehend normal ist –, läßt sich hieraus nicht ableiten. Vielfach auch als neuronale Depression umschrieben, läuft er offensichtlich ischämie-unabhängig ab, entweder als Folge einer stärkeren mechanischen Schädigung der langen Bahnen oder aber als ein membranphysiologisches Phänomen mit Zusammenbruch sämtlicher biomolekularer Potentiale sowie irreversiblem Na^+- und Ca^{++}-Einstrom und K^+-Ausstrom innerhalb der axonalen und neuronalen Membranen. Hier-

Tabelle 5.2.6. Pathophysiologischer Vergleich spinomedullärer und kraniozerebraler Traumen

Gemeinsamkeiten	Unterschiede zum Gehirn
identische Endothel-Glia-Schranke	segmentale intramedulläre Gefäßarchitektur (und Autoregulation)
identisches Kapillarendothel vom „kontinuierlichen Wandtyp"	intraspinal keine weitere Raumseptierung, d.h. keine Herniationsfallen (Tentoriumschlitz, Falx, For. magnum
fehlendes mesenchymales Stützgewebe in der terminalen Strombahn	
gleicher myogener und metabolischer (CO_2) Regulationstyp des ZNS	noch übergeordnete (supraspinale) Regulationszentren)
	intraspinale raumfordernde epi- und subdurale Hämatome extrem selten

auf wird bei der Besprechung der bio-elektrischen Phänomene noch einzugehen sein.

5.2.2.3.5 Spinomedulläres Trauma und Autoregulation. Prinzipiell gilt auch für den spinalen Binnenraum $V_{intraspinal} = V_{Rückenmark} + V_{Blut} + V_{Liquor} + V_{Läsion}$, so daß die Volumensummation von Rückenmarkparenchym, Blut und Liquor das intraspinale Gesamtvolumen ausmacht. Somit besteht spinomedullär wie auch kraniozerebral eine typische *Druck-Volumen-Abhängigkeit*: Kommt eine Raumforderung (Blutung, Tumor) hinzu, geht dies zu Lasten der variablen Volumengrößen oder wird in Druckanstieg umgesetzt. Das spinomedulläre unterscheidet sich jedoch vom kraniozerebralen Trauma (Tabelle 5.2.6) gerade dadurch, daß es in der Regel keine Probleme mit einer beschränkten Raumreserve (Compliance) gibt, nach deren Verbrauch zusätzliche deletäre Folgen an den typischen Herniationsfallen (Tentoriumschlitz, Falx, Foramen magnum) auftreten. Während der kraniozerebrale Raum infolge der Kammerung mittels Tentorium und Falx in 2 supratentorielle und ein infratentorielles Kompartiment unterteilt ist, fehlt dem spinomedullären Raum jede weitere Septierung. Vielmehr ist er gewissermaßen das 4. Kompartiment des hydrodynamisch in sich geschlossenen kraniospinalen Flüssigkeitsraumes.

Gemeinsam sind Gehirn und Rückenmark bei ihrer traumatischen Reagibilität das identische Kapillarendothel vom „kontinuierlichen Typ", die Endothel-Glia-Schranke, das fehlende mesenchymale Stützgewebe in der terminalen Strombahn und schließlich der myogene und metabolische (hyperkapnische) Regulationstyp des zentralen Nervensystems.

Rückenmark und Gehirn gehören im Gegensatz z.B. zur Haut zu jenen Gefäßgebieten des menschlichen Körpers, in denen die *neurohumorale* Reaktion auf Änderungen des transmuralen Druckes in der terminalen Strombahn nur gering, die *myogene* Steuerung im Sinne der *Autoregulation* dagegen besonders effektiv ist. Unter Autoregulation verstehen wir, daß bei steigendem transmuralen Druck die Durchblutung innerhalb eines bestimmten Druckbereiches, der sogenannten *Autoregulationsmarge* zwischen 50 und 150 mmHg mSAP, relativ konstant bleibt. Auch für das Rückenmark gilt, daß der myogene Grundmechanismus in erster Linie der Konstanthaltung des kapillären Filtrationsdruckes dient, während zusätzliche lokale Gewebsfaktoren wie Metaboliten und Hormone für die Durchblutungskonstanz sorgen. Für die Regulation der Gehirn- und Rückenmarkdurchblutung spielen nervöse Einflüsse – wie etwa die sympathische Innervation – eine völlig untergeordnete Rolle, und selbst unter extremer Aktivierung sympathisch-adrenerger Nerven zeigen Hirn- und Rückenmarkkreislauf eine deutliche Dominanz der lokal-metabolitischen Mechanismen.

Eine Besonderheit des zentralen Nervensystems – und somit auch des Rückenmarks – ist die ausgeprägte selektive Wanddurchlässigkeit seiner zum „kontinuierlichen Typ" gehörenden Kapillaren, deren Endothel durch ein fast völliges Fehlen der Poren gekennzeichnet ist. Daher bestehen für viele Substanzen besondere Durchlässigkeitsverhältnisse an der *Endothel-Glia-Schranke,* die Rückenmark und Gehirn ein eigenes organspezifisches Milieu sichert. Als wesentliches Substrat dieser Endothel-Glia-Schranke im gesamten ZNS gelten heute die Maculae occludentes (tight junctions) als interendotheliale Riegelphänomene.

Eine weitere strukturelle und letztlich damit auch hämodynamische Besonderheit der intramedullären Mikrozirkulation ist das *Fehlen von mesenchymalem Stützgewebe.* Strömungsphysiologisch gilt ganz allgemein, daß die Bedeutung des extravaskulären Gewebes – der stützenden Umgebung für die terminale Strombahn – für das mechanische Verhalten der Mikrozirkulationsgefäße umso wesentlicher wird, je geringer (mit zunehmender Verzweigung) der Durchmesser dieser terminalen Blutgefäße wird. Die für die Organdurchblutung entscheidenden Parameter des Strömungswiderstandes sind Länge und Durchmesser dieser Blutgefäße, und somit ergibt sich für das medulläre Kapillarbett eine wesentlich stärkere, durch die organtypische Gewebestruktur des Rückenmarkes bestimmte Abhängigkeit dieser Parameter von extravaskulären Faktoren, als dies bei anderen Organen und größeren Blutgefäßen der Fall ist. Dies gilt in besonderer Weise für die terminalen Anteile des medullären Niederdrucksystems, d.h. für die postkapillären Venolen, die aufgrund ihrer mechanisch wenig widerstandsfähigen Wandstrukturen auf eine Stütze durch das umgebende Gewebe angewiesen sind. Für die gelartige viskoelastische Konsistenz des Rückenmarks – ohne mesenchymale Stützung der Myriaden von Niederdruckgefäßen gerade in der grauen Marksubstanz – bedeutet dies eine besondere Anfälligkeit gegenüber Überdehnungs-, Zerrungs- und Kavitationstraumen.

Dies ist offensichtlich die Ursache dafür, daß die hämorrhagischen Extravasate in den kleinen muskelschwachen und postkapillären Venolen der grauen Substanz und des sogenannten Perigrau beginnen (Dohrmann, Ducker). Auch finden sich die stärksten posttraumatischen Störungen der Zirkulationszeit im Outflow der Kapillaren und postkapillären Venolen des intramedullären Niederdrucksystems (Palleske et al., Wagner et al. 1969).

Inwieweit aber erhellen diese Kenntnisse über morphologische, biomechanische und pathophysiologische Besonderheiten des Rückenmarks die zeitliche und dynamische Verkettung der entscheidenden posttraumatischen Ereignisse im Markinneren? Welchen Stellenwert hat dabei das im gesamten zentralen Nervensystem so wichtige Phänomen der Autoregulation?

Das spinomedulläre Gefäßsystem antwortet in identischer Weise wie die zerebrale Zirkulation auf Änderungen im pCO_2, pO_2 und mittleren arteriellen Systemblutdruck (mSAP). Sofort nach einem spinomedullären Kontusionstrauma geht die *vasomotorische Reagibilität* des betroffenen Marksegmentes verloren (Ducker und Kindt 1971): War die Durchblutung bislang unabhängig vom Perfusionsdruck, so ist das nach abgelaufenem Quetschtrauma nicht mehr der Fall, da in den betroffenen Marksegmenten distal der Kontusionshöhe die Autoregulation schwer geschädigt oder erloschen ist. Weder kommt es z.B. beim Abfall des systemischen Blutdrucks (mSAP) zu einer myogen gesteuerten Wanderschlaffung mit absinkendem Gefäßwiderstand und kompensatorischem Flow-Anstieg (Griffiths), noch erfolgt eine adäquate Antwort auf eine ischämische Hyperkapnie, da alle Marksegmente distal der Kontusion die lokalhumorale Antwort auf einen pCO_2-Anstieg verloren haben. Allerdings ist die pCO_2-Reagibilität in der Randzone ischämischer Regionen, der sogenannten Penumbra, meist pathologisch gesteigert bis hin zur Luxusperfusion. Die CO_2-Antwort auch dieser Markgefäße, erst recht die Durchblutung aller distal vom Quetschtrauma gelegenen Marksegmente, wird jedoch dramatisch gedrosselt, wenn zusätzlich der mittlere arterielle Systemdruck (mSAP) auf kritische Werte (60 mmHg) abfällt. Dies scheint für die Erhaltung des blood flow im kontusionierten Mark gerade in der Frühphase des spinomedullären Traumas ein wichtiger therapeutischer Ansatz zu sein, wie es jüngst Dolan und Tator (1982) belegen konnten.

5.2.2.3.6 Rückenmarktrauma und biochemische Phänomene. Ein Anstieg des *Laktatspiegels* im kontusionierten Rückenmark war überhaupt die erste biochemische Veränderung, die 1971 von Locke [118] nach Markquetschung berichtet werden konnte. In einer Zeit wiedererwachenden Interesses am experimentellen Rückenmarktrauma Anfang der 70er Jahre stützte dieser Befund die Hypothese, daß die Ischämie das zentrale Problem beim stumpfen Rückenmarktrauma sei.

Osterholm et al. [135] berichteten dann in den folgenden Jahren über abnorm hohe *Noradrenalin-Spiegel* im zentralen Grau, gerade in der Frühphase des Traumas:

Ausgehend von der bekannten gefäßverengenden Aktivität des Noradrenalin und Dopamin, die in den Myriaden von synaptischen Vesikeln als Neurotransmitter gespeichert sind, lenkten sie den Verdacht auf eine toxische und intramedulläre Freisetzung von vasoaggressiven Bioaminen und auf einen „*Selbstzerstörungsmechanismus*" des traumatisierten Markes [136]. Sofort bot sich inhibitorisch die Gabe des Syntheseblockers α-Methyl-Tyrosin an gegen die angeblich zerstörerische Noradrenalin-Akkumulation im Markgewebe, und faszinierende Therapiemöglichkeiten schienen sich zu eröffnen.

In den Folgejahren konnten leider diese Beobachtungen Osterholms von mehreren Untersuchern [19, 51, 83, 130] nicht bestätigt werden. Immerhin wurde eine intensive Forschung über die Neutrotransmitter in Gang gesetzt, und es blieb die Erkenntnis, daß dem *System der biogenen Amine* eine Schlüsselrolle bei der Verkettung der posttraumatischen Vorgänge im Rückenmark zukommt.

In den letzten Jahren wurden nun aus jungen Forschungsdisziplinen, der Hämostaseologie und Mikrorheologie, wichtige Erkenntnisse gewonnen über die Freisetzung von *Serotonin* (einem stark vasokonstriktorischen Bioamin aus den Thrombozyten), aber auch über den wichtigen *Prostaglandin-Stoffwechsel* in Endothelzellen und Blutplättchen (s. Abb. 5.2.16):

Die Gruppe der Prostaglandine – offenbar von der Natur antagonistisch konzipiert – hat einen potenten vasokonstriktorischen und vasodilatatorischen Effekt. So wird z.B. *Prostazyklin* (Epopro-

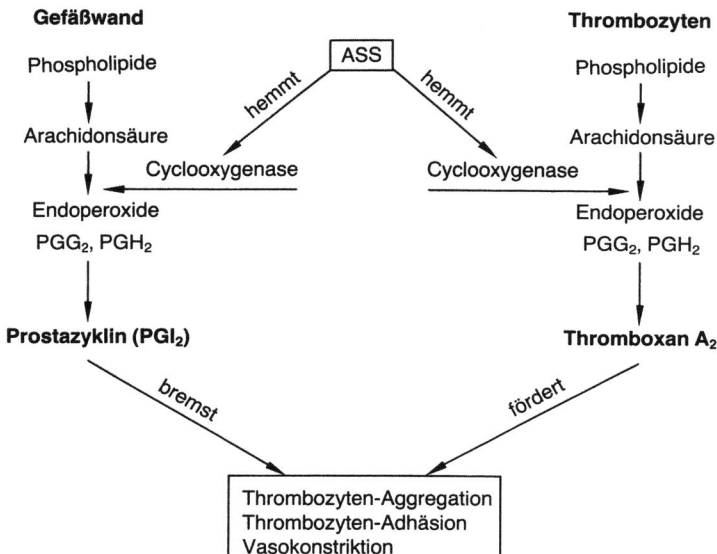

Abb. 5.2.16. Interaktion von Prostaglandinen (Thromboxan, Prostazyklin) aus Thrombozyten und Gefäßendothel in der terminalen Strombahn

stenol, PGI_2) vom Gefäßendothel des Zentralnervensystems gebildet und ist ein potenter Vasodilatator: systemisch gegeben, dilatiert es die Gefäße, reduziert damit den Gefäßwiderstand und greift unmittelbar in die zentralnervöse Autoregulation ein.

Gegensinnig wirkt das vasokonstriktorische Prostaglandinderivat *Thromboxan*, das darüberhinaus die Plättchenaggregation potenziert und die Freisetzungsreaktionen von Serotonin, ADP und Ca^{++}-Ionen aus den Granula der Blutplättchen vermittelt. Bemerkenswerterweise sind in den Blutplättchen das für die Biosynthese des Thromboxan verantwortliche Enzym und in den Gefäßwänden des Zentralnervensystems das spezifische prostazyklinbildende Enzym enthalten [197]. Hier bieten sich neue therapeutische Chancen bei der Ischämie von Gehirn und Rückenmark, indem man z.B. über Prostaglandin-Synthesehemmer (Indomethazin, Azetylsalizylsäure, s. Abb. 5.2.16) in den basalen Gefäßtonus und damit in die *überschießende Autoregulation* nach einer posttraumatischen Ischämie eingreifen könnte [148, 199, 200].

Beim zellulären Energiemangel (Hypoxie) des traumatisch geschädigten Rückenmarkes gilt dies besonders für den ischämisch ausgelösten *transmembranären Ca^{++}-Einstrom* in die glatte Gefäßmuskulatur und die Erythrozyten. Dieser bewirkt über erhöhte intrazelluläre Ca^{++}-Konzentrationen zunächst eine *Hyperreagibilität der Gefäße*, bei positiver Rückkoppelung dann eine regelrechte Ca^{++}-Intoxikation mit Übergang in die Vasoparalyse. Auch hier bieten sich mit der potenten Gruppe der Kalziumantagonisten neue therapeutische Möglichkeiten, da sie als selektive Blocker einer transmembranären Kalziumüberflutung anzusehen sind.

Bemerkenswert ist in diesem Zusammenhang, daß die Öffnung der Ca^{++}-Kanäle der glatten Gefäßmuskelzelle (im Unterschied zur Myokardzelle) auch ohne Depolarisation, also *allein rezeptorabhängig,* d.h. durch Einwirkung von Neurotransmittern oder Gewebshormonen erfolgen kann. Diese intrazelluläre Ca^{++}-Freisetzung an der glatten Muskulatur könnte also – im Gegensatz zur Herzmuskelzelle – tatsächlich durch „toxisch"-traumatisch akkumuliertes Noradrenalin ausgelöst werden.

Ein abschließendes Urteil über das System der biogenen Amine und ihren Einfluß auf die posttraumatische Rückenmarkischämie ist noch nicht möglich. Heute scheint aber festzustehen, daß den *Monoaminen* (Noradrenalin, Dopamin), d.h. ihrer Freisetzung aus präformierten synaptischen Pools, keine wesentliche Rolle in der Pathogenese der traumatischen Querschnittlähmung zukommt. Insofern ist die Existenz eines sog. „Selbstzerstörungsmechanismus" im traumatisierten Mark wenig wahrscheinlich geworden.

Wohl aber mögen am traumatisierten Endothel Myriaden von Blutplättchenaggregationen mit ihrem *Kaskadeneffekt* auf sämtliche Gerinnungssysteme eine Schlüsselrolle spielen, sowohl bei der Pathologie der freien Sauerstoff-Radikale (Zerstörung oxidativ ungesättigter Membranlipide) als auch bei der Ca^{++}-Imbalanz, – damit aber letztendlich in der *Membranpathophysiologie* des Rückenmarkes.

5.2.2.3.7 Rückenmarktrauma und bioelektrische Ereignisse. Das Phänomen der bioelektrischen Leitfähigkeit des Rückenmarkes konnte inzwischen für eine Fülle neurophysiologischer Meßmethoden nutzbar gemacht werden. Basierend auf den elektrophysiologischen Pionierarbeiten von Hodgkin, Dawson, Perot und D'Angelo und einer rasanten Entwicklung in der Mikroprozessoren- und Computertechnik lassen sich periphere (somatische) Stimuli durch Verstärkung und Mittelwertbildung aus der Grundaktivität von Gehirn und Rückenmark „herausmitteln" (vgl. Kap. 3.3).

So lag es nahe, daß auch bei der Erforschung der traumatischen Querschnittlähmung elektrophysiologische Meßmethoden, insbesondere die Bestimmung der *SEP* (somatosensorisch evozierten Potentiale) und des *H-Reflexes,* einen besonderen Stellenwert erhalten würden:

Während der *H-Reflex* ein bioelektrisches Korrelat des monosynaptischen Dehnungsreflexes ist und somit die Integrität der zentralen grauen Substanz spiegelt, erlaubt die SEP-Ableitung eine Aussage über die Funktion der Hinterstränge (keine Motorik!) und somit der weißen Substanz. Insofern ist die diagnostische Bedeutung der SEP für traumatische Querschnittläsionen begrenzt, da diese Methode die Beteiligung der funktionell wichtigen spinothalamischen (Schmerz) und Pyramidenbahnen (z.B. beim vorderen Halsmarksyndrom, bei der zentralen Halsmarkläsion und deren Mischbilder) nicht erfaßt.

Immerhin hat die SEP-Ableitung inzwischen in der Thorax- und Wirbelsäulenchirurgie eine erhebliche Bedeutung erlangt, da mit ihr eine *drohende ischämische Paraplegie* rechtzeitig erkannt werden kann (Cunningham): so sind etwa 4 min nach thorakaler Aortenabklemmung (AXC = aortic cross clamping) erste Veränderungen in der SEP-Latenz zu beobachten. Die elektrische Leitfähigkeit der Medulla wird zunehmend schwächer und erlischt schließlich ca. 7 bis 9 min nach AXC.

Demgegenüber läßt sich eine SEP-Abschwächung oder -Auslöschung infolge einer *Ischämie der peripheren Nerven,* die z.B. nach infrarenaler Aortenabklemmung an den unteren Extremitäten eintritt, gut abgrenzen. Hier zeigen sich die ischämischen SEP-Veränderungen viel später (25 bis 30 min), und die Normalisierung der SEP tritt viel rascher ein, als man dies bei einer Rückenmarkischämie beobachten kann. Doch auch die *traumatisch* gestörte Impulsleitung via Rückenmark läßt sich mit elektrophysiologischen Meßmethoden objektivieren:

Interessanterweise läßt sich hier – ähnlich den posttraumatischen Veränderungen im blood flow

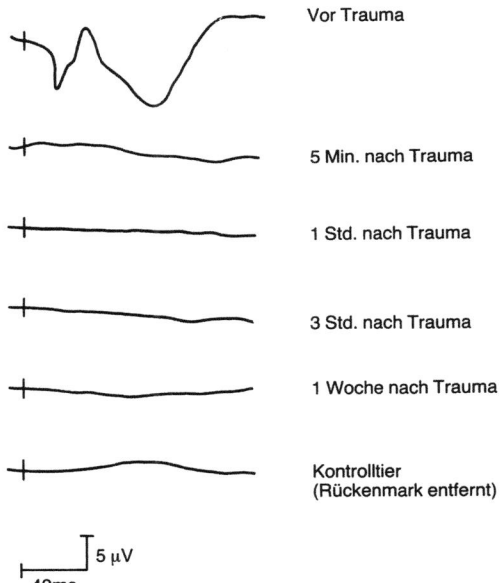

Abb. 5.2.17. *Schweres Kontusionstrauma* des Affenrückenmarks bei Th_{11} (800 gcm): Klinisch sofortige Paraplegie. Bioelektrisch (SEP) unmittelbar posttraumatisch erloschene bioelektrische Leitfähigkeit des Rückenmarks, die nicht mehr zurückkehrt (nach Ducker [51])

des Markes – in der Initialphase der Verletzung eine *direkte Proportionalität* zwischen der Schwere (Stärke und Dauer) des Traumas und den bioelektrischen Veränderungen erkennen. Dies gilt aber wiederum nur für die Gruppe der inkompletten, also rückbildungsfähigen Lähmungen:

Beim *schweren* experimentellen Rückenmarktrauma verschwindet die elektrische Leitfähigkeit auf Höhe der verletzten Segmente sofort, in der Regel innerhalb der ersten Minute (Perot, Dukker). Dieser Mechanismus kann sich sogar im Sinne einer totalen neuronalen Depression (spinaler Schock) auf die gesamte Rückenmarkstrecke ausweiten. Ist das Trauma schwer genug, daß daraus eine irreversible (permanente) Querschnittlähmung resultiert, so verschwinden SEP und H-Reflex sofort und kehren nicht mehr zurück (Abb. 5.2.17).

Beim *moderaten* Marktrauma mit transitorischer Lähmung und Rückbildungstendenz erfolgt eine sofortige Veränderung der SEP-Antwort, welche dann aber nach 3 bis 4 Std posttraumatisch zurückkehrt (Abb. 5.2.18; Ducker). Andererseits ist der H-Reflex initial verschwunden (D'Angelo), kehrt aber häufig nach 5 min zurück, wird in der Amplitude dann schwächer und verschwindet schließlich innerhalb von 2 Std p.t. vollständig und irreversibel. Dies ist ein *bioelektrisches Korrelat* der auch mit anderen Meßmethoden ge-

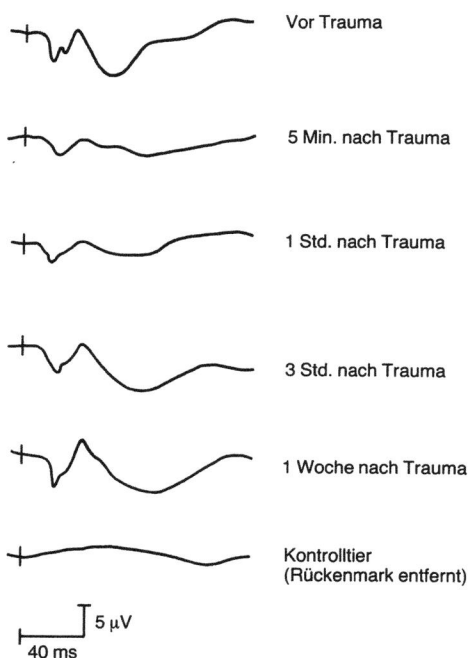

Abb. 5.2.18. *Moderates Kontusionstrauma* des Affenrückenmarks bei Th_{11} (500 gcm). Klinisch unmittelbar posttraumatisch fast vollständige Paralyse (nur noch minimale Restbewegungen). Bioelektrisch (SEP) dennoch Rückkehr der Leitfähigkeit unter der Voraussetzung, daß sie durch die initiale Kontusion nicht vollständig ausgelöscht wurde. Die bioelektrische Erholung ist am ausgeprägtesten innerhalb der ersten 3–4 Std (nach Ducker [51])

wonnenen Erkenntnis, daß die graue Substanz auf Höhe des Marktraumas (moderat oder schwer) unwiderruflich verödet.

Während die Durchblutung und gesamte Pathomorphologie im Innern des Rückenmarkes eine fortschreitende Verschlechterung nach dem Trauma erkennen lassen, laufen die bioelektrischen Veränderungen mit dem *klinischen Lähmungsbild* in etwa parallel. Bekanntlich ist die in der Regel unmittelbar nach der Kontusion am stärksten ausgeprägt und bildet sich bei transitorischer Lähmung in den folgenden Tagen und Wochen allmählich zurück.

Ganz allgemein reflektieren die bioelektrischen Meßmethoden (SEP, H-Reflex, F-Welle) das neurologisch-klinische Zustandsbild besser als jede andere apparative Untersuchungsmethode.

Bemerkenswerterweise läuft der *bioelektrische Leitungsverlust des Rückenmarks* – der klinischen Erfahrung bei Querschnittlähmungen entsprechend – in der *posttraumatischen Initialphase* ab, also in Gegenwart einer morphologisch noch weitgehend intakten Mikrozirkulation. Dies ist ein weiteres Indiz dafür, daß das Phänomen der traumatischen Querschnittlähmung schwerlich einer Ischämie des Rückenmarkes zuzuordnen ist. Es stützt vielmehr die gewichtige Hypothese, daß die traumatische Querschnittlähmung in Wahrheit kein ischämisch-metabolisches, sondern ein *axonal-neuronales Phänomen* ist, das auf einer direkten Verletzung dieser Elemente auf membranphysiologischer Ebene beruht. Demgegenüber mag die neurologische Rückbildung inkompletter Lähmungen durchaus von der Erhaltung und Restauration der Mikrozirkulation des Marks abhängig sein.

5.2.2.3.8 Die neuronale Theorie der traumatischen Querschnittlähmung. Wir finden somit gerade bei der epikritischen Bewertung *mikrozirkulatorischer* Vorgänge beim Marktrauma eine Häufung von Indizien, die sich mit der *Theorie der progressiven Markischämie* als Ursache der traumatischen Querschnittlähmung nicht vereinbaren lassen. Besonders auffallend ist, daß die bioelektrischen Phänomene und auch das klinische Lähmungsbild unmittelbar posttraumatisch am stärksten ausgeprägt sind und dann ggf. eine fortlaufende Rückbildung zeigen, obgleich sich im Zentrum des Marks die hämorrhagisch-ischämischen und die gesamten pathomorphologischen Veränderungen fortschreitend verschlechtern.

Andererseits finden wir beim schwersten Rückenmarktrauma eine *sofortige* Querschnittlähmung mit irreversiblem Verlust bioelektrischer Phänomene (SEP, H-Reflex), obgleich zu diesem Zeitpunkt die terminale Strombahn nur geringfügige Schäden aufweist [8, 20, 51] und ebenso auch licht- wie elektronenmikroskopische Untersuchungen des verletzten Segmentes kaum Veränderungen zeigen. Diese Diskrepanzen sind schwerlich anders als *membranphysiologisch* zu erklären:

Eine der wichtigsten Erkenntnisse der Membranphysiologie ist, daß die Erregbarkeit und Erregungsfortleitung der Nervenzelle des Säugetiers an eine aktiv unterhaltene *Potentialdifferenz* zwischen extra- und intrazellulärem Raum gebunden sind. Hierzu sind eine selektiv ionendurchlässige *Membran* und funktionstüchtige *Membranpumpsysteme*, insbesondere für Na^+- und K^+-, aber auch Ca^{++}-Ionen erforderlich. Voraussetzung für die Entstehung eines solchen Membranpotentials ist bekanntlich, daß sich die intakte Membran für die extrazellulären Na^+-Ionen beträchtlich weniger durchlässig verhält als für K^+-Ionen. Während für das *Ruhe*-Membranpotential in erster Linie das Konzentrationsverhältnis von Kalium $[K^+_{innen}]:[K^+_{außen}]$ verantwortlich ist und etwa 40:1 beträgt, hängt das Aktionspotential in erster Linie vom Konzentrationsverhältnis des Natriums $[Na^+_{innen}]:[Na^+_{außen}]$ ab und beträgt etwa 1:8.

In Ruhe liegt somit eine Nervenzelle gewissermaßen als Kaliumbatterie vor. Bei Erregung nimmt die Durchlässigkeit der Zellmembran für Na$^+$ plötzlich um das 500fache zu, so daß das Membranpotential jetzt gewissermaßen von der Na$^+$-Batterie bestimmt wird. Die elektrischen Membranphänomene auch im Rückenmark bei lokaler und fortgeleiteter Erregung sind somit nichts anderes als die Resultanten eines gleichzeitig ablaufenden Kationenaustausches.

Gerade hier nun könnte, wie von Kobrine vermutet, der *Hebelarm des mechanischen Rückenmarktraumas* liegen:

Die äußerst spezialisierten und differenzierten Membranen des Zentralnervensystems bestehen nach heutiger Auffassung aus einer flüssig-kristallinen molekularen Doppelschicht, in der sich Lipidmoleküle frei bewegen. Daraus resultiert eine fluide und flexible Membranstruktur, die sich als undurchlässig für polare Moleküle erweist. Die mechanische Stabilität solcher aus Flüssigkeitsfilmen bestehenden Biomembranen ist durch physikalische Faktoren, nämlich die Grenzflächenspannung dieser Filme, gegeben. Hier aber liegt die mechanische Schwachstelle gerader hochspezialisierter (erregbarer) Membranen gegenüber Druck- und Unterdruckspitzen, und aus teleologischer Sicht ist es sicher kein architektonischer Zufall, daß die hochempfindlichen Bahnsysteme des zentralen Nervensystems von inkompressiblem Liquor umhüllt sind.

Die *hierzu schlüssigste Hypothese* [103] besagt nun, daß die biomolekulare Membrananordnung, welche für die relative Na$^+$-Undurchlässigkeit in Ruhe verantwortlich ist, durch das Kontusionstrauma mit seinen Druck- und Unterdruckspitzen derangiert wird, am stärksten an physikalischen Grenzflächen. Dadurch dringen erhebliche Na$^+$-Mengen in die Zelle ein und schaffen ein neues Ruhepotential, welches weit weniger negativ ist als der Ausgangswert. In dieser Situation ist die traumatisch derangierte axonale Membran unfähig, bei Auslösung eines Aktionspotentials ihre Na$^+$-Durchlässigkeit akut wieder anzuheben. Das Ruhe-Membranpotential wird unter solchen posttraumatischen Bedingungen fortschreitend weniger negativ werden, sich schließlich Null annähern: die Membran verliert ihre Depolarisationsfähigkeit, d.h. das Axon seine Fähigkeit zur Impulsweiterleitung.

Bestünde der Effekt der Verletzung allein darin, die Membran im Ruhezustand für Na$^+$ und K$^+$ völlig durchlässig zu machen, wäre das Endresultat das gleiche. Klinisch beobachten wir dieses Phänomen offenbar als sofortige Para- oder Tetraplegie.

Nun kann man bei schweren experimentellen Rückenmarktraumen an nicht relaxierten Tieren immer wieder die Beobachtung machen, daß es im Moment des Gewichtaufpralls auf das Rückenmark zu einer massiven, oft wenige Sekunden anhaltenden Muskelkontraktion der unteren Extremitäten kommt. Auch lassen sich häufig Sekunden bis Minuten über die Querschnittlähmung hinaus „stumme" evozierte Potentiale ableiten: offensichtlich kann also das Axon trotz schwerster und sofortiger Membranschädigung noch einige Zeit „feuern".

Dies läßt sich membranphysiologisch erklären: der ionale K$^+$- und Na$^+$-Austausch, der bei jedem Aktionspotential stattfindet, ist so gering, daß das „Durchschnittsaxon" sehr häufig „feuern" kann, bevor das energieabhängige ATP-ase-Pumpsystem tätig werden muß, um die ursprüngliche Elektrolytkonzentration wieder herzustellen.

Daher sollte man keinen ultraplötzlichen Funktionsverlust des Rückenmarks erwarten, auch wenn das Membranpumpsystem im Moment der Verletzung inaktiviert wäre. Dies haben Hodgkin et al. [84] an den Riesenaxonen von Tintenfischen belegt.

In diesem Zusammenhang müssen auch die experimentellen Arbeiten von Thibault et al. [184] erwähnt werden: von seiner Arbeitsgruppe wurden periphere Nerven aus dem Geweberverband isoliert und innerhalb einer geschlossenen Wassersäule plaziert. Bei fortschreitendem Anstieg einer hydrostatischen Druckwelle in der Wassersäule zeigte sich überraschenderweise, daß die Amplitude des Nervenaktionspotentials abgeschwächt wurde bis zur irreversiblen Auslöschung. Aus der Form der Aktionspotentiale leiteten die Autoren ebenfalls die Hypothese ab, daß die Membrandurchlässigkeit gegenüber Na$^+$-Ionen infolge der ansteigenden hydrostatischen Druckwellen alteriert und dadurch ein Na$^+$-Influx ausgelöst wird.

Vermutlich sind also die komplexen „schwimmenden" Biomembranen des Rückenmarks gegenüber physikalischem Drucktrauma noch vulnerabler als die sie durchkreuzenden zarten vaskulären Strukturen. Dabei verursacht die Verletzung über intramedulläre Druck- und Dehnungsspitzen offenbar eine biomolekulare Derangierung innerhalb der axo-neuronalen Membranen, wodurch die *selektive Ionenundurchlässigkeit der Biomembran* aufgehoben wird. Der daraufhin erfolgende dramatische Na$^+$-(und Ca^{++}-?)Influx verändert das Membranpotential der ruhenden Nervenzelle und bringt ihre Depolarisationsfähigkeit zum Erlöschen.

Pfropft sich hierauf eine Mikrozirkulationsstörung mit Hypoxie und Azidose auf, so sind hiervon besonders die energieabhängigen und sehr O$_2$-empfindlichen Membranpumpsysteme für Na$^+$-,

K$^+$- und Ca^{++}-Ionen betroffen. Primär mechanisch inkomplette Membranläsionen können sich ausweiten und schließlich irreversibel werden, primär inkomplette in komplette Lähmungsbilder ausmünden.

Die wichtigsten pathophysiologischen Ereignisse auf der Ebene der medullären Mikrozirkulation lassen sich folgendermaßen zusammenfassen:

1. Die entscheidenden pathophysiologischen Ereignisse nach einem akuten Rückenmarktrauma laufen offenbar *innerhalb der ersten 4 kritischen Stunden* ab. Diese Ereignisse beginnen generell im *Zentrum* des Markes (graue Substanz) und sind dort auch am stärksten ausgeprägt.

Entscheidend für die Ausbildung von traumatischen Querschnittlähmungen ist jedoch die Erhaltung der *weißen Substanz*.
2. Die traumatische Achillesferse der spinomedullären Mikrozirkulation sind offenbar die *postkapillären Venolen*, also die Anfangsstrecke des venösen Schenkels innerhalb der Mikrozirkulation. Als bestimmende Kausalfaktoren kommen hier in Betracht:
– aufgelockerte Gefäßwandarchitektur im postkapillären Strombett,
– hydrodynamische Druck- und Unterdruckspitzen an physikalischen Grenzflächen innerhalb des viskoelastischen Rückenmarkparenchyms,
– fehlende perivaskuläre Mesenchymstütze.
3. Auch beim *moderaten* Rückenmarktrauma mit unvollständiger Querschnittlähmung und sekundärer Rückbildung von Lähmungen kommt es zu mono- oder polysegmentalen *Hämorrhagien* und *Verödungen der grauen Substanz* mit Ausmündung in hämorrhagische Nonperfusion nach ca. 2 Std und *No-reflow-Phänomen* (Verlust der vaskulären Blutleitung). Offenbar mündet die Mikrozirkulationsstörung in der Gegend der hämorrhagischen Nekrose in eine thrombotisch induzierte Ausschaltung und Abtrennung der Gefäße von der noch intakten benachbarten Blutzirkulation. Dem posttraumatischen *Anstieg der Gefäßwandpermeabilität* kommt hierbei offenbar eine Schlüsselrolle zu. Unklar bleibt vorerst, ob diese primär mechanisch ausgelöst oder sekundär ischämisch-metabolisch aufgepfropft ist, und ob die zahllosen synaptisch gespeicherten biogenen Amine eine „selbstzerstörerische" Eigendynamik hierbei entfalten.

Dies erscheint immerhin möglich, da die Öffnung der membranären Ca^{++}-Kanäle in den glatten Gefäßmuskelzellen (im Unterschied zur Myokardzelle) auch ohne Depolarisation, also allein rezeptorabhängig, d.h. durch Einwirkung von Neurotransmittern (Noradrenalin), erfolgen kann.

4. Die Funktionsrückkehr scheint von der Erhaltung oder *Restauration der Mikrozirkulation* abhängig zu sein.
5. Aus einem stumpfen Rückenmarktrauma resultieren mono- oder polysegmentale *Autoregulationsstörungen* mit Insuffizienz der myogenen und metabolischen (CO$_2$-)Reaktion des traumatisierten Markgewebes. Daraus folgt eine besondere Empfindlichkeit der betroffenen Marksegmente gegenüber einem zusätzlichen systemischen Blutdruckabfall und/oder einer metabolischen Azidose.
6. Die *posttraumatische Ischämie* ist ein zentrales Problem des gedeckten Rückenmarktraumas und offenbar eine Standardantwort des gesamten zentralen Nervensystems auf jede sich rasch entwickelnde physikalische Läsion.
7. Es besteht eine *Dosis-Wirkungsabhängigkeit* beim stumpfen Rückenmarktrauma hinsichtlich Stärke und Zeitdauer des Traumas einerseits und dem Ausmaß hämorrhagischer Areale (mit expandierendem vasogenem Marködem) und auch *bioelektrischer Phänomene* andererseits.

Letzteres gilt jedoch nur für die Gruppe der inkompletten Querschnittlähmungen. Die Ursache des sofortigen Zusammenbruchs der bioelektrischen Rückenmarkleitfähigkeit beim schweren Marktrauma ist offenbar eine *direkte Schädigung der axonalen und neuronalen Membransysteme*, wobei die Wiederherstellung der Mikrozirkulation lediglich die Voraussetzung dafür ist, daß in reversibel geschädigten Arealen eine Funktionsrückkehr erfolgen kann.

5.2.3 Der spinale Schock

In nicht seltener falscher Auslegung wird der spinale Schock als verletzungsbedingter Schockzustand infolge einer Rückenmarkverletzung fehlgedeutet. Der Begriff des spinalen Schocks geht auf M. Hall (1841) zurück, der damit das Phänomen beschrieb, daß nach plötzlicher Transversalschädigung des Rückenmarks zunächst einmal eine unterschiedlich lange Phase völliger Funktions- und Reaktionslosigkeit des distalen Markanteils resultiert. deren Dauer bei verschiedenen Tieren entsprechend der höheren zerebralen Organisation zunimmt. Das Phänomen des spinalen Schocks beruht auf dem plötzlichen Wegfall bahnender Impulse aus den von höheren Zentren absteigenden extrapyramidalmotorischen Bahnen (Tractus reticulospinalis, rubrospinalis und vestibulospinalis, Abb. 5.2.19), bevor der durch die Verletzung abgeschaltete distale Rückenmarkabschnitt wieder eine

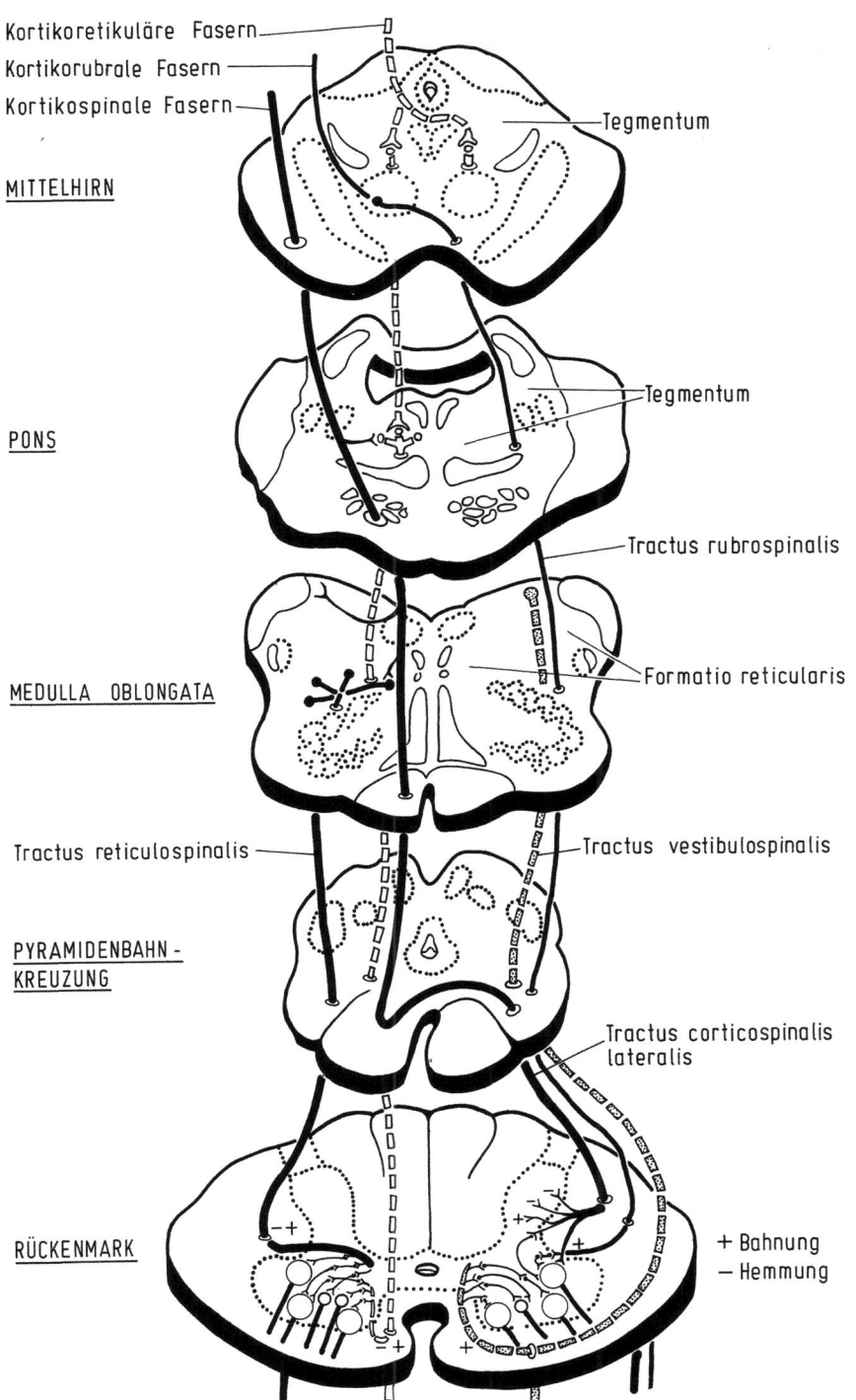

Abb. 5.2.19. Verlauf kortikospinaler und extrapyramidaler (unterbrochene Linien) Bahnen bis zum Zervikalmark (nach Truex)

Eigenfunktion aufnimmt. Infolgedessen werden die spinalen Motoneurone nicht mehr von zentral her erregt, wobei beim Menschen allerdings auch der Pyramidenbahn eine entsprechend bahnende Funktion zukommt. Ähnliche Phänomene sind deshalb ebenfalls bei sonstigem plötzlichen Funktionsausfall der Pyramidenbahn zu beobachten (Schlaganfall), wenn zunächst schlaffe Paresen und Hypotonie auftreten. Im spinalen Schock wird – vermutlich über eine Hyperpolarisation – die γ-

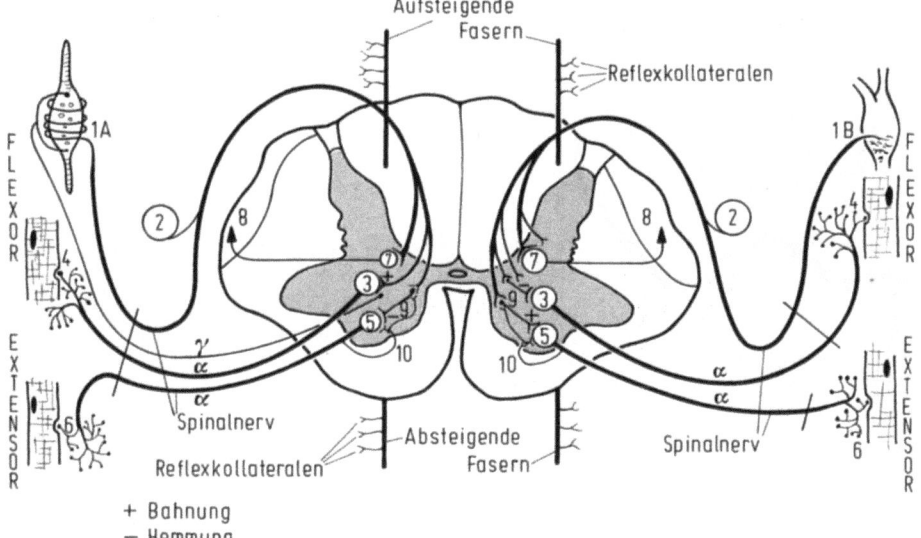

Abb. 5.2.20. Schema der ipsilateralen myostatischen Sehnenreflexe eines Beugemuskels

1 A primäre Faserendigung an der Muskelspindel
1 B Golgi-Sehnenrezeptor
2 große Hinterwurzel-Ganglienzelle
3 Motoneuron zu extrafusalen Muskelfasern
4 motorische Endplatte am Beugemuskel
5 Motoneuron zu extrafusalen Muskelfasern
6 motorische Endplatte im Streckmuskel
7 Neurone in der Clarkschen Säule
8 aszendierende Axone zum Tractus spinocerebellaris posterior
9 Zwischenneurone
10 Renshaw-Kollateralen (nach Truex)

Motoneuronen-Aktivität aufgehoben, so daß die intrafusalen Muskelspindelfasern relaxiert werden und deshalb die afferenten Impulse zu den α-Motoneuronen nachlassen (Abb. 5.2.20); vorwiegend werden dabei im kaudalen Rückenmarksabschnitt die α-Motoneuronen zu den Extensoren gehemmt. Nach Abklingen des spinalen Schocks kann sich daraus eine Hypertonie der Flexoren entwickeln (vgl. S. 484). Aber nicht nur motorische Funktionen sind im spinalen Schock aufgehoben, sondern auch alle sensiblen Qualitäten ab einem der Rückenmarksverletzung entsprechenden „Querschnittsniveau" unterbrochen. In dem geschädigten Segment sind Hyperpathie und kausalgiforme Wurzelschmerzen möglich.

Der motorische Funktionsverlust ist für den Patienten subjektives Zeichen der erlittenen Querschnittlähmung und des spinalen Schocks, der Sensibilitätsausfall für den untersuchenden Arzt das am leichtesten zu objektivierende Kriterium des Querschnittniveaus, lebensbedrohlich sind jedoch die vegetativen Funktionsstörungen im spinalen Schock:

a) Ausfall der Blasen-Darm-Funktion
b) vasomotorische Störungen
c) trophische Störungen
d) Temperaturregulationsstörungen
e) respiratorische Störungen

Hierbei spielen motorische Funktionsausfälle eine mittelbare Rolle, während den vegetativen Dysregulationen – in Abhängigkeit von der Läsionshöhe – solche Bedeutung zukommt, daß eine autonome Hyperreflexie zur tödlichen Gefahr werden kann. Bei Läsionen oberhalb des 5. Thorakalsegmentes ist das gesamte sympathische Nervensystem von den höheren Regulationszentren abgetrennt, wodurch insbesondere vasomotorische, trophische und Temperaturregulationsstörungen bedrohlich werden können. Respiratorische Störungen sind einmal möglich durch Ausfall der Interkostal- bzw. Atemhilfsmuskulatur, andererseits aber auch durch Schwellung der Nasenschleimhäute und dadurch erschwerte Atmung infolge Sympathikusschädigung; in solchen Fällen ist oft auch ein Horner-Syndrom zu beobachten. Miktionsstörungen sind ebenfalls zum Teil durch Ausfall motorischer Bahnen bedingt, im wesentlichen aber – gerade im spinalen Schock – durch Ausfall vegetativer Steuerungen. Deletäre Auswirkungen kann der Fortfall dieser vegetativen Steuerungen im Bereich der Darmmotilität haben, wenn sich ein paralytischer Ileus entwickelt. Dieser kann noch verstärkt werden, durch das „Versacken" mehrerer Liter Blutes in den infolge Sympathikus-Ausfalls weitgestellten Gefäßen des Bauchraumes, wodurch es zu einem, dem hämorrhagischen Schock ähnlichen klinischen Zustand der akuten Lebensgefahr kommt.

Aus diesem Grund ist es dringend erforderlich, so schnell wie möglich Nebenverletzungen, die ebenfalls zum hämorrhagischen Schock führen können, auszuschließen bzw. adäquat zu behandeln. Nur so kann der hypovolämische, infolge Ausfalls der Vasomotorenkontrolle entstehende oder entstandene Schockzustand der Phase des spinalen Schocks folgerichtig *nicht* durch Plasmaexpander oder Transfusionen allein, sondern durch vasokonstringierende Medikation (z.B. Dopamin) behandelt werden. Überinfusion bzw. Übertransfusion würde die erschwerte Respiration zusätzlich gefährden.

Die Phase des spinalen Schocks ist also gekennzeichnet durch bedrohliche vegetative Funktionsstörungen, deren kausale Behandlung kaum möglich ist. Umso wichtiger ist die symptomatische Therapie der Hypovolämie, des paralytischen Ileus, und der eventuellen Hyperthermie (infolge Anhidrose bei Störung der Schweißdrüsenfunktion), während die Prophylaxe weitergehender Schädigungen infolge trophischer Störungen schon bei der Ersten Hilfe zu beginnen hat: Entfernung drückender Gegenstände, entsprechende Anmodellierung der Vakuummatratze. Lückenlos hat diese Prophylaxe überzugehen in das regelmäßige Umlagern der späteren Behandlungszeit. Ebenfalls im Sinne der Prophylaxe, nämlich einer Infektion des uropoetischen Systems, sollte von Anfang an unter sterilen Bedingungen mit Einmalkathetern in regelmäßigen Abständen eine geregelte Blasenentleerung erreicht werden.

Die Phase des spinalen Schocks endet, wenn vegetative Funktionen und der Eigenreflexapparat des Rückenmarkes wiederkehren; so kann z.B. die Wiederauslösbarkeit des Bulbokavernosus-Reflexes oder des Analreflexes dafür ein Zeichen sein. Kehrt die Eigenfunktion des distalen Rückenmarkabschnittes nicht zurück, ist dies als Zeichen dafür zu werten, daß dieser vaskulär irreversibel geschädigt ist; Störungen ähnlich denen im spinalen Schock bleiben erhalten, die Rehabilitation ist erschwert.

5.2.4 Klinik

Die Ausfallserscheinungen nach einer Rückenmarkverletzung richten sich nach dem Segment der Läsion (Abb. 5.2.21); die Bezeichnungen dafür sind unterschiedlich: Im deutschen Sprachraum wird die Lähmung in der Regel unterhalb des letzten erhaltenen Rückenmarksegmentes bezeichnet, z.B. Tetraparese unterhalb C_6 (englisch: „below"). Die korrespondierende Bezeichnung dafür würde lauten: Tetraparese ab C_7 (englisch: „at"). Eine Zuordnung neurologischer Ausfallserscheinungen zu Wirbelfrakturen sollte nicht erfolgen, da Verwechslungen unvermeidlich sind. Es sollte deshalb klar angegeben werden, welches Rückenmarksegment *und* welcher Wirbel geschädigt ist, z.B. Paraplegie unterhalb Th_3 bei Luxationsfraktur BW 2/3. Besonderes Gewicht erfährt eine solche genaue Angabe im Bereich des Conus medullaris und der Cauda equina, wo Schädigungen einzelner Nervenwurzeln möglich sind.

Die segmentale Zuordnung der Läsion ist durch Sensibilitätsstörungen und motorische Ausfälle möglich; sie muß nach einem spinalen Trauma vom Moment der Verletzung an immer wieder überprüft und am besten auf dem Körper des Verletzten mit Zeitangabe angezeichnet werden, um entweder aufsteigende Lähmungen (selten!) zu erkennen oder bei Besserung der Symptomatik eine günstigere Prognose stellen zu können.

Durch das Eintreten des spinalen Schocks ist eine Verschleierung bzw. Vortäuschung einer anatomisch progredienten Lähmungserscheinung möglich, so daß komplette nicht mehr von inkompletten Querschnittlähmungen unterschieden werden können. Diese Unterscheidung ist jedoch von eminenter Wichtigkeit für eine eventuelle Operationsindikation und prognostische Aussagen. Für die klinische Verlaufsbeurteilung hat sich dabei besonders das von H. Frankel angegebene Schema (Tabelle 5.2.7) bewährt. Je nach Verletzungstyp werden verschiedene Formen inkompletter Querschnittlähmungen von der kompletten Tetra- bzw. Paraplegie unterschieden.

5.2.4.1 Komplette traumatische Querschnittlähmung

Bei der kompletten oder vollständigen Querschnittlähmung kommt es je nach Läsionssegment zu einer Tetra- oder Paraplegie mit vollständigem Ausfall sämtlicher motorischer, sensibler und vegetativer Funktionen. Nach Abklingen des spinalen Schocks ist bei Wiederkehr der Funktionen des Eigenreflexapparates des Rückenmarks eine reflektorische Blasenentleerung (s. Kap. 6.1), jedoch keine nutzbare motorische Funktion möglich; spastische Erscheinungen (s. Kap. 6.4) können genutzt werden, oft erschweren sie eine Rehabilitation. Die Darmtätigkeit muß medikamentös geregelt werden.

Kommt es infolge Myelomalazie zu einem Untergang des distalen Rückenmarkabschnittes, resultieren dauerhaft schlaffe Paresen – wie bei einer Cauda equina-Läsion (vgl. Kap. 5.3.5.3). Die Problematik trophischer Störungen bleibt lebenslang. Komplette traumatische Querschnittlähmun-

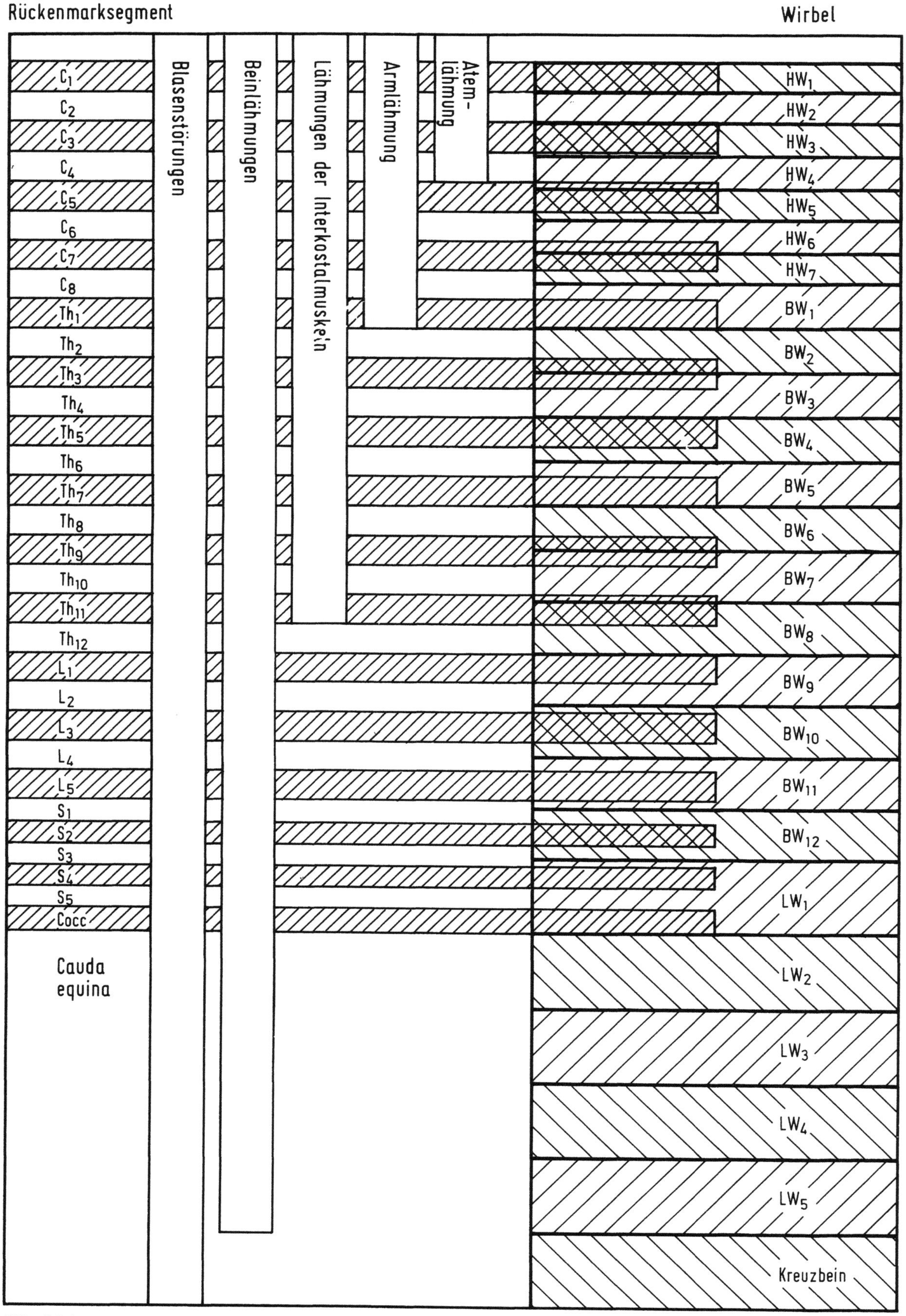

Abb. 5.2.21. Mögliche Lähmungen in Abhängigkeit von den segmentalen Verletzungen an Rückenmark und Wirbeln (aus Schirmer: Einführung in die Neurochirurgie, 6. Auflage, Urban & Schwarzenberg, München Wien Baltimore 1984)

Tabelle 5.2.7. Klassifikation spinaler Verletzungen nach H. Frankel et al.

A	Vollständige motorische und sensible Lähmung
B	Vollständige motorische, inkomplette sensible Lähmung
C	Inkomplette motorische Lähmung ohne Funktion; teilweise erhaltene Sensibilität
D	Inkomplette motorische Lähmung mit Funktion; Sensibilität voll oder teilweise erhalten
E	Normale motorische und sensible Funktion

gen werden in der Anfangsphase der Verletzung durch das Hinzutreten des spinalen Schocks viel häufiger diagnostiziert, als sie tatsächlich vorkommen.

5.2.4.2 Inkomplette traumatische Querschnittlähmungen

Inkomplette traumatische Querschnittlähmungen sind in der Anfangsphase wegen des Hinzutretens des spinalen Schocks schwer feststellbar, insbesondere ist ihr Ausmaß meist nicht voll abschätzbar. Am günstigsten bezüglich der Wiederherstellung zu beurteilen sind Läsionen im Bereich der Cauda equina und Halbseitenläsionen, weniger günstig das zentrale und hintere Marksyndrom, am ungünstigsten das vordere Marksyndrom (s.S. 248).

Das vordere Marksyndrom kann nach Hyperflexionstraumen der Halswirbelsäule bei Kompressionsfrakturen oder Luxationen beobachtet werden. Der vordere Anteil der weißen Rückenmarksubstanz wird einschließlich der Gefäßversorgung (vgl. Abb. 5.2.1, S. 239) geschädigt, so daß bei Ausfall von Schmerz- und Temperaturempfindung und deutlichen motorischen Lähmungen Lage- und Berührungsempfindung erhalten bleiben.

Das seltene hintere Marksyndrom entsteht wahrscheinlich durch Hyperextension der Halswirbelsäule mit konsekutiver Schädigung des Versorgungsgebietes der Aa. spinales posteriores. Es resultieren spinale Ataxie, Lage- und Berührungsempfindungsstörungen, manchmal Spastik.

Das zentrale Marksyndrom (Schneider-Syndrom) kann durch eine Quetschung des Rückenmarks zwischen degenerativ veränderten Bandscheiben und (verdickten) Ligamenten interarcuaria zustandekommen. Seine besonderen Auswirkungen beruhen auf Störungen der Gefäßversorgung der grauen Substanz (vgl. S. 244), so daß die langen Bahnen im wesentlichen erhalten bleiben, aber die segmentale Innervation gestört ist. Nachdem das zentrale Marksyndrom besonders im Halsbereich vorkommt, sind die motorischen Ausfälle an den Armen deutlicher ausgeprägt als an den Beinen (traumatische Diplegie).

Halbseitenverletzungen des Rückenmarks sind möglich durch Stichverletzungen oder bei bestimmten geschlossenen Verletzungen mit Frakturen. Es resultiert ein *Brown-Séquard-Syndrom* (s.S. 159 ff.).

Eine sog. *sakrale Aussparung* bei sonst komplett erscheinender Querschnittlähmung mit erhaltener Gefühlsempfindung im sog. Reithosenbereich weist darauf hin, daß die Lähmung nicht komplett ist, da äußere im Versorgungsbereich der Vasokorona und der Wurzelarterien gelegene weiße Bahnanteile des Rückenmarks erhalten geblieben sind.

Inkomplette Läsionen im Bereich der Halswirbelsäule haben eine relativ gute Prognose. Im Bereich der Brustwirbelsäule überwiegen komplette Querschnittlähmungen. Allgemein gilt:

a) je größer die noch intakte Motorik und Sensibilität distal des verletzten Segmentes, desto größer sind die Chancen für eine Erholung;
b) je schneller sich eine Erholung anbahnt, desto besser ist die Prognose;
c) wenn nach einer Erholungsphase eine weitere Erholung ausbleibt, kann mit einer Besserung nicht mehr gerechnet werden;
d) primär vollständige Lähmung ohne erkennbare Zeichen der Rückbildung innerhalb 24–48 Std bleiben vollständig.

5.2.5 Diagnostik

Eine Rückenmarkverletzung kann nur durch neurologische Untersuchungsmethoden festgestellt werden! Der genauen und mehrfach wiederholten klinisch-neurologischen Untersuchung (s. Kap. 3.1) kommt daher ein herausragender Stellenwert zu.

Die Pathophysiologie der traumatischen Rückenmarkschäden bedingt in der Regel eine Dynamik von Befundänderungen, die in der Phase des spinalen Schocks ihren negativsten Punkt erreicht. Um Aussagen über die Prognose und damit zusammenhängend eventuelle Operationsindikation (s.S. 225) machen zu können, ist eine lückenlose klinische Befunddokumentation vom Moment des Traumas bis zur definitiven Erholung dringend notwendig.

Mit Hilfe somatosensorisch evozierter Potentiale ist u.U. auch in der Phase des spinalen Schocks eine Feststellung möglich, ob die Querschnittlähmung komplett oder inkomplett ist. Aussagen über motorische Funktionen sind damit nur bedingt zu machen (s. Kap. 3.3).

Röntgenaufnahmen der Wirbelsäule sollten ohne Umlagern des Patienten angefertigt werden; aus dem Befund einer Fraktur oder Luxation ergibt sich hinsichtlich der Rückenmarkverletzung

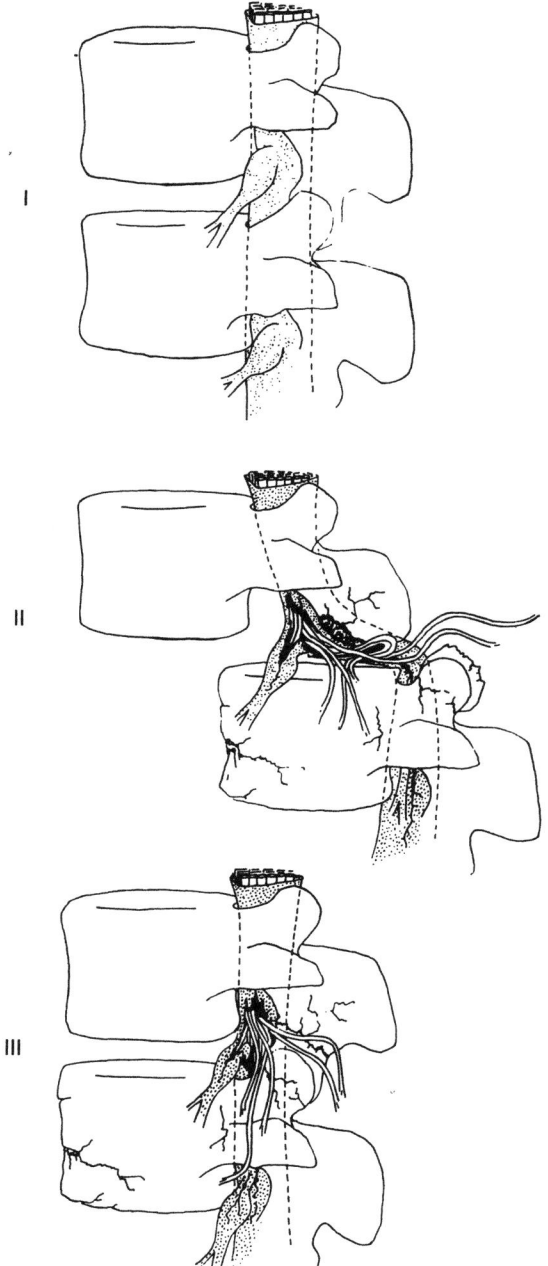

Abb. 5.2.22. Katapultverhalten der Wirbelsäule beim Trauma: I Normalzustand (prätraumatisch), II Zustand im Augenblick der Verletzung, III unmittelbarer posttraumatischer Zustand (aus Lausberg, G.: Differentialdiagnostische Erörterungen bei Rückenmarks- und Cauda-Verletzungen. Dtsche Med Wschr 91 (1966) 1109

kein diagnostisch verwertbares Kriterium (Abb. 5.2.22). Grundsätzlich sollte die gesamte Wirbelsäule, der Thorax und eventuell gelähmte Extremitäten geröntgt werden, die entsprechend dem Unfallmechanismus frakturiert sein können,

in denen der Patient aber keine Schmerzen verspürt. Im Zweifel sollten aussagefähige Tomogramme der Wirbelsäule angefertigt werden, die der sicheren Feststellung einer Wirbelfraktur dienen können. Die spinale Computer-Tomographie läßt die räumliche Zuordnung von Wirbelfraktur und Spinalkanal besser erkennen, die Auflösung reicht in den meisten Fällen nicht zur sicheren Feststellung einer Rückenmarkläsion aus.

Röntgenaufnahmen eventuell in Funktionsstellungen und Computertomogrammen können die Indikation zu einer stabilisierenden Operation (s.S. 226) erhärten; sie sind deshalb in höchster Aussagefähigkeit wünschenswert. Für die Feststellung des neurologischen Schadens zählt allein die klinische Untersuchung.

Ob der Liquor cerebrospinalis nach einer Rückenmarkverletzung blutig ist oder nicht, spielt für die Behandlung keine Rolle, ebensowenig wie die Durchgängigkeit beim Queckenstedtschen Versuch, so daß Lumbalpunktionen unnötig sind. Eine Myelographie ist indiziert, wenn der Läsionsort an der Wirbelsäule und am Rückenmark – bei Kenntnis der verschobenen Segmentanordnung – nicht klinisch in Einklang zu bringen ist, oder wenn nach einem zeitlichen Intervall Lähmungserscheinungen fortschreiten (selten!). Die Myelographie sollte dort durchgeführt werden, wo auch operiert werden kann, besser noch sollte der erfahrene Neurochirurg bei der Myelographie anwesend sein. In Höhe einer Luxationsfraktur ist auch bei Fehlen neurologischer Ausfälle eine Blockierung des Kontrastmittels zu erwarten, die Myelographie deshalb in der Regel unnötig. Ein Ausriß von Nervenwurzeln beim Halswirbelsäulentrauma ist erst einige Wochen nach der Verletzung im Myelogramm erkennbar.

Erfahrungen mit der sehr zeitaufwendigen Kernspin-Resonanz-Tomographie bei Rückenmarkverletzungen liegen noch nicht vor.

5.2.6 Erste Maßnahmen

Adäquates Vorgehen bei der Verletztenbergung, auf dem Transport und im erstbehandelnden Krankenhaus sind der Beginn einer bestmöglichen Rehabilitation. Gerade beim akut Rückenmarkverletzten ist sachgerechtes Handeln ebenso wichtig wie schnelles.

Grundsätzlich sollte die Möglichkeit einer Rückenmark- und Wirbelsäulenläsion bei allen Verletzten bedacht werden, wo der Unfallmechanismus eine Extrembewegung bzw. Stauchung der Wirbelsäule auszulösen imstande war sowie bei wirbelsäulennahen Schuß- und Stichwunden. Das gilt insbesondere für bewußtlose oder unklare Angaben machende Verletzte. Schmerzangabe im Rücken, Minder- oder Unbeweglichkeit von Extremitäten sind solange als Folge einer spinalen Verletzung anzusehen, bis das Gegenteil bewiesen ist.

Im Rahmen der Ersten Hilfe am Unfallort, deren Qualität entsprechend der Ausbildung der Ersthelfenden eine außerordentliche Schwankungsbreite aufweist, ist zunächst einmal die Möglichkeit einer spinalen Verletzung einzukalkulieren. Das bedingt besondere Vorkehrungen bei der Bergung und Lagerung des Verletzten, wobei nach Möglichkeit drei oder besser vier Helfer den Verletzten „wie einen Baum" tragen sollten (vgl. Abb. 5.1.18); sofern nicht lebensbedrohliche Begleitumstände ein rasches Handeln erfordern, sollte mit der Bergung und Lagerung des Verletzten abgewartet werden, bis eine feste Transportmöglichkeit (Tür o.ä.) beschafft bzw. ein Rettungsfahrzeug mit einer Vakuummatratze eingetroffen ist, um erneutes Umlagern zu vermeiden. *Die Ruhigstellung der Wirbelsäule ist die wichtigste Maßnahme nicht nur im Falle einer Wirbelfraktur, sondern erst recht bei einer Rückenmarkläsion!* Die Notwendigkeit der Sicherstellung von Atmung und Kreislauf, das Verbinden von Verletzungen, das Anlegen eines venösen Zugangs und die eventuell erforderliche fachgerechte und sorgfältige Intubation *ohne* Reklination sind Maßnahmen, die von ihrer eigenen Dringlichkeit bestimmt werden.

Bedeutsam ist die Lockerung engliegender und abschnürender Kleidung und – insbesondere für den sofern immer möglichen Transport auf einer Vakuummatratze – die Entfernung drückender und damit Dekubitus begünstigender Gegenstände aus der Kleidung (Schlüsselbund). Gleichzeitig ist die Möglichkeit einer Temperaturregulationsstörung zu bedenken und der Querschnittgelähmte entsprechend zu bedecken.

Optimales Transportmittel für Rückenmark- und/oder Wirbelverletzte ist der Hubschrauber, bei der Fahrt über Land ist sachgerechter, d.h. erschütterungsarmer Transport wichtiger als schneller. Nach Möglichkeit sollte für den Transport ein venöser Zugang gelegt werden, die Notwendigkeit der endotrachealen Intubation richtet sich nach eventuellen Begleitverletzungen, ihre Indikation ist bei Halswirbelsäulenverletzungen extrem streng zu stellen.

Der prinzipiell immer anzustrebenden sofortigen Aufnahme eines akut Querschnittverletzten in eine entsprechende Spezialklinik (s. Tabelle 5.2.1) stehen in den meisten Fällen organisatorische Hindernisse entgegen, z.T. macht die dringliche Behandlung lebensbedrohlicher Begleitverletzungen das Anfahren bzw. Anfliegen des nächst erreichbaren Krankenhauses erforderlich. Somit ist es wünschenswert, daß das Personal aller Akut-Aufnahmeabteilungen wesentliche Grundkenntnisse der Primärbehandlung spinal Verletzter besitzt, wozu auch – wie beim Rettungspersonal – psychologisches Einfühlungsvermögen in die besondere Situation des akut Querschnittgelähmten gehört.

Unabhängig von Qualität und Ausrüstung des erstversorgenden Krankenhauses muß der neurologische Befund fortwährend überprüft und dokumentiert werden. Vakuummatratzen ermöglichen nicht nur einen umlagerungsfreien und schonenden Transport, sondern sind auch strahlendurchlässig, so daß bei dem Verletzten ohne Umlagerung Röntgen-Aufnahmen angefertigt werden können; auch alle wesentlichen Untersuchungen und therapeutischen Erstmaßnahmen – bis hin zum Anlegen einer Halswirbelsäulenextension nach Crutchfield – können am Verletzten auf der Vakuummatratze vorgenommen werden.

Besonderes Augenmerk ist auf Begleitverletzungen zu richten, die einerseits – wie z.B. das Schädel-Hirn-Trauma – die Tatsache einer Wirbel- oder Rückenmarkverletzung verschleiern oder andererseits wegen der Querschnittläsion nicht zu bemerken sind, wie z.B. ein stumpfes Bauchtrauma oder die Fraktur von Fußknochen.

Die eventuell schon am Unfallort begonnenen Maßnahmen zur Sicherung, Stabilisierung bzw. Wiederherstellung von Atmung und Kreislauf werden im aufnehmenden Krankenhaus in optimaler Weise fortgeführt und labortechnisch überprüft.

Bei einer offenen spinalen Verletzung sollte möglichst schnell ein (Weiter)transport in die nächste neurochirurgische Klinik erfolgen. Unabhängig von der Art des aufnehmenden Krankenhauses hat die Entleerung der Blase eines Querschnittgelähmten unter sterilen Bedingungen mit Einmalkathetern in regelmäßigen Abständen zu erfolgen (vgl. Kap. 6.1), ist der Patient von drei oder besser vier Helfern regelmäßig umzulagern (vgl. Kap. 7), muß eine Anregung der gestörten Darmmotilität erreicht und mit der Thromboseprophylaxe begonnen werden. Bei hohen Querschnittlähmungen ist darüberhinaus eine entsprechende Temperaturregulation erforderlich.

In jedem Fall ist eine lückenlose Befunddokumentation und die konsiliarische Beiziehung eines in der Beurteilung Querschnittgelähmter erfahrenen Neurologen anzustreben; notfalls sollte telefonische Auskunft in einer Spezialabteilung (Tabelle 5.2.1) eingeholt werden.

Eine die Regeneration des verletzten Rückenmarks fördernde oder sicher ödemhemmende Medikation gibt es derzeit nicht.

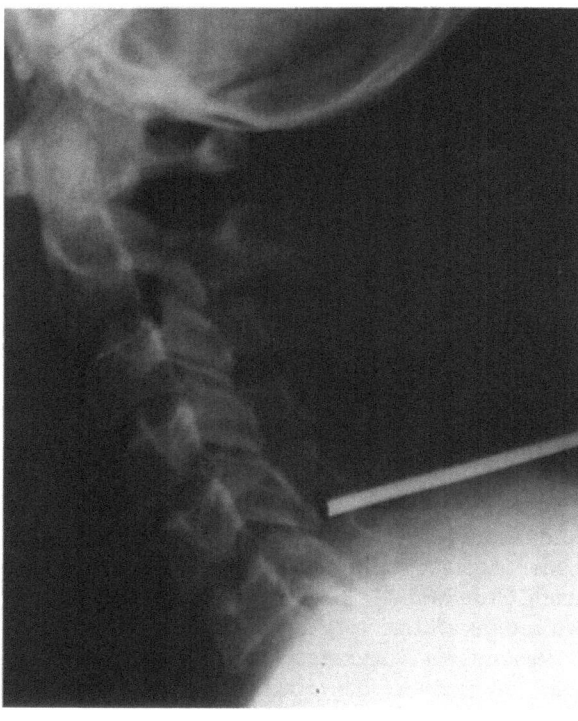

Abb. 5.2.23. Offene Halsmark-Verletzung durch eingedrungenen Metallstift ohne knöcherne Läsion

5.2.7 Operative Möglichkeiten

Mit wenigen Ausnahmen sind operative Maßnahmen zur Erhaltung, Besserung oder Wiederherstellung der Rückenmark- und Spinalnervenwurzelfunktion Eingriffe an der Wirbelsäule und ihren Strukturen und deshalb in Kapitel 5.1 mit ihren Indikationen beschrieben; ganz allgemein gilt: *Keine Dekompression* des Rückenmarks *ohne Stabilisierung* der Wirbelsäule.

Obwohl offene Verletzungen des Rückenmarks in der Regel eine absolute Operationsindikation darstellen, kann in bestimmten Fällen von einem Eingriff abgesehen werden. Das gilt für kleine Stichverletzungen, wenn eine ausreichende antibiotische Abdeckung möglich ist und nicht die Gefahr einer Liquorfistel besteht. Im Zweifelsfall sollte bei offenen Rückenmarkverletzungen (Abb. 5.2.23) die Verletzungsstelle immer unter möglichster Schonung der knöchernen und ligamentären Strukturen der Wirbelsäule operativ freigelegt und die Dura mater verschlossen werden.

Relative, von den Schädel-Hirn-Verletzungen abgeleitete Operationsindikationen ergeben sich bei einem zeitlichen Intervall zwischen Unfall und Eintritt der Lähmung sowie bei eindeutigem Fortschreiten einer primär inkompletten Lähmung; diesen neurologischen Befundverschlechterungen liegen aber in den allerseltensten Fällen raumfordernde spinale Blutungen (vgl. Kap. 5.3.6) zugrunde, sie sind vielmehr meistens durch sekundäre, nicht operativ behandelbare intramedulläre Gewebsschädigungen bedingt. Die Indikation zu einer Freilegung sollte auch im Hinblick auf die durch eine Laminektomie zwangsläufig entstehende Wirbelsäulen-Instabilität sehr streng gestellt werden; auch mit einer die Stabilität der verletzten Wirbelsäule weniger gefährdenden Hemilaminektomie kann man sich durchaus genügend Übersicht verschaffen.

Operative Maßnahmen zur Erhaltung bzw. Wiederherstellung der Funktion einzelner nicht ausgerissener Nervenwurzeln sind bei Halsmarkläsionen bei gleichzeitiger Stabilisierung frühzeitig angezeigt. Auch im Lumbalbereich kann eine frühzeitige Dekompression die Funktion einzelner Nervenwurzeln erhalten helfen.

Eingriffe zur sog. inneren Dekompression des Rückenmarks wie die dorsomediane Myelotomie sind bisher nur im Experiment versucht worden. Die Spülung des spinalen Subarachnoidalraumes mit physiologischer Kochsalz- oder Ringerlösung zum Abtransport biogener Amine und anderer Schadstoffe erweist sich in der Praxis als nicht durchführbar.

Literatur

1. Abrams HL (1957) The vertebral and azygos venous systems, and some variations in systemic venous return. Radiology 69:508
2. Adamkiewicz AA (1882) Die Blutgefäße der menschlichen Rückenmarksoberfläche. Sitzungsbericht Heidelb Akad Wiss 85:101–130
3. Adamkiewicz AA (1881a) Über die mikroskopischen Gefäße des menschlichen Rückenmarkes. Trans Int Med Cong, 7th session, London 1:155–157
4. Adamkiewicz AA (1881b) Die Blutgefäße des menschlichen Rückenmarks. 1. Die Gefäße der Rückenmarkssubstanz. Sitzungsbericht Akad Wiss Wien, Math-Naturwiss Kl 84:469–502
5. Albin MS, White RJ, Ascosta-Rua G et al. (1968) Study of functional recovery produced by delayed localized cooling after spinal cord injury in primates. J Neurosurg 29:113–120
6. Albin MS, White RJ, Yashon D, Harris LS (1969) Effects of localized cooling in spinal cord trauma. J Trauma 9:1000–1008
7. Alexander S, Kerr FWL (1964) Blood pressure responses in acute compression of the spinal cord. J Neurosurg 21:485–491
8. Allen WE, D'Angelo CM, Kier EL (1974) Correlation of microangiographic and electrophysiologic changes in experimental spinal cord trauma. Radiology 111:107–115
9. D'Angelo CM, Gilder JC van, Taub A (1973) Evoked cortical potentials in experimental spinal cord trauma. J Neurosurg 38:332–336

10. Ames A 3rd, Wright RL, Kowada M et al. (1968) Cerebral ischemia: II. The no-reflow-phenomenon. Am J Pathol 52:437–453
11. Assenmacher DR, Ducker TB (1971) Experimental traumatic paraplegia: the vascular and pathologic changes seen in reversible and irreversible spinal cord lesions. J Bone Joint Surg [Am] 53:671–680
12. Bartsch W (1961) Klinik der spinalen Durchblutungsstörungen. Acta Neurochir [Suppl] (Wien) VII:255
13. Bartsch W (1972) Die Pathogenese und Klinik der spinalen Durchblutungsstörungen. In: Olivecrona H, Tönnis W, Krenkel W (Hrsg) Handbuch der Neurochirurgie, 7. Bd, 2. Teil: Wirbelsäule und Rückenmark 2. Springer, Berlin Heidelberg New York, S 607
14. Batson OV (1942) The vertebral vein system as a mechanism for the spread of metastases. Am J Roentgenol Rad Therapy 48/6:715
15. Beggs JL, Waggener JD (1976) Transendothelial vesicular transport of protein following compression injury to the spinal cord. Lab Invest 34:428–439
16. Beraud R (1972) Vascular malformations of the spinal cord. In: Vinken PJ, Bruyn GW (eds) Handbook of Clinica Neurology, vol 12. North-Holland Publishing, Amsterdam, Elsevier, New York
17. Bernsmeier A (1974) Die Zirkulationsstörungen des Rückenmarks. In: Bodechtel G (ed) Differentialdiagnose neurogischer Krankheitsbilder. Thieme, Stuttgart
18. Betz E (1976) Ionic interaction in pial vascular smooth muscles, in Betz E (ed): Ionic Actions on vascular smooth muscle with special regard to brain vessels. Springer, Berlin Heidelberg New York, pp 75–77
19. Bingham W, Ruffolo R, Friedman S (1975) Catecholamine levels in the injured spinal cord of monkeys. J Neurosurg 42:174
20. Bingham G, Goldman H, Friedman S et al. (1975) Blood flow in normal and injured monkey spinal cord. J Neurosurg 43:162–171
21. Braakman R, Penning L (1971) Injuries of the cervical spine. Excerpta medica, Amsterdam
22. Bracken MB, Collins WF, Freemann DF et al. (1984) Efficacy of methylprednisolone in acute spinal cord injury. JAMA 251/1:45–52
23. Breig A (1984) Biomechanische Verfahren zur Wiederherstellung neuraler Funktionen bei posttraumatischen Para- und Tetraplegien. In: Hohmann D, Kügelgen B, Liebig K, Schirmer M (eds) Neuroorthopädie 2. Springer, Berlin Heidelberg New York Tokio
24. Breig A, Renard M, Stefanko S et al. (1982) Healing of severed spinal cord by biomechanical relaxation and surgical immobilization. Anat Clin 4:167–181
25. Breig A (1978) Adverse mechanical tension in the central nervous system: an analysis of cause and effect. Wiley, New York
26. Breig A, Turnbull J, Hassler O (1966) Effects of mechanical stresses on the spinal cord in cervical spondylosis. J Neurosurg 25:45–56
27. Breig A (1960) Biomechanics of the central nervous system. Almquist & Wiksell, Stockholm
28. Bruyn GW, Bosma NJ (1976) Spinal extradural hematoma. In: Vinken PJ, Bruyn GW (eds) Handbook of Clinical Neurology, vol 26. Injuries of the spine and the spinal cord, part II. North-Holland Publ, Amsterdam, pp 1–30
29. Busse R (1982) Kreislaufphysiologie. Thieme, Stuttgart New York
30. Cawthon DF, Senter HJ, Stewart WB (1980) Comparison of hydrogen clearance and ^{14}C-antipyrine autoradiography in the measurement of spinal cord blood flow after severe impact injury. J Neurosurg 52:801–807
31. Clemens JH (1961) Die Venensysteme der Wirbelsäule des Menschen. de Gruyter, Berlin
32. Clemens JH (1967) Beitrag des Morphologen zum Problem der spinalen Mangeldurchblutung. Verh Dtsch Ges Inn Med 72:1059
33. Crock HV, Yoshizawa H, Kame SK (1973) Observations on the venous drainage of the human vertebral body. J Bone Joint Surg [Br] 55:528–533
34. Crock HV, Yoshizawa H (1977) The blood supply of the vertebral column and spinal cord in man. Springer, New York Wien
35. Croft TJ, Brodkey JS, Nulsen FE (1972) Reversible spinal cord trauma: a model for electrical monitoring of spinal cord function. J Neurosurg 36:402–406
36. Cunningham JN, Laschinger JC, Merkin HA (1982) Measurement of spinal cord ischemia during operations upon the thoracic aorta. Ann Surg 196/3:285–293
37. Dawson GD (1947) Cerebral responses to electrical stimulation in man. J Neurol Neurosurg Psychiatry 10:137–140
38. Deecke L, Tator C (1973) Neurophysiological assessment of afferent and efferent conduction in the injured spinal cord of monkeys. J Neurosurg 39:65–74
39. Djindjian R (1970) L'angiographie de la moelle épinière. Masson, Paris
40. Djindjian R (1970) L'angiographie de la moelle épinière. Masson, Paris
41. Djindjian R (1972) Neuroradiological examination of spinal corangiomas. In: Vinken PJ, Bruyn GW (eds) Handbook of Clinical Neurology, vol 12. North-Holland Publishing, Amsterdam, American Elsevier, New York
42. Dohrmann GJ, Allen WE (1975) Microcirculation of traumatized spinal cord. J Trauma 15:1003–1013
43. Dohrmann GJ, Panjabi MM, Banks D (1978) Biomechanics of experimental spinal cord trauma. J Neurosurg 48:993–1001
44. Dohrmann GJ, Wagner FC, Bucy PC (1971) The microvasculature in transitory traumatic paralegia. An electron microscopic study in the monkey. J Neurosurg 35:263–271
45. Dohrmann GJ, Wick KM, Bucy PC (1973) Spinal cord blood flow patterns in experimental traumatic paralegia. J Neurosurg 38:52–58
46. Dolan EJ, Tator CH (1982) The effect of blood transfusion, dopamine and gamma hydroxybutyrate on posttraumatic ischemia of the spinal cord. J Neurosurg 56:350–358
47. Dolan EJ, Tator CH (1980) The treatment of hypotension due to acute experimental spinal cord compression injury. Surg Neurol 13:380–384
48. Dolan EJ, Tator CH, Endrenyi L (1980) The value of decompression for acute experimental spinal cord compression injury. J Neurosurg 53:749–755
49. Domisse GF (1975) The arteries and veins of the human spinal cord from birth. Churchill Livingstone, Edinburgh London
50. Domisse GF (1980) The arteries, arterioles and capillaries of the spinal cord. Surgical guidelines in the prevention of postoperative paraplegia. Ann R Coll Surg Engl 62:369
51. Ducker TB (1976) Experimental injury of the spinal cord. In: Vinken PJ, Bruyn GW (eds) Handbook of Clinical Neurology, vol 25. North-Holland Publ, Amsterdam, pp 9–26

52. Ducker TB, Hamit HF (1969) Experimental treatments for acute spinal cord injuries. J Neurosurg 30:693–697
53. Ducker TB, Kindt GW, Kempe LG (1971) Pathological findings in acute experimental spinal cord trauma. J Neurosurg 35:700–708
54. Ducker TB, Kindt GW (1971) The effect of trauma on the vasomotor control of spinal cord blood flow. Curr Top Surg Res 3:118–123
55. Ducker TB, Perot PL Jr (1972) Spinal cord blood flow compartments. Trans Amer Neurol Ass 96:229–231
56. Ducker TB, Perot PL Jr (1971a) Spinal cord oxygen and blood flow in trauma. Surg Forum 22:413–415
57. Ducker TB, Sulcman M, Daniell HB (1978) Experimental spinal cord trauma, III. Therapeutic effect of immobilization and pharmacologic agents. Surg Neurol 10:71–76
58. Edelson RN (1976) Spinal subdural hematoma. In: Vinken PJ, Bruyn GW (eds) Handbook of Clinical Neurology, vol 26. Injuries of the spine and the spinal cord, part II. North-Holland Publ, Amsterdam, pp 31–38
59. Fairholm DJ, Turnbull IM (1971) Microangiographic study of experimental spinal cord injuries. J Neurosurg 35:277–286
60. Flohr HW, Brock M, Christ R et al. (1969) Arterial PCO_2 and blood flow in different parts of the CNS of anaesthetized cats. In: Brock M, Fieschi C, Ingvar DH et al. (eds) Cerebral blood flow. Springer, Berlin, pp 86–88
61. Foo D, Subrahmanyan TS, Rossier AB (1981) Posttraumatic acute anterior spinal cord syndrome. Paraplegia 19:201–205
62. Fosburg RG, Brewer LA (1976) Arterial vascular injury to the spinal cord. In: Vinken PJ, Bruyn GW (eds) Handbook of Clinical Neurology, vol 26. Injuries of the spine and the spinal cord, part II. North-Holland Publ, Amsterdam, pp 63–79
63. Frankel HL, Hancock DO, Hyslop G et al. (1969) The value of postural reduction in the initial management of closed injuries of the spine with paraplegia and tetraplegia. Paraplegia 7:179–192
64. Gaethgens P (1977) Hemodynamics of the microcirculation. Physical characteristics of blood flow in the microvasculature. In: Meessen H (ed) Handbuch der allgemeinen Pathologie, Bd III/7. Springer, Berlin
65. Gaehtgens P (1982) Mikrozirkulation. In: Busse R (ed) Kreislaufphysiologie. Thieme, Stuttgart New York, S 70–103
66. Gillilan LA (1958) The arterial blood supply of the human spinal cord. J Comp Neurol 110:75–103
67. Gillilan LA (1970) Veins of the spinal cord. Neurology (Minneap) 20:860
68. Griffiths IR (1973a) Spinal cord blood flow in dogs. 1. The normal flow. J Neurol Neurosurg Psychiatry 36:34–41
69. Griffiths IR (1973b) Spinal cord blood flow in dogs. 2. The effect of the blood gases. J Neurol Neurosurg Psychiatry 36:42–49
70. Griffiths IR (1973c) Spinal cord blood flow in dogs. 3. The effect of blood pressure. J Neurol Neurosurg Psychiatry 36:42–49
71. Griffiths IR (1975) Vasogenic edema following acute and chronic spinal cord compression in the dog. J Neurosurg 42:155–165
72. Griffiths IR (1975) Spinal cord blood flow after acute unjury. In: Harper AM, Jennet WB, Miller JD et al. (eds) Blood flow and metabolism in the brain, chap 4. Churchill Livingstone, Edinburgh, pp 27–29
73. Griffiths IR, Miller R (1974) Vascular permeability to protein and vasogenic oedema in experimental concussive injuries to the canine spinal cord. J Neurol Sci 22:291–304
74. Griffiths IR, Pitts LH, Crawford RA, Trench JG (1978) Spinal cord compression and blood flow. Neurology 28:1145–1151
75. Guttmann L (1967) Principles of initial treatment of traumatic paraplegia and tetraplegia. In: Festschrift in honour of 80th birthday of Sir Harry Platt, pp 18–28
76. Guttmann L (1971) Prinzipien und Methoden in der Behandlung und Rehabilitation von Rückenmarkverletzten. In: Guttmann L, Maurer G (eds) Neurotraumatologie, Band II, Verletzungen der Wirbelsäule und des Rückenmarkes. Urban & Schwarzenberg, München Berlin Wien, S 76–163
77. Guttmann L (1973) Spinal cord injuries. Comprehensive management and research. Blackwell, Oxford London
78. Guttmann L (1976) Spinal shock. In: Vinken PJ, Bruyn GW (eds) Handbook of Clinical Neurology, vol 26. Injuries of the spine and spinal cord, part II. North-Holland Publ, Amsterdam, pp 243–262
79. Guttmann L, Maurer G (1971) (eds) Neurotraumatologie, Bd II. Verletzungen der Wirbelsäule und des Rückenmarks. Urban & Schwarzenberg, München Berlin Wien
80. Hallenbeck JM (1977) Prevention of postischemic impairment of microvascular perfusion. Neurology 27:10
81. Hardy AG, Rossier AB (1972) Tetra- und Paraplegie. In: Nigst H (Hrsg) Spezielle Frakturen- und Luxationslehre, Band I/2, Wirbelsäule, Tetra- und Paraplegie, Becken. Thieme, Stuttgart, S 65–140
82. Hardy RW, Brodkey JS, Richards DE et al. (1972) Effect of systemic hypertension on compression block of spinal cord. Surg Forum 23:434–435
83. Hedeman LS, Shellenberger MK, Gordon JH (1974) Studies in experimental spinal cord trauma. Part I. Alterations in catecholamine levels. J Neurosurg 40:37–44
84. Hodgkin AL (1964) The conduction of the nervous impulse. Thomas, Springfield/Illinois
85. Holzer FJ, Kloss K (1962) Tödliche Wirbelsäulenverletzungen. Wien Klin Wochenschr 74:125–129
86. Jellinger K (1966) Zur Orthologie und Pathologie der Rückenmarksdurchblutung. Springer, Wien New York
87. Jellinger K (1970) Morphologie und Pathogenese der spinalen Mangeldurchblutung in Abhängigkeit von der Wirbelsäule. In: Trostdorf E, Stender HSt (Hrsg) Wirbelsäule und Nervensystem. Thieme, Stuttgart, S 75–89
88. Jellinger K (1972) Claudication of the spinal cord and cauda equina. In: Vinken PJ, Bruyn GW (eds) Handbook of Clinical Neurology, vol 12. North-Holland Publ, Amsterdam, American Elsevier, New York
89. Jellinger K (1972) Traumatic vascular disease of the spinal cord. In: Vinken PJ, Bruyn GW (eds) Handbook of Clinical Neurology, vol 12. Vascular diseases of the nervous system, part II. North-Holland, Publ, Amsterdam, pp 556–567
90. Jellinger K (1976) Comparative studies on spinal cord microvasculature. In: Cervos-Navarro J (ed) Pathology of cerebral microcirculation. De Gruyter, Berlin, pp 45–58
91. Jellinger K (1976) Neuropathology of cord injuries. In: Vinken PJ, Bruyn GW (eds) Handbook of Clinical Neurology, vol 25, part I. North-Holland, Publ, Amsterdam, pp 43–121

92. Jellinger K (1978) Pathology of spinal vascular malformations and vascular tumors. In: Pia HW, Djindjian R (eds) Spinal angiomas. Advances in diagnosis and therapy. Springer, Berlin Heidelberg New York, pp 18–44
93. Kadyi H (1886) Über die Blutgefäße des menschlichen Rückenmarkes. Anat Anz 1:304
94. Kadyi H (1889) Über die Blutgefäße des menschlichen Rückenmarkes. Nach einer im XV. Bande der Denkschriften d math-naturwiss Cl d Akad d Wissensch in Krakau erschienenen Monographie, aus dem Polnischen übersetzt vom Verfasser. Gubrynovicz and Schmidt [Lemberg]
95. Kakulas BA, Bedbrook GM (1976) Pathology of injuries of the vertebral column. In: Vinken PJ, Bruyn GW (eds) Handbook of Clinical Neurology, vol 25, part I. North-Holland Publ, Amsterdam, pp 27–42
96. Kaley G, Altura BM (1980) Microcirculation. University Park Press, Baltimore, vol I (1977), vol II (1978), vol III (1980)
97. Kao CC, Chang LW, Bloodworth JMB (1977) Electron microscopic observations of the mechanisms of terminal club formation in transected spinal cord axons. J Neuropathol Exp Neurol 36:140–156
98. Kao CC, Chang LW, Bloodworth JMB (1977) Axonal regeneration across transected mammalian spinal cords: An electron microscopic study of delayed microsurgical nerve grafting. Exp Neurol 54:591–615
99. Kelly DL, Lassiter KRL, Calogero JA et al. (1970) Effects of local hypothermia and tissue oxygen studies in experimental paraplegia. J Neurosurg 33:554–563
100. Kelly DL, Lassiter KRL, Vongsvivut A et al. (1972) Effects of hyperbaric oxygenation and tissue oxygen studies in experimental paraplegia. J Neurosurg 36:425–429
101. Klaue R (1948) Beitrag zur pathologischen Anatomie der Verletzungen des Rückenmarkes mit besonderer Berücksichtigung der Rückenmarkskontusion. Ein Vergleich zwischen Rückenmarks- und Hirnverletzungen. Arch Psychiatr Nervenkr 180:206–270
102. Klaue R (1949) Regenerationsversuche bei Rückenmarksschädigungen des Menschen, ausgehend von den hinteren Wurzeln. Wien Z Nervenheilk 2:488–497
103. Kobrine AI (1975) The neuronal theory of experimental traumatic spinal cord dysfunction. Surg Neurol 3:261–264
104. Kobrine AI, Doyle TF, Martin AN (1974) Spinal cord blood flow in the rhesus monkey by the hydrogen clearance method. Surg Neurol 2:197–200
105. Kobrine AI, Doyle TF, Martins AN (1975) Local spinal cord blood flow in experimental traumatic myelopathy. J Neurosurg 42:144
106. Kobrine AI, Doyle TF, Newby N et al. (1976) Preserved autoregulation in the rhesus spinal cord after high cervical cord section. J Neurosurg 44:425–428
107. Koenig G, Dohrmann GJ (1977) Histopathological variability in "standardised" spinal cord trauma. J Neurol Neurosurg Psychiatry 40:1203–1210
108. Kuhlendahl H, Felten H (1956) Die chronische Rückenmarkschädigung spinalen Ursprungs. Langenbecks Arch Chir 283:96
109. Kuhlendahl H (1969) Biomechanische und vasozirkulatorische Faktoren in der Pathogenese der sog. cervikalen Myelopathie. Munch Med Wochenschr 111:1137
110. Kuhlendahl H (1981) Patho-Biomechanik – die neue nosogenetische Dimension am Zentralnervensystem. In: Adv Neurosurg 10. Springer, Berlin Heidelberg New York
112. Lang J, Wachsmuth W (1982) Praktische Anatomie, Bd II, Teil 7. Rücken. Springer, Berlin Heidelberg New York
113. Lazorthes G, Gouaze A, Zadeh JO et al. (1971) Arterial vascularization of the spinal cord. Recent studies of the anastomotic substitution pathways. J Neurosurg 35:253
114. Lazorthes G (1972) Pathology, classification and clinical aspects of vascular diseases of the spinal cord. In: Vinken PJ, Bruyn GW (eds) Handbook of Clinical Neurology, vol 12. North-Holland Publ, Amsterdam, American Elsevier, New York
115. Leyendecker K, Börner M (1982) Late complications in spinal injuries. In: Vecsei V (ed) Traumatology of the spinal column. Proceedings of the I. Viennese Workshop, International college of surgeons, Informatica Vienna
116. Leyendecker K, Tamm J (1982) Pathophysiological aspects in spinal and spinal cord injuries. In: Vecsei V (ed) Traumatology of the spinal column. Proceedings of the I. Viennese Workshop, International college of surgeons, Informatica Vienna
117. Lindenberg R (1957) Das Gefäßsystem des Rückenmarks. In: Lubarsch O, Henke F, Rössle R (eds) Handbuch spez path Anat Histol, Bd XIII/1 B. Springer, Berlin Göttingen Heidelberg, S 1154
118. Locke GF, Yashon D, Feldmann RA et al. (1971) Ischemia in primate spinal cord injury. J Neurosurg 34:614–617
119. Locke GE, Yashon D, Feldman RA, Hunt WE (1971) Ischemia in primate spinal cord injury. J Neurosurg 34:614–617
120. Louis R (1978a) Topographic relationships of the vertebral column, spinal cord and nerve roots. Anat Clin 1/1:3–12
121. Louis R (1978c) Topographie vertébromédullaire et vertéro-radiculaire. Anat Clin 1/1:73
122. Louis R (1980) Dynamique radiculomédullaire. Anat Clin 3/1:3–12
123. Louis R, Obounou-Akong D, Quiminga RM (1971b) Les voies d'accès antérieur de la région termino-aortique. Bull Soc Med Afr Noire Lang Fr 16/3:313
124. Louis R, Obounou-Akong D, Quiminga RM (1971e) Le mode d'émergence des artères pariétales aortiques chez l'Africain. Bull Soc Med Afr Noire Lang Fr 16:2–257
125. Louis R, Obounou-Akong D, Quiminga RM (1974) Étude topographique de la région termino-aortique. Bull Assoc Anat (Nancy) 154:1089
126. Louis R, Quiminga RM, Obounou-Akong D (1978) le système azygos ou systèm veineux anastomotique verébropariétal. Boll Assoc Anat (Nancy) 60/169:381
127. MacMillan V (1978) The effect of gamma-hydroxybutyrate and gamma-butyrolactone upon the energy metabolism of the normoxic and hypoxic rat brain. Brain Res 146:177–187
128. Mayer ETh, Peters G (1971) Pathologische Anatomie der Rückenmarkverletzungen. In: Guttmann L, Maurer G (Hrsg) Neurotraumatologie Band II, Verletzungen der Wirbelsäule und des Rückenmarkes, pp 39–61. Urban & Schwarzenberg, München Berlin Wien, S 39–61
129. Meinecke FW (1980) Verletzungen der Wirbelsäule und des Rückenmarks. In: Baumgartl F, Kremer K, Schreiber HW (Hrsg) Spezielle Chirurgie für die Praxis, Bd III, Teil 2. Haltungs- und Bewegungsapparat-Traumatologie. Thieme, Stuttgart, S 1–163

130. Meyer GA, Winter DL (1970) Spinal cord participation in the Cushing reflex in the dog. J Neurosurg 33:662–675
131. Naftchi NE, Demeny M, de Crescito V et al. (1974) Biogenic amine concentrations in traumatized spinal cords of cats. Effect of drug therapy. J Neurosurg 40:52–58
132. Nemecek ST (1978) Morphological evidence of microcirculatory disturbances in experimental spinal cord trauma. Adv Neurol 20:395–405
133. Nemecek ST (1977) Longitudinal extension of edema in experimental spinal cord injury evidence for two types of posttraumatic edema. Acta Neurochir (Wien) 39:53–58
134. Osterholm JL (1974) The pathophysiological response to spinal cord injury. J Neurosurg 40:5–33
135. Osterholm JL (1974) The special review of the pathophysiological response to spinal cord injury. J Neurosurg 40:3–34
136. Osterholm JL, Mathews GJ (1972) Altred norepinephrine metabolism following experimental spinal cord injury, part I. Relationship to hemorrhagic necrosis. J Neurosurg 36:386–394
137. Osterholm JL, Mathews GJ (1972) Altered norepinephrine metabolism following experimental spinal cord injury. Part II. Protection against traumatic spinal cord hemorrhagic necrosis by norepinephrine synthesis blockage with alpha methyl tyrosine. J Neurosurg 36:395–401
138. Oswald (1961) Untersuchungen über das Vorkommen von Sperrmechanismen in den Venae radiculares des Menschen. Med Diss Berlin
139. Palleske H, Herrmann HD (1968) Experimental investigations on the regulation of the blood flow of the spinal cord. I. Comparative study of the cerebral and spinal cord blood flow with heat clearance probes in pigs. Acta Neurochir 19:73
140. Palleske H (1968) Experimental investigations on the regulation of the blood flow of the spinal cord lation of the blood circulation of the spinal cord. II. The influence of vasoactive substances on the haemodynamics of the spinal cord under physiological conditions. Acta Neurochir 19:217
141. Palleske H (1969) Experimental investigations on the regulation of the spinal cord circulation. III. The regulation of the blood flow in the spinal cord altered by oedema. Acta Neurochir 21:319–327
142. Palleske H, Kivelitz R, Loew F (1970) Experimental investigation on the control of spinal cord circulation: IV. The effect of spinal or cerebral compression on the blood flow of the spinal cord. Acta Neurochir 22:29–41
143. Penning L (1968) Functional pathology of the cervical spine. Excerpta Medica, Amsterdam
144. Penning L (1976) Normale Bewegungen der Wirbelsäule. In: Die Wirbelsäule in Forschung und Praxis, Bd 62/103. Hippokrates, Stuttgart
145. Penning L (1976) Dynamische Aspekte der Halswirbelsäulenverletzung. Unfallheilkunde 79:5–10
146. Penning L, Wilmink JT (1981) Biomechanics of the lumbosacral dural sac: A study of flexion-extension Myelography. Spine 6:398–408
147. Perot PL (1973) The clinical use of somatosensory evoked potentials in spinal cord injury. Clin Neurosurg 20:367–381
148. Peters G (1955) Die gedeckten Rückenmarkverletzungen. In: Henke-Lubarsch (Hrsg) Hdb d spez path, Anatomie u Histologie, Bd XII, 3. Teil. Springer, Berlin Göttingen Heidelberg, S 126–141
149. Pickard JD (1981) Role of prostaglandins and arachidonic acid derivates in the coupling of cerebral blood flow to cerebral metabolism. J Cereb Blood Flow Metab 1:361–384
150. Piscol K (1972) Blutversorgung des Rückenmarks und ihre klinische Relevanz. Springer, Berlin Heidelberg New York
151. Renz S, Schneider H (1976) Kreislaufstörungen in der Frühphase des experimentellen Rückenmarktraumas. II. Ultrastrukturelle Untersuchungen. Jahrestag der Dtsch Ges für Neuropathol und Neuroanat, Berlin
152. Rivlin AS, Tator CH (1977) Objective clinical assessment of motorfunction after experimental spinal cord injury in the rat. J Neurosurg 47:577–581
153. Rivlin AS, Tator CH (1978) Effect of duration of acute spinal cord compression in a new acute cord injury model in the rat. Surg Neurol 10:39–43
154. Rivlin AS, Tator CH (1978) Regional spinal cord blood flow in rats after severe cord trauma. J Neurosurg 49:844–853
155. Sandler AN, Tator CH (1976) Regional spinal cord blood flow in primates. J Neurosurg 45:647–659
156. Sandler AN, Tator CH (1976) Review of the measurement of normal spinal cord blood flow. Brain Res 118:181–198
157. Sandler AN, Tator CH (1976) Effect of acute spinal cord compression injury on regional spinal cord blood flow in primates. J Neurosurg 45:660–676
158. Sasaki S (1982) Vascular change in the spinal cord after impact injury in the rat. Neurosurgery 10:360–363
159. Sasaki S, Schneider H, Renz S (1978) Microcirculatory disturbances in the early phase (0–3 min) following experimental spinal cord trauma in the rat. In: Betz E, Cerros-Navarro J, Wüllenweber R (eds) Pathology of cerebro-spinal microcirculation. Raven, New York
160. Schmidberger F (1971) Grundzüge der Physiologie und Pathophysiologie des Rückenmarkes und der Cauda equina. In: Guttmann L, Maurer G (Hrsg) Neurotraumatologie, Band II, Verletzungen der Wirbelsäule und des Rückenmarkes. Urban & Schwarzenberg, München Berlin Wien, S 21–38
161. Schneider RC (1962) Surgical indications and contraindications in spine and spinal cord trauma. Clin Neurosurg 8:157–183
162. Schneider RC, Crosby EC, Russo RH, Gosch HH (1973) Traumatic spinal cord syndromes and their management. Clin Neurosurg 20:424–492
163. Schneider RC, Thompson JM, Bebin J (1958) The syndrome of acute central cervical spinal cord injury. J Neurol Neurosurg Psychiatry 21:216–227
164. Schröder JM, Wechsler W (1965) Ödem und Nekrose in der grauen und weißen Substanz beim experimentellen Hirntrauma. Acta Neuropathol 5:82–111
165. Seiffert J, Lob G, Probst J et al. (1979) Microcirculation and blood volume in rats before and after spinal cord injury. Paraplegia 17:436–440
166. Senter HJ, Venes JL (1978) Altered blood flow and secondary injury in experimental spinal cord trauma. J Neurosurg 49:569–578
167. Senter HJ, Venes JL (1979) Loss of autoregulation and posttraumatic ischemia following experimental spinal cord trauma. J Neurosurg 50:198–206
168. Senter HJ, Venes JL, Kauer JS (1979) Alteration of posttraumatic ischemia in experimental spinal cord

trauma by a central nervous system depressant. J Neurosurg 50:207–216
169. Shapiro HM (1975) Intracranial hypertension: therapeutic and anaesthetic considerations. Anaesthesiology 43:445
170. Simpson SB (1968) Morphology of the regenerated spinal cord in the blizard, Anolis carolinensis. J Comp Neurol 134:193–210
171. Smith AL, Pender JW, Alexander SC (1969) Effects of PCO_2 on spinal cord blood flow. Am J Physiol 216:1158–1163
172. Smith AJK, McCreery DB, Bloedel JR et al. (1978) Hyperemia, CO_2 responsiveness, and autoregulation in the white matter following experimental spinal cord injury. J Neurosurg 48:239–251
173. Sokoloff L, Reivich M, Kennedy C et al. (1977) The (14C)-desoxyglucose method for the measurement of local cerebral glucose utilization: theory, procedure, and normal values in the conscious and anesthetized albino rat. J Neurochem 28:897–916
174. Spatz H (1908) Über degenerative u. reparatorische Vorgänge nach experimentellen Verletzungen des Rükkenmarks. Z Ges Neurol Psychiat 58:327–337
175. Spatz H (1930) Morphologische Grundlagen der Restitution im Zentralnervensystem. Dtsch Z Nervenheilkd 115:197
176. Stauffer ES (1975) Diagnosis and prognosis of acute cervical spinal cord injury. Clin Orthop 112:9–15
177. Suh TH, Alexander L (1939) Vascular system of the human spinal cord. Arch Neurol Psychiat 41:659
178. Tarlov IM (1957) Spinal cord compression. Thomas, Springfield/Ill
179. Tator C (1972) Acute spinal cord injury: review of recent studies of treatment and pathophysiology. Can Med Assoc J 107:143–150
180. Tator C, Deecke L (1973) Value of normothermic perfusion, hypothermic perfusion and durotomy in the treatment of experimental acute spinal cord trauma. J Neurosurg 39:52–64
181. Tator C, Deecke L (1972) Normothermic vs hypothermic perfusion in treatment of acute experimental spinal cord injury. Surg Forum 23:435–437
182. Taylor AR, Blackwood W (1948) Paraplegia in hyperextension cervical injuries with normal radiographic appearances. J Bone Joint Surg [Br] 30:245
183. Taylor AR (1951) The mechanism of injury to the spinal cord in the neck without damage to the vertebral column. J Bone Joint Surg [Br] 33:543–547
184. Theron J, Moret J (1978) Spinal phlebography. Springer, Berlin Heidelberg New York
185. Thienprasit P, Bantil H, Bloedel J et al. (1975) Effect of delayed local cooling on experimental spinal cord injury. J Neurosurg 42:150
186. Turnbull IM (1972) Blood supply of the spinal cord. In: Vinken PJ, Bruyn GW (eds) Handbook of Clinical Neurology, vol 12. North-Holland Publ, Amsterdam, Americ Elsevier, New York
187. Turnbull IM (1971) Microvasculature of the human spinal cord. J Neurosurg 35:141–147
188. Turnbull IM, Brieg A, Hassler O (1966) Blood supply of cervical spinal cord in man: A microangiographic cadaver study. J Neurosurg 24:951–965
189. Tveten L (1976) Spinal cord vascularity IV. The spinal cord arteries in the rat. Acta Radiol [Diagn] (Stockh) 17:385–398
190. Verbiest H (1954) A radicular syndrome from developmental narrowing of the lumbar vertebral canal. J Bone Joint Surg [Br] 36:230–237
191. Verbiest H (1976) Fallacies of the present definition nomenclature and classification of the stenoses of the lumbar vertebral canal. Spine 1/4:217–225
192. Vogelsang H (1970) Intraosseous spinal venography. Excerpta Medica, Amsterdam
193. Wagner GC (1977) Management of acute spinal cord injury. Surg Neurol 7:346–350
194. Wagner FC, Rawe SE (1976) Microsurgical anterior cervical myelotomy. Surg Neurol 5:229–231
195. Wagner FC, Dohrmann GJ, Bucy PC (1971) Histopathology of transitory traumatic paraplegia in the monkey. J Neurosurg 35:272–276
196. Watson N (1981) Ascending cystic degeneration of the cord after spinal cord injury. Paraplegia 19:89–95
197. Weksler BB, Pett SB, Alonso D et al. (1983) Differential inhibition by aspirin of vascular and platelet prostaglandin synthesis in atherosclerotic patients. N Engl J Med 308:800–805
198. Wennerstrand J, Jönsson A, Arvebo E (1978) Mechanical and histological effects of transverse impact on the canine spinal cord. J Biomech 11:315–331
199. Wennmalm Ä, Eriksson S, Wahren J (1981) Effect of indomethacin on basal and carbon dioxide stimulated cerebral blood flow in man. Clin Physiol 1:227–234
200. Wennmalm A, Eriksson S, Hagenstedt L et al. (1982) Effect of prostaglandin synthesis inhibitors on basal and carbon dioxide stimulated cerebral blood flow in man. In: Samuelsson B and Paoletti R (eds) Advances in Prostaglandin, Thromboxane and Leukotriene Research. Raven, New York
201. White AA III, Panjabi MM (1978) Clinical biomechanics of the spine. Lippincott, Philadelphia
202. Williams B (1981) Syringomyelia as a sequel to traumatic paraplegia. Paraplegia 19:67–80
203. Woollam DH, Millen JW (1958) In discussion on vascular diseases of the spinal cord. Proc Roy Soc Med 51:540
204. Yashon D, Bingham WG, Faddoul EM et al. (1973) Edema of the spinal cord following experimental impact trauma. J Neurosurg 38:693–697
205. Yashon D, Tyson G, Vise WM (1974) Rapid closed reduction of cervical fracture dislocations. Surg Neurol 4:513–514
206. Yorke Herren R, Leo Alexander (1939) Sulcal and intrinsic blood vessels of human spinal cord. Arch Neurol Psychiat 41:678
207. Zäch GA, Seiler W, Dollfus P (1976) Treatment results of spinal cord injuries in the Swiss Paraplegia Centre of Basle. Paraplegia 14:58–65
208. Zäch GA (1984) Zeitdauer zwischen Unfall und angemessener Therapie bei 529 Akut-Querschnittgelähmten. (persönl Mitteilung)
209. Zülch KJ (1954) Mangeldurchblutung an der Grenzzone zweier Gefäßgebiete als Ursache bisher ungeklärter Rückenmarkschädigungen. Dtsch Z Nervenheilkd 172:81–101
210. Zülch KJ (1967) Die spinale Mangeldurchblutung und ihre Folgen. Verh Dtsch Ges Inn Med 72:1007

5.3 Spinale raumfordernde Prozesse

5.3.1 Allgemeine Aspekte
M. SCHIRMER

5.3.1.1 Pathophysiologie

In der Reihenfolge ihrer Häufigkeit können Bandscheibenvorfälle, degenerative Wirbelsäulenprozesse, Tumoren, Abszesse und Blutungen raumfordernd im Wirbelkanal wirken. Die Dynamik der Entwicklung jeglicher spinalen Raumforderung bedingt eine Raumbeschränkung und letztlich Kompression des Rückenmarks bzw. der Cauda equina und der Nervenwurzeln.

Dabei spielt für das Ausmaß der Funktionsstörung des komprimierten Nervengewebes die Größe der Raumforderung nur eine mittelbare Rolle. Bei langsam sich entwickelnden Raumforderungen bleibt dem Rückenmark Zeit, durch Nutzung der im Spinalkanal sich ergebenden Kompensationsmöglichkeiten der Raumforderung sozusagen auszuweichen. Als derartige Kompensationsmöglichkeiten können das Verschwinden des epiduralen Fettpolsters, das Auspressen der epiduralen Venenplexus und des wenigen subarachnoidalen Liquor cerebrospinalis angesehen werden. Darüber hinaus kann das Rückenmark bis zu einem gewissen Grad seitlich ausweichen, allerdings unter eventueller Überdehnung austretender Nervenwurzeln. Bei sehr langsam wachsenden Tumoren ist zusätzlich eine Aufweitung des Spinalkanals möglich.

Schnell sich entwickelnde Raumforderungen, wie z.B. Bandscheibenvorfälle oder Blutungen ermöglichen häufig nicht mehr die Nutzung aller Kompensationsräume und führen schneller zu entsprechenden Störungen. Auf eine mathematische Formel gebracht bestimmt die Einengung des Spinalkanals (E) das Ausmaß der Rückenmarksschädigung (S) in Abhängigkeit von der Entwicklungszeit (t) der Raumforderung und den Kompensationsmöglichkeiten (K); letztere werden mit zunehmender Dauer der Entwicklung der Raumforderung größer, bei kürzerer Dauer aber kleiner:

$$\frac{E}{K \cdot t} = S$$

Dabei bleibt unberücksichtigt, daß jegliche Raumforderung im Spinalkanal nicht nur über die reine Kompression Rückenmark und Nervenwurzeln funktionell und strukturell schädigen kann, sondern auch infolge der Kompression Durchblutungsstörungen zu beobachten sind.

Solche kompressionsbedingten Durchblutungsstörungen betreffen sowohl arterielle wie auch venöse Strombahn. Auf die Verlegung der epiduralen Venenplexus als Kompensationsmöglichkeit wurde oben schon hingewiesen, gleichzeitig resultiert daraus aber ein Aufstau des venösen Abflusses. Venöse Abflußstörungen und Beschränkungen der arteriellen Rückenmarksdurchblutung wirken in der ischämischen Schädigung des komprimierten Rückenmarks zusammen, die in einer Myelomalazie ihr pathologisch-anatomisches Substrat findet. Bevor aber eine Myelomalazie eintritt, werden Phasen der Durchblutungsstörung durchlaufen, die nur zur funktionellen, nicht zur strukturellen Rückenmarksschädigung führen und damit bei entsprechend rechtzeitiger Dekompression ein vollständiges Wiederkommen der Funktion ermöglichen. Mit hoher Wahrscheinlichkeit kommt den infolge der Durchblutungsstörungen auftretenden Funktionsstörungen des Rückenmarks mehr Bedeutung zu als den rein kompressionsbedingten.

Außer der Schädigung des Rückenmarks und der Spinalnervenwurzeln indirekt oder direkt durch die Druckwirkung der Raumforderung müssen bei verschiedenen raumfordernden Prozessen noch zusätzliche Schädigungsmöglichkeiten in Betracht gezogen werden. Eindrucksvollstes Beispiel eines solchen ist die Abquetschung des Rückenmarks bei einer tumor- oder spondylitisbedingten Wirbelspontanfraktur. Weniger eindrucksvoll, aber für Funktionsstörungen durchaus bedeutsam ist die Überdehnung des Rückenmarks bei einer Fehlstellung der Wirbelsäule, die auf einer noch nicht direkt auf das Rückenmark komprimierend wirkenden pathologischen Veränderung an einem Wirbel beruht. Derartige Funktionsstörungen des Rückenmarks infolge Überdehnung sind klinisch schwerer von kompressionsbedingten abzugrenzen, finden aber ihren Ausdruck als Symptom dann, wenn die betroffenen Patienten infolge Überdehnung der Nervenwurzeln wegen der Schmerzen nicht mehr ausgestreckt liegend schlafen können.

5.3.1.2 Allgemeine Symptomatologie

Die Symptomatik raumfordernder Prozesse im Spinalkanal wird wesentlich von ihrer Topographie beeinflußt. Naturgemäß kommt der Lage der Raumforderung in der kraniosakralen Ausdehnung des Wirbelkanals wesentlich mehr Bedeutung zu als der topischen Beziehung zu Rückenmark und Spinalnervenwurzeln. Erstere bestimmt das „Querschnittsniveau", letztere – allerdings nur bis

Allgemeine Aspekte

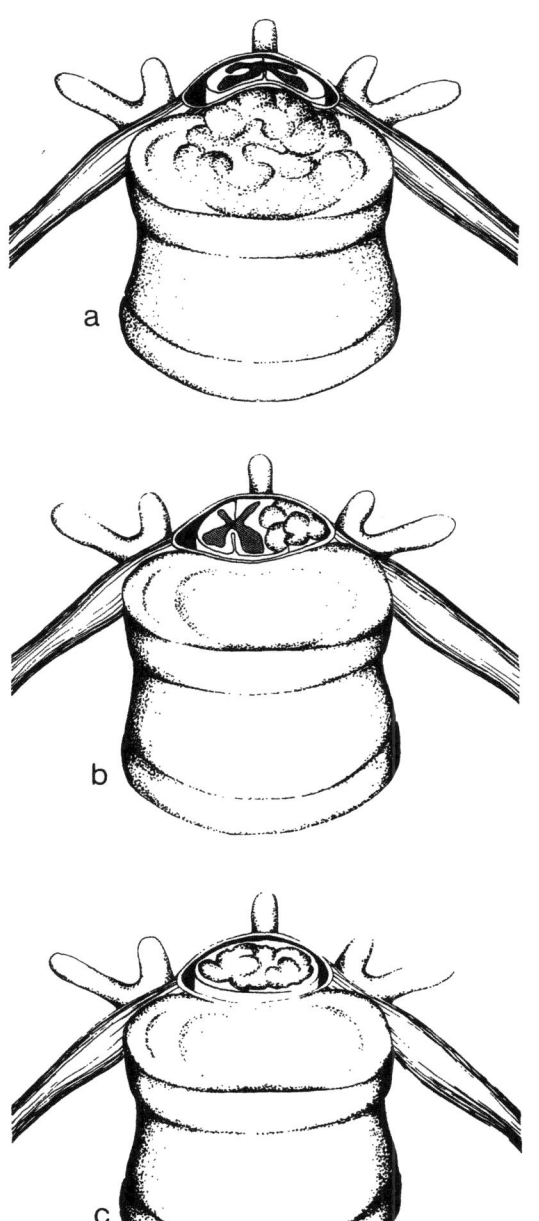

Abb. 5.3.1.1 a–c. Topographische Beziehungen zwischen spinalen Tumoren und Rückenmark **a** extradural. **b** intradural extramedullär. **c** intramedullär. (Aus: Schirmer, M.: Der spinale Notfall. Perimed, Erlangen 1983)

Tabelle 5.3.1.1. Symptomenhäufigkeit bei extra- und intramedullären spinalen raumfordernden Prozessen

Symptom	Extramedullär	Intramedullär
Initiale Wurzelschmerzen	+ + + +	
diff. Hinterhornschmerzen		+ + + +
Parästhesien	+ +	+ + + +
dissoziierte Empfindungsstörung		+ + + +
absteigende sens. Störung		+ + + +
aufsteigende sens. Störung	+ + + +	
spinale Ataxie	+ + +	+ + +
Schmerzaktivierung bei Husten, Pressen, Niesen	+ + +	
segmentäre Myatrophie	+ +	+ + + +
spastische Paresen	+ + + +	+ +
schlaffe Paresen	+ +	+ + + +
fibrilläre Zuckungen	+ +	+ + + +
Klonismen	+ +	+ + + +
Beuge- u. Strecksynergien	+ + + +	+ +
Babinski	+ +	+ + + +
Blasen- und Darmstörungen	+ +	+ + + +

(Aus: H. Lechner, E. Ott: Differentialdiagnose spinaler raumfordernder Prozesse. In: W. Schiefer, H.H. Wieck (Herausg.): Spinale raumfordernde Prozesse. Perimed, Erlangen 1976, S. 57–61)

zu einem gewissen Grad – den Ablauf der Symptomatik.

Im allgemeinen werden extra- und intradurale raumfordernde Prozesse unterschieden, wobei die intraduralen in extra- und intramedulläre aufgeteilt werden können. (Abb. 5.3.1.1) Der Unterschied zwischen den intramedullär wachsenden und den extramedullären Raumforderungen wird gerade hinsichtlich der Symptomatik deutlich, da bei ersteren frühzeitig dissoziierte Empfindungsstörungen sich bemerkbar machen können, wobei Berührungsempfindlichkeit und Lagesinn erhalten bleiben (Tabelle 5.3.1.1). Störungen bei intramedullären Prozessen sind ähnlich wie bei der Syringomyelie (s.S. 429 ff.) meist bilateral anzutreffen.

Da die meisten spinalen raumfordernden Prozesse sich ventral des Rückenmarks entwickeln, sind bei langsameren Verläufen die auftretenden Symptome zunächst völlig unspezifisch: Unbestimmbare Rückenschmerzen, leichte Fehlhaltungen des entsprechenden Wirbelsäulenabschnittes, ausstrahlende Schmerzen infolge Nervenwurzelirritation. Derartige Symptome lassen eher an degenerative Wirbelsäulenveränderungen oder im Falle der Nervenwurzelirritation an Angina pectoris, Herpes zoster sine zoster, Okzipitalneuralgie u.v.a.m. denken. Der häufig schubweise weitere Verlauf mit neurologischen Ausfallserscheinungen kann zur Fehldiagnose einer Encephalomyelitis disseminata führen (s.S. 358 ff.)

Die selteneren dorsal des Rückenmarks gelegenen Raumforderungen bedingen u.U. frühzeitiger als die ventral gelegenen Störungen der langen Bahnen, können aber gleichfalls zur Nervenwurzelirritation insbesondere der Hinterwurzeln beitragen. Insgesamt wird die Größenzunahme der Raumforderung kompressionsbedingte Rückenmarksstörungen hervorrufen, die zu zunehmender

Spastik, positiven Pyramidenbahnzeichen, segmental abgrenzbaren Sensibilitätsausfällen, Blasenentleerungsstörungen und schließlich zur Para- bzw. Tetraparese und -plegie überleiten.

Häufig sind ab einem gewissen Stadium kompressionsbedingte Störungen nicht mehr von ischämiebedingten abzugrenzen, wenngleich bei ventral gelegenen Prozessen manchmal ein Spinalis-anterior-Syndrom (s.S. 383f.) zu beobachten ist.

Es wurde bereits darauf hingewiesen, daß die Dynamik der klinischen Zeichen von der topischen Beziehung der Raumforderung zum Rückenmark bestimmt wird, während die Segmentsymptomatik auf die Lokalisation des raumfordernden Prozesses zurückzuführen ist. Obwohl in Spätstadien die segmentale Zuordnung neurologischer Ausfallserscheinungen recht genau möglich ist, überwiegen bei den Frühzeichen oft segementunspezifische bzw. segmentferne Symptome. Hier sind insbesondere die bei Raumforderungen im *Thorakal-* und *Lumbalbereich* oft beobachteten Ischialgien bzw. die Störungen an den unteren Hirnnerven bei hohen Halsmarktumoren zu nennen.

Schon als Frühsymptome möglich, in der Regel jedoch sich mit zunehmenden Beschwerden verdeutlichend finden sich zumindest einem bestimmten Wirbelsäulenabschnitt zuordbare klinische Erscheinungen, deren Aufeinanderfolge bei langsamen Verläufen fließend oder ineinanderübergehend sein, bei akuten Verläufen sehr schnell einzelne oder alle Stadien durchlaufen oder mit massiven Ausfällen beginnen kann.

Raumfordernde Prozesse im Bereich der Halswirbelsäule bewirken als Frühzeichen oft durch Bewegung verstärkte Schmerzen im Nacken bzw. der Subokzipitalregion, manchmal mit Ausstrahlung bis zwischen die Schulterblätter. Motorische Schwäche und Spastik beginnen oft in einem Arm und breiten sich über das gleichseitige, dann das kontralaterale Bein auf den anderen Arm aus, so daß schließlich eine spastische Tetraparese resultiert. Dabei kann eine Atrophie der Schulter-, Arm- oder Halsmuskulatur durchaus mit einer allgemeinen Hyperreflexie und positiven Pyramidenbahnzeichen einhergehen. Blasen- und Mastdarmstörungen treten spät auf oder fehlen ganz. Bei Störungen des 8. Zervikalsegments ist die Ausbildung eines *Horner*-Syndroms möglich.

Wie bereits oben angedeutet sind bei thorakalen raumfordernden Prozessen gürtelförmig nach ventral ausstrahlende Schmerzen, aber auch Ischialgien in der Frühphase und bei langsam wachsenden Tumoren oft außerordentlich lange als einzige Symptome zu beobachten, die erfahrungsgemäß zur frustranen Behandlung anderer, in die Differentialdiagnose einzubeziehender Krankheitsbilder Anlaß geben. Später zeigt sich bei Raumforderungen im Bereich der oberen und mittleren Brustwirbelsäule eine typische spastische Paraparese mit Blasenstörungen. Häufig findet man bei segmental begrenzten Sensibilitätsstörungen eine hyperaesthetische Zone direkt oberhalb des betroffenen Dermatoms. Bauchdecken- und Kremasterreflex verschwinden frühzeitig.

Tabelle 5.3.1.2. Mögliche Frühzeichen spinaler raumfordernder Prozesse

Rückenschmerzen	Einschlafgefühl in Arm oder Bein
Kreuzschmerzen	Gangunsicherheit
Armschmerzen	Stolpern
Schulterschmerzen	Einknicken der Beine
Lumbago	Muskelatrophien
Ischias	Impotenz
gürtelförmige Schmerzen	Miktionsstörungen
Parästhesien	
Kribbelgefühl in Fingern und Zehen	

Entwickeln sich Raumforderungen unterhalb etwa des 11. Brustwirbels bildet sich auch bei langsamen Verläufen keine Spastik (s.S. 483ff.) mehr aus, ebenso wie bei perakut raumfordernden Prozessen schlaffe Para- bzw. Tetraparesen die Regel sind.

Raumforderungen im Bereich von Conus terminalis und Cauda equina machen sich zuerst durch Schmerzen im unteren Lumbalbereich bemerkbar, die zunächst in ein, schließlich in beide Beine ausstrahlen. Sensibilitätsstörungen betreffen oft erst nur eine Nervenwurzel, um später auf alle sakralen Dermatome im Sinne der „Reithosenanaesthesie" überzugreifen; diese Entwicklung der Sensibilitätsausfälle muß immer an einen Tumor denken lassen, oder geschieht beim medianen lumbalen Massenprolaps sehr schnell, während monosegmentale Sensibilitätsstörungen – insbesondere in den Dermatomen L_4 bis S_1 – fast immer auf laterale Bandscheibenvorfälle zurückzuführen sind. Ein wichtiges Frühsymptom raumfordernder Prozesse im Bereich der Lendenwirbelsäule sind Störungen der Blasen- und Sexualfunktion. Motorische Ausfälle breiten sich ähnlich den Sensibilitätsstörungen aus und zeigen sich anfänglich durch häufigeres Stolpern, Umknicken des Fußes oder Einknicken im Knie.

Hauptproblem der Früherkennung langsam sich entwickelnder spinaler Raumforderungen sind die unspezifischen Vorzeichen (Tabelle 5.3.1.2), bei deren Häufung eine weiterführende Diagnostik erforderlich wird.

Allgemeine Aspekte

5.3.1.3 Rationelle Diagnostik

Eine sich an die klinische Untersuchung anschließende Diagnostik ist dann optimal, wenn sie schnell, sicher, für den Patienten nicht belastend und wirtschaftlich ist sowie aussagefähige und klar dokumentierbare Befunde erbringt, die möglichst nicht falsch negativ oder positiv ausgelegt werden können. Unter dieser allgemeinen Voraussetzung besteht die Schwierigkeit des diagnostischen Nachweises einer spinalen Raumforderung im Zeitfaktor: Bei akuten Verläufen mit u.U. schon deutlichen Zeichen einer Querschnittlähmung drängt die Zeit; über lange Zeit sich entwickelnde Prozesse sind schwerer zu erfassen und begünstigen evtl. zeitaufwendige diagnostische Irrwege.

Ergeben Anamnese und klinischer Untersuchungsbefund Hinweise auf einen spinalen Prozeß, sollten sowohl beim langsamen als auch beim akuten Verlauf Röntgenaufnahmen des betreffenden Wirbelsäulenabschnitts angefertigt werden. Auf technisch einwandfreien Aufnahmen, die erforderlichenfalls durch Tomogramme ergänzt werden können, lassen sich eine Reihe von Zeichen (Tabelle 5.3.1.3) erkennen, die auf einen spinalen raumfordernden Prozeß hindeuten. Als Grundsatz darf gelten: Degenerative Zeichen nicht überbewerten, destruktive nicht übersehen!

Skeletszintigramme eignen sich vorzüglich zur Darstellung von destruierenden Prozessen noch vor ihrer radiologischen Erkennbarkeit. Eine Skeletszintigraphie sollte immer dann angefertigt werden, wenn der Verdacht auf Wirbelmetastasen besteht. Nachdem diese Untersuchungsmöglichkeit einige technische Voraussetzungen erfordert (s.S. 148f.), eignet sie sich in der Regel nicht zur Notfalldiagnostik.

Ähnliches gilt für die relativ zeitaufwendige Ableitung somatosensorisch evozierter Potentiale (s.S. 53ff.), die allerdings differentialdiagnostische Abgrenzungen ermöglichen.

Ebenfalls in der Differentialdiagnostik bedeutsam ist die Untersuchung des lumbal entnommenen Liquor cerebrospinalis. Grundsätzlich sollte bei der Lumbalpunktion mit dem *Queckenstedtschen* Versuch eine grobe Durchgängigkeitsprüfung des spinalen Subarachnoidalraumes erfolgen. Bei akuten Verläufen sollte man allerdings entweder auf die Lumbalpunktion verzichten, wenn der Prozeß nativ-röntgenologisch oder computer-tomographisch nachgewiesen werden kann, oder die Lumbalpunktion mit der Myelographie kombinieren. Zu warnen ist vor der sogenannten spinalen Einklemmung: Durch Liquorentnahme unterhalb der Raumforderung kann es zu einem

Tabelle 5.3.1.3. Mögliche Veränderungen im Röntgenbild bei spinalen raumfordernden Prozessen

1.	Direkte Tumorzeichen
1.1.	Verkalkungen
1.2.	extraspinaler Tumorschatten
1.3.	erhöhte Strahlentransparenz
2.	indirekte Tumorzeichen
2.1.	Aufweitung des Spinalkanals
2.1.1.	frontal
2.1.2.	sagittal
2.2.	Veränderungen der Bogenfüße
2.3.	Aufweitung eines Zwischenwirbelloches
2.4.	Exkavation der dorsalen Wirbelkörperfläche
2.5.	reaktive Veränderungen der Umgebung
2.5.1.	Spreizung des Interarkualraumes 1/2 oder Okziput/Atlas
2.5.2.	Spondylarthrotische Randzacken
2.5.3.	Knochenatrophien
2.6.	dysraphische Veränderungen
2.7.	chronische Schädelinnendrucksteigerung

(Aus F. Thun: Diagnostik raumfordernder intraspinaler Prozesse aus dem Nativbild beim Erwachsenen und beim Kind einschließlich Tomographie. In: W. Schiefer, H.H. Wieck (Herausg.): Spinale raumfordernde Prozesse. Perimed, Erlangen 1976, S. 105–111

nicht mehr kompensierbaren Mißverhältnis zwischen Raumforderung und Rückenmark kommen; die daraus reultierende neurologische Befundverschlechterung bedeutet eine dringliche Operationsindikation! Eine spinale Einklemmung ist nicht zu erwarten, wenn eine Myelographie von subokzipital erfolgt, die – sofern genügend Zeit bleibt – auch zusätzlich wünschenswert ist, um die Ausdehnung der Raumforderung entsprechend darzustellen; allerdings ermöglicht die Untersuchung des subokzipital entnommenen Liquor cerebrospinalis weniger differentialdiagnostisch bedeutsame Aussagen. Ergibt sich bei der Lumbalpunktion ein Sperrliquor, oder zeigt der erste Tropfen des gewonnenen Liquor cerebrospinalis eine deutlich positive *Pandysche* Reaktion, sollte man zur Vermeidung einer spinalen Einklemmung keinen weiteren Liquor ablassen, sondern unverzüglich ein wasserlösliches Kontrastmittel (Jopamidol, Metrizamid) zur sofortigen Myelographie eingeben. Die Stelle der Kontrastmittelaussparung bzw. des Kontrastmittelstops im Myelogramm sollte unverwischbar auf dem Rücken des Patienten markiert werden, um dem Operateur das zweifelhafte Abzählen der Dornfortsätze bzw. dem Patienten eine nochmalige praeoperative Durchleuchtung zu ersparen. Aus dem Vorstehenden erhellt der Vorteil, wenn eine Myelographie dort durchgeführt wird, wo auch operiert werden kann.

Die relativ wenig Zeitaufwand erfordernde

Myelographie wird man immer dann zur Diagnostik spinaler raumfordernder Prozesse einsetzen, wenn entweder der akute Verlauf eine schnelle, aussagefähige Untersuchung notwendig macht, oder die segmentale Abgrenzung des Prozesses nicht möglich ist. Grundsätzlich sollte man sich bei der Myelographie größere Abschnitte des spinalen Subarachnoidalraumes darstellen, um nicht z.B. bei einer Bandscheibenprotrusion $LW_{4/5}$ einen Tumor am Conus medullaris zu übersehen.

Gegenüber der Myelographie besitzt die spinale Computer-Tomographie den Vorteil, daß intrathekal kein oder allenfalls wenig Kontrastmittel appliziert werden muß. Die spinale Computer-Tomographie ist bei allen segmental einigermaßen zuordbaren Raumforderungen die diagnostische Methode der Wahl, die nicht nur die Ausdehnung sondern oft auch die Art der Raumforderung erkennen hilft. Zu betonen ist, daß der Befund des spinalen Computer-Tomogramms nur in Zusammenschau mit dem klinischen Bild zu beurteilen ist, und nicht selten ein operativer Eingriff nur dann nach dem Computer-Tomogramm durchgeführt werden kann, wenn der Operateur selbst bei dieser Untersuchung dabei war.

Gerade am Beispiel der spinalen Computer-Tomographie ist aber auch vor verfrühter, wenig zielgerichteter Diagnostik zu warnen, die u.U. durch falsch negative Befunde Arzt und Patient in scheinbarer Sicherheit wiegt.

Mit der Kernspin-Resonanz-Tomographie (s.S. 152ff.) ist insbesondere die Darstellung intramedullärer Veränderungen möglich geworden.

5.3.2 Wirbelsäulentumoren

K. LIEBIG

Geschwülste und geschwulstähnliche Veränderungen des Knochens findet man im Verhältnis zum Tumorgeschehen der Weichteile nur sehr selten. Die Relation beträgt dabei ungefähr 1:1000. Der größte Teil der primären Geschwülste fällt dabei auf das jüngere und mittlere Erwachsenenalter, entspricht somit der Dynamik von Wachstum und Reifung des Menschen. Wegen dieses seltenen aber dafür besonderen Auftreten im frühen Erwachsenenalter finden sich Knochentumoren bevorzugt an Praedilektionsstellen mit hoher Wachstumspotenz (z.B. Knie). Andere Skeletregionen werden dabei zum Teil völlig verschont. Nach Statistiken von Dahlin und auch von Dominok und Knoch lokalisieren sich von der Gesamtheit aller primärer Knochentumoren rund 5–10% an der Wirbelsäule und entsprechen damit in der Häufigkeit des Befalls dem Anteil, den die Wirbelsäule an der Gesamtmasse des Körperskeletes einnimmt.

Etwa 15% aller zu beobachtender Wirbelsäulentumoren sind bösartig. Rechnet man die geschwulstartigen Veränderungen nicht hinzu, so sind nur 13% der an der Wirbelsäule zu beobachtenden Neubildungen als bösartig zu bezeichnen. Es sind also die am häufigsten vorkommenden Tumoren der Wirbelsäule benigner Natur. Dabei stehen an erster Stelle in der Reihenfolge ihrer Häufigkeit die Haemangiome, gefolgt von Osteoblastomen und Osteoidosteomen, aneurysmatische Knochenzysten, eosinophile Granulome und Riesenzelltumoren. Schließlich folgen die primär malignen Tumoren. Bei diesen ist, bedingt durch den hohen Anteil des Knochenmarkes an der Wirbelsäule, auch der Anteil der davon ausgehenden Geschwülste sehr hoch (Plasmozytom, Lymphom).

1922 wurde erstmals von den Amerikanern Codman und Ewing der Versuch unternommen, überregional Knochentumoren zu sammeln und zu klassifizieren, so daß 1928 eine praktikable Einteilung vorgelegt werden konnte. Zunehmende Kenntnisse führten dann zur Verbesserung und Erweiterung der zunächst unzulänglichen Einteilung. Es erfolgte 1972 durch die WHO eine Klassifizierung von Knochentumoren, die sich auf histologischen Kriterien begründete (Tabelle 5.3.2.1).

Neben den primären Knochentumoren (der Wirbelsäule) sind krankhafte Veränderungen zu beobachten, die tumorähnliche Veränderungen bewirken. Diese werden unter dem Begriff der „tumor like lesions" zusammengefaßt. Es handelt sich um eine nicht einheitliche Gruppe der verschiedensten Knochenerkrankungen mit unterschiedlicher Aetiologie, die nur das expansive und destruierende Wachstum gemeinsam hat.

Erst die verbindliche Klassifizierung ermöglicht es, weitere und profunde Aussagen über die Wirksamkeit der unterschiedlichen therapeutischen Wege zu machen und damit auch prognostisch sichere Beurteilungen abzugeben. Dabei muß berücksichtigt werden, daß es eine Stadieneinteilung nach dem TNM-System für Tumoren des Knochens und speziell der Wirbelsäule nicht gibt, so daß alle Prognosen mit äußerster Zurückhaltung bewertet werden müssen.

Insgesamt haben maligne Knochentumoren eine sehr schlechte Prognose. Behandelte Patienten haben eine 5-Jahres-Überlebensrate, die abhängig ist vom histologischen Befund (Tabelle 5.3.2.2).

5.3.2.1 Anamnese

Wie bei anderen Tumorerkrankungen, ist die Anamnese zunächst untypisch und deutet keinesfalls auf die Erkrankung hin. Da Schmerzen und Röntgenbefunde keinesfalls korrelieren, können die subjektiven Beschwerden häufig fehlinterpretiert werden, zumal dann, wenn das Wachstumstempo des Tumors gering ist, und/oder dieser noch keine dem Auge erkennbaren röntgenologisch nachweisbaren Veränderungen bewirkte.

So vergehen bei primär malignen Knochentumoren im Mittel 6–12 Monate vom Beschwerdebeginn bis zur Diagnosestellung und bei benignen Tumoren der Wirbelsäule immerhin durchschnittlich noch 15 Monate. Es besteht hier eine deutliche Diskrepanz zu den Knochenmetastasen, die bereits nach einem Zeitraum von 4–6 Monaten erkannt werden.

Sicherlich entscheidend für die rasche Diagnosestellung primärer Knochentumoren ist die Lokalisation ihres Auftretens. Vornehmlich, wenn neben den Knochen auch noch begleitende Strukturen der Wirbelsäule tangiert werden. Dabei dürfte die räumliche Beziehung von Spinalkanal – Rückenmark – Nervenwurzel einerseits und die Segmentlokalisation andererseits ausschlaggebend sein. Funktionelle Störungen treten sicherlich häufiger dann auf, wenn außer den Knochen noch weichteilige Strukturen in Mitleidenschaft gezogen werden. So werden allgemein Tumoren der Halswirbelsäule frühzeitiger erkannt, da neben Schmerzen und Funktionseinbuße der Halswirbelsäule die neurologischen Defizite rasch und zum Teil gravierend auftreten. Auch im Bereich der Brustwirbelsäule können mehr als die Hälfte der Tumoren bereits nach 3 Monaten erkannt werden. Eine Ausnahme bilden hier die Tumoren der Lendenwirbelsäule. Die Weite des Spinalkanales und die Ausweich-

Tabelle 5.3.2.1. Klassifikation der primären Knochentumoren und tumorähnlichen Veränderungen nach histologischen Kriterien der WHO

I. Knochenbildende Tumoren
  a) gutartig
   1. Osteom
   2. Osteoid-Osteom
   3. Osteoblastom
  b) bösartig
   1. Osteosarkom
   2. Juxtacorticalis (parossales) Osteosarkom

II. Knorpelbildende Tumoren
  a) gutartig
   1. Chondrom
   2. Osteochondrom (cartilaginäre Exostose)
   3. Chondroblastom
   4. Chondromyxoidfibrom
  b) bösartig
   1. Chondrosarkom
   2. juxtacorticales (parossales) Chondrosarkom
   3. mesenchymales Chondrosarkom

III. Riesenzelltumor (Osteoklastom)

IV. Marktumoren
   1. Ewingsarkom
   2. Reticulosarkom des Knochens
   3. Lymphosarkom des Knochens
   4. Myelom (Plasmozytom)

V. Gefäßtumoren
  a) gutartig
   1. Haemangiom
   2. Lymphangiom
   3. Glomustumor
  b) unbestimmt
   1. Haemangioendotheliom
   2. Haemangioperizytom
  c) bösartig
   1. Angiosarkom

VI. Bindegewebstumoren
  a) gutartig
   1. desmoplastisches Fibrom
   2. Lipom
  b) bösartig
   1. Fibrosarkom
   2. Liposarkom
   3. malignes Mesenchymom
   4. undifferenziertes Sarkom

VII. Andere Tumoren
   1. Chordom
   2. Adamantinom der langen Röhrenknochen #
   3. Neurilemom

VIII. Unklassifizierte Tumoren

IX. Tumorähnliche Veränderungen
   1. solitäre Knochenzyste (einfach oder einkammerige Knochenzyste)
   2. aneurysmatische Knochenzyste
   3. juxtaarticuläre Knochenzyste (intraossäres Ganglion)
   4. metaphysärer, fibröser Knochendefekt (nichtossifizierendes Knochenfibrom)
   5. eosinophiles Granulom
   6. fibröse Dysplasie
   7. „Myositis ossificans"
   8. „brauner Tumor" bei Hyperparathyreoidismus

Tabelle 5.3.2.2. 5-Jahres-Überlebensrate bei primär malignen Knochentumoren

Osteosarkom	12%
Chondrosarkom	35%
Ewing-Sarkom	5%
Riesenzelltumor	25%
Reticulum-Zell-Sarkom	35%
multiples Myelom	0%

möglichkeiten der Nervenwurzeln gestatten es, längere Zeit eine zunehmende spinale Raumnot zu kompensieren. So werden nur ein Drittel aller Knochentumoren im LWS-Bereich innerhalb der ersten 3 Monate erkannt.

5.3.2.2 Symptomatologie

Wie eingangs erwähnt, ist die Symptomatologie der Wirbelsäulentumoren von deren Lokalisation abhängig. Zunächst ist diese völlig uncharakteristisch und entspricht damit auch dem Erscheinungsbild anderer Tumorerkrankungen, so daß zunächst nicht an ein wirbelsäulendestruierendes Geschehen gedacht wird. Schmerzen und Funktionseinbuße sind die ersten klinischen Zeichen, wobei auffällt, daß die Schmerzen nicht nur im Stehen oder bei der funktionellen Untersuchung der Wirbelsäule bestehen, sondern auch im Liegen häufig kaum zu beeinflussen sind. Häufig zeigen diese auch keine Wirkung gegenüber der Gabe von Analgetika auch stärkerer Potenz, so daß man gezwungen ist, die Patienten in der Gipsliegeschale zu immobilisieren. Neurologische Defizite treten je nach Befall der Nervenstruktur unterschiedlicher Ausprägung und Häufigkeit auf. Sie sind an der HWS häufiger zu finden als an anderen Wirbelsäulenabschnitten. Neben einer radikulären Symptomatik finden wir dann gehäuft eine zunehmende Spastik als Ausdruck der Markkompression aber auch eine ausgeprägte Dys- und Parästhesie, die Zeichen der Störung des Tractus spinothalamicus sein können.

Neben der direkten Kompression des Rückenmarkes und der Nervenwurzeln können durch zunehmende Fehlstellung der Wirbelkörper sekundäre, neurologische Defizite auftreten. Kyphotische Fehlstellungen durch Makrofrakturen bewirken Zug am Rückenmark oder den Nervenwurzeln. Im Thorakolumbalbereich lokalisierte Prozesse täuschen oft eine der Ischialgie entsprechende Symptomatik vor, so daß insbesondere beim Fehlen von Markkompression die Höhenlokalisation fehlinterpretiert wird und der Tumor lange nicht Beachtung findet. Die geringe Anzahl der Lendentumoren, die innerhalb der ersten 3 Monate nach Anamnesebeginn diagnostiziert werden kann, charakterisiert ein Dilemma des Krankheitsgeschehens. Kommt es zunächst zu lumbalgieformen oder ischialgieformen Beschwerden, so werden diese aufgrund ihres in der Praxis häufigen Auftretens fehlinterpretiert, insbesondere dann, wenn röntgenologisch keine Hinweise einer Strukturveränderung am Knochen zu finden sind. Die Stabilisierungsmöglichkeit der Rückenstrecker gestattet zudem über längere Zeit, daß Mikrofrakturen statisch kompensiert werden können, so daß erst bei gröberen pathologischen Frakturen eine ausdauernde Schmerzsymptomatik und Fehlhaltung resultiert.

Da die Prognose insbesondere der malignen Knochentumoren außerordentlich schlecht, aber auch benigne Knochentumoren oft aufgrund einer ungünstigen Lokalisation ausgedehnte Destruktionen hervorrufen können, ist es bei dem geringsten Verdacht eines Knochentumors angezeigt, nach folgenden Punkten vorzugehen.

a) Schmerz: Lokalisierung und Ausstrahlung, Schmerzveränderung, Typ des Schmerzes, Zeitauftritt, Hartnäckigkeit, Wechsel im Schmerzeinsatz, insbesondere nächtliches Auftreten und Einfluß auf den Schlaf. Einfluß von Statik und Wirbelsäulenfunktion auf den Schmerz. Wirksamkeit von Analgetika auf die Schmerzintensität und Dauer. Ruhe und Entlastungsschmerz.

b) Druckschmerzhaftigkeit: Lokalisierung, Ausprägungsgrad, Typus – diffus oder punktuell,

c) Zustand der Muskulatur: Muskelspasmen, schlaffe Lähmung oder Atrophien,

d) Beweglichkeit der Wirbelsäule. Segmentale oder generelle Funktionseinbuße, brettsteife Wirbelsäule, Hüft-Lenden-Strecksteife,

e) neurologische Untersuchung.

5.3.2.3 Diagnostik

Unverzichtbar zur Diagnostik der Knochentumoren sind noch immer die Anfertigung von *Röntgenaufnahmen* des verdächtigen Wirbelsäulenabschnittes, zunächst in 2 Ebenen. Da Tumoren häufig im Bogenwurzelbereich lokalisiert sind, muß auf Unschärfen und Strukturveränderungen in diesem Abschnitt die größte Aufmerksamkeit gelegt werden. Sind die Standard-Übersichtsaufnahmen nicht interpretierbar, insbesondere dann, wenn die Defekte der Knochenstrukturen kleiner als 15 mm im Durchmesser betragen, so sollten zusätzliche Schichtaufnahmen angefertigt werden. Hier sollte der seitlichen Schicht Vorrang vor der ap-Schicht gegeben werden, da der Informationsgehalt größer ist; wie überhaupt seitliche Aufnahmen in guter Technik aufgrund der wegfallenden Strukturüberlagerungen von Wirbelbogen, Dornfortsatz und Wirbelgelenken feinere Strukturveränderungen erkennen lassen.

Die Schichtaufnahmen lassen allgemein bei guter Technik Defekte ab 8 mm erkennen.

Der röntgenologische Aspekt von Wirbelsäulengeschwülsten ist vielgestaltig und wird von der Tumorart bestimmt. Die Art des Tumors läßt sich im allgemeinen nicht aus dem Röntgenbild erkennen. Lediglich einige wenige Geschwülste bewirken charakteristische Röntgenveränderungen. Dazu gehören die Hämangiome mit blasigen aufgetriebenen Wirbelkörpern, die Chordome mit fleckiger Sklerosierung der Wirbel und die Chondrosarkome und Angiofibrome mit proliferativ verkalkenden Strukturen.

Manche Fälle weisen, ehe die richtige Zerstörung erkennbar ist, ein Zusammensintern oder eine pathologische Fraktur des Wirbelkörpers auf (M. Kahler, eosinophiles Granulom). Typischer ist das lange Erhaltenbleiben der Grund- und Deckplatten und die Tendenz primärer Tumoren in die weichteilige Umgebung zu wachsen über die Grenzen des befallenen Wirbels hinaus. Es muß deshalb nach Paravertebralschatten im Bereich der BWS und Psoasveränderungen bei der LWS gesucht werden.

Röntgenologisch schwierig kann die Interpretation des Bildes dennoch sein und leicht zu Verwechslungen mit Entzündungen führen, insbesondere dann, wenn gröbere Strukturveränderungen vorliegen. Man muß sich vergewissern, daß Tumoren im allgemeinen zentrifugal vom Wirbelkörper zur Deckplatte hin ihre Ausbreitung haben, häufig kortikalisnahe liegen, während Entzündungen von der Deckplatte zum Wirbelkörper vorwandern.

Der Einsatz der *Computer-Tomographie* machte es möglich, daß bei geeigneter Technik bereits

Tabelle 5.3.2.3. Inzidenz der verschiedenen Tumoren

Tumor	Alter des Maximus von der Tumorinzidenz (Lebensdekade)
Osteogenes Sarkom	2. und 3.
paraosteales Sarkom	4. und 5.
Chondrosarkom	4., 5. und 6.
Fibrosarkom	4.
Riesenzelltumor	3. und 4.
Ewing-Tumor	2.
Reticulumzellsarkom	3. und 4.
multiples Myelom	5., 6 und 7.
benignes Chondroplastom	2.
Chondromyxoid-Fibrom	2. und 3.
nicht ossifizierendes Knochenfibrom	2.
Osteoidosteom	2. und 3.
solitäre Knochenzyste	1. und 2.
aneurysmatische Knochenzyste	2. und 3.

Knochenveränderungen von 2 mm Durchmesser erkannt werden und so – vorausgesetzt es lassen sich dünne Schichtbilder anfertigen – ein sehr genaues Ausmaß des einzelnen Wirbelbefalls darstellen. Die gute Abgrenzbarkeit von weichteiligen und knöchernen Strukturen gestattet es, wesentlich genauer die Infiltration der Umgebung und die Veränderungen im Spinalkanal zu beurteilen. Damit können präzise Aussagen über Defekt und Belastbarkeit des befallenen Wirbelkörpers gemacht werden, was für die Operationsplanung von Bedeutung sein kann. Als Screening-Methode ist die Computer-Tomographie nicht geeignet, da die Strahlenbelastung zu groß ist.

Die *Kernspin-Tomographie* (vgl. S. 152ff.) wird möglicherweise in der Diagnostik einmal einen vorherrschenden Platz einnehmen. Da sie Stoffwechselveränderungen darstellen kann, ist sie zur Tumorsuche und Lokalisation gut geeignet. Sobald es durch neue Techniken möglich wird, auch andere als die Wasserstoffatome bei der Kernspin-Resonanz-Tomographie anzuregen, werden weitestgehende Aussagen über Tumorstoffwechsel und Nachbarschaftsreaktion möglich werden.

Eine außerordentliche wertvolle diagnostische Hilfe ist die *Skeletszintigraphie* mit dem Isotop Technetium (vgl. S. 148f.) Da bei primären und sekundären Wirbeltumoren Stoffwechselvorgänge ablaufen, die zum Teil erst nach längerem Verlauf im Röntgenbild manifest werden, sollte die Szintigraphie schon bei geringstem Verdacht eines Tumorgeschehens eingesetzt werden. Pathologische Befunde können dabei Wochen bis Monate früher nachgewiesen werden, bevor sie im Röntgenbild nachweisbar sind. Bei Beurteilung des Szintigramms muß man wie bei allen anderen diagnostischen Untersuchungen immer die Korrelation zwischen klinischen und den röntgenmorphologischen Befunden herstellen können, um eine adäquate Interpretation zu erreichen.

Laboruntersuchungen können nützlich sein, sind jedoch unspezifisch, geben nicht immer Hinweise eines Tumorgeschehens und lassen keine Artdiagnose zu. Die Blutkörperchen-Senkungs-Geschwindigkeit ist immer zu bestimmen! Bei ihrer Erhöhung ergibt sich ein gewisser Anhalt für einen malignen Prozeß. Die Elektrophorese kann ebenfalls hin und wieder nützlich sein. Einzig beim multiplen Myelom sind beide Laborparameter in charakteristischer Weise verändert, so daß aus den pathologischen Veränderungen erste Schlüsse gezogen werden können. Weiterführend müssen dann Sternalpunktat und die Bence-Jones-Einweiskörper im Urin bestimmt werden und prinzipiell das 3-5-Hydroxyprolin. Eine mäßige Anämie im Blutbild kann ebenfalls hinweisend auf ein malignes Geschehen sein. Da die Wirbelsäule ein großer Kollagenspeicher ist, sollte zudem die saure und alkalische Phosphatase bestimmt werden.

Es sind jedoch unspezifische Parameter, die hinweisend auf einen Tumor sein können; ihre pathologischen Veränderungen verstärken den klinischen Verdacht, das Fehlen der pathologischen Werte läßt jedoch nicht den Umkehrschluß zu, daß kein Krankheitsgeschehen vorliegen könne.

Bei erkennbaren osteolytischen oder osteoplastischen Knochenveränderungen ist die Bestimmung der Artdiagnose des Tumors zwingend erforderlich. Dies geschieht nur durch *Gewinnung eines Gewebsstückes*. Am leichtesten gelingt dies am Becken und den Lendenwirbeln mittels der Biopsie mit der Yamshidi-Nadel. Im Bereich der Brustwirbelsäule können Stanzbiopsien der Wirbelkörper aufgrund der anatomischen Situation der Rippen durch Punktion nicht direkt angegangen werden, sondern es muß eine Probefreilegung mit Costotransversektomie erfolgen. Sind bereits die dorsalen stabilisierenden Strukturen – Dornfortsatz, Wirbelgelenke und Bogen befallen, so ist der Eingriff entsprechend kleiner und schonender. Die definitive Diagnose eines Knochentumors ist eine histologische Diagnose. Die Biopsie muß an den Rändern und dem Zentrum erfolgen. Erst aus der histologischen Diagnose kann die einzuschlagende Therapie hergeleitet werden.

5.3.2.4 Ätiologische Faktoren

Es gibt keine Hinweise, daß Faktoren, wie Infektionen, angeborene Disposition, endokrine Erkrankungen, Vitamin-Mangel mit der Entstehung

Wirbelsäulentumoren

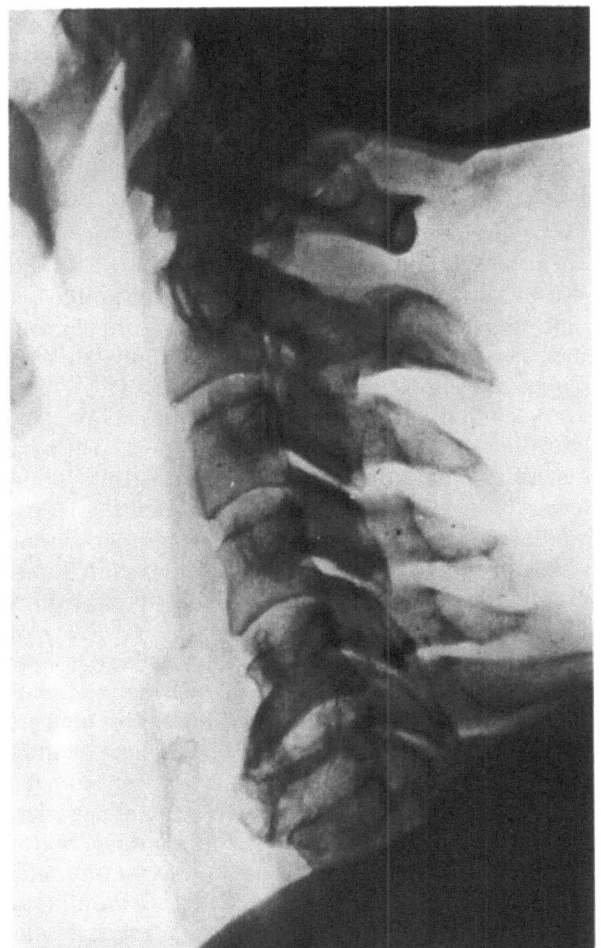

von Knochentumoren ursächlich in Zusammenhang zu bringen sind. Möglicherweise kann ein Trauma in ganz vereinzelten Fällen eine Rolle spielen.

5.3.2.5 Ausbreitung

Knochentumoren metastasieren über die Blutbahn zum Teil relativ früh, gewöhnlicherweise in die Lunge. Der Befall der regionalen Lymphknoten ist im allgemeinen nicht üblich. Lediglich in ausgewählten Fällen, besonders wenn der Humerus befallen ist, beobachtet man einen Befall der axillären Lymphknoten.

5.3.2.6 Behandlung

Maligne Tumoren werden mit einer Kombination von Operation und Strahlentherapie behandelt. Die chirurgischen Kriterien basieren auf der Überzeugung, daß der gesamte befallene Knochen entfernt werden sollte, falls dies möglich ist. Dies führt insbesondere bei Tumoren der Extremitäten

Abb. 5.3.2.1. a Patient, 39 J.: Benignes Osteoblastom des 6. HWK mit radikulärer Symptomatik ohne Markkompression. **b** Patient, männl., 43 J.: Benignes Osteoblastom. Verlaufskontrolle. Rezidiv nach 4 Jahren mit Befall des 5. und 7. HWK. Erhebliche Verdrängung der Arteria vertebralis. Neurologisch Markkompression und radikuläre Paresen C_6, C_7 und C_8

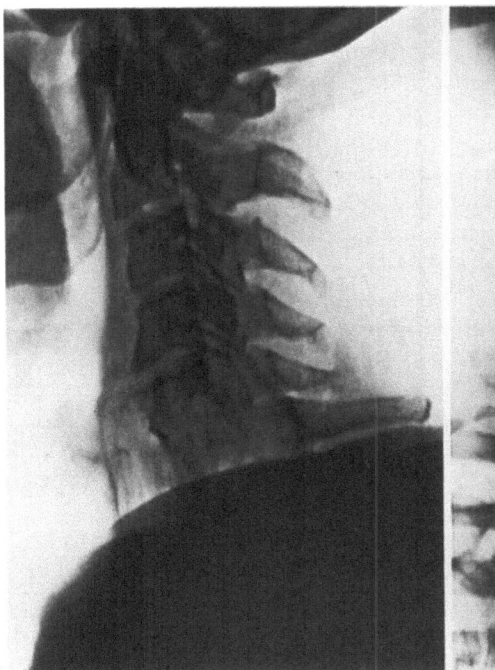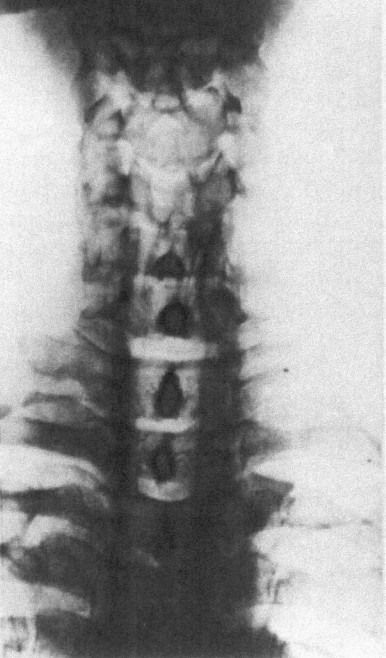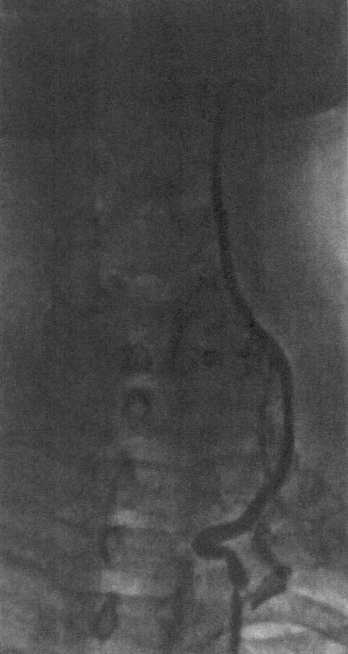

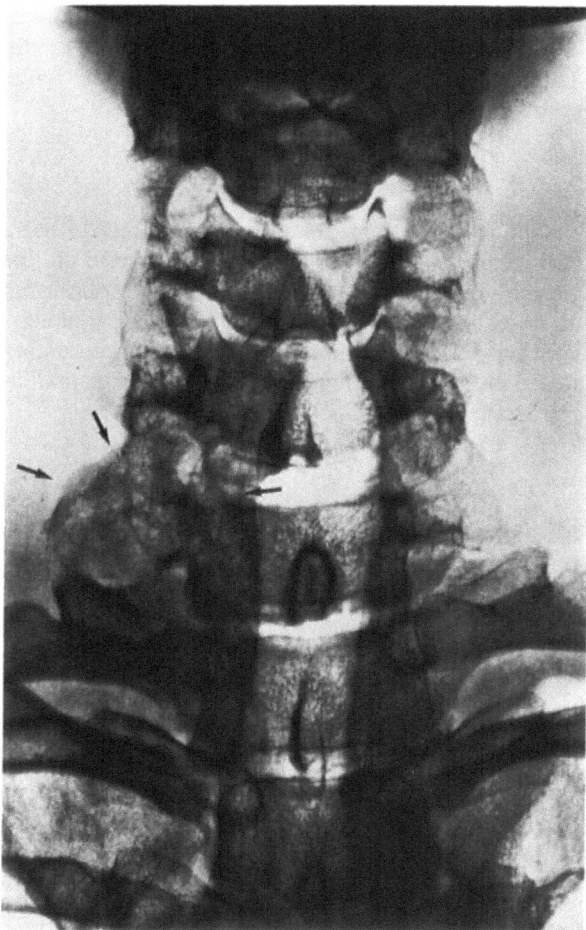

Abb. 5.3.2.2. Patient, männl., 32 J.: Benignes Osteoblastom des 7. HWK mit monoradikulärer Symptomatik

zu einer radikalen Amputation oder Exartikulation. Zur Radiotherapie ist anzumerken, daß Knochentumoren nicht unterteilt werden können in strahlenempfindlich und strahlenunempfindlich, da einige strahlenwiderstandsfähige Typen wie Osteosarkome, Chondrosarkome und Fibrosarkome hin und wieder auf die Strahlentherapie reagieren und die Zahl ihrer zellulären Differenzierung sich verändert. Bei strahlensensiblen Tumoren, wie dem Ewing-Sarkom, Angiosarkom und dem multiplen Myelom ist die Strahlentherapie die Behandlung der Wahl; in einigen Fällen ist es notwendig, dennoch zu operieren um Ulzerationen oder schmerzhafte Tumoren zu entfernen.

Auf den am häufigsten anzutreffenden malignen Tumor der Wirbelsäule – das Plasmozytom – wird hier nicht eingegangen, da an anderer Stelle ausführlich darüber berichtet wird (s.S. 289).

5.3.2.7 Pathologie

Gutartige Knochentumoren sollten in ihrer Wirkung nicht unterschätzt werden. Trotz lang dauernder stummer Klinik können sie dennoch sehr aggressiv sein. Die Lokalisation kann besonders an der Wirbelsäule operative Probleme aufwerfen. Zusätzlich muß auf die Gefahr maligner Entartung hingewiesen werden.

Der häufigste an der Wirbelsäule zu beobachtende benigne Knochentumor ist das *Hämangiom*. Er bevorzugt zu 50% die Wirbelsäule, vor allem im mittleren und unteren Abschnitt der BWS, die Wirbel D_{12} und L_4 scheinen dabei am häufigsten betroffen zu sein. Aufgrund der ausgeprägten Vaskularisierung ist eine Probevertebrotomie bei Verdacht auf Hämangiom kontraindiziert. Zu finden ist es in allen Altersklassen. Die klinische Symptomatik ist uncharakteristisch und richtet sich nach der Lokalisation. Häufig sind Zufallsbefunde ohne klinische Relevanz. Breitet sich jedoch das Hämangiom auf die Weichteile aus, so können durchaus neurologische Symptome auftreten mit Kompressionserscheinungen des Rückenmarkes oder radikulären Störungen.

Das Röntgenbild zeigt beim Erwachsenen charakteristische Veränderungen. Auch bei geringem Befall ist eine säulenartig aufgeblasene Knochenstruktur mit zum Teil ganz gesetzmäßiger Anordnung zu erkennen im Gegensatz zu vielen unruhigen Strukturveränderungen der osteoplastischen Metastasen. Die Therapie des Hämangioms richtet sich nach der klinischen Erfahrung. Asymptomatische Hämangiome bedürfen keiner Behandlung. Die Tendenz zu wachsen scheint gering zu sein. Bei Wurzelreizerscheinungen und Kompressionssyndromen des Markes ist die Telekobaltbestrahlung Mittel der Wahl.

Das *benigne Osteoblastom* (Abb. 5.3.2.1 a, b und Abb. 5.3.2.2) tritt in der Mehrzahl zwischen dem 10. und 35. Lebensjahr auf und befällt bevorzugt das Bogengebiet und die Dornfortsätze der Wirbel, kann unter Umständen jedoch auch bei länger dauernder Anamnese im Wirbelkörper anzutreffen sein. Manche Osteoblastome wachsen destruierend und treiben den befallenen Knochenabschnitt auf. Sie ähneln dann röntgenologisch einer aneurysmatischen Knochenzyste. Aufgrund der Wirbelsäulenlokalisation kann es zu Rückenmarks- und Nervenkompression führen, so daß eine Dekompressionsoperation erforderlich ist. Der Tumor muß operativ radikal ausgeräumt werden, da er leicht rezidiviert.

Das *Osteoidosteom* kommt an der Wirbelsäule relativ selten vor. Typisch ist im Röntgenbild der gut sichtbare zentrale Nidus. Klinisch wird ein lokalisierter umschriebener Schmerz empfunden. Auffällig ist der nächtliche Schmerz und das gute Ansprechen des Tumors auf eine Behandlung mit Acethylsalizylsäure. Neurologische Erscheinungen sind selten. Das Röntgenbild kann nicht immer

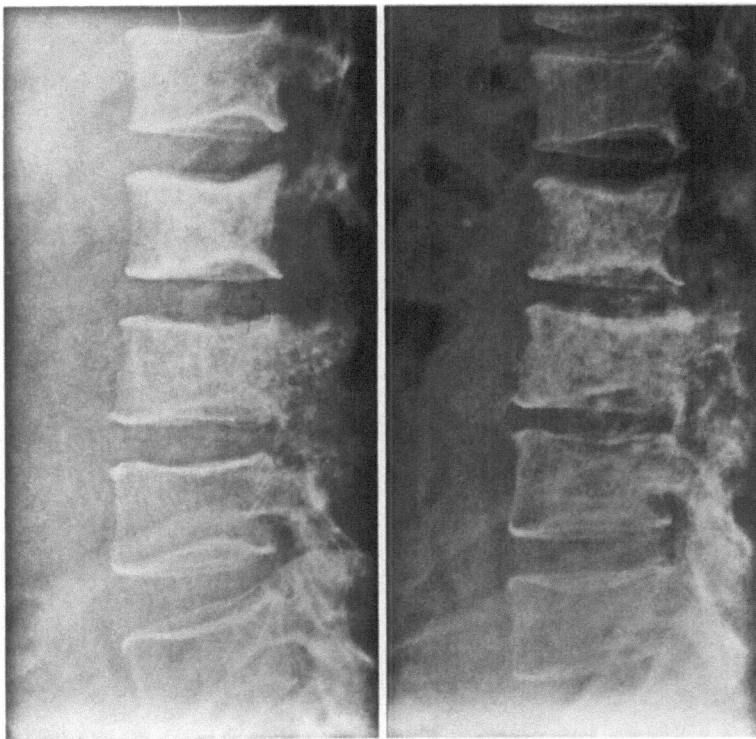

Abb. 5.3.2.3. Patient, männl., 47 J.: Bei Erstuntersuchung. Chordom des 3. und 2. LWK Verlaufsbeobachtung über 2 Jahre. Neurologisch bestand eine Caudasymptomatik

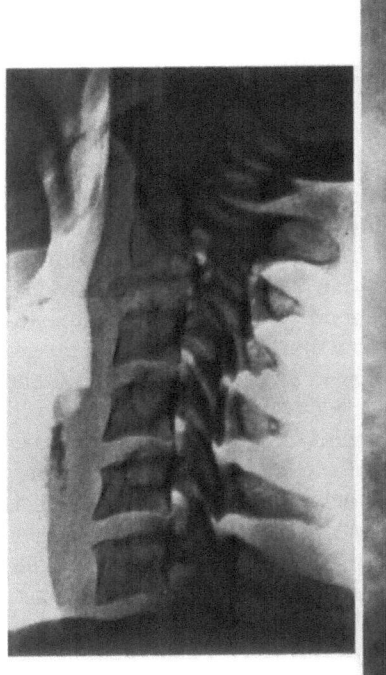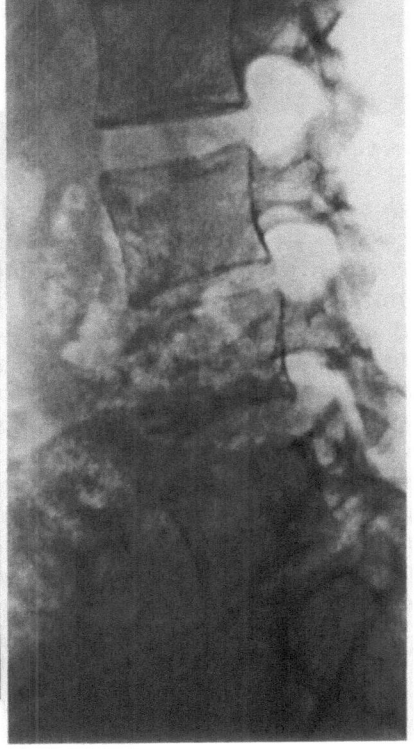

Abb. 5.3.2.4. Patient, weibl., 20 J.: Fibrosarcom im 3. HWK und 4. LWK. Keine neurologischen Ausfälle

hinweisend sein, da die Sklerose mit dem Nidus nicht immer erkannt wird. Die chirurgische Exstirpation ist das Mittel der Wahl. Unter den Wirbelsäulengeschwülsten nimmt das *Chordom* (Abb. 5.3.2.3) eine Sonderstellung ein. Es stammt von der primitiven Chorda dorsalis ab und ist überwiegend an den Enden des Achsenskeletes lokalisiert, ist aber auch im Bereich der Lenden- und

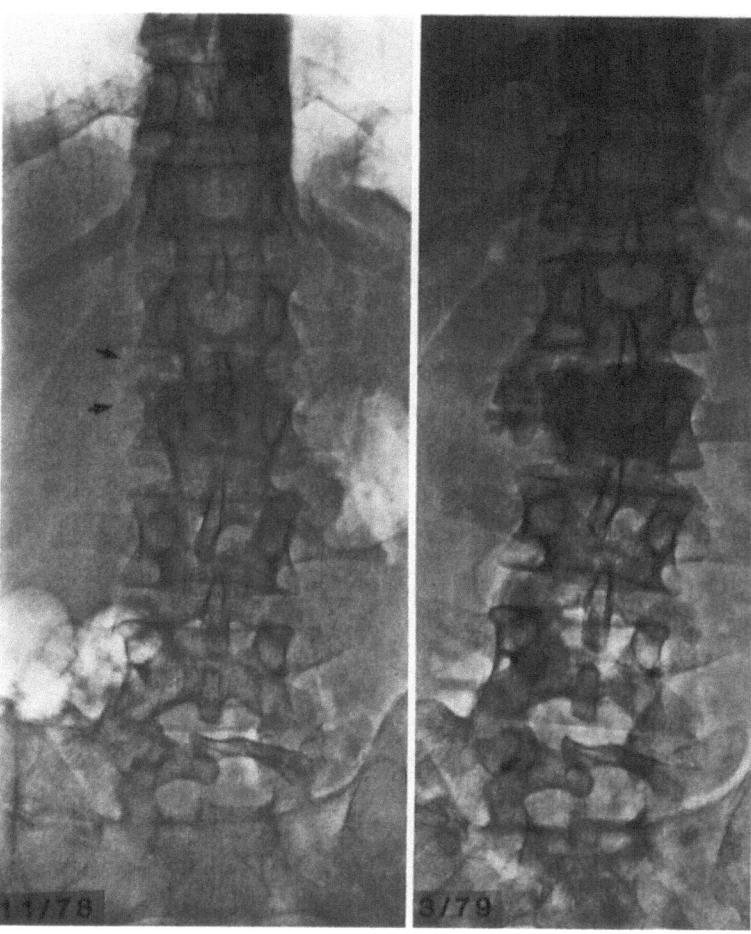

Abb. 5.3.2.5. Patient, männl., 28 J.: Fibrosarcom des 3. LWK. Verlaufsbeobachtung von 5 Monaten. Anfänglich übersehener Röntgenbefund. Klinisch bestand eine Ischiassymptomatik rechts

Brustwirbelsäule zu beobachten. Chordome treten überwiegend bei Patienten nach dem 40sten Lebensjahr auf. Männer sind dabei häufiger betroffen als Frauen. Die Wachstumstendenz des Tumors ist ingesamt gering. Er infiltriert in die begleitenden Strukturen und kann auch nach lokaler Resektion rezidivieren. Obwohl Metastasen bei diesem an sich gutartigen Tumor extrem selten auftreten, ist die Gesamtprognose des Patienten ungünstig. Die durchschnittliche Lebenserwartung nach Diagnosestellung beträgt ca. 6 Jahre. Schwierigkeiten kann die histologische Beurteilung zwischen dem Chordom und dem Chondrosarkom bereiten. Die zum Teil infiltrative Ausbreitung erschwert die totale Resektion, so daß häufig Rezidive auftreten.

Unter den primären vom Knochenmark ausgehenden Tumoren nimmt das *eosinophile Granulom* eine besondere Stellung ein. Es ist eine nicht neoplastische, benigne und vorwiegend solitäre osteolytische Läsion des Knochens, die anscheinend vom reticuloendothelialen System ausgeht. In seltenen Fällen kann das eosinophile Granulom auch tumorartige Zerstörungen hervorrufen, die nicht nur zur Zerstörung des Wirbelkörpers sondern auch zur Destruktion des Bogengebietes führen. Klinisch entspricht das Bild einer Spondylitis. Befallen sind überwiegend Kleinkinder und Jugendliche. Da die Destruktion des Wirbels oft ausgeprägt sein kann, werden nicht selten neurologische Defizite beobachtet. Röntgenologisch ist das vollständige Zusammensintern des Wirbelkörpers beweisend, insbesondere dann, wenn nur eine verdichtete Knochenscheibe besteht. In sehr seltenen Fällen können aber auch mehrere Wirbelkörper komprimiert werden. Therapeutisch können lokale Resektionen mit nachfolgender Spongiosaplastik erforderlich sein. Ebenfalls wirksam sind Telekobalt-Bestrahlungen in niedrigen Dosierungen, was insbesondere bei operativ nicht angehbaren Tumoren erforderlich werden kann.

Extrem selten, aber dennoch zu beobachten, ist das *Fibrosarkom* (Abb. 5.3.2.4 und 5.3.2.5) als maligne Veränderung der vom Bindegewebe abstammenden Knochengeschwülste. Es wächst fast ausschließlich destruierend und verursacht einen rein osteolytischen Knochenherd. Durchbrechen die Geschwulstmassen die Kortikalis so wachsen sie außerhalb des Knochens weiter und geben einen Weichteilschatten.

Von den *Riesenzelltumoren* (Abb. 5.3.2.6) kommen etwa 2 bis 15% an der Wirbelsäule vor, dort vielfach im Bogenbereich. Im Sakrum treten sie bevorzugter auf als an anderen Wirbelsäulenabschnitten. Der Riesenzelltumor ist ein lokal sehr aggressiv wachsender Tumor, der sehr früh in die Weichteile einbrechen kann, rezidivfreudig ist und die Tendenz der malignen Entartung mit früher Metastasierung aufweist. Die operative en-block-Resektion ist das Mittel der Wahl, da die Strahlentherapie nachgewiesenermaßen gehäuft zu sarkomatöser Entartung führt und eigentlich nur inoperablen Fällen vorbehalten bleiben sollte.

Bei den tumorähnlichen Knochenveränderungen an der Wirbelsäule ist die *aneurysmatische Knochenzyste* (Abb. 5.3.2.7) von Interesse, deren Pathogenese nicht einheitlich gedeutet wird. Die weitestverbreitete Theorie ist, daß die Zyste auf dem Boden einer die Gefäßversorgung oder die Hämodynamik betreffenden Region entstanden sein soll. Neben den langen Röhrenknochen ist die Wirbelsäule ein bevorzugter Sitz, wobei die Geschwulst in Wirbelbogen und Gelenkfortsätzen besonders lokalisiert ist.

Betroffen sind überwiegend Patienten nach dem 20. Lebensjahr. Obwohl es sich um einen benignen osteolytischen Prozeß handelt, entwickelt sich auch eine Geschwulst mit paravertebralem Weichteilschatten. Im späteren Verlauf kann sich je nach Lage des Tumors ein neurologisches Defizit zum Teil mit Querschnittsyndromen entwickeln. Differentialdiagnostisch muß das Hämangiom, die Riesenzellgeschwulst sowie das eosinophile Granulom in die Überlegungen einbezogen werden. Die Therapie ist die operative Ausräumung mit Spongiosaplastik. Die Prognose ist insgesamt günstig. Aufgrund der mitunter überschießenden Knochenneubildung ist häufig eine gute Stabilität zu erzielen.

Die *fibröse Dysplasie* des Skelets ist pathophysiologisch ein noch ungeklärtes Leiden, das zwischen dem 5. bis 15. Lebensjahr gehäuft beobachtet wird. Diese osteolytische Knochenläsion ist ein Differenzierungsfehler des knochenbildenden Mesenchyms und kann im Knochen sowohl monoostotisch als auch oligoostotisch oder polyostotisch auftreten. Im Bereich des Achsorgans ist sie extrem selten zu beobachten. Die Therapie richtet sich nach der entstandenen Deformierung.

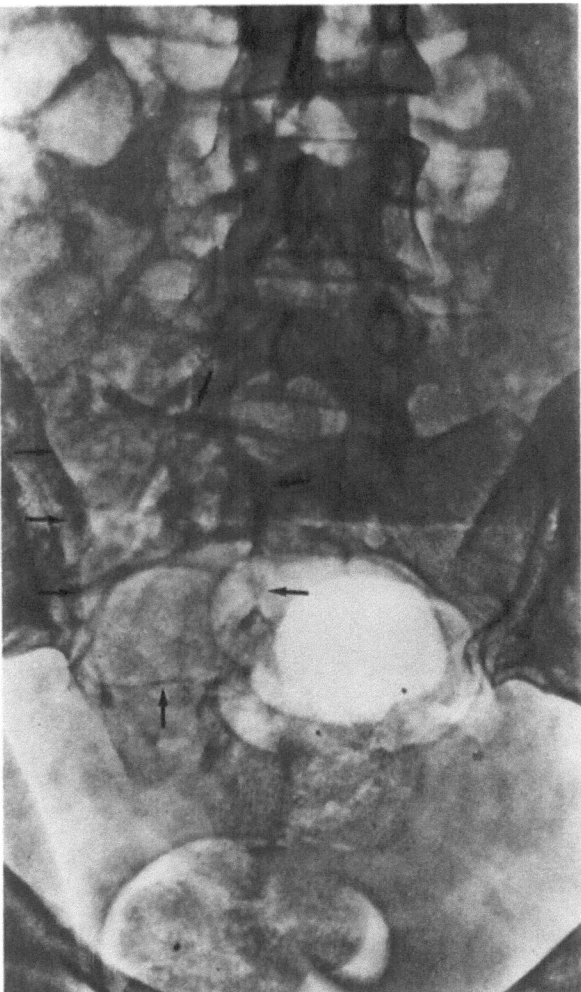

Abb. 5.3.2.6. Patient, weibl., 37 J.: Riesenzelltumor im Sakrum ohne neurologisches Defizit. Klinisch starke Schmerzhaftigkeit

Die unterschiedliche Sensibilität der primär malignen und benignen Knochentumoren sowie der „tumor-like-lesions" auf Strahlen- und Chemotherapie und die zum Teil gerade an der Wirbelsäule operativtechnischen Schwierigkeiten bedingen eine sorgfältige interdisziplinäre Zusammenarbeit.

Während die Behandlung eines malignen Knochentumors in jedem Fall eine interdisziplinäre Aufgabe ist, fällt die Therapie der benignen Knochentumoren in das Arbeitsgebiet des orthopädischen Chirurgen, denn nur er kann entscheiden, welche operativen Wege und nachfolgenden Stabilisierung des sonst schwer gestörten Achsenorgans – Wirbelsäule – eingeschlagen werden können. Diese Entscheidung hängt jedoch von der spezifischen Problematik und Topik des benignen Kno-

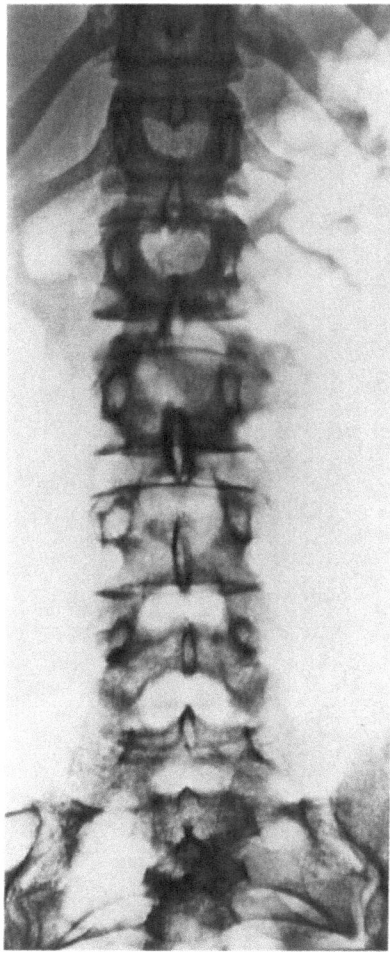
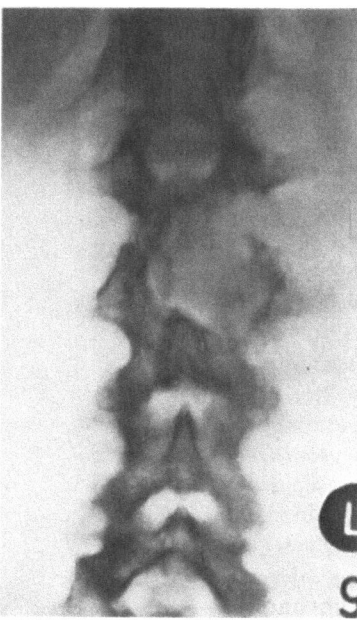

Abb. 5.3.2.7. Patient, weibl., 16 J.: Aneurysmatische Knochenzyste des 2. LWK. Klinisch Hüftlendenstrecksteife

chentumors ab. Dabei müssen folgende Überlegungen eine Rolle spielen.

a) Aussage über die Dignität eines Knochentumors durch definitive histomorphologische Diagnose

b) Abschätzen der lokalen Rezidivfreudigkeit.

c) Es muß die Möglichkeit einer malignen Entartung in die Überlegungen der einzuschlagenden operativen Therapie einbezogen werden.

d) Vermeiden von folgenschwerer Überbehandlung eines an sich benignen Knochentumors.

Literatur

Dominok, Knoch: Knochengeschwülste und geschwulstähnliche Knochenerkrankungen. Fischer, Stuttgart

Frommhold W, Paul G (1980) Knochentumoren. Klinisch radiologisches Seminar, Bd 10. Thieme, Stuttgart

Huvos AG (1979) Bone tumors. Diagnosis, treatment and prognosis. Saunders, Philadelphia London Toronto

Jaffe HL (1968) Tumors and tumorous conditions of the bones and joints. Lea & Febiger, Philadelphia

Lichtenstein L (1965) Bone tumors, 3rd edn. Mosby, St Louis

Camins MB, Duncan AW (1978) Chondrosarcoma of the spine. Spine 3: 202–209

Cserhati MD (1973) Primäre Wirbelsäulentumoren. Helv Chir Acta 40:193–198

Greinacher I, Gutjahr P (1976) Tumorbedingte Veränderungen im Röntgenbild der kindlichen Wirbelsäule. Monatsschr Kinderheilkd 124:519–526

Korž AA (1969) Pevrčnye opucholi pozvonočnika (Primäre WS-Tumoren). Charkover OTP Inst und Lehrst für OTP des Inst für ärztl Fortbildung OTP

Langfitt TW, Elliott FA (1967) Pain in the back and legs caused by cervical spinal cord compression. JAMA 200:382

Liebegott G (1971) Knochentumor und Trauma. Beih Monatsschr Unfallhk 107:18

Metz, B (1964) Möglichkeiten der Frühdiagnose von malignen Prozessen an der Wirbelsäule. Die WS in Forsch. und Prax, Bd 28. Hippokrates, Stuttgart, S. 83

Paus B (1973) Tumour, tuberculosis and osteomyelitis of the spine. Differential diagnosis aspects. Acta Orthop Scand 44:372–382

Prager PJ, Menges V (1976) Das esosinophile Knochengranulom bei Erwachsenen. Radiologe 16:21–28

Sim FH, Dahlin DC (1977) Primary bone tumors simulating lumbar disc syndrome. Spine 2:65–74

Sundaresan N, Galicich JH (1979) Spinal chordomas – J Neurosurg 60:312–319

Weidner A, Immenkamp M (1984) Frühsymptome und prognostische Bedeutung spinaler Raumforderungen bei extraduralen Tumoren der Lendenwirbelsäule. In: Hohmann, (Hrsg) Neuroorthopädie 2. Springer, Berlin Heidelberg New York Tokyo

5.3.3 Spinale Metastasen

E.R. SCHÄFER

5.3.3.1 Pathologie

Remagen definiert in seinem Beitrag zur klinischen Osteologie im Handbuch der Inneren Medizin Knochenmetastasen als intraossäre Tumorherde, deren Gewebe nicht vom Knochen stammt und das in keinem direkten, geweblichen Zusammenhang mit dem extraskelettalen Tumorherd steht. Er geht weiterhin davon aus, das prinzipiell *alle* malignen Tumoren Knochenmetastasen setzen können, daß aber bestimmte Geschwülste dies besonders häufig tun. Zu diesen primären malignen Geschwülsten, die häufig in den Knochen metastasieren, gehören:

das Mamma-Karzinom,
das Lungen- und Bronchial-Karzinom,
das Nieren- oder hypernephroide Karzinom,
das Dickdarm-Karzinom,
das Prostata-Karzinom und
das Karzinom der Schilddrüse.

Neben diesen genannten Krebsgeschwülsten kommen im Knochen besonders häufig noch Absiedlungen des malignen Lymphoms, des Plasmozytoms (Kahlersche Erkrankung) das Lymphogranuloma malignum (Hodgkinsche Krankheit) – sowie Herdbildungen bei myeloischer und lymphatischer Leukämie vor.

Die Häufigkeit der Metastasierung maligner Tumoren in den Knochen wird nach Petasnik (1977) oft unterschätzt, da die Knochenherde lange symptomlos bleiben können. Die Herde im Knochen werden häufig zufällig bei einer Röntgenuntersuchung entdeckt. Bei Patienten mit anamnestisch bekanntem Karzinom kommt es in 70%–85% der Fälle zu Metastasierungen in den Knochen. Die Absiedlungsorte für die Knochenmetastasen weisen gewisse lokale Bevorzugungen auf.

Der gleiche Autor weist darauf hin, daß das hämatopoetische Mark einen fruchtbaren Boden für das Anwachsen und Überleben von Zellembolie aus malignen Tumoren darstellt, vor allem darum, weil es mit den venösen und sinusoidalen Plexus des Venensystems kommuniziert. Schlegel (1969) erinnert im Handbuch der Neurochirurgie daran, daß gerade die periduralen Venenplexus der Wirbelsäule ein umfangreiches Blutvolumen beinhalten, das nur eine geringe Fließgeschwindigkeit besitzt, dessen Richtung zudem oft wechselt und das unter Preßdruck bis zum Schädel vordringen kann. Die Wirbel stellen damit ideale Orte für eine Metastasierung dar.

Nach dem oben Gesagten wundert es daher nicht, wenn an der Wirbelsäule die sekundären malignen Tumoren mehr als die Hälfte aller Geschwülste ausmachen und die Metastasen sowohl im Knochen als auch im periduralen Fettgewebe beginnen können. Im periduralen Fettgewebe beginnen allerdings primär die Metastasen der granulomatösen Geschwülste, während die Karzinome überwiegend zuerst im Wirbel selbst absiedeln.

Für die Metastasierung kommen 3 unterschiedliche Wege in Frage:

1. der Blutweg als der wichtigste,

2. der Lymphweg, der für die Wirbelsäulenmetastasen nur eine untergeordnete Rolle spielt und

3. der direkte Weg aus der Nachbarschaft, der eigentlich aufgrund der oben erwähnten Definition ausscheidet.

Während man früher reichliche Überlegungen anstellte, warum auf dem Blutweg nicht primär die Absiedlung in den großen Blutfiltern der Lunge und Leber erfolgt, ist man heute davon überzeugt, daß die hämatogene Aussaat über die periduralen und paravertebralen venösen Netzwerke erfolgt. Damit erklärt sich auch zwanglos die bevorzugte Absiedlung der Prostata-Karzinome im oberen LWS-Bereich und die der Lungen- und Mamma-Karzinome im mittleren BWS-Abschnitt.

Die Metastasen der Karzinome siedeln sich überwiegend in den Wirbelkörpern selbst an; seltener findet man sie in den Wirbelanhängen, wobei hier wiederum die Pedikel im Vordergrund stehen. Die Metastasen des Schilddrüsen-Karzinoms jedoch zeigen eine gewisse Vorliebe für die Wirbelbögen. Überwiegender Ort des Befalls für die Karzinome ist die mittlere Brustwirbelsäule, gefolgt von Lendenwirbelsäule, Sacrum und HWS.

Als typisch für die metastatische Zerstörung eines Wirbels gilt, daß Deck- und Bodenplatte sowie die Bandscheibe relativ lange erhalten bleiben, während bei entzündlicher Zerstörung des Wirbels der Prozeß meistens von dessen Kanten bzw. von der Bandscheibe ausgeht.

Die Dura wird bei fast allen metastasierenden Prozessen des Achsenorgans meistens nicht angegriffen und extrem selten von Tumor durchwachsen. Intradurale oder gar intramedulläre Metastasen gehören zu den großen Seltenheiten, wenn man von den metastasierenden Tumoren des Nervensystems selbst einmal absieht (Glioblastome, Medulloblastome und Ependymome). Treten Metastasen intradural auf, dann handelt es sich meistens um Absiedlungen der Lymphogranulome oder -blastome. Karzinommetastasen an dieser Stelle sind Raritäten.

Hellner (1950 u. 1956) unterscheidet nach dem röntgenologischen Erscheinungsbild 4 Typen von Metastasen, die in einem gewissen Umfang einen Rückschluß auf den Ausgangstumor gestatten.

1. *Osteolytische Metastasen*, die überwiegend auf einen Ursprung von der Mamma oder den Nieren hinweisen,

2. Typen mit *zystenförmiger* Zerstörung des Knochens und reaktiver Randsklerose als Hinweis auf Ausgang von Niere und Schilddrüse.

3. Einen gemischt *osteolytisch-osteoplastischen Typ*, der besonders bei Metastasen eines Mamma- oder Prostata-Karzinoms beobachtet werden kann.

4. *Osteoplastische Metastasen*, die fast nur beim Prostata-Karzinom und ganz selten beim Bronchial-Karzinom vorkommen.

Betrachtet man die sekundären malignen Tumoren der Wirbelsäule nach ihrer Herkunft, so sollte man zweckmäßigerweise auch gleich eine Unterteilung nach dem Geschlecht des Tumorträgers vornehmen. Beim *männlichen Geschlecht* stehen in der Häufigkeitsskala an der Spitze

die Bronchial-Karzinome gefolgt von den *Prostata-Karzinomen* sowie den *hypernephroiden* und *Nierenkarzinomen*.

Bei *Frauen* sind am häufigsten die Metastasen der

Mamma-Karzinome; es folgen die *Bronchial-Karzinome, Uterus-* und *Ovarial-Karzinome* sowie *Nieren-* und *hypernephroiden Karzinome*.

In ca. 2/5 aller Fälle gehen die Symptome der Metastasen denen der Primärtumoren voraus, oder es lassen sich die Ausgangstumore nicht feststellen.

5.3.3.2 Klinik

Von den klinischen Erscheinungen der Wirbelsäulenmetastasen stehen im Vordergrund zunächst einmal die

Schmerzen.

Sie können allen anderen Erscheinungen recht lange allein vorausgehen und zu einer erheblichen Störung des Allgemeinbefindens führen. Diese Schmerzen können uncharakteristisch diffus und ziehend auftreten, sich aber auch als unbestimmter Bewegungs- oder Druckschmerz bemerkbar machen.

Gehen unbestimmte, über längere Zeit nächtlich betont auftretende Kreuz- und Rückenschmerzen mit einer mittleren Senkungsbeschleunigung einher, so ist dies auf ein metastatisches Geschehen an der Wirbelsäule sehr verdächtig, besonders wenn ggfs. die Vorgeschichte entsprechende Hinweise enthält. In etwa $2/3$ der Fälle werden radikuläre und gürtelförmige Schmerzen im Bereich des Thorax und Abdomens beobachtet. Die Untersuchung ergibt häufig einen örtlichen, isolierten Klopfschmerz über einem oder 2 Dornen.

In zweiter Linie kommt es zu Funktionsstörungen, die sich auf neurologisch-neurochirurgischem Sektor als

Paresen und *Gefühlsstörungen*

und auf orthopädischem Gebiet als

Instabilitäten und *Haltungsstörungen*

bemerkbar machen.

Bei der äußeren Betrachtung fallen gelegentlich auch als Primärsymptom Gibbusbildung oder scharfbogige Skoliosen auf, wenn es schon zu einem pathologischen Sinterungsbruch eines Wirbels gekommen ist. Tritt die Sinterung langsam ein, so müssen sich zu diesem Zeitpunkt neurologische Ausfälle noch nicht bemerkbar machen.

Der Krankheitsverlauf bei den Metastasen und besonders bei der Lymphogranulomatose ist im allgemeinen schnell. Sobald der Tumor vom Wirbelkörper aus in den Periduralraum einbricht oder die Metastase im periduralen Fettgewebe eine gewisse Größe erreicht, beginnt die Querschnittsymptomatik, die mehr oder weniger schnell voranschreitet. Sie wird sowohl durch den örtlichen Druck des pathologischen Gewebes als auch durch Störungen der Zirkulation am Rückenmark ausgelöst, die wiederum durch eine Blockierung des venösen Ablaufes im periduralen Venenplexus bedingt sind. Bei der pathologischen Spontanfraktur des durch die Metastase geschwächten Wirbels kann aber auch die Querschnittlähmung schlagartig auftreten. Nicht immer muß der Querschnittlähmung eine Schmerzperiode vorausgehen. Nicht selten werden über längere oder kürzere Zeit uncharakteristische, neurologische Störungen in den Beinen von wechselndem Ausmaß beobachtet.

Dabei kann oft eine obere Grenze der neurologischen Störungen nicht sicher festgelegt werden, bzw. es wird ein langsames Aufsteigen dieser Grenze registriert, was sich aus dem allmählich zunehmenden Druck auf weiter in der Tiefe liegende Bahnen des Rückenmarks bei Kompression von peridural her erklärt. Die in der Regel rasche Progredienz der Ausfälle mag die Beobachtung von Hohrein und Schöche (1980) erklären, daß $1/3$ ihrer Patienten mit Wirbelmetastasen bei der Aufnahme in die Klinik einen kompletten Querschnitt aufwies und ca. $^3/_4$ der Patienten gehfähig waren.

Die *Prognose* der Patienten mit Wirbelsäulenmetastasen ist sowohl hinsichtlich der Verbesserung der Rückenmarksfunktion als auch im Hinblick auf die Lebenserwartung ungünstig. Die Überlebenszeit liegt für die meisten Patienten unterhalb eines Jahres. Längere Überlebenszeiten können nach unseren eigenen Beobachtungen bei Metastasen des Mamma-Karzinoms vorkommen, wenn nach operativer Entlastung und Stabilisierung der Wirbelsäule konsequent nachbestrahlt und zytostatisch behandelt wird.

Ein längerer Stillstand im Verlauf der Erkrankung, besonders wenn die Querschnittlähmung schon eingetreten ist, wird nach den Beobachtungen von Scheid (1980) oft auch ohne besondere Behandlung angetroffen.

Die meisten Wirbelmetastasen werden in der Brustwirbelsäule gefunden und in absteigender Häufigkeit in der Lendenwirbelsäule, im Sacrum und in der Halswirbelsäule. Gleichzeitige Metastasierung in die Rippen- und in die Beckenknochen ist nicht selten.

5.3.3.3 Diagnostik

Die Diagnostik der Wirbelsäulenmetastasen stützt sich, abgesehen von den Hinweisen aus der Anamnese und aus dem klinischen Befund, überwiegend auf den Röntgenbefund. Die Röntgennativuntersuchung gehört zu den frühen technischen Untersuchungen, wenn sich Verdachtsmomente auf metastasierende Prozesse an der Wirbelsäule ergeben. Wir suchen also zunächst nach *Osteolysen,* herdförmigen, osteoplastischen *Sklerosen, Zysten* oder *Mischbildern* dieser Strukturen. *Spontanfrakturen* oder ausgeprägte *Fehlstellungen,* die auf die o.g. Veränderungen hinweisen können, sollten dabei nicht übersehen werden. Es muß jedoch daran erinnert werden, daß erst ein Mineralisationsdefizit von mehr als 30% auf den Röntgennativaufnahmen sicher erkannt werden kann. Die Röntgenaufnahmen scheinen daher jedenfalls im Beginn der Erkrankung oft normal zu sein. Aus diesem Grunde vermag bei Verdacht auf eine Metastasierung im Wirbelsäulenbereich die Szintigraphie oft früher und besser die gesuchten Veränderungen aufzudecken. Allerdings ist der Einsatz dieser Methode an besondere Orte und Anwender gebunden.

Im Vordergrund der nuklearmedizinischen Diagnostik bei den Wirbelmetastasen steht die Verwendung von ^{99m}Tc-Phosphat, von ^{18}Fl-Verbindungen und ^{87m}Sr-Präparaten. Wie bereits erwähnt, ist die Szintigraphie (s.S. 148 ff.) überwie-

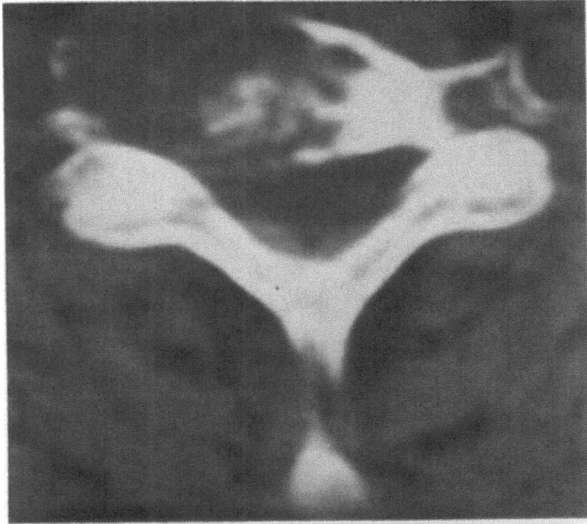
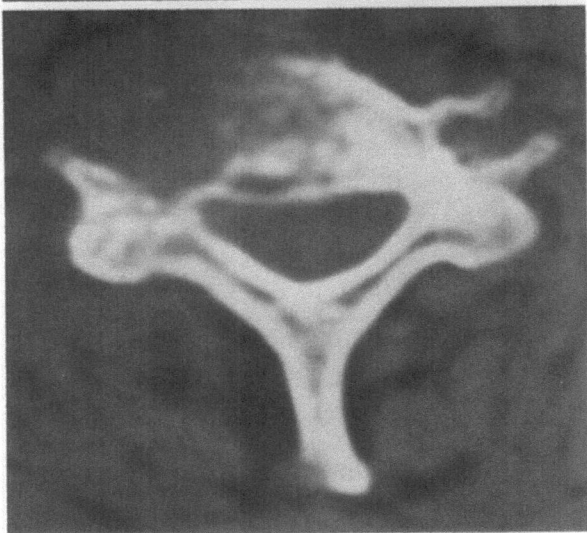

Abb. 5.3.3.1. CT-Schnitt eines in den 6. Halswirbel metastasierten Lungen-Karzinoms. Man erkennt sehr gut die Destruktion des Wirbelkörpers mit der Ausdehnung des Tumors bis in die Halsweichteile und die leichte Verlagerung der Trachea. Die Strukturen im Spinalkanal lassen sich ohne Kontrastmittel nicht gut darstellen; eine dezente Verlagerung des Duraschlauches kann man allenfalls erahnen.
Patient, männl., 62 J.: Die Metastase wurde ausgeräumt und der Wirbel mit einer Palacosplombe stabilisiert. Nachbestrahlung. Kontrollen liegen nicht vor

gend in der Frühphase erfolgreich, da bei stärkerer Knochendestruktion die Speicherung der Radionukleide wiederum so gering werden kann, daß sich die Herde aus dem Hintergrund nicht genügend hervorheben lassen. Diese Effekte müssen nach Glauner (1971) besonders im Brustwirbelsäulenbereich berücksichtigt werden. Röntgendiagnostik – auch in der speziellen Form der Tomographie – und Szintigraphie sollten sich bei Verdacht auf Metastasierung am Achsenskelet immer ergänzen.

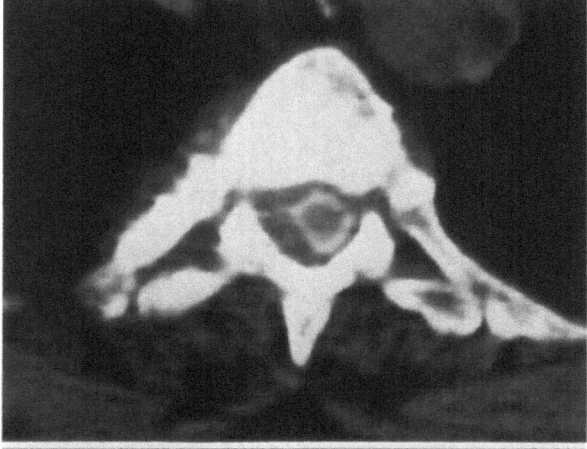

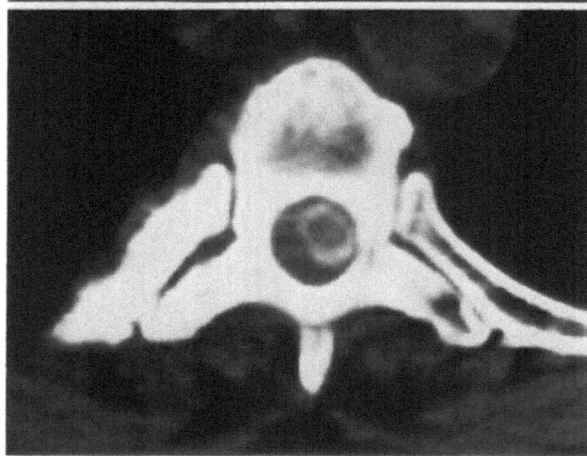

Abb. 5.3.3.2. CT-Schnitte einer epiduralen Metastasierung bei bekanntem Prostata-Karzinom nach subarachnoidaler, geringer Kontrastmittelgabe. Man erkennt Destruktionen im Wirbelkörper, im Wirbelbogen und in der rechten Rippe. Der Duraschlauch ist deformiert sowie nach links und ventral verlagert.
Patient, männl., 70 J.: Wir führten eine Entlastungslaminektomie durch und haben nachbestrahlt. Bei der Verlegung zur Nachbestrahlung zeigte sich eine gute Rückbildungstendenz der inkompletten Paraparese

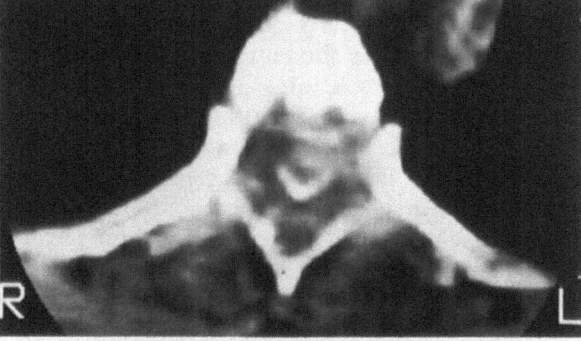

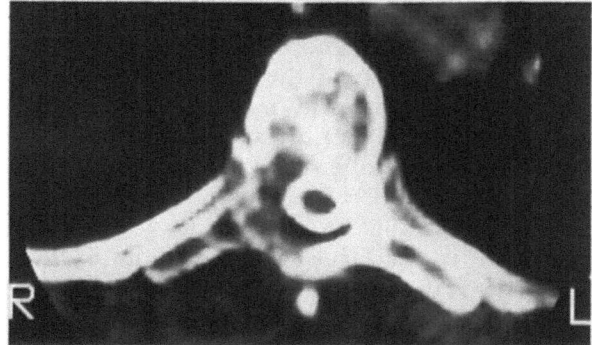

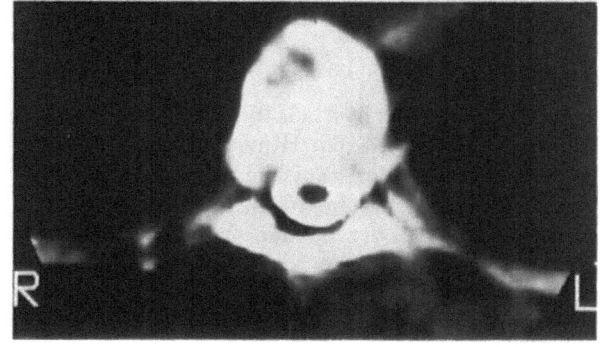

Abb. 5.3.3.3. Hier handelt es sich um ein ähnliches Bild wie bei Abb. 2, jedoch ist Ursache der Veränderungen ein metastasierendes Mamma-Karzinom. Es bestand ein inkomplettes Querschnittsbild, weswegen wir uns zur Laminektomie von Th4 bis Th6 entschlossen haben. Die Pat. ist am Tag nach der Entlastung an einer Lungenembolie verstorben. Patient, weibl., 68 J.: Ablatio mammae vor 3 Jahren

Bleiben die genannten Methoden ohne sichere Aussage, muß – wie immer, wenn die neurologische Störung auf eine Kompression des Rückenmarks verdächtig ist – die weitere Abklärung mit Hilfe der Kontrastdarstellung des Subarachnoidalraumes weitergetrieben werden. Allerdings kann man heute – soweit ohne große Mühe örtlich erreichbar – der Kontrastmitteldiagnostik noch die Computertomographie des Spinalkanals und der Wirbelsäule voranstellen. Meistens lassen sich damit die Veränderungen an den Wirbeln recht gut erfassen, oft sind auch direkte Aussagen über eine Raumforderung im Spinalkanal möglich (Abb. 5.3.3.1–5.3.3.3)

Die Myelographie (Abb. 5.3.3.4–5.3.3.6 – heute überwiegend auch in höheren Abschnitten des Spinalkanals mit wasserlöslichen Kontrastmitteln durchgeführt – zeigt typische Bilder eines partiellen oder kompletten Stops durch von peridural einwirkende Kompression. Diese kommt oft von lateral oder von dorsal und erlaubt bei ventraler Lage durch ihre Beziehung zum Wirbelkörper – hinter dem dann das Maximum der Verlagerung liegt – auch meistens eine Abgrenzung gegenüber dem Bild des Bandscheibenvorfalles.

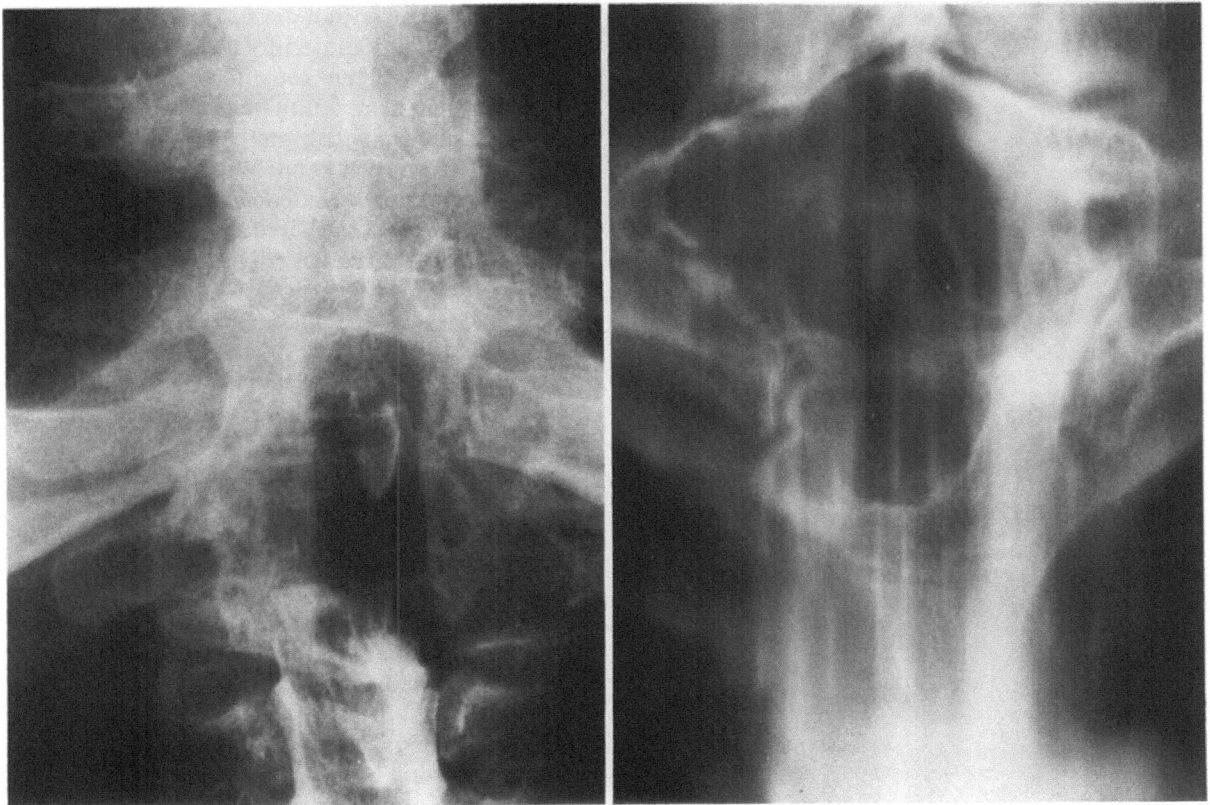

Abb. 5.3.3.4a, b. Plasmocytom in Höhe HW 6 bis BW 1. Die Abbildung 4a zeigt einen kompletten Stop in der Myelographie in Höhe der Grundplatte HW 6. Die Abb. 4b zeigt auf eine Schichtaufnahme die Druckusuren am Wirbel HW 7 und BW 1 mit dezenten Randsklerosierungen. Patient, männl., 56 J.: In der Anamnese 8 Monate Schmerzen im Genick und im Arm. Bei der Op. findet sich ein „gut abgegrenzter, blauroter, relativ fester Tumor epidural"! Histolog. handelt es sich um ein solitäres Plasmocytom vom Beta-2-Typ

Röntgennativaufnahme und Myelogramm ergeben für die einzelnen Arten der metastasierenden Primärtumore oder Grundkrankheiten kein charakteristisches Muster, so daß zur weiteren Bestimmung des Primärtumors, soweit dieser aus der Anamnese nicht bekannt ist, die üblichen diagnostischen Verfahren der medizinischen Onkologie mit heranzuziehen sind. Dies gilt vor allem, wenn der Verdacht auf das Vorliegen eines Morbus Kahler, Morbus Hodgkin oder einer Bluterkrankung entsteht. Diese Maßnahmen müssen mit der gebotenen Eile durchgeführt werden und dürfen natürlich nicht zu einer Verzögerung der evtl. dringlich gebotenen Entlastung des komprimierten Rückenmarks führen.

5.3.3.4 Therapie

Bei der ungünstigen Prognose der Wirbelsäulenmetastasen sind die Ziele der Therapie beschränkt und beinhalten selbstverständlich nicht die Heilung des Patienten. Sie stellen sich kurz skizziert folgendermaßen dar:

1. Beseitigung evtl. vorhandener Schmerzen,

2. Verhinderung, Beseitigung oder Minderung neurologischer Ausfallserscheinungen

3. Erhaltung oder Wiederherstellung der Stabilität im Achsenorgan,

4. Erhaltung oder weitgehende Wiederherstellung der Mobilität,

5. Verbesserung der Pflegefähigkeit.

Für den Neurochirurgen stehen die Punkte 1 und 2 im Vordergrund seiner Bemühungen, wobei jedoch auch die übrigen Punkte keineswegs vernachlässigt werden dürfen. Leider lassen sich die genannten Ziele oft nicht erreichen, weil die Erkrankung zu schnell voranschreitet oder der Patient zu spät in kompetente Hände kommt.

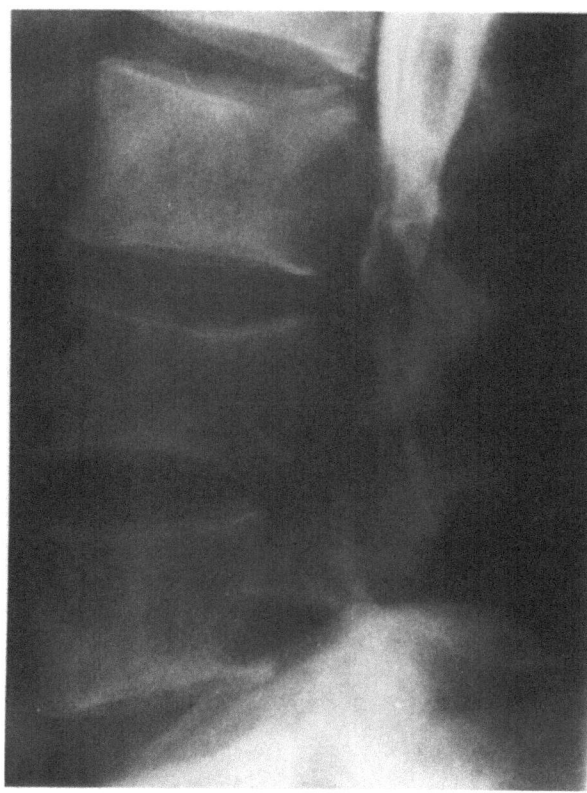

Abb. 5.3.3.5. Metastase eine Prostata-Ca im 3. LWK und Epiduralraum.
Patient, männl., 59 J.: Rückenschmerzen mit einem sich relativ schnell entwickelnden inkompletten Cauda-Querschnitt-Syndrom. Man erkennt sehr gut die Destruktion im 3. LWK, die schon auf die Unterkante des 2. LWK übergreift und, daß der peridurale Anteil des Tumors bis hinter den 2. LWK reicht. Die Masse des Tumors liegt ventral des Duraschlauches. Wir haben entlastet und den 3. LWK mit einer Palakos-Plombe stabilisiert

Die Entscheidungen über die zu treffenden Maßnahmen sind schwierig und müssen zahlreiche Kriterien mit einbeziehen. Zur Indikationsstellung für alle Eingriffe – von der einfachen Entlastungslaminektomie bis hin zur großen, stabilisierenden orthopädischen Operation – müssen folgende Punkte kritisch gewertet werden

Lebensalter und Lebenserwartung,
Allgemeinzustand,
Stand der Metastasierung und Art des Primärtumors,
Risikofaktoren durch Nebenerkrankungen,
Akuität und Ausprägung der neurologischen Ausfälle sowie deren Dauer,
Belastung durch den Eingriff und seine Nachbehandlung,
Erfolgsaussichten des Eingriffs.

Hieraus ergibt sich, daß die Entscheidung, ob eingegriffen werden kann und soll und welche Maßnahmen im einzelnen getroffen werden müssen, nur von einem sehr erfahrenen Operateur in Zusammenwirken mit dem erstbehandelnden Kollegen getroffen werden kann. Wir haben in unserem Raum die erfreuliche Beobachtung machen könne, daß die Kooperationsbereitschaft zwischen den Kollegen der verschiedenen Disziplinen sehr zugenommen hat und die gegenseitige Beratung sehr erfolgreich ist. Wir mußten aber auch registrieren, daß die Beurteilung und Wertung der o.g. Kriterien sehr unterschiedlich sein kann. Dies trifft besonders auf die Beurteilung von Querschnittbildern zu.

Im Einzugsbereich unserer Klinik sind wir daher zu Maßnahmen gekommen, die sich uns sehr bewährt haben und die von den Kollegen der umliegenden Krankenhäuser dankbar angenommen werden.

Wir fahren zum Patienten in das erstbehandelnde Krankenhaus hin und führen mit den dortigen Kollegen ein Konsil durch. Daraus ergeben sich zahlreiche Vorteile:

Der Operateur lernt den Patienten frühzeitig kennen und kann die entscheidenden Kriterien für das weitere Vorgehen augenscheinlich beurteilen. Unklarheiten und Zweifel können durch ein interkollegiales Gespräch ausgeräumt werden. Dem Patienten werden unnötige und schmerzhafte Transporte erspart, und schließlich werden Kosten reduziert.

Besonders schwierig ist die *Indikationsstellung* zur Entlastungslaminektomie bei der Querschnittlähmung, da die Voraussetzung hier andere als bei intraspinaler Raumforderung durch Tumoren des Rückenmarks sind. Nach aller Erfahrung (Hemmer et al., 1971; Hall und Mackey, 1973; Bruckmann und Bloomer, 1978), die auch am Material der Göttinger Neurochirurgie mit einer Dissertation (Koch, 1967) überprüft wurde, ist bei den Metastasen der Wirbelsäule die Prognose der Entlastungslaminektomie ungünstig, wenn die Querschnittlähmung bereits komplett ist. In vielen Fällen muß sogar eine Verschlechterung des neurologischen Befundes erwartet werden, wenn die Entlastung nach *kurzem Verlauf* und *fast* vollständiger Querschnittlähmung erfolgt. Die Ursache scheint darin zu liegen, daß Querschnittlähmungen aufgrund einer Wirbelsäulenmetastase sich schnell entwickeln und schon frühzeitig die venösen Abflußwege im peridualen Fettgewebe blockiert sind. In diesen Fällen sollte die Indikation zur Entlastungslaminektomie sehr zurückhaltend gestellt werden.

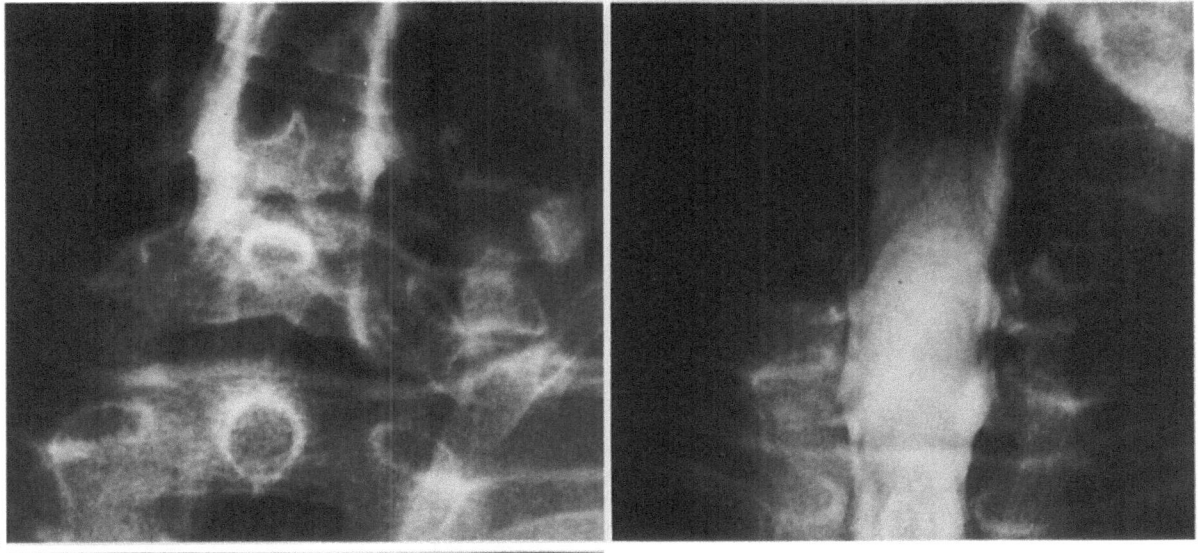
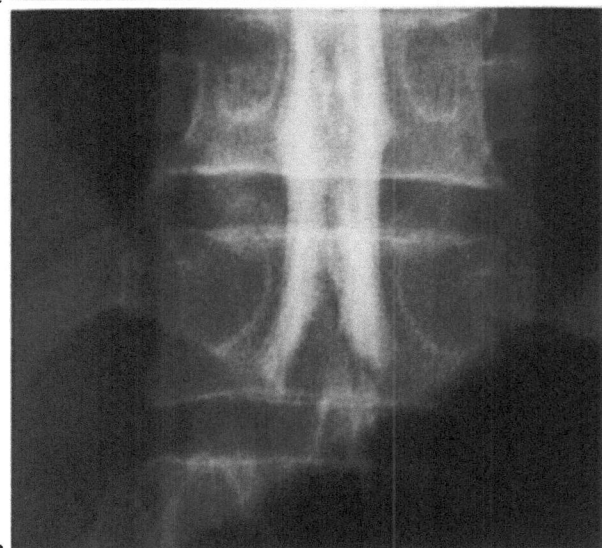

Abb. 5.3.3.6. a–c. Arachnoidal-Sarkom mit metastatischer Aussaat (Abtropfmetastasen). Patient, männl., 39 J.: Vor 11 Jahren Operation eines Arachnoidal-Sarkoms in der re. Kleinhirnhemisphäre mit Nachbestrahlung. Im Mai 76 Entwicklung eines inkompletten Querschnittbildes im unteren Halsmark. Bild a zeigt den Stop in Höhe 6/7 im Myelogramm. Die Raumforderung wurde durch Op. beseitigt, der Tumor saß dorsal dem Rückenmark auf und wuchs zwischen den Hintersträngen in die Tiefe. Bild b zeigt 4 Wochen später einen erneuten Stop hinter BW 8. Im unteren HWS-Abschnitt ist die Passage jetzt frei, jedoch besteht der Verdacht auf eine erneute Metastase hinter Th 2. In Höhe BW 8/9 wird ein kleiner Doppeltumor auf der Dorsalseite des Rückenmarks entfernt. Im Nov. 1976 stirbt der Pat., es findet sich ein weiterer Tumor in Höhe BW 11 und ein lokales Rezidiv im re. Kleinhirn

In den letzten Jahren ist eine erfreuliche Verbesserung in der Indikationsstellung zur Operation bei den stabilisierenden Eingriffen an der Wirbelsäule eingetreten. Die Verwendung von Kunststoffpolymeren hat uns in die Lage versetzt, nach der Entlastungslaminektomie bei teilweiser Destruktion des Wirbelkörpers diesen von dorsal her über die Bogenwurzel durch Einkneten, z.B. von Palacos zu stabilisieren. Es scheint sogar, als ob die Wärmeentwicklung des polymerisierenden Kunststoffs das Fortschreiten der Destruktion in den Grenzbezirken zum gesunden Knochen wenigstens vorübergehend zu hemmen vermag; jedenfalls, soweit dies unsere Erfahrungen mit Metastasen des Mamma-Karzinoms betrifft.

Die metastatischen Herde im Wirbelkörper werden ausgekratzt, dann wird die Palacosmasse fest eingedrückt und später wird nachbestrahlt. Die Patienten können schon kurz nach der Operation die Wirbelsäule wieder senkrecht belasten und sind relativ schnell wieder gehfähig. Wir verfügen inzwischen über mehrere Beobachtungen mit stabiler Wirbelsäule über mehrere Jahre (Abb. 5.3.3.7).

Von den Orthopäden wird über gute Erfolge mit transabdomineller bzw. transthorakaler Entfernung der befallenen Wirbelkörper und Ersatz derselben durch Distanzschrauben und Palacos berichtet (Polster, 1981). Der Wirbelkörperersatz im Halswirbelsäulenbereich von ventral her mit AO-Platten und Kunststoff (Kotz und Sunder-Plassmann, 1977) gehört fast schon zu den Selbstverständlichkeiten. Auch hier wird sofort eine Belastungsstabilität erreicht. Immenkamp und Knoche (1977) empfehlen bei ausgedehnteren Resektionen

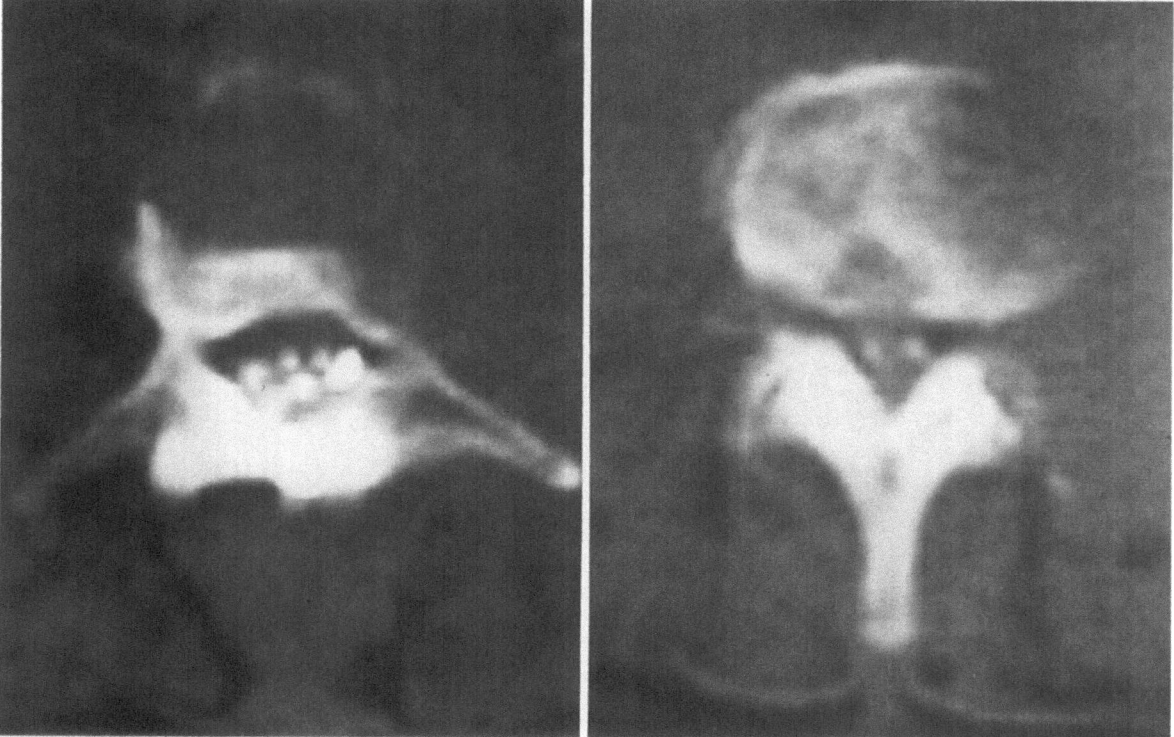

Abb. 5.3.3.7. CT-Schnitte durch den 2. und 4. Lendenwirbel mit weitgehender Zerstörung durch ein Schilddrüsen-Karzinom. Bereits 3 Jahre zuvor war bei dem Pat. eine Stabilisierung des 3. LWK mit einer Palacosplombe vorgenommen worden, da eine Metastase im Wirbelkörper zu einer partiellen Querschnittlähmung geführt hatte. Diese Lähmungen haben sich nach Stabilisierung des Wirbelkörpers und Nachbestrahlung gut zurückgebildet. Der jetzige Befund hatte nicht zu neuerlichen neurologischen Ausfällen geführt. Es wurde jetzt eine dorsale Stabilisierung mit Metallstäben und Palacos von den Orthopäden vorgenommen. Auf den Übersichtaufnahmen waren nur noch geringe Anteile der Wirbelkörper zu erkennen.
Patient, männl., 47 J.

im HWS-Bereich die Stabilisierung durch den „Halo-cast".

Im LWS-Abschnitt scheint sich zunehmend die dorsale Stabilisierung mit Harrington-Stäben auch bei Metastasen der Wirbelsäule durchzusetzen (Livingston und Perrin, 1974). Die Indikationsstellung und die technische Durchführung der Operation scheint aber noch starken persönlichen Prägungen zu unterliegen.

Nach Abschluß der Wundheilung wird in aller Regel, abhängig von der Art des Primärtumors, eine Bestrahlung durchzuführen sein (Remagen et al. 1980), der besondere Bedeutung bei Kompressionen durch Leukämie, beim Lymphogranulom und beim Plasmozytom zukommt. Selbstverständlich muß hier auch die gesamte Palette der internistischen Therapiemöglichkeiten einschl. der Zytostatika ausgeschöpft werden. Auch bei den Metastasen der Karzinome sollte frühzeitig die Zusammenarbeit mit dem Onkologen im Hinblick auf die systemische Allgemeintherapie gesucht werden.

In allen Fällen, in denen eine Kompression des Rückenmarks nicht besteht oder nicht befürchtet werden muß und deren Wirbelsäule ausreichend stabil ist, empfiehlt sich nach Bruckmann und Bloomer (1978) die primäre Strahlentherapie. Sie sollte zum Schutz des Rückenmarks gegen Schwellungszustände nach Marshall und Langfitt (1977) durch die Gabe von 40 mg Dexametasone ergänzt werden. Die Erfolge dieser Therapie bei den relativen Frühstadien scheinen nicht ungünstig zu sein.

Aber auch in den Fällen, in denen Operation und Bestrahlung nicht mehr zu Erfolgen führen können, braucht der Therapeut nicht vollständig zu resignieren. Mit Hilfe der analgetischen Bestrahlung – 20 Gy in wenigen Tagen – kann oft noch eine Reduktion der Schmerzen erzielt werden, so daß das Krankenlager erträglicher wird und die Pflege leichter. In der Kombination mit Dexametason läßt sich diese Wirkung noch verstärken, wobei zusätzlich die psychogene euphorisierende Wirkung der Corticoide hilfreich ist. In etwa die gleiche Richtung geht die Empfehlung der Hypophysenausschaltung bei den Metastasen der hormonabhängigen Primärtumore. Beim Mamma- sowie beim Prostata-Karzinom lassen sich die Metastasenschmerzen recht gut durch Elektrokoagulation oder interstitielle Bestrahlung der Hypophyse beeinflussen.

Literatur

Bruckmann JE, Bloomer WD (1978) Managment of spinal cord compression. Semin Oncol 5:135–140

Glauner R (1971) Angiologie und Szintigraphie bei Knochen- und Gelenkerkrankungen. Thieme, Stuttgart

Hall AJ, Mackay NNS (1973) The results of laminektomie for compression of the cord of cauda equina by extradural malignant tumor. J Bone Joint Surg [Br] 55:497–505

Hellner, H (1950) Die Knochengeschwülste. Springer, Berlin

Hellner H, Poppe H (1956) Röntgenologische Differentialdiagnose der Knochenerkrankungen. Thieme, Stuttgart

Hemmer R, Pick S (1971) Entlastungslaminektomien bei Metastasen der Wirbelsäule. Aerztl Forschung 25:1–6

Hohrein D, Schöche J (1980) Zur Klinik maligner extraduraler Spinaltumoren. Zentralbl Neurochir 41:215–222

Immenkamp M, Knoche U (1977) Die operative Behandlung gutartiger und bösartiger Tumoren der Halswirbelsäule. Orthopädische Praxis 13:884–890

Koch D (1967) Die Ergebnisse neurochirurgischer Eingriffe bei Querschnittläsionen infolge maligner Tumoren der Wirbelsäule. Inaug-Diss, Göttingen

Kotz R, Sunder-Plassmann M (1977) Ventrale Stabilisierung bei Metastasen der Hals- und oberen Brustwirbelsäule. Orthopädische Praxis 13:891–895

Livingston KE, Perrin RG (1978) The neurosurgical management of spinal metastasis causing cord and cauda equina compression. J Neurosurg 49:839–843

Marshall LF, Langfitt TW (1977) Combined therapy for metastatic extradural tumors of the spine. Cancer 40:2067–2070

Petasnick JP (1977) Metastatic bone disease. Handbuch der medizinischen Radiologie. In: Diethelm L, Heuck F, Olsson O, Ränninger K, Strnad F, Vieten H, Zuppinger A, Beachley M, Becker MH, Collins PA, Ranninger K (Hrsg) Band 5: Röntgendiagnostik der Skeletterkrankungen, Teil 6. Bone tumors. Springer, Berlin Heidelberg New York

Polster J (1981) Die Behandlung der malignen Wirbelsäulentumoren und Metastasen; derzeitige operative Möglichkeiten vom ventralen und dorsalen Zugang. Vortrag Ges für Wirbelsäulenforschung, 12. Arbeitstagung, Tübingen

Remagen W, Morscherer E, Rösli A (1980) Primäre und sekundäre Tumoren oder Knochen und Gelenke. Handbuch der Inneren Medizin, Band VI. In: Schwiegk H, Kuhlencordt F, Bartelheimer H (Hrsg) Teil 1 B, Klinische Osteologie. Springer, Berlin Heidelberg New York, S 1316–1475

Schäfer ER (1975) The spinal compression syndrome. In: Vinken PJ, Bruyn GW (ed) Handbook of clinical neurology, vol XIV. Tumours of the spine and spinal cord, Part I. North-Holland Publishing Company, Amsterdam Oxford. American Elsevier Publishing, New York

Schäfer ER, Weber HJ (1978) Mißbildungen, Krankheiten und Verletzungen des Rückenmarks, seiner Häute und seiner dazugehörigen Wirbelabschnitte, Bd III. Neubildungen. In: Bushe KA, Glees P (Hrsg) Chirurgie des Gehirns und Rückenmarks im Kindes- und Jugendalter. Hippokrates, Stuttgart

Scheid W (1980) Lehrbuch der Neurochirurgie, 4. Aufl. Thieme, Stuttgart New York

Schlegel KF (1969) Mißbildungen, Verletzungen und Erkrankungen der Wirbelsäule. In: Olivecrona H, Tönnis W (Hrsg) Handbuch der Neurochirurgie, Bd VII/1. Springer, Berlin Heidelberg New York

Weidner A, Immenkamp M (1984) Frühsymptome und prognostische Bedeutung spinaler Raumforderungen bei extraduralen Tumoren der Lendenwirbelsäule. In: Hohmann D, Liebig K, Kügelgen B, Schirmer M (Hrsg) Neuroorthopädie 2. Springer, Berlin Heidelberg New York Tokyo, S 287–293

5.3.4 Tumoren am Rückenmark

E.R. SCHÄFER

5.3.4.1 Allgemeines

Faßt man größere Übersichtsstatistiken zusammen, so ergeben sich für die Häufigkeit von Tumoren am Rückenmark etwa folgende Verhältniszahlen:

Es kommt jeweils *1 Rückenmarkstumor* auf etwa 4000 Krankenhauseinweisungen oder auf 50 Geschwulstpatienten oder auf 4–8 Hirntumoren.

In der eigenen Statistik haben wir über den Zeitraum der letzten 6 Jahre in einer Abteilung mit 50 neurochirurgischen und 100 neurologischen Betten bei insgesamt 14538 Aufnahmen 33 tumoröse Raumforderungen am Wirbelkanal beobachtet und behandelt. Das sind 1 spinaler Tumor auf 440 Aufnahmen. Betrachtet man die Neurochirurgie allein, so liegt die Frequenz bei etwa 1 spinalen Geschwulst auf 200 Aufnahmen.

Das Haupterkrankungsalter an spinalen Tumoren liegt bei etwa 30–50 Jahren, bei den Frauen etwas zum höheren Lebensalter hin verschoben, da bei ihnen Meningeome mit zunehmendem Lebensalter auch am Rückenmark häufiger auftreten.

Hinsichtlich der Symptomatik und Diagnostik wird auf das Kapitel 5.3.1 verwiesen. Hier sollen nur die besonderen Eigenheiten der Lokalisation, der Pathologie, der Differentialdiagnose und der Therapie bei den Rückenmarkstumoren zur Sprache kommen.

Während der Pathologe die Einteilung der Geschwülste überwiegend nach der Herkunft der einzelnen Zelltypen vornimmt und nach

neuroepithelialen,
mesodermalen,
ektodermalen und
Mißbildungstumoren

unterscheidet, bietet sich für den therapierenden Arzt aus Gründen der Diagnostik und der Behandlung eine Einteilung nach der Lage zum und im Querschnitt des Wirbelkanals und zur Segmenthöhe des Rückenmarks aus Gründen der Zweckmäßigkeit an.

Die Lage der Geschwulst zur Segmenthöhe des Rückenmarks ist ganz entscheidend für die Symptomatik und das Schicksal des Betroffenen, die Lage zum Querschnitt des Rückenmarks bzw. im Wirbelkanal entscheidet über die Entwicklung der Symptome und über die Aussichten der Therapie.

Eine entscheidende Grenzlinie für die Einteilung der Geschwülste stellt die Dura dar, so daß die grobe Differenzierung

intradural/extradural bzw. peridural

lautet (vgl. Abb. 5.3.1.1, S. 275). Die intraduralen Geschwülste werden wiederum nach ihrer Lage zur Medulla selbst als

juxtamedullär (neben dem Rückenmark gelegen) und als intramedullär

bezeichnet. Weiterhin kann man noch differenzieren, ob die Geschwulst sich *primär* an dieser Stelle entwickelt hat oder *sekundär* dort eingewachsen ist.

Wir kommen daher zu folgenden Lagebezeichnungen:

intradural – intramedullär
intradural – extra- oder juxtamedullär,
extradural oder peridural (intraspinal)

und schließlich

sekundär intraspinal

wenn die Geschwulst im Sinne einer Sanduhrgeschwulst durch ein Foramen intervertebrale in den Wirbelkanal eingewachsen ist, oder bei den Wirbeltumoren die Knochengrenze zum Wirbelkanal durchbrochen hat.

Von der Lage der Geschwulst her kann man schon teilweise auf ihre Art schließen. Primär intramedullär kommen vor:

Gliome und Ependymome.

Sekundär intramedullär werden wesentlich seltener beobachtet:

Lipome,
Angiome,
leukämische Infiltrate,
Metastasen und
Mißbildungstumoren (Teratome).

Die extramedullären oder juxtamedullären Tumoren werden überwiegend von den

Meningeomen und Neurinomen

und im Kaudabereich auch von den

Ependymomen des Filum terminale

gestellt. Auch die

tumorartigen Gefäßmißbildungen

liegen extramedullär. Daneben werden in dieser Lage Abtropfmetastasen von Glioblastomen und Medulloblastomen beobachtet.

Die überwiegende Zahl der extraduralen Raumforderungen stellen die Metastasen der Karzinome und Absiedlungen des malignen Lymphoms, des Lymphogranuloms und die dysontogenetischen Tumoren sowie die Geschwülste des Grenzstranges und des Mediastinums oder Retroperitoneums, die sekundär in den Spinalkanal einwachsen. Ebenso gehören hierzu die primären und sekundären Tumoren der Wirbelsäule. Die Symptomatik der Tumoren am und im Spinalkanal wird überwiegend von der Höhe des Tumors im Wirbelkanal – Halswirbelsäule – Brustwirbelsäule – Lendenwirbelsäule – bestimmt und erst in 2. Linie von der Beziehung der Geschwulst zum Querschnitt des Achsenorgans. Die Beziehung zur Dura und zur Medulla prägen überwiegend die Entwicklung der Symptomatik, die ebenso von der Wachstumsgeschwindigkeit der einzelnen Geschwülste beeinflußt wird. Auf Besonderheiten wird bei den einzelnen Tumorarten eingegangen.

Einige Worte müssen schließlich noch zur Klassifikation der Tumoren gesagt werden, mit der wir gerade im deutschen Sprachraum in den letzten Jahren gewisse Schwierigkeiten zu überwinden hatten.

Wenn bis zum 1. Weltkrieg die Klassifizierung der Geschwülste überwiegend von den europäischen Pathologen geprägt wurde, so setzte zwischen den beiden Weltkriegen, beginnend mit Bayley und Cushing (1926) eine neue Linie wichtige Maßstäbe, die über Kernohan (1949) bis zur heute meistens üblichen Klassifikation von Rubinstein (1972) führt. Dazwischen sind gerade für den deutschen Sprachraum nochmals die sehr erfolgreichen Einteilungsversuche von Henschen (1934, 1955) und Zülch (1956, 1978) zu erwähnen. Die in diesem Kapitel benutzte Klassifikation lehnt sich sowohl an Zülch als auch an Rubinstein an.

5.3.4.2 Meningeome

Die Meningeome sind gutartige Tumoren, die von den weichen Häuten des Nervensystems ausgehen und nur extrem selten in das Nervengewebe penetrieren. Im Spinalkanal gehen sie in der Regel vom Ligamentum denticulatum aus. Sie sind meistens von einer feinen Haut überzogen und erscheinen samtartig, rot bis rot-livid und haben eine weiche bis derbe Konsistenz. Als spinale Tumoren erreichen sie oft nur die Größe eines Fingerendgliedes und sind extradural nur sehr selten anzutreffen. Sie wachsen in dieser Lokalisation in den Knochen in der Regel nicht ein und produzieren an den Wirbeln im Gegensatz zum Schädel keine Hyperostosen. Druckschäden und Usuren am Knochen treten aber wegen des langsamen Wachstums der Meningeome gelegentlich auf, nämlich als Aufweitung der Interpedunkularabstände und als Pedikelatrophien.

Unter den Tumoren des Spinalkanals sind die Meningeome am häufigsten anzutreffen und machen etwa ein Drittel aller Geschwülste in diesem Bereich aus. Sie sind überwiegend im thorakalen Abschnitt des Spinalkanals angesiedelt und treten bevorzugt bei weiblichen Patienten höherer Altersstufen auf. Bei Kindern und Jugendlichen sind sie dagegen sehr selten. Neben dieser thorakalen Lage kommen Meningeome auch zervikal vor, lumbal sind sie sehr selten. Die zervikalen Formen können bis in das Foramen magnum reichen und manchmal sogar hier inserieren (spinokraniale Meningiome). Die spinalen Meningeome können auch in der Form von Sanduhrgeschwülsten auftreten, d.h. partiell intraspinal und teilweise extraspinal unter Durchwachsen eines Foramen intervertebrale.

Meningeome können das Rückenmark weit verdrängen und erheblich imprimieren; ja selbst Kompressionen des Rückenmarks bis auf bandartige Stärke hat der Autor beobachtet, wobei die Leitfähigkeit des Rückenmarks nur mäßig stark beeinträchtigt war und sich nach Entfernung des Tumors gut erholt hat.

Die histologische Klassifizierung der Meningeome ist in letzter Zeit etwas schwierig geworden; besonders seit 1961 seitdem mit der neuen internationalen Klassifikation nach WHO (*W*orld-*H*ealth-*O*rganisation) gearbeitet wird. Häufig wird aber von verschiedenen Pathologen noch eine ältere Einteilung – die auch mir manchmal überzeugender, weil gewöhnter erscheint – benutzt.

Die neuere Klassifizierung lehnt sich an Oddson (1948) an und geht auf Vorschläge von Bland und Russell (1938) zurück. Danach unterscheiden wir folgende Typen:

1. einen endotheliomatösen Typus,
2. einen fibroplastischen Typus,
3. einen Übergangstypus zwischen 1 und 2,
4. einen angioblastischen Typus,
5. einen xanthomatösen Typus und
6. einen myxomatösen Typus.

Bezüglich ihrer Dignität und Rezidivhäufigkeit oder Wachstumsgeschwindigkeit zeigten die einzelnen Typen jedoch keine Unterschiede, wenn auch die angioblastischen Typen überwiegend bei jüngeren Patienten angetroffen werden.

Die Diagnose eines Meningeoms kann zum Teil schon vor der Operation mit einer gewissen Wahrscheinlichkeit aus dem myelographischen Bild gestellt werden (Abb. 5.3.4.1), jedoch sind Verwechslungen mit wandständigen Neurinomen – von de-

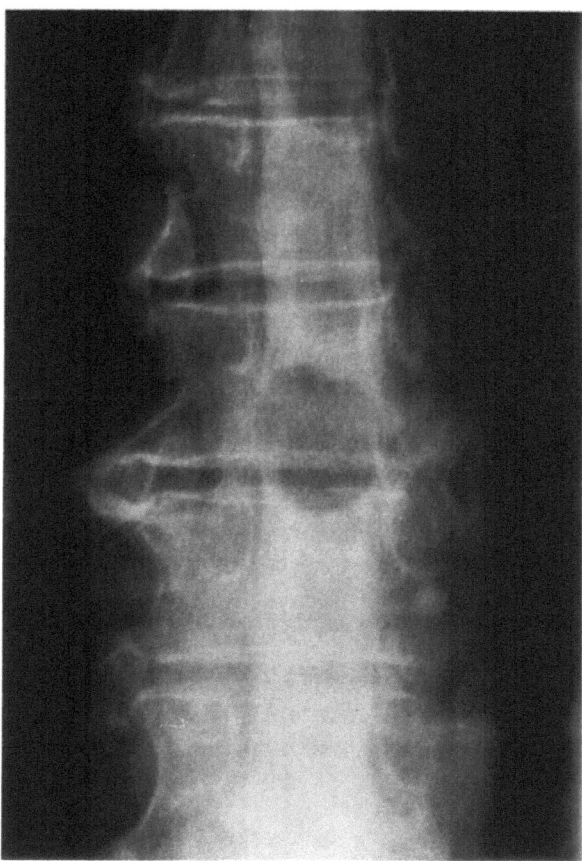

Abb. 5.3.4.1. Typisches Bild eines thorakalen Meningeoms. Patient weibl. 73 J.: Die Vorgeschichte zeigte ein langsam sich entwickelndes Bild eines überwiegend sensiblen inkompletten Querschnittes. Wegen der ausgeprägten lateralen Randzacken in der Höhe BWK$_{8/9}$ war zunächst an einen thorakalen Bandscheibenvorfall mit Sequester gedacht worden. Die Myelographie läßt an einem intraduralen, gut abgegrenzten Tumor keinerlei Zweifel aufkommen

nen sie auch noch bei der Freilegung schwer unterschieden werden können – nicht selten. Bei entsprechender Richtung des Zentralröntgenstrahles kann man die an der Wand des Spinalkanals tangential anhaftende Ei- oder Kugelform des Tumors ausmachen. Die Liquoruntersuchung ist für die Abgrenzung gegen andere Raumforderungen intraduraler Art wenig hilfreich. Das lumbale Computertomogramm weist für die spinalen Meningeome keine spezifischen und verläßlichen Dichtewerte aus.

Die mittlere Erkrankungsdauer vom Auftreten der ersten Symptome bis zur Entdeckung und Operation des Tumors liegt bei etwa 2 Jahren. Die frühen Erstzeichen bestehen überwiegend in radikulären Schmerzen und funikulären Sensibilitätsstörungen in den distalen Partien des Körpers. Häufigstes Zweitsymptom sind motorische Störungen. Blasen- und Darmstörungen treten erst sehr spät auf. Die indirekten Tumorzeichen an der Wirbelsäule und an den Wirbeln sind selten, direkte Tumorzeichen sind nur in einzelnen Fällen nachzuweisen und dann auf kleine Abschnitte der Wirbelsäule beschränkt. Häufiger kann man Haltungsänderungen der Wirbelsäule im betroffenen Bereich nachweisen.

Der Liquoreiweißgehalt ist immer erhöht und schwankt zwischen 500 und 2000 mg/l. Die Zellzahl übersteigt selten 20/3 Zellen. Nach Nittner (1972) zeigt die Liquor-Manometrie im Queckenstedt'schen Versuch in etwa zwei Drittel der Fälle einen Stop der Liquorzirkulation an und im restlichen Drittel eine Behinderung. Die Myelographie deckt zu einem Drittel eine teilweise Verlegung des Spinalkanals mit Umfließungsfiguren und zu zwei Dritteln einen Stop mit Polkappenbildung auf. Die Aussparungen im Myelogramm sind fast immer scharf begrenzt und ein- oder mehrhöckrig und lassen die Abgrenzung zum Neurinom offen.

Die Meningeome lassen sich in der Regel gut und total operieren, selbst wenn sie gelegentlich ventral vom Rückenmark gelegen sind. Die Dura sollte immer mit einem Saum von einigen Millimetern Breite um die Haftstelle herum mit exstirpiert werden. Den entstandenen Duradefekt wird man in der Regel plastisch decken. Bei exakter und sorgfältiger Operationstechnik sind Rezidive selten; sie lassen sich jedoch von den selten primär vorkommenden multiplen Meningiomformen nicht abgrenzen, zumal die Gefahr nicht gering ist, beim Nachweis eines imponierenden, größeren Tumors, kleine Nebentumoren zu übersehen.

Die Wiederherstellung der Rückenmarksfunktion nach erfolgter Entlastung ist bei den Meningeomen – wohl aufgrund des relativ langsamen Wachstums – erstaunlich gut und verbessert sich in vielen Fällen noch nach Jahren mit zunehmendem Abstand von der Operation. Schöche und Hohrein (1980).

5.3.4.3 Neurinome

Die Neurinome sind als zweithäufigster Tumor im Spinalkanal nur wenig seltener als die Meningeome. Der Unterschied beträgt nur wenige Prozentpunkte. Beide Geschlechter werden etwa gleich häufig befallen; das Haupterkrankungsalter ist etwas geringer als bei den Meningeomen und liegt gering unterhalb des 40. Lebensjahres. Im Kindes- und Jugendalter liegt die Häufigkeit der Neurinome bei etwa 10%.

Die Neurinome sind gutartige, rundliche, derbe und weißliche Geschwülste, die von einer Nervenwurzel ausgehen und abgekapselt erscheinen, da sich die Leptomeninx um sie herum anspannt. Der Ursprung aus der Nervenwurzel erklärt die nicht seltene Form einer Sanduhrgeschwulst. Trifft man im Erwachsenenalter auf eine Sanduhrgeschwulst, so handelt es sich in der Hälfte der Fälle um ein Neurinom – bei Kindern meistens um ein Sympatoblastom.

Die Neurinome liegen in der Regel juxtamedullär und wachsen nur selten in das Rückenmark ein. Hin und wieder werden sie auch außerhalb des Duraschlauches und gelegentlich sowohl intra- als auch extradural angetroffen. Es sind überwiegend singuläre Tumore, doch kommen sie bei der Neurofibromatose v. Recklinghausen auch multipel vor.

Die Angaben über die Höhenlokalisation sind in der Literatur schwankend; generell kann man sagen, daß das Verhältnis zervikal:thorakal:lumbal sich wie 3:5:2 verhält. Es scheint, als ob die sensiblen Wurzeln etwas häufiger als die motorischen betroffen sind, so daß ein Zusammenhang mit der Ganglienzelleiste im Rückenmark im Sinne von Fehlbildungstumoren diskutiert wird.

Die Größe der Tumoren ist sehr unterschiedlich und reicht von hirsekorngroß – ohne wesentliche neurologische Symptomatik – bis hin zu gänseeigroß im Lumbosakralbereich, dann meistens mit einer Querschnittsymptomatik einhergehend. Sie können juxtamedullär eine beträchtliche Länge erreichen und sich über mehrere Segmente erstrekken.

Pathologisch-anatomisch zeigt der feingewebliche Aufbau fibrilläre und retikuläre Elemente in unterschiedlicher Ausprägung. Regressive Veränderungen – schleimhaltige Zysten, Verkäsung, Verkalkung, besonders im Zentrum größerer Geschwülste – kommen nicht selten vor. Eine maligne Entartung ist selten und verdächtig auf das Vorliegen einer v. Recklinghausen'schen Erkrankung.

Die mittlere Erkrankungsdauer vom Auftreten der ersten Erscheinungen bis zur Operation beträgt bei den Neurinomen 2–3 Jahre mit Grenzwerten von 4 Wochen bis 28 Jahren (Doeker, 1965).

Nach Nittner (1972) werden die Neurinome unter den 3 großen Geschwulstarten des Spinalkanals am frühesten diagnostiziert. Erst- und Hauptsymptom ist ein radikulärer Schmerz, was aufgrund des Ursprungs der Geschwulst nicht verwundert. Daneben werden diffuse, mehr vertebragene Schmerzen beobachtet. Die motorischen Ausfälle folgen den Schmerzen und beginnen homolateral. Nicht selten werden radikuläre Ausfälle, verbunden mit Segmentatrophien, beobachtet.

In der Röntgen-Nativdiagnostik überwiegt der Nachweis von Fehlhaltungen gegenüber indirekten, druckatrophischen Zeichen. Werden solche gefunden, so sind sie oft einseitig betont und vorwiegend an der Bogenwurzel gelegen. Erweiterungen des Zwischenwirbelloches werden nicht nur bei Sanduhrgeschwülsten beobachtet. Eigene Beobachtungen betreffen kugelförmige Druckatrophien an den Hinterflächen der Wirbelkörper.

Der Eiweißgehalt des Lumballiquors ist schon früh deutlich erhöht, etwa doppelt so hoch wie beim Meningeom. Er erreicht Werte von 4 g/l, selbst Werte von 20 g/l sollen gemessen worden sein (Nittner, 1972). Normale Liquoreiweißwerte sprechen jedoch nicht gegen das Vorhandensein eines Neurinoms! Die Zellzahlen schwanken zwischen 10/3 und 30/3 Zellen. Die Ergebnisse der Liquor-Manometrie sind ähnlich wie beim Meningeom.

Die Myelographie zeigt scharf begrenzte Stop- und Umfließungsfiguren und erlaubt fast immer die exakte Höhendiagnose. Einen sicheren Zusammenhang der Geschwulst mit einer einzelnen Wurzel wird man allerdings nur in seltenen Fällen und bei kleineren Tumoren darstellen können. Wandständig sitzende Geschwülste lassen meistens eine Abgrenzung gegen Meningeome nicht zu.

Die Symptomatologie der Neurinome erfordert häufiger als bei den anderen intraspinalen Geschwülsten eine Abgrenzung gegen weitere Erkrankungen mit segmentaler Schmerzausstrahlung. Fehlinterpretationen der Symptome in Richtung Intercostalneuralgie und Abdominalschmerzen sind häufig und erfordern differentialdiagnostische Bemühungen gegenüber anderen Erkrankungen, wie Appendizitis, Cholezystitis usw.; im Lumbalbereich ist vor allen Dingen der Bandscheibenvorfall auszuschließen. In der Differentialdiagnose gegenüber dem Bandscheibenvorfall können sich auch noch Schwierigkeiten bei der Interpretation des myelographischen Bildes ergeben.

Die Operation der Neurinome bereitet in aller Regel wenig Schwierigkeiten, erfordert jedoch bei Lage der Tumoren im Foramen intervertebrale fundierte anatomische Kenntnisse. Die Wurzel, aus der Tumor entspringt, muß fast immer geopfert werden; dabei können die Funktionsausfälle gerade im Bereich der Halswirbelsäule häufig doch recht schwerwiegend sein. Rezidive kommen praktisch nicht vor. Bei nur teilweiser Entfernung des Tumors ist eine Röntgenbestrahlung wegen der nur geringen Strahlensensibilität der Neurinome ohne Nutzen und induziert eine Strahlenmyelopathie.

5.3.4.4 Gliome und Paragliome

Diese Gruppe der intraspinalen Raumforderungen steht in der Reihe der Häufigkeit an 3. Stelle unter den Tumoren des Rückenmarks. Gliome kommen überwiegend im Rückenmark selbst als intrame-

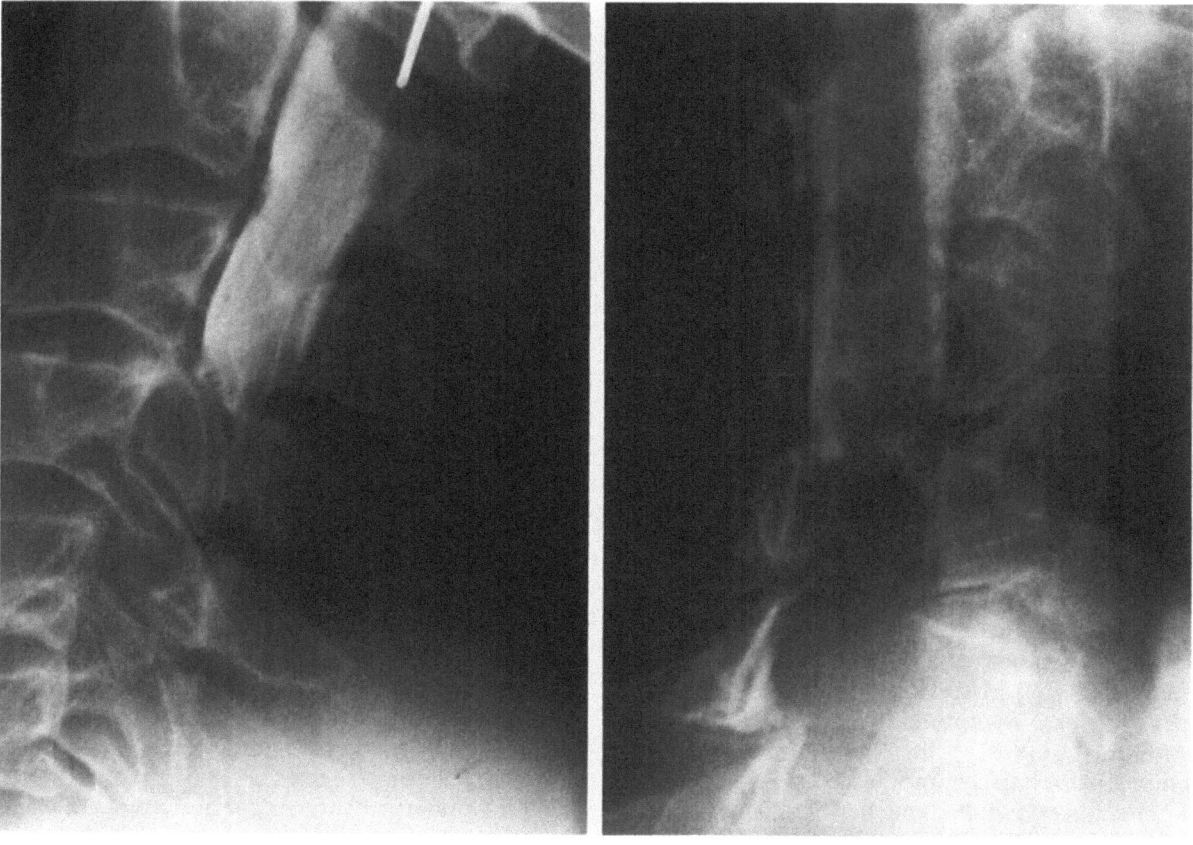

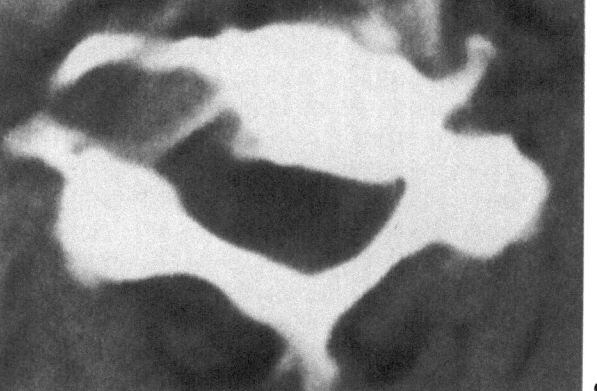

Abb. 5.3.4.2 a–c. Neurinom im Spinalganglion C_4 rechts. Patient männl. 45 J.: Die Vorgeschichte mit einer Schwäche im rechten Arm geht über 7 Jahre. Die zervikale Myelographie mit einem wäßrigen Kontrastmittel, das in Höhe C_2 lateral eingefüllt wurde, zeigt in **a** im Seitenbild einen Stop in Höhe der Unterkante des HW_3 und in einer Tomographie im Schrägdurchmesser **b** eine kugelförmige Begrenzung des Kontrastmittelschattens und eine Erweiterung der foramina intervertebralia $HW_{4/5}$ und $HW_{5/6}$. Das Zervikale CT-Bild **c** läßt sehr deutlich die Destruktion im Foramen erkennen

dulläre Tumoren vor. In dieser Gruppe sind enthalten:

Die Ependymome – als Paragliome –,
die pilozytischen Astrozytome (früher Spongioblastome),

seltener

die Astrozytome,
die Oligodendrogliome,

und als Metastasen

die Medulloblastome
die Glioblastome.

Das klinische Bild dieser Gruppe ist bunter und vielfältiger als das der Neurinome und Meningeome, da die einzelnen Formen unterschiedlichen Sitz und Lage erkennen lassen und damit auch in ihrem klinischen Verlauf differente Charakteristika aufweisen müssen.

5.3.4.4.1 Ependymome. In der Häufigkeit stehen die Ependymome unter den intramedullären Tumoren an erster Stelle. Hier müssen 2 Typen unterschieden werden.

1. weißliche, derbe, relativ gut abgrenzbare Tumore, die histologisch als epithelialer Typ bezeich-

net werden und überwiegend im zervikalen und thorakalen Mark auftreten und

2. rötliche, zottig gebaute Tumore, die oft schlecht abgegrenzt sind und im Filum terminale, in der Kauda und im Konusbereich vorkommen; sie werden histologisch als papilläre oder zelluläre Typen bezeichnet.

Beide Typen leiten sich, wie ihr Name schon sagt, vom Ependym des Zentralkanals ab. Die epithelialen Typen entwickeln sich intramedullär nahe dem Zentralkanal, meistens mehr dorsal zwischen den Hintersträngen, während die papillären Typen, ausgehend vom Filum terminale die Kaudafasern umwachsen und mit diesen häufig fest verbunden sind. Beide Typen wachsen sehr langsam und können beträchtliche Größe erreichen. Sie erstrecken sich oft über mehrere Segmente und führen zu Aufweitungen des Spinalkanals (Abb. 5.3.4.7). Bei intramedullärem Wachstum werden sie häufig auch als Stiftgliome bezeichnet; sie sind dann gern kranial und kaudal von Erweiterungen des Spinalkanals – sog. syringomyelieähnlichen Zysten – begleitet. Ependymome kommen in seltenen Fällen als Metastasen vor, sie liegen dann in der Leptomeninx. Ependymome des Rückenmarks können aber auch selbst Metastasen bilden; eine Rezidivbildung nach Operation ist häufig.

Der Krankheitsverlauf zwischen ersten Symptomen und Operation beträgt bei beiden Typen ca. 5 Jahre. Es sind aber auch wesentlich längere Verläufe bekannt geworden. Das Durchschnittsalter der Patienten mit Ependymomen liegt bei etwa 30 Jahren mit Extremwerten von 1 Jahr bis 70 Jahre. Die intramedullären Typen bieten als Erstsymptom einen gürtelförmigen, segmentalen Schmerz, oft von unbestimmter Art und wechselnder Ausprägung. Zeiten stärkerer Schmerzen wechseln mit relativ beschwerdefreien Perioden ab. Dissoziierte Empfindungsstörungen sind nicht selten. Motorische Störungen kommen bald hinzu. Paresen und Plegien, oft verbunden mit segmentalen Atrophien, treten zunächst in Höhe des Tumors auf, dann breiten sich die Lähmungen allmählich nach kaudal aus. Die Symptomatik der Tumore im Kaudabereich beginnt mit diffusen irregulären Schmerzen; schnell folgen schlaffe Paresen und sehr schnell auch Blasen- und Mastdarmlähmungen.

Die röntgenologische Nativuntersuchung deckt direkte und indirekte Tumorzeichen auf. Ependymome können Kalk einlagern (Abb. 5.3.4.8) der auf den Röntgenaufnahmen, besonders im Konus-Kaudabereich erkannt werden kann. Häufiger

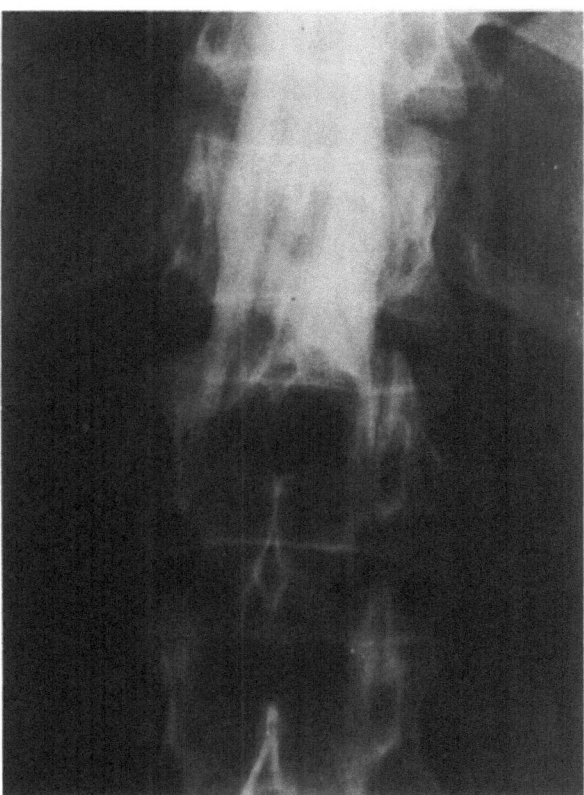

Abb. 5.3.4.3. Cauda-Neurinom in Höhe $LW_{1/2}$. Patient weibl., 47 J.: Hier liegt eine nur kurze Anamnese von einigen Wochen vor. Vier Wochen vor der Diagnostik wurde die Pat. wegen Verdacht auf einen Bandscheibenvorfall $LW_{4/5}$ konservativ mit Erfolg behandelt. Bei der Myelographie mit wäßrigem Kontrastmittel wegen rezidivierender Beschwerden wurde die etwas unregelmäßige Stopfigur hinter LW_1 entdeckt. Jetzt fielen auch die rechtsseitig etwas atrophischen Pedikel der Bogenwurzeln auf

kommen allerdings indirekte Tumorzeichen vor. Erweiterungen des Spinalkanals können sich über mehrere Wirbel erstrecken und im Sakralbereich monströse Formen erreichen.

Der Eiweißgehalt im Liquor ist mäßig erhöht, zum vollständigen Stop der Liquorzirkulation kommt es trotz relativ großer Tumore nur in ca. 50% der Fälle. Die Erhöhung der Zellzahl ist etwas ausgeprägter als beim Neurinom oder Meningeom und geht bis ca. 50/3 Zellen. Bei den Kaudaependymomen (Abb. 5.3.4.9 u. 5.3.4.10) muß man schon früh mit einer negativen sog. Punctio sicca rechnen, oder man erhält bei der Lumbalpunktion nur wenige Tropfen Liquor aus einer Pseudozyste.

Die Myelographie ergibt bei den intramedullären Formen das Bild einer langgestreckten Markverbreiterung, bei den kaudalen Tumoren entsteht oft der Eindruck eines zu hohen Endes vom Kau-

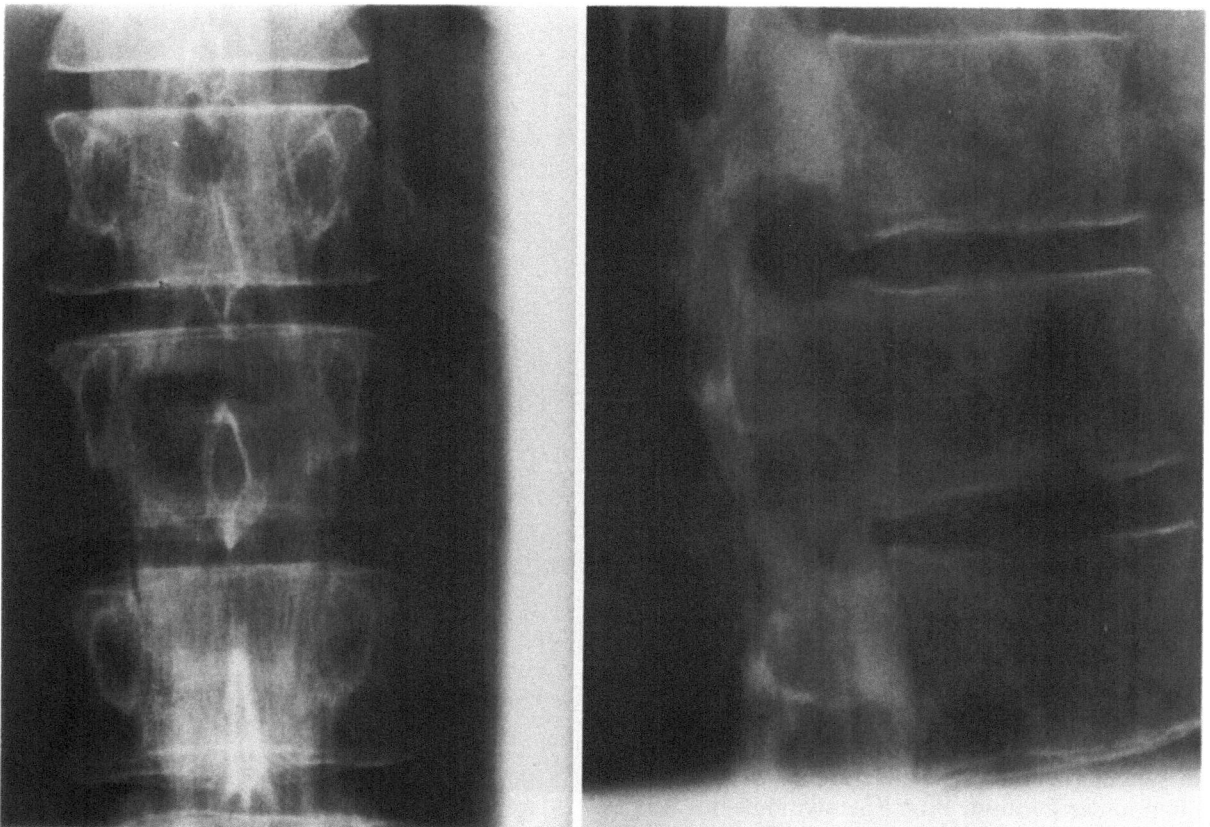

Abb. 5.3.4.4 a, b. Myelogramm eines Caudaneurinoms mit wäßrigem Kontrastmittel, dargestellt im ap- und seitlichen Strahlengang. Man erkennt recht gut die große Kontrastmittelaussparung hinter LW$_1$, die aber nicht zu einem kompletten Stop der Liquorzirkulation geführt hat. Weiterhin ist die Verdünnung des Wirbelbogens und eine Exkavation der Wirbelkörperhinterwand zu sehen, sowie im ap-Bild eine Abflachung der Pedikel und eine Verbreiterung des Interpedunkularabstandes im Vergleich zu den Wirbeln darüber und darunter. Patient P.W., 43 J. männlich. Bei der Operation fand sich ein großes Caudaneurinom, das von einer Wurzel ausging, die nicht erhalten werden konnte. Ausheilung mit Defekt; bislang (seit 4 Jahren) kein Rezidiv

dasack, oder es entstehen Stop-Figuren mehrzipfliger, uncharakteristischer Art, die zur Annahme einer extraduralen Kompression des Duraschlauches Anlaß geben können.

Die operative Behandlung der Ependymome kann sehr schwierig sein. Die epithelialen, derberen Tumore könne unter mikroskopischer Sicht nach Spaltung der hinteren Mittellinie oft relativ gut ausgeschält werden. Bei den papillären und zellulären, weichen Typen gelingt oft nur eine Entlastung mit teilweisem Absaugen von Tumormaterial. Im Kaudabereich lassen sich derbe Tumoren nach Resektion des Filum terminale oft ohne Schädigung der Kaudafasern exstirpieren, während die papillären Tumoren sich meistens von den Kaudafasern nicht lösen lassen. In diesen Fällen einer inkompletten Exstirpation kann eine Strahlenbehandlung der relativ gut strahlenempfindlichen Geschwülste Wachstum und Metastasierung hemmen.

5.3.4.4.2 Pilozytisches Astrozytom und Astrozytom. Das pilozytische Astrozytom – früher Spongioblastom – und das Astrozytom können gemeinsam abgehandelt werden. Dies geschah in der angloamerikanischen Literatur eigentlich schon immer so, obwohl beide Typen doch gewisse Unterschiede aufweisen.

Das pilozytische Astrozytom ist ein derber, rosa-gelblicher bis rosa-weißlicher Tumor, der gut abgegrenzt meistens hinter den Hintersträngen wächst und das Rückenmark nicht infiltriert. Es wird auch als das typische Stiftgliom des Rückenmarks bezeichnet, Begleitzysten sind nicht selten. Es wächst relativ langsam.

Das Astrozytom kommt am Rückenmark als Primärtumor und als Metastase in den weichen Häuten vor. Dieser Tumor ist etwas derber als das normale Rückenmarksgewebe aber von diesem schlecht abgrenzbar, da er infiltrierend und destruierend wächst. Sein Wachstum ist ebenfalls

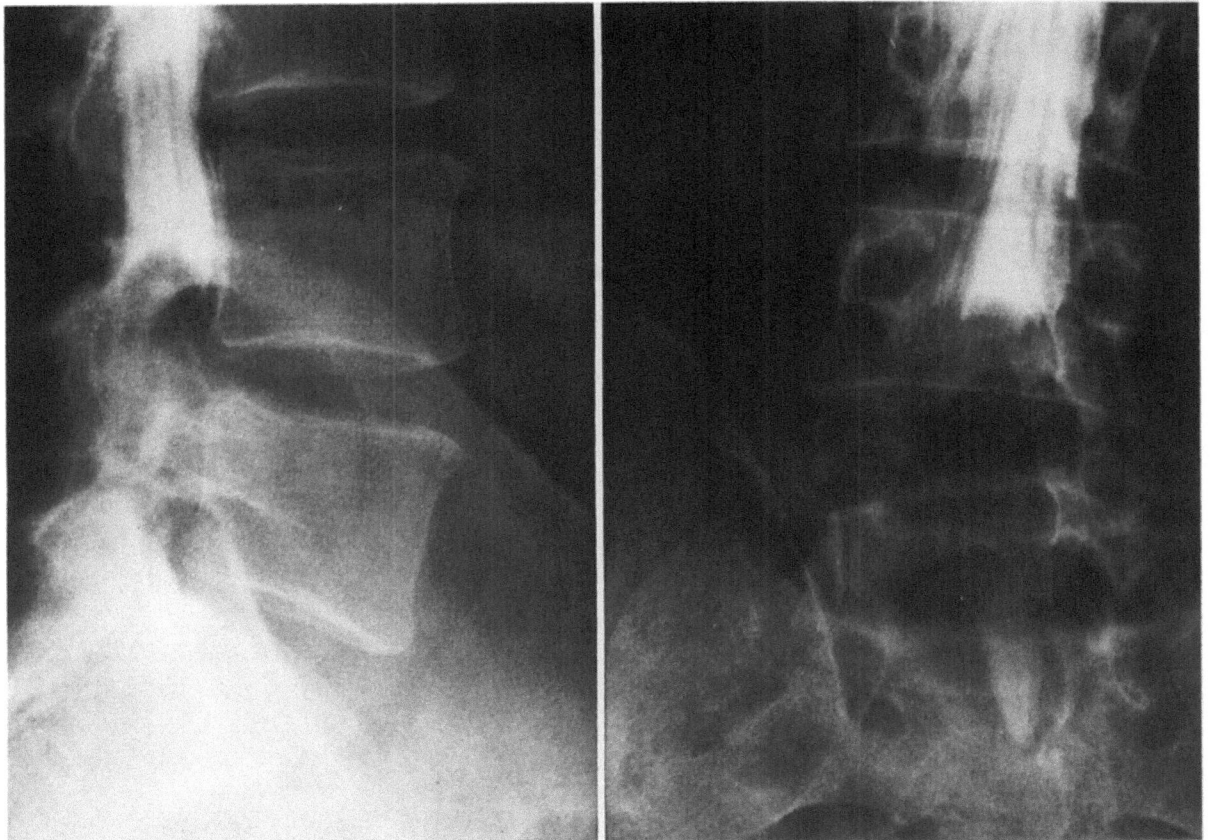

Abb. 5.3.4.5 a, b. Intraspinales Neurinom der Wurzel L_5 links. Patient männl., 42 J.: Der Patient kam unter der Verdachtsdiagnose eines lumbalen Bandscheibenvorfalls zur Aufnahme. Die Amipaque-Myelographie zeigt einen fast vollständigen Stop hinter LWK_4; die Lage konnte an einen Sequester aus der Bandscheibe $LW_{4/5}$ denken lassen. Die kugelförmige Begrenzung des Kontrastmittelschattens im Seitenbild führte zur Diagnose Tumor

langsam. Das Astrozytom ist wesentlich seltener als das pilozytäre Astrozytom und kommt bei Kindern kaum vor, während das pilozytäre Astrozytom einen ersten Häufigkeitsgipfel im Jugendalter zwischen dem 5. und 15. Lebensjahr zeigt. Danach kommen beide Tumoren etwa um das 25. Lebensjahr mit einer gewissen Bevorzugung vor.

Beide Geschwülste können ein relativ großes Längenwachstum zeigen. Erste Krankheitserscheinungen sind sensibel-ataktische Störungen, denen relativ schnell Paresen folgen. Die pilozytären Astrozytome können oft bei Verwendung des Operationsmikroskopes total exstirpiert werden, während die Exstirpation der Astrozytome nur gelingt, wenn es sich um Metastasen in den weichen Häuten handelt. Häufig muß man sich auf eine Entlastungslaminektomie beschränken, die aber auch über längere Zeit einen gewissen Stillstand in der Entwicklung der Symptome bewirken kann. Die Röntgenbestrahlung sollte immer vorgenommen werden, auch wenn sie nach bisherigen Erfahrungen die Ergebnisse nicht wesentlich zu verbessern vermag.

5.3.4.4.3 Oligodendrogliome. Oligodendrogliome sind am Rückenmark in allen Altersstufen sehr selten; sie werden bei Kindern praktisch überhaupt nicht beobachtet. Sie wachsen sehr langsam, infiltrierend und destruierend, und weisen oft Verkalkungen auf. Diese Tumoren kommen im Spinalkanal als Metastasen und als primäre Tumoren vor.

5.3.4.4.4 Medulloblastome, Retinoblastome. Primäre Medulloblastome des Rückenmarks sind ausgesprochen selten und kommen bei Erwachsenen fast überhaupt nicht vor. Sie sind überwiegend eine Erkrankung des Kindes- und Jugendalters und treten dann meistens als Metastasen des im Kleinhirn gelegenen Primärtumors in den weichen Häuten auf. Die Metastasierung erfolgt etwa bei 25% der Kleinhirntumoren und geschieht auf dem

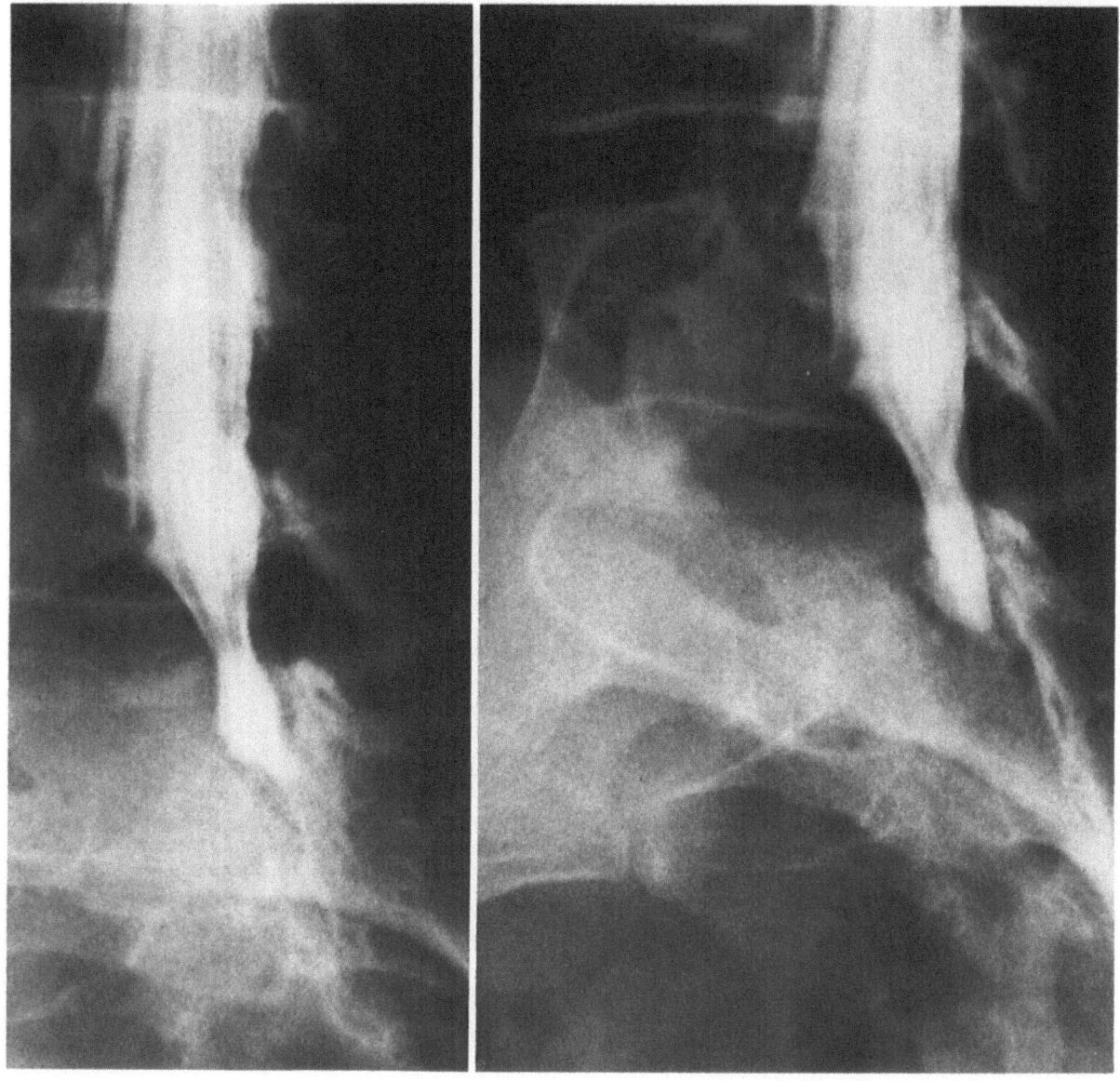

Abb. 5.3.4.6 a, b. Neurinom der Wurzel S$_1$ rechts im Amipaque-Myelogramm. Hier wurde die Diagnose präoperativ nicht gestellt und unter der Diagnose präsakraler Bandscheibenvorfall operiert. Erst unter der Operation stellte sich der Tumor dar. Patient weibl., 43 J.

Liquorwege. Nicht selten wird die spinale Metastase vor Entdeckung des Primärtumors diagnostiziert.

Die rosa-weißlichen Tumoren sitzen wie Zuckergußverzierungen der Rückseite des Rückenmarks auf, können es aber auch ganz umhüllen. Präoperativ kann die Diagnose auch mit modernen Hilfsmitteln in der Regel nicht gestellt werden; bei entsprechendem Verdacht können gelegentlich Zellfangverfahren und Zytodiagnostik einmal weiterhelfen.

Nach erfolgter Freilegung ist der Befund meistens typisch und sollte Anlaß sein, die Operation als Entlastungslaminektomie zu beenden, da der Versuch einer Ablösung der Tumoren vom Mark meistens nicht gelingt und zu weiteren Schäden führt. Die Tumoren sprechen gut auf Röntgenbestrahlung an, die auf den ganzen Liquorraum ausgedehnt werden sollte.

Die Retinoblastome – Medulloblastome der Retina, wie sie Zülch nennt – sind extrem selten und verhalten sich ähnlich wie die Medulloblastome;

sie kommen praktisch nur bei Kindern und Jugendlichen am Rückenmark als Metastasen der am Augenhintergrund sitzenden Primärtumoren vor.

5.3.4.4.5 Glioblastome. Als primäre Tumoren findet man Glioblastome im Rückenmark und in seinen weichen Häuten nur selten; meistens handelt es sich um Metastasen aus einem Großhirntumor. Sie wachsen recht schnell und infiltrierend. Ihre Lage ist meistens juxtamedullär, oft füllen sie den ganzen intraduralen Raum aus. Ihre Exstirpation ist nicht möglich; eine Röntgenbestrahlung erbringt keine wesentliche Verbesserung des Krankheitsverlaufes.

5.3.4.5 Gefäßgeschwülste

Die systematische Einordnung dieser Raumforderung ist schwierig. Sie kommen in allen Altersstufen vor, werden aber meistens zwischen dem 20. und 30. Lebensjahr entdeckt. Das *kapilläre Angiom,* das *kavernöse Angiom* und das *Angioblastom* (Lindau-Tumor) sind gut abgregrenzte, blaurote, solide und gutartige Geschwülste. Sie kommen teils in den weichen Häuten, teilweise dorsal auf dem Rückenmark – selten auch ventral – und zwischen den Hintersträngen vor. Das Angioblastom ist dabei oft von einer syringomyelieähnlichen Höhle umgeben, was zu Verwechslungen Anlaß geben kann.

Das *arteriovenöse Angiom* und die *Varicosis spinalis* – Angioma venosum, Angioma plexiforme, Rankenangiom – sind Gefäßanomalien oder -mißbildungen. Diese schwer zu klassifizierenden Mißbildungen liegen meistens der Dorsalfläche des Rückenmarks auf und sind in der Arachnoidea gelegen, können aber auch in das Rückenmark eintauchen. Extradurale Formen kommen vor, ebenso können alle Kompartimente betroffen sein. Gefäßgeschwülste und -anomalien des Rückenmarks sind selten; nach Klar und Henn (1961) machen sie nur ca. 2% der Geschwülste im Spinalkanal aus.

Das klinische Bild und der Verlauf sind sehr wechselhaft. Einerseits können die Symptome einer umschriebenen Rückenmarks- oder Kaudakompression das Bild beherrschen, andererseits können lange Zeit lokalisatorisch schwer einzuordnende und in ihrem Ausmaß schwankende Lähmungen bestehen. Daneben kommen jahrelange, ungeklärte Rückenschmerzen mit einer Haltungsanomalie der Wirbelsäule als einzig objektivem Befund vor. Die Diagnose kann einfach sein, wenn eine sog. „Rückenmarksapoplexie", oft in Zusam-

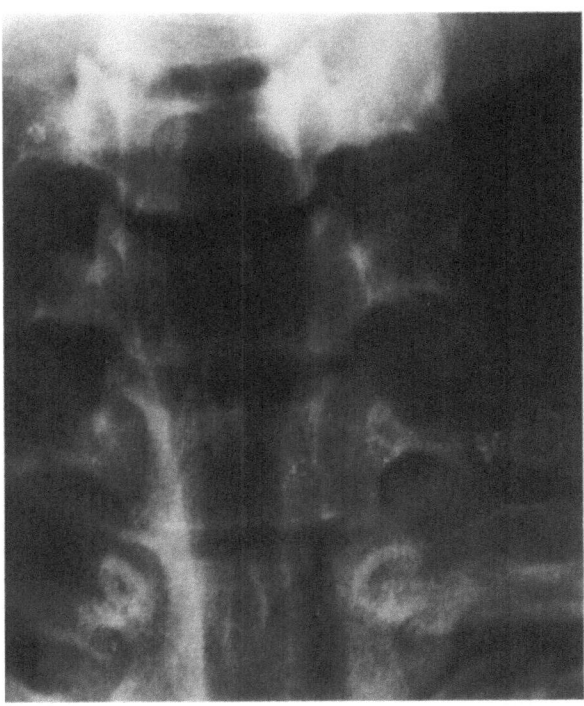

Abb. 5.3.4.7. Intramedulläres Ependymom in Höhe $C_{4/5}$; man kann sehr gut die Auftreibung des Rückenmarks bei inkompletter Passagebehinderung des Kontrastmittels erkennen. Patient weibl., 18 J.: kurze Vorgeschichte mit Verdacht auf Peitschenschlag (Whipplash) Trauma beim Reiten. Es konnte nur eine Entlastungslaminektomie mit PE und Duraerweiterungsplastik vorgenommen werden. Rö.-Nachbestrahlung mit Besserung der beginnenden Querschnittsymptomatik

menhang mit sportlichen Übungen oder körperlicher Anstrengung auftritt, bedingt durch Ruptur der gestaltlich abnormen Gefäße und Blutung in den Subarachnoidalraum. Beim Vorhandensein von Gefäßnaevi der Haut sollte man, wenn Rückenschmerzen auftreten, immer an diese Veränderungen denken, die dann oft im entsprechenden Segment zu suchen sind.

Die Nativ-Röntgenuntersuchung kann manchmal indirekte Zeichen der Raumforderung nachweisen, allerdings sind angiomatöse Veränderungen der Wirbel nur selten mit intramedullären Gefäßveränderungen vergesellschaftet. Das Myelogramm (s. Abb. 5.3.4.11 b) vermag – wenn keine ausgedehnten Verklebungen durch vorangegangene Blutungen vorliegen – charakteristische Bilder durch Darstellung der pathologischen Gefäßschlingen zu liefern. Bei den Gefäßtumoren zeigt es lediglich eine uncharakteristische Stop-Figur. Eleganter ist der Nachweis der Veränderungen mit Hilfe der Venographie und der Myelo-Angiogra-

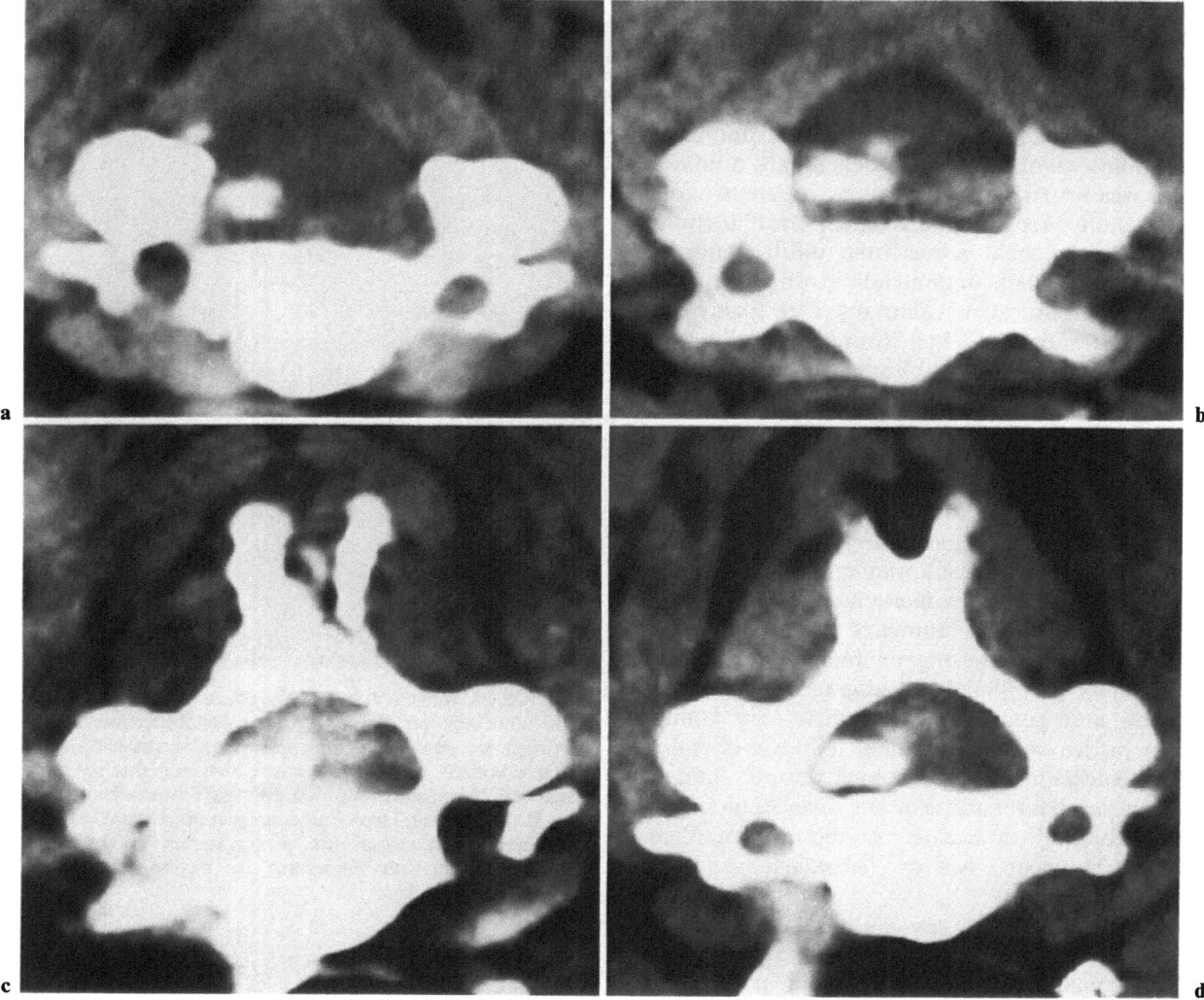

Abb. 5.3.4.8 a–d. Prä- und postoperative CT-Schnitte eines verkalkenden Ependymoms. In diesem Falle stellen sich die hyperdensen Anteile des Tumors durch die Verkalkung im Spinalkanal auch ohne die Gabe von Kontrastmittel sehr gut dar. Es wurde nur eine Entlastungslaminektomie (c/d) mit anschließender Bestrahlung durchgeführt. Die Ausfälle haben sich gut zurückgebildet. Bei Kontrolle 1 J. 7 M. nach Behandlungsbeginn besteht noch eine gewisse Streckschwäche der Finger und der Unterarmstrecker, bei nur geringer Spastik der unteren Extremitäten, mit der der Pat. gut gehfähig ist. Pat. männl., 43 J.: Diagnose histolog. gesichert

phie bei Verwendung der einfachen oder digitalen Subtraktionstechnik.

Die operative Behandlung der Gefäßgeschwülste und -fehlbildungen wird heute, vor allen Dingen gefördert durch die mikroskopischen Operationstechniken, gegenüber früher weitgehend geübt und ist erfolgreich, da man unter dem Mikroskop die pathologischen Gefäße von den nutritiven unterscheiden kann. Hierüber existiert inzwischen eine ausgedehnte Spezialliteratur (Pia, Djindjian u.a., vgl. Kapitel 5.9).

5.3.4.6 Gangliozytome

Eine besondere Gruppe der spinalen Geschwülste sind die Tumoren, die sich von den Ganglienzellen ableiten. Sie können einmal als primäre Tumoren in der Medulla selbst auftreten und zum anderen als Tumoren des Grenzstranges sekundär in Form von Sanduhrgeschwülsten in den Spinalkanal einwachsen. Die primären Gangliozytome und -blastome der Medulla sind sehr selten. Diese Tumoren liegen mehr dorso-lateral im Rückenmark und erreichen etwa Bohnengröße. Synonyme sind:

Ganglioneurome,
Ganglioneuroblastome,
Ganglioglioneurome,
Gangliogliome,
echte Neurome oder
Ganglienzellgeschwülste.

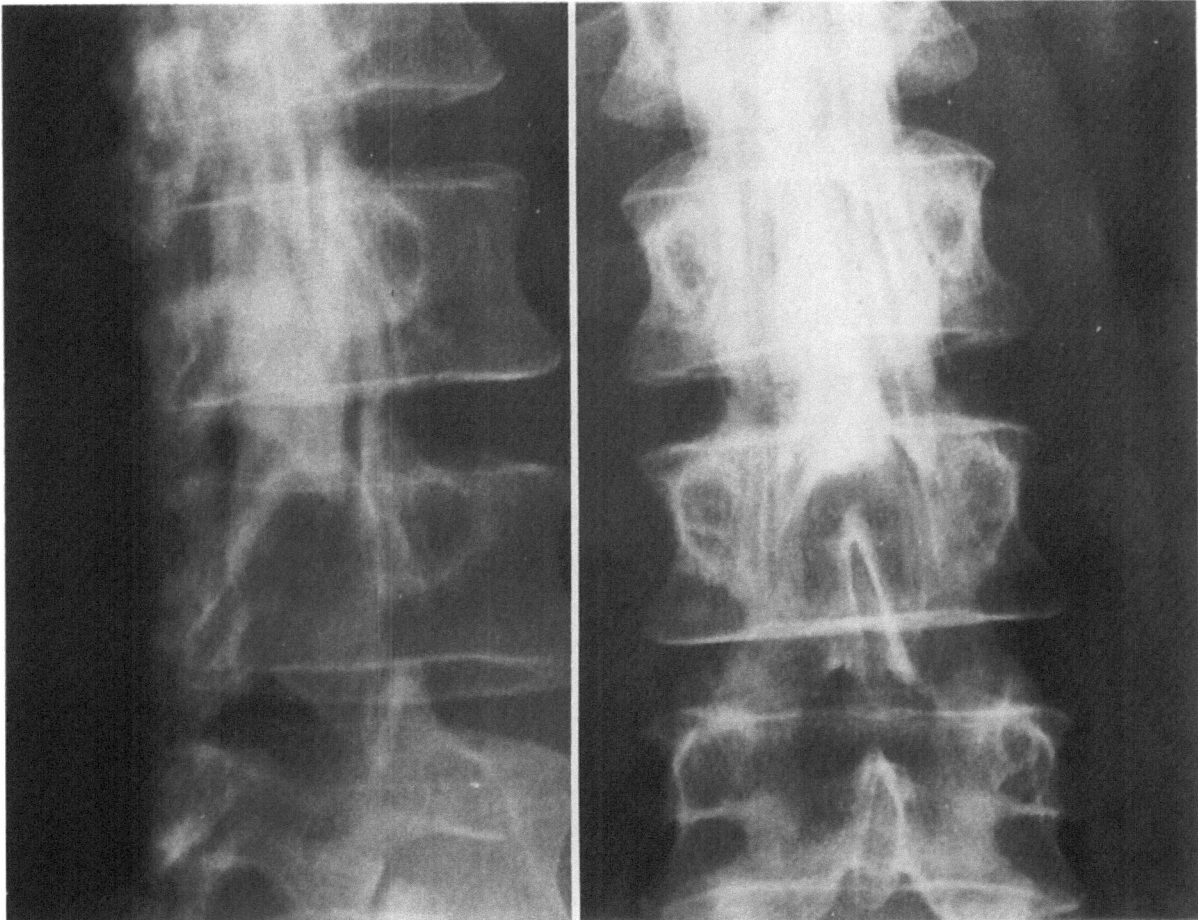

Abb. 5.3.4.9. Papilläres Ependymom des filum terminale hinter LWK$_4$. Patient weibl., 47 J.; sie bot die Vorgeschichte einer mehrmonatigen Lumboischialgie. Im Dimer-X-Myelogramm erkennt man sehr gut die rundlich ovoide Kontur des Tumors. Seine Anheftung am filum terminale, die bei der Operation nachgewiesen wurde, ist nicht darstellbar

Wenn diese Tumoren vom Grenzstrang aus sekundär in den Spinalkanal einwachsen, werden sie Sympathikus-Tumoren, Paragangliome (Phäochromozytome) oder Sympathiko-Goniome genannt. Es handelt sich hier um eine Gruppe von verschiedener Dignität, wobei vor allen Dingen 2 Typen der Ganglioblastome von Wichtigkeit sind. Es handelt sich dabei um bösartige, infiltrierend wachsende Tumoren, die einmal auf dem Lymphweg in die regionalen Lymphknoten und in die Leber metastasieren (Typ Pepper) und zum anderen auf dem Blutweg (Typ Hutchinson) in das Skeletsystem eindringen. Die Sympathoblastome werden vorwiegend im Kindesalter angetroffen; die Ganglioneurome kommen mehr in der 2. Lebensdekade vor. Die vom Grenzstrang ausgehenden Tumoren können zum Teil eine beträchtliche Größe erreichen. Sie werden oft dadurch entdeckt, daß sie im Thorax- oder Bauchraum Funktionsstörungen verursachen; auf der Nativröntgenaufnahme fällt dann der große, gut abgegrenzte, paravertebrale Weichteilschatten auf. Indirekte Tumorzeichen an der Wirbelsäule – Erweiterungen der Foramina intervertebralia, Abblattungen und Verdünnungen der Bogenwurzeln, Exkavationen an den Wirbelkörpern – kommen hinzu. In etwa $^2/_3$ der Fälle kann die Diagnose durch den Nachweis von Vanillin-Mandelsäure im Urin gesichert werden. Eine spontane Reifung mit Umwandlung von Ganglioblastomen in Ganglioneurome soll vorkommen. Die Geschwülste sind sehr strahlensensibel, so daß eine postoperative Nachbestrahlung immer indiziert ist.

5.3.4.7 Dysontogenetische Tumoren

Unter diese Gruppe möchte ich zusammenfassen

1. Dermoide und Epidermoide,
2. Teratome,
3. die Lipome,
4. Chordome.

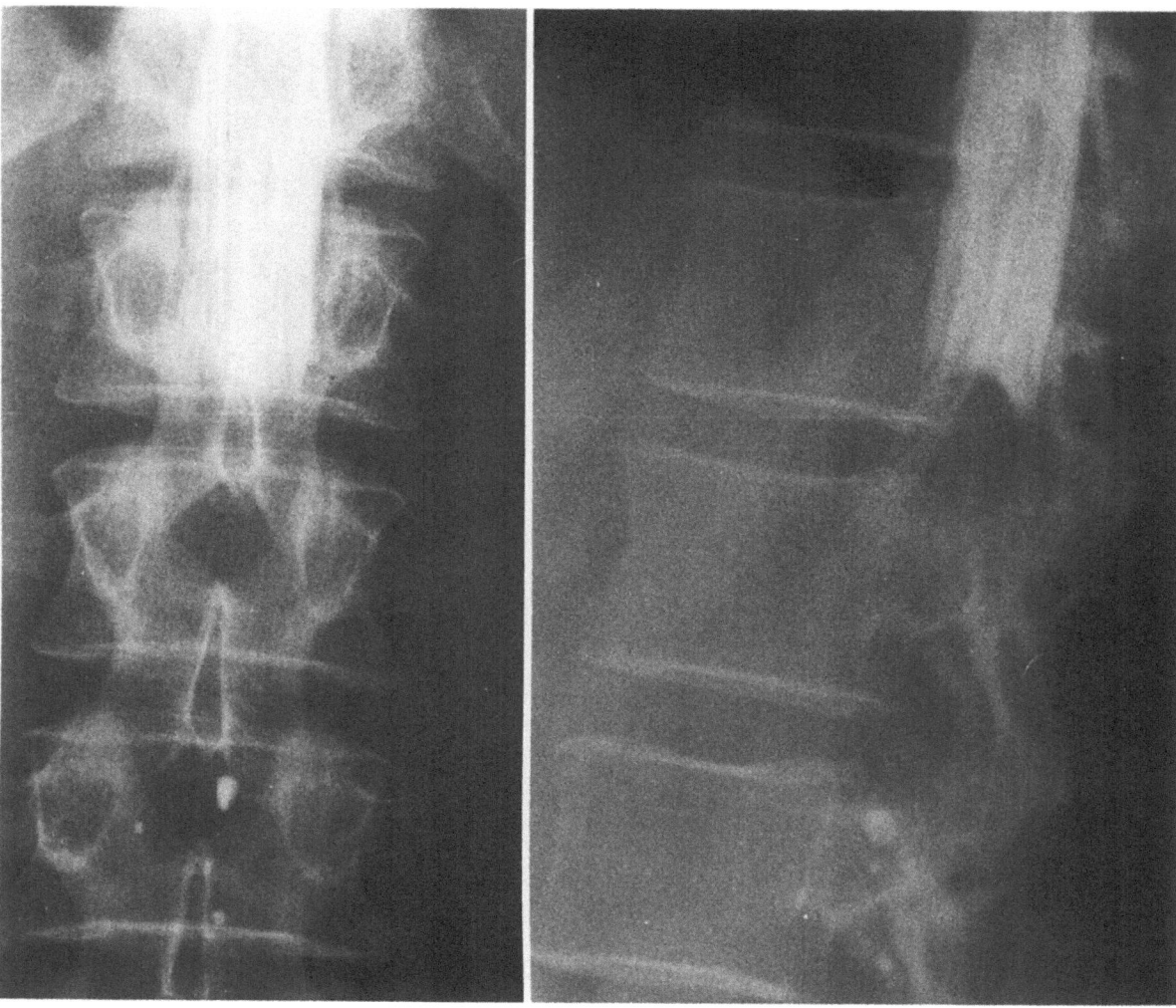

Abb. 5.4.4.10. Solides Ependymom des filum terminale. Patient männl., 26 J.: Mehrmonatige Anamnese einer Lumbalgie. Später fielen leichte Blasenstörungen auf. Die Amipaque-Myelographie zeigt im Seitenbild sehr gut die scharfe, kugelförmige Begrenzung des Tumors, die im a.p.-Bild nicht so deutlich wird

Das gemeinsame dieser Gruppe ist ihr seltenes Vorkommen, wobei Dermoide und Epidermoide noch am häufigsten sind. Dermoide und Epidermoide gehen aus Heterotopien hervor, wahrscheinlich auch die Lipome, die ja ebenfalls nicht selten mit Spaltbildungen zusammen auftreten.

Epidermoide und Dermoide entstehen aus Keimversprengungen in der hinteren Schließungslinie und sind häufig mit einem häutigen Gang – dem „pilonidal sinus" der anglo-amerikanischen Literatur – mit der Hautoberfläche verbunden. Sie geben oft zu rezidivierenden Meningitiden Anlaß und werden daher oft schon recht frühzeitig entdeckt.

Epidermoide enthalten zwiebelschalenartig geschichtete Hornschüppchen und werden oft auch als Perlmuttgeschwulst bezeichnet; Dermoide enthalten zudem Cholesterin, Talg und Haare; ihr Inhalt ist daher weicher.

Die Röntgen-Nativuntersuchung kann eine Erweiterung des Wirbelkanals zeigen, das Myelogramm erbringt unregelmäßig gestaltete Stop-Figuren.

Bei der Operation ist darauf zu achten, daß nach Möglichkeit Cholesterinkristalle nicht in den Liquorraum verschleppt werden, da dies zu chronischen Entzündungen führen kann.

Teratome sind noch seltener als Dermoide und Epidermoide; hier wurden Teile eines partiell rückgebildeten „Zwillings" in der hinteren Schließungslinie in die Tiefe verlagert. Teratome können maligne entarten. Sie können am kranialen und am kaudalen Ende des Medullarrohres erhebliche Größe erreichen und im Nativ-Röntgenbild durch abnorme Knochenstrukturen imponieren.

Die Operation dieser Geschwülste kann sehr schwierig sein, da größere Teile auch im Becken und Bauchraum entwickelt sein können.

Lipome kommen intramedullär, intradural und auch extradural vor. Besonders die extraduralen Lipome sind oft mit dysraphischen Störungen kombiniert. Selbst beim Fehlen dieser Störungen besteht aber Grund zur Annahme, daß auch die intramedullären Lipome Fettgewebsheteroplasien darstellen. Sie können im gesamten Wirbelkanal auftreten, bevorzugt jedoch in der Lumbosakralregion, vor allem wenn sie extradural liegen. Für alle Formen gilt, daß sie oft nicht total entfernt werden können; die extraduralen wegen ihrer Größe, die intraduralen wegen intensiver Verstrebung mit der Medulla oder den Kaudafasern.

Chordome sind seltene maligne Tumoren, die bevorzugt an den Enden des Medullarrohres auftreten und sich aus heterotopem, persistierendem Gewebe der Chorda dorsalis entwickeln. Sie zeigen ein extensives und infiltratives Wachstum und können bei Entwicklung in den Beckenraum hinein beträchtliche Größe erreichen. Im Wirbelkanal können sie sich über mehrere Wirbel erstrecken. Sie sind grobknotig gebaut, oft von knorpelartiger Konsistenz, doch kommen daneben und auch in der gleichen Geschwulst weiche, gallertige Strukturen und schleimgefüllte Zysten vor. Auch vom Farblichen her bieten sie ein buntes Bild von weißlich bis braun-rötlich. Weitgehende Knochenzerstörungen sind nicht selten. Metastasierungen kommen vor.

Die Exstirpation dieser Geschwülste ist schwierig, gelingt oft nicht vollständig und führt dann zu Rezidiven.

Literatur

Balley P, Cushing H (1926) Tumors of the glioma group. Lippincott, Philadelphia

Bland J, Russell D (1938) Histological types of meningioma. J Pathol 47:291–309

Doeker I (1965) Katamnestische Erhebungen bei Rückenmarkstumoren. Inaug-Diss, Köln

Henschen F (1934) Referat über Gliome. Z Pathol 60, Erg Heft 27:8

Henschen F (1955) Tumoren des ZNS und seiner Hüllen. Handbuch der speziellen pathologischen Anatomie Histologie, Bd XIII/3. Springer, Berlin

Houdart R, Djindjian R, Hurth M (1966) Vascular malformations of the spinal cord. J Neurosurg 24:583–594

Houdart R, Djindjian R, Hurth M (1969) Chirurgie des angiomes de la moelle. Neurochirurgie [Suppl] 15:1

Kernohan JW, Adson AW (1949) Simplified classification of gliomas. Proc Staff Meet Mayo Clin 24:71–75

Klar E, Henn R (1961) Erfahrungen mit 262 Laminektomien. Langenbecks Arch Klin Chir 296:614–659

Krayenbühl H, Yasargil MG, McLintok HG (1969) Treatment of spinal cord vascular malformations by surgical excision. J Neurosurg 30:427–435

Nittner K (1972) Raumbeengende Prozesse im Spinalkanal. In: Olivecrona H, Tönnis W, Krenkel W (Hrsg) Handbuch der Neurochirurgie. Springer, Berlin Heidelberg New York

Oddsson B (1948) Spinal Meningioma. Munksgaard, Kopenhagen

Pia HW (1970) Klinische Problematik der spinalen Angiome. In: Trostdorf E, Stender H (Hrsg) Wirbelsäule und Nervensystem. Thieme, Stuttgart

Pia HW (1973) Diagnosis and treatment of spinal angiomas. Acta Neurochir 28:1–2

Pia HW (1974) The operative treatment of spinal angiomas. Vasc Surg 8:9–17

Pia HW, Vogelsang H (1965) Diagnose und Therapie spinaler Angiome. Dtsch Z Nervenheilkd 187:74–96

Rubinstein LJ (1972) Atlas of tumor pathology. Tumors of the central nervous system, II. Series, Fasc 6. Armed Forces Institute of Pathology, Washington

Schäfer ER (1975) The spinal compression syndrome. Handbook of clinical neurology. In: Vinken PJ, Bruyn GW (ed) Volume XIX Tumors of the spine and spinal cord, part I. North-Holland Publishing Company, Amsterdam Oxford. American Elsevier Publishing Company, New York

Schäfer ER, Weber HJ (1968) Mißbildungen, Krankheiten und Verletzungen des Rückenmarks, seiner Häute und seiner dazugehörigen Wirbelabschnitte. III. Neubildungen. In: Bushe KA, Glees P (Hrsg) Chirurgie des Gehirns und Rückenmarks im Kindes- und Jugendalter. Hippokrates, Stuttgart

Schöche J, Hohrein D (1980) Zur Katamnese benigner Spinaltumoren. Zentralbl Neurochir 41:223–230

Zülch KJ (1956) Biologie und Pathologie der Hirngeschwülste. Handbuch der Neurochirurgie, Bd III. Springer, Berlin Göttingen Heidelberg

Zülch KJ (1978) Principles of the New WHO Klassifikation of brain tumors. In: Frowein RA, Wilcke O, Karimi-Nejad A, Brock M, Klinger M (Hrsg) Advances in neurosurgery V. Springer, Berlin Heidelberg New York

5.3.5 Bandscheibenschäden

5.3.5.1 Zervikale Bandscheibenschäden und Myelopathie

K. ROOSEN und W. GROTE

5.3.5.1.1 Allgemeines. Das Querschnittsyndrom, verursacht durch einen zervikalen Bandscheibenvorfall, wird in der Literatur meist als diskogene zervikale Myelopathie bezeichnet [6–9, 11, 13, 16–19, 22, 23, 28, 29]. Nach der Dauer der Erkrankung werden 3 Formen der Myelopathie unterschieden [28]:

Verlaufstyp der zervikalen Myelopathie		Dauer
I.	akut	bis 4 Monate
II.	subakut	5–12 Monate
III.	chronisch	länger als 12 Monate

Während die akute und die subakute Verlaufsart häufig durch weiche, nach dorsal gerichtete, mediale oder medio-laterale Diskusprolapse verursacht sind, geht die chronische zervikale Myelopathie meist auf harte Protrusionen, raumfordernde osteochondrotische Randwülste, eine umschriebene oder diffuse degenerative Spondylarthrose oder auf kalkhaltige Verdickungen des hinteren Längsbandes zurück.

Neben den mechanischen Störmomenten stellen die ligamentäre Fixation des Rückenmarks mit Behinderung seiner Längs- und Querbewegung im Spinalkanal sowie vaskuläre, meist sekundär ausgelöste Dysfunktionen die entscheidenden pathogenetischen Faktoren dar [13, 17, 19, 21].

Als prädisponierend gilt die anlagebedingte relative (10–12 mm) oder absolute Stenose des Spinalkanals (Sagittaldurchmesser im standardisierten seitlichen Röntgenbild der HWS geringer als 10 mm).

Männer sind von der diskogenen zervikalen Myelopathie im Mittel dreimal häufiger betroffen als Frauen; der Häufigkeitsgipfel fällt in das 5. Lebensjahrzehnt [11].

5.3.5.1.2 Klinik. Das klinische Bild ist unterschiedlich ausgeprägt und reicht von diskreten Pyramidenbahnzeichen, nicht radikulären, meist diffusen, strumpf- oder fleckförmigen, gelegentlich dissoziierten Sensibilitätsstörungen bis zum massiven inkompletten, selten kompletten Querschnittsyndrom. Charakteristisch sind die oft schubweise Progredienz und das Fehlen von Hirnnervenausfällen (Ausnahme: Stauungspapillen sind möglich; 23). Schmerzen (20%) werden nur geklagt, wenn der Bandscheibenvorfall neben dem Rückenmark auch die zervikalen Nervenwurzeln komprimiert.

Bevor neurologische Organbefunde faßbar werden, klagen die Patienten typischerweise oft über Parästhesien in den unteren Extremitäten und eine Gangunsicherheit, die vor allem beim Gehen in unebenem Gelände als diffuse Schwäche empfunden wird. Unter körperlicher Belastung oder bei Flexions- und Extensionsbewegungen der HWS kann sie sich als Claudicatio intermittens des Halsmarks manifestieren [7, 23].

Später werden Atrophien, pathologische Reflexe und spastische Tonuserhöhung, Faszikulationen und motorische Paresen der Extremitäten bei 30–50% der Patienten nachweisbar. Diffuse, oft fleck- oder handschuhförmige Sensibilitätsausfälle, nicht selten Brown-Séquard-Syndrome, gelegentlich mit thorakalem Querschnittniveau, deckt die neurologische Untersuchung in 70% der Fälle auf. Vereinzelt (10%) werden Störungen der Sphinkterfunktion (Blase, seltener Darm) und der Potenz geklagt.

Die Beeinträchtigung des Patienten durch die diskogene Myelopathie läßt sich u.E. am ehesten durch die Behinderung des Gehvermögens abschätzen; daran kann auch später der therapeutische Erfolg gemessen werden. In Anlehnung an Nurick [24, 25] werden 5 Schweregrade unterschieden:

Grad der Gangstörung	Definition
A	normales Gehvermögen
B	leichte Gangbehinderung
C	schwere Gangstörung – ohne Gehhilfe
D	schwere Gangstörung – mit Gehhilfe
E	gehunfähig – rollstuhlpflichtig – bettlägerig

Die akute Entwicklung solcher Querschnittsyndrome legt immer den Verdacht auf einen weichen zervikalen Bandscheibenvorfall oder eine begleitende Durchblutungsstörung des Zervikalmarks nahe, während eine chronische Progredienz eher auf eine erworbene, degenerative multisegmentale knöcherne oder ligamentäre Einschnürung hinweist. Kombinationen dieser Faktoren sind möglich.

Differentialdiagnostisch müssen immer die myatrophe Lateralsklerose (Kap. 5.6), die spinale Form der Encephalomyelitis disseminata (Kap. 5.5), die Syringomyelie (Kap. 5.12), stoffwechselbedingte Querschnittsyndrome (Kap. 5.14), Durchblu-

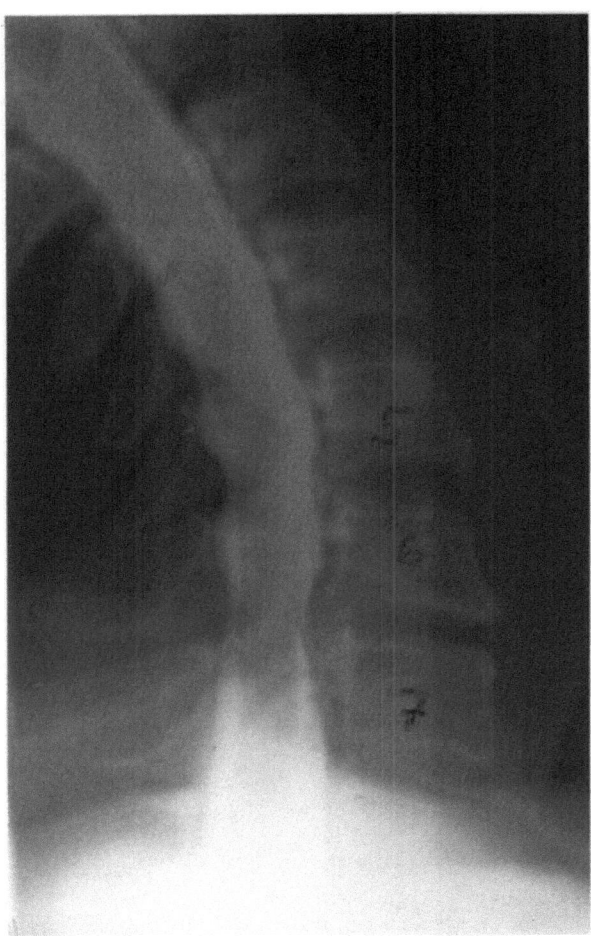

Abb. 5.3.5.1.1. Mediales Myelotomogramm (Jopamidol 10 ml) Bandscheibenvorfall HW$_{6/7}$. Klinisch akute zervikale Myelopathie

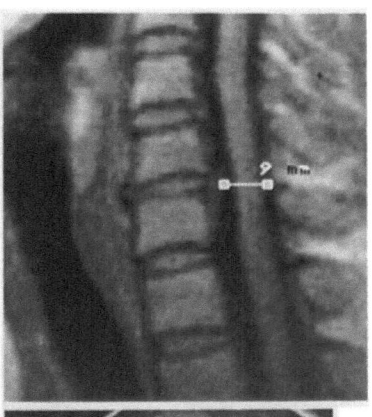
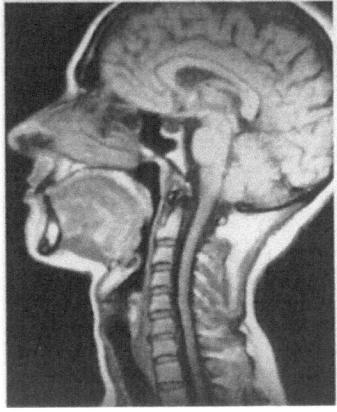

Abb. 5.3.5.1.2. Magnetisches Resonanztomogramm bei medialem zervikalem Diskusprolaps HW$_{6/7}$. Klinisch akute zervikale Myelopathie. Op.: sequestrierter BS-vorfall. Postoperativ rasche Rückbildung des neurologischen Defizits

tungsstörungen (A. spinalis anterior – Syndrom; vgl. Kap. 5.8) und spinale Tumoren in Betracht gezogen werden.

5.3.5.1.3 Diagnostik. Neben der klinisch-neurologischen Befunderhebung kann die Elektrodiagnostik (EMG; EVP; vgl. Kap. 3.3) Hinweise auf die Läsionshöhe im Halsmark geben.

Das entscheidende Diagnostikum ist die zervikale Myelographie vom lateralen Zugang HW$_{1/2}$ in Bauchlage des Patienten. Vor Eingabe des wasserlöslichen Kontrastmittels wird Liquor zur laborchemischen Analyse entnommen.

Die Myelographie, deren Standardprojektionen durch Aufnahmen in Flexion und Extension der HWS zur Darstellung einer funktionellen Einengung und durch mediane Tomogramme (Abb. 5.3.5.1.1) ergänzt werden, gestattet die exakte Differenzierung zervikaler Bandscheibenvorfälle, mono- oder multisegmentaler, dorsaler oder ventraler, medialer und lateraler, ligamentärer, diskogener oder ossärer Raumforderungen sowie langstreckiger Kanalstenosen.

Weitere Detailinformation liefert die spinale Computertomographie mit und ohne Kontrastmittelapplikation (Kap. 3.5). Inwieweit die magnetische Resonanztomographie (Abb. 5.3.5.1.2) dieses diagnostische Konzept verändern wird, muß die Zukunft zeigen.

5.3.5.1.4 Therapie. Behandlungsmethode der Wahl beim diskogenen zervikalen Querschnittsyndrom ist immer die frühzeitige chirurgische Entlastung des Halsmarks [7, 11, 16, 28, 29]. Da der Bandscheibenvorfall von ventral das Myelon komprimiert, hat sich als einfachste, schonendste und sicherste Methode die Bandscheibenausräumung von vorne nach anteriorem oder ventrolateralem

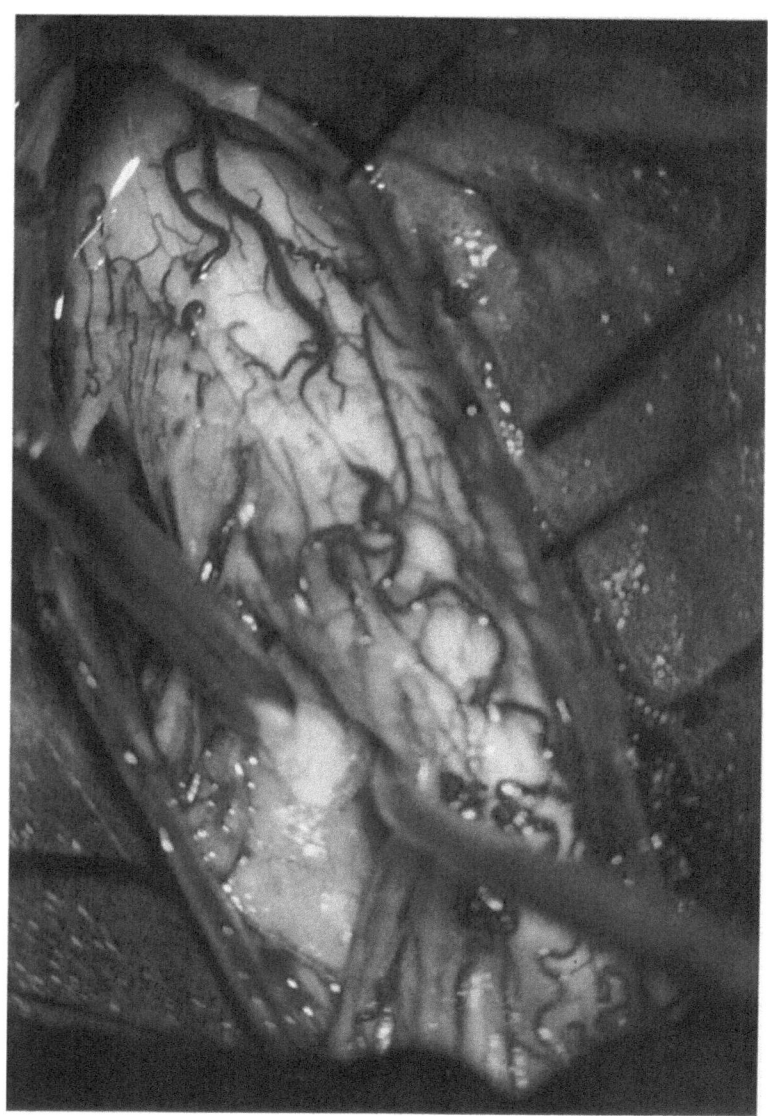

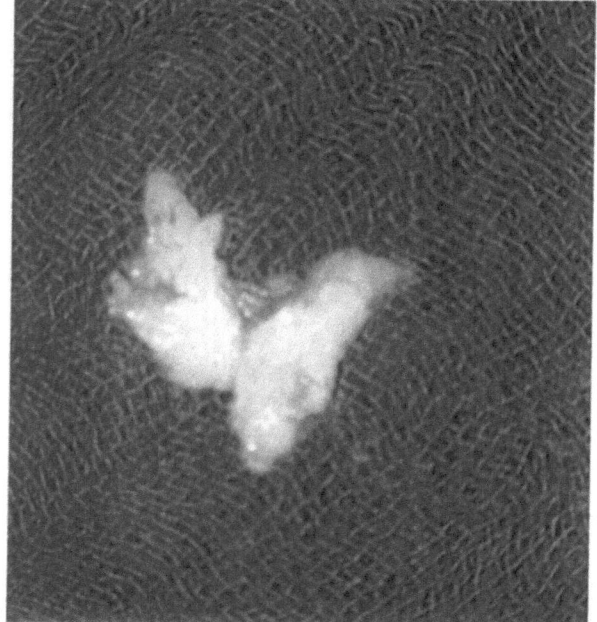

Abb. 5.3.5.1.3. a Op-situs – Laminektomie HW$_{5/6}$. Mediolateraler Massenprolaps; Sequester in Wirbelkörperhöhe. **b** Bandscheibensequester

Zugang zur Halswirbelsäule durchgesetzt [2–5, 7–9, 11, 16, 27, 28–30, 33, 34]. Tritt der Diskusprolaps in Kombination mit einem kongenital engen Spinalkanal auf oder liegen zusätzlich multisegmentale, degenerativ erworbene langstreckige Stenosen durch Bandhypertrophie oder Spondylose vor, muß die additive dorsale Entdachung des Spinalkanals (Laminektomie) erwogen werden. Diese wird dann in einer Sekundäroperation vorgenommen, wenn nach ventraler Dekompression die klinische Befundbesserung ausbleibt, bzw. der Patient eine weitere Verschlechterung angibt.

Die Laminektomie kann in seltenen Fällen als Ersteingriff zur Therapie des zervikalen Diskusprolaps indiziert sein, wenn sich große Sequester

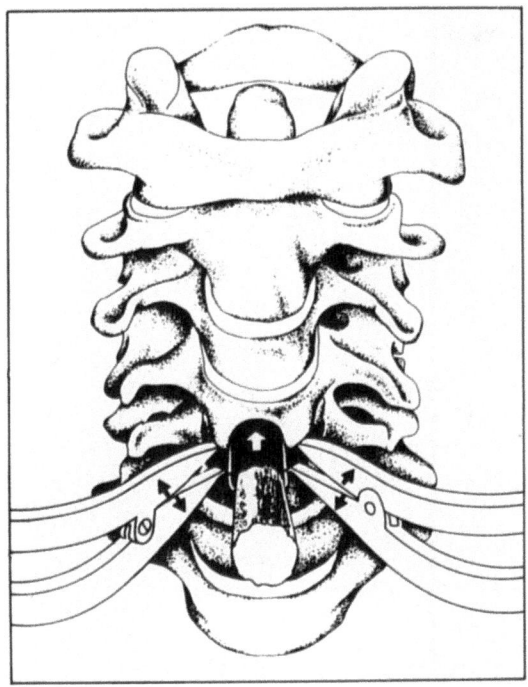

Abb. 5.3.5.1.4. Operationsmethode nach Cloward (aus Schirmer, M.: Der spinale Notfall. Perimed, Erlangen 1983)

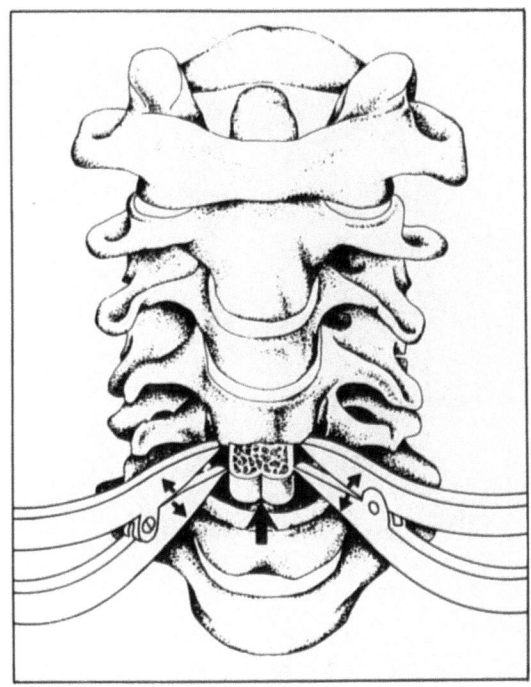

Abb. 5.3.5.1.5. Operationsmethode nach Robinson-Smith (aus Schirmer, M.: Der spinale Notfall. Perimed, Erlangen 1983)

aus dem Bandscheibenverbund gelöst und nach kranial oder kaudal hinter die Wirbelkörper verschoben haben. Diese sind u.U. vom vorderen Zugang durch den Bandscheibenraum nicht erreichbar (Abb. 5.3.5.1.3a+b).

Der Vorschlag, die Halswirbelsäule von vorne freizulegen, geht auf Lahey [20] zurück, der auf diesem Weg die unmittelbar vor dem Achsenorgan gelegenen Oesophagusdivertikel darstellte. Robinson und Smith (1955), Dereymaeker (1956) und Cloward (1958) wählten diesen Zugang, um nach Koagulation des vorderen Längsbandes und der beidseitigen Ansätze des M. longus colli die freiliegenden Bandscheiben auszuräumen. Die Einführung der optischen Vergrößerung mit koaxialer Beleuchtung (Lupenbrille + Stirnlampe; Mikroskop) in die neurochirurgische Operationstechnik erleichterten die subtile Entfernung von Bandscheibensequestern, Anteilen des zerrissenen Längsbandes und raumfordernder Osteophyten [10, 15].

Während Hirsch [12] nach der Diskektomie auf eine aktive interkorporale Verblockung verzichtete, propagierten Dereymaeker und Mulier [4, 5], Cloward [2, 3], Smith und Robinson [30], Bailey und Bagdley [1] sowie Grote und Röttgen [8, 9] die Implantation eines Interponats in den Zwischenwirbelraum mit dem Ziel der Segmentstabilisierung und der späteren Spondylodese. Als Materialien wurden unterschiedlich geformte autologe Beckenkammspäne (Typ Cloward – Abb. 5.3.5.1.4; Typ Robinson-Smith – Abb. 5.3.5.1.5), heterologe Knochentransplantate (Taheri, 32) und schnellhärtender Knochenzement (Polymethylmethacrylat; Methode nach Grote und Röttgen – Abb. 5.3.5.1.6a+b) angegeben.

Umfangreiche experimentelle und klinische Untersuchungen haben erwiesen, daß die Segmentstabilisierung durch Reposition der Gelenkfortsätze mit Wiederherstellung der Kapselspannung am ehesten den physiologischen Bedingungen entspricht [31]. Die günstigste funktionelle Belastbarkeit wurde den autologen Knochentransplantaten nach Robinson und Smith [14, 35] und den alloplastischen Zementplomben nach Grote [28] zugesprochen.

Sofern die neurologischen Ausfälle es zulassen, sind die Patienten nach mono- und bisegmentaler Bandscheibenexstirpation und Spondylodese sofort belastbar. Eine externe Fixation der HWS (Schanzsche Krawatte, Orthese, Diademgips) ist bei exakter operativer Technik nicht erforderlich. Die gezielte Rehabilitation (Kap. 7) sollte am ersten postoperativen Tag beginnen.

5.3.5.1.5 Therapieergebnisse. Die Wertigkeit einer Behandlungsmethode entscheidet sich an ihren klinischen Spätresultaten. In einer Langzeitstudie [28] wurden diese nach den in Tabelle 5.3.5.1.1 gezeigten Kriterien erfaßt.

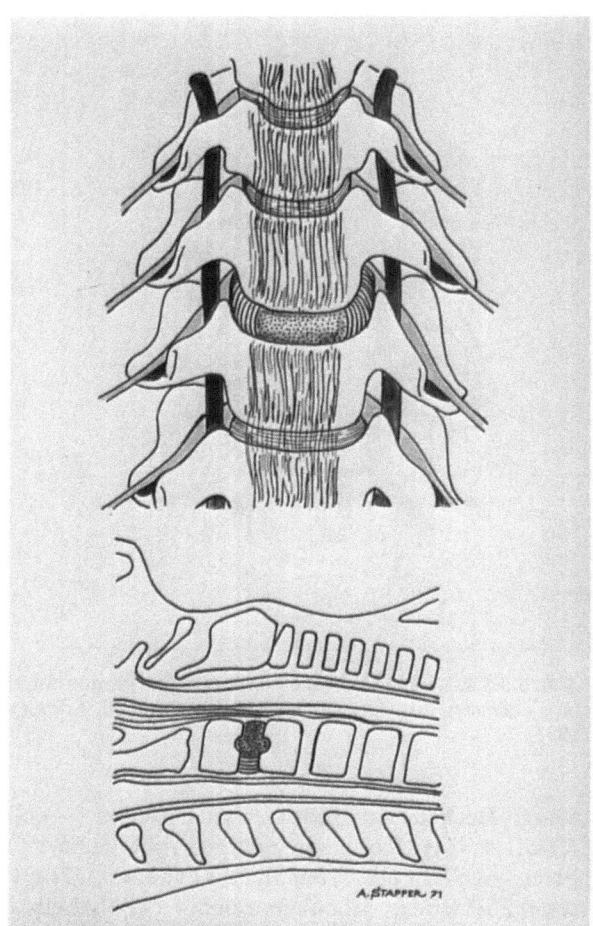 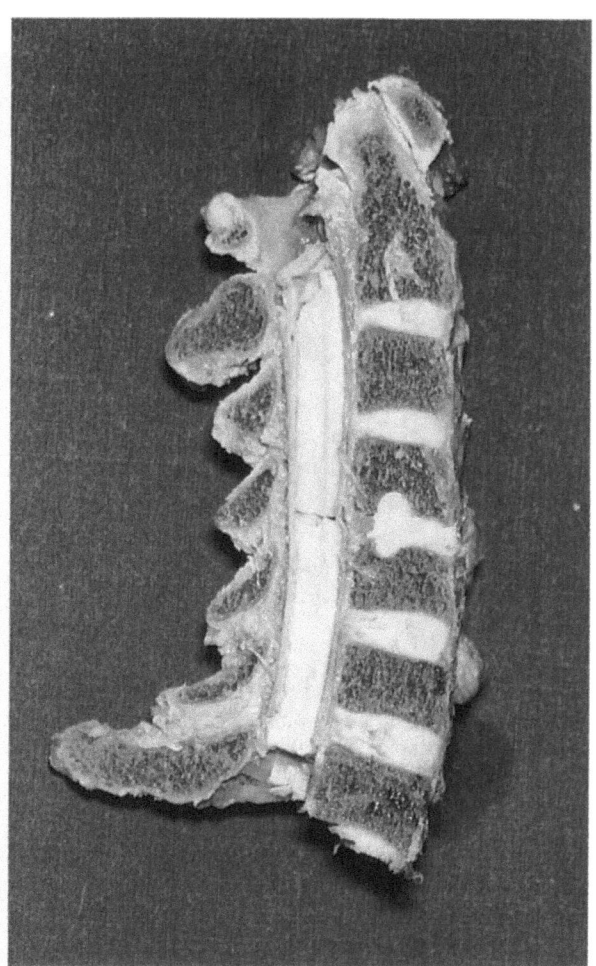

Abb. 5.3.5.1.6. a Operationsmethode nach Grote und Röttgen. **b** Sektionspräparat – Sagittalschnitt Fusion HW$_{4/5}$ wegen traumatischer Luxationsfraktur mit kompletter Querschnittläsion

Die Graduierung berücksichtigt sowohl die subjektiven Angaben des Patienten als auch den neurologischen Status. Im Gegensatz zur allgemein gebrauchten Klassifizierung nach Odom [26] ermöglicht sie auch die Einordnung mehrphasiger Krankheitsverläufe bei rezidivierenden Bandscheibenvorfällen in unterschiedlichen Bewegungssegmenten.

Angestrebtes therapeutisches Ziel sind die Grade I und II. III und IV stellen für Patient und Arzt unbefriedigende Behandlungsresultate dar.

Von 90 in den Jahren 1969 bis 1977 behandelten Patienten mit zervikaler Myelopathie wurden 75 Patienten (83%) nachuntersucht [28]. Bei 86% der Patienten lag der operative Eingriff zwischen 18 Monaten und 7 Jahren zurück, bei den übrigen länger als 6 Monate.

15 Patienten (20%) litten an einer akuten zervikalen Myelopathie; 29 (39%) wurden im subakuten, 31 (41%) erst im chronischen Krankheitsstadium operiert.

Global ergab sich das in Tabelle 5.3.5.1.2 dargestellte Gesamtresultat.

Die unter der Rubrik ‚Literatur' genannten Zahlenangaben stellen mit Zurückhaltung zu interpretierende Mittelwerte zahlreicher Publikationen dar.

Aufschlußreicher als das grob orientierende Gesamtergebnis ist die Analyse der Langzeitresultate in Abhängigkeit von prognostisch wichtigen Einzelfaktoren.

Die besten Spätresultate sind unabhängig vom Alter des Patienten und von der Schwere der Ausfallerscheinungen dann zu erwarten, wenn in der Akutphase operiert wird (Grad I und II in 73%). Chronische Myelopathien besserten sich nur bei 7 Patienten; 58% zeigten keine postoperative Befundänderung; bei 6 Patienten (20%) war die Pro-

Tabelle 5.3.5.1.1. Klassifikation klinischer Langzeitbefunde nach zervikaler, ventraler Diskektomie und Wirbelkörperspondylodese (Roosen und Grote 1979)

Grad	Kriterien	Schema nach Odom
I	beschwerdefrei, neurologisch o.B.	„excellent"
II	Subjektive Beschwerden wesentlich gebessert. Diskrete, gut kompensierte neurologische Restausfälle	„good"
III	Beschwerden unverändert. Neurologischer Status gebessert	„fair"
IV	Keine Änderung der subjektiven und objektiven Symptome	„poor"
V	Verschlechterung	
I oder II + IV oder V	Postop. I oder II für die Dauer von mindestens 12 Monaten; danach erneute Symptome von seiten eines anderen Segments. z.Z. der Nachuntersuchung IV oder V	–

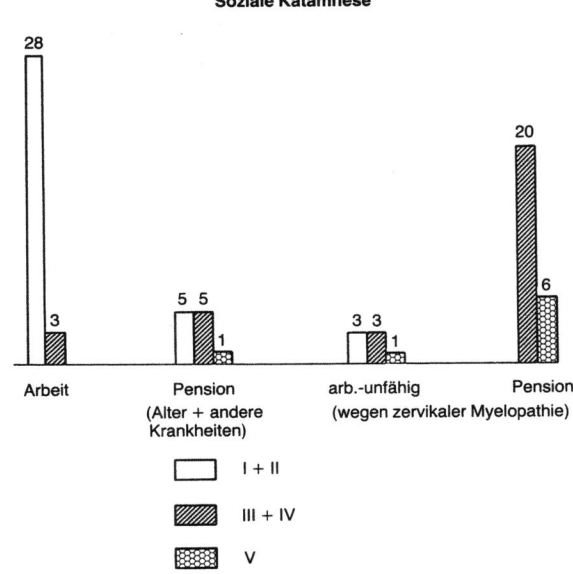

Abb. 5.3.5.1.7. Soziale Katamnese nach operativer Behandlung der zervikalen Myelopathie

Tabelle 5.3.5.1.2. Zervikale Myelopathie

Grad	eigene Ergebnissen (n = 75) (%)	Literatur (%)
I + II	45,2	55,7
III	45,2	17,6
IV		
V	9,6	36,1

gredienz der Myelopathie durch die Entlastung nicht aufzuhalten.

Nach Eingriffen in der subakuten Phase kam es immerhin noch in 50% zu einer Besserung; bei 41% konnte das Fortschreiten der Myelopathie unterbrochen werden.

Das numerische Alter beeinflußt die Prognose nicht, sofern nicht andere biologische Alterprozesse (z.B. generalisierte Durchblutungsstörungen) pathogenetisch wirksam sind. Der jüngste Patient, ein 27jähriger Bergmann, litt an einer chronischen Myelopathie, die sich auch nach Ausräumung der prolabierten Bandscheibe nicht besserte. Der älteste Patient, eine 84jährige Frau, entwickelte auf dem Boden eines Bandscheibenvorfalls $HW_{4/5}$ eine akute spastische Tetraparese. 18 Monate nach der vorderen Dekompression mit interkorporaler Spondylodese hatte sich der Befund normalisiert.

Der statistische Nachweis einer signifikanten Abhängigkeit der Einzelsymptome von der anamnestischen Latenz gelang für die motorischen Paresen und die Spastik. Sensibilitätsstörungen zeigen eine schlechte Rückbildungstendenz, unabhängig von der Dauer ihres Bestehens. Der Grund hierfür ist vielleicht in der Möglichkeit zu sehen, daß die sensiblen Ausfälle lange unbemerkt vor ihrer neurologischen Ersterfassung bestanden. Befriedigende Remissionsraten, wenn auch statistisch nicht zu sichern, wurden bei allen Typen der Myelopathie für die vegetativen Dysfunktionen angegeben.

Als wichtigstes Krankheitszeichen wurde von den Patienten die Gangstörung bewertet, deren Intensität das Maß der Körperbehinderung bestimmt. Mit 3 Ausnahmen besserten sich alle Gangstörungen um 1 bis 2 Stufen, wenn in der Akutphase operativ entlastet wurde. Bei subakutem Krankheitsverlauf kam es nur noch in etwa 50% zu einer Besserung. Lediglich $^1/_3$ der chronischen Gehbehinderungen bildeten sich zufriedenstellend zurück.

Vergleicht man die Art der intraoperativen Befunde mit dem Anamnesetyp und dem klinischen Spätergebnis, so zeigt sich, daß die akute Myelopathie überwiegend durch weiche Bandscheibenvorfälle hervorgerufen ist, die chirurgisch leichter angehbar sind. Mit zunehmender Dauer organisiert sich der Bandscheibenvorfall; die sekundären knöchernen Osteophyten beteiligen sich an der Markkompression.

Ebenso entscheidend für den Therapieerfolg wie die frühzeitige Operation ist die optimale Rehabilitation. Die Befundverschlechterung läßt sich durch die gezielte Übungsbehandlung hinauszögern. Positive Therapieergebnisse waren signifikant häufiger bei Patienten, die konsequent und langfristig rehabilitiert wurden.

Die sozialen Konsequenzen einer adäquaten frühzeitigen chirurgischen und rehabilitativen Therapie veranschaulicht Abb. 5.3.5.1.7. Gute Spätbefunde ließen in der Regel die Wiederaufnahme der Berufstätigkeit, der häuslichen Arbeit bzw. der Selbstversorgung zu.

5.3.5.1.6 Schlußbemerkung. Die Analyse der Literaturmitteilungen und der eigenen Spätergebnisse erlaubt folgenden Katalog chirurgischer Eingriffe zur differenzierten Behandlung der diskogenen und spondylogenen zervikalen Myelopathie:

Ventrale Fusion (v.F.)

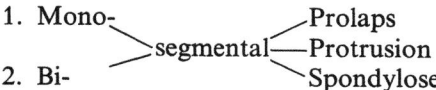

Laminektomie + v.F.

1. Multisegmentale Protrusionen ± dorsale Osteophyten
2. unsichere Differentialdiagnose: Tumor – Prolaps
3. retrovertebraler Sequester

Laminektomie

1. symptomat. enger Spinalkanal
   – kongenital
   – erworben
2. Hypertrophie des Ligamentum longitudinale posterius
3. Symptom-Progredienz nach ventraler Fusion bei persistierender, myelographisch nachgewiesener Stenose.

Es gilt der Grundsatz: „Je *früher* die Operation bei mechanischer Genese der zervikalen Myelopathie stattfindet, umso *besser* fallen die klinischen Spätresultate aus."

Literatur

1. Bailey W, Badgley EC (1960) Stabilization of the cervical spine by anterior fusion. J Bone Joint Surg [Am] 42:565–594
2. Cloward RB (1958) The anterior approach for removal of ruptured cervical discs. J Neurosurg 15:602–617
3. Cloward RB (1972) Treatment of lesions of the cervical spine by the anterior approach. In: Austin G (ed) The spinal cord. Thomas, Springfield, pp 389–440
4. Dereymaeker A, Mulier J (1956) Nouvelle cure chirurgicale des discopathies cervicales. La méniscectomie par voie ventrale suivie de l'arthrodèse par greffe intercorporéale. Neurochirurgie 2:233–236
5. Dereymaeker A, Mulier J (1958) La fusion vertébrale par voie ventrale dans la discopathie cervicale. Rev Neurol 99:597–616
6. Dieckmann H (1966) Cervicale Myelopathie. Internist 7:94–105
7. Ehni G (1982) Extradural spinal cord and nerve root compression from benign lesions of the cervical area. In: Youmans JR (ed) Neurological surgery, vol 4. Saunders, Philadelphia, pp 2574–2612
8. Grote W, Röttgen P (1967) Die ventrale Fusion bei der zervikalen Osteochondrose und ihre Behandlungsergebnisse. Acta Neurochir 16:218–240
9. Grote W, Bettag W, Wüllenweber R (1970) Indikation, Technik und Ergebnisse zervikaler Fusionen. Acta Neurochir 22:1–27
10. Hankinson HL, Wilson CHB (1975) Use of the operating microscope in anterior cervical discectomy without fusion. J Neurosurg 43:452–456
11. Herrmann HD, Loew F (1984) Degenerative Wirbelsäulenprozesse. In: Dietz H, Umbach W, Wüllenweber R (eds) Klinische Neurochirurgie, vol II. Thieme, Stuttgart New York, pp 355–376
12. Hirsch C (1960) Cervical disc rupture: Diagnosis and therapy. Acta Orthop Scand 30:172–186
13. Jellinger K (1970) Morphologie und Pathogenese der spinalen Mangeldurchblutung in Abhängigkeit von der Wirbelsäule. In: Trostdorf E, Stender H St (eds) Wirbelsäule und Nervensystem, vol 75, Stuttgart
14. Keblish PA, Keggi KJ (1967) Mechanical problems of the dowel graft in anterior cervical fusion. J Bone Joint Surg [Am] 49:198–199
15. Kosary JZ, Braham J, Shacked J, Shacked R (1976) Microsurgery in anterior approach to cervical discs. Surg Neurol 6:275–277
16. Krämer J (1978) Bandscheibenbedingte Erkrankungen. Thieme, Stuttgart
17. Kuhlendahl H, Felten H (1956) Die chronische Rückenmarksschädigung spinalen Ursprungs. Langenbecks Arch Chir 283:96–128
18. Kuhlendahl H (1969) Pathogenese der sog. zervikalen Myelopathie. Biomechanische und vasozirkulatorische Faktoren. Munch Med Wochenschr 111:1137–1140
19. Kuhlendahl H (1979) Die zervikale Myelopathie. Referat. 30. Jahrestagg Dtsch Ges Neurochirurgie, Essen
20. Lahey FH, Warren KW (1954) Esophageal diverticual. Surg Gynecol Obstet 98:1–28
21. Lindemann K, Kuhlendahl H (1953) Die Erkrankungen der Wirbelsäule. Enke, Stuttgart
22. Mumenthaler M (1957) Cervicale Spondylose und cervicale Diskushernien. Acta Neurochir 5:552–604
23. Mumenthaler M (1982) Neurologie, 7. Aufl. Thieme, Stuttgart New York
24. Nurick S (1972) The pathogenesis of the spinal cord disorder associated with cervical spondylosis. Brain 95:87–100
25. Nurick S (1972) The natural history and the results of surgical treatment of the spinal cord disorder associated with cervical spondylosis. Brain 95:101–108
26. Odom GL, Finney W, Woodhall B, Durham NC (1958) Cervical disc lesions. JAMA 166:23–28

27. Robinson RA, Smith GW (1955) Antero-lateral cervical disc removal and interbody fusion for cervical disc syndrome. Johns Hopk Hosp Bull 96:223–224 (abstr)
28. Roosen K (1979) Experimentelle, klinische und radiologische Langzeituntersuchungen zum Ersatz zervikaler Bandscheiben durch Knochenzement (Polymethylmethacrylat). Habil-Schrift, Essen
29. Schmidek HH (1982) Anterior cervical disc excision in cervical spondylosis. In: Schmidek HH, Sweet Wh (eds) Operative neurosurgical techniques. Indications, methods and results, vol 2. Grune & Stratton, New York London Paris, pp 1237–1258
30. Smith GW, Robinson RA (1958) The treatment of certain cervical spine disorders by anterior removal of the intervertebral disc and interbody fusion. J Bone Joint Surg [Am] 40:607–624
31. Sunder-Plassmann M (1974) Kann die vordere Halsbandscheiben-Operation ohne Verblockung als Standardmethode empfohlen werden? Habil-Schrift, Wien
32. Taheri ZE, Gueramy M (1972) Experience with calf bone in cervical interbody spinal fusion. J Neurosurg 36:67–71
33. Verbiest H, Paz y Geuse HD (1966) Anterolateral surgery for cervical spondylosis in cases of myelopathy or nerve-root compression. J Neurosurg 25:611–622
34. Verbiest H (1970) La chirurgie antérieure et latérale du rachis cervical. Neurochirurgie (Paris) [Suppl 2]
35. White AA, Hirsch C (1971) An experimental study of the immediate load bearing capacity of some commonly used iliac bone grafts. Acta Orthop Scand 42:482–490

5.3.5.2 Thorakale Bandscheibenvorfälle

M. SCHIRMER

5.3.5.2.1 Historisches. Die erste Beschreibung einer thorakalen Bandscheibenruptur stammt von Middleton und Teacher (1911), die wahrscheinlich erste Operation eines thorakalen Bandscheibenvorfalls wurde 1922 von Adson in der Mayo-Klinik vorgenommen. Mixter und Barr, die 1934 in ihrer für die Bandscheibenoperationen grundlegenden Arbeit auch auf frühere Veröffentlichungen über „Chondrome" (Elsberg 1928), „Ekchondrome" u. ä. hinweisen, berichten darin außer über vier zervikale und elf lumbale bzw. lumbosakrale Bandscheibenvorfälle schon über vier thorakale Bandscheibenprolapse. Seitdem sind im Weltschrifttum über 60 Publikationen meist weniger Fälle thorakaler Bandscheibenvorfälle erschienen, worunter mehrere Arbeiten von Love und Mitarbeitern aus der Mayo-Klinik mit über 70 Fällen die insgesamt größte Statistik einer Einzelklinik darstellen. In Abb. 5.3.5.2.1 sind die Lokalisationen operierter thorakaler Bandscheibenvorfälle entsprechend den Angaben der Weltliteratur aufgezeigt.

5.3.5.2.2 Häufigkeit. Vergleichbare Angaben über die Inzidenz thorakaler Bandscheibenvorfälle im Schrifttum lassen auf abnehmendes Vorkommen schließen, beziehen sich jedoch in der Regel auf die Anzahl lumbaler Bandscheibenoperationen, die ständig zugenommen haben. Die derzeitige Häufigkeit thorakaler Bandscheibenvorfälle gegenüber lumbalen liegt etwa bei 1:500 bis 1:1000; bei schätzungsweise 30000 lumbalen Bandscheibenoperationen pro Jahr in der Bundesrepublik Deutschland ist somit ein thorakaler Bandscheibenvorfall allerhöchstens mit einer Frequenz von 1:1000000 Einwohnern pro Jahr zu erwarten.

5.3.5.2.3 Ätiologie. Die Pathogenese der thorakalen Bandscheibenvorfälle entspricht derjenigen zervikaler und lumbaler. Das trifft sowohl für die weichen Nucleus pulposus-Hernien als auch für die letztendlich raumfordernd im Spinalkanal wirkenden osteochondrotischen und spondylotischen Veränderungen zu. Die kraniokaudale Verteilung (Abb. 5.3.5.2.1) läßt den Faktor höherer Belastung bei der Entstehung eines Bandscheibenvorfalles deutlich erkennen; die relative Seltenheit der thorakalen Prolapse beruht mit Sicherheit auf der Bewegungseinschränkung der Brustwirbelsäule durch den anhängenden Thorax. Im Bereich der unteren freien Rippen entstehende Vorfälle können darüber hinaus neben dem Faktor der höheren Belastung durch die hier schon freiere Beweglichkeit der Brustwirbelsäule ihre Erklärung finden.

Von verschiedenen Autoren wird eine traumatische Genese mancher thorakalen Bandscheibenvorfälle angenommen, die sich jedoch in den meisten dieser Fälle im strengen Sinn des von außen auf den Körper schädigend einwirkenden Geschehens nicht als unfallbedingt erweist.

Wesentlich häufiger als im Zervikal- und Lumbalbereich werden intradiskale Verkalkungen bei thorakalen Bandscheibenvorfällen röntgenologisch nachgewiesen; eine pathogenetisch schlüssige Erklärung dafür gibt es nicht. Insbesondere sind solche Verkalkungen bei Kindern beschrieben worden, die nicht operiert wurden. Der jüngste an einem thorakalen Bandscheibenvorfall operierte Patient war 12 Jahre alt (Peck), im übrigen ist das mittlere Lebensalter bevorzugt.

5.3.5.2.4 Klinik. Beschwerdebeginn und Verlauf der Symptomatik bei thorakalen Bandscheibenvorfällen variieren außerordentlich. Bei den selteneren lateralen Prolapsen überwiegen radikuläre Symptome, die erhebliche differentialdiagnostische Schwierigkeiten bereiten können: Interkostalneuralgie, Herpes zoster, Angina pectoris, viszerale Erkrankungen u.v.a.m. Mediale thorakale Vorfälle beeinträchtigen das Rückenmark und können so Querschnittbilder hervorrufen. Nachdem sowohl akute wie chronische Verläufe beschrieben wurden, sind Fehldiagnosen vom Wirbeltumor bis zur Multiplen Sklerose möglich. Die Seltenheit der thorakalen Bandscheibenvorfälle begünstigt diese.

5.3.5.2.5 Diagnostik. Bei der neurologischen Untersuchung läßt sich bei ausgeprägter Symptomatik eine sensible Abgrenzung feststellen, die bei lateralen Prolapsen fehlen kann. Verschiedentlich wurden klopfdolente Dornfortsätze beschrieben, segmentale Einschränkungen der Beweglichkeit der Brustwirbelsäule sind schwer zu eruieren.

Liquor-Untersuchungen helfen allenfalls bei nicht durchgängigem Queckenstedt-Versuch und Nachweis eines Sperrliquors weiter.

Röntgen-Nativaufnahmen können eine Bandscheibenerniedrigung oder osteochondrotische bzw. spondylotische Veränderungen erkennen lassen, die ebenso wie die oben beschriebenen intradiskalen Verkalkungen zusammen mit dem klinischen Befund bedingt wegweisend sein können.

Sicherste diagnostische Methode war bislang die Myelographie, obgleich damit auch keine klare Diagnose eines Bandscheibenvorfalles, jedoch ein sicherer Nachweis einer Raumforderung im Wirbelkanal möglich ist. Bessere Aussagen über die

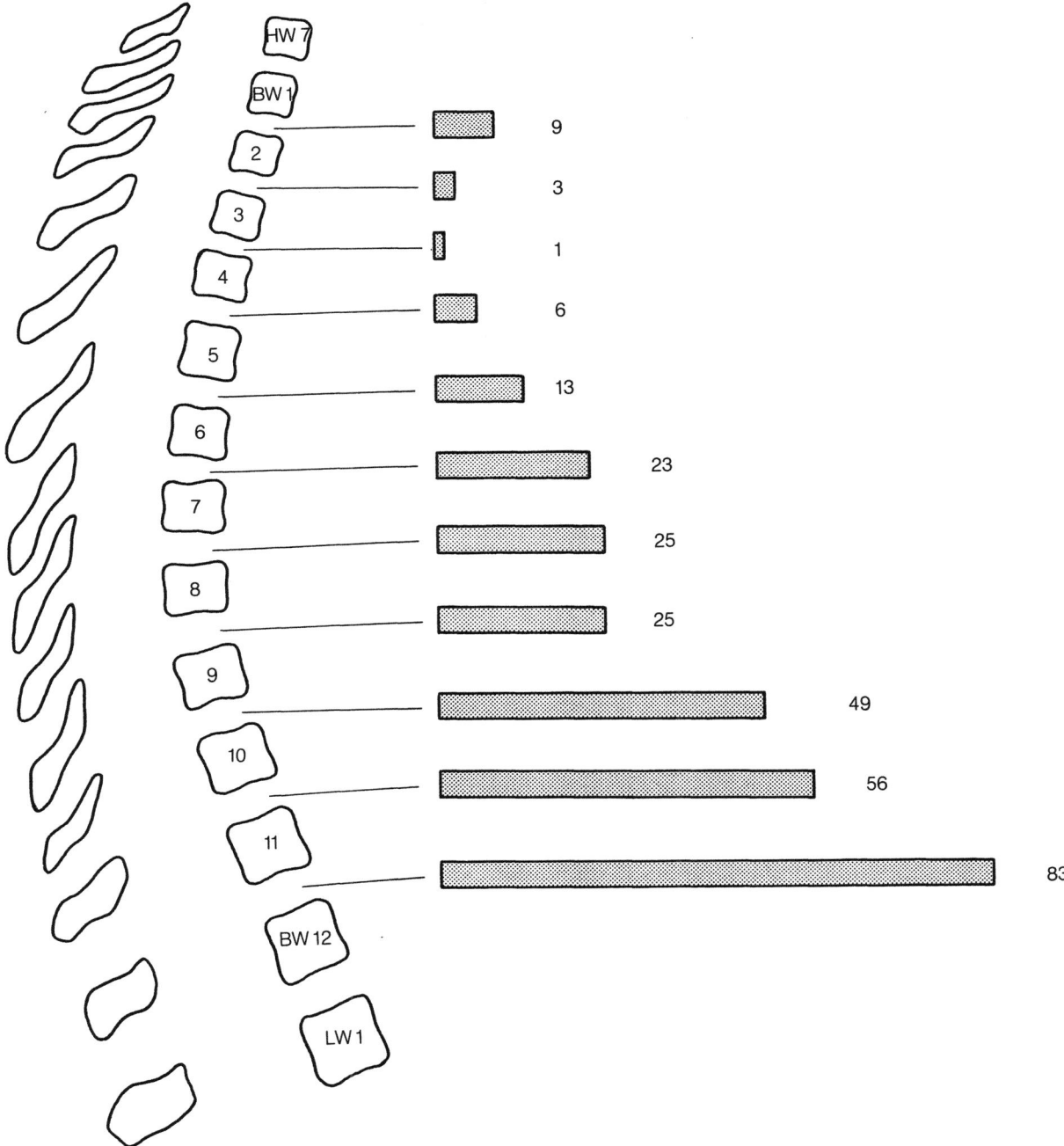

Abb. 5.3.5.2.1. Segmentale Verteilung thorakaler Bandscheibenvorfälle bei 290 Patienten entsprechend Angaben aus der Literatur (Abbott et al. 1957, Albrand & Corkill 1979, Amezúa & Charchaflié 1956, Arseni & Nash 1963, Azar-Kia 1975, Baasch et al. 1958, Benson & Byrnes 1975, Carson et al. 1971, Chesterman 1964, Coles 1955, Epstein 1954, Feiring 1967, Fisher 1965, Garcin et al. 1949, Gelch 1978, Hawk 1936, Hellmer 1933, Horcajada et al. 1973, Horwitz et al. 1955, Hulme 1960, Jirout & Kunc 1960, Kite et al. 1957, Kostadinow & Schirmer 1974, Kretschmer & Gustorf 1979, Kroll & Reiss 1951, Kuhlendahl 1951, van Landingham 1954, Liedberg 1942, Logue 1952, Love & Schorn 1965, Menzel & Kühner 1976, Mixter & Ayer 1935, Müller 1951, O'Connell 1955, Ongerboer de Visser et al. 1978, Peck 1957, Perot & Munro 1969, Ransohoff et al. 1969, Reeves & Brown 1968, Reif et al. 1983, Roberts 1955, Scharfetter & Twerdy 1977, Schönbauer 1952, Simeone 1971, Singounas & Karvounis 1977, Skorpil 1946, Svien & Karavitis 1954, Tovi & Strang 1960, Wenig 1973, Zielke 1943)

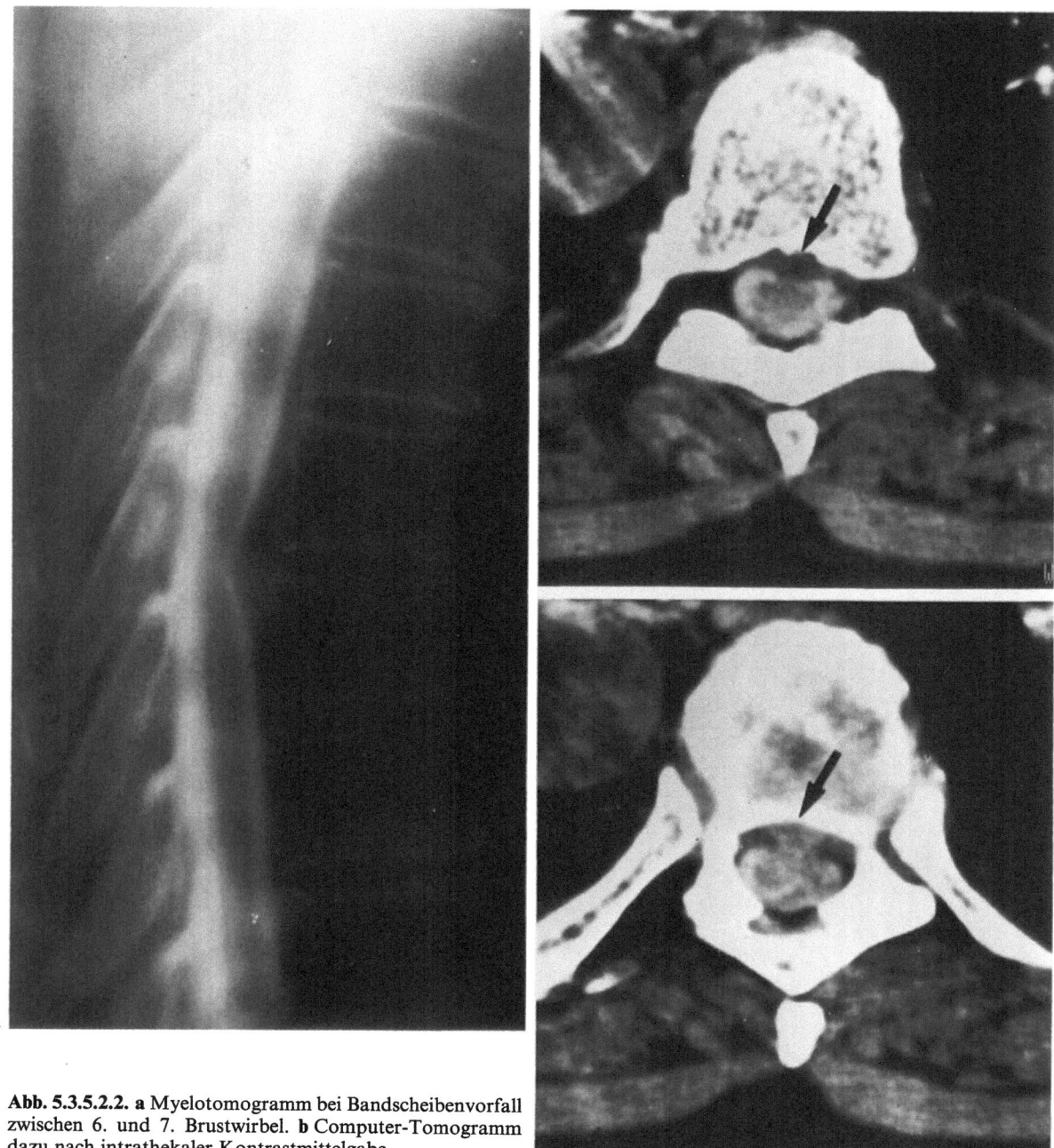

Abb. 5.3.5.2.2. a Myelotomogramm bei Bandscheibenvorfall zwischen 6. und 7. Brustwirbel. **b** Computer-Tomogramm dazu nach intrathekaler Kontrastmittelgabe

Natur der Raumforderung sind mit der spinalen Computer-Tomographie gegeben.

5.3.5.2.6 Therapie. Therapeutische Methode der Wahl ist die operative Entfernung des Prolapses und der zugehörigen Bandscheibe. In all denjenigen Fällen, wo präoperativ lediglich die Diagnose einer Raumforderung gestellt werden kann, wird eine Laminektomie durchgeführt werden, wobei im Thorakalbereich kaum Instabilitätsprobleme zu erwarten sind. Problematisch kann bei der Laminektomie die Darstellung des medialen Prolapses werden, da das Rückenmark erheblich beiseite gedrängt werden muß, und erhebliche Störungen resultieren können. Deshalb wird von einigen Autoren – bei *bekannter* Diagnose – die laterale Rhachotomie nach einer Kostotransversektomie bevorzugt, die jedoch im unteren Thorakalbereich bei Verletzung einer Radikulararterie nicht unproblematisch ist. Bei klarer präoperativer Diagnose eines thorakalen Bandscheibenvorfalls erscheint als derzeit sicherster der ventrale Zugang zur Wirbelsäule unter Mithilfe eines Thoraxchirurgen. Eine Spondylodese nach Ausräumung der prolatierten Bandscheibe ist in der Regel nicht erforderlich.

Literatur

Antoni (1931) Fall av kronisk rotkompression med ovanlig orsak, hernia nuclei pulposi disci intervertebralis. Svenska Läkart 28:436–442

Arseni C, Nash F (1963) Protrusion of thoracic intervertebral discs. Acta Neurochir 11:3–33

Benson MKD, Byrnes DP (1975) The clinical syndromes and surgical treatment of thoracic intervertebral disc prolapse. J Bone Joint Surg 57:471–477

Eder M (1974) Pathophysiologie und Klinik vertebragener Syndrome im Thorakalbereich. Man Med 12:25–28

Elsberg CA (1928) Extradural spinal tumors – primary, secondary, metastatic. Surg Gynecol Obstet 46:1–20

Haley JC, Perry JH (1950) Protrusions of intervertebral discs. Am J Surg 80:394–404

Hawk WA (1936) Spinal compression caused by ecchondrosis of the intervertebral fibrocartilage with a review of the recent literature. Brain 59:204–224

Hellmer H (1933) Ein Fall von Verlagerung von Bandscheibengewebe nach hinten. Acta Radiol 14:165–171

Home A (1960) The surgical approach to thoracic intervertebral disc protrusions. J Neurol Neurosurg Psychiatry 23:133–137

Kostadinow G, Schirmer M (1974) Rezidiv-Operation bei thorakalem Bandscheibenvorfall. Neurochirurgia 17:28–30

Kuhlendahl H (1951) Der thorakale Bandscheibenvorfall als extramedullärer Spinaltumor und in seinen Beziehungen zu internen Organsyndromen. Aerztl Wochenschr 6:154–157

Love JG, Camp JD (1937) Root pain resulting from intraspinal protrusion of intervertebral discs. J Bone Joint Surg 19:776–804

Love JG, Schorn VG (1965) Thoracic-disk protrusions. JAMA 191:91–95

Middleton GS, Teacher JH (1911) Injury of the spinal cord due to rupture of an intervertebral disc during muscular effort. Glasgow Med J 76:1–6

Mixter WJ, Barr JS (1934) Rupture of the intervertebral disc with involvement of the spinal canal. N Engl J Med 211:210–215

Peck FC (1957) A calcified thoracic intervertebral disk with herniation and spinal cord compression in a child. J Neurosurg 14:105–109

Reif J, Gilsbach J, Ostheim-Dzerowycz W (1983) Differential diagnosis and therapy of herniated thoracic disc. Acta Neurochir 67:255–265

Scharfetter F, Twerdy K (1977) Der thorakale Diskusprolaps. Therap Umschau 34:412–416

Tovi D, Strang RR (1960) Thoracic intervertebral disk protrusions. Acta Chir Scand [Suppl] 267:1–41

Tribolet N de, Schnyder P, Livio JJ, Boumghar M (1982) L-abord transthoracique des hernies discales dorsales. Neurochirurgie 28:187–193

5.3.5.3. Der lumbale mediale Massenprolaps

F. REUTER

5.3.5.3.1 Pathogenese. Die typischen degenerativen Veränderungen der am stärksten belasteten lumbalen Bandscheiben führen zu Einrissen des Anulus fibrosus und Vorquellen von Bandscheibengewebe in den Spinalkanal. Dabei kommt es in seltenen Fällen zu einem medialen Massenprolaps, der zu einer vollständigen Kompression der Cauda equina führen kann (Abb. 5.3.5.3.1). Voraussetzung dafür ist eine räumliche Konstellation, die diese Kompression durch verlagertes Bandscheibengewebe ermöglicht [30]. Durch degenerative Veränderungen der Wirbelgelenke und der Ligamenta flava wird ein sogenannter enger Spinalkanal gebildet [29]. Dadurch ist den Kaudafasern im Falle einer Kompression die Möglichkeit zum Ausweichen wesentlich genommen, zumal diese durch Herkunft und Verlauf weitgehend fixiert sind. Durch erweiterte epidurale Venen oder Verwachsungen der Nervenwurzeln kann deren Mobilität zusätzlich eingeschränkt werden. Diese Faktoren ermöglichen eine Kompression der Cauda equina durch den medialen Massenprolaps, wobei außerdem die Beeinträchtigung der Blutversorgung die Kaudafasern zusätzlich schädigt.

5.3.5.3.2 Historisches. Ein Kaudasyndrom verursacht durch einen lumbalen Massenprolaps wurde schon 1909 von Krause und Oppenheim beschrieben. Dabei wurde allerdings die Pathogenese mißgedeutet als „Enchondrom" oder „Ekchondrom" also als Knorpeltumoren. Auch in der Folgezeit wurde von anderen Autoren diese Deutung übernommen, bis 1934 Mixter und Barr den Bandscheibenvorfall als Ursache erkannten.

5.3.5.3.3 Statistik. Unter den zahlreichen Veröffentlichungen über den lumbalen Bandscheibenvorfall spielt der mediane Vorfall als Ursache eines

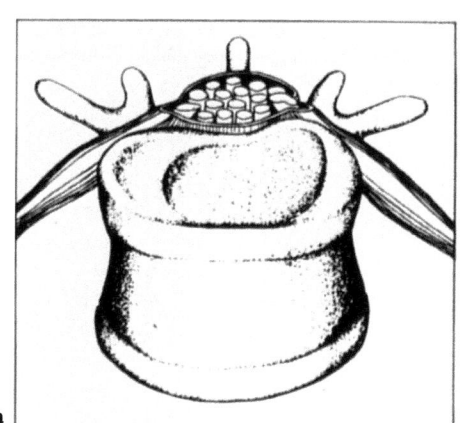
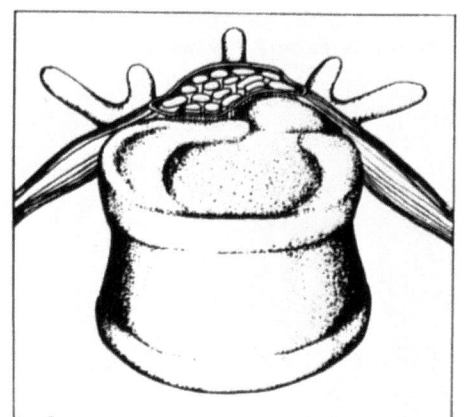
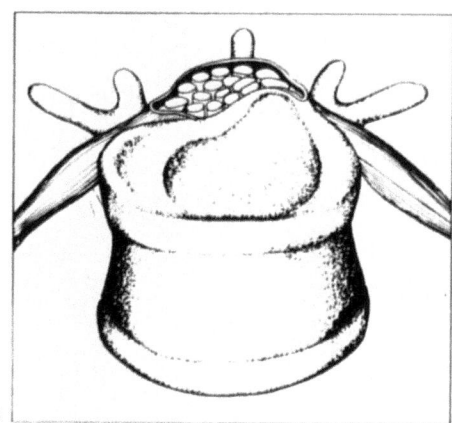
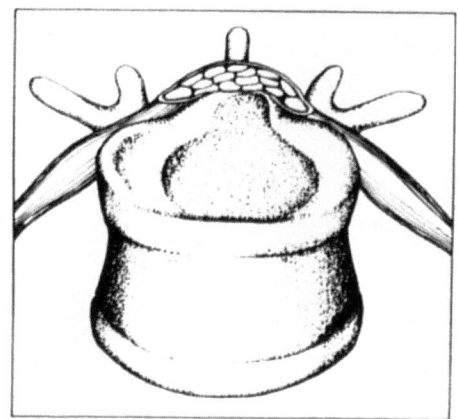

Abb. 5.3.5.3.1. a Laterale Bandscheibenprotrusion im Lumbalbereich. **b** Lateraler Bandscheibenprolaps. **c** Sequestrierter Bandscheibenprolaps. **d** Medianer lumbaler Massenprolaps mit Kompression der Cauda equina. Aus: Schirmer, M. (1983): Der spinale Notfall. Perimed, Erlangen

Tabelle 5.3.5.3.1. Altersverteilung der Patienten mit lumbalem medialen Massenprolaps und Kaudasyndrom (n = 130)

Lebensalter	Anzahl	Prozentsatz
20–29 Jahre	12	9,2%
30–39 Jahre	36	27,7%
40–49 Jahre	37	28,5%
50–59 Jahre	29	22,3%
60–69 Jahre	12	9,2%
70–79 Jahre	4	3,0%

Tabelle 5.3.5.3.2. Prozentuale Verteilung der betroffenen Bandscheiben beim lumbalen Massenprolaps mit Kaudasyndrom (n = 269) im Vergleich zum lateralen Prolaps; Sammelstatistik (u = 3238) der Dt. Gesellsch. NC von 1976

Etage	med. Massenprolaps	lat. Prolaps
$LW_{1/2}$	1,5%	0,1%
$LW_{2/3}$	2,2%	0,9%
$LW_{3/4}$	13,8%	6,2%
$LW_{4/5}$	52,0%	60,2%
LW_5/S_1	30,5%	55,5%

Kaudasyndroms nur eine untergeordnete Rolle, was der relativen Seltenheit seines Auftretens entspricht. In der Literatur fanden sich dazu Angaben im Bereich von 2 bis 15%, überwiegend aber unter 5%, was erfahrungsgemäß realistisch ist [1, 5, 8, 10, 12, 13, 20, 22, 23, 25]. Im Hinblick auf die Geschlechtsverteilung war ein Überwiegen der Männer mit dem Verhältnis 1,6:1 zu verzeichnen.

Bei der Zuordnung der an einem lumbalen Massenprolaps mit Kaudasyndrom erkrankten Patienten zum Lebensalter war in den Jahren von 40 bis 49 Jahren die größte Häufigkeit zu erkennen (Tabelle 5.3.5.3.1).

Bei der prozentualen Zuordnung der Patienten zu den betroffenen Bandscheiben fällt die Bevorzugung der Höhe $L_{4/5}$ auf. Im Vergleich zum Verteilungsmuster der „normalen Bandscheibenvorfälle" ist die Bandscheibe $L_{3/4}$ stärker belastet, dagegen L_5/S_1 weniger (Tabelle 5.3.5.3.2).

5.3.5.3.4 Klinik. Vorgeschichte und Krankheitsverlauf sind für das Kaudasyndrom als Folge eines medianen Massenprolapses typisch. Daher ist die Anamnese für deren Einschätzung von außerordentlicher Bedeutung. Primär unterscheidet sich die Vorgeschichte nicht von den üblichen Bandscheibenpatienten mit jahrelang rezidivierenden Lumbalgien und Ischialgien. Dabei werden flüchtige Schmerzausstrahlungen ohne radikulären Charakter in beide Beine oder alternierend angegeben. Während eines sehr heftigen Rezidivs kommt es ohne erkennbare Ursache zu einer beidseitigen radikulären Schmerzausstrahlung häufig begleitet von Parästhesien, wobei meistens eine Seite stärker betroffen ist als die andere. Danach entwickelt sich die Kaudasymptomatik. Für diesen entscheidenden Vorgang wird von den Patienten häufig ein ursächlicher Zusammenhang mit einer unglücklichen Bewegung, einer körperlichen Überanstrengung oder einem leichten Trauma angegeben. Es soll jedoch auch ein heftiger Hustenstoß als Ursache in Frage kommen. Andererseits finden sich auch Angaben zur Entstehung eines Kaudasyndroms während des Liegens im Bett. Nicht zu vergessen sind chiropraktische Maßnahmen in diesem Zusammenhang [1, 8, 25]. Bei der Entwicklung einer Kaudasymptomatik durch einen medialen Massenprolaps kann ein akuter Verlauf mit schlagartigem Auftreten einer kompletten Lähmung innerhalb weniger Stunden unterschieden werden von einem mehr subakuten Verlauf über einige Tage mit Entstehung der Symptome mehr oder weniger voll ausgeprägt. Bei beiden Verlaufsformen wird mit dem Auftreten der neurologischen Ausfälle eine deutliche Schmerzreduktion speziell im Bereich der Wirbelsäule beschrieben. Nur in ganz seltenen Fällen tritt das akute Kaudasyndrom ohne den typischen Schmerzverlauf auf. Es werden aber auch in der Literatur Fälle angegeben, bei denen sich das Kaudasyndrom chronisch über Jahre progredient entwickelte, wobei eine Abgrenzung gegenüber einem Tumor natürlich erschwert ist [12]. Die Ausbildung des vollständigen hohen Kaudasyndroms vollzieht sich in einem regelmäßigen Ablauf. Als erstes entsteht die typische Reithosenanästhesie, anschließend entwickelt sich die schlaffe Paraparese der Beine, sodann die Blasen- und Mastdarmlähmung, wobei ebenfalls Potenzstörungen auftreten. Das komplett ausgebildete Kaudasyndrom entsteht relativ selten und meistens treten die Ausfälle nicht seitengleich auf. Die Klinik der tiefen Kaudaläsion, bei der die Wurzeln S_3 bis S_5 betroffen sind, unterscheidet sich insofern, als es nicht zu Paresen der unteren Extremitäten kommt, jedoch eine Reithosenanästhesie im Ausbreitungsgebiet der betroffenen Wurzeln und Sphinkterstörungen nachweisbar sind.

Sensibilitätsstörungen entwickeln sich zuerst, beginnend mit Parästhesien, die sich bald zur Anästhesie und Analgesie verschlechtern. Spontan werden diese Störungen von den Patienten erst bemerkt, wenn sie voll aufgetreten sind. Eine komplette Reithosenanästhesie wird bei etwa einem Drittel der Patienten gefunden mit Gefühlsverlust perianal und im Dammbereich, verbunden mit lumbalen radikulären Ausfällen entsprechend der betroffenen Höhe. Bei zwei Dritteln der Patienten wird eine inkomplette Reithosenanästhesie gefunden, die sich entweder nur im Anus und/oder im Dammbereich asymmetrisch oder ganz einseitig ausdehnt. Gleiches gilt dabei für die Ausfälle in den lumbalen Dermatomen.

Die Art *motorischer Ausfälle* ist abhängig von der Lokalisation der geschädigten Bandscheibe, d.h. die Funktion der unterhalb derselben aus dem Spinalkanal austretenden Nervenwurzeln ist eingeschränkt und somit auch entsprechend deren Versorgungsgebiet die Muskulatur der Beine. Die Ausprägung der Lähmung ist abhängig von der Akuität der Entstehung des Kaudasyndroms. Der ganz akute Verlauf hat eine vollständige schlaffe Paraplegie zur Folge, während bei dem subakuten Verlauf eine selten vollständige, oft asymmetrische mäßige Paraparese entsteht. Auffällig ist bei prolongiertem Verlauf eine frühzeitige Atrophie der betroffenen Muskulatur.

Bei den in der Literatur beschriebenen Fällen hatte die Hälfte eine inkomplette Paraparese; bei den übrigen Patienten bestand zu zwei Dritteln eine vollständige Paraplegie und bei einem Drittel konnten keine sicheren motorischen Ausfälle nachgewiesen werden [1, 3, 8, 13, 20, 23, 25, 27].

Die Störung der Blasen- und Mastdarmsphinkterfunktion spielt bei dem Krankheitsbild des Kaudasyndroms als Folge eines medialen Massenprolapses eine herausragende Rolle. Zu der Zeit, da die Genese dieser Krankheit noch nicht erkannt worden war und auch eine kausale chirurgische Behandlung nicht möglich war, kam es durch die Blasenlähmung zu ausgeprägten Infektionen des Urogenitalsystems mit nachfolgender Sepsis, was letztlich zum Tode des Patienten führte. Heute werden die meisten Patienten von solchen Erscheinungen alarmiert und bewogen, sich in eine stationäre Behandlung zu begeben. Auch noch so heftige Rückenschmerzen sind dem Patienten geläufig im Zusammenhang mit seiner Krankengeschichte, und er erwartet eine baldige Rückbildung derselben. Die Blasen- und Mastdarmsphinkterlähmung jedoch aktiviert Patienten und Hausarzt zu sofortigen Maßnahmen und den Krankenhausarzt zur Operationsindikation.

Das Auftreten der Blasenstörung gilt als besonders feiner Indikator für eine Kaudaschädigung [2]. Bei den verschiedenen Verlaufsformen des Kaudasyndroms insbesondere der tiefen Kaudaläsion kann es entweder zur vollständigen bilateralen Blasen- und Mastdarmsphinkterlähmung kommen oder zu leichteren, vorübergehenden Störungen als Folge der Schädigung der parasympatischen Wurzelfasern. Am Anfang imponiert die Verhaltung, da die automatischen Mechanismen der Blasenentleerung gestört sind. Als Folge tritt

Tabelle 5.3.5.3.3. Höhendiagnostik der Konus-Kauda-Prozesse

Niveau der Läsion	Motorische Störungen	Sensible Störungen	Blasen-Darm Funktion
2. LW	Schlaffe Paresen der Beine PSR ⌀ ASR ⌀	L_3 abwärts	Störung
unter 3. LW	Paresen der mm. glutaei u. v. N. Ischiadicus vers. Muskeln PSR+, ASR ⌀	L_4 abwärts	Störung
unter 5. LW	Paresen der Unterschenkel-Fußmuskeln PSR+ TpoR +ASR ⌀	S_1 abwärts	Störung
unter 2 SW	Paresen der Levator anin Sphincteren Analreflex ⌀	Reithosenanästhesie Blase, Urethra	Störung

Aus: Flügel, K.A. (1976). Besonderheiten der Konus-Kauda-Tumoren. In: Schiefer, W., Wieck, H.H. (eds) Spinale raumfordernde Prozesse, Perimed-Verlag, Erlangen

eine vermehrte Restharnmenge auf. Außerdem wird ein Gefühlsverlust für Blase und Harnröhre bemerkt ebenso wie Empfindungsstörungen im Analbereich. Die Retention geht innerhalb von Stunden oder wenigen Tagen in eine Inkontinenz für Urin und Stuhl über. Die Mastdarmstörung besteht in Sphinkterlähmung, einem Verlust der Analempfindung sowie einer Empfindungsstörung für die rektale Füllung verbunden mit einem aufgehobenen Analreflex. Annähernd die Hälfte der in der Literatur angegebenen Patienten hat eine voll ausgebildete Blasen- und Mastdarmlähmung.

Störungen der Sexualfunktion lassen sich nur schwer objektivieren; außerdem werden sie auch erheblich von anderen Faktoren beeinflußt. Jedoch werden von einem großen Teil der Patienten diese Störungen beklagt, die aufgrund der neurologischen Abweichungen ohne Zweifel erklärbar sind [3, 8, 13, 20, 25].

5.3.5.3.5 Diagnostik. Beim akut und subakut auftretenden Kaudasyndrom besteht aufgrund von *Anamnese* und *Untersuchungsbefund* kein Zweifel an der Entstehung durch einen medialen lumbalen Massenprolaps, lediglich bei den diskreten Symptomen der tiefen Kaudaschädigung können diagnostische Probleme auftreten. Dagegen ist beim chronischen Verlauf die Abgrenzung gegenüber einem spinalen Tumor schwierig. Die Etagendiagnostik ist unsicherer als beim „normalen lateralen

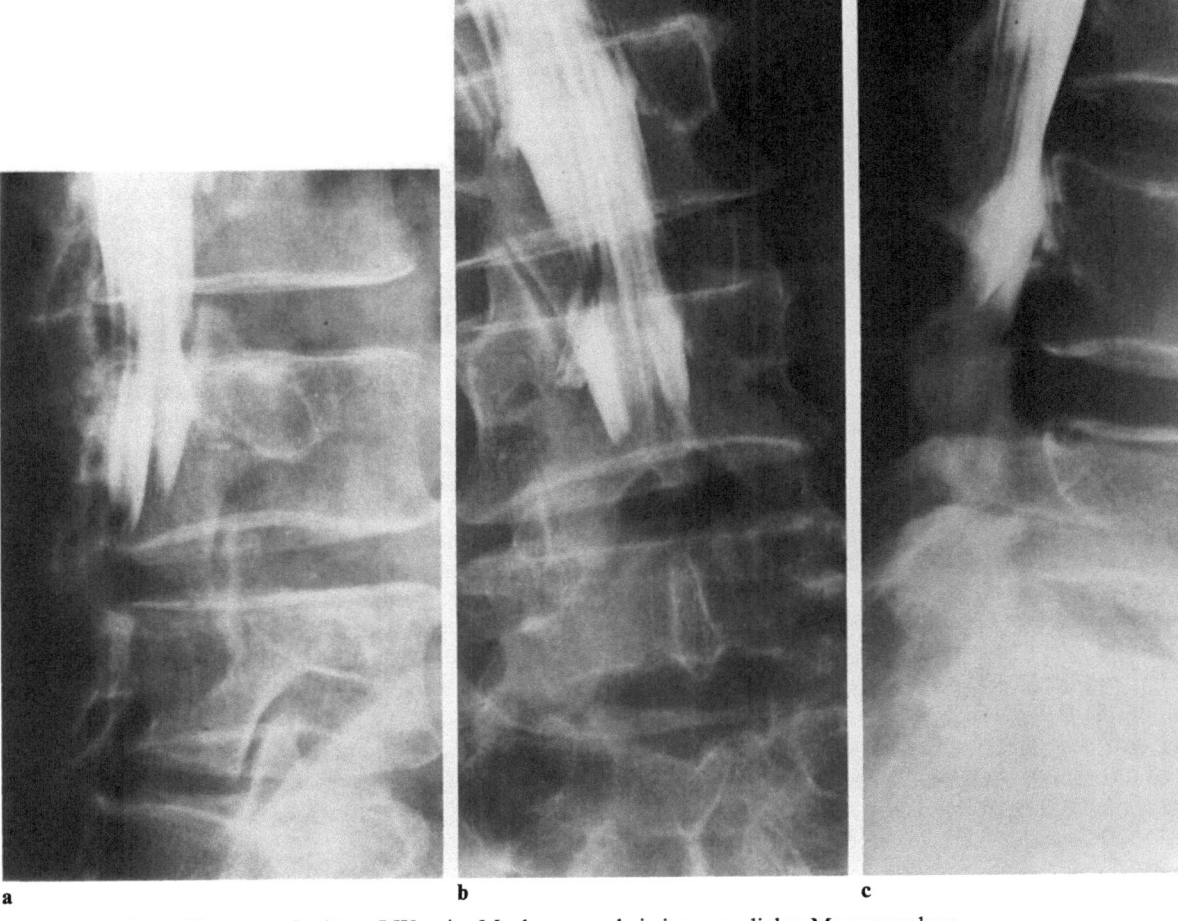

Abb. 5.3.5.3.2 a–c. Kontrastmittelstop LW$_{4/5}$ im Myelogramm bei einem medialen Massenprolaps

Bandscheibenvorfall". Besonders bei der Schädigung des Konus medullaris durch einen Massenprolaps in Höhe BWK$_{12}$/LKW$_1$ kann die klinische Höhendiagnostik vollständig versagen. Eine Übersicht der neurologischen Ausfälle abhängig von der Höhe der Schädigung zeigt die Tabelle 5.3.5.3.3. Bei der exakten Höhenlokalisation wie bei der Differentialdiagnose der Kaudaprozesse ist die *Myelographie* (Abb. 5.3.5.3.2) eine unverzichtbare diagnostische Maßnahme [1, 2, 3, 7, 10, 11, 20, 23, 27, 30].

„Beim Vergleich von klinischem Befund und Myelographie liegt einerseits der mediale Massenprolaps häufig ein oder mehrere Segmente höher, als nach dem klinischen Untersuchungsbefund anzunehmen wäre, andererseits wird in erstaunlich vielen Fällen auch die oberhalb des Zwischenwirbelraumes austretende Nervenwurzel mitkomprimiert. Daneben wird die klinische Höhenlokalisation gelegentlich durch multiple Prolapse erschwert" [27]. Auch mit der *spinalen Computertomographie* können mediale lumbale Massenprolapse nachgewiesen werden. Wegen der unsicheren klinischen Höhenlokalisation wird die Indikation für diese Methode eingeschränkt, da unter Umständen viele Zwischenwirbelräume geschichtet werden müssen mit einer erhöhten Strahlenbelastung. Beim Vorliegen einer Kontrastmittelallergie ist jedoch das spinale CT indiziert, ebenso wenn durch die Myelographie eine eindeutige differentialdiagnostische Abklärung des raumfordernden Prozesses nicht möglich ist. Durch ein zusätzliches spinales CT in Höhe des Kontrastmittelstops kann beim Massenprolaps das Bandscheibengewebe eindeutig erkannt werden (Abb. 5.3.5.3.3).

Andere Untersuchungen können zusätzliche aber nicht entscheidende Informationen geben. Die Röntgenaufnahme der LWS kann eine Verschmälerung des betroffenen Zwischenwirbelraumes zeigen bei osteochondrotischen und spondylarthrotischen Veränderungen. Knöcherne Destruktionen können ausgeschlossen werden. Eine

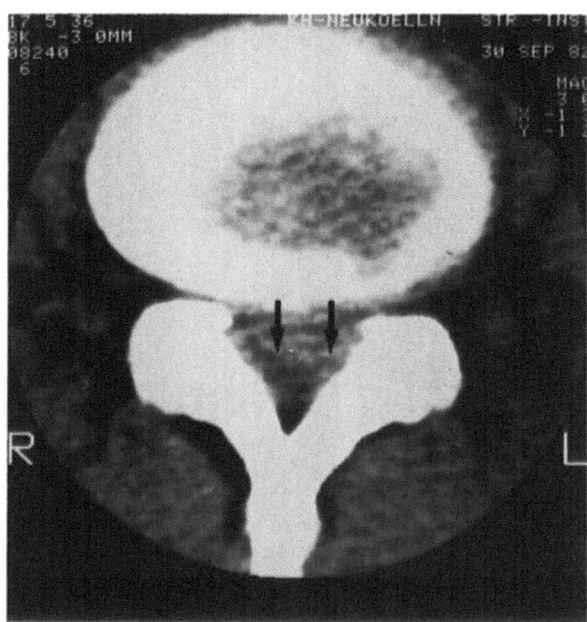

Abb. 5.3.5.3.3. Spinales Computertomogramm mit Darstellung eines medialen Massenprolapses in Höhe $LW_{4/5}$

sichere Höhenlokalisation ergibt sich aber nicht. Bei der Lumbalpunktion unterhalb der Läsion findet sich die typische Eiweißerhöhung des Stopliquors oberhalb ein unauffälliger Befund. Die Restharnbestimmung sichert die vermutete Blasenstörung bei deutlich erhöhtem Restharn.

5.3.5.3.6 Differentialdiagnose. Kaudasyndrome können von medialen Massenprolapsen ebenso verursacht werden wie von spinalen Tumoren im LWS-Bereich. Bei typischer Anamnese reduzieren sich die differentialdiagnostischen Schwierigkeiten auf die Fälle mit langsamen progredientem Verlauf [12]. Im Bereich der Cauda equina kommen am häufigsten Ependymome, spinale Metastasen sowie Neurinome vor. Der Verlauf besonders im Stadium der zunehmenden Kaudakompression kann sehr lange dauern, wobei die Art des Tumors mit unterschiedlicher Wachstumsgeschwindigkeit auch die Entwicklung des Kaudasyndroms entsprechend beeinflußt. Bei Metastasen entsteht relativ schnell ein Querschnittsyndrom, während der Verlauf beim Ependymom sehr langsam ist. Zur Unterscheidung von Tumor und Bandscheibenvorfall muß auf die Schmerzangaben genau geachtet werden, da dieser spezifisch für den jeweiligen Verursacher ist. Beim Tumor wird ein dumpfer, tiefsitzender Rückenschmerz angegeben mit scharf begrenztem Klopfschmerz im Bereich der Destruktion, Schmerzverstärkung im Liegen und nachts sowie Schmerzlinderung beim Stehen und Gehen. Typisch ist auch, daß konservative Maßnahmen keine Schmerzreduktion bringen. Motorische und sensible Ausfälle sowie Blasen- und Mastdarmfunktion ergeben keine differentialdiagnostischen Hinweise. Neben Massenprolaps und Tumor kommen noch andere, allerdings seltenere Prozesse vor, wie Folgen eines Traumas (s. S. 180), einer Blutung (s. S. 332), einer Zirkulationsstörung (s. S. 381), einer Systemerkrankung (s. S. 155) und nicht zuletzt einer entzündlichen Affektion (s. S. 343).

5.3.5.3.7 Therapie. Wenn Anamnese und klinischer Befund eindeutig auf einen medialen lumbalen Massenprolaps hinweisen und die geschädigte Höhe durch die Myelographie gesichert wurde, sollte die Operation nachfolgend schnellstmöglich durchgeführt werden. Diese besteht in einer weitgehenden Entfernung des Bandscheibenmaterials einschließlich Ausräumung des Zwischenwirbelraumes. Je nach Ausdehnung und Lokalisation kann dabei eine großzügige bilaterale Fensterung vorgenommen werden, wenn nötig auch eine Laminektomie. Das Bandscheibengewebe kann meistens extradural entfernt werden. In seltenen Fällen muß transdural operiert werden, z.B. wenn eine Teilsequestrierung nach intradural vorliegt. Das Risiko der Operation des medialen Massenprolapses ist nicht größer wie beim lateralen Prolaps.

5.3.5.3.8 Postoperative Nachbehandlung. Nach der Operation eines medialen lumbalen Massenprolapses steht zunächst die Behandlung der Blasen- und Darmanatonie im Vordergrund. Die Harnblase wird zunächst intermittierend katheterisiert, bis das Blasentraining eine automatische Entleerung durch Reizung der Auslöserzonen möglich macht. Die Funktion des Darmes ist anfangs im Sinne eines paralytischen Ileus bzw. Subileus beeinträchtigt. Durch eine Infusionstherapie mit NaCl, Prostigmin, Panthenol können sich die Darmfunktionen wieder einspielen. Weiterhin ist eine gezielte intensive Krankengymnastik langfristig erforderlich, um zunächst eine Beeinträchtigung der betroffenen Gelenke zu verhindern und schließlich den Patienten zu trainieren, mit den erhaltenen motorischen Fähigkeiten stand- und gehfest zu werden. Da diese Patienten frühzeitig mobilisiert werden können, kommt es nur selten zur Entwicklung von Dekubitalulcera. Der Patient muß auch psychisch geführt und auf die lange Wiederherstellungsphase aller Funktionen ohne die Sicherheit einer vollständigen Rehabilitation vorbereitet werden. Wenn es der Zustand des Patienten zuläßt, ist eine Weiterbehandlung in einem Rehabilitationszentrum sehr zu empfehlen.

5.3.5.3.9 Prognose. Da die postoperative Rückbildung der neurologischen Ausfälle beim Kaudasyndrom sehr uneinheitlich ist, ist es schwer, die Prognose nach medialem lumbalen Massenprolaps abzuschätzen. Insbesondere ist eine Abhängigkeit der postoperativen Regeneration vom Zeitintervall zwischen Auftreten des Kaudasyndroms und Operation nicht zu erkennen. Angaben in der Literatur [3, 8, 12, 13, 20, 22) zeigen, daß einerseits schwere Kaudasymptome über einen längeren Zeitraum bestanden haben und sich postoperativ deutlich zurückbildeten, andererseits wurden Patienten nach Auftreten eines akuten Kaudasyndroms sehr bald operiert und behielten dennoch ihre Ausfälle unverändert bzw. bildeten sie nur unvollständig zurück. Also sind die Erfolgschancen eines operativen Eingriffes zu keinem Zeitpunkt der Operation wirklich günstig, dennoch besteht die Chance der postoperativen Rückbildung schon länger bestehender Ausfälle. Auch die notfallmäßige Operation hat ihre Berechtigung im Hinblick auf die Möglichkeit, der vollständigen Entwicklung eines Kaudasyndroms zuvorzukommen, auch wenn eine Teilläsion wie eine Reithosenhypästhesie bereits besteht. Die Erfahrungen zeigen, daß eine vollständige postoperative Rückbildung aller neurologischen Abweichungen der Kaudalläumung nur bei wenigen Patienten erreicht wird (Tabelle 5.3.5.3.4).

Die Prognose der *Rückbildung motorischer Ausfälle* ist ebenfalls gekennzeichnet durch ein sehr unterschiedliches Verhalten; dennoch können grundsätzliche Aussagen gemacht werden. Alle Patienten sind nach einer unterschiedlich langen Rehabilitationszeit wieder in der Lage, mehr oder weniger gut zu gehen. Nach der Operation kommt es zu einer Wiederherstellung der motorischen Funktion durch Regeneration, vergleichbar der eines peripheren Nerven. Die motorischen Ausfälle der Segmente L_1 bis L_4 bilden sich in der Regel besser zurück als die der darunterliegenden Segmente [3]. Wenn motorische Ausfälle unverändert bleiben, so sind überwiegend die von L_5 und S_1 betroffen. Eine Abhängigkeit vom Zeitpunkt der Operation ist nicht zu erkennen. Spätestens 2–3 Monate nach der Operation sollen Zeichen einer Regeneration erkennbar sein. Die Wiederherstellung verläuft sehr langsam; die stärkste Rückbildung ist in den ersten 2 Jahren möglich. Annähernd jede vierte mittelstarke bis starke motorische Lähmung bildet sich postoperativ nicht zurück, bzw. es verbleiben Residuen [3]. Von prognostischer Bedeutung ist, daß die Patienten im Laufe der Jahre immer besser mit dem motorischen Funktionsausfall zurechtkommen [8].

Tabelle 5.3.5.3.4. Übersicht der Angaben in der Literatur über die postoperativen Behandlungsergebnisse

Autor	Zahl der operierten Patienten	geheilt (s. u.)	gebessert (s. u.)	unverändert (s. u.)
Aho 1969	19	5	6	8
Jennett 1959	23	4	?	?
Lenz 1955	9	2	2	5
Pasztor 1960	17	5	8	4
Ravichandran 1981	19	7	4	8
Robinson 1965	17	?	7	?
Shepard 1959	13	2	8	1
Suchenwirth 1976	3	1	–	2
		=26 (29,2%)	=35 (39,3%)	=28 (31,5%)

Geheilt: Schmerzfrei; präoperative neurologische Abweichungen kaum noch nachweisbar.
Gebessert: Schmerzen gemindert; präoperative neurologische Abweichungen gebessert, aber teilweise noch nachweisbar.
Unverändert: präoperative neurologische Abweichungen nur gering gebessert

Die *Sensibilitätsausfälle* bilden sich schlechter zurück als motorische Störungen. Eine Erklärung ist möglicherweise dadurch gegeben, daß die Schädigung proximal des Spinalganglions erfolgte und eine Degeneration in diesem Bereich sich nicht bessert [16]. Jedoch können Unterschiede der Regeneration festgestellt werden. So ist eine Regeneration der Wurzeln L_5 und S_1 weniger ausgiebig als die der höher gelegenen lumbalen und der unterhalb gelegenen Wurzeln des Reithosengebietes. Anhaltende sensible Ausfälle werden von Patienten infolge Gewöhnung als nicht besonders störend empfunden. Auch hier ist eine Abhängigkeit von der Dauer des Kaudasyndroms vor der Operation nicht zu erkennen.

Die *Rückbildung von Sphinkterstörungen* sind für den Patienten von besonderer Bedeutung, da er durch diese Störungen in seinem täglichen Leben besonders beeinträchtigt wird. Die Heilaussicht ist auch bei diesem Symptom schwierig einzuschätzen. Teilweise bilden sich Blasen- und Mastdarm-Sphinkterstörungen innerhalb von 2 bis 3 Monaten vollständig zurück und die Kontrolle der Miktion wird bis auf unbedeutende Restsymptome wieder erlangt. Häufig bleibt jedoch eine Gefühlsstörung für Blase und Harnröhre. Dazu sind die Angaben in der Literatur so uneinheitlich, daß es nicht möglich ist, einen annähernden Prozentsatz anzugeben. Wenn innerhalb eines Jahres keine Besserung erkennbar ist, muß mit einer dauernden Schädigung gerechnet werden. Für diese Patienten ist das Trainieren eines Blasenentleerungsautomatismus von Bedeutung (s. S. 458); da jedoch bei der Kaudalähmung der spinale Reflexbogen unterbrochen ist, ist der Erfolg dieses Trainings eingeschränkt. Eine reflektorische Blasenentleerung durch spastische Kontraktion der Blasenwandmuskulatur ist nicht möglich. Die Miktion muß durch äußeren Druck auf die Blasenwand in Gang gesetzt werden. Dabei ist eine restharnfreie Blasenentleerung selten, was die Gefahr einer chronischen Infektion zur Folge hat [20]. Eine bleibende Störung der Mastdarmfunktion ist weniger häufig, zwingt jedoch den Patienten zu regelmäßiger Anwendung eines Abführmittels. Im Bezug auf die *Rückbildung von Potenzstörungen* können, wie schon erwähnt, keine sicheren Angaben gemacht werden. Teilweise werden Besserungen postoperativ angegeben, jedoch klagen andere Patienten nach der Operation erstmalig über Störungen der Sexualfunktion [3]. Interessant ist eine Angabe von Jennett (1956), der zwei Patienten sah, die bei inkompletter Rückbildung von Blasen- und Mastdarmstörung sowie anhaltender Sensibilitätsstörung in den unteren Sakralsegmenten eine normale Sexualfunktion angaben.

Da die *Prognose nach einem Kaudasyndrom* wegen eines lumbalen medialen Massenprolapses insgesamt sehr ungünstig ist, muß daran gedacht werden, der Entwicklung eines Kaudasyndroms zuvorzukommen. Patienten, bei denen der Verdacht auf einen medialen lumbalen Prolaps besteht, ohne daß eine Kaudasymptomatik nachweisbar ist, die also einen sogenannten „symptomarmen medialen Vorfall" haben [3, 7], müssen einer intensiven Diagnostik einschließlich Myelographie unterzogen werden. Häufig rezidivierende, therapieresistente Rückenschmerzen mit nur gelegentlich und selten streng monoradikulär ins Bein ausstrahlenden Schmerzen, lassen an den o. g. Vorfall denken. Besonders wenn ein Seitenwechsel der Schmerzsymptomatik auftritt oder wenn der Verdacht auf Blasen- und Mastdarmstörungen sowie beginnende Mißempfindungen im Reithosengebiet auftauchen. Bei klinischem Nachweis eines solchen Vorfalles muß im Hinblick auf die Gefährdung der Cauda equina operiert werden.

Literatur

1. Aho AJ, Auranen A, Pesonen K (1969) Analysis of cauda equina syndrome in patients with lumbar disk prolapse. Preoperative and follow-up clinical and cystometric studies. Acta Chir Scand 135:413–420
2. Albert H-H v, Marguth F (1966) Der lumbale Bandscheibenvorfall. Munch Med Wochenschr 108:2133–2136
3. Bues E, Markakis E (1969) Über die postoperative Rückbildung neurologischer Ausfälle und zur Frage des Operationstermines beim medialen lumbalen Bandscheibenvorfall. Dtsch Z Nervenheilkd 195:6–18
4. Bushe KA (1970) Neurochirurgische Therapie bei Kompressionsmyelopathien. In: Thostdorf E, Stender H-St (eds) Wirbelsäule und Nervensystem. Thieme, Stuttgart, S 137–140
5. Dietrich J (1975) Das akute nicht traumatische Querschnittssyndrom aus neurochirurgischer Sicht. Psychiat Neurol Med Psychol (Leipz) 27:629–632
6. Flügel KA (1976) Besonderheiten der Konus-Kauda-Tumoren. In: Schiefer W, Wieck H (eds) Spinale raumfordernde Prozesse. Perimed, Erlangen, S 37–44
7. Geile G, Puff KH (1964) Zur Problematik der klinischen Diagnose medianer Bandscheibenvorfälle. Dtsch Med Wochenschr 89:1417–1421
8. Jennet WB (1956) A study of 25 cases of compression of the cauda equina by prolapsed intervertebral discs. J Neurol Neurosurg Psychiat 19:109–116
9. Kämmerer E (1960) Beitrag zu den akuten Bandscheibensyndromen mit nachfolgenden Paresen. Med Klin 55:2242
10. Karyofilis A, Schiersmann O (1969) Zur röntgenologischen Differentialdiagnose des Cauda-Syndroms. Nervenarzt 40:542–545
11. Kollmannsberger A, Bär HW (1967) Leitsymptom: Akute Querschnittlähmung. Munch Med Wochenschr 109:1654–1660
12. Kuhlendahl H, Hensell V (1953) Der mediane Massenprolaps der Lendenbandscheiben mit Kaudakompression. Dtsch Med Wochenschr 78:332–343
13. Lenz R (1955) Die total in den Wirbelkanal ausgestoßene Bandscheibe. Diss Köln
14. Maury M, Francois N, Skoda A (1973) About the neurological sequelae of herniated intervertebral disc. Paraplegia 11:221–227
15. Mixter WJ, Barr JS (1934) Rupture of the intervertebral disc with involvement of the spinal canal. N Engl J Med 211:210–215
16. O'Connell J (1951) Protrusions of the lumbar intervertebral disc. J Bone Joint Surg [Br] 33:8
17. Oppel F, Schramm J, Schirmer M, Zeitner M (1977) Results and complicated course after surgery for lumbar disc herniation. In: Wüllenweber R, Brock M, Hamer J, Klinger M, Spoerri O (eds) Advances in neurosurgery 4. Springer, Berlin Heidelberg New York, pp 36–51
18. Oppenheim H, Krause F (1909) Über die Einklemmung bzw. Strangulation der Cauda equina. Dtsch Med Wochenschr 35:697–700
19. Paeslack V (1982) Langzeitbehandlung und Rehabilitation bei posttraumatischer Querschnittlähmung. Unfallheilkd 85:59–65
20. Pasztor E, Juhasz J (1960) Kaudasyndrom verursachende mediale Diskushernien. Zentralbl Neurochir 20:159–170
21. Patherson JE, Gray W (1952) Herniated nucleus pulposus: the free fragment. Br J Surg 39:509–513

22. Ravichandran G, Frankel HL (1981) Paraplegia due to intervertebral disc lesions: a review of 57 operated cases. Paraplegia 19:133–139
23. Robinson RG (1965) Massive protrusions of lumbar disks. Br J Surg 52:858–865
24. Schulze A (1978) Neurochirurgische Gesichtspunkte zum Bandscheibenvorfall. Therapiewoche 28:4871–4878
25. Shepard RH (1959) Diagnosis and prognosis of cauda equina syndrome produced by protrusion of lumbar disk. Br Med J 20:1434–1439
26. Suchenwirth RMA (1976) Beobachtungen beim tiefen medialen Bandscheibenvorfall. In: Schiefer W, Wieck H-H (eds) Spinale raumfordernde Prozesse. Perimed, Erlangen, S 45–46
27. Thron A, Thoden U, Oepen G, Weitbrecht W-U (1979) Das Kaudakompressionssyndrom bei myelographisch totalem Kontrastmittelstop durch Massenprolapse u a spin Raumf. Arch Psychiatr Nervenkr 226:291–298
28. Töndury G (1970) Die Lebenskurve der Zwischenwirbelscheiben. In: Trostdorf E, Stender HSt (eds) Wirbelsäule und Nervensystem. Thieme, Stuttgart, S 1–9
29. Verbriest H (1954) A radicular syndrom form the developmental narrowing of the lumbar vertebral canal. J Bone Joint Surg 36:230
30. Wenker H, Schirmer M (1979) Lumbaler Bandscheibenvorfall und Lumboischialgie. In: Kielholz P, Kaeser H, Klingler M (eds) Aktuelle Probleme in der Psychiatrie, Neurologie, Neurochirurgie. Huber, Bern Stuttgart Wien

5.3.6 Spontane spinale Blutungen

M. SCHIRMER

5.3.6.1 Historisches

Die erste Beschreibung einer spinalen Blutung wird Du Verney 1688 zugeschrieben, wobei – wie auch bei späteren Publikationen – dahingestellt bleiben muß, inwieweit es sich um eine spontane, nichttraumatische Blutung gehandelt hat. 1869 hat R. Jackson eine klare Darstellung eines spontanen epiduralen Haematoms gegeben, das bei einem 14jährigen Mädchen autoptisch verifiziert werden konnte. In den wenigen Publikationen der folgenden Jahrzehnte wird mehrfach von spinalen epiduralen Blutungen berichtet, deren Ursache meist traumatisch war. Beachtung verdient die Anmerkung von Bain (1897), daß Gowers extradurale spinale Blutungen für häufiger halte, während Osler meine, daß intradurale mengenmäßig überwiegen. Sieht man von der intramedullären Blutung, der Haematomyelie ab, wurden inzwischen in der Weltliteratur über etwa 200 spontane spinale epidurale Blutungen berichtet, während die Anzahl beschriebener spontaner spinaler subduraler Blutungen unter 50 liegt. Die erste spontane spinale subdural raumfordernde Blutung wurde 1948 von Schiller und Mitarbeitern bei einem haemophilen Patienten beobachtet. Nahezu alle bisher veröffentlichten Fälle spinaler subduraler Blutungen beziehen sich auf Patienten mit Gerinnungsstörungen, während spontane epidurale Blutungen häufiger ohne erkennbare Ursache auftreten.

5.3.6.2 Häufigkeit

Spontane spinale, raumfordernde Blutungen sind ausgesprochene Raritäten. Von den in der Weltliteratur (Abb. 5.3.6.1) berichteten etwa 200 epiduralen Blutungen ist in schätzungsweise 20% der Fälle eine traumatische Ursache nicht auszuschließen, nahezu alle der 30–40 beschriebenen subduralen Haematome entwickelten sich bei Patienten mit Gerinnungsstörungen nach einer Lumbalpunktion. Häufigkeitsangaben über spontane intramedulläre Blutungen als selbständiges Krankheitsbild gibt es nicht.

Bei den epiduralen Blutungen überwiegen eindeutig Männer. Auffallend ist der relativ große Anteil von Kindern; der jüngste berichtete Patient war 14 Monate alt, die epidurale Blutung war während einer Keuchhusten-Erkrankung aufgetreten (Jackson 1963). Eine Bevorzugung einer Lebensaltersgruppe scheint nicht zu bestehen, der älteste beschriebene Patient mit einem spinalen epiduralen Haematom war 79 Jahre alt.

5.3.6.3 Ätiologie

Epidurale spinale Haematome entstehen aus dem epiduralen Venenplexus des Wirbelkanals, wobei sich in einem kleinen Teil der Fälle angiomatöse Veränderungen bzw. Haemangiomwirbel fanden. In etwa einem Viertel der beschriebenen Fälle war der epiduralen Blutung eine Antikoagulantienbehandlung vorangegangen, bzw. bestanden Gerinnungsstörungen, die Hauptursache auch der subduralen Haematome sind. Bei diesen spielt allerdings die Lumbalpunktion eine ausschlaggebende ätiologische Rolle. Epidurale Blutungen wurden ebenfalls nach Lumbalpunktionen und Periduralanästhesien beobachtet, z.T. ohne daß bei den Patienten Gerinnungsstörungen vorlagen. Diese im strengen Sinn nicht mehr spontan aufgetretenen spinalen Blutungen zeigen u.U. chronische Verläufe und gehören in die gleiche Gruppe wie die seltenen epiduralen Nachblutungen nach spinalen Operationen. Spontane spinale Subarachnoidalblutungen beruhen in der Regel auf Gefäßfehlbildungen (s. S. 395), selten einmal sind sie ein Symptom eines spinalen Tumors. Ebenfalls tumorbedingt können intramedulläre Blutungen sein, sie sind aber auch neben den seltenen wirklich spontanen Haematomyelien (Abb. 5.3.6.2) als Einblutungen in Erweichungsherde möglich.

Infolge der geringen Fallzahlen ist es fraglich, ob der von verschiedenen Autoren als Mitursache der spinalen Blutung erwähnten Hypertonie eine ätiologische Bedeutung zukommt.

Abb. 5.3.6.1. Verteilung spontaner spinaler epiduraler Haematome bei 152 Fällen aus 88 Arbeiten der Weltliteratur.
(Ainslie 1958, Alderman 1956, Amyes et al. 1955, Amyot et al. 1969, Bain 1897, Bamford 1978, Banerjee et al. 1974, Bidzinski 1966, Boyd & Pear 1972, Busse et al. 1972, Cecotto et al. 1961, Chavany et al. 1949, Cloward & Yuhl 1955, Cooper 1967, Correa & Beasley 1978, Cromwell et al. 1977, Cube 1962, Dawson 1963, Defesche & Broere 1980, Devadiga & Gass 1973, Fosselle & van der Eecken 1978, Gabriel et al. 1975, Gauthier 1963, Geuna & Pagui 1958, Ghanem & Ivan 1978, Giagheddu et al. 1964, Gold 1963, Goulon et al. 1967, Harris 1969, Hassin & Stone 1935, Hehman & Norrell 1968, Herrmann et al. 1965, Jackson 1869, Jackson 1963, Jacobson et al. 1966, Kaplan & Denker 1949, Khatib & Cook 1966, Kosary et al. 1977, Kristensen 1973,

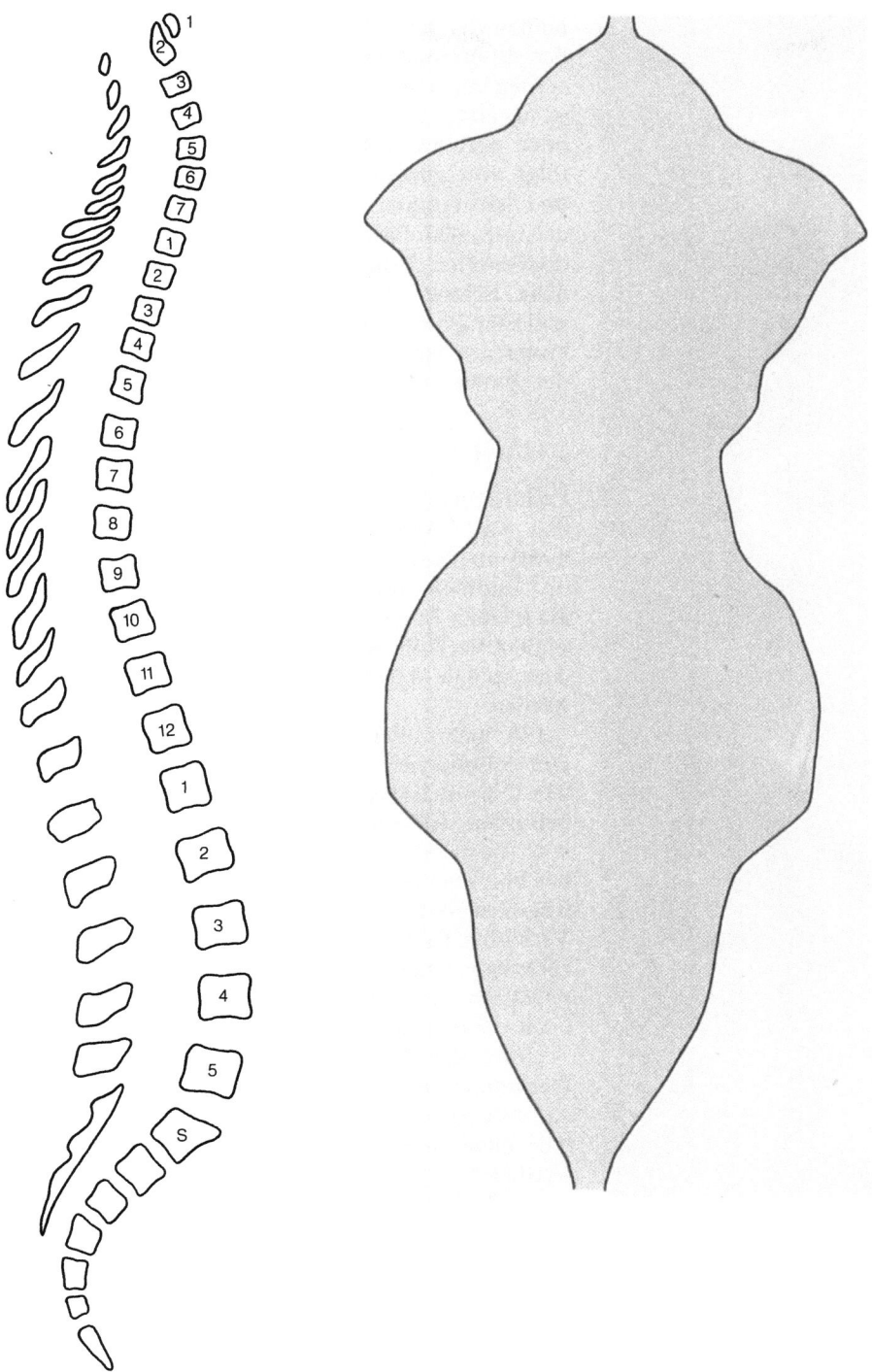

(Labadie 1974, Lecuire et al. 1965, Lepoire et al. 1961, Lévy & Klingler 1964, Lin 1961, Lougheed & Hoffman 1960, Lowrey 1959, Markham & Stahlman 1967, Maxwell & Puletti 1957, Mayer 1963, McQuarrie 1978, Nichols & Manganiello 1956, Odom 1962, Oldenkott & Driesen 1966, Packer & Cummins 1978, Panitz et al. 1975, Parman 1980, Pendl et al. 1971, Peserico & Svien 1959, Posnikoff 1968, Rao et al. 1966, Rathe 1969, Reddy & Rao 1972, Reid & Kennedy 1925, Revuelta et al. 1974, Robertson et al. 1978, Russman & Kazi 1971, Sadka 1953, Scharfetter 1972, Schicke & Seitz 1970, Schirmer et al. 1976, Schultz et al. 1953, Schwartz et al. 1976, B.B. Scott et al. 1976, T.E. Scott 1958, Shenkin et al. 1945, Simmons & Grobler 1978, Spurny et al. 1964, Strain 1964, Sumner 1962, Svien et al. 1950, Tsai et al. 1975, Vapalahti & Kuurne 1975, Ventureyra et al. 1979, Ver Brugghen 1946, Weigert 1961, Winer et al. 1959, Yonekawa et al. 1975, Zivyan 1980)

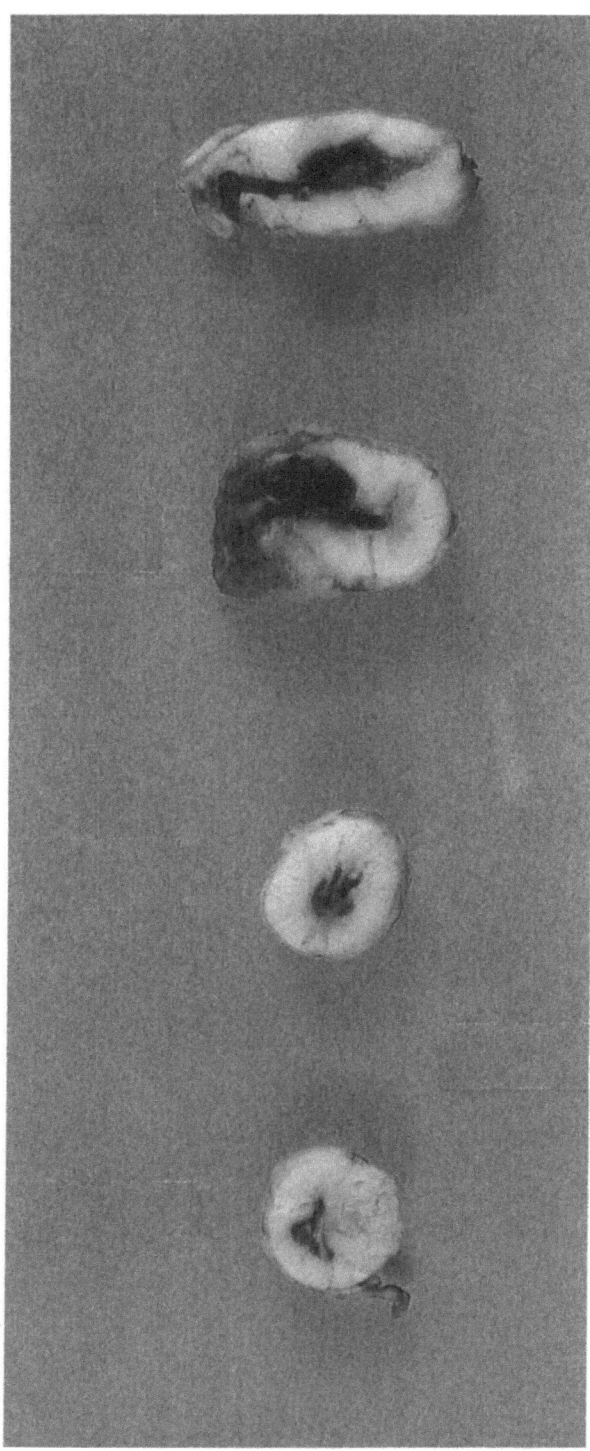

Abb. 5.3.6.2. Haematomyelie

5.3.6.4 Klinik

Bei allen Formen spontaner spinaler Blutungen überwiegen apoplektische Verläufe, langsam sich entwickelnde Symptome verstärken die bei der Sel-tenheit der spinalen Blutungen ohnehin bestehenden differentialdiagnostischen Schwierigkeiten.

Den epi- und subduralen Blutungen gemeinsam ist als erstes Symptom ein entlang der Wirbelsäule oder polyradikulär ausstrahlender Schmerz, gefolgt von zunehmenden motorischen Störungen und Sensibilitätsausfällen. Demgegenüber steht bei der intramedullären Blutung der Beginn mit einer dissoziierten Empfindungsstörung ohne wesentliche Schmerzen jedoch mit schnell folgender schlaffer Para- bzw. Tetraparese. Selten mit Lähmungen, aber immer mit heftigen Schmerzen geht die spinale Subarachnoidalblutung einher.

5.3.6.5 Diagnostik

Differentialdiagnostisch ist bei der akut einsetzenden, von Lähmungen gefolgten Schmerzsymptomatik an ein Spinalis-anterior-Syndrom (s. S. 383), im Lumbal- und Zervikalbereich vornehmlich auch einen Bandscheibenvorfall zu denken. Langsamere Verläufe der Blutungen können als Myelitiden, spinale Abszesse und Tumoren fehlgedeutet werden.

Ein mehr oder weniger deutlich ausgeprägtes Querschnittsyndrom, eine eventuelle Klopfdolenz der Dornfortsätze sowie eine reflektorische Wirbelsäulensteilstellung und u. U. ein Meningismus bzw. positives Lasègue'sches Zeichen bestimmen das klinische Bild. Zumindest beim akuten Verlauf wegweisend ist die Anamnese, bei protrahierten Verläufen kann die Angabe einer Gerinnungsstörung bzw. einer Antikoagulantienbehandlung diagnostisch weiterhelfen. Bedeutung kann die Frage nach vorangegangenen Bagatelltraumen erlangen.

Unter den Laboruntersuchungen kommt dem Gerinnungsstatus ein besonders hoher Stellenwert zu, wenngleich spontane spinale Blutungen großteils nicht durch Gerinnungsstörungen ausgelöst werden.

Bei der Lumbalpunktion wird blutiger Liquor mit Sicherheit nur bei der Subarachnoidalblutung einen diagnostischen Hinweis geben, bei intramedullären und subduralen Blutungen kann der Liquor, bei epiduralen Haematomen wird er blutfrei sein. Bei protrahierten Verläufen sind Eiweißerhöhungen im Sinne des Sperrliquors möglich, der Queckenstedtsche Versuch kann differentialdiagnostisch in der Abgrenzung zu einem Spinalis-anterior-Syndrom und einer Myelitis weiterhelfen.

Nativ-Röntgenaufnahmen der Wirbelsäule ermöglichen nur bei Nachweis eines Wirbelkörperhaemangioms einen pathognomischen Hinweis auf ein epidurales spinales Haematom.

Mit Hilfe der Myelographie ist eine Raumforderung und bei der wünschenswerten Darstellung von lumbal *und* subokzipital auch deren kraniokaudale Ausdehnung schnell nachweisbar. Die spinale Computer-Tomographie ermöglicht eine Artdiagnostik der Raumforderung, für die Feststellung der kraniokaudalen Ausdehnung ist sie nur bedingt geeignet. Bei chronischen Verläufen besteht zudem die Möglichkeit, daß sich eine isodens gewordene Blutung computer-tomographisch nicht sicher erkennen läßt, so daß im Zweifelsfall entweder die Myelographie vorzuziehen ist, oder ein Computer-Tomogramm nach intrathekaler Kontrastmittelgabe angefertigt wird.

Sofern es der klinische Verlauf bei raumfordernden Blutungen erlaubt, sicher aber bei spinalen Subarachnoidalblutungen ist eine spinale Angiographie (s. S. 122 ff.) indiziert.

5.3.6.6 Therapie

Einzige therapeutische Möglichkeit ist bei den raumfordernden spinalen Blutungen die Entlastungslaminektomie und Ausräumung des Haematoms. Über Operationen spinaler Gefäßfehlbildungen (s. S. 400 ff.).

Der Nachteil der einer Laminektomie folgenden Instabilität muß gerade bei den perakuten Verläufen in Kauf genommen werden; die meisten in der Literatur beschriebenen epiduralen Haematome dehnten sich über 3 bis 5 Segmente aus; Bromwell et al. (1977) haben wegen eines sehr ausgedehnten epiduralen Haematoms vom Axis bis zum 8. Brustwirbel laminektomiert. Bei derartig langstreckigen epiduralen Blutungen ist die Erhaltung einzelner Laminae erwägenswert. Besonderer Erwähnung bedarf der von Ziwjan 1980 veröffentlichte Fall, wo ein durch ein Wirbelkörperhaemangiom entstandenes spinales epidurales Haematom von ventral zusammen mit einer Vertebrektomie und Wirbelkörperoperation ausgeräumt wurde.

Bei intramedullären Blutungen ist mikrochirurgisches Vorgehen obligat.

Wie die in der Literatur veröffentlichten Ergebnisse zeigen, kommt rascher Diagnostik und schneller Operation die entscheidende Bedeutung für einen günstigen Verlauf bei den seltenen spontanen spinalen Blutungen zu.

Literatur

Ainslie JP (1958) Paraplegie due to spontaneous extradural or subdural haemorrhage. Br J Surg 45:565–567
Bain W (1897) A case of haematorrhachis. Br Med J 2:455
Beck DJK (1951) Cervical haematomyelia causing profound tetraplegia and loss of sensation in a patient with congenital heart disease. Proc R Soc Med 44:333–335
Bidzinski J (1966) Spontaneous spinal epidural hematoma during pregnancy. J Neurosurg 24:1017–1021
Boyd HR, Pear BL (1972) Chronic spontaneous spinal epidural hematoma. J Neurosurg 36:239–242
Bruyn GW, Bosma NJ (1976) Spinal extradural haematoma. In: Vinken PJ, Bruyn GW (eds) Handbook of Clinical Neurology, vol 26. North Holland Publishing Co, Amsterdam Oxford, pp 1–30
Cromwell LD, Kerber C, Ferry PC (1977) Spinal cord compression and hematoma; an unusual complication in a hemophiliac infant. Am J Roentgenol 128:847–849
Defesche HFHG, Broere G (1980) Het spinale hematoom. Ned Tijdschr Geneeskd 124:157–160
Edelson RN (1976) Spinal subdural hematoma. In: Vinken PJ, Bruyn GW (eds) Handbook of Clinical Neurology, vol 26. North Holland Publishing Co, Amsterdam Oxford, pp 31–38
Foo D, Chang YC, Rossier AB (1980) Spontaneous cervical epidural hemorrhage, anterior cord syndrome, and familial vascular malformation. Neurology 30:1253–1254
Gabriel J, Janata M, Zeman M (1975) Pozorování vzácného míšního epidurálního krvácení. Cesk Neurol Neurochir 38:167–170
Gauthier G (1963) L'hématome extradural rachidien sans fracture de la colonne. Psychiat Neurol (Basel) 146:149–175
Giagheddu M, Napoleone F, Pasolini F (1964) Gli ematomi extradurali spinali. Min Neurochir 8:37–40
Gold ME (1963) Spontaneous spinal epidural hematoma. Radiology 80:823–828
Gött T (1909) Über einen seltenen Lähmungstyp nach Geburtstrauma (Hämatomyelie). Jb Kinderheilkd 19:422–449
Helperin SW, Cohen DD (1971) Hematoma following epidural anesthesia. Anesthesiology 35:641–644
Jackson FE (1963) Spontaneous spinal epidural hematoma coincident with whooping cough. J Neurosurg 20:715–717
Jackson R (1869) Case of spinal apoplexy. Lancet II:5–6
Lepoire J, Tridon P, Montaut J, Germain F (1961) L'hématome extradural rachidien spontané. Neurochirurgie 7:298–313
Lévy A, Klingler M (1964) Das spontane spinale epidurale Hämatom. Acta Neurochir 11:530–544
Lin TH (1961) Paraplegia caused by epidural hemorrhage of the spine. J Int Coll Surg 36:742–749
Odom GL (1962) Vascular lesions of the spinal cord: malformations, spinal subarachnoid and extradural hemorrhage. Clin Neurosurg 8:196–236
Reid J, Kennedy J (1925) Extradural spinal meningeal haemorrhage without gross injury to spinal column. Br Med J 2:946
Revuelta M, Barrionuevo B, Rubio E, Jos VL (1974) El hematoma epidural raquídeo espontáneo. Rev Esp Otoneurooftalmol Neurocir 32:7–12
Reynolds AF, Hameroff SR, Blitt, CD, Roberts WL (1980) Spinal subdural epiarachnoid hematoma. Anesth Analg (Cleve) 59:702–703
Scharfetter F (1972) Das spontane spinale epidurale Hämatom in der Differentialdiagnose des akuten spinalen Insultes. Dtsch Med Wochenschr 97:13–16
Schiller F, Neligan G, Budtz-Olsen O (1948) Surgery in haemophilia: A case of spinal subdural haematoma producing paraplegia. Lancet II:842–845
Schirmer M, Schlarb H, Tussiwand MH, Wenker H (1976) Spontanes zervikales epidurales Haematom. Akt Neurol 3:241–245

Solero CL, Fornari M, Savoiardo M (1980) Spontaneous spinal epidural haematoma arising from ruptured vascular malformation. Acta Neurochir 53:169–174

UHS Wilson CB (1978) Postoperative epidural hematoma as a complication of anterior cervical discectomy. J Neurosurg 49:288–291

Vinters HV, Barnett HJM, Kaufmann JCE (1980) Subdural hematoma of the spinal cord and widespread subarachnoid hemorrhage complicating anticoagulant therapy. Stroke 11:459–464

Volbert H, Schweitzer H (1954) Über Häufigkeit, Lokalisation und Ätiologie von Blutungen im Wirbelkanal bei unreifen Früchten und Frühgeburten. Geburtshilfe Frauenheilkd 14:1041–1048

Werneck LC, Araujo JC, Rachid A (1982) Mielopatia induzida por medicaçao anticoagulante. Arq Neuropsiquiatr 40:365–370

Zilkha A, Nicoletti JM (1974) Acute spinal subdural hematoma. J Neurosurg 41:627–630

Ziwjan JL (1980) Spinalnaja epiduralnaja gematoma, wyswannaja gemangiomoj tela poswonka. Zh Vopr Nejrokhir 2:60–61

5.3.7 Entzündliche Prozesse des Spinalkanals

U. DIETRICH

5.3.7.1 Spondylitis

Entzündungen der Wirbelknochen entstehen meist durch hämatogene Aussaat von Entzündungsherden an anderer Stelle oder bei Allgemeininfektionen. Fortgeleitete Infektionen, z.B. nach Traumen, Punktionen oder Injektionen sind seltener. Bei unspezifischen Entzündungen werden neben dem Wirbelkörper öfter auch Wirbelbögen und -fortsätze befallen. Der osteomyelitische Prozeß kann sich nach paravertebral ausbreiten sowie auf den Spinalkanal übergreifen. In diesem Falle treten Komplikationen von Seiten des Rückenmarks und der Nervenwurzeln auf, jedoch auch bei Wirbelzusammenbrüchen oder entzündlichen Gefäßthrombosen.

Die häufigsten Erreger sind Staphylokokken, seltener Streptokokken. In letzter Zeit mehren sich Berichte über Infektionen mit gramnegativen Erregern. Dabei spielen Risikofaktoren eine wesentliche Rolle, wie Diabetes mellitus, rheumatische Erkrankungen, Nierenerkrankungen, Tumorleiden und Alkohol- oder Drogensucht.

Unter den spezifischen Entzündungen dominiert die Tuberkulose. Sie betrifft vor allem die Wirbelkörper und führt zu einer Mitbeteiligung der Bandscheibenräume. Infektionen mit Parasiten oder Pilzen findet man bei der vertebralen Osteomyelitis selten.

Am häufigsten ist die Lendenwirbelsäule befallen, gefolgt von der Brustwirbelsäule. Der Verlauf kann akut, subakut oder chronisch sein. Die typische Symptomatik besteht in Schmerzen im Bereich der Wirbelsäule, Fieber und Steifhaltung. Bei chronischen Fällen ist die Symptomatik oft unspezifischer, z.B. unklare Bauch- oder Brustschmerzen. Viele Fälle verlaufen klinisch stumm und werden gar nicht oder erst bei Auftreten von neurologischen Erscheinungen, wie Nervenwurzelbeteiligung oder Querschnittsymptomatik erkannt.

Bei der Untersuchung findet sich eine lokale Klopfschmerzhaftigkeit der Wirbelsäule. Der betroffene Abschnitt ist in seiner Beweglichkeit schmerzhaft eingeschränkt, die paravertebrale Muskulatur verspannt. In den typischen Fällen findet man erhöhte Temperaturen, eine Leukozytose und eine erhöhte Blutsenkungsgeschwindigkeit.

Für Diagnose und Lokalisation ist zuerst das Knochenszintigramm hilfreich. Später zeigen sich dann Veränderungen im Röntgenbild (Abb. 5.3.7.1), wie Osteolysen, Verschmälerung des Zwischenwirbelraumes und Verbreiterung des Paravertebralschattens. Neuerdings wird auch die Computertomographie vermehrt eingesetzt.

Die Behandlung besteht primär in Ruhigstellung des betroffenen Wirbelsäulenabschnittes mit Gipsbett oder Halskrawatte und gleichzeitiger antibiotischer Behandlung. Eine sofortige Operationsindikation ergibt sich nur bei Vorliegen einer Querschnittsymptomatik oder bei großen paravertebralen Abszessen. Wenn trotz längerer antibiotischer Therapie die Infektion fortschreitet, ergibt sich die Indikation zur operativen Herdausräumung, evtl. mit spinaler Dekompression oder Stabilisierung mit Knochenspänen.

Im Anschluß an Entzündungen der Wirbelsäule findet man bei günstigem Verlauf eine Wiederherstellung des normalen Wirbelaufbaues; in anderen Fällen bleiben Veränderungen an den Wirbeln und Zwischenwirbelräumen bestehen. Es kann eine Blockwirbelbildung resultieren, Gibbusbildungen kommen nur noch selten vor.

5.3.7.2 Diszitis

Entzündungen des Zwischenwirbelraumes kommen häufig mit Spondylitiden vor und lassen sich in diesen Fällen klinisch nicht abgrenzen. Zu einer isolierten Diszitis kommt es im Kindesalter, bei Erwachsenen fast nur nach Punktionen der Bandscheibe oder Bandscheibenoperationen.

Das klinische Bild ist nicht so ausgeprägt wie das der Spondylitis. Es liegen hartnäckige, lokale Schmerzen vor, meist verbunden mit allgemeinen Entzündungszeichen. Diagnose und Verlaufsbeobachtung ergeben sich aus Röntgenkontrollen und laborchemischen Untersuchungen.

Die Behandlung besteht in Bettruhe und antibiotischer Abschirmung. Es sind auch Ausheilungen ohne antibiotische Therapie bekannt. Schließlich resultiert eine Höhenminderung des betroffenen Zwischenwirbelraumes.

5.3.7.3 Epiduraler Abszeß

Unter einem spinalen epiduralen Abszeß versteht man einen entzündlichen Prozeß im Spinalkanal außerhalb der Dura. Hierbei ist der dorsale Anteil bevorzugt, weil hier der epidurale Raum am weitesten ist mit dem lockersten Aufbau. Die epiduralen Abszesse treten am häufigsten thorakal und am seltensten zervikal auf und reichen in der Regel über eine Höhe von etwa drei bis sechs Wirbelkörper.

Auch hier unterscheidet man einen akuten, subakuten und chronischen Verlauf. Dabei handelt es sich bei den akuten Formen oft um hämatogen gestreute Infektionen, bei den chronischen meist

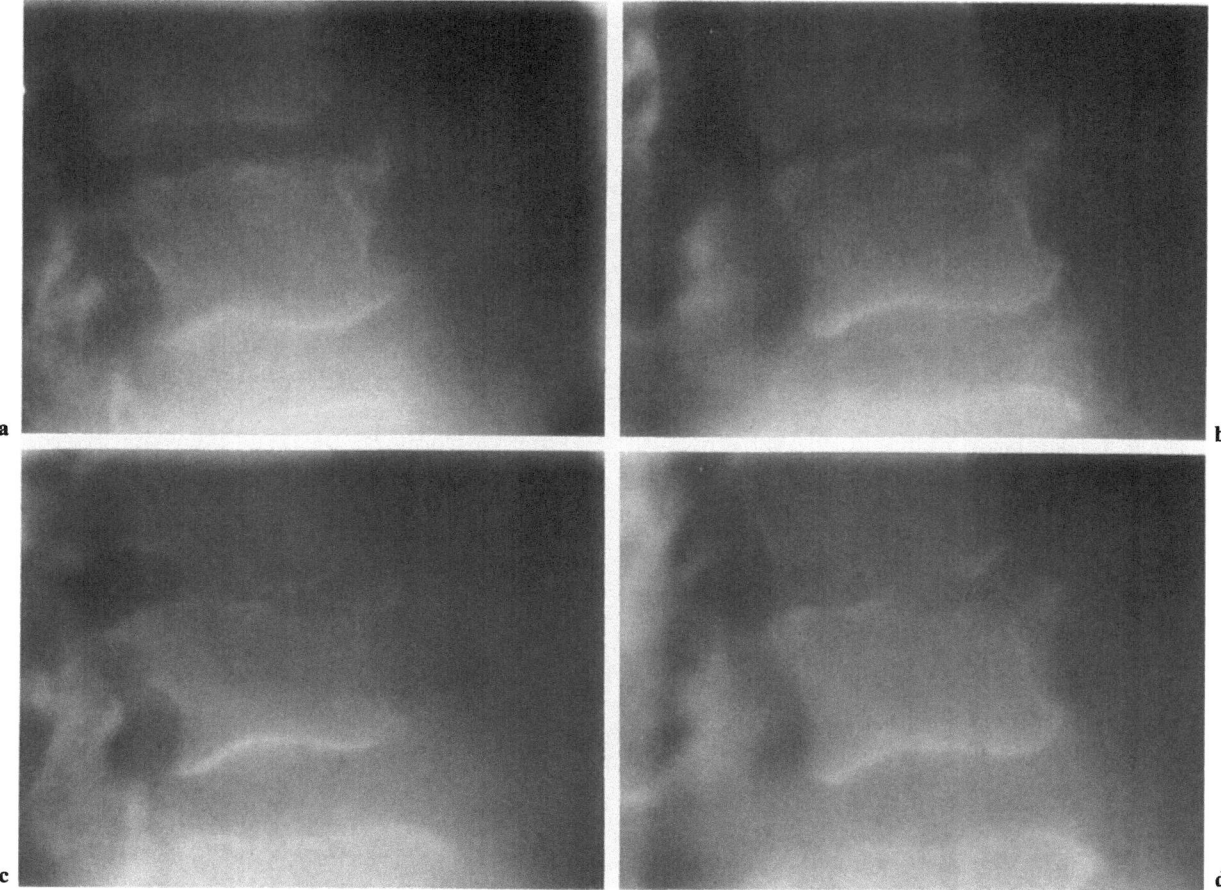

Abb. 5.3.7.1 a–d. Tomogramme bei Spondylodiszitis im Lumbalbereich

um fortgeleitete Entzündungen. Eine hämatogene Aussaat ist häufiger bei Kindern als bei Erwachsenen. Die häufigsten Herde sind hierbei Haut- und Schleimhautinfektionen, Dekubitalgeschwüre und Herde wie Harnwegsinfekte, Osteomyelitiden, Atemwegsinfektionen und Endokarditiden. Fortgeleitete Infektionen sind häufiger und stammen in der Regel von Spondylitiden her. Sie entstehen aber auch nach penetrierenden Verletzungen und iatrogenen Schäden oder nach stumpfen Traumen, wo sich ein retroperitoneales Hämatom infiziert. In allen Fällen spielen Begleiterkrankungen, wie Diabetes mellitus, rheumatische Erkrankungen, Nierenerkrankungen, Tumorleiden, immunsuppressive Therapie und Alkoholismus oder Drogenabhängigkeit eine große Rolle.

Der häufigste Erreger ist Staphylokokkus aureus, dann folgen gramnegative Keime, dann Streptokokken. Makroskopisch zeigt sich je nach Stadium der Entzündung Eiter, Granulationsgewebe oder bindegewebige Vernarbung im Epiduralraum. Aus differentialdiagnostischen Gründen sollte eine histologische Untersuchung, wenn immer möglich, erfolgen. Die spinale Symptomatik wird ursächlich durch die medulläre Kompression erklärt, daneben spielen auch entzündliche Gefäßthrombosen eine Rolle. Eine Ausbreitung des entzündlichen Prozesses in den paravertebralen Raum kommt öfter vor, ein Durchbruch in den Subduralraum nur kaum.

Granulomatöse Entzündungen innerhalb des Spinalkanals sind nicht so häufig anzutreffen. Meist handelt es sich hierbei um tuberkulöse Granulome. Dabei sind fast immer die benachbarten Wirbelkörper mitbetroffen, evtl. liegt eine tuberkulöse Arachnoiditis oder Meningitis vor. Die Diagnose wird bakteriologisch und histologisch gesichert. Bei bekannter Tuberkulose kann unter konservativer Therapie zugewartet werden. Die meisten Autoren befürworten jedoch eine Operation und tuberkulostatische Therapie bei Vorliegen einer medullären Symptomatik. Infektionen des Epiduralraumes mit Pilzen oder Parasiten kommen nur selten vor.

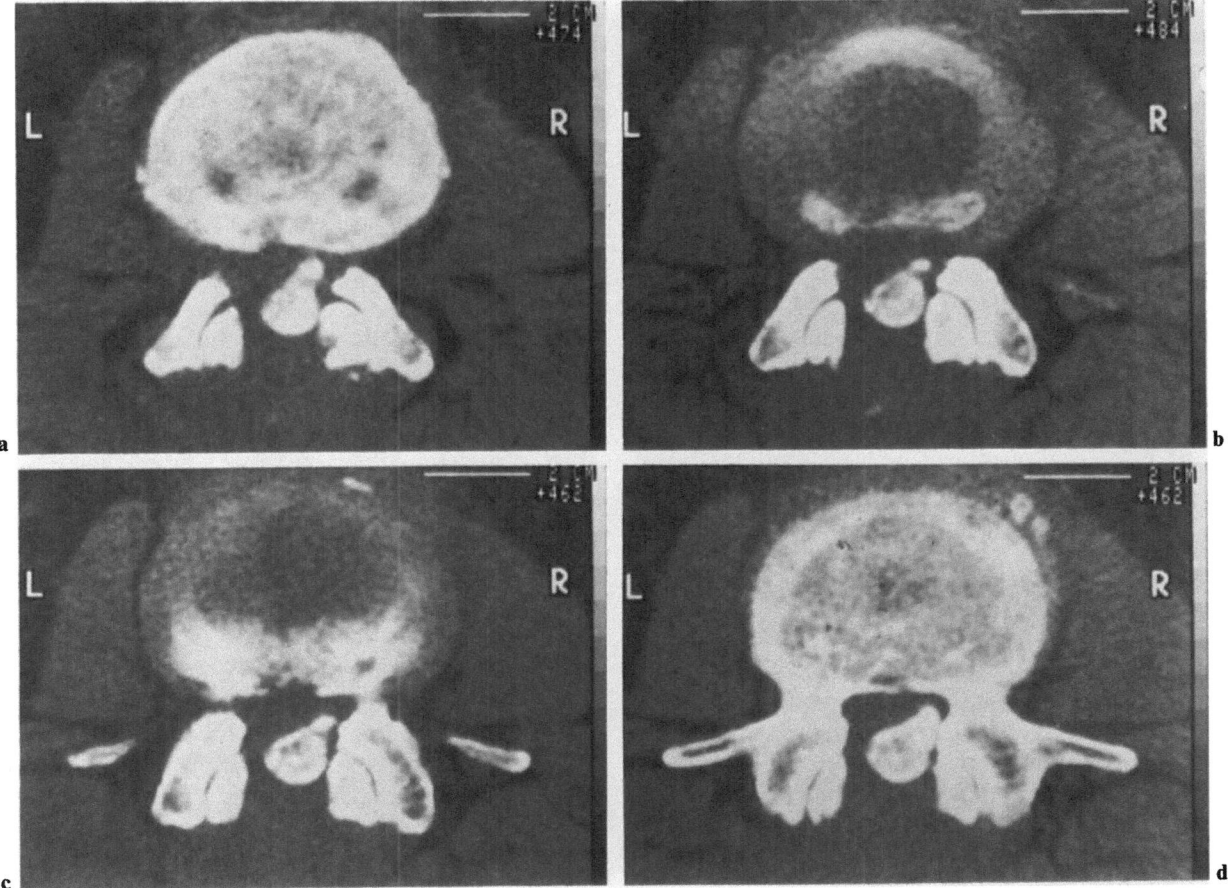

Abb. 5.3.7.2 a–d. Computer-Tomogramm nach intrathekaler Kontrastmittelgabe bei spinalem Abszeß nach lumbaler Bandscheibenoperation: Der Durasack ist durch den Abszeß nach rechts verdrängt

Die Symptomatik des spinalen epiduralen Abszesses verläuft in vier Phasen:

1. Rückenschmerzen und Nackensteifigkeit
2. radikuläre Schmerzen und radikuläre Hyperpathien
3. Reflexänderungen, Meteorismus und Obstipation, Paraparese und taubes Gefühl der Beine
4. komplette Querschnittsymptomatik mit Querschnittlähmung, taubem Gefühl beidseits und Blasen-Darm-Störungen.

Meistens, aber nicht in allen Fällen findet man Fieber, Leukozytose und eine erhöhte Blutsenkungsgeschwindigkeit. Vorausgegangene Infektionen oder Traumen sowie Begleiterkrankungen sind anamnestisch bedeutsam. Da der Beginn der Erkrankung oft mit nur geringen Beschwerden einhergeht und da erhöhte Temperaturen fehlen können, wird die Diagnose eines spinalen epiduralen Abszesses oft spät gestellt. Mehr als die Hälfte der Patienten hat vor der Operation bereits erhebliche Lähmungen.

Röntgenaufnahmen des betroffenen Wirbelsäulenabschnittes ergeben in vielen Fällen keine Auffälligkeiten. In anderen Fällen zeigen sie Osteolysen, Verschmälerung des Zwischenwirbelraumes und evtl. Verbreiterung des Paravertebralschattens. Der Liquor weist oft eine Pleozytose mit entzündlicher Zellreaktion auf oder ergibt einen typischen Sperrliquor mit hohen Eiweißwerten. Eventuell wird der Abszeß direkt anpunktiert und Eiter kann aspiriert werden. Die Myelographie zeigt in der Regel einen kompletten Stop der Kontrastmittelsäule, nur selten eine inkomplette Passagebehinderung. Im Computertomogramm kann der Abszeß direkt dargestellt werden (Abb. 5.3.7.2).

Differentialdiagnostisch ergibt sich für die akute Form des Epiduralabszesses die Abgrenzung gegenüber der Myelitis transversa, einer virusbedingten Erkrankung. Für den spinalen Abszeß sprechen das Vorliegen von Rückenschmerzen, der langsamere Verlauf (mehr als 24 Stunden) sowie das Vorliegen einer Wirbelosteomyelitis, Vorhandensein von anderen Infektionsherden und positive Blutkulturen. Die chronische Form des epiduralen Abszesses kann manchmal präoperativ nicht von der tuberkulösen Entzündung oder metastatischen Absiedlungen von Neoplasmen abgegrenzt werden.

Ein spinaler epiduraler Abszeß bedeutet einen Notfall. Seine Behandlung besteht in der sofortigen Operation und antibiotischer Therapie. Dabei sollte eine Laminektomie durchgeführt werden, die über den ganzen entzündlichen Herd reicht. Eiter und Granulationsgewebe werden entfernt. Dabei werden aerobe und anaerobe Kulturen abgenommen. Erst jetzt sollte die antibiotische Therapie beginnen, und zwar das Erregerspektrum unter Einschluß der Staphylokokken breit abdeckend, bis das bakteriologische Ergebnis vorliegt. Auch der sogenannte „sterile" Abszeß muß antibiotisch behandelt werden, obwohl der Erregernachweis hier nicht gelang. Nach Spülung mit antibiotischer Lösung wird die Wunde über einer oder zwei epiduralen Spüldrainagen geschlossen.

Das Behandlungsergebnis hängt vom Zustand des Patienten vor der Operation ab und von der Dauer der bis dahin bestehenden Lähmungen. Die Mortalität liegt immer noch bei 10–30%. Eine vollständige Heilung ist meist nur möglich, wenn vor der Operation keine wesentlichen neurologischen Ausfälle bestanden oder wenn diese erst seit weniger als 36 Stunden aufgetreten sind. Die Komplikationen betreffen gehäuft die Patienten, bei denen schwere Lähmungen mehr als 48 Stunden vor der Operation bestehen.

5.3.7.4 Pachymeningitis

Eine Entzündung der harten Rückenmarkshaut ist meist ein fortgeleiteter Prozeß, der in einem gewissen Ausmaß bei jedem spinalen epiduralem Abszeß vorkommt. Seltener sind subdurale Abszesse mit der dabei begleitenden Pachymeningitis. Das klinische Bild unterscheidet sich demnach nicht von dem eines Epiduralabszesses. Staphylo- und Streptokokken sind die Haupterreger. Neben fortgeleiteten Infektionen kommen ursächlich auch infizierte epidurale Hämatome in Betracht, wie z.B. nach Wirbelsäulentraumen, perforierenden Verletzungen und operativen Eingriffen. Eine Operationsindikation besteht erst bei Zeichen für eine spinale Raumforderung.

Unter einer *Pachymeningitis hypertrophicans* (Charcot-Joffroy) versteht man eine chronische Entzündung der spinalen Dura, die meist im Zervikalbereich auftritt und wobei häufig auch Arachnoidea und Pia mitbeteiligt sind. Die Erkrankung ist charakterisiert durch eine beträchtliche, bindegewebige Verdickung der Dura über einige Rückenmarkssegmente mit Kompression des Rückenmarks und Beteiligung der Nervenwurzeln. Eine Abgrenzung von einem spinalen Tumor ist erst intraoperativ möglich, da in beiden Fällen ein langsames Fortschreiten der Symptomatik stattfindet: Radikuläre Schmerzen, später zunehmende Lähmung und Taubheit in den Extremitäten. Die Pathogenese dieses Prozesses ist unklar. Obwohl in einigen Fällen spinale Meningitiden, meist spezifischer Erreger, nachgewiesen werden konnten, fehlt in anderen Fällen jeglicher Hinweis auf eine Vor- oder Begleiterkrankung.

Die Operation einer Pachymeningitis besteht in dekompressiver Laminektomie, Entfernung des hypertrophischen Bindegewebes und Duraerweiterungsplastik. Eine bakteriologische und histologische Untersuchung des gewonnenen Materials wird empfohlen.

5.3.7.5 Subduraler Abszeß

Spinale subdurale Abszesse, bzw. Empyeme kommen recht selten vor, nur wenige Fälle sind bisher bekannt. Sie entstehen in der Regel durch hämatogene Aussaat und befallen meist den zervikalen und thorakalen Bereich. Auch hier überwiegt Staphylokokkus aureus als Erreger.

Die Symptomatik ist nicht zu unterscheiden von der des epiduralen Abszesses. Da bei den subduralen Eiterungen jedoch die Meningen stärker mitbetroffen sind, findet man hier ausgeprägtere Zeichen für eine Reizung der Rückenmarkshäute oder gar Zeichen für eine zerebrale Meningitis. Die Rückenmarksschädigungen geschieht nicht nur durch mechanische Kompression, sondern auch durch plötzliche Infarzierung bei Gefäßthrombosen. Entzündliche Zeichen sind nicht so häufig vorhanden wie bei den epiduralen Abszessen.

Die Röntgenaufnahmen der Wirbelsäule ergeben in der Regel ein normales Bild. Die Myelographie weist einen kompletten oder inkompletten Stop auf.

Es sollte schnellstmöglich eine Laminektomie durchgeführt werden. Nach Duraeröffnung stößt man auf den entzündlichen Prozeß, der ausgeräumt und -gespült werden sollte. Die Wunde wird über einer dünnen subdural liegenden Drainage verschlossen. Bereits intraoperativ werden Antibiotika gegeben.

Da in diesen Fällen eine direkte Schädigung des Rückenmarks häufiger gegeben ist als bei den Epiduralabszessen, sind sowohl die Mortalität höher als auch eine funktionell befriedigende Ausheilung seltener.

5.3.7.6 Leptomeningitis – Arachnoiditis

Eine eitrige spinale Leptomeningitis kommt häufiger vor und steht immer im Zusammenhang mit der dabei im Vordergrund stehenden zerebralen Meningitis. Die Häute sind milchig-weiß und verdickt und der entzündliche Prozeß ergreift das angrenzende Rückenmark und die Nervenwurzeln mit. Die Behandlung ist die der zerebralen Meningitis, operative Maßnahmen sind nicht notwendig.

Eine chronische Leptomeningitis im Spinalraum kommt ebenfalls vor, ist jedoch nicht immer entzündlich bedingt. Je nachdem, ob mehr die harten oder weichen Rückenmarkshäute betroffen sind, spricht man von einer Pachymeningitis oder Arachnoiditis.

Unter einer *chronischen Arachnoiditis* versteht man Verwachsungen und Wucherungen der weichen Rückenmarkshäute – gleich welcher Herkunft. Dabei unterscheidet man eine umschriebene spinale Arachnoiditis, die über wenige Rückenmarkssegmente reicht, von einer ausgedehnteren, diffusen Form. Am häufigsten ist das Zervikalmark betroffen, dann folgt das Thorakalmark.

Ätiologisch wird als häufigster Faktor ein traumatischer Ursprung gesehen. Dabei kommen Rückenmarkstraumen mit und ohne Wirbelfrakturen in Frage sowie Zustand nach Operationen und Punktionen. Auch eine spontane Subarachnoidalblutung gilt als ätiologischer Faktor. Postinfektiös kann sich eine Arachnoiditis nach viralen, bakteriellen und subakuten bis chronischen spezifischen oder unspezifischen Meningitiden einstellen. Zu letzterer Gruppe gehört vor allem die tuberkulöse Arachnoiditis, die im Zusammenhang mit einer intrakraniellen Meningitis stehen kann, primär im Spinalkanal auftreten kann oder fortgeleitet von einer Wirbelsäulentuberkulose herrühren kann. Auf aseptische Weise entsteht eine Arachnoiditis nach intrathekaler Gabe von Medikamenten oder anderen Mitteln, nach Myelographien und Spinalanästhesien. Weiterhin werden als Ursachen chronische Druckzustände angesehen, entweder bei Bandscheibenvorfällen, engem Spinalkanal, bei intramedullären Raumforderungen oder anderen Rückenmarkserkrankungen. Eine familiäre Häufung ist bekannt. In vielen Fällen läßt sich jedoch keine der genannten Ursachen nachweisen und man spricht von einer idiopathischen oder primären chronischen Arachnoiditis.

Makroskopisch unterscheidet man eine zystische von einer fibrös-adhäsiven Form. Die histologische Untersuchung gibt nur in wenigen Fällen Klarheit über den Ursprung der Erkrankung.

Die Symptome können schnell oder langsam auftreten. Es beginnt mit Rückenschmerzen, die radikulär ausstrahlen. Dann folgen Parästhesien und Gefühlsstörungen, eher mit fleckförmiger Verteilung als mono- oder polysegmental. Schließlich kommt es zu zunehmender Lähmung der Extremitäten mit Spastik oder Atrophien, je nachdem ob das Rückenmark oder die Nervenwurzeln, bzw. Caudafasern betroffen sind. Eine Differentialdiagnose zu einer tumorösen spinalen Raumforderung ist aufgrund der Symptomatik nicht möglich.

Die Myelographie kann jedoch charakteristisch sein: Die Kontrastmittelsäule ist in verschiedene Straßen aufgeteilt, eingeengt über eine gewisse Strecke, unregelmäßig begrenzt und endet in einem sackförmigen Stop (Bild der tropfenden Kerze). Andere Formen zeigen einen horizontalen oder vertikalen Füllungsdefekt oder eine strähnige Zeichnung der Cauda equina.

Die Therapieergebnisse sind nicht sehr ermutigend. Eine alleinige konservative Therapie mit intrathekalen Cortisongaben, intrathekaler Gabe von Luft oder milder Röntgenbestrahlung des Spinalkanals ergibt keine entscheidende Verlaufsbesserung. Die Operation besteht in Laminektomie, Duraeröffnung und Resektion der Verwachsungen, bzw. Lösen von Rückenmark und Nervenwurzeln. Dabei kommt es in 25–50% der Fälle zu deutlichen Besserungen von Schmerzen und Lähmungen. Das Krankheitsbild kann jedoch weiterschreiten und innerhalb von Monaten bis Jahren wieder die gleichen Beschwerden hervorrufen. Manche Autoren empfehlen deswegen eine postoperative intrathekale Gabe von Steroiden als Rezidivverhütung.

5.3.7.7 Intramedullärer Abszeß (Myelitis).

Der Rückenmarksabszeß gehört zu den seltensten Erkrankungen des Nervensystems, auch bei hochgradigen myelitischen Veränderungen bleiben intramedulläre Abszesse Raritäten. Sie treten meist im thorakalen Mark auf und bleiben meist solitär. Der Eiterherd kann unterschiedliche Dicke haben und reicht über ein bis drei Rückenmarkssegmente. Nach seiner Lage zu den Rückenmarkshäuten unterscheidet man eine Herdmyelitis von einer Meningomyelitis. Das Rückenmark ist in diesem Bereich verdickt und fühlt sich fester an.

Die meisten intramedullären Abszesse sind hämatogenen Ursprungs bei Infektionen der Atemwege oder anderen entzündlichen Herden. Fortgeleitet entstehen Rückenmarksabszesse von Wirbelosteomyelitiden oder retroperitonealen Abszessen sowie bei dysraphischen Störungen. Die häufigsten Erreger sind Staphylokokken, Streptokokken und Pneumokokken.

Klinisch zeigt sich ein Rückenschmerz, der nach wenigen Tagen von Parästhesien, einer schnell aufsteigenden Gefühlsstörung und Lähmungen gefolgt wird bis zum kompletten Querschnitt oder Brown-Séquard-Syndrom. Blasen-Darm-Störungen sind häufige Frühbefunde und bei hohen Prozessen besteht eine vitale Bedrohung durch Atemlähmung. Chronische intramedulläre Abszesse zeigen – im Gegensatz zu den akuten – keine Entzündungszeichen und können einen schubweisen Verlauf haben. Sie sind schwer von anderen Erkrankungen des Rückenmarks abzugrenzen. Wenn pulmonale Infektionen oder Entzündungsherde anderswo vorliegen, wenn zerebrale Entzündungen bestehen, wie Meningitis oder Hirnabszeß oder wenn eine dysraphische Störung vorliegt, sollte man bei den oben beschriebenen Symptomen an einen intramedullären Abszeß denken.

Der Liquorbefund hilft diagnostisch nicht weiter. Die Röntgenaufnahmen der Wirbelsäule sind meist unauffällig. Im Myelogramm findet man Zeichen für eine intramedulläre Raumforderung bis zum kompletten Stop.

Es sollte sofort operiert werden: Nach Laminektomie und Duraeröffnung kann der Abszeß abpunktiert oder durch dorsale Myelotomie eröffnet, entfernt und gespült werden. Wegen der Rezidivneigung empfiehlt sich letzteres Vorgehen. Die antibiotische Therapie sollte die häufigsten Erreger abdecken.

Die Ergebnisse dieser Behandlung sind besser als erwartet. Die Mortalität ist mit 40% hoch. Aber in zwei Drittel der Fälle bildet sich die neurologische Symptomatik wieder zurück, auch wenn diese schon längere Zeit bestanden hat. Wie für alle erwähnten spinale Abszesse gilt selbstverständlich, daß entzündliche Primärherde und Begleiterkrankungen sofort mitbehandelt werden müssen, um ein gutes Ergebnis zu erzielen.

Literatur

Angelo CM de, Whisler WW (1978) Bacterial infections of the spinal chord and its coverings. In: Vinken PJ, Bruyn GW (eds) Handbook of Clinical Neurology, vol 33. North-Holland Publ Comp, Amsterdam New York Oxford, pp 187–194

Compere EL (1980) Arachnoiditis confusion. Int Surg 65:305–307

Demirel T, Braun W (1976) Die Empyeme im Spinalkanal. In: Schiefer W, Wieck HH (eds) Spinale raumfordernde Prozesse. Perimed, Erlangen, pp 329–332

Eismont FJ, Bohlman HH, Soni PL, Goldberg VM, Freehafer AA (1982) Vertebral osteomyelitis in infants. J Bone Joint Surg [Br] 64:32–35

Elliott J (1980) Vertebral osteomyelitis often goes undiagnosed. JAMA 243:1410

Grüninger W, Dommasch D (1976) Liquorzytologische Befunde in der Differentialdiagnose spinaler raumfordernder Prozesse. In: Schiefer W, Wieck HH (eds) Spinale raumfordernde Prozesse. Perimed, Erlangen, pp 77–79

Ingwer I, McLeish KR, Tight RR, White AC (1978) Aspergillus fumigatus epidural abscess in a renal transplant recipient. Arch Intern Med 138:153–154

Jabbari B, Pierce JF (1977) Spinal cord compression due to pseudomonas in a heroin addict. Neurology 27:1034–1037

Kaufman DM, Kaplan JG, Litman N (1980) Infectious agents in spinal epidural abscesses. Neurology 30:844–850

Lindholm TS (1979) Pyogenic spondylitis. Analysis of three surgically treated cases. Ann Chir Gynaecol 68:90–93

Nittner K (1972) Raumbeengende Prozesse im Spinalkanal (einschließlich Angiome und Parasiten). In: Olivecrona H, Tönnis W, Krenkel W (eds) Handbuch der Neurochirurgie, vol 7/II. Springer, Berlin Heidelberg New York, pp 1–606

Oepen G, Thron A, Thoden U (1978) Pyocyaneusspondylitis mit Epiduralabszeß und Kaudakompression. Nervenarzt 49:609–612

Reichenthal E, Cohen ML, Shalit MN (1981) Extraosseus Extradural Tuberculous Granuloma: A Case Report and Review of Intraspinal Granulomatous Infections. Surg Neurol 15:178–181

Schirmer M, Kostadinow G, Wenker H (1975) Atypical localizations of pachymeningitis cervicalis hypertrophicans. Adv Neurosurg 3:353–356

Schlossberg D, Shulman JA (1977) Spinal epidural abscess. South Med J 70:669–673

Schmorl G, Junghanns H (1968) Die gesunde und die kranke Wirbelsäule in Röntgenbild und Klinik. Thieme, Stuttgart

Tandon PN (1978) Tuberculous meningitis (Cranial and spinal). In: Vinken PJ, Bruyn GW (eds) Handbook of Clinical Neurology, vol 33. North-Holland Publ Comp, Amsterdam New York Oxford, pp 195–262

Whisler WW (1978) Chronic spinal arachnoiditis. In: Vinken PJ, Bruyn GW (eds) Handbook of Clinical Neurology, vol 33. North-Holland Publ Comp, Amsterdam New York Oxford, pp 263–274

5.4 Entzündliche Erkrankungen des Rückenmarks

J. JÖRG

Ein entzündlicher Prozeß innerhalb des Rückenmarks orientiert sich an vorgegebenen anatomischen Strukturen, obgleich die Strukturen des Nervensystems gegenüber den Krankheitserregern unterschiedlich anfällig sein können. Pathogenetisch spielen sowohl die Erreger selber als auch die durch sie verursachten oder induzierten immunologischen, vaskulären oder toxischen Faktoren eine Rolle. Die Diagnostik der entzündlichen Rückenmarkserkrankungen kann man sich besonders dadurch erleichtern, daß man sich primär am klinischen Syndrom und der Art des Auftretens und erst in zweiter Linie an den Ergebnissen von Hilfsuntersuchungen wie insbesondere dem Liquorbefund orientiert.

Bei der Diagnostik entzündlicher Erkrankungen des Rückenmarks sind zwei wesentliche Gesichtspunkte immer zu berücksichtigen: Erstens können ätiologisch gleichartige Prozesse morphologisch ganz verschiedene Bilder hervorrufen und umgekehrt. Zweitens weisen Entzündungen des Rückenmarks selbst, d.h. die eigentliche Myelitis oft Übergangs- bzw. Mischbilder auf im Sinne einer Enzephalomyelitis bzw. Enzephalomeningomyelitis oder auch Myeloradikulitis.

Tabelle 5.4.1. Systematik über die entzündlichen Erkrankungen des Rückenmarks

1. **Myelitis:**
   - M. transversa
   - aufsteigende M.
   - Mischformen

   Sonderformen:
   a) M. transversa bei E. d.
   b) Neuromyelitis optica Devic
   c) SMON
   d) M. Behçet
   e) bakterielle M. (sehr selten!)
2. **Poliomyelitis anterior Heine Medin**
3. **Zoster („Poliomyelitis posterior")**
4. **Raumfordernde entzündliche Spinalraumprozesse:**
   a) bakteriell:
   - epidurale Abszesse/Granulome
   - intramedulläre Abszesse/Granulome
   b) Pilze
   c) Parasiten
   d) „Arachnitis spinalis"
5. **Entzündliche spinale Gefäßsyndrome:**
   a) Lues spinalis (Arteriitis mit A. spin. ant. S.)
   b) Periarteriitis nodosa, L.E., Riesenzellarteriitis
6. **Lues – Sonderformen:**
   a) Tabes dorsalis
   b) syphilitische spastische Spinalparalyse
   c) Gliedmaßenspastik mit atroph. Paresen an ob. Extr.

Die entzündlichen Erkrankungen im Spinalraum lassen sich in 6 Krankheitsgruppen unterteilen, wenn man nicht nur ätiologische und klinische, sondern auch therapeutische Gesichtspunkte berücksichtigt:

1. die Myelitis und ihre Sonderformen,
2. die Poliomyelitis anterior,
3. der Herpes zoster mit Rückenmarksbeteiligung,
4. die raumfordernden entzündlichen Spinalraumprozesse,
5. die entzündlichen spinalen Gefäßsyndrome,
6. die Lues-Sonderformen.

Die Einteilung nach ätiologischen und klinischen Kriterien ist einerseits sinnvoll, da sie auch therapeutische Wegweiser geben kann, andererseits ist sie gerade bei den Entzündungen im ZNS aber nicht in allen Fällen möglich (s. Tabelle 5.4.1).

5.4.1 Myelitis

Mit der Diagnose „Myelitis" versteht man eine primär entzündliche Erkrankung im ganzen Rückenmarksquerschnitt (Myelitis transversa), im Rückenmarksgrau, in der Marksubstanz oder im schlimmsten Falle neben dem Betroffensein des ganzen Querschnitts ein zusätzliches Aufsteigen der Entzündung bis hin zum Hirnstamm. Die Myelitis ist immer auf einen Rückenmarksherd zu beziehen und erlaubt zunächst keine Aussage zur Ätiologie oder Pathogenese.

Klinik: Typisch für die *Myelitisanamnese* ist der akute dumpfe oft schnürende Rückenschmerz von nicht selten gürtelförmiger Ausbreitung, der im Anschluß an einen fieberhaften Infekt mit starken Kopfschmerzen und allgemeinem Erschöpfungsgefühl auftritt. Nicht selten kann dieser charakteristische Rückenschmerz aber auch nach einem inapparent verlaufenden Virusinfekt „spontan" in Erscheinung treten. Statt des akuten dumpfen Rückenschmerzes können sich auch ziehende schnürende, sich innerhalb von Stunden einstellende Mißempfindungen am Rumpf bemerkbar machen, die mit Parästhesien an den Extremitäten einhergehen. Innerhalb von Stunden bis wenigen Tagen kommt es dann zum Auftreten einer motorisch schlaffen Lähmung der Extremitäten mit segmental begrenzten Hyp- bzw. Anästhesien, einhergehend mit Blasen- und Mastdarmstörungen. Dem schlaffen Initialstadium folgt dann später das Manifestations- und Spätstadium.

Die *Symptomatik* ist gekennzeichnet durch das Nebeneinander von motorischen Ausfallserscheinungen, Blasen-Mastdarm-Störungen, tro-

Krank-heits-tage:	1.–21.	22.–31.	32.–38.	Aufnahme-befund	50. Tag	90. Tag	150. Tag	300. Tag
A.E. 17 Jahre, w. Myelitis	Grippale Infekt, Fieber Diarrhoe	o. B.	Nacken-, Schulter- u. Rücken-schmerzen Dysaesthesie in den Bei-nen, progred. Gehstörung	spastische Paraparese, Hypaesthesie u. Hypalgesie ab Th$_4$ bds.	Parapara-lyse, Parese der Atem-muskeln, In-kontinenz Virusserolo-gie negativ *Th:* Corti-coide	spastische Paraparaly-se, Hyp-aesthesie der Hände	Zehenbewe-gung re. ge-ring möglich, sonst Bein-Plegie SEP-Quer-schnitt ab Th$_4$ bds., VEP o. B.	Zehenbewe-gung bds. möglich, sonst Para-plegie mit Kloni u. Au-tomatismen SEP-Quer-schnitt ab Th$_4$ bds.

Sensibilitätsstörungen ab:							
C$_8$							
Th$_2$							
Th$_4$							
Th$_6$		Hypaesthesie	Anaesthesie				
Th$_8$							
Th$_{10}$				Anaesthesie	Anaesthesie	An- bzw. Hypaesthesie	

Liquorbefund lumbal: Lymphozyten						
400/3						
300/3						
200/3			325/3			
100/3						
	95/3			74/3		5/3
Ges. Eiweiß:	74 mg%		90 mg%	45 mg%		40 mg%

Abb. 5.4.1. Typischer Krankheitsverlauf einer akuten viralen Myelitis mit initialer lymphozytärer Pleozytose und einer verbliebenen spastischen Paraparalyse und mit sensiblem Querschnitt ab Th$_8$

phischen Störungen und querschnittförmigen Sensibilitätsstörungen. Die Symptomatik wird durch 3 verschiedene Verlaufsformen charakterisiert:

a) Die *Querschnittmyelitis,* d.h. Myelitis transversa mit dem typischen Transversalsyndrom. Dabei ist ein Brown-Séquard-Syndrom ganz ungewöhnlich, wenn auch das sensible und motorische System bei dieser Myelitisform meist unterschiedlich stark betroffen ist. Die auftretenden Paresen sind initial meist schlaff, so daß die Unterscheidung von einer Vorderhornzellerkrankung oder einer Polyradikulitis zunächst sehr schwer sein kann. Trophische Störungen sind bei einer Querschnittmyelitis aber oft sehr deutlich nachzuweisen.

b) Die *aufsteigende Myelitis* (in Längsrichtung), bei der sich die Ausfallserscheinungen nach Art der aufsteigenden Landry-Paralyse entwickeln können, so daß schließlich bei Befall des Hirnstamms auch bulbäre Syndrome hinzutreten können (Myeloenzephalitis). Hierbei ergeben sich wegen der Ausbreitung der Myelitis in Längsrichtung des Rückenmarks differential-diagnostische Schwierigkeiten sowohl gegenüber der Poliomyelitis als auch gegenüber der Polyradikulitis bzw. Polyneuritis.

Umgekehrte Verläufe mit initialer Symptomatik nach Art einer Encephalitis cerebelli et pontis und absteigender Symptomatik im Sinne einer Myeloradikulitis haben wir gleichfalls in Einzelfällen beobachten können.

c) Die *Mischformen* sind zweifellos am häufigsten, wenn es um die Kombination mit einer Enzephalitis bzw. Enzephalomeningitis geht; es kommen aber auch genauso Kombinationen mit der Polyradikulitis vor, wobei besonders die durch Arboviren verursachte Radikulomyelitis bemerkenswert ist.

Die Höhenlokalisation einer myelitischen Läsion erfolgt aufgrund der klinischen Symptome mit Bestimmung der obersten motorischen und sensiblen Segmente. Halsmarkprozesse zeigen bei Befall der Nn. phrenici die schlechteste Prognose.

Bei der *chronischen Myelitis* stehen progrediente Störungen der langen Bahnsysteme, vor allem spastische Para- und Tetraparesen aber auch Hinterstrangsymptome im Vordergrund (Seitz 1981).

Laborbefunde: Im lumbalen Liquor findet sich eine lymphozytäre Pleozytose mit 50/3 bis 500/3 Zellen bei normalem oder leicht erhöhtem Gesamteiweiß. Bei subakuten oder chronischen Myelitiden können sich die Liquorpleozytosen über Wochen nachweisen lassen und gehen dann meist mit einer schlechten Prognose einher (Abb. 5.4.2).

Nicht selten läßt sich bei der Liquoruntersuchung auch eine Vermehrung der Immunglobuline (Fraktion IgG) nachweisen. Ein Fehlen pathologischer Liquorbefunde ist nur in Ausnahmefällen zu finden. Die Liquordiagnostik kann sich aber dann schwierig gestalten, wenn die apparative Diagnostik einschließlich der Myelographie bereits erfolgt war und demzufolge Reizpleozytosen das Bild verwischen können.

Der direkte oder indirekte Erregernachweis spielt eine wichtige Rolle, wenn dies auch zur Zeit noch keine therapeutischen Konsequenzen hat. Der direkte Erregernachweis geschieht dabei durch Erregerisolierung aus Rachenabstrich, Speichel, K-Urin oder Liquor mit Hilfe der Gewebekulturen oder im Tierversuch. Dieser Nachweis gelingt besonders am Beginn der einsetzenden neurologischen Symptomatik. Der indirekte Erregernachweis geschieht durch die Antikörperbestimmung mit spezifischem Titeranstieg; bis zur Rekonvaleszenz soll der Titer auf mindestens das 4fache als Zeichen für eine frische Infektion angestiegen sein.

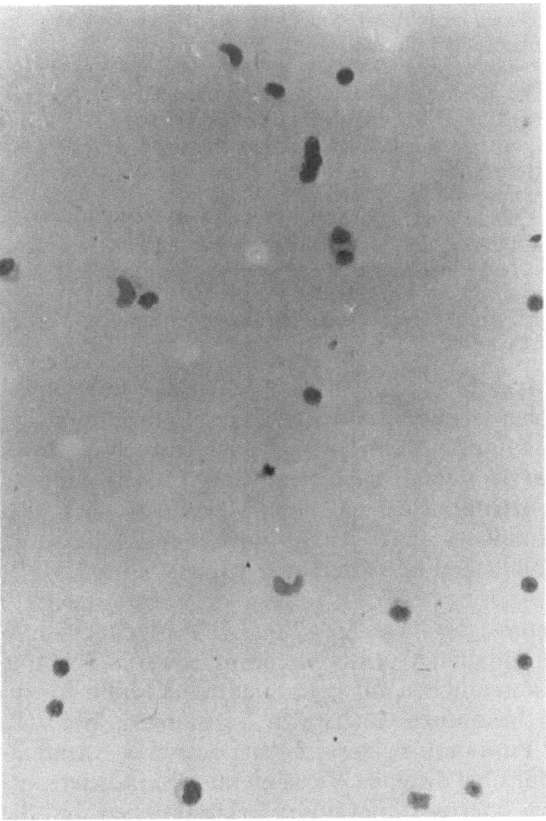

Abb. 5.4.2. Sayksches Präparat mit einer lymphoplasmozytären Pleozytose im Rahmen einer postinfektiösen Myelitis

Ätiologie und Pathogenese: Im Hinblick auf einen vorhergehenden oder parallel ablaufenden fieberhaften Infekt ist an eine para- oder postinfektiöse Myelitis zu denken, im Zusammenhang mit dem Virusinfekt selber kommt aber ein direkter Virusbefall in Frage.

Die unmittelbare Virus-Myelitis verursacht charakteristischerweise Gewebeveränderungen vornehmlich in den Ganglienzellen, d.h. eine mehr Poliomyelitis bzw. Polioenzephalitis, so daß hier mehr eine mesodermale gliöse Reaktion als Folge der Zell-Läsion zu finden ist. Solche fleckförmigen Poliomyelitiden finden sich besonders bei Echoviren, Coxsackie A_7 und dem Virus der Zentraleuropäischen Enzephalitis (CEE) bzw. der Frühsommer-Meningoenzephalitis (FSME). Seltener ist auch das LCM-Virus als Ursache der Myelitis anzuschuldigen.

Bei der Katzenkratz-Krankheit wird das Virus durch Kratzen oder Biß einer Katze übertragen; über eine fieberhafte regionale Lymphadenitis kommt es dann zu einer Myelitis, Enzephalitis oder Radikulitis (Pickerill u. Milder 1981).

Im Gegensatz zu der unmittelbaren Virus-Myelitis nimmt man bei der para- bzw. postinfektiösen Myelitis eine durch das Virus induzierte Immunerkrankung an, die – wenn sie einmal in Gang gebracht ist – nach eigenen Gesetzen abläuft und pathologisch-anatomisch das Bild einer diffusen perivenösen Myelitis mit lymphoplasmozytären Infiltraten aufweist. Diese sog. virusinduzierte Immunmyelitis ist als allergisch-hypergische Form mit den postvakzinalen Myelitiden vergleichbar und es kommt hier nicht zu einem Ganglienzelluntergang, sondern bevorzugt zu Entmarkung und Achsenzylinderschädigung. Die Vermutung einer Immunreaktion im Rahmen der para- bzw. postinfektiösen Myelitis ist noch unbewiesen, wegen der pathologisch-anatomischen Identität dieser Myelitiden mit den postvakzinalen Myelitiden erscheint diese allergisch-hypergische Genese aber sehr wahrscheinlich.

Die parainfektiösen Formen im Rahmen von Masern, Scharlach, Röteln, Windpocken oder Mumps treten im allgemeinen innerhalb weniger Tage nach Erscheinen des Exanthems auf und sind außerordentlich selten. Die seltene Mumpsmyelitis beginnt 3–6 Tage nach dem Auftreten der Parotisschwellung. An das zur Herpes-Gruppe gehörende Epstein-Barr-Virus (EBV-Virus) ist auch ohne sonstige klinische Zeichen der infektiösen Mononukleose immer dann zu denken, wenn neben dem Querschnittsyndrom eine polyneuritische Symptomatik zu finden ist.

Weitere seltene Ursachen der Myelitiden sind die Herpes simplex-Infektion und das Querschnittsyndrom bei lymphozytärer Chorio-Meningitis (LCM). Das Virus der LCM wird z. B. durch den Biß eines Goldhamsters oder Hausmäusen übertragen. Es kommt dabei oft zu mehr fleckförmigen Myelitiden mit besonderem Befall der grauen Substanz und der Spinalganglien. Ähnliche fleckförmige Myelitiden können Coxsackie, Echoviren und das Virus des FSME verursachen. Das zur Gruppe der Arboviren gehörende FSME-Virus wird von Arthropoden (Zecken oder Mücken) übertragen, Krankheitserscheinungen beginnen erst 1–2 Wochen nach dem Biß.

Myelitiden können sich selten auf immunologischer Grundlage auch nach der Pocken- und Typhus-Impfung einstellen, früher wurden sie auch nach der damals noch gefährlichen Lyssa-Impfung beobachtet. Postvakzinale Myelitiden nach den Totimpfstoffen gegen Typhus, Paratyphus oder Cholera sind allerdings sehr selten.

Therapie der Virus-Myelitis: Bei Verdacht einer virusbedingten Myelitis beschränkt sich die Therapie im wesentlichen auf symptomatische Maßnahmen. Die bekannten antiviralen Substanzen, wie z. B. das Purinderivat Isoprimosine oder Ara-A sind allenfalls bei direkten Virusinfektionen indiziert, bei para- oder postinfektiösen Erkrankungen sind die antiviralen Mittel ebenso wie die Immunglobuline ohne Effekt. Manche Autoren geben bei der unmittelbaren Virus-Myelitis initial Gammaglobuline, z. B. Gammavenin täglich 2,5–5 g als Kurzinfusion für die ersten 8 Tage. Wenn die Primärinfektion abgeklungen ist, kann man mit Kortikoiden versuchsweise eine Behandlung einleiten. Bei den primären Myelitiden schaden sie eher, da sie die Antikörper- und Interferonproduktion hemmen.

Wir halten eine Cortison-Medikation immer nur dann für indiziert, wenn neben einer Zellvermehrung mit lymphoplasmozytärer Zelltransformation eine Gammaglobulinvermehrung und IgG-Vermehrung im Liquor nachweisbar ist. Aber auch dabei ist zu berücksichtigen, daß Kortikoide durch die Antikörperhemmung den Verlauf dramatisieren können.

Ob die von Dowling et al. propagierte Methylprednison-Höchstbehandlung mit Initialdosen von 1000 mg i.v. am ersten Tag (in vier Bolus-Portionen à 250 mg) tatsächlich ebenso wie bei der akuten Guillain-Barré-Polyradikulitis wirksam ist, muß noch offenbleiben. Eigene Erfahrungen dazu fehlen.

Zu den symptomatischen Maßnahmen gehören fiebersenkende Medikamente (z. B. Pyrazolderivate) und je nach dem Grad der Paresen antithrombotische Maßnahmen (Stützstrümpfe, Massagebehandlung, vorsichtige gymnastische Übungen im Bett und low-dosis Heparinisierung mit

Tabelle 5.4.2. Sonderformen der Myelitis

1. Myelitis im Rahmen der E.d.:
- M. transversa
- aufsteigende M.

Charakteristika:
- kein Ganglienzellbefall (z. B. 2. Motoneuron)
- ggf. Nachweis eines multilokulären Markscheidenbefalls:
  a) VEP
  b) SEP
  c) AEP

2. Morbus Behçet:
- Trias: Iridozyklitis/Aphten/Genitalulzera
- Polyarthritis
- perivaskuläre Enzephalo-Myelitis (ggf. schubförmig mit Remissionen)

3. Neuromyelitis optica Devic:
- maligne Retrobulbärneuritis meist bds. --- Amaurose
- akute/subakute Myelitis transversa ohne Vorderhornbefall
- LP: lymphozytäre Pleozytose

4. Subkutane Myelo-optico-Neuropathie (SMON):
- gastrointestinale Beschwerden
- im Verlauf aufsteigende Myelitis mit Vorderhornbefall
- Optikusneuritis bds., LP:O.B.

Aet.: Halogenierte Hydroxychinoline + Virusinfekt (Herpes?)

5. Bakterielle Myelitis: sehr selten!
- Myelitis bei TBC, Typhus, Lues, Leptospirose, Mykoplasma pneumoniae
- Granulomatöse M. bei M. Boeck

2–3 × 5000 I.E. Heparin-Dihydergot/die). Eine wichtige symptomatische Maßnahme ist die Behandlung des mit der Myelitis einhergehenden Rückenmarködems, um so Sekundärschäden im Myelon zu verhindern. Hierzu dienen neben der Gabe niedermolekularer Dextrane (Rheomacrodex®) eine vorsichtige Hyperventilation zur Erlangung einer Atmungsalkalose (bei Beatmungspatienten), die Dexamethason-Behandlung mit Dosen bis 100 mg/die initial bei schweren Tetraparesen und die Osmotherapie mit Mannit- oder Sorbit-Infusionen.

Mannit oder Sorbit sollte in einer Dosis von 0,5–2 g/kg-Körpergewicht/die dosiert werden, wobei diese Menge in 4–6 Portionen über 24 Stunden verteilt in jeweils 10–20 Minuten infundiert werden sollte. Vor einem Reboundeffekt nach Durchführung der Behandlung über mehr als 3 Tage ist zu warnen.

Die postvakzinalen Enzephalomyelitiden bzw. Enzephalopolyneuritiden sind allergischer Herkunft und spielen durch die heute verwandten Lebendvakzinen ohne Anteile von ZNS-Proteinen auch bei der Lyssa-Schutzimpfung keine Rolle mehr.

Prognose: Die Prognose der Virusmyelitis reicht vom Exitus im Verlaufe der schweren Halsmarkmyelitiden über bleibende Querschnittsyndrome

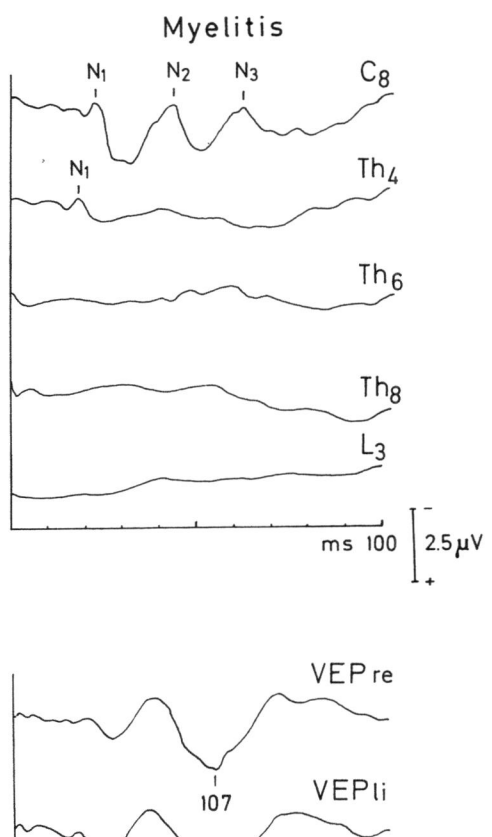

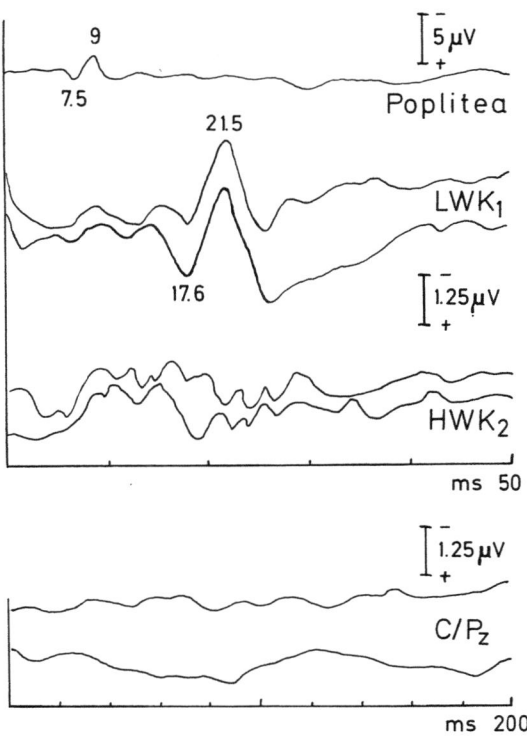

Abb. 5.4.3. Somatosensorisch evozierte Potentiale bei Myelitis transversa mit sensiblem Querschnitt ab Th_8 beidseits, klinisch und elektrosensibel ohne Anhalt für ein disseminiertes Betroffensein im Bereich der afferenten Bahnen

bis hin zu mehr oder weniger vollständigen Remissionen. Diese Remissionen können innerhalb weniger Wochen oder auch einiger Monate auftreten. Dabei scheint die Prognose weder durch die Gabe der bisher bekannten antiviralen Substanzen noch durch die Gabe von Immunglobulinen zweifelsfrei beeinflußt werden zu können.

Sonderformen der Virusmyelitis: Als Sonderformen und bis auf die Myelitis im Rahmen der MS ausgesprochen seltene Krankheitsbilder gelten die Neuromyelitis optica, der Morbus Behcet, die subakute Myelopticoneuropathie und die sehr seltenen bakteriellen Myelitiden (Tabelle 5.4.2).

5.4.1.1 Die Myelitis transversa bei MS

Sie ist im Rahmen der Encephalomyelitis disseminata nicht selten als ein Schub, ggf. als erster Schub nachzuweisen, und es kann sich dabei das Querschnittssyndrom typischerweise innerhalb weniger Stunden entwickeln. Die scharfe Grenze der querschnittförmig begrenzten Sensibilitätsstörung und der Para- oder Tetraparese ist eher gegen als für eine Myelitis im Rahmen der MS zu werten. Kleinere Herde können manchmal nur ein einziges Bahnsystem, größere mitunter den ganzen Rückenmarksquerschnitt beeinträchtigen. Man darf die Myelitis nur dann der multiplen Sklerose zuordnen, wenn weitere Symptome des multilokulären herdförmigen diskontinuierlichen Markscheidenbefalls anamnestisch, klinisch oder neurophysiologisch nachweisbar sind (Bammer 1976).

Als wichtige Hilfsmethoden dienen die visuell evozierten Potentiale (VEP), die als Zeichen einer klinisch latent oder manifest abgelaufenen Retrobulbärneuritis eine Latenzverzögerung der ersten größten positiven Spitze aufweisen können. Weitere neurophysiologische Untersuchungsmethoden sind die akustisch evozierten Potentiale (AEP) und die somatosensorisch evozierten Potentiale (SEP); letztere können nach segmentaler Hautreizung ein meist typisch disseminiertes Betroffensein der segmentalen SEP im Gegensatz zur Myelitis anderer Genese aufweisen (Jörg 1983). Die akuten Virusmyelitiden zeigen meist in Korrelation zur Klinik einen querschnittförmigen SEP-Verlust und keine Zeichen einer Latenzverzögerung, wie es bei den demyelinisierenden Myelitiden typisch ist (Abb. 5.4.3). Auf Einzelheiten der Elektrodiagnostik von Querschnittsyndromen sei auf das Kapitel von Gerhard und Jörg verwiesen.

Der Liquor kann beim akuten Schub wegen der lymphoplasmozellulären Pleozytose und der Gammaglobulin- und IgG-Vermehrung zunächst nicht weiterhelfen, als Hinweis für eine E. d.-Myelitis ist allenfalls die bleibende IgG-Erhöhung auch in der Remission zu verwerten. Kommt es aber bei späteren Untersuchungen zum Nachweis bleibender Lähmungen von seiten des 2. Motoneurons neben spastischen Zeichen, so muß dies eher gegen eine Myelitis im Rahmen einer MS gewertet werden, da bei der MS Vorderhornzellen typischerweise verschont bleiben (s. hierzu auch das Kap. von Kügelgen).

5.4.1.2 Morbus Behçet

Beim Morbus Behçet finden sich die Trias: Iritis bzw. Iridozyklitis, ulzeröse Hautveränderungen am Genitale und Aphthen der Mund- und Rachenschleimhaut. Nicht selten gehen damit arthritische Symptome und im Verlauf in ca. 25% auch entzündliche disseminierte lympho- und plasmazelluläre perivaskuläre Infiltrate im Bereich des gesamten ZNS einher. Dabei finden sich diese schubförmigen und daher oft der MS-ähnlichen Krankheitszeichen besonders im Bereich des Hirnstamms und der Hemisphären, ganz selten werden aber auch rein myelitische Bilder beschrieben. Während die Myelitis ausgesprochen selten ist, kann die enzephalitische Symptomatik nicht selten beobachtet werden, wobei auch rein psychotische Bilder beschrieben sind. Ein verbreitetes weiteres Symptom ist die Neuritis nervi optici.

Der Erkrankungsgipfel beim Morbus Behçet liegt zwischen dem 20. und 40. Lebensjahr.

Im Liquor findet sich eine lymphozytäre Pleozytose bis 250/3 Zellen und eine Gesamteiweißvermehrung bis 1 000 mg/l.

Ein Therapieversuch mit Kortikoiden (initial 100 mg Prednison/die) ist gerechtfertigt und sollte im Intervall bis zu 1 Jahr erfolgen. Antibiotika sind im Stadium der Aphthen indiziert. Die Gabe von Azathioprin ist umstritten, wir geben 2–3 mg/kg-Körpergewicht im Rahmen der Langzeitbehandlung. Letzteres ist aber pathogenetisch nicht belegt, da die Ätiologie weiterhin unbekannt ist und sowohl ein Virus als auch eine Autoimmunerkrankung am Gefäßsystem nach Art einer Kollagenose diskutiert werden.

Differentialdiagnostisch sind für den Morbus Behçet das Vogt-Koyanagi-Harada-Syndrom, das Reiter-Syndrom und ggf. der Morbus Boeck abzugrenzen. Auch an die einzelnen Kollagenosen ist zu denken, wobei beim Morbus Behçet Rheumafaktoren und antinukleäre Reaktionen fehlen.

5.4.1.3 Neuromyelitis optica

Die Neuromyelitis optica Devic ist eine akut einsetzende Markscheidenerkrankung noch unklarer Genese und sie verläuft im Sinne einer aszendierenden Myelitis und einer meist beidseitigen Retrobulbärneuritis. Die Retrobulbärneuritis führt zu raschem Visusverfall bis hin zur Amaurose und die Querschnittlähmung kann schon nach Tagen durch das Betroffensein der Atemmuskelmotoneurone eine kontrollierte Beatmung notwendig machen. Querschnittlähmung und Optikusneuritis treten meist gleichzeitig oder innerhalb von wenigen Wochen nacheinander auf. Die Erkrankung tritt ebenso wie bei der MS nach dem 50. Lebensjahr außerordentlich selten auf.

Im Liquor zeigen sich Pleozytosen bis 300/3 Zellen.

Die Abgrenzung von der Encephalomyelitis disseminata erfolgt, weil sowohl eine fleckförmige Entmarkungsmyelitis wie bei der MS als auch eine perivenöse Myelitis entsprechend dem Bilde der parainfektiösen Enzephalomyelitiden gefunden werden kann. Im Gegensatz zur MS zeigen sich im Liquor nicht selten Pleozytosen über 100/3 Zellen und der Verlauf ist rasch progredient und führt oft innerhalb von Wochen durch Betroffensein der Atemmuskeln zum Tode. Nur ein geringer Teil der meist jugendlichen Patienten bleibt mit mehr oder weniger ausgeprägten Defektsymptomen am Leben.

Ein Therapieversuch mit Kortikoiden ist indiziert, ihr Effekt ist aber nicht belegt.

5.4.1.4 Subakute Myelooptikoneuropathie (SMON)

Die subakute Myelooptikoneuropathie ist besonders in Japan in großer Zahl seit 1965 aufgetreten und ist nach dem Verbot der Einnahme großer Mengen halogenierter Hydroxychinoline (u. a. Mexaform®, Intestopan®, Entero-Vioform®) im Jahre 1970 deutlich zurückgegangen. Die eingenommenen Tagesdosen überschritten dabei meist 1 g über mehrere Wochen.

Zu Beginn der Erkrankung stehen meist abdominelle Beschwerden, die im Laufe der hinzutretenden ZNS-Symptomatik oft bestehen bleiben können. Es kommt dann innerhalb von Wochen oder Monaten zu Parästhesien der Füße mit aufsteigender Tendenz und es stellt sich schließlich eine spastische Para- oder Tetraparese mit querschnittförmig begrenzten Sensibilitätsstörungen ein. Als Zeichen der Vorderhornaffektion treten auch atrophische Paresen auf. Bei 30% der Patienten treten Sehstörungen mit beidseitiger sekundärer Optikusatrophie hinzu, der im Finalstadium nachweisbaren Amaurose gehen beidseitige Zentralskotome nicht selten im Rahmen eines Papillenödems voraus.

Der Liquor ist meist normal, im EMG finden sich typische Vorderhornzeichen mit Faszikulationen und Riesenpotentialen.

Dem akuten bis subakuten Beginn folgt meist ein chronischer Verlauf bis hin zu einem Defektsyndrom, symptomfrei werden nur wenige Patienten. Immer richtet sich die Rückbildung nach dem Grad der Ausfälle bei der Beendigung der Clioquinol-Medikation.

Prophylaxe gegen eine SMON ist das Vermeiden einer Langzeitmedikation mit halogenierten Hydroychinolinen, d.h. nicht mehr als 750 mg/die über maximal 14 Tage. Bei Indikation dieser Medikamente, z.B. als Prophylaxe gegen die Amöbenruhr oder zur Therapie banaler Gastroenteritiden, sollten sie immer sofort mit dem Auftreten einer ZNS-Affektion abgesetzt werden.

5.4.1.5 Bakterielle Myelitis

Myelitiden bakterieller Genese sind ausgesprochen selten zu beobachten. Echte tuberkulöse oder luetische Myelitiden sind ebenso selten wie eine Myelitis im Rahmen des Typhus, der Leptospirosen oder der Infektion mit Mycoplasma pneumoniae.

Der Morbus Boeck macht das Bild einer Myelitis granulomatosa und findet sich besonders im zervikothorakalen Bereich. Er verläuft in Schüben und Remissionen nach Art der MS oder des Morbus Behçet, wobei im Vordergrund aber neben der Hiluslymphknotenvergrößerung und den Gelenkschmerzen das Erythema nodosum, die Leukozytose mit Eosinophilie, die BSG-Beschleunigung und die granulomatöse Myositis stehen. Eher noch häufiger als die so seltene granulomatöse Myelitis im Rahmen des Boeck findet sich eine basale Meningitis mit Optikusbefall und gelegentlich auch mit einhergehender Iridozyklitis.

Die *Therapie der bakteriellen Myelitiden* hat über die oben erwähnten symptomatischen Maßnahmen hinaus die Gabe von Antibiotika zu beinhalten. Dabei ist vor Erhalt des Antibiogramms mit Ampicillin oder Chloramphenicol zu behandeln. Die routinemäßige Anwendung intrathekaler Antibiotikagaben ist wegen der Gefahr arachnitischer Verklebungen und Gefäßkomplikationen nicht zu vertreten (Schorre 1979). Die Dauer der Antibiotikatherapie hat bis zu einem Zeitraum von 7 Tagen nach Fieberfreiheit, Rückgang der Pleozytose unter 30/3 Zellen sowie Normalisierung der Eiweiß- und Zuckerveränderungen zu erfolgen (Mathies u. Wehrle 1968).

5.4.1.6 Differentialdiagnose

Als wichtigste Differentialdiagnose für alle bisher besprochenen Myelitis-Formen sind die Poliomyelitis und die Polyradikulitis anzusehen.

Bei der *Poliomyelitis* sind im Gegensatz zur Myelitis leichte Sensibilitätsstörungen ebenso wie Blasenstörungen allenfalls nur während der ersten Tage zu beobachten, spastische Zeichen treten aber überhaupt nicht auf.

Bei der *Polyradikulitis Guillian-Barré* kommt es gleichfalls zu keinerlei spastischen Zeichen. Die Sensibilitätsstörungen stehen meistens im Hintergrund der Erkrankung. Gelegentlich kann es aber auch zu querschnittförmigen zirkulären Begrenzungen der Sensibilitätsstörungen am Rumpf kommen. Der Liquor zeigt nur im Anfangsstadium eine geringe lymphozytäre Pleozytose und es tritt dann der typische Guillian-Barré-Liquor zutage mit einer Dissociation albuminocytologique.

Spinale Raumforderungen entwickeln sich in der Regel langsamer als die Myelitiden, wenn man einmal von der akuten Rückenmarkskompression nach pathologischen Spontanfrakturen absieht. Beim differentialdiagnostisch zu bedenkenden epiduralen Abszeß bzw. auch dem epiduralen Hämatom ist der sehr schnelle Verlauf in beiden Fällen typisch, beim Abszeß kommt es zusätzlich zu heftigen lokalen Schmerzen mit Wirbelsäulenfixation und einer Begleitspondylitis als Abszeßhinweis.

Als Differentialdiagnose für die erregerbedingten Myelitiden haben neben der spinalen MS die *entzündlichen nicht erregerbedingten Gefäßerkrankungen* zu gelten. Hierzu zählen neben dem Lupus erythematodes insbesondere die Periarteriitis nodosa. Vaskuläre Rückenmarkserkrankungen wie insbesondere das A. spinalis anterior-Syndrom entwickeln sich gleich schnell wie die Myelitis, hier kann aber das typische Syndrom mit Aussparung der Hinterstränge und die Zeichen der allgemeinen Arteriosklerose differentialdiagnostisch weiterhelfen; im Liquor sind bei myelomalazischen vaskulären Rückenmarkserkrankungen keine Normabweichungen zu finden, nur bei entzündlicher Genese sind entsprechende Pleozytosen nachweisbar.

5.4.2 Poliomyelitis anterior (Heine-Medinsche Erkrankung)

Die Poliomyelitis, synonym in der deutschsprachigen Literatur auch Kinderlähmung genannt, ist eine entzündliche Erkrankung des ZNS, bei der die Rückenmarksbeteiligung praktisch immer im Vordergrund steht. Die Virusinfektion durch einen der drei Virustypen (Typ 1 Brunhilde, Typ 2 Lansing, Typ 3 Léon) ist gesichert. Die Übertragung eines dieser RNS-Viren erfolgt durch das Nasen-Rachen-Sekret und den Stuhl. Nach Vermehrung im Lymphsystem des Magen-Darm-Traktes erfolgt über den Blutweg (Viraemie) der Befall des ZNS. Bei 90% der Infizierten verläuft aber die Infektion klinisch inapparent (stille Feiung).

Morphologie: Pathologisch anatomisch ist die Heine-Medin'sche Krankheit als fleckförmige Poliomyeloenzephalitis anzusehen, wobei die entzündlichen Infiltrate mit dem ausgedehnten Ganglienzelluntergang wahllos in den verschiedenen Höhen der Vorderhornsäule bzw. dem motorischen Hirnnervengebiet verteilt sind. Neuronenschäden und Entzündungsläsionen können lokal voneinander unabhängig auftreten. Läsionsschwerpunkte sind dabei die spinalen Vorderhörner („spinale Form"), die motorischen, retikulären und sensiblen Kerne der Medulla oblongata und der Pons („bulbopontine Form") und die Großhirnrinde (besonders Zentralregion) (Jellinger 1981).

Klinik: Nach einer Inkubationszeit von 6–8 Tagen treten für 2–4 Tage ein fieberhafter Infekt mit Kopf-, Gliederschmerzen und Magen-Darm-Erscheinungen auf. Danach ist bei 90% aller apparenten Infektionen das Krankheitsbild abgeschlossen (sog. abortive Poliomyelitis bzw. Minor-Typ bzw. 1. Phase).

Nach weiteren 2–4 Tagen kommt es unter erneutem Fieberanstieg zur Organmanifestation mit initialen Meningitiszeichen (*meningitisches Vorstadium*) mäßigen Grades, bei dem im Liquor anfänglich 50–1000/3 Granulozyten und sehr bald Lymphozyten zu finden sind.

Dem meningitischen Vorstadium folgt dann meist das *paralysierende Hauptstadium*. Es treten noch auf der Höhe des 2. Fiebergipfels unregelmäßig verteilte schlaffe Paresen vom segmentalen Verteilungstyp auf; als typisch gilt trotz der asymmetrischen wahllosen Anordnung der Ausfälle das besondere Betroffensein der proximalen Extremitätenmuskeln. Die Lähmungen treten am Ende des meist zweigipfligen Fieberverlaufes auf, nur in schweren Fällen können schlaffe Tetraplegien mit Atemparesen beobachtet werden. In bis zu $^4/_5$ aller Fälle sind die Beinmuskeln besonders betroffen, hierbei ist die Quadrizepsmuskulatur am stärksten in Mitleidenschaft gezogen. Sensibilitätsstörungen kommen ebenso wie auch Blasen- oder Mastdarmstörungen nur selten vor.

Je nach der Pareseverteilung spricht man von einer spinalen, bulbopontinen oder einer enzephalitischen Verlaufsform, gefürchtet ist die foudroyante Verlaufsform unter dem Bilde einer Landryschen Paralyse von aszendierendem, selten auch deszendierendem Charakter.

Nach der Entfieberung pflegen keine weiteren Lähmungen mehr aufzutreten. Die Rückbildung der Paresen kann sich über Wochen und Monate erstrecken (*Reparationsphase*).

Als Komplikationen im Rahmen der Poliomyelitis sind pneumonische Superinfektionen, Harnwegsinfekte, Dekubitalgeschwüre und Thrombosen der paralysierten Extremitäten anzusehen.

Laborbefunde: Zur Diagnosestellung dienen kulturelle (Rachenspülwasser, Liquor, Stuhl) oder serologische (KBR) Untersuchungen mit Nachweis des typenspezifischen Titeranstiegs. Normale Liquorbefunde schließen eine Poliomyelitis anterior sicher aus.

Poliomyelitisfälle mit Lähmung als Folge der oralen Schluckimpfungen sind außerordentlich selten. Die Paresen sind dabei sehr gering ausgeprägt und durch den Erreger selbst verursacht.

Therapie: Strenge Bettruhe, ggf. Beatmungstherapie, Isolierung über 6 Wochen mit Lagerung der gelähmten Extremitäten, eine Emboliephrophylaxe und eine nach Entfieberung einzuleitende krankengymnastische Übungsbehandlung stehen im Vordergrund aller therapeutischen Maßnahmen. Eine ätiologisch gezielte Therapie ist nicht verfügbar. Der Einsatz von Kortikoiden ist wegen ihrer immunsuppressiven Wirkung eher ungünstig.

Prognose: Kommt es durch die Virusinfektion nicht zu einer inapparenten Verlaufsform, sondern treten Lähmungen auf, so ist eine Letalität von bis zu 10% zu erwarten. Bei 20–30% ist mit Lähmungsresiduen zu rechnen.

Prophylaxe: Als Prophylaxe hat sich die Schluckimpfung mit abgeschwächten Erregern nach der von Sabin inaugurierten Methode bewährt. Sie hat die früher übliche Injektionsimpfung nach Salk abgelöst. Die Schluckimpfung ist risikoarm. Dank der zunehmenden Impfmüdigkeit fehlen aber unter Erwachsenen und älteren Kindern wieder die neutralisierenden Antikörper, so daß es bei den Empfänglichen dieser Altersgruppe wieder zu Lähmungen und schweren klinischen Verläufen nach erneut eingetretener Infektion kommen kann.

Differentialdiagnose: Ebenso wie die 3 Virustypen der Poliomyelitisgruppe können auch das Virus der Parotitis epidemica, der infektiösen Mononukleose, des Herpes zoster und die Arboviren der FSME Lähmungen mit nachfolgender Muskelatrophie, meningitischen Zeichen, Hirnnervenstörungen und Pleozytosen verursachen.

Der Erkrankungsgipfel der Frühsommermeningoenzephalitis (FSME) liegt in der warmen Jahreszeit und es sind besonders die ländlichen Gebiete in Süddeutschland und Österreich betroffen. Eine Prophylaxe ist heutzutage durch Impfung möglich, wobei sowohl eine aktive als auch eine passive Immunisierung durchgeführt werden können.

Als schwierigste Differentialdiagnose der Poliomyelitis haben Infektionen durch die Enteroviren zu gelten. Die Enteroviren, d.h. insbesondere die Echoviren und das Coxsackie A 7-Virus führen zu einem Poliomyelitissyndrom mit paralytischen Verläufen, welches auch durch den Liquorbefund nicht abgrenzbar ist. Immer kommt es bei den manifesten Erkrankungen des Poliomyelitissyndroms durch Enteroviren initial zunächst zu einer granulozytären Pleozytose von 100–2000/3 Zellen und erst im Verlauf nehmen die Rundzellen immer mehr zu; in den ersten Wochen stellt sich dann auch eine Eiweißerhöhung ein. Die Prognose quoad remissionem ist allerdings im Vergleich zur echten Poliomyelitis bei diesen Poliomyelitis-Syndromen sehr viel günstiger.

Als weitere Differentialdiagnosen der Poliomyelitis acuta haben die akute Polyradikulitis, krisenhafte Myasthenien und insbesondere die akute hepatische Porphyrie zu gelten; bei diesen 3 Erkrankungen erlaubt aber zumindest die Untersuchung des Liquors eine sichere Abgrenzung.

5.4.3 Herpes zoster („Poliomyelitis posterior")

Der Herpes zoster ist zunächst eine Erkrankung des primären sensiblen Neurons, d.h. des Spinalganglions; allerdings erkrankt das Rückenmark fast regelmäßig durch Befall der Hinterhörner mit. Dies kommt dadurch zustande, daß das Varizellenvirus sowohl anterograd entlang des Axons bis hin zur Haut als auch retrograd über das Hinterhorn in das Rückenmark wandert und somit die Rückenmarksentzündung verursachen kann. Selten greift der entzündliche Prozeß mit den Lymphozyten- und Plasmazellinfiltraten auch auf die Vorderhörner über. Die Zelluntergänge spielen im Gegensatz zur Poliomyelitis anterior kaum eine Rolle, so daß die Prognose in der Mehrzahl der Fälle hinsichtlich der Ausfallsymptomatik sehr gut ist.

Empfänglich sind nur Menschen ohne bzw. mit abnehmender Varizellenimmunität, und es ist daher das Durchschnittsalter beim Herpes zoster im mittleren und höheren Lebensalter zu suchen. Nach Thomas (1972) liegt es bei 56 Jahren.

Klinik: Es kommt meist zu einem segmentalen Bläschenausschlag mit in diesem Dermatom nachweisbaren Sensibilitätsstörungen. Später treten radikuläre Schmerzen nach Art der Zosterneuralgie hinzu, ggf. können zusätzlich schlaffe Paresen entsprechend den befallenen Hautsegmenten auftreten. Nur selten führt das Varizellenvirus zu allen Zeichen einer schweren Zostermyelitis oder gar Zosterenzephalitis. Im Gegensatz zu reinen Querschnittmyelitiden sind die umschriebenen Myelitiden noch am häufigsten zu beobachten.

Wir konnten bei einem 55jährigen Mann mit seit 20 Jahren bekannter Encephalomyelitis disseminata (Paraspastik mit fehlenden Bauchhautreflexen, symptomatischer Grand mal-Epilepsie über 8 Jahre, vorübergehende Blasenstörungen, hirnorganisches Psychosyndrom und ein immunreaktives Liquorsyndrom mit Plasmazellen und Lymphozyten nebst IgG-Vermehrung) eine typische herdförmige Myelitis beobachten. Nach einem 3wöchigen Bläschenausschlag mit segmentaler Sensibilitätsstörung in Höhe Th_5 (Abb. 5.4.4) trat eine Sensibilitätsstörung von C_4–Th_8 rechts und eine schlaffe Parese im rechten Arm ein. Die Parese war innerhalb von 3 Wochen unter einer Amantadin-Behandlung und den Gaben von Immunglobulinen deutlich rückläufig, eine Zosterneuralgie war nur gering ausgeprägt.

Bemerkenswert war bei der Zostermyelitis im Rahmen der MS die Tatsache, daß der Patient 2 Jahre zuvor unter der Annahme einer zervikalen Myelopathie laminektomiert worden war: Dabei wurden im spinalen Myelogramm der HWS zweifellos eine altersbedingte Kontrastmittelverlagerung in Höhe C_4/C_5 nachgewiesen, Anamnese und Befund nebst Liquor aber ebenso übersehen wie die nachweisbaren P_2-Latenzverzögerungen der VEP und die deutlich latenzverzögerten Medianus-SEP zwischen HWK_2 und Cortex.

Im Hirnnervengebiet wird das Ganglion Gasseri und das Ganglion geniculate bevorzugt befallen, es kommt so beim Zoster oticus zur Fazialisparese (im Rahmen eines Ramsay-Hunt-Syndroms) und beim Zoster ophthalmicus zur Oculomotoriusparese. Seltener ist auch ein Zoster sine eruptione zu beobachten.

Laborbefunde: Im Liquor finden sich lymphozytäre Pleozytosen von 50–500/3 Zellen bei meist normalem oder leicht erhöhtem Gesamteiweiß. Die Nervenleitgeschwindigkeit ist normal, das Elektromyogramm zeigt peripher neurogene Schädigungszeichen. In dem oben beschriebenen Fall konnten wir im EMG eine pathologische Spontanaktivität mit Fibrillationen und positiven Wellen nachweisen, im Liquor zeigten sich 64/3 Lymphozyten.

Pathogenese: Der Zoster ist als eine besondere Reaktionsform des Organismus auf das Varizellenvirus anzusehen, wobei unklar bleibt, ob es sich um eine neue Infektion nach früher vorangegangener Varizellenerkrankung mit noch vorliegender Teilimmunität oder um eine Reaktivierung des im Körper verbliebenen teilpathogenen Varizellenvirus handelt. Im letzteren Falle würde bei abgesunkenem Antikörpertiter die Infektion durch ein Ma-

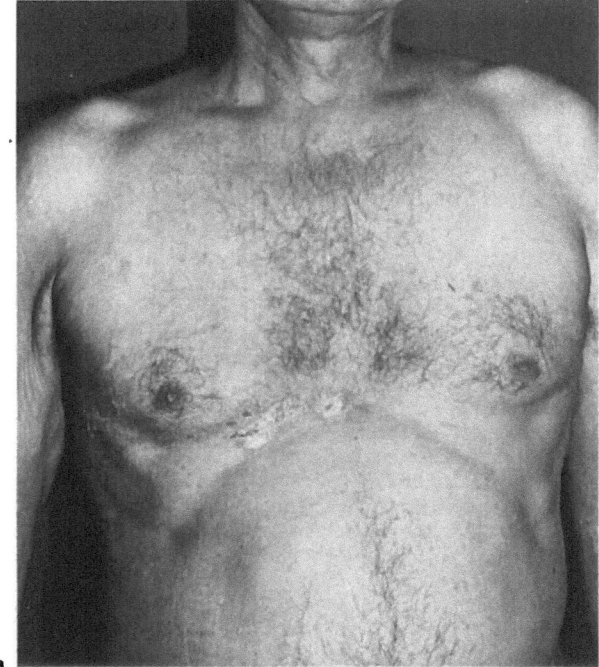

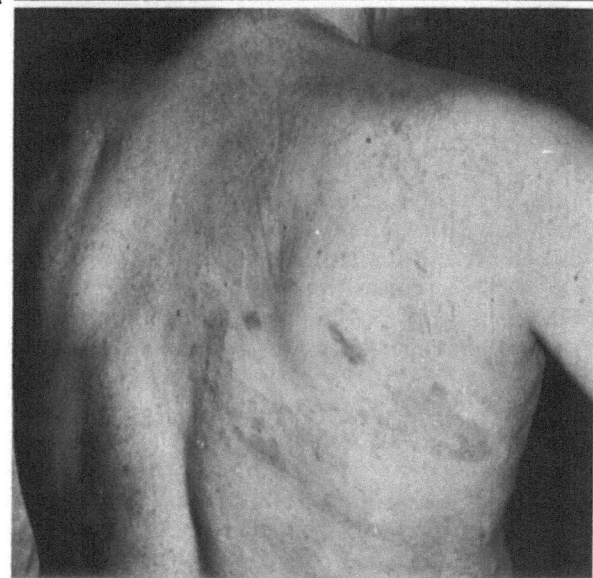

Abb. 5.4.4, a, b. Herpes zoster im Dermatom Th_4 und Th_5 rechts mit Begleitmyelitis (schlaffer Parese im rechten Arm und einer Hypästhesie von C_4–Th_8 rechts)

lungen von Analgetika in Verbindung mit Neuroleptika (Aolept®, Glianimon®, Neurocil®) am besten bewährt haben. Nicht selten hilft auch die alleinige Gabe von Carbamazepin oder Diphenylhydantoin (Tegretal® oder Zentropil®) (Jörg 1985). Lokal geben wir 0,5 bis 1%ige Vioform-Zink-Lotion zum Austrocknen (Watteverband), ggf. Tetracylin-haltige Salben. Systemisch soll das Virusstatikum Adamantinsulfat (Symmetrel®) und besonders bei älteren Patienten die Gabe von Gamma-Venin hilfreich sein, über die Wirksamkeit des Virusstatikum Vidarabinphosphat sind die Meinungen geteilt.

Prognose: Die selten zu beobachtenden schlaffen Lähmungen gehen fast immer gut zurück; 75% heilen aus und überdauern das Exanthem nicht, der Rest weist eine deutliche Besserung auf. Die radikulären Schmerzen können aber über Jahre bestehen bleiben.

Differentialdiagnose: Die Abgrenzung des Herpes zoster von der Heine Medin'schen Erkrankung kann nur dann schwierig werden, wenn der Bläschenausschlag später auftritt als die Parese oder nur ganz diskret oder gar nicht nachweisbar ist (Zoster sine eruptione). Der Nachweis der komplementbindenden Antikörper gegen das Varizellenvirus entscheidet dann zugunsten des Herpes zoster.

5.4.4 Raumfordernde entzündliche Spinalraumprozesse

Entzündliche spinale raumfordernde Prozesse entstehen durch Abszesse, Granulome, Zysten, arachnitische Verklebungen oder Begleitblutungen (Tabelle 5.4.3). Als *Ursache* kommen neben den Pilzen, Parasiten und den Arachnitiden unklarer Genese insbesondere Bakterien in Frage. Die primär die Wirbelsäule befallenden Prozesse, wie insbesondere die Tuberkulose oder Brucellose, wirken entweder raumfordernd als epiduraler Abszeß mit dem kennzeichnenden lokalen Schmerz oder aber sie führen hämatogen zu einer intramedullären Abszeßbildung bzw. der selteneren oben beschriebenen Myelitis. Häufiger als die intramedulläre bakterielle Infektion mit Abszedierung bzw. Granulombildung ist dabei die entzündliche epidurale Raumforderung (Kaufman et al. 1980). Einzelheiten über die Abszedierungen im Spinalraum sind dem Kapitel von Dietrich zu entnehmen, an dieser Stelle sollen nur die differentialdiagnostisch wichtigen Gesichtspunkte im Vergleich zu den Myelitiden zusammenfassend dargestellt werden.

lignom, durch eine Allgemeinkrankheit oder durch eine immunsuppressive Therapie ausgelöst werden. Die Bevorzugung des höheren Lebensalters hängt mit der Abnahme der zellulären Immunität nach dem 50. Lebensjahr zusammen.

Therapie: Im Vordergrund steht die Schmerzbekämpfung, wobei sich Kombinationsbehand-

Tabelle 5.4.3. Raumfordernde entzündliche Prozesse im Spinalraum (Abszesse, Granulome, Zysten und arachnitische Verklebungen)

1. **Bakterien**
a) epiduraler Abszeß/Granulom bei
 – WK-Affektion:
   TBC-Spondylitis (BWS!)
   M. Bang
   Typhus-Spondylitis
   Osteomyelitis
   WK-Aktinomykose
 – offenes RM-Trauma
 – hämatogene Streuung (Furunkel, Endokarditis etc.)
 – fortgeleitete bakt. Meningitis
b) intramedullärer Abszeß/Granulom bei
 – Abszeß bei hämatogener Streuung (Staphylokokken, Streptokokken, Aktinomykose)
 – TBC-Solitärtuberkel
 – Lues-Gumma
 – Boeck-Granulom
 – Bang-Granulom

2. **Pilze:** selten!
a) Kryptokokkose (Kryptokokkus im Taubenkot):
 – epiduraler Abszeß
 – Meningoenzephalomyelitis
b) Aspergillose

3. **Parasiten:** Eosinophilie!
a) Bilharziose: Granulome intraspinal durch Schistosomen
b) Zystizerkenblasen
c) Echinokokken: epidurales oder intradurales Granulom

4. **„Arachnitis spinalis":**
 – traumatisch
 – iatrogen (OP./Myelographie)
 – Meningitisfolge

Epidurale Abszesse: Die häufigste Ursache der epiduralen Abszesse sind Wirbelkörperaffektionen, z. B. die *tuberkulöse Spondylitis,* bei der sich durch den Wirbelkörpereinschmelzungsprozeß ein epiduraler Abszeß entwickelt; dieser ist meistens thorakal lokalisiert und kann sowohl zu Frühlähmungen als auch zu Spätlähmungen führen. Spätlähmungen entstehen dabei auf dem Boden tuberkulöser Granulationen und gleichzeitiger schwerwiegender Formveränderungen der Wirbelsäule, z. B. als Gibbusbildung. Intramedulläre Solitärtuberkel hämatogener Aussaat sind wie die fortgeleitete Myelitis im Rahmen einer basalen tuberkulösen Meningitis ausgesprochen selten.

Beim *Morbus Bang* ist das Rückenmark meist sekundär durch die Manifestation in einzelnen Wirbeln und die hier sich ausbreitende Granulombildung betroffen. Gleichzeitig können aber auch neben Querschnittsyndromen Nervenwurzelkompressionssyndrome entstehen. Erreger ist der Brucella abortus, Träger sind infizierte Ziegen oder Schafe.

Die *Typhus-Spondylitis* kann neben einer epiduralen Granulombildung auch eine fortgeleitete Myelitis verursachen, wie es bei der Aktinomykose zu beobachten ist.

Die *Aktinomykose,* eine Mischinfektion aus Aktinomyzeten und Begleitbakterien, kann sowohl durch ein Übergreifen einer Meningoenzephalitis auf den Spinalkanal als auch durch einen epiduralen Abszeß ausgehend von einer Wirbelkörperaktinomykose ein Querschnittsyndrom verursachen.

Häufiger als der epidurale Abszeß im Rahmen einer Aktinomykose, eines Typhus, der Morbus Bang oder der Tuberkulose gilt der epidurale Abszeß durch *hämatogene Streuung,* als Folge einer *offenen Rückenmarksverletzung* oder durch die bakterielle Durchwanderung im Rahmen einer Wirbelkörperosteomyelitis. Die hämatogene Streuung hat ihre Ursache in allen möglichen eitrigen Prozessen, wie Furunkeln, Eiterungen des Respirations- oder Genitaltraktes.

Diese Epiduralabszesse unterschiedlicher Ätiologie machen immer ein akutes Krankheitsbild ähnlich einem komprimierenden Rückenmarkprozeß, wobei begleitendes Fieber, umschriebene Rückenschmerzen, allgemeines Krankheitsgefühl, Bewegungsschmerz mit der sichtbar angespannten Muskulatur und der Wirbelsäulenstreckstellung und das schnell zunehmende Querschnittsyndrom auf dieses Krankheitsbild hinweisen können. Im Liquor finden sich hohe granulozytäre Pleozytosen mit oft vollständiger Passageunterbrechung und dem Nachweis eines Froin-Syndroms. Wenn röntgenologisch ein Verlust des Zwischenwirbelraumes, ggf. mit gleichzeitiger Destruktion des benachbarten Wirbelkörpers, besonders thorakal oder lumbal, nachweisbar ist, besteht an der Verdachtsdiagnose eines epiduralen Abszesses kein Zweifel und es sollte dann möglichst sofort die operative Eröffnung veranlaßt werden. Als Erreger können dann meist Staphylo- oder Streptokokken, selten auch Aktinomyzetaceae gezüchtet werden. Tritt ein Meningismus und eine Eintrübung ein, so ist auf einen subarachnoidalen Durchbruch mit bakterieller Meningitis zu schließen. Daß der hier beschriebene Krankheitsverlauf gerade durch die heute nicht selten zu beobachtenden ungezielten antibiotischen Maßnahmen außerordentlich verwischt werden kann und schleppende Verläufe häufiger als typische Krankheitsbilder zu beobachten sind, kann die Diagnostik außerordentlich erschweren.

Differentialdiagnostisch ist besonders bei einem schnell eintretenden Querschnittsyndrom eine akut einsetzende Myelitis zu erwägen, insbesondere, da selbst bei spinalen MS-Schüben im Sinne umschriebene Myelitis leichte umschriebene Schmerzen der Wirbelsäule vorkommen können. Gegen die Myelitis und für den Epiduralabszeß sprechen der stark umschriebene Druckschmerz, die reflektorische Fixierung der Wirbelsäule, eine erhöhte BSG, Leukozytose und das meist hohe Fieber.

Intramedulläre Abszedierung: Im Gegensatz zur epiduralen Abszeßbildung ist sowohl der subdurale als auch der intramedulläre Rückenmarksabszeß außerordentlich selten zu beobachten. Er entsteht ebenso wie der epidurale Abszeß durch hämatogene Streuung im Rahmen von bakteriellen Endokarditiden, Sinusitiden, Furunkeln, Eiterungen des Respirations- oder Genitaltraktes etc. Nur ein kleiner Teil entwickelt sich ebenso wie der epidurale Abszeß nicht hämatogen, sondern fortgeleitet von einer Wirbelsäulenosteomyelitis (Seitz 1981).

Als außerordentlich selten hat auch das *Rückenmarksgumma bei Lues* zu gelten. Demgegenüber muß bei intramedullären entzündlichen Raumforderungen eher einmal an die *Boeck'sche Erkrankung,* besonders beim Betroffensein der zerviko-thorakalen Segmente gedacht werden. Sie verursacht meist einen Liquorblock.

Seltener als die Abszedierungen bakterieller Genese finden sich *Pilzinfektionen im Spinalraum,* wobei die Kryptokokkose und die Aspergillose klinisch als einzige relevant sind. Der Kryptokokkus neoformans findet sich besonders im Kot der Tauben und kann selten neben einem Hirnabszeß auch einmal einen epiduralen Spinalraumabszeß machen, noch sehr viel seltener kommt es zu Enzephalomyelitiden mit disseminierten entzündlichen Herden im Hirn und Rückenmark. Im Gegensatz zum bakteriell bedingten Abszeß findet sich bei den pilzbedingten Abszedierungen ebenso wie bei der Tuberkulose kaum ein akutes entzündliches Krankheitsbild mit zunehmender Querschnittsymptomatik und auch der sonst so typische Lokalschmerz mit reflektorischer Wirbelsäulenfixation wird in diesen Fällen eher vermißt.

Der Verlauf der aktinomykotischen Wirbelkörperosteomyelitis mit epiduraler Abszeßbildung ist chronisch und geht über Wochen bis Monate; im allgemeinen ähnelt der Verlauf einem raumfordernden Prozeß.

Tierische Parasiten können in äußerst seltenen Fällen auch das Bild einer Rückenmarkskompression verursachen. Schistosomen – eine Trematodenart – können Granulome und Abszeßbildungen im Spinalkanal hervorrufen und so das Bild einer spinalen Bilharziose verursachen. Dabei werden die Schistosomen meist auf dem Luftwege oder auch einmal über eine hämorrhagische Myelitis verschleppt und sie verursachen dann granulomatöse Gewebereaktionen bis hin zu Mikroabszessen mit bevorzugter Lokalisation im Lumbalbereich. Diese Granulome haben Pseudotuberkelcharakter.

Blasen der Zystizerken finden sich meist subarachnoidal. Echinokokken können sich extra- und intradural ansiedeln (Mingde et al. 1980).

Typischerweise machen alle diese tierischen Parasiten eine ausgeprägte Bluteosinophilie.

Arachnitis spinalis: Die Arachnitiden vom zystischen oder fibrös adhäsiven Typ stellen die 4. und zweifellos seltenste Ursache der raumfordernden entzündlichen Prozesse im Spinalraum dar. Sie sind Folge von Rückenmarkstraumen, Rückenmarksoperationen, können aber auch als Folge einer Meningitis, einer öligen Myelographie (Duroliopaque®) oder durch Lumbalpunktionen bzw. Spinalanästhesie beobachtet werden. Nicht selten bleibt die Genese aber unklar.

Laborbefunde: Der Liquor zeigt bei raumfordernden entzündlichen spinalen Prozessen einen „Sperrliquor" mit zytoalbuminärer Dissoziation und beträchtlicher Eiweißerhöhung. Der Nachweis der Raumforderung sollte durch Quekkenstedt'sche Untersuchung und Myelographie und ggf. auch spinale Computertomographie immer möglich sein.

Therapie: Es sind sowohl die gezielte Antibiotika-Therapie (ggf. über einen eingelegten Drain) als auch die Dekompression und Abszeßausräumung indiziert. Letzteres gilt sowohl für die intra- wie auch epiduralen Abszesse gleichermaßen. Inwieweit die Antibiotika-Therapie eine Zeitlang vor der durchzuführenden Laminektomie durchgeführt werden muß, ist vom Einzelfall und der Aktualität der Querschnittsymptomatik abhängig zu machen.

Bei Abszessen durch penetrierende Traumen mit Infektion per continuitatem sollte wegen des Verdachtes auf Staphylococcus aureus-Infektion ein penicillinasefestes Penicillin, wie z. B. Oxacillin gegeben werden. Bei gramnegativen Bakterien ist ein Aminoglycosid zu geben. Tuberkuloseverdacht veranlaßt eine Dreier-Therapie mit INH und der gleichzeitigen Gabe von 2 der 3 Substanzen Rifampicin, Streptomycin oder Ethambutol.

5.4.5 Entzündliche Gefäßsyndrome des Rückenmarks

Die entzündlichen Gefäßsyndrome des Rückenmarks sind zweifellos selten und finden sich besonders im Rahmen der Kollagenosen. Eine *Riesenzellarteriitis* ist typischerweise im höheren Lebensalter zu finden und darf nicht nur an den Temporalarterien gesucht werden. Diagnostisch sind besonders auf die Laborentzündungszeichen und die Allgemeinsymptome zu achten. Die Histologie der möglicherweise auch klinisch nicht betroffenen Temporalarterien kann wertvoll sein, wenn es klinisch zum Auftreten eines A. spinalis anterior-Syndroms unklarer Genese gekommen ist (Engelke et al. 1979). Therapeutisch ist Prednison das Mittel der ersten Wahl.

Im Rahmen des *Lupus erythematodes* kann es selten zum A. spinalis anterior-Syndrom kommen, der Liquor ist dabei oft ohne Normabweichung.

Die *Periarteriitis nodosa* stellt als sog. Überempfindlichkeitsangiitis einen Immunprozeß mit Gefäßveränderungen insbesondere an den mittelgroßen und kleinen Arterien dar. Die Granulome können dabei auch an den Rückenmarksgefäßen festgestellt werden, sie gehören aber im Gegensatz zu den Granulomen an den Nierengefäßen, den Gefäßen des peripheren Nervs, Gehirns und der Haut zu den größten Ausnahmen.

Neurologisch finden sich bei der Periarteriitis nodosa neben der Polyneuropathie vom Multiplextyp ein erhöhter Blutdruck, Polyarthritiszeichen, Anämie, Fieberschübe, Myositis und ggf. zerebrale Herderscheinungen. Im Liquor läßt sich nicht selten eine lymphozytäre Pleozytose nachweisen. Im Serum sind DNS-Bentonit-Test und antinukleäre Antikörper nachweisbar. Ätiologisch kommen für den Immunprozeß nicht selten eine vorangegangene Infektion, heutzutage gelegentlich aber auch Medikamente in Frage. Therapeutisch sind für die Kollagenosen, d. h. die Riesenzellarteriitis, der Lupus erythematodes wie auch die Periarteriitis nodosa immunsuppressive Maßnahmen indiziert, dabei kann nicht selten die gleichzeitige Behandlung mit Prednison und Azathioprin indiziert sein.

Die *Lues cerebrospinalis* kann als mesodermaler Prozeß nicht nur zu einer entzündlichen Veränderung der Meningen, sondern auch der Gefäße führen und das Bild einer *luetischen Arteriitis der A. spinalis anterior* verursachen. Dieses Syndrom ist von der stürmisch einsetzenden Myelitis oft nur durch das Gefäßsyndrom mit der Aussparung der Hinterstränge, der initial schlaffen und später spastischen Para- oder Tetraparese, Blasen- und Mastdarmstörungen, der beidseitigen dissoziierten Sensibilitätsstörung und dem begleitenden parainfektiösen Prozeß zu unterscheiden. Zur weiteren Differenzierung sind dann die Titerbewegungen (insbesondere VDRL-Titer) im Serum und Liquor entscheidend. Bei der luetischen Arteriitis spinalis finden sich im Liquor eine Pleozytose, eine Gesamteiweißerhöhung mit Betonung der IgG-Erhöhung und eine Titerbewegung von VDRL im Liquor.

5.4.6 Lues-Sonderformen

Seltene Lues-Sonderformen sind im Rahmen der Lues cerebrospinalis die Meningitis mit Begleitmyelitis, ein Vorderhornbefall im Sinne der syphilitischen Amyotrophie und die syphilitische spastische Spinalparalyse. Die spastische Spinalparalyse spezifischer Genese vermag in manchen Fällen eine zervikale Myelopathie oder eine spinale MS zu imitieren. Die spezifische Pachymeningitis cervicalis soll eine aszendierende spastische Tetraplegie mit Inkontinenzerscheinungen und Sensibilitätsstörungen verursachen (Bodechtel u. Schrader 1974). Im Liquor zeigen sich dabei Pleozytose und im Rahmen der Gesamteiweißerhöhung eine deutliche IgG-Zacke und VDRL-Titerbewegungen; IgG und VDRL-Titer weisen eine manifest ablaufende Lues des ZNS nach. Inwieweit der Nachweis des 19-S-IgM-Immunglobulins die aktuelle Therapiebedürftigkeit nachweist, ist noch nicht entschieden.

Im Gegensatz zu der primär mesodermalen Erkrankung im Rahmen der Lues cerebrospinalis finden sich bei der Tabes, der Paralyse oder der Kombinationsform Taboparalyse eine primär parenchymatöse Entzündung.

Die *Tabes dorsalis* entsteht infolge einer dorsalen Meningoradikulitis mit entzündlicher Granulombildung im Bereich der Hinterwurzeln. Es kommt sekundär zu einer Hinterstrangdegeneration mit Beginn lumbosakral, die dann zu einer aszendierenden Waller'schen Degeneration der Hinterstränge (Markscheiden- und Axonuntergang) und einer gleichzeitigen Kleinhirn- und Optikusatrophie führt. Histologisch ist im Hinterstrangbereich neben dem Markzerfall die dichte Fasergliose außerordentlich eindrucksvoll. An den Hinterwurzeldurchtrittsstellen kann man oft Entzündungsreste, in der Arachnoidea selten auch Spirochaeten nachweisen.

Anamnese: Die Patienten klagen besonders über lanzinierende Schmerzen, die auch durch Fieber provozierbar sein sollen, Gangunsicherheit besonders bei Augenschluß und Parästhesien der Füße. Sie geben oft spontan an, wie auf Watte zu gehen.

Klinik: Die Befunde sind in Früh- und Spätsymptome zu unterscheiden, wobei ein Intervall zur Luesinfektion von 8–20 Jahren zu finden ist. Früh- und Kardinalsymptome sind dabei neben den lanzierenden Schmerzen das Gürtelgefühl und die Organkrisen (besonders gastrische Krisen). Als häufigste Erstsymptome werden Schmerzen, die Gang- und Standataxie und Sehstörungen geklagt. Bei einem voll ausgeprägten Krankheitsbild finden sich Pupillenstörungen bis hin zum Argyll-Robertson'schen Phänomen, eine Areflexie an den Beinen, Veränderungen der epikritischen Sensibilität besonders an den unteren Extremitäten (Pallhypästhesie), tabische Krisen („Organkrisen"), eine verzögerte Schmerzleitung (Remak'sche Zeichen), Störung des Lage- und Bewegungsempfindens an den unteren Extremitäten mit Zeichen der spinalen Ataxie, eine Kältehypästhesie besonders im Rumpfbereich und eine hypotone Muskulatur mit Überstreckbarkeit der Gelenke. Tabische Arthropathien mit schmerzlosen Spontanfrakturen sind nicht selten bei Röntgenuntersuchungen nachweisbar. Seltener finden sich Blasenstörungen, Kältehyperästhesie besonders am Rumpf, lebhafte Bauchhautreflexe („lachender Bauch"), ein Mal perforant du pied und eine Optikusatrophie.

Laborbefunde: Wenn diagnostisch Zweifel an einer Tabes dorsalis bestehen, so kann die B-12-Spiegel- bzw. Resorptionsbestimmung die Abgrenzung zur funikulären Myelose ermöglichen. Die VEP-Untersuchungen erlauben nicht die Abgrenzung zur MS, da auch bei der Tabes dorsalis eine Latenzverzögerung der ersten größten positiven Spitze (P_2) nachweisbar sein kann. Entscheidend für die Diagnose ist die Liquordiagnostik, wobei nur durch den Anstieg der Reagin-Titer (Cardiolipin-Test, VDRL-Test) ein Rezidiv oder eine Neuinfektion zu sichern sind. Die weitere Liquordiagnostik kann ohne Wertigkeit sein, da in bis zu $1/3$ der Tabiker die Zell- und Eiweißuntersuchung Normalbefunde erbringen kann. In der Mehrzahl der Fälle sind allerdings die Pleozytose bis meist nur 100/3 Lymphozyten und die ausgeprägte IgG-Vermehrung bei nur leicht erhöhtem Gesamteiweiß nachzuweisen.

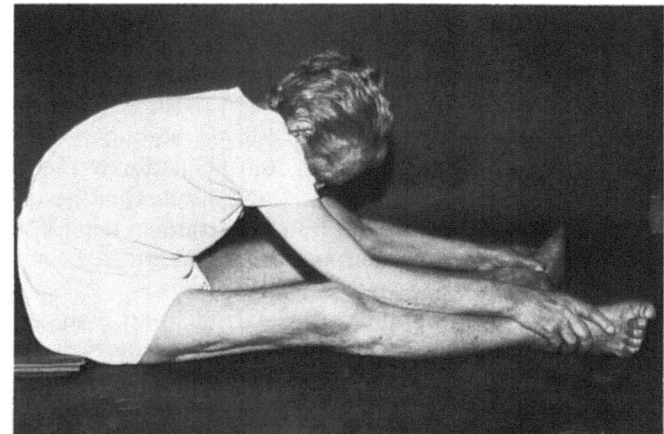
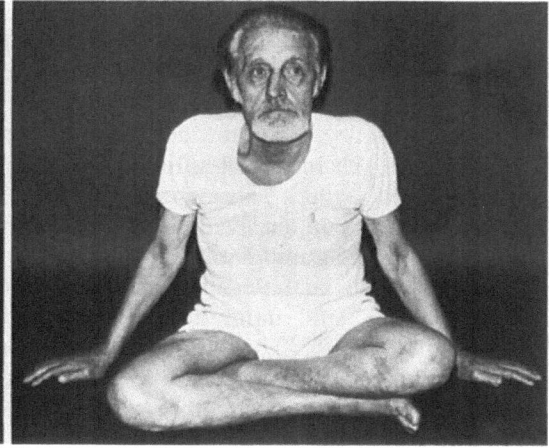

Abb. 5.4.5, a, b. Tabes dorsalis bei einem 74jährigen Patienten. **a** Zeichen der Überstreckbarkeit der Gelenke. **b** LWS-Spondylarthrose und Wirbelkörper-Spontanfrakturen

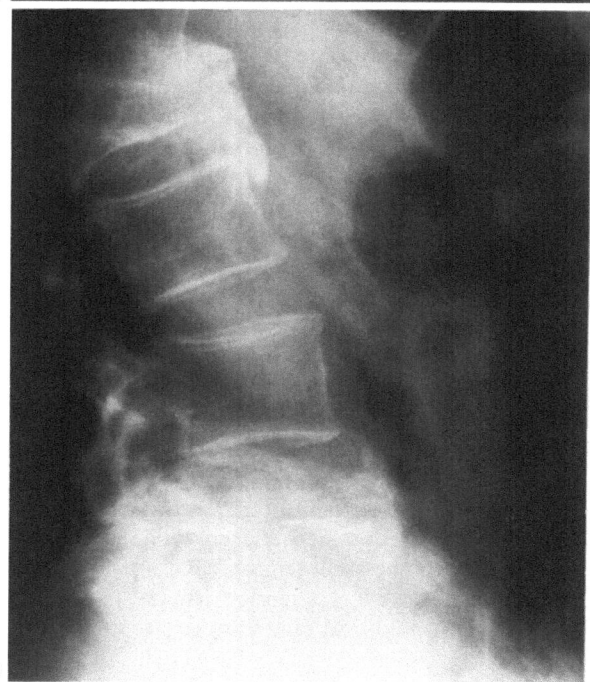

Differentialdiagnose: An erster Stelle sind die funikuläre Myelose und die Pseudotabes diabetica oder alcoholica zu nennen. Seltener kommen auch ein Adie-Syndrom mit Reflexabschwächung an den unteren Extremitäten, eine kongenitale Areflexie oder eine Syringomyelie bei Arthropathie in Frage. Eine Abgrenzung gegenüber der neuralen Muskelatrophie Charcot-Marie-Tooth bzw. einer spinozerebellären Heredoataxie vom Friedreich-Typ sollte keine Schwierigkeiten machen. Röntgenaufnahmen lassen eine Arthropathie im Rahmen der Syringomyelie nicht in jedem Falle von einer Tabiker-Arthropathie abgrenzen helfen (Abb. 5.4.5).

Therapie: Die intravenöse Behandlung mit Penicillin-G bzw. bei Penicillin-Allergie mit Erythromycin ist in allen Fällen indiziert. Dabei ist ein treponemizider Effekt nach in vitro Untersuchungen mit einem Penicillin-Spiegel von 0,0025 E/ml erreichbar. Die Generationszeit der Treponemen (d.h. Zeit zwischen 2 Teilungsphasen) liegt bei 30–33 Stunden. Ausgehend von dieser Erkenntnis ist täglich über mindestens 15 Tage ein Procain-Penicillin oder Penicillin-G mit 1–2 Mega täglich zu applizieren. Erythromycin ist für 21 Tage mit 4 × 500 mg bei oraler Einnahme zu verordnen.

Unter dieser Therapie kommt es zu einer Rückbildung der „Aktivitätszeichen", Pleozytose und Gesamteiweißgehalt im Liquor und einem Titerabfall in der VDRL- und Cardiolepin-KBR-Reaktion. Je nach Rückbildung dieser Aktivitätszeichen sind weitere Kuren durchzuführen.

Die früher oft befürchtete Komplikation nach Penicillin-G-Therapiebeginn („Herxheimer Reaktion") sind in Wahrheit extrem selten und machen die früher geübte Praxis einer einschleichenden Penicillin-Therapie überflüssig (Ritter u. Prange 1981).

Prognose: Man darf die Prognose als um so günstiger ansehen, je früher eine spezifische antibakterielle Behandlung durchgeführt wird. Gegebenenfalls kann es daher auch nur zu einer Defektheilung kommen, anzustreben ist aber immer eine Sanierung des Liquors und der humoralen Serumbefunde.

Literatur

Bammer H (1976) Die sogenannte spinale Form der chronisch progredienten multiplen Sklerose. Akt Neurol 3:119–125

Barocka A (1980) Akute virale Meningoencephalitiden. Neurol Psychiatr (Bucur) 6:300–302

Bodechtel G (1974) Differentialdiagnose neurologischer Krankheitsbilder. Thieme, Stuttgart

Bodechtel G, Schrader A (1974) Syphilitische Erkrankungen des Nervensystems. In: Bodechtel G (Hrsg) Differentialdiagnose neurologischer Krankheitsbilder. 3. Aufl. Thieme, Stuttgart

Dowling PC, Bosch VV, Cook StD (1980) Possible beneficial effect of high-dose intravenous steroid therapy in acute demyelinating disease and transverse myelitis. Neurology 30:33–36

Engelke WD, Dörstelmann D (1979) Hohes Querschnittsyndrom (C_4) durch Riesenzellarteriitis (Arteriitis temporalis) Horton. Fortschr Neurol Psychiatr 47:91–94

Hornstein OP, Djawari D (1980) Nicht-infektiöse orale Aphthen-Erkrankungen. Teil 2. Morbus Behçet (maligne Aphthosis). Fortschr Med 98:1742–1747

Jellinger K (1981) Entzündliche Erkrankungen des zentralen Nervensystems. Pathologisch-anatomische Aspekte. In: Hopf HCh, Poeck K, Schliack H (Hrsg) Neurologie in Praxis und Klinik, Bd II. Thieme, Stuttgart, S 4.1–4.22

Jörg J (1981) Diagnose und Differentialdiagnose entzündlicher Erkrankungen des Rückenmarks. Med Welt 32:889–895

Jörg J (1983) Praktische SEP-Diagnostik. Enke, Stuttgart

Jörg J, Schlegel KF (1982) Funktionsstörungen des Bewegungsapparates bei Erkrankungen des Nervensystems. In: Witt AN, Rettig H, Schlegel KF, Hackenbroch M, Hupfauer W (Hrsg) Handbuch für Orthopädie in Praxis und Klinik, Bd IV. Thieme, Stuttgart New York, S 7.1–7.70

Jörg J (1985) Neurologische Allgemein- und Intensivtherapie. Springer, Heidelberg

Kaufman DM, Kaplan JG, Litman N (1980) Infectious agents in spinal epidural abscesses. Neurology 30:844–850

Mathies AW Jr, Wehrle PF (1968) Management of bacterial meningitis in children. Pediatr Clin North Am 15:185

Mingde QIU, Han Zhesheng (1980) Echinococcus of the central nervous system. Chin Med J [Engl] 93:269–274

Pickerill RG, Milder JE (1981) Transverse myelitis associated with cat-Scratch disease in an adult. JAMA 246:2840–2841

Pohle HD, Lincke HO (1981) Poliomyelitis. In: Hopf HCh, Poeck K, Schliack H (Hrsg) Neurologie in Praxis und Klinik, Bd II. Thieme, Stuttgart, S 4.72–4.77

Ritter G, Prange H (1980) Neurosyphilis – Diagnostik, Klinik und Therapie. Neurol Psychiatr (Bucur) 6:295–299

Ritter G, Prange H (1981) Neurosyphilis. In: Hopf HCh, Poeck K, Schliack H (Hrsg) Neurologie in Praxis und Klinik, Bd II. Thieme, Stuttgart, S 4.128–4.142

Scheid W (1980) Lehrbuch der Neurologie. Thieme, Stuttgart

Schorre W (1979) Die Infektionskrankheiten des Nervensystems. Urban & Schwarzenberg, München

Seitz D (1981) Entzündliche Erkrankungen des zentralen Nervensystems. Klinische Aspekte. In: Hopf HCh, Poeck K, Schliack H (Hrsg) Neurologie in Praxis und Klinik, Bd II. Thieme, Stuttgart, S 4.31–4.37

Thomas JE (1972) Segmental zoster paresis – a disease profile. Neurol 22:459

Weber A (1980) Zur gegenwärtigen Bedeutung von Zoonosen für die Humanmedizin, Teil 1. Med Welt 31:1225–1227

Weber A (1980) Zur gegenwärtigen Bedeutung von Zoonosen für die Humanmedizin, Teil 2. Med Welt 31:1301–1304

Wolf G (1977) Entzündliche Erkrankungen des ZNS mit vorwiegend spinaler Symptomatik. Med Welt 28:519–524

5.5 Multiple Sklerose

B. KÜGELGEN

5.5.1 Einführung

„Multiple Sklerose" ist der Name für eine Erkrankung des zentralen Nervensystems, bei der es an verschiedenen Stellen unter den Zeichen der chronischen Entzündung zu Entmarkungen kommt, d. h. zum Untergang der Myelinscheide, die im Zentralnervensystem von den Gliazellen um die Axone gebildet wird und die für die Erregungsleitung von entscheidender Bedeutung ist. Als typisch wird ein schubweiser Verlauf mit Remissionen angesehen, der gleichzeitig oder auch nacheinander im Zentralnervensystem an verschiedenen Stellen zu Erkrankungsherden und damit zu vielfältigen neurologischen Ausfällen führt. Die Erkrankung beginnt meistens im 3. bis 4. Lebensjahrzehnt, bei spätem Krankheitsbeginn kann es auch schon anfangs zu einem langsam chronisch progredienten Verlauf kommen. In Mitteleuropa beträgt die Erkrankungshäufigkeit etwa 0,05%, Frauen werden doppelt so häufig wie Männer befallen. Ein Erkrankungsbeginn vor dem 20. und nach dem 50. Lebensjahr ist selten.

In der medizinischen Fachliteratur finden sich Berichte über die Multiple Sklerose erst seit dem 19. Jahrhundert (Übersicht bei De Jong 1970). Unter vielen anderen Bezeichnungen hat sich besonders der Name Multiple Sklerose eingebürgert und wird in der Abkürzung MS gerade in unzureichend sachkundigen Medienberichten verwendet und mit der unangemessenen Vorstellung eines hoffnungslos voranschreitenden Leidens belegt. Dieser Umstand läßt aus psychologischen Gründen den Namen Encephalomyelitis disseminata geeigneter erscheinen, der zudem wissenschaftlich genauer ist (Scheid 1980).

5.5.2 Ätiologie und Pathogenese

Die Ätiologie der MS ergründen und die Pathogenese verstehen zu können, wäre für die Behandlung von allergrößter Bedeutung. Zahlreiche Untersuchungen sind unternommen worden, ohne daß bisher ein allgemein anerkanntes Konzept vorgelegt werden kann. Von besonderer Bedeutung sind immunologische Untersuchungen bei Patienten sowie experimentelle immunologische Untersuchungen im Tierversuch. Die besonders lebhaft diskutierte Virusinfektion als Grundlage einer MS-Erkrankung führte zur Virus-Isolierungs- und Virus-Übertragungsversuchen. Besonders wichtig sind auch genetische Untersuchungen und die sogenannten Migrationsstudien.

Methodisch sind zweierlei Wege beschrieben worden: experimentelles Überprüfen von Hypothesen sowie Analogien zu anderen, bereits aufgeklärten Krankheitsbildern. Es konnte gezeigt werden, daß die MS sicher *keine Ansteckungskrankheit* ist. Auch besitzt sie *kein Vererbungsmuster*, das eine Erbkrankheit wahrscheinlich machen könnte. Das erhöhte Erkrankungsrisiko der Verwandten von MS-Patienten betrifft nicht aufeinanderfolgende Generationen, sondern gleichzeitig Lebende. Diese Befunde sowie besonders die Migrationsstudien sprechen für eine *besondere Exposition*. Bekannt geworden sind die Untersuchungsbefunde, daß bei Wechsel des Lebensraumes das Erkrankungsrisiko desjenigen Lebensraumes für das Individuum entscheidend ist, in dem es etwa bis zum 15. Lebensjahr gelebt hat. Dieses Phänomen ist von den sogenannten Slow-virus-Erkrankungen bekannt.

Heute wird überwiegend folgende Vorstellung zur Ätiologie und Pathogenese vertreten: Bei der MS handelt es sich wohl um ein multifaktoriell bedingtes Krankheitsbild, möglicherweise sogar nur um ein Syndrom, dessen Ätiologie gar nicht einmal einheitlich sein muß. Ob akute und chronische Verläufe auf derselben Ätiologie und Pathogenese beruhen, ist nach wie vor strittig. Gerade den intermittierenden Verlauf zu erklären, macht sehr große Schwierigkeiten. Angenommen wird eine Infektion – möglicherweise durch ein Virus – in der Jugend, diese Infektion trifft auf eine defekte zelluläre Immunantwort, der Defekt ist noch nicht lokalisiert. So kann es zu einer Viruspersistenz in den Oligodendrogliazellen kommen. Diese Oligodendroglia zerfällt bei der Virusaktivierung. Bei der daraufhin auftretenden Entmarkung zerfällt Myelin und es kommt zu einer überschießenden, nicht mehr das Myelin als körpereigene Substanz erkennenden humoralen Immunantwort im Sinne der Autoaggression.

5.5.3 Klinisches Bild, Verlaufsformen

Die Diagnose der Encephalomyelitis disseminata (MS) ist schwierig. Es gibt außer dem pathologisch-anatomischen Nachweis keinen beweisenden Befund für das Vorliegen einer MS! Problematisch wirkt sich aus, daß in vielen Publikationen Uneinigkeit über die unter der Krankheitsbezeichnung MS zu subsumierenden Syndrome besteht, z.T. werden für wissenschaftliche Untersuchungen sehr strenge Voraussetzungen verlangt, die gerade leichte bzw. fragliche Fälle ausschließen. Unterschiedliche Symptomatik und unterschiedliche Verlaufsdynamik führen auch zur Annahme von verschiedenen zugrunde liegenden Krankheiten. So war es naheliegend, daß von mehreren Autoren Tabellen erstellt wurden, nach denen anhand von Kriterien mit unterschiedlicher Gewichtung die Diagnose der Encephalomyelitis disseminata als mehr oder weniger wahrscheinlich bis gesichert anzusehen sei. Derartige Tabellen sind für wissenschaftliche Untersuchungen unverzichtbar, da nur so ein einigermaßen einheitliches Krankengut garantiert werden kann, dies gilt besonders bei verschiedenen Untersuchern, erst recht bei multizentrischen Studien. Im Einzelfall am Krankenbett stellen sie jedoch nur eine orientierende Hilfestellung dar.

Es ist eine geläufige Erfahrung, daß die Encephalomyelitis disseminata verschiedene *Verlaufsformen* zeigen kann. Lange Zeit wurde bei der Encephalomyelitis disseminata ein schubweiser Verlauf mit mehr oder weniger vollständigen Remissionen, etwas abhängig von der Zahl der Schübe, von einem chronisch progredienten Verlauf unterschieden. Beim schubweisen Verlauf hinterlassen die ersten Schübe vollständige oder nahezu vollständige Remissionen, erst im Verlauf von weiteren Schüben werden die Defekte von Schub zu Schub deutlicher. Der chronisch progrediente Verlauf soll eine spätere Manifestation zeigen. Nach neueren Untersuchungen besonders von Fog und Winnemann (1970) läßt sich diese Unterteilung aber wohl nicht aufrecht erhalten. Vielmehr soll es sich hierbei nicht um unterschiedliche *Verlaufstypen* handeln, sondern lediglich um verschiedene *Krankheitsstadien*, die alle Patienten – allerdings mehr oder weniger stark ausgeprägt – durchlaufen. Tatsächlich entspricht es der klinischen Erfahrung, daß nach einem anfänglich schubweisen Verlauf die Erkrankung sehr häufig später in eine mehr chronisch progrediente Verlaufsform übergeht. Bei den Patienten, die scheinbar zuerst an einer chronisch-progredienten Verlaufsform erkranken, wären frühere Schübe entweder nicht bemerkt worden oder nur sehr milde verlaufen. So wäre auch der scheinbar spätere Krankheitsbeginn bei diesen Patienten erklärlich. Bei den einzelnen Krankheitsschüben können gleichzeitig oder nacheinander verschiedene Herde im Bereich des Zentralnervensystems befallen werden. Hierbei ist bemerkenswert, daß abgeheilte Entzündungsherde bei neuen Schüben häufig wieder erkranken. Dies äußert sich mikroskopisch in randständigen neuerlichen Entzündungszeichen und führt zu der Bezeichnung *Markschattenherde*. Klinisch bedeutet dies ein neuerliches Auftreten früherer Symptome.

Auch die *Prognose* wurde lange Zeit nach Schubdauer und besonders Schubfrequenz beurteilt. Dies trifft wohl ebenfalls nicht zu. Entscheidend erscheint vielmehr das außerhalb der *akuten* Verschlechterungen und der Remissionen verbleibende neurologische Defizit. Dies gilt es genau zu untersuchen und zu dokumentieren. Danach sollen sich nach etwa 5 Jahren die Patienten bestimmten mathematischen Modellen zuordnen lassen, aus denen sich die Verlaufsdynamik und damit die Prognose des jeweils vorliegenden Krankheitstypus ablesen lassen (s. Abb. 5.5.1).

Diese Erkenntnisse sind auch für die therapeutische Aktivität und die Beurteilung von Therapieerfolgen von eminenter Bedeutung.

Bei der *klinischen Untersuchung* ist zwischen Beschwerden, Symptomen und den zugrunde liegenden Herden im Zentralnervensystem zu unterscheiden. Die häufigste Lokalisation von Herden findet sich im Bereich des N. opticus (der kein peripherer Nerv, sondern Hirnanteil ist), des Hirnstammes, des Kleinhirns und des Rückenmarkes.

Im Bereich des *N. opticus* kann sich die Encephalomyelitis disseminata als *Papillitis*, die dann beim Augenspiegeln diagnostiziert werden kann, oder aber – häufiger – als *Retrobulbärneuritis* äußern. Diese ist im akuten Stadium beim Augenspiegeln nicht zu diagnostizieren, der Patient beklagt allerdings eine erhebliche Beeinträchtigung des Sehvermögens. Es ist besonders das makulopapilläre Bündel befallen. Nach Abheilung dieser Entzündung des N. opticus entsteht häufig eine temporale Abblassung der Papille und eine Beeinträchtigung des Gesichtsfeldes in Form eines Zentralskotoms. Insgesamt ist aber die bleibende Visusbeeinträchtigung gering. Die Neuritis nervi optici außerhalb des akuten Stadiums muß daher erfragt werden, die Patienten geben sie selten von sich aus an. Die Neuritis nervi optici ist ein Frühsymptom der Encephalomyelitis disseminata und daher von wesentlicher diagnostischer Bedeutung. Allerdings entwickelt sich nicht bei allen Patienten, die an einer solchen Neuritis nervi optici erkrankt sind, im späteren Leben eine Encephalomyelitis disseminata. Dies gilt selbst bei einer Zellzahlvermehrung im Liquor. Die in der Literatur hierüber angegebenen Zahlen lauten 50–70%, die später an einer Encephalomyelitis disseminata erkranken. In etwa 20–30% ist die Neuritis nervi optici das einzige Frühsymptom der Encephalomyelitis disseminata.

Nach dem N. opticus sind besonders häufig befallene Teile des ZNS *der Hirnstamm, das Kleinhirn* und *das Rückenmark*. Die sich daraus ergebenden Symptome sind ausgesprochen vielfältig. Doppelbilder beruhen meist auf Augenmuskellähmungen

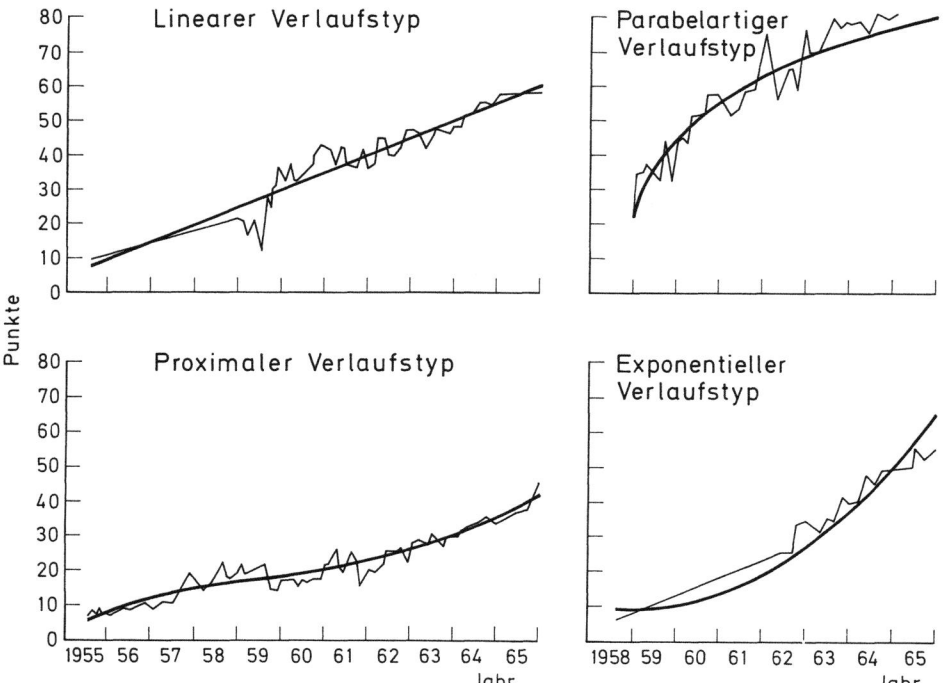

Abb. 5.5.1. Verschiedene Verlaufstypen bei der Encephalomyelitis disseminata; aus Fog und Winnemann (1970), entnommen: Poser S, Ritter G (1980) Multiple Sklerose in Forschung, Klinik und Praxis. Schattauer, Stuttgart

infolge von Hirnstammläsionen, die die Kerne dieser Hirnnerven mitbefallen. Durch den Befall der Pyramidenbahn kommt es zu einer Para- oder Tetraspastik, die durchaus seitenbetont sein kann. Ein isoliertes hemispastisches Syndrom ist dagegen selten. Auch Sensibilitätsstörungen mit Reizerscheinungen und Sensibilitätsausfällen können durch zerebrale Entmarkungen bedingt sein. Bei Herden im Hirnstamm können die einzelnen Sensibilitätsqualitäten an Rumpf und Extremitäten durchaus seitenbetont, und zwar unterschiedlich je nach ihrer Kreuzungsstelle auf die Gegenseite, betroffen werden (dissoziert). Auch der Nystagmus und die internukleäre Ophthalmoplegie beruhen auf Hirnstammstörungen. Häufig und die Patienten sehr beeinträchtigend sind Läsionen des Kleinhirns und seiner Bahnen. Die daraus abzuleitenden Symptome wurden schon sehr früh als Charcotsche Trias (Nystagmus, skandierende Sprache, Intentionstremor) beschrieben, sie wurden lange Zeit als besonders charakteristisch herausgestellt. Sie sind in dieser Kombination aber doch eher selten und vor allen Dingen kein Frühsymptom. Vor allem die Sprachstörung im Sinne der zerebellären Dysarthrie manifestiert sich erst relativ spät, früher ist bei der genauen neurologischen Untersuchung die zerebelläre Ataxie zu erkennen, zumal bei schnellen Wendungen. Auch bei schwierigeren Koordinationsprüfungen fällt die zerebelläre Ataxie auf, beim Ausführen der Bewegungen kommt es zu einem zunächst nur feinen Verzittern im Sinne des Intentionstremors.

Bei Rückenmarkserkrankungen treten *Querschnittsyndrome* auf je nach der Lokalisation des Herdes. Auch hier kommt es zu Sensibilitätsstörungen, früh zu einem tetra- oder paraspastischen Syndrom, dann auch zu spastischen Lähmungen und besonders zu vegetativen Störungen, zumal in Form von Blasen- und Mastdarmstörungen. Diese Blasenstörungen führen leicht zu entzündlichen Veränderungen der Blase sowie Komplikationen von seiten der Niere, die für die Kranken von erheblichem Gewicht sein können. Der Befall des Rückenmarkes kann klinisch als einziges Symptom imponieren, dies führte zur Bezeichnung *spinale MS*. Ebenso wie für andere, nach der klinischen Symptomatik vorgenommene Unterteilungen der Encephalomyelitis disseminata gilt auch für diese Sonderform, daß sie auf einer nicht zweckmäßigen Einteilung beruht. Pathologisch-anatomische Untersuchungen sowie Befunde der apparativen Diagnostik zeigen nämlich, daß bereits sehr früh das gesamte ZNS bei der Encephalomyelitis disseminata vielfältig befallen ist. Es ist eine Besonderheit bei der Encephalomyelitis disseminata, daß viele derartige Herde klinisch stumm bleiben bzw. erst spät nach mehreren Schüben zu klinischer Symptomatik führen. Immerhin hat sich

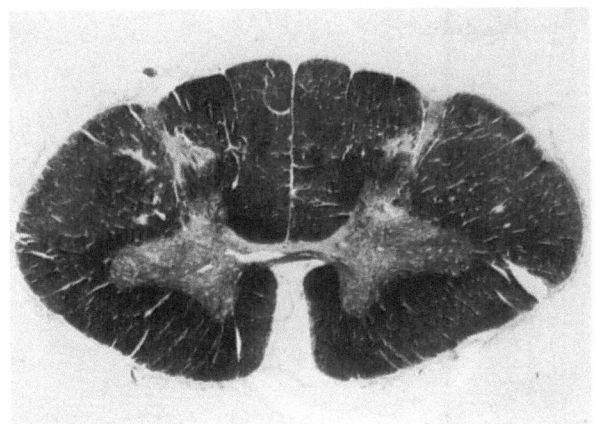

Abb. 5.5.2. Normaler Rückenmarksquerschnitt (Markscheidenfärbung n. Schroeder). Diese Abbildung wurde mir dankenswerterweise von Herrn Priv.-Doz. Dr. Thierauf, Pathologisches Institut der Universität Erlangen/Nürnberg (Direktor: Prof. Dr. V. Becker) überlassen

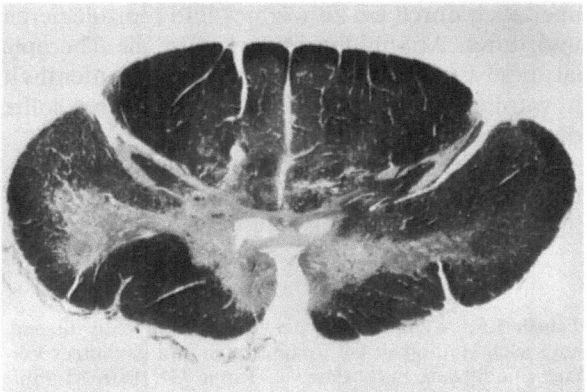

Abb. 5.5.3. Rückenmarksentmarkung infolge spinalen Herden bei Encephalomyelitis disseminata (Markscheidenfärbung n. Schroeder). Diese Abbildung wurde mir dankenswerterweise von Herrn Priv.-Doz. Dr. Thierauf, Pathologisches Institut der Universität Erlangen/Nürnberg (Direktor: Prof. Dr. V. Becker) überlassen

der Begriff „spinale MS" relativ lange gehalten, da sich diese Form tatsächlich durch einige Besonderheiten abzuheben schien: Betroffen waren überwiegend weibliche Patienten, sie zeigten ein höheres Erkrankungsalter und zeigten mehr einen primär chronischen Krankheitsverlauf. Bei schubweisem Verlauf ähnelte sich die Symptomatik über Schübe hin, d.h. es waren weitgehend die gleichen Herde, die erneut aufflackerten. Dies führt zum Teil zu sehr ausgedehnten Entmarkungen im Bereich des Rückenmarkes (s. Abb. 5.5.2 und 5.5.3).

Da aber – wie gesagt – weiterer Verlauf, pathologisch-anatomische Studien und apparative Diagnostik eindeutig erweisen, daß es hier nur zu Beginn der Erkrankung zu einer besonderen Ausgestaltung kommt, wie es der Vielfalt der Erkrankung Encephalomyelitis disseminata in den Anfangsstadien entspricht, und daß auch bei dieser Form schon früh andere Teile des ZNS ebenfalls befallen werden, sollte der Begriff „spinale MS" nicht mehr verwendet werden.

Unter den psychischen Erscheinungen wurden *Zwangslachen* und *Zwangsweinen* als seltene, aber charakteristische Symptome beschrieben. Dies kann so nicht aufrecht erhalten werden, vielmehr sind es typische Ausdrucksweisen bei Hirnstammprozessen. Diese Erscheinungen sind keineswegs charakteristisch für die Encephalomyelitis disseminata. Auch die Euphorie galt als für die Encephalomyelitis disseminata typischer Befund. Hier haben ebenfalls genauere Untersuchungen erwiesen, daß in Einzelfällen die Patienten durchaus euphorisch sein können, dies ist aber auch bei anderen organischen Prozessen zu beobachten. Es handelt sich hierbei vielmehr um eine Erscheinung in Folge eines schon erheblichen organischen Defektes im Sinne einer Kritikverarmung und Wesensänderung. Bei geringerer organischer Läsion kann der psychische Befund durchaus normal sein, auch depressive Verstimmungen kommen vor, zumal in den Anfangsstadien der Erkrankung, und sind dann überwiegend als reaktiv aufzufassen, wenn sonstige Hinweise auf eine organische Läsion wie Verlangsamung und Gedächtnisbeeinträchtigung fehlen.

Die Diagnose der Encephalomyelitis disseminata stützt sich wesentlich neben dem schubweisen Verlauf auf die multilokuläre Läsion des ZNS. Gerade bei Befall des Hirnstammes und des Rückenmarkes ist aber zu bedenken, daß ein buntes neurologisches Bild durchaus auf einen einzigen Herd zurückzuführen sein kann. Gerade deswegen kommt dem exakten neurologischen Befund, der alleine zu einer genauen topischen Zuordnung der Symptomatik führen kann, allergrößte Bedeutung bei. Nystagmus, Doppelbilder, dissoziierte Sensibilitätsstörungen an Rumpf und den Extremitäten sowie Tetraspastik können sämtlich durch einen einzigen Herd im Hirnstamm hervorgerufen werden. Ohne genaue anatomische Kenntnisse kann vorschnell ein multilokulärer Befall des ZNS angenommen werden, nur weil sich die Störungen an verschiedenen Organen und in verschiedenen Funktionen auswirken.

Eine Eigenart der Beschwerden und Symptome bei der Encephalomyelitis disseminata besteht darin, daß sämtliche Erscheinungen bei Wärme zunehmen. Dies hat dazu geführt, einen ungünstigen Einfluß von einfachen fieberhaften Infekten auf die Erkrankung anzunehmen. Eine gleiche scheinbare Verschlechterung der Erkrankung läßt sich aber auch durch ein zu warmes Bad reproduzieren und durch Abkühlung lindern. Für die Therapie ist diese Erscheinung von Bedeutung, Aufenthalt in warmen Zonen, aber auch z. B. Saunieren sollte diesen Patienten nicht angeraten werden.

Die Symptome der Encephalomyelitis disseminata nach Erstauftreten und ganzem Verlauf sind in Tabelle 5.5.1 dargestellt:

Tabelle 5.5.1. Symptomatik der Encephalomyelitis disseminata nach Häufigkeit bei Erstauftreten und gesamtem Verlauf (modifiziert nach Poser S, Ritter G (1980) Multiple Sklerose in Forschung, Klinik und Praxis. Schattauer, Stuttgart. Untersuchung von 1594 Patienten)

Störung	Erst-auf-treten	im ge-samten Verlauf
Sensibilitätsstörung	43%	88%
Paresen	43%	87%
Spastik	23%	85%
Hirnstamm-Klein-Störungen	23%	82%
Optikus-Störungen	35%	64%
vegetative Störungen	10%	63%
Intelligenz- und psychische Störungen	4%	40%
Augenmotilitäts-Störungen	13%	34%
Trigeminus-Fazialis-Störungen	7%	24%

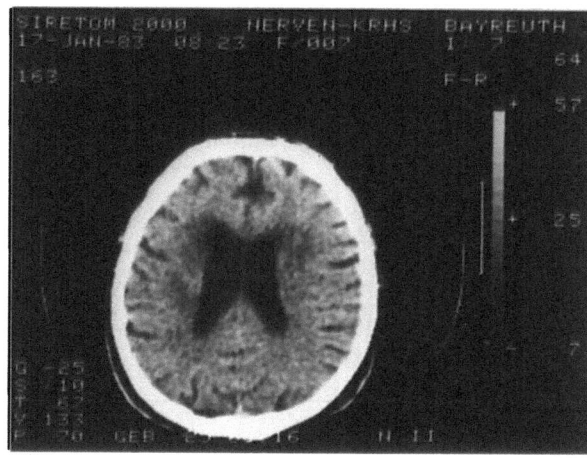

Abb. 5.5.4. Typischer Befund im kranialen CT bei Encephalomyelitis disseminata: Erweiterung des Ventrikelsystems und multiple Dichteminderungen, besonders periventrikulär

Hilfreich und gerade für die Frühdiagnose unverzichtbar ist die moderne *apparative Diagnostik,* weil sie feine Funktionsstörungen der befallenen Organe bereits erfaßt, bevor sich eine klinische Symptomatik manifestieren kann. Zu nennen sind die visuell evozierten Potentiale, die Computer-Tomographie, die somatosensorisch evozierten Potentiale und die Liquordiagnostik.

Bei den *visuell evozierten Potentialen* werden elektroencephalographische Veränderungen in Folge visueller Reize über der Sehrinde gemessen. Dieses technisch sehr aufwendige Verfahren ist durch moderne Meßtechnik auch in der Praxis leicht durchführbar. Als typisch für die Encephalomyelitis disseminata gilt eine verlängerte Latenz der visuell evozierten Potentiale als Hinweis auf eine stattgehabte Neuritis nervi optici. Die Latenzverzögerung erklärt sich aus der Erkrankung des Myelins im Zentralnervensystem und der dadurch bedingten Leitungsbehinderung. Da die Neuritis nervi optici zunächst meist einseitig auftritt, kann eine Erkrankung schon durch den einfachen Seitenvergleich diagnostiziert werden. Bei der Messung der visuell evozierten Potentiale sind die Latenzen im gleichen Labor weitgehend stabil. Voraussetzung aber ist, daß jedes Labor seine eigenen Normalwerte an sicher Gesunden erstellt hat. Die Beurteilung einer Amplitudenreduktion ist wesentlich schwieriger, am leichtesten ist es jedoch bei einer einseitigen Erkrankung. Als pathologisch gelten Amplitudendifferenzen von mehr als 50%. Die visuell evozierten Potentiale sind heute die wichtigste nicht-invasive apparative Untersuchung bei der Frühdiagnose der Encephalomyelitis disseminata geworden.

Auch die regelmäßig bei diesen Patienten durchzuführende *kraniale Computer-Tomographie* erbringt bisweilen überraschend mehrere zerebrale hypodense Bereiche auch bei klinisch Ersterkrankten (s. Abb. 5.5.4).

Bei einer floriden Erkrankung zeigen sich diese Bezirke hyperdens. Die computertomographisch nachweisbaren Herde scharen sich besonders um das Ventrikelsystem. Sie sind vom CT alleine häufig nicht mit Sicherheit von einem ausgedehnten zerebralen Gefäßprozeß zu unterscheiden. Typische Befunde ergeben sich im kranialen *Kenspin-Resonanz-Tomogramm* mit periventrikulären echointensiven Bezirken.

Weniger bedeutungsvoll sind die *somato-sensorisch evozierten Potentiale.* Hierbei werden EEG-Veränderungen in Folge von Reizungen über Hautarealen, meist an Händen oder Füßen, durch ein aufwendiges Meßverfahren über dem Kortex gemessen. Die Veränderungen der somato-sensorisch evozierten Potentiale können ebenfalls durch die Verbesserung der Technik heute bereits in der Praxis gemessen werden. Pathologische Werte sind besonders dann differentialdiagnostisch hilfreich, wenn klinisch lediglich sensible Reizerscheinungen vorliegen und der sonstige neurologische Befund nicht pathologisch verändert ist. Charakteristisch sind wiederum Verzögerung der Latenzen in Folge der Erkrankung der Myelinscheiden im ZNS.

Große Bedeutung kommt der *Liquoruntersuchung* zu, jedoch handelt es sich hierbei bereits um eine invasive apparative Untersuchung. Als typisch für den akuten Schub gelten Zellvermehrungen bis 150/3, überwiegend Lymphozyten, aber auch Plasmazellen. Wird die Untersuchung erst durchgeführt, wenn die Erscheinungen schon längere Zeit bestehen, so kann sich die Zellzahl schon wieder normalisiert haben. Das Gesamt-Eiweiß ist überwiegend normal, in den übrigen Fällen findet sich eine leichte Eiweiß-Erhöhung, ein hoher Eiweiß-Wert ist ungewöhnlich. In der Normo-Mastix-Kurve, die auch heute noch angelegt werden sollte, findet sich eine tiefe Linksausfällung, in der Elektrophorese in einem hohen Prozentsatz eine Erhöhung des IgG. Bei der weiteren Auftrennung finden sich die sogenannten oligoklonalen Banden. Die Prozentangaben über die Zuverlässigkeit dieser Befunde schwanken leider derzeit noch erheblich, nach einigen Autoren soll dieser Befund in einem sehr hohen Prozentsatz regelmäßig positiv sein. Die Veränderung der Normo-Mastix-Kurve und die Erhöhung des IgGs sind für die Frühdiagnose wenig geeignet, sie sind erst im späteren Verlauf der Encephalomyelitis disseminata positiv. Weiterhin verfügbar sind für die Frühdiagnose eher geeignete Liquoruntersuchungen, nämlich das Verhältnis der Quotienten von IgG im Serum zu IgG im Liquor und IgM im Serum zu IgM im Liquor.

5.5.4 Differentialdiagnose

Die Differentialdiagnose der Encephalomyelitis disseminata ist aufgrund der Erscheinungsvielfalt der Krankheit sehr umfangreich und kann ausgesprochen schwierig sein. Nach einer Reihe von Schüben und mit gesichertem multilokulärem Befall des ZNS wird die Diagnose dann zunehmend leichter. Für den Patienten bedeutungsvoll aber ist die Frühdiagnose.

Differentialdiagnose bedeutet nicht nur, verschiedene Krankheitsbilder gegeneinander abzugrenzen, sondern auch ein Abwägen von Häufigkeiten und ein Gewichten von Diagnosen nach ihrer Wertigkeit für den Patienten und ihren therapeutischen Konsequenzen. Die Encephalomyelitis disseminata gibt gerade in dieser Hinsicht Probleme auf. Man könnte geradezu von einer Diagnose für wissenschaftliche Untersuchungen und einer „patienten-zentrierten" Diagnose sprechen. Zwei Aspekte sind besonders zu bedenken:

● Fehldiagnose „Encephalomyelitis disseminata": diese Diagnose zumal inform des noch häufig gebrauchten Kürzels MS belastet die Patienten und ihre Angehörigen. In der Regel wird eine Steroidbehandlung durchgeführt, bisweilen entschließen sich Therapeuten auch zu noch eingreifenderen Behandlungen ohne erwiesene Wirksamkeit. Neben diesen nicht indizierten und belastenden Behandlungen werden infolge der Fehldiagnose den Patienten indizierte und Hilfe erbringende Behandlungen versagt (z.B. B_{12}-Substitution, Operation nach Cloward, aber auch vegetativ roborierende Maßnahmen, autogenes Training bei der psychovegetativen Allgemeinstörung, OP eines Kraniopharyngeoms, Kupferausschwemmung beim M. Wilson).

● Fehldiagnose einer anderen Krankheit bei tatsächlich vorliegender Encephalomyelitis disseminata: auch diesen Patienten werden nicht indizierte Behandlungen zugemutet, z.T. sogar Operationen. Wir kennen Kranke, die unter der Annahme einer zervikalen Myelopathie nach Cloward operiert wurden, weil bei der Myelographie scheinbar typische Veränderungen im Bereich der HWS gesehen wurden, aber dann versäumt wurde, den Liquor ausreichend zu untersuchen.

Es hat sich bei uns folgendes Vorgehen bewährt, besonders auch aus der Erfahrung der Zusammenarbeit mit den Orthopäden und den Neurochirurgen im Rahmen der Neuroorthopädie:

Wir stellen die Diagnose Encephalomyelitis disseminata, wenn die Patienten im typischen Alter, d.h. zwischen 20 und 40 Jahren, bei Erkrankungsausbruch sind, wenn mindestens der 2. Schub vorliegt (auch eindeutige anamnestische Daten werden verwertet) und wenn mindestens zwei Herde im ZNS gesichert sind und wenn der Liquor mindestens einmal in charakteristischer Weise verändert war, d.h. leichte Zellzahlerhöhung bei Beginn eines Schubes oder aber später auch eine IgG-Vermehrung und oligoklonale Banden oder typische Befunde im CT, d.h. Ausschluß andersartiger Erkrankung, mindestens zwei Herde, die nach Ausmaß und Lokalisation zur Encephalomyelitis disseminata passen. Die Diagnose wird durch das CT wesentlich gestützt, wenn es gelingt, zu Schubbeginn hyperdense Herde nachzuweisen, die im weiteren Verlauf entweder kleiner und hypodens werden oder gar verschwinden. Diese Voraussetzungen sind streng und erfassen leichte Fälle nicht. Liegt auch nur eines dieser Kriterien nicht vor, also ungewöhnliches Erkrankungsalter, 1. Schub, einzelner ZNS-Herd, normaler Liquor, normales CT, so sprechen wir lediglich vom „Verdacht auf Encephalomyelitis disseminata". In diesen Fällen

Tabelle 5.5.2. Differentialdiagnosen der Encephalomyelitis disseminata

a) bei zerebraler Symptomatik
Hirnstammprozesse (insbesondere entzündliche Erkrankungen im Bereich der Hirnbasis)
zerebraler Gefäßprozeß (besonders bei spätem Manifestationsalter)
M. Wilson
psychovegetative Allgemeinstörung
(Neuromyelitis optica)
(subakute Myelo-optico-Neuropathie)

b) bei spinaler Symptomatik
funikuläre Spinalerkrankung
myatrophische Lateralsklerose
Syringomyelie
Myelitis
spinale raumfordernde Prozesse (besonders die sog. chronische zervikale Myelopathie)

Tabelle 5.5.3. Ätiologische Möglichkeiten als Ursache neurologischer Syndrome

vaskulär	neoplastisch
entzündlich	traumatisch
(eitrig – nicht eitrig)	andersartig physikalisch
metabolisch	(z. B. Strahlen)
toxisch	degenerativ

ist die Differentialdiagnose je nach der vorliegenden Symptomatik genau zu überprüfen und sind entsprechende Zusatzuntersuchungen durchzuführen. Hierbei sind besonders *therapierbare* Syndrome zu erwägen (s. Tabelle 5.5.2).

Läßt sich keine andere Diagnose wahrscheinlicher machen, so beschränken wir uns auf die Verlaufskontrolle. Das Einbeziehen des Verlaufs verlangt von Patient und Arzt viel Geduld, bewahrt aber vor voreiliger Fehldiagnose und Etikettierung. Es ist hierbei darauf zu achten, daß bei einer Nachuntersuchung aus dem Verdacht nicht eine gesicherte Diagnose erwächst. Eine derartige Entwicklung läßt sich gerade bei Patienten mit langwierigem Krankheitsverlauf beim Studium der Krankengeschichte nicht selten beobachten.

Ein besonderes Problem stellt die *spinale MS* dar. Es wurde bereits betont, daß eine derartige, nach klinischen Symptomen im frühen Krankheitsstadium vorgenommene Unterscheidung nicht sinnvoll ist. Dennoch ist dieser Begriff eingebürgert und weit verbreitet. Die scheinbar ausschließlich mit Rückenmarkssymptomen verlaufende spinale MS nimmt nun tastsächlich eine gewisse Sonderstellung ein, da die Patienten meist älter sind, der Verlauf überwiegend chronisch – progredient ist und es nur zu einem einzigen Erkrankungsherd im Rückenmarksbereich zu kommen scheint, der immer wieder neu erkrankt. Gerade bei diesen Patienten ist größte Zurückhaltung mit der endgültigen Diagnose geboten. Hier sind kraniales CT und visuell evozierte Potentiale geeignet, auch zerebrale Erkrankungsherde nachzuweisen. In jedem derartigen Fall sollte besonders sorgfältig nach anderen, zumal therapierbaren Erkrankungen gesucht werden, die dem spinalen Syndrom zugrunde liegen können. Bei der Differentialdiagnose neurologischer Syndrome hat es sich bewährt, nach der möglichst genauen topischen Diagnose durch den neurologischen Befund die ätiologische Zuordnung durch Anamnese und Zusatzuntersuchungen anzustreben. Grundsätzlich sollten alle ätiologischen „Schubladen" bedacht werden (s. Tabelle 5.5.3).

Im einzelnen sind folgende Krankheitsbilder von besonderer differentialdiagnostischer Bedeutung:

Bei zerebraler Symptomatik ist immer auch an andere *Hirnstammprozesse*, besonders entzündliche Erkrankungen im Bereich der Hirnbasis, zu denken. CT und Liquor sichern die Diagnose.

Ist der N. opticus mitbefallen, so kann bei akutem Verlauf eine sog. *Neuromyelitis optica* vorliegen, wahrscheinlich eine Sonderform der Encephalomyelitis disseminata mit dramatischem Verlauf und regelmäßig schlechter Prognose. Die *subakute Myelo-optico-Neuropathie* ist eine Rarität und soll nach Durchfallmitteln auftreten. Wichtiger ist es, an ein *Kraniopharyngeom* zu denken, das ebenfalls im CT zu diagnostizieren ist (Verkalkungen!). Gerade bei jungen Patienten sollte bei einer chronisch verlaufenden Visusbeeinträchtigung nicht eher die Diagnose Neuritis nervi optici oder gar Encephalomyelitis disseminata gestellt werden, bevor das Kraniopharyngeom ausgeschlossen ist. Die dabei auch zu beobachtenden endokrinen Störungen können eine diffuse Symptomatik verursachen, die zu der Diagnose Encephalomyelitis disseminata verleiten kann. Das gilt für alle endokrinen Erkrankungen, nicht nur für Hypophysenprozesse. Etwa ab dem 30. Lebensjahr sind zunehmend die *zerebralen Gefäßprozesse* gegen die Encephalomyelitis disseminata abzugrenzen. Ein pathologischer Doppler-Befund an den extrakraniellen Gefäßen ist ein gewichtiges Kriterium, reicht aber zur differentialdiagnostischen Entscheidung allein nicht aus. Je jünger die Patienten sind, um so deutlicher sollten Verlauf und Lokalisation typisch für einen Gefäßprozeß sein. Nicht plötzlicher, sondern über Stunden bis Tage einsetzender Krankheitsbeginn und Lokalisation im vertebro-basilären Versorgungsbereich sind ohnehin ungewöhnlich beim Gefäßprozeß, beim jüngeren Patienten sollte man diese Diagnose dann nur als Ausschlußdiagnose stellen. Wenn die visuell evozierten Potentiale und Liquor unauffällig sind, pflegen wir die Diagnose offen zu lassen. (Das CT hilft hier nur wenig weiter, es bringt in beiden Fällen nur Dichteminderungen. Anders ist die Situation, wenn ein frischer Herd als hyperdens erfaßt und im weiteren Verlauf beobachtet werden kann, daß er kleiner wird und schließlich hypodens ist. Allein aus der Lokalisation der Herde würden wir keine differentialdiagnostischen Entscheidungen treffen.)

Liest man in neurologischen Lehrbüchern die Differentialdiagnose der Encephalomyelitis disseminata nach, so erscheinen viele seltene Krankheitsbilder. Dabei ist der M. Wilson nur gelegentlich erwähnt, eine sehr wichtige, weil gut behandelbare Kupferstoffwechselstörung, wenngleich sie auch selten ist. Gerade bei der Manifestation zwischen dem 20. und dem 40. Lebensjahr kann es zur sogenannten Pseudosklerose-Form kommen, die durch einen starken Intentionstremor (Flügelschlagen, „flapping tremor"), eine zerebelläre Ataxie, eine skandierende Sprache und einen Nystagmus gekennzeichnet ist. Bei dieser Form ist der Kayser-Fleischer-Kornealring obligat. Neben klinischer Symptomatik mit Kornealring wird die Diagnose gesichert durch meist erniedrigtes Zäruloplasmin und Kupferspiegel im Serum. Beweisend ist die erniedrigte ^{64}Kupfereinbaurate über 24 Stunden in Zäruloplasmin sowie die stark erhöhte Kupferausscheidung im Urin nach D-Penicillamin.

In fast allen differentialdiagnostischen Abhandlungen über die Encephalomyelitis disseminata fehlt die *psychovegetative Allgemeinstörung*. Gerade im Frühstadium der Encephalomyelitis disseminata bei jüngeren Patienten kann aber diese vegetative Labilität ausgesprochen schwierig abzugrenzen sein. Zahlreiche Mißempfindungen im ganzen Körper, sogar auch Sehstörungen, bei der neurologischen Untersuchung extrem lebhafte Reflexe, mitunter sogar positives Zeichen nach Trömner kommen auch bei der vegetativen Labilität vor. Hilfreich, aber keineswegs entscheidend kann das Verhalten bei Wärme- und Kälteexposition sein: der vegetativ Labile ist besonders kälteempfindlich, die Symptome der Encephalomyelitis disseminata sollen sich bei Wärme verschlechtern und den Kranken vermehrt Beschwerden bereiten. Ist auch die apparative Zusatzdiagnostik normal, unternehmen wir einen Behandlungsversuch mit physikalischen, d.h. vegetativ roborierenden Maßnahmen und überlassen die endgültige diagnostische Festlegung dem weiteren Verlauf. Eine seltene und zudem nur von akademischem Interesse sich stellende Differentialdiagnose ist die Virus-bedingte *Myelitis*. Klinisch zeigt sie ein klar begrenztes Querschnittsyndrom und häufig eine höhere Zellzahl im Liquor. Auch eine *myatrophische Lateralsklerose* kann differentialdiagnostisch abzugrenzen sein. Bei diesen Patienten steht besonders die Aufgabe des Arztes im Vordergrund, sie nicht noch zusätzlich durch unnötige diagnostische und therapeutische Maßnahmen, die ihnen nicht helfen können, leiden zu lassen. Deutlich chronisch progredienter Verlauf über Monate bis wenige Jahre, fehlende oder nicht charakteristische Sensibilitätsstörungen, erhaltene Muskeleigenreflexe in gelähmten Muskeln, ausgebreitete Paresen mit Bevorzugung der proximalen und der distalen Muskeln, während Ellbogen- und Kniemuskeln lange ausgespart bleiben, Hirnnervenbefall mit den Zeichen der Bulbärparalyse, Faszikulationen und der elektromyographische Nachweis typisch neurogener Denervationszeichen an Armen und Beinen sichern die Diagnose. Selten, aber therapierbar ist die B$_{12}$-Avitaminose in Form der *funikulären Spinalerkrankung*. Sie gilt es zu erkennen, da die B$_{12}$-Substitution die Erkrankung aufzuhalten vermag. Psychische Symptome weisen oft auf ein Durchgangssyndrom hin, Blutbildveränderungen gehen den neuropsychiatrischen Symptomen keineswegs obligat voraus.

Auch die *Syringomyelie* kann differentialdiagnostisch abzugrenzen sein. Der genaue neurologische Befund erbringt hier bereits frühzeitig eine Abschwächung der Muskeleigenreflexe in den meist befallenen Zervikalsegmenten, also der Armeigenreflexe. Da die Syringomyelie die Schmerz- und Temperaturbahnen im Bereich der Commissura anterior im Rückenmark lädiert, findet sich eine auf die Höhe des Gliastiftes begrenzte dissoziierte Empfindungsstörung, d.h. Störung der Schmerz- und Temperaturempfindung bei normaler Berührungsempfindung. Die Patienten sind besonders gefährdet hinsichtlich Komplikationen ihrer Schmerz- und Temperaturunterempfindlichkeit, 25% leiden unter Arthropathien infolge ihrer Empfindungsstörung. Bei sorgfältiger neurologischer Untersuchung ist die Syringomyelie bereits frühzeitig leicht zu erkennen. Charakteristisch ist die Begrenzung der dissoziierten Empfindungsstörung nach kaudal, d.h. die Dermatome L$_5$ und S$_1$, besonders aber die sogenannte Reithose zeigen wieder normale Sensibilitätsfunktionen. Dies ist ein wichtiges differentialdiagnostisches Kriterium gegenüber dem *Syndrom der Art. spinalis anterior*. Hierbei sind gerade nicht die Kreuzungsstellen, sondern die Bahnen im Vorderseitenstrang betroffen, es entsteht also ein sensibles dissoziiertes Querschnittsyndrom, das nach kaudal nicht begrenzt ist, also die „Reithose" einschließt.

Eine wichtige Differentialdiagnose ist das Syndrom der sog. *zervikalen Myelopathie*. Keinesfalls dürfen beim älteren Menschen allein das Myelogramm oder gar Übersichtsaufnahmen der HWS die Differentialdiagnose entscheiden. Die spondylarthrotisch bedingte zervikale Myelopathie befällt überwiegend ältere Patienten. Bei diesen ist häufig ein pathologisch veränderter Liquor zu erwarten mit einer mäßigen Eiweißerhöhung. Die visuell evozierten Potentiale helfen in fast allen Fällen bei der Differentialdiagnose weiter. Wichtig ist, daß der Radiologe den bei der Myelographie gewonnenen Liquor einer ausgiebigen Liquordiagnostik weiter zuführt. Es ist insuffizient, vom Liquor, der bei der hohen Myelographie gewonnen wurde, lediglich Eiweiß und Zellzahl bestimmen zu lassen. Gerade jüngere Patienten zeigen aber auch eine diskogene zervikale Myelopathie. Es muß betont werden, daß gerade der mediale zervikale Bandscheibenvorfall ohne vertebrales Syndrom und ohne akut einsetzende neurologische Symptomatik verlaufen kann. Beim jüngeren Menschen kommt dem myelographischen Befund großes Gewicht bei, visuell evozierte Potentiale und Liquor zeigen keine Veränderungen, wie sie bei einer Encephalomyelitis disseminata zu erwarten wären. Gleiches gilt für alle *anderen spinalen raumfordernden Prozesse*.

Eine normalerweise nicht als Differentialdiagnose aufzuführende Erkrankung ist die lumbale Bandscheibenvorwölbung bzw. der -vorfall. Gerade durch die Ausweitung der spinalen Computertomographie haben wir aber in letzter Zeit einige Fälle beobachten können, bei denen eine lumbale Bandscheibenerkrankung Einweisungsgrund war bei eindeutiger Encephalomyelitis disseminata. Dies sind Auswirkungen der weiten Indikation der Computertomographie, die durch ihren hohen Informationswert nicht selten Befunde erbringt, die klinisch stumm geblieben sind. Es ist eine verhängnisvolle Entwicklung, daß gerade durch die Computertomographie die subtile neurologische Untersuchung zurückgedrängt wird. Banal erscheinende Informationen, daß nämlich das Rückenmark nur bis $LWK_{1/2}$ reicht und darunter liegende Prozesse, z.B. lumbale Bandscheibenerkrankungen, niemals eine spinale Symptomatik mit Reflexsteigerung erzeugen können, werden in Zukunft wieder öfters in Erinnerung zu bringen sein.

5.5.5 Therapie

Gerade bei der Encephalomyelitis disseminata gilt als therapeutisches Prinzip das „nil nocere". Bei kaum einer anderen Erkrankung steht aber der Arzt dermaßen unter dem Druck der Laienpresse. Vielfalt der theoretisch fundierten, aber auch der ungewöhnlichen Behandlungsverfahren sind Indiz für die Hilflosigkeit der Therapeuten. Bei der Beurteilung, welche Maßnahmen erfolgreich waren, werden undiszipliniert zeitliche Zusammenhänge kausalen Gesetzmäßigkeiten gleichgesetzt, dies geschieht besonders bei schubweisem Krankheitsverlauf. Dies gilt es auch bei eigenen Beobachtungen am Krankenbett zu bedenken. Wir kennen Patienten, die unter der Fehldiagnose „chronische zervikale Myelopathie" nach Cloward operiert wurden und die anschließende Schubremission als besonders günstiger Operationserfolg fehlgedeutet wurde.

Weit verbreitet ist die entzündungshemmende Behandlung mit Steroiden, das ACTH soll ihr allerdings überlegen sein. Als gesichert angesehen wird eine Verkürzung der einzelnen Schübe durch diese Behandlung. Da die Prognose der Encephalomyelitis disseminata aber insgesamt nicht durch die Dauer der Schübe bestimmt wird, sondern von der eigengesetzmäßigen Entwicklung des neurologischen Defizits außerhalb der Schübe, besitzt diese Behandlung auf Dauer keinen entscheidenden Einfluß auf den Verlauf der Erkrankung. Es scheint aber – unter Berücksichtigung der üblichen Kontraindikationen – dennoch gerechtfertigt, diese Behandlung beim schubweisen Verlauf einzusetzen. „Ut aliquid fiat" umschreibt distinguiert eine außerordentlich schwierige Situation am Krankenbett, nämlich die Erwartung des Kranken und die Hilflosigkeit des Therapeuten. „Nil nocere" sollte den Therapeuten davor bewahren, aus diesem Konflikt zu entweichen, indem er Zuflucht sucht bei nicht risikofreien und nicht hilfreichen Behandlungen. Andererseits verlangt es schon ein ungewöhnlich hohes Maß an Geduld und Vertrauen bei den Patienten, wenn man angesichts schwerer Lähmungen, Sehstörungen, ataktischer Behinderungen etc. nur Physiotherapie verordnet. Neben der Steroidbehandlung wird bei offensichtlich ungünstigem Verlauf mit mehreren Schüben und schlechter Remission auch eine immunsuppressive Behandlung erwogen, gewöhnlich mit Azathioprin (Imurek). Diese theoretisch fundierte, aber nicht als regelmäßig wirksam belegte Behandlung ist nicht ohne Risiko, zumal es sich um eine Langzeitbehandlung handelt. Darüber hinausgehende Behandlungen des Immunsystems haben sich nicht durchsetzen können. Unter der Annahme, daß die erkrankten Membranen einen hohen Anteil an ungesättigten Fettsäuren enthalten, werden diese substituiert. Dies ist sicher unschädlich, erscheint aber dennoch überflüssig, da völlig unstritig ist, daß der überwiegende Anteil dieser Fettsäuren aus dem endogenen Fettsäurestoffwechsel stammt.

Hilfreicher dagegen ist die *symptomatische medikamentöse Behandlung*. Besonders bei der Spastik stehen mehrere Substanzen zur Verfügung, hervorgehoben sei besonders das Baclofen (Lioresal), das zumal bei spinalen Erkrankungsherden sehr hilfreich ist. Memantine (Akatinol) und Dantrolen (Dantamacrin) haben einen anderen Wirkungsmechanismus und können zusätzlich appliziert werden, ihre Wirkung ist allerdings schwächer. Ein Benzodiazepinderivat mit besonders muskelrelaxierender Wirkung ist das Tetrazepam (Musaril). Es wirkt in geringer Dosierung sowohl auf Muskelverspannungen wie auch milde auf die Spastik. Der psychotrope Effekt wirkt sich günstig auf Mißempfindungen aus, bei Dosiserhöhung besteht auch Schlafinduktion. Wie bei allen Benzodiazepinderivaten sind die Nebenwirkungen gering, gerade bei längerer Applikation ist aber auf die Gefahr der Abhängigkeit zu achten.

Von größter Bedeutung bei der Behandlung der Encephalomyelitis disseminata ist die Physiotherapie. Sowohl Spastik wie auch Ataxie zeigen eine schlechte Rückbildungsneigung und behindern den Patienten erheblich. Gerade sie können durch gekonnte Krankengymnastik angegangen werden. Wärmeanwendungen sollten bei der Krankengymnastik vermieden werden. Im übrigen ist bei bettlägerigen Patienten die intensive Pflege und die Krankengymnastik von lebenserhaltender Bedeutung, da die Encephalomyelitis disseminata-Patienten an ihren Komplikationen leiden und auch versterben können (Dekubitus, Bronchopneumonie, Blasen-Nieren-Erkrankungen).

Hinsichtlich weiterer Fragen, zumal zu sozialmedizinischen Problemen sei auf die vielfältigen Publikationen vor allem aus dem Göttinger Arbeitskreis verwiesen. Besonders die umfassende Darstellung von Poser und Ritter sowie für die Patienten der Ratgeber von Bauer seien nachdrücklich empfohlen.

5.5.6 Schlußwort

Die Encephalomyelitis disseminata ist gerade in ihren frühen Krankheitsstadien eine vieldeutige Erkrankung, ihre Diagnose ist nicht leicht. Die Differentialdiagnose sollte gerade bei Krankheitsbeginn sorgfältig betrieben werden. Es gilt besonders auch seltene, aber therapierbare Syndrome zu erwägen und auszuschließen. Auch bei zahlreichen Wiederaufnahmen mache man sich die Mühe, die gesamte Krankengeschichte zu studieren und die Fundamente zu überprüfen, auf die die Diagnose aufgebaut ist. Andererseits sind diese Patienten besonders vor unnützen und nicht risikofreien Therapieversuchen zu schützen. Eine Behandlung mit ACTH im Schub scheint sinnvoll, günstig ist die symptomatische medikamentöse Behandlung und am wichtigsten eine gekonnte Krankengymnastik. Komplikationen gilt es durch eine gute Pflege gerade bei Bettlägerigen zu vermeiden. Die sog. spinale MS kann erhebliche differentialdiagnostische Probleme bereiten, hier ist besondere Aufmerksamkeit erforderlich.

Literatur

Bauer HJ (1983) MS-Ratgeber – Praktische Probleme der Multiplen Sklerose, 2. Aufl. Fischer, Stuttgart

Bauer HJ, Orthner H, Poser S (1975) Neurological aspects of false diagnosis and failure to diagnosis multiple sclerosis. In: Klug W, Brock M, Klinger M, Spoerri O (eds) Advances in neurosurgery 2. Springer, Berlin Heidelberg New York

Brain R, Wilkinson M (1957) The association of cervical spondylosis and disseminated sclerosis. Brain 80:456

Bronisch FW (Hrsg) (1975) Multiple Sklerose. Enke, Stuttgart

Daun H (1980) Morbus Wilson. In: Schrader (Hrsg) Neuropsychiatrische Krankheitsbilder bei basalen Stoffwechselstörungen und enterogenen Mangelsyndromen. TM Verlag, Bad Oeynhausen

DeJong RD (1970) Multiple sclerosis – history, definition and general considerations. In: Vinken PJ, Bruyn GW (eds) Handbook of clinical neurology, vol 9. American Elsevier North Holland, Amsterdam New York

Firnhaber W (1973) Klinische und sozialmedizinische Aspekte bei der multiplen Sklerose. Nervenarzt 44:117

Fog T, Linnemann F (1970) The course of multiple sclerosis. Acta Neurol Scand [Suppl 47] 46:1

Frick E, Angstwurm H (1973) Diagnose multiple Sklerose. Münch Med Wochenschr 115:1075

Haan J, Müller E, Kontouris D (1981) Die Computertomographie bei multipler Sklerose im Vergleich zu anderen Labormethoden (VEP, EEG, Liquoruntersuchung). Akt Neurol 8:161

Hershey LA, Gado MH, Trotter JL (1979) Computerized tomography in the diagnostic evaluation of multiple sclerosis. Am Neurol 5:32

Jörg J (1977) Die elektrosensible Diagnostik in der Neurologie. Springer, Berlin Heidelberg New York

Kügelgen B (1983) Zervikale Myelopathie – Krankheitsbild und Operationsindikation. In: Hohmann D, Kügelgen B, Liebig K, Schirmer M (Hrsg) Neuroorthopädie 1. Springer, Berlin Heidelberg New York

Kügelgen B, Liebig K, Huk W (1980) Neurological approach to differential diagnosis and indication for surgery in chronic cervical myelopathy. In: Grote W, Brock M, Clar H-E, Klinger M, Nau HE (eds) Surgery of cervical myelopathy. Springer, Berlin Heidelberg New York

Kuhlendahl H, Ischebeck W (1975) Multiple sclerosis and other misdiagnosis in spinal processes. In: Klug W,

Brock M, Klinger M, Spoerri O (eds) Advances in neurosurgery 2. Springer, Berlin Heidelberg New York

Lehmann D, Soukos J (1982) Visuell evozierte Potentiale und Hirnstamm-Klick-Potentiale in der Frühdiagnose der multiplen Sklerose: Statistik. Nervenarzt 53:327

Mertens HG, Grüninger W (1976) Klinik der Myelopathien. Verh Dtsch Ges Inn Med 82:500

Mumenthaler M (1980) Neurologische Differentialdiagnostik. Thieme, Stuttgart

Mumenthaler M (1982) Neurologie, 7. Aufl. Thieme, Stuttgart

Neu I (1982) Multiple Sklerose: Welche Möglichkeiten gibt es heute? Neurol Psychiatr (Bucur) 8:219

Neu I, Schrader A (1978) Multiple Sklerose. In: Flügel KA (Hrsg) Neurologische und psychiatrische Therapie. Perimed, Erlangen

Patzold U, Pocklington P (1980) Azathioprine in multiple Sclerosis – a 3 year controlled study of its effectiveness. J Neurol 223, 2:97

Patzold U, Haller P, Haas J, Pocklington P, Deicher H (1978) Therapie der multiplen Sklerose mit Levamisol und Azathioprin. Nervenarzt 49:285

Poser S (1982) Kontrazeption und multiple Sklerose. Nervenarzt 53:323

Poser S, Ritter G (1980) Multiple Sklerose in Forschung, Klinik und Praxis. Schattauer, Stuttgart

Poser S, Hermann , Gremmels J, Wikström J, Poser W (1978) Clinical features of the spinal form of multiple sclerosis. Acta Neurol Scand 57:151

Poser S, Wikström J, Bauer H (1981) Multiple Sklerose und verwandte Krankheiten. In: Hopf HCh, Poeck K, Schliack H (Hrsg) Neurologie in Praxis und Klinik, Bd II. Thieme, Stuttgart

Rosen JA (1979) Prolonged azathioprine treatment of non-remitting multiple sclerosis. JN Neurol Neurosurg Psychiat 42:338

Scheid W (1980) Lehrbuch der Neurologie, 4 Aufl. Thieme, Stuttgart

Stöhr M, Dichgans J, Diener HC, Buettner UW (1982) Evozierte Potentiale. Springer, Berlin Heidelberg New York

5.6 Myatrophe Lateralsklerose

D. PONGRATZ

5.6.1 Ätiologie

Die von Charcot 1869 erstbeschriebene [6] myatrophe Lateralsklerose (MAL) tritt in 90–95% aller Fälle sporadisch und nur sehr selten familiär gehäuft auf.

Nach gegenwärtigem Wissensstand wird sie dem Formenkreis der degenerativen Erkrankungen zugeordnet. Hypothesen zur Pathogenese reichen von einer slow virus-Erkrankung über immunpathologische Mechanismen bis hin zu chronischen Intoxikationen. Keine dieser Vorstellungen hat jedoch bis heute Beweiskraft erlangt. Dem Mechanismus einer Infektion mit einem nicht-konventionellen Erreger kommt möglicherweise die größte Wahrscheinlichkeit zu.

Das Krankheitsbild ist abzutrennen von erworbenen MAL-ähnlichen Syndromen, insbesondere bei übergeordneten entzündlichen, vaskulären oder metabolischen Prozessen, welche zwar insgesamt selten, jedoch differentialdiagnostisch bedeutsam sind.

Neuropathologisch stellt die kombinierte motorische Systematrophie, welche sowohl das zentrale als auch das periphere Motoneuron betrifft, die führende Strukturanomalie dar [2, 15]. Dies äußert sich

a) in einem Untergang insbesondere der Betz'schen Riesenzellen in der motorischen Zentralregion mit konsekutiver Atrophie dieses Cortexgebietes sowie Sklerose des Seitenstrang-Systems. Daneben finden sich

b) degenerative Veränderungen im Bereich der Vorderhornzellen sowohl im Rückenmark, als auch in den motorischen Hirnnervenkernen, welche zu ausgeprägten nukleär bedingten Muskelatrophien führen.

Gelegentlich greift der Prozeß jedoch topisch über die genannten Prädilektionsorte hinaus, wobei es zu einer Degeneration der Markfasern im Bereich der Seitenhörner, selten auch der Hinterhörner oder der spinozerebellären Strangsysteme kommen kann.

5.6.2 Häufigkeit – Epidemiologie

In größeren Statistiken wird das jährliche Auftreten der Erkrankung mit 1 bis maximal 3,5 Fällen pro 100 000 Einwohner angegeben. Damit handelt es sich um die häufigste degenerative Systemkrankheit unseres Lebensraumes. Eine der umfangreichsten epidemiologischen Studien aus neuerer Zeit ergibt für die Population von Rochester/Minnesota eine Zahl von 1,76 pro 100 000 Einwohner [12].

Das Verhältnis von Männern zu Frauen zeigt meist ein leichtes Überwiegen des männlichen Geschlechts [3].

Das Manifestationsalter liegt mehrheitlich zwischen dem 50. und 70. Lebensjahr mit einem deutlichen Häufigkeitsgipfel jenseits von 50. Juvenile und früh-adulte Formen sind sehr selten. In jüngerer Zeit wird wohl in Einklang mit einer allgemeinen Verschiebung der Alterspyramide auch für die myatrophe Lateralsklerose ein Anstieg des Häufigkeitsgipfels vom 6. ins 7. Lebensjahrzehnt hinein beobachtet.

Bei allgemeiner Übereinstimmung über die insgesamt schlechte Prognose der Erkrankung schwanken Daten bezüglich der 5-Jahres-Überlebensrate in den einzelnen Erhebungen sehr. Je nach Alter der Population ergeben sich Zahlen zwischen 9 und 39,4%. Ältere Patienten weisen dabei eine schlechtere Prognose auf.

5.6.3 Klinisches Bild

5.6.3.1 Formen und Initialsymptome

Das klinische Vollbild der Erkrankung mit dem Nachweis von mindestens zwei der drei Kardinalsymptome
progressive spinale Muskelatrophie
progressive Bulbärparalyse
progressive spastische Para- bzw. Tetraparese
bereitet in der Regel wenig diagnostische Schwierigkeiten.

Ganz anders verhält es sich allerdings mit dem meist uncharakteristischen schleichenden Beginn des Leidens.

Insbesondere im Hinblick auf differente Initialsymptome haben auch verschiedene Untergruppen des Krankheitsbildes ihre Bedeutung. Dabei ist folgende Klassifizierung von praktischem Wert:

1. initial myatrophe Verlaufsform
2. initial bulbärparalytische Manifestation
3. initial spastische Form.

Eine weitergehende Differenzierung, wie sie Hemmer [10, 11] mit 5 Untergruppen vollzogen hat, bringt wenig zusätzliche Information. Diese Einteilung in der genannten Art dient im wesentlichen der Apostrophierung der jeweiligen Erstsymptome und läßt in aller Regel keine Rückschlüsse auf die Verlaufscharakteristik zu [4, 7].

So stehen bei der initial myatrophen Form die zum Teil schon bei der ersten Untersuchung beträchtlichen Muskelatrophien insbesondere an den oberen Extremitäten mit Bevorzugung der Handbinnenmuskulatur, seltener im Bereich der Fußheber, im Vordergrund. Die funktionelle Beeinträchtigung der Muskelkraft hinkt dabei charakteristischerweise und ganz im Gegensatz zu anderen peripher-neurogenen bzw. myogenen Paresen der sichtbaren Verschmächtigung oft deutlich nach, weshalb die Patienten nicht selten relativ spät den Neurologen aufsuchen oder derartige Veränderungen anläßlich einer Routineuntersuchung zufällig entdeckt werden. Gelegentlich sind bei dieser Form auch Muskelkrämpfe, wie sie durch eine Synchronisation von Faszikulationen bedingt sein können, ein frühes Symptom.

Empfindlichste Erstmanifestation der beginnenden Bulbärparalyse ist eine Veränderung der Sprache, welche undeutlicher wird und insbesondere durch Schwierigkeiten in der Konsonantenbildung auffällt. Seltener wird bereits initial eine Heiserkeit bemerkt. Schluckstörungen, wie sie das Vollbild des Krankheitsbildes beherrschen, sind im frühen Stadium ungewöhnlich.

Das beginnende spastische Syndrom vorwiegend an den unteren Extremitäten wird subjektiv am unzuverlässigsten empfunden. Ein Schweregefühl der Beine, eine Spannung der Muskulatur oder eine allgemeine Steifheit können der Veränderung des Gangbildes einige Zeit vorausgehen.

Besondere Wegweiserfunktion kommt einer möglichen frühzeitigen Paarung der genannten Initialsymptome zu.

5.6.3.2 Einzelbefunde

Das klinische Bild der *progredienten Vorderhornläsion* ist in typischen Fällen aufgrund der Topik der Ausfälle sowie zusätzlicher Charakteristika leicht von Myatrophien anderer Genese abzutrennen. In der Regel eilt die bereits sichtbare Muskelverschmächtigung der Funktionsbehinderung voraus (Abb. 5.6.1). Die Myotomgrenzen werden frühzeitig überschritten. Faßbare Sensibilitätsstörungen bestehen im Regelfall (Ausnahmen vgl. unten) nicht. Radikuläre Schmerzen werden vermißt. Bei reinen Vorderhornprozessen schwinden frühzeitig die dem Schädigungsniveau zugehörigen Muskeleigenreflexe. Besonderheiten bei additiven Läsionen des zentralen Motoneurons in gleicher Prozeßlokalisation werden nachfolgend ausgeführt. Ein besonders wichtiges diagnostisches Zeichen ist der Nachweis von Faszikulationen, welche

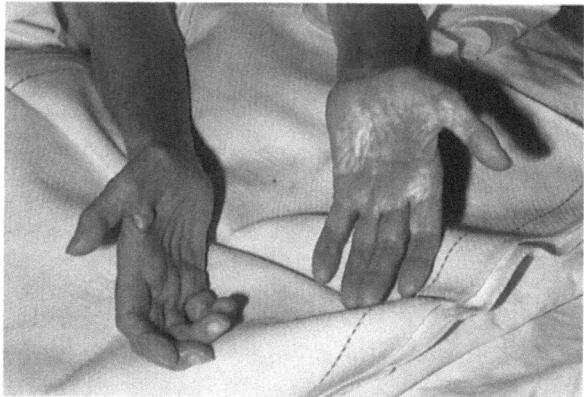

Abb. 5.6.1. Ausgeprägte nukleäre Muskelatrophie im Bereich beider Hände mit hochgradigem Schwund der Handbinnenmuskulatur. Initial myatrophische Verlaufsform einer myatrophen Lateralsklerose

oft bereits eindeutig über die klinisch befallenen Muskeln hinausreichen. Bei der körperlichen Untersuchung ist hier einer sorgfältigen Inspektion und Palpation, ggf. auch Provokation durch Beklopfen der Muskelgruppen oder Kältereiz, besondere Aufmerksamkeit zu schenken. Nicht selten findet sich bei nukleär bedingten Muskelatrophien auch ein ausgeprägter Schwund des subkutanen Fettgewebes.

Die Erfassung der *spastischen Paresen* als Kardinalsymptom der Schädigung im Bereich des zentralen Motoneurons erfolgt klinisch entsprechend den allgemeingültigen Kriterien der neurologischen Befunderhebung. Grundsätzlich muß man beim Symptomenbild der myatrophen Lateralsklerose jedoch bedenken, daß im Falle einer Generalisation des Vorderhornprozesses der Nachweis einer höherliegenden motorischen Läsion zunehmend kaschiert, in ausgeprägten Prozeßstadien sogar völlig unterdrückt werden kann. Das Vollbild der spastischen Parese mit entsprechender Tonusvermehrung ist also nur dann zu erwarten, wenn im zugehörigen Rückenmarksniveau keine oder nur geringe nukleäre Ausfälle vorliegen. Sobald sich ein Vorderhornprozeß addiert, kommt es zu einem Mischbild zwischen zentralen und peripheren Paresen, kenntlich an reduziertem Tonus und sichtbaren Myatrophien bei auslösbaren sog. Pyramidenbahnzeichen und für einen peripheren Denervierungsprozeß ungewöhnlich lebhaften Reflexen.

Die *progressive Bulbärparalyse*, relativ selten ein Initialsymptom der Erkrankung, sehr viel häufiger eine Ausbreitung des degenerativen Vorderhornprozesses auf die motorischen Hirnnervenkerne, ist geprägt durch Ausfälle vorwiegend des IX. bis XII.

Hirnnervs. Gelegentlich ist jedoch auch der Facialiskern sowie das motorische Trigeminusareal betroffen, während die äußeren Augenmuskeln in aller Regel verschont bleiben. Meist sind, wie bereits erwähnt, Veränderungen der Sprache das erste faßbare Symptom. Frühzeitig können bei genauer Inspektion der Zunge insbesondere am Rand Faszikulationen sowie eine beginnende Atrophie erfaßt werden. Eine deutlich sichtbare Motilitätsstörung von Zunge bzw. Gaumensegel tritt erst später auf. Die Phänomene der Schluckstörung sowie des vermehrten Speichelflusses sind ausgeprägten Stadien vorbehalten (Abb. 5.6.2). Differentialdiagnostisch muß stets an die Möglichkeit einer sog. Pseudobulbärparalyse gedacht werden.

Psychische Auffälligkeiten in Form von Ängstlichkeit und Stimmungslabilität werden häufig beobachtet, sind jedoch im Rahmen des gesamten Krankheitsbildes in der Regel diagnostisch nicht zu bewerten. Bezeichnender, wenngleich relativ selten, treten die Symptome von Zwangslachen und Zwangsweinen auf. Hierbei handelt es sich jedoch möglicherweise um reine Bewegungsphänomene im Sinne enthemmter Innervationsschablonen [17]. Ein Intelligenzabbau gehört mehrheitlich nicht zum Krankheitsbild. Seltene Fälle von begleitendem dementiellem Syndrom entsprechen den wenigen Kombinationsformen der MAL mit einem präsenilen hirnatrophischen Prozeß.

Veränderungen der Trophik kommen gleichfalls eher selten vor und stehen in der Regel mit höhergradigen Muskelverschmächtigungen sowie den ihnen assoziierten funktionellen Zirkulationsstörungen in Zusammenhang. Nur in Ausnahmefällen können das Syndrom einer Algodystrophie bzw. Raynaud-artige vasomotorische Phänomene bei früher Manifestation diagnostisch in die Irre führen. Ähnliches gilt für trophische Ödeme, welche z. B. im Bereich der Hände die Atrophie der Binnenmuskulatur bei der Inspektion überdecken können. Der progressiven Bulbärparalyse ist immer wieder ein vermehrter Speichelfluß, gelegentlich auch ein leichtes Salbengesicht assoziiert.

Objektive Sensibilitätsstörungen gehören, wie aus pathologisch-anatomischen Überlegungen klar hervorgeht, nicht zum typischen Bild der Erkrankung, sondern sind den Fällen vorbehalten, bei welchen der Prozeß auch strukturell seine Schwerpunktslokalisation im motorischen System überschreitet. Wenn vorhanden (sicher unter 10% aller Fälle; [16]) stellen sie sich als diskrete Befunde vorwiegend im Sinne einer Minderung des Vibrationsgefühls heraus. Wesentlich häufiger werden jedoch (20–50% aller Fälle) subjektive Hyp- und Dysästhesien angegeben, die sich dem objektiven Nachweis entziehen. Diese stehen in der Regel mit

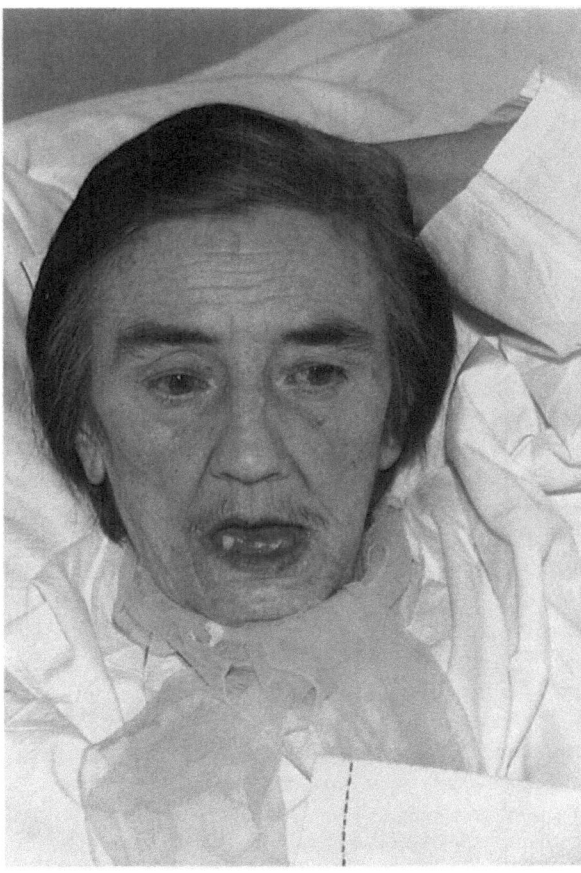

Abb. 5.6.2. Progressive Bulbärparalyse bei myatropher Lateralsklerose

den nukleären Paresen und den daraus resultierenden Motilitätsstörungen im Zusammenhang.

5.6.3.3 Verlauf

In der Regel weist das Krankheitsbild, wie bereits anhand statistischer Angaben beleuchtet, einen rasch progredienten, therapeutisch nicht beeinflußbaren Verlauf auf. Für Kontrolluntersuchungen zur Diagnosesicherung ist diese Prozeßcharakteristik von entscheidender Bedeutung. Für die topische Einordnung im Sinne einer Systemerkrankung bzw. die Beweisführung, daß das Krankheitsbild nicht unilokulär z.B. durch einen raumfordernden Prozeß bedingt sein kann, ist der Nachweis einer Kombination der klinischen Kardinalsymptome entscheidend.

Alle möglichen symptomatischen Behandlungsmaßnahmen (vgl. Therapiemöglichkeiten) können nach heutigem Kenntnisstand am schicksalshaften Verlauf keine Änderung herbeiführen. Limitierend wirkt in der Regel die Ausbildung einer pulmonalen Insuffizienz, nicht selten in Kombination mit rezidivierenden bronchopulmonalen Infektionen.

5.6.4 Rationelle Diagnostik

5.6.4.1 Neurophysiologische Untersuchungen

Von größter diagnostischer Bedeutung für die Untermauerung der klinischen Verdachtsdiagnose einer myatrophen Lateralsklerose ist eine sorgfältige elektromyographische Untersuchung [9, 13, 14]. Dabei findet man stets in den atrophischen Muskelarealen ein erheblich rarefiziertes Innervationsmuster, welches zusätzlich deutliche neurogene Veränderungen mit verbreiterten, häufig amplitudenüberhöhten motorischen Einheiten aufweist. Besonders wichtig ist zusätzlich die Tatsache, daß bereits im Rahmen der ersten elektromyographischen Untersuchung in rund 90% der Fälle auch in anderen klinisch nicht oder nicht sicher befallenen Muskelgruppen pathologische Veränderungen nachgewiesen werden können, welche auf eine Generalisation des Vorderhornunterganges hinweisen. Jede rascher progrediente Verlaufsform ist weiterhin durch den Nachweis sog. pathologischer Spontanaktivität in Form von Fibrillationspotentialen und positiven Wellen charakterisiert. Richtungsweisend ist die Objektivierung von Faszikulationspotentialen, welche in aller Regel bereits frühzeitig deutlich über die Schwerpunktsmanifestation hinausreichen. Topische Relevanz besitzt neben dem Nachweis einer Generalisation des Denervierungsprozesses im Bereich von Rumpf und Extremitäten die Objektivierung der beginnenden progressiven Bulbärparalyse in Form pathologischer EMG-Veränderungen insbesondere im Bereich der Zunge oder des Gaumensegels.

Diagnostisch tragfähige elektromyographische Befunde für das Vorliegen einer Systemerkrankung sind in frühen Stadien der wichtigste Baustein zum Ausschluß lokalisierter Rückenmarkserkrankungen. Dadurch wird in einem erheblichen Prozentsatz der Fälle weitergehende neuroradiologische Diagnostik entbehrlich. Man muß sich allerdings auch sehr davor hüten, diskrete Auffälligkeiten im EMG überzubewerten. Dies gilt insbesondere für Veränderungen im Bereich der unteren Extremitäten, wie sie im höheren Lebensalter durch zahlreiche erworbene Schäden der Radices oder der peripheren Nerven hervorgerufen werden können.

Die motorischen Nervenleitgeschwindigkeiten liegen mehrheitlich im Normbereich bzw. können allenfalls bei längeren Verläufen geringfügig verzögert sein. Die distalen motorischen Latenzen sind zahlenmäßig etwas häufiger unterhalb der Norm. Die sensible Neurographie erbringt dagegen in aller Regel regelrechte Befunde. Letzteres Verhalten ist demgemäß bei differentialdiagnostischen Zweifeln für die Untermauerung des Vorliegens einer MAL zu fordern.

5.6.4.2 Myopathologie

Die Durchführung einer Muskelbiopsie hat beim Krankheitsbild der myatrophen Lateralsklerose nur eine relative Indikation. Mehrheitlich vermag der Befund lediglich das neurophysiologische Resultat zu untermauern. Selten ist er zur Differentialdiagnose sog. begleitmyopathischer Veränderungen von Bedeutung. Bei sehr sorgfältiger Korrelation zwischen der ausgewählten Biopsiestelle und dem Schweregrad des gesamten klinischen Bildes vermag er im Einzelfall zusätzlich Hinweise zur Verlaufscharakteristik des Krankheitsbildes beizusteuern [8, 18].

In der Regel bestätigt sich myopathologisch das Vorliegen einer neurogenen Muskelatrophie, welche sich in ihrem Gewebsmuster an das Schädigungsprinzip ganzer motorischer Einheiten hält. Rasch progrediente Prozesse weisen durch ein Zusammenrücken denervierter Fasergruppen ein ausgesprochen netzförmiges Atrophiemuster auf (Abb. 5.6.3). Die wechselnde Ausprägung der Parenchymverschmächtigung von Stelle zu Stelle weist darauf hin, daß ein fortschreitender Prozeß vorliegt. Das in aller Regel, vor allem in frühen Stadien, inselförmig noch gut erhaltene nicht denervierte Restparenchym ist charakterisiert durch eine begleitende Anpassungshypertrophie als Ausdruck eines Kompensationsversuchs der Parese. Daraus entwickelt sich später mehrheitlich zunehmend eine sog. Begleitmyopathie, kenntlich an regressiven Veränderungen der besonders stark hypertrophierten Fasern. Der Mechanismus dieses Vorgangs ist teilweise bis heute noch strittig. Vordergründig dürfte es sich jedoch in Analogie zum Linzbach'schen Gesetz am Herzen um ein Versagen der kreislaufabhängigen Ernährung zu stark hypertrophierter Zellen handeln.

Der klinisch wohl bekannte, oft relativ akut einsetzende Zeitpunkt einer Dekompensation nukleärer Paresen korreliert myopathologisch im wesentlichen mit einer kritischen Zunahme der Faseratrophie. Wenn mehr als 50% des Gesamtparenchyms denerviert sind, folgt rasch eine lähmungsbedingte zusätzliche Verschmächtigung des gesamten Restgewebes [8, 18].

Eine Indikation zu einer ergänzenden Nervenbiopsie ist bei der MAL nicht gegeben.

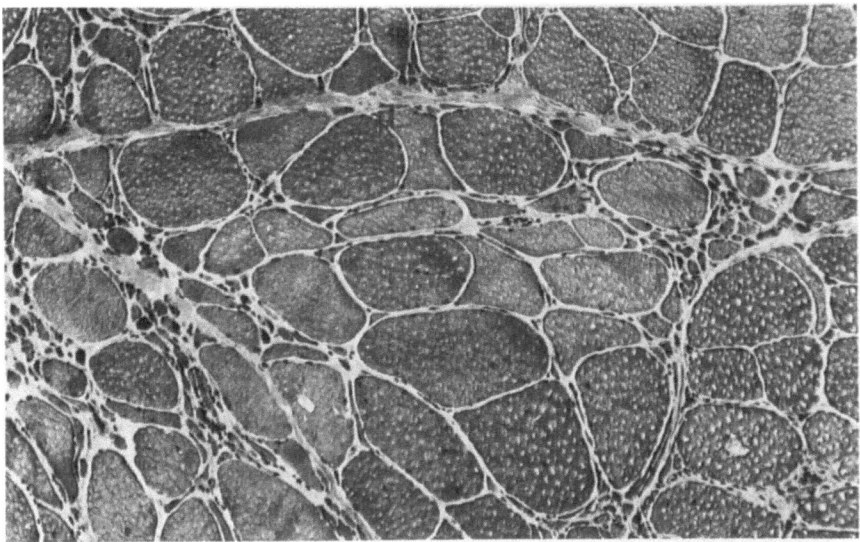

Abb. 5.6.3. Myopathologischer Befund bei myatropher Lateralsklerose. Gruppierte, teils ausgesprochen netzförmig das Parenchym durchziehende neurogene Muskelatrophie wechselnder Ausprägung. Anpassungshypertrophie und Zeichen einer sog. Begleitmyopathie im inselförmig erhaltenen, nicht denervierten Restparenchym. HE-Färbung, Vergrößerung ×100

5.6.4.3 Laboruntersuchungen

Blutchemische Untersuchungen tragen zur Diagnosefindung in der Regel nicht bei, wenn man davon absieht, daß sie zur differentialdiagnostischen Abgrenzung symptomatischer MAL-ähnlicher Syndrome bei übergeordneten internistischen Krankheiten hilfreich sind.

Stadienabhängig hat allerdings die Frage, ob die muskeleigenen Enzyme, insbesondere die *Kreatininkinase (CK) im Serum*, erhöht sind, Bedeutung. Statistische Angaben über deren Prozentsatz streuen allerdings enorm und haben, sofern ein Gesamtkollektiv ohne Rücksicht auf das jeweilige Prozeßstadium untersucht wird, wenig Aussagekraft. Im Querschnitt der Entwicklung ist nach eigenen Erfahrungen ein leichter CK-Anstieg (maximal das zwei- bis dreifache der Norm) schon frühzeitig zu erwarten, wenn eine rasche Generalisation der nukleären Atrophie einsetzt. Dies sind klinisch Stadien, in welchen die Patienten noch eine gute Motilität haben, welche sie in die Lage versetzt, ihre beginnenden Paresen weitgehend zu kaschieren. Die Enzymerhöhung resultiert aus einer verstärkten Beanspruchung des nicht denervierten Parenchyms und hat zumindest initial noch kein wesentliches myopathologisches Substrat. Schreitet das Krankheitsbild weiter fort, entwickelt sich, wie oben ausgeführt, eine auch strukturell faßbare zunehmende sog. Begleitmyopathie. Die CK kann in diesen Fällen auf ein höheres Niveau, maximal jedoch etwa das fünffache der Norm ansteigen, um allerdings später wieder mit Dekompensation der Paresen und zunehmender Bettlägrigkeit in den Normbereich abzufallen. Der genannte Laborbefund ist damit nur sehr bedingt für die Erstdiagnostik des Krankheitsbildes heranzuziehen, kann aber im Verlauf wichtige Zusatzinformationen liefern [1].

Die Untersuchung des *Liquor cerebrospinalis* dient im wesentlichen der Differentialdiagnose. Es geht darum, stärker von der Norm abweichende Veränderungen im Sinne eines Stopliquors bzw. entzündlicher Prozesse auszuschließen. Leichtere Abweichungen von der Norm werden jedoch bei der MAL insbesondere in initialen Phasen mit rascher Progredienz nicht selten gefunden. So darf eine leichte Pleozytose bis maximal 30/3 Zellen ebenso wie eine geringe Eiweißvermehrung auf ca. das Zweifache der Norm nicht gegen die Diagnose verwendet werden [5]. Allenfalls 50% aller Patienten weisen einen blanden Liquorbefund auf.

5.6.4.4 Neuroradiologische Untersuchungen

Auch wenn jeder Neurologe mit Sicherheit bemüht ist, den Verdacht auf das Vorliegen einer MAL mit den vorgenannten Untersuchungsmethoden zu belegen, wird er im Einzelfall in frühen Stadien zum differentialdiagnostischen Ausschluß eines lokalisierten, insbesondere raumfordernden Prozesses auf eine neuroradiologische Diagnostik nicht verzichten können. Dies gilt vor allem für die Untersuchung des zervikalen Spinalkanals sowie des dazugehörigen Rückenmarksabschnittes in Fällen, die als reine Paraspastik der Beine oder als zervikaler Vorderhornprozeß mit begleitenden Pyramidenbahnzeichen an den unteren Extremitäten beginnen. Zweifellos lassen sich für den Formenkreis der MAL hier eine Reihe klinisch wichtiger differentialdiagnostischer Unterschiede formulieren. Diese sind im typischen Falle das Fehlen radikulärer Schmerzen bzw. einer entsprechenden vertebralen Symptomatik sowie die nicht vorhandenen Sensibilitäts- und Mastdarmstörungen. Jeder Erfahrene kennt aber seltene folgenschwere Fehldiagnosen, bei welchen ein Rückenmarkstumor einige Zeit übersehen wurde. Demgemäß kommt man bei den genannten klinischen Bildern, wenn eine Generalisation des Denervierungsprozesses zum Zeitpunkt der Erstdiagnostik nicht zu beweisen ist, um die Durchführung zumindest einer zervikalen Computertomographie, meist jedoch auch einer Myelographie oder einer Kombination aus beiden Methoden nicht herum. Erst bei unauffälligen einschlägigen Befunden kann der Rückenmarkstumor bzw. die zervikale Myelopathie auf dem Boden ossärer Veränderungen als mit hinlänglicher Sicherheit ausgeschlossen gelten.

5.6.5 Differentialdiagnostische Überlegungen

Bei der bereits dargestellten relativ großen Variabilität der Initialsymptome und des individuellen Verlaufes sind differentialdiagnostische Überlegungen sehr variabel, d.h. in frühen Phasen des Krankheitsbildes meist vielfältig, später weitgehend überflüssig.

Im Kern geht es letztlich immer darum, je nach Topik der ersten Ausfälle einen lokalisierten, neurochirurgisch angehbaren Prozeß nicht zu übersehen. Ähnliche große Sorgfalt ist dem Ausschluß einer symptomatischen internistischen Ursache zu widmen. Daraus folgt, daß die Diagnose einer MAL erst dann gestellt werden darf, wenn neurologisch-topisch der systemische Charakter der Ausfälle bewiesen und eine symptomatische Allgemeinerkrankung ausgeschlossen ist.

Nach *topischen Kriterien* und *Initialsymptomen* ergeben sich folgende wesentlichen Differentialdiagnosen:

a) Initial myatrophe Form

Rückenmarkstumor
zervikale Myelopathie
progressive spinale Muskelatrophie
Arachnopathie
Syringomyelie
Radiculopathien

b) *Initial bulbärparalytische Manifestation*

Raumfordernder Prozeß im Hirnstamm
Myasthenia gravis
kraniale Neuropathie
Pseudobulbärparalyse
basale Impression

c) *Initial spastische Form*

Rückenmarkstumor
spastische Spinalparalyse
Encephalomyelitis disseminata
zervikale Myelopathie
Mantelkantensyndrom
funikuläre Spinalerkrankung

Die *allgemeininternistische Untersuchung* hat daneben die Möglichkeit einer

a) entzündlichen Erkrankung (erregerbedingt, insbesondere Lues!; nicht-erregerbedingt, sog. Kollagenosen),
b) eines paraneoplastischen Syndroms,
c) einer Intoxikation (z.B. Blei, Triorthokresylphosphat),
d) einer metastasierenden malignen Erkrankung sowie
e) einer generalisierten Angiopathie (mit assoziierter vaskulärer Myelopathie)

zu bedenken.

5.6.6 Therapiemöglichkeiten und Prognose

Die Prognose der Erkrankung ist nach gegenwärtigem Kenntnisstand leider infaust. Die nicht-kausalen symptomatischen Therapiemöglichkeiten erscheinen begrenzt.

Gesichert ist die symptomatische Wirksamkeit einer krankengymnastischen Übungsbehandlung, insbesondere in initialen Stadien. Sie kann durch ein dosiertes Training des nicht denervierten Muskelparenchyms die im Rahmen des fortschreitenden Denervierungsprozesses allerdings schicksalshafte Demaskierung der Paresen etwas hintanhalten. Beim Auftreten einer stärkeren sog. Begleitmyopathie ist sie quantitativ zu reduzieren. Eine regelmäßige Gymnastik der Atemhilfsmuskulatur verzögert das Auftreten der respiratorischen Insuffizienz.

Sobald stärkere Paresen vorhanden sind, welche stets zu einer funktionellen Minderperfusion der Muskeln führen, haben physikalische Methoden zur Zirkulationssteigerung symptomatischen Wert.

Eine medikamentöse Therapie spastischer Syndrome ist zumindest bei begleitendem Vorderhornbefall sehr limitiert, da die Gefahr droht, daß die Lähmungen stärker hervortreten.

Die enorme Bedeutung einer entsprechenden ärztlichen Führung versteht sich von selbst, kann jedoch im Einzelfall nicht genügend unterstrichen werden.

Literatur

1. Achari AN, Anderson MS (1974) Serum creatine phosphokinase in amyotrophic lateral sclerosis. Correlation with sex, duration, muscle biopsy. Neurology (Minneap) 24:834–837
2. Bonduelle M (1975) Amyotrophic lateral sclerosis. In: Vinken PJ, Bruyn GW (eds) Handbook of clinical neurology, vol 22. North-Holland Publishing Company, Amsterdam Oxford
3. Bonduelle M, Bouygues P, Lormeau G, Keller J (1970) Étude clinique et évolutive de 125 cas de sclérose latérale amyotrophique. Limites nosographiques et associations morbides. Press Méd 78:827–832
4. Burg D, Schmitt W (1973) Beitrag zur Klinik und Prognose der amyotrophischen Lateralsklerose. Fortschr Neurol Psychiatr 41:639–652
5. Castaigne R, Lhermitte F, Schuller E, Rouques C (1971) Les protéines du liquide céphalo-rachidien au cours de la sclérose latérale amyotrophique, Rev Neurol 125:393–400
6. Charcot JM, Joffroy A (1869) Deux cas d'atrophie musculaire progressive avec lésions de la substance grise et des faisceaux antéro-latéraux de la moelle épinière. Arch Physiol Neurol Path 354:629, 744
7. Erbslöh F (1974) Myatrophische (amyotrophische) Lateralsklerose (Charcot-Krankheit). In: Bodechtel G (Hrsg) Differentialdiagnose neurologischer Krankheitsbilder, 3. Aufl. Thieme, Stuttgart, S 684–697
8. Erbslöh F, Kunze K, Recke B, Abel M (1968) Die myatrophische Lateralsklerose. Dtsch Med Wochenschr 93:1131–1141
9. Firnhaber W (1976) Die myatrophische Lateralsklerose (MAL) – ein Beitrag zur differentialdiagnostischen Erörterung spinaler Prozesse. Akt Neurol 3:111–117
10. Hemmer R (1951) Krankheitsdauer und Prognose verschiedener Formen der amyotrophischen Lateralsklerose und spinalen Atrophie nach katamnestischen Untersuchungen. Nervenarzt 22:427–430
11. Hemmer R (1953) Beitrag zur Krankheitsdauer verschiedener Formen der amyotrophischen Lateralsklerose. Arch Psychiatr Nervenkr 190:127–133
12. Juergens StM, Kurland T, Okazaki H, Mulder DW (1980) ALS in Rochester, Minnesota, 1925–1977. Neurology 30:463–470
13. Kaeser HE (1982) Die Elektromyographie bei nukleären Atrophien. In: Elektrophysiologische Diagnostik in der Neurologie. Thieme, Stuttgart, S 12–16
14. Lambert EH (1969) Electromyography in amyotrophic lateral sclerosis. In: Motor neuron diseases. Grune & Stratton, New York, pp 135–153
15. Peters G (1970) Klinische Neuropathologie. Spezielle Pathologie der Krankheiten des zentralen und peripheren Nervensystems. Thieme, Stuttgart
16. Poeck K (1954) Zur Frage der Beziehungen zwischen Krankheitsform und Verlauf der amyotrophischen Lateralsklerose. Nervenarzt 25:26–30
17. Poeck K (1969) Lachen und Weinen bei bulbärer amyotrophischer Lateralsklerose. Dtsch Med Wochenschr 94:310–314
18. Pongratz D (1976) Differentialdiagnose der Erkrankungen der Skelettmuskulatur an Hand von Muskelbiopsie Enzymhistochemische und histometrische Untersuchungen zur besonderen Vulnerabilität der Typ II Faser. Thieme, Stuttgart

5.7 Funikuläre Myelose

K. Reckel

5.7.1 Historisches

Im Jahre 1878 beschrieb Westphal [16] eine kombinierte Erkrankung der Rückenmarksstränge als Krankheitseinheit, deren Zusammenhang mit perniziöser Anämie Lichtheim [14] aufdeckte. Henneberg [8] prägte für dieses Krankheitsbild den Begriff „funikuläre Myelose", Spielmeyer [21] sprach von „funikulärer Spinalerkrankung" und Russel et al. [17] von „subacute degeneration of spinal cord". Durch weiterführende Untersuchungen wurde deutlich, daß funikuläre Spinalerkrankungen im engeren Sinne hauptsächlich auf einen genuinen oder symptomatischen Vitamin-B_{12}-Mangel zurückzuführen sind, während Folsäuremangel in der ätiopathogenetischen Bedeutung erheblich zurücktritt. Es erscheint daher sinnvoller, erscheinungsbildlich ähnliche Krankheitsbilder ohne nachgewiesenen Vitamin-B_{12}-Mangel begrifflich als funikulären Symptomkomplex zu bezeichnen und die auslösende Grundkrankheit zur Beschreibung beizufügen [7].

5.7.2 Biochemie und Physiologie des Vitamin-B_{12}

Die *chemische Struktur* des Vitamin-B_{12} wurde 1955 von Hodgkin und Mitarbeitern [11] entdeckt. Es handelt sich dabei um eine Verbindung mit zentralem Kobaltatom, das chelatartig mit einer Haupt- und vier Nebenvalenzen an Stickstoffatome gebunden ist. Dabei scheint das Hydroxycobalamin die entscheidende physiologische Wirkform darzustellen [25].

Der *tägliche Bedarf* an Vitamin-B_{12} beträgt 2,6 bis 3,0 µg, der Gesamtkörperpool durchschnittlich 5 mg, der Serumspiegel 0,01 bis 0,04 µg/100 ml. Damit hat der menschliche Organismus eine Reserve für 3 bis 5 Jahre, bevor Mangelsymptome auftreten. Erst bei einer Verminderung der Gesamtkörpermenge auf 5 bis 10% sind klinische Ausfälle zu erwarten.

Der Folsäurespiegel im Serum beträgt mehr als 0,5 µg/100 ml, der tägliche Bedarf etwa 50 bis 100 µg, wobei die Speicherkapazität des Organismus gering ist.

Hauptspeicherorgane des Vitamin-B_{12} sind Leber, Skelettmuskulatur und Nieren. Wichtigste Quelle für den Menschen stellen ebenfalls Leber, Niere, Fleisch, aber auch Eier und Milchprodukte dar. Da allerdings bei streng vegetarischer Kost nicht immer eine Vitamin-B_{12}-Mangel-Erkrankung auftritt, folgert man in diesen Fällen eine ausreichende Vitamin-B_{12}-Biosynthese durch Darmbakterien.

Cobalamin (Vitamin-B_{12}) wird als „Extrinsic-Factor" bezeichnet. Es geht mit dem „Intrinsic-Factor", einem sialinsäurehaltigen Glyko-Proteid, das von Belegzellen der Fundus- und Corpusschleimhaut des Magens gebildet wird, einen Verbindungskomplex ein, der im unteren Ileum resorbiert wird. Da es sich um komplizierte und komplexe Mechanismen handelt, sind die Störmöglichkeiten entsprechend vielfältig [1, 9, 18, 20, 23, 25].

5.7.3 Ätiologie des Vitamin-B_{12}-Mangels

Störungen im Vitamin-B_{12}-Stoffwechsel können angeboren sein, kommen aber wesentlich häufiger im Rahmen zahlreicher Grundkrankheiten vor. Mangelsymptome treten ebenfalls bei vermehrtem Bedarf oder bei vermehrter Ausscheidung dieses Vitamins auf. Zu den genuinen Störungen gehört der angeborene Mangel oder das Fehlen von Intrinsic-Factor, gegen den inzwischen auch Antikörper nachgewiesen wurden. Diese werden gelegentlich ebenfalls gegen Belegzellen des Magens gebildet [3–7, 9, 23, 25].

Tabelle 5.7.1 gibt eine Übersicht über die verschiedenen Ursachen des Vitamin-B_{12}-Mangels.

5.7.4 Pathologische Anatomie der funikulären Myelose

Makroskopisch sind am Rückenmark kaum Veränderungen nachweisbar. Primär kommt es zu einer Schädigung der langen Bahnen in der weißen Substanz des Rückenmarkes, vor allem der Hinterstränge und Pyramidenbahnen des Hals- und Brustmarkes. Im weiteren Verlauf werden auch die Kleinhirnseiten- und Vorderstränge befallen. Nur selten sind Medulla oblongata und Hemisphärenmark betroffen, in 2 bis 5% der Fälle jedoch der Nervus opticus [3].

Im histologischen Präparat fallen unregelmäßig begrenzte Areale von grauer Farbe als Ausdruck eines herdförmigen Schwundes der Markscheiden auf. Diese anfangs kleinen Bezirke vergrößern sich und konfluieren zu größeren Herden, den „Lükkenfeldern", so daß schließlich das Bild eines kleinfleckigen oder mitunter sogar grobporigen Status spongiosus entsteht. Die Markscheiden quellen dabei und zerfallen zu Myelinkugeln, später gehen Mikro- und Oligodendroglia zugrunde. Erst nach längerem Verlauf treten Fettkörnchen auf, so daß der Abbau insgesamt verzögert ist.

In späteren Stadien zerfallen dann auch die Achsenzylinder mit nachfolgender sekundärer Degeneration der auf- und absteigenden Bahnen. Dieser Zerfall bedingt die Irreversibilität der klinischen Symptome [3-7, 16, 18, 23, 25].

5.7.5 Klinik

Die Erkrankung verläuft zumeist schleichend. Sie hat eine deutliche Häufung zwischen dem 50. und 60. Lebensjahr, jedoch wurden auch frühere Manifestationen beschrieben. Eine Geschlechtsbevorzugung besteht nicht.

5.7.5.1 Subjektive Beschwerden

Zu den subjektiven Frühsymptomen gehören eine schnelle Ermüdbarkeit, Mattigkeit und Schwäche vor allem der Beine. Frühzeitig klagen die Patienten über unspezifische Kälteempfindungen an den Akren, über Parästhesien als Ausdruck sensibler Reizerscheinungen (Kribbeln, Ameisenlaufen, Einschlafgefühl, Gefühl des Elektrisierens) sowie über Hinterstrangsymptome (Gehen auf Moos, auf Watte, auf einem Teppich oder Sand). Dazu gehört ebenfalls die Klage über Schmerz- und Spannungszustände in den Beinen oder ein Gürtelgefühl am Rumpf. Erst später werden auch die oberen Extremitäten in die Beschwerdesymptomatik mit einbezogen (s. Abb. 5.7.1). Diese subjektiven Sensibilitätsstörungen werden nicht selten von den Patienten als äußerst unangenehm und quälend beschrieben [7, 18, 23, 25].

5.7.5.2 Neurologische Befunde

Bei Untersuchungen im Frühstadium der Erkrankung finden sich Allästhesien, Pallhyp- oder -anästhesien an den Füßen, nur selten eine Hypästhesie an den Fingerspitzen. Störungen des Lagesinnes bestehen an den kleinen Gelenken. Die Muskeleigenreflexe können noch gesteigert sein, sind allerdings bereits zu diesem Zeitpunkt häufiger abgeschwächt. Parästhesien, Muskelschwäche und objektivierbare Störungen der Tiefensensibilität treffen dabei charakteristisch häufig zusammen.

Im weiteren Verlauf der unbehandelten Erkrankung breiten sich die Sensibilitätsstörungen proximalwärts aus und können auf den Rumpf übergreifen. Die Störung des Lagesinnes läßt sich dann bereits an den großen Gelenken nachweisen. Die Muskeleigenreflexe schwächen sich weiter ab. Sie

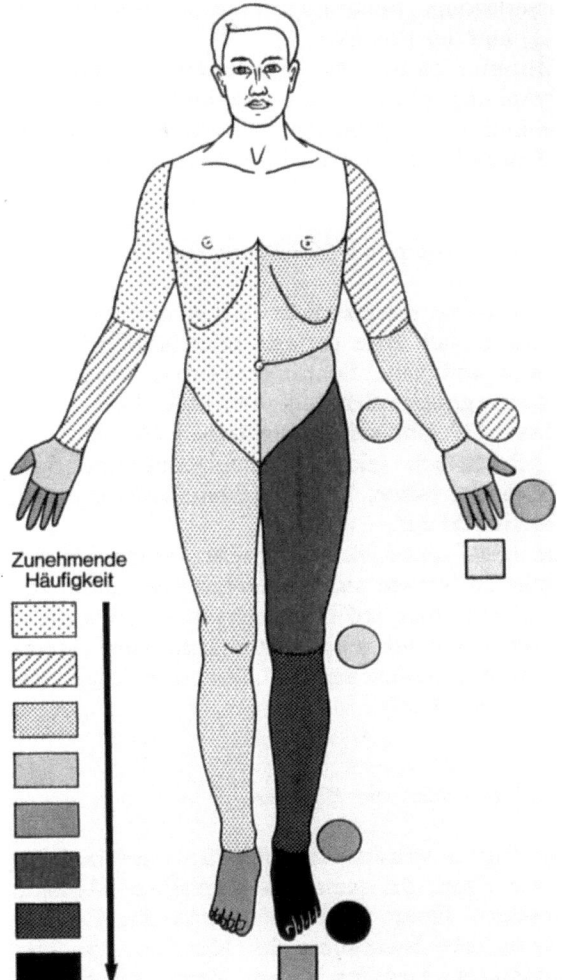

Abb. 5.7.1. Funikuläre Spinalerkrankung. Verteilungsmuster einiger Symptome bei der B_{12}-avitaminotischen Form zur Zeit der Aufnahme in die Klinik. Die Häufigkeit der Erscheinungen ist durch unterschiedliche Tönungen gekennzeichnet. Rechte Körperseite: Sensible Reizerscheinungen. Linke Körperseite: Ausfälle der Oberflächensensibilität. Die Kreise geben Störungen der Tiefensensibilität, die Quadrate Pyramidenbahnzeichen an. Nach Scheid [18]

fehlen schließlich völlig bei positivem Babinskizeichen (Signe de Crouzon). Die Bauchhautreflexe lassen sich in vielen Fällen nicht auslösen. Es besteht nicht selten eine deutliche Muskelhypotonie. Bei der Gangprüfung imponiert eine Ataxie vom spinalen Typ wie bei der Tabes dorsalis. Zu der Gangstörung tragen die motorische Schwäche und gelegentlich eine stärkere Spastik bei.

In späteren Stadien komplizieren vegetative Ausfälle das klinische Bild. Werner [23] und Werner und Rössler [25] fanden sie bei 57% ihrer Patienten. Diese Symptome verteilen sich zu etwa je ein Drittel auf Störungen des Stuhlganges, des

Wasserlassens (Blasenhypotonie mit Restharnbildung) und der Potenz.

Mitunter ändert sich die Verlaufsdynamik der Erkrankung plötzlich mit Ausbildung eines als „funikuläre Myelomalazie" bezeichneten schweren Querschnittsyndroms [3, 7, 18, 23, 25].

5.7.5.3 Neurologische Zusatzuntersuchungen

Der *Liquor* ist zumeist nicht stärker verändert. Selten findet sich eine geringe Eiweißerhöhung als Hinweis auf eine Schrankenstörung, vereinzelt auch eine geringe Erhöhung der Zellzahl.

Das *EEG* gibt keine spezifischen Hinweise. Es ist gelegentlich leicht allgemeinverändert oder weist eine erhöhte, nicht medikamentösbedingte, Betaaktivität auf.

Im *EMG* lassen sich nicht selten Störungen der peripheren Nerven nachweisen mit Veränderungen der Latenzzeiten und Leitgeschwindigkeiten, gelegentlich mit gelichtetem Aktivitätsmuster, Denervierungspotentialen und z.T. stärkerer Polyphasie [15, 21, 23, 24, 25].

5.7.5.4 Internistische Befunde

Ursprünglich wurden funikuläre Spinalerkrankungen als Folge der genuinen perniziösen Anämie angesehen. Heute gehen häufig psychische und neurologische Symptome der Manifestation von Blutbildveränderungen voraus, zumal zumeist bereits frühzeitig mit einer Vitamin-B_{12}-Behandlung begonnen wird.

Das charakteristische *haematologische Syndrom* ist die progressive megalozytäre hyperchrome Anämie, die einen verstärkten Blutzerfall aufweist. Wichtig ist, daß nicht nur Hb und Erythrozyten untersucht werden, sondern ebenso weißes Blutbild, Thrombozyten und insbesondere Retikulozyten. Diese sind bei typischer Ausprägung des Krankheitsbildes unter 7‰ erniedrigt. Da bereits Störungen des Knochenmarkes vorliegen können, bevor das periphere Blutbild verändert ist, sollte bei entsprechendem Verdacht eine Untersuchung des Knochenmarkes erfolgen [1, 3–7].

Gastrointestinale Syndrome gehen nicht nur häufig hämatologischen und neurologischen Symptomen voraus, sondern sind ebenfalls nicht selten Leitsymptom des manifesten Vitamin-B_{12}-Mangels. Wichtigstes Symptom ist die histaminrefraktäre Achylie als Ausdruck einer Umbaugastritis, auf deren Boden sich gelegentlich ein Magenkarzinom entwickeln kann. Es gibt jedoch auch Fälle von perniziöser Anämie, bei denen noch freie Magensäure nachweisbar ist. Zu den gastrointestinalen Symptomen kommen Schleimhautsymptome des Mundes hinzu, Hunter'sche Glossitis, Durchfälle und, besonders in Spätstadien der Erkrankung, eine hartnäckige Anorexie [3–7, 12].

5.7.5.5 Psychische Veränderungen

Vor allem bei gezielter Befragung geben die Patienten häufiger, oft bereits als erstes Frühsymptom, psychische Veränderungen an. Dazu gehören eine schnelle allgemeine Ermüdbarkeit, Leistungsinsuffizienz, Stimmungssenkung, gelegentlich mit paranoider Symptomausprägung, Störungen des Gedächtnisses und der Konzentration. Diese Symptome lassen sich bei entsprechender psychiatrischer Untersuchung nachweisen, wobei sich enge Korrelationen zu den Angaben der Patienten finden. Klinisch imponieren diese Störungen als Durchgangssyndrome oder als unterschiedlich intensive organische Psychosyndrome. Häufiger kommt es zu einer psychotischen Ausweitung im Sinne einer gelegentlich paranoid unterlegten symptomatischen oder Funktionspsychose. Der ursprüngliche Begriff der „Perniziosa-Psychose" ist heute sicherlich veraltet, zumal sich psychische Veränderungen auch ohne das Vollbild einer perniziösen Anämie einstellen können [2, 7, 13, 18, 23, 25, 27, 28].

5.7.6 Diagnostik

Die ausführlichen neurologischen, neurophysiologischen, hämatologischen und gastroenterologischen Untersuchungen haben zahlreiche Grundkrankheiten abzuklären und vor allem die in Tabelle 5.7.1 aufgeführten Ursachen des Vitamin-B_{12}-Mangels zu berücksichtigen. Zur diagnostischen Abklärung gehört weiter die Bestimmung des Vitamin-B_{12}- und des Folsäurespiegels im Serum sowie der Vitamin-B_{12}-Exkretionstest mit radioaktiv markiertem Kobalt, der *Schilling-Test*.

Der nüchterne Patient erhält zunächst eine Testdosis radioaktiv markierten Vitamin-B_{12}, etwa 2 Stunden später eine Injektion von 1 000 µg nicht markierten Vitamin-B_{12}. Anschließend wird der Urin 24 Stunden vollständig gesammelt. Die im Sammelurin gemessene Radioaktivität wird mit der verabreichten Dosis verglichen. Sie stellt den Parameter für die Vitamin-B_{12}-Resorption dar. Normalerweise werden im Urin 10–40% der Aktivität ausgeschieden. Ausscheidungen unter 5%

Tabelle 5.7.1. Ursachen des Vitamin-B_{12}-Mangels. Aus: Heilmann [9]

A. Mangelnde Zufuhr mit der Nahrung
  1. Vitamin-B_{12}-arme Kost
    a) vegetarische Ernährung
    b) chronischer Alkoholismus
    c) Mangelernährung
B. Resorptionsstörungen
  I. Mangel an Intrinsic-Faktor
    1. Mangelnde Sekretion des Intrinsic-Faktors im Magen
      a) perniziöse Anämie
        α) hereditäres Fehlen der Intrinsic-Factor-Sekretion
        β) hereditäre Atrophie der Magenschleimhaut
        γ) atrophische Gastritis nach Oberflächengastritis
        δ) autoimmunologisch bedingte Gastritis
      b) Läsionen der Magenschleimhaut
      c) endokrine Erkrankungen (Hypothyreose, Polyendokrinopathie u.a.)
    2. Gastrektomie
      a) total
      b) subtotal
    3. Intrinsic-Factor-Inhibitor
      a) Antikörper gegen Intrinsic-Factor (im Speichel oder Magensaft)
        α) blockierende Antikörper
        β) bindende Antikörper
  II. Dünndarmerkrankungen, die das terminale Ileum betreffen
    1. Glutenteropathie (Coeliakie bei Kindern, idiopathische Sprue bei Erwachsenen)
    2. tropische Sprue
    3. Ileitis terminalis
    4. Strikturen oder Anastomosen des Dünndarms
    5. Dünndarmresektionen
    6. Tumoren und granulomatöse Entzündungen des Dünndarms
    7. Medikamente
      a) para-Aminosalicylsäure
      b) Colchicin
      c) Neomycin
      d) Äthanol
      e) orale Kontrazeptiva
      f) Biguanide
	8. spezifische Malabsorption von Vitamin B_{12}
	      a) Einnahme von Ca-Chelatbildnern
	      b) hohe alkalische pH-Werte im Ileum
	      c) unbekannte Gründe (Fehlen der Dünndarmrezeptoren für den B_{12}-Intrinsic-Faktor-Komplex)
	        α) angeboren (Imerslund-Grasbeck-Syndrom)
	        β) erworben (abortive Sprue)
	      d) gestörte exkretorische Pankreasfunktion
	  III. Verdrängung von Vitamin B_{12} durch intestinale Parasiten oder Bakterien
	    1. Fischbandwurm
	    2. Syndrom der blinden Schlinge
	C. Verwertungsstörungen
	    1. Vitamin-B_{12}-Antagonisten
	      a) Vitamin-B_{12}-Amide und -Amidine
	    2. Eiweißmangel
	    3. maligne Tumoren?
	    4. Lebererkrankungen?
	    5. Nierenerkrankungen?
	    6. Thiocyanatintoxikation?
	    7. kongenitaler oder erworbener Enzymdefekt
	      a) Methylmalonyl-CoA-Mutase
	      b) Methyltetrahydrofolat-Homocystin-Methyltransferase
	      c) Vitamin-B_{12}-Reduktase
	      d) Desoxyadenosyltransferase
	      e) andere Enzymstörungen
	    8. abnormales Vitamin-B_{12}-Bindungsprotein im Serum oder irreversible Vitamin B_{12}-Bindung
	      a) myeloproliferative Erkrankungen
	      b) Lebererkrankungen
	    9. unzureichende Vitamin-B_{12}-Bindung
	D. Gesteigerter Bedarf
	    1. Hyperthyreose
	    2. gesteigerte Hämatopoese?
	    3. Wachstumsalter?
	    4. Schwangerschaft?
	    5. maligne Erkrankungen?
	E. Erhöhte Ausscheidung
	    1. unzureichende Vitamin-B_{12}-Bindung im Serum?
	    2. Lebererkrankungen
	    3. Nierenerkrankungen?

sind eindeutig pathologisch. Der Schilling-Test kann durch Zugabe von Intrinsic-Factor wiederholt werden [1, 7, 9, 18, 19, 25].

5.7.7 Differentialdiagnose

Bezüglich der Differentialdiagnose muß auf die entsprechende Speziallteratur verwiesen werden.

Schwierigkeiten ergeben sich gelegentlich gegenüber der multiplen Sklerose mit schwerpunktmäßig spinalem Verlauf. Wichtig für die Abgrenzung gegenüber der Encephalomyelitis disseminata ist deren früheres Manifestationsalter, die häufiger nachweisbaren Augensymptome, der in der Regel stärker pathologisch veränderte Liquor sowie die im Vordergrund stehende Spastik.

Abzugrenzen sind Heredoataxien, Spätatrophien des Kleinhirns, Tabes dorsalis, Tumoren des Rückenmarkes, zervikale Myelopathien sowie chronisch entzündliche Erkrankungen des Rückenmarkes.

Im Hinblick auf psychische Erkrankungen ergeben sich zahlreiche Abgrenzungsnotwendigkeiten gegen die Vielfalt der organischen Psychosen und Psychosyndrome [3–7, 18, 25].

5.7.8 Therapie

Der Nachweis einer gestörten Vitamin-B_{12}-Resorption erfordert eine lebenslange Substitutionstherapie in ausreichender Dosierung parenteral. Die Behandlung muß trotz Normalisierung des Blutbildes und Rückgang der neurologischen Symptome konsequent weitergeführt werden. Vorzeitig beendete oder unterdosierte Vitamin-B_{12}-Gaben können zu einer Progredienz und Irreversibilität des Leidens führen.

Zwei Wochen lang werden täglich 1 000 µg Vitamin-B_{12} parenteral verabreicht, später für die Dauer eines Jahres 2 × 1000 µg wöchentlich. Bei der schon typisch ausgeprägten funikulären Symptomatik muß die Dosis erhöht werden. Ggf. kann später das Intervall unter Verwendung eines Depot-Präparates verlängert werden. Leider läßt sich trotz optimaler Therapie in vielen Fällen die Progredienz des Leidens nicht mehr aufhalten.

Vor Verwendung oraler Vitamin-B_{12}-Gaben, die einen tierischen Intrinsic-Factor enthalten, ist zu warnen, da der Organismus Antikörper dagegen entwickelt. Selbst hochdosierte orale Verabreichung eines Vitamin-B_{12}-Präparates reicht nicht aus, um die Defizienzen auszugleichen [1, 10, 18].

Literatur

1. Begemann H, Rastetter J, Kaboth W (1977) Klinische Hämatologie. Thieme, Stuttgart
2. Conrad K (1960) Die symptomatischen Psychosen. In: Gruhle HW, Jung R, Mayer-Gross W, Müller M (Hrsg) Psychiatrie der Gegenwart II, 1. Aufl. Springer, Berlin Göttingen Heidelberg, S 369
3. Erbslöh F (1958) Funikuläre Spinalerkrankung. In: Scholz W (Hrsg) Handbuch der speziellen pathologischen Anatomie und Histologie, Bd XIII/2. Springer, Berlin, S 1526
4. Erbslöh F (1958) Das Zentralnervensystem bei Krankheiten des Blutes. In: Scholz W (Hrsg) Handbuch der speziellen pathologischen Anatomie und Histologie, Bd XIII/2. Springer, Berlin, S 1428
5. Erbslöh F (1958) Das Zentralnervensystem bei Leberkrankheiten. In: Scholz W (Hrsg) Handbuch der speziellen pathologischen Anatomie und Histologie, Bd XIII/2. Springer, Berlin, S 1645
6. Erbslöh F (1958) Veränderungen des Zentralnervensystems bei Erkrankungen des Magen-Darm-Traktes und der Bauchspeicheldrüse. In: Scholz W (Hrsg) Handbuch der speziellen pathologischen Anatomie und Histologie, Bd XIII/2. Springer, Berlin, S 1699
7. Erbslöh F (1974) Dystrophische Prozesse des Zentralnervensystems. In: Bodechtel G (Hrsg) Differentialdiagnose neurologischer Krankheitsbilder, 3. Aufl. Thieme, Stuttgart, S 554
8. Henneberger R (1903) Über funikuläre Myelitis. Arch Psychiat Nervenkr 40:1009
9. Heilmann E (1979) Diagnostik des Vitamin-B_{12}-Mangels. Dtsch Med Wochenschr 104:303
10. Heilmann E (1979) Therapie des Vitamin-B_{12}-Mangels. Dtsch Med Wochenschr 104:310
11. Hodgkin DC, Pickworth J, Robertson JH (1955) Structure of Vitamin-B_{12}. Nature 176:325
12. Katsch G, Pickert H (1953) Die Krankheiten des Magens. In: Schwiejk H (Hrsg) Handbuch der inneren Medizin, Bd III/1. Springer, Berlin, S 703
13. Langelüddeke (1941) Psychosen bei Blutkrankheiten. Fortschr Neurol Psychiatr 13:163
14. Lichtheim L (1887) Zur Kenntnis der perniziösen Anämie. Verh Dtsch Ges Inn Med 1:263
15. Mayer RF (1965) Peripheral nerve function in vitamin B_{12} deficiency. Arch Neurol 13:355
16. Peters G (1970) Klinische Neuropathologie, 2. Aufl. Thieme, Stuttgart
17. Russel JD, Batten RE, Collier J (1900) Subacute combined degeneration of the spinal cord. Brain 23:39
18. Scheid W (1980) Lehrbuch der Neurologie, 4. Aufl. Thieme, Stuttgart
19. Schilling RF (1953) Intrinsic factor studies II. The effect of gastric juice on the urinary exretion of radioactivity after oral administration of radioactive vitamin B_{12}. J Lab Clin Med 42:860
20. Smith EL (1965) Vitamin-B-12. Methmen, London
21. Sollberg G (1969) Seltenere neurologische Syndrome und Verlaufsformen der B_{12}-Avitaminose. Med Welt S 341
22. Spielmeyer W (1914) Die Diagnose „Entzündung bei Erkrankungen des Nervensystems". Z Ges Neurol Psychiatr 25:352
23. Werner W (1977) Funikuläre Myelose. Thieme, Stuttgart
24. Werner W, Mortillaro M (1972) Zur Frage der peripheren Nervenläsion bei funikulären Syndromen. Nervenarzt 43:458
25. Werner W, Rössler B (1973) Die neurologischen Folgen des Vitamin-B12-Mangels (1949–1970). Fortschr Neurol Psychiatr 41:301
26. Westphal C (1878) Über combinierte (primäre) Erkrankungen der Rückenmarksstränge. Arch Psychiatr Nervenkr 8:469
27. Wieck HH (1967) Lehrbuch der Psychiatrie. Schattauer, Stuttgart
28. Wieck HH (1969) Die Lehre von den Funktionspsychosen. Med Welt S 936

5.8 Durchblutungsstörungen des Rückenmarks

J. JÖRG

Gefäßprozesse des Rückenmarks sind – wenn man die sekundären, d.h. symptomatischen Durchblutungsstörungen außer acht läßt – viel seltener als die entsprechenden zerebralen Krankheitsbilder. Für die unterschiedliche Häufigkeit sind 2 wesentliche Gründe anzuführen: Zum einen sind die Arterien des Rückenmarks auch an einer hochgradigen allgemeinen Arteriosklerose – wenn überhaupt – nur geringgradig beteiligt und zum zweiten bestehen Besonderheiten der spinalen Gefäßversorgung, wie sie mit keinem anderen ZNS-Organ vergleichbar sind. Kommt es dann aber zu einem spinalen Gefäßprozeß, so wird die Diagnose wegen der oft bunten klinischen Symptomatik und der meist normalen apparativen Zusatzuntersuchungen nur selten richtig gestellt.

5.8.1 Häufigkeit und Vorkommen

Nach Jellinger (1980) ist das Verhältnis zwischen zerebralen zu spinalen Infarkten wie 10:1. Im eigenen Krankengut sehen wir jährlich auf 100 Hirninfarkte 3–5 spinale Gefäßprozesse. Im Autopsiematerial hat Jellinger in 0,25–3% spinale Infarkte gefunden. Diese Zahlenangaben sind nur begrenzt verwertbar, da sie vom Einzugsgebiet der jeweiligen Klinik abhängen und z.B. Kliniken mit einer aktiven Aorten-Chirurgie viel häufiger spinale Gefäßprozesse aufweisen, da neurologische Komplikationsraten in der Aorten-Chirurgie von 0,7–9% beschrieben werden.

5.8.2 Anatomie und Physiologie

Für die Seltenheit der spinalen Durchblutungsstörungen sprechen neben der fehlenden Arteriosklerose der Rückenmarksgefäße besonders auch die wesentlich bessere spinale Blutversorgung. So finden sich immer *3 arterielle Längsblutleiter,* es sind neben den dünneren beiden Aa. spinalis posteriores insbesondere die auf, nicht aber in der vorderen Längsfurche verlaufende A. spinalis anterior, die innerhalb der Pia mater liegt. Alle 3 Längsblutleiter stellen gewissermaßen eine fortlaufende Anastomosierung der zuführenden Wurzelarterien dar (Abb. 5.8.1) und sind selbst untereinander durch die Vasokorona verbunden. Die beiden Aa. spinalis posteriores versorgen im wesentlichen die Hinterstränge, die vorderen zwei Drittel eines Rückenmarksquerschnittes werden von der A. spinalis anterior mit Blut versorgt.

Die wesentlichen *Hauptzuflußgebiete der A. spinalis anterior* sind neben den aus den Aa. vertebrales entspringenden 2 Ästen die anatomisch und funktionell im Vordergrund stehenden meist nur 2–4 hämodynamisch relevanten Vorderwurzelarterien (Lazorthes 1955): Zervikal meist bei C_6–C_7 aus dem Truncus costocervicalis bzw. thyreocervicalis und damit letztlich aus der A. subclavia, thorakal bei Th_{10} aus der A. intercostalis und somit letztlich aus der Aorta. Nur in 25% liegt die thorakale Wurzelarterie, genannt auch die A. radicularis magna oder Adamkiewiczsche Arterie, nicht bei Th_{10} sondern lumbal, davon in 10% bei L_1. Sie geht überwiegend linksseitig aus der Aorta ab, zeigt mit 1–2 mm den größten Gefäßdurchmesser der Wurzelarterien und teilt sich an der Rückenmarksvorderfläche in einen Ramus ascendens und einen dickeren Ramus descendens.

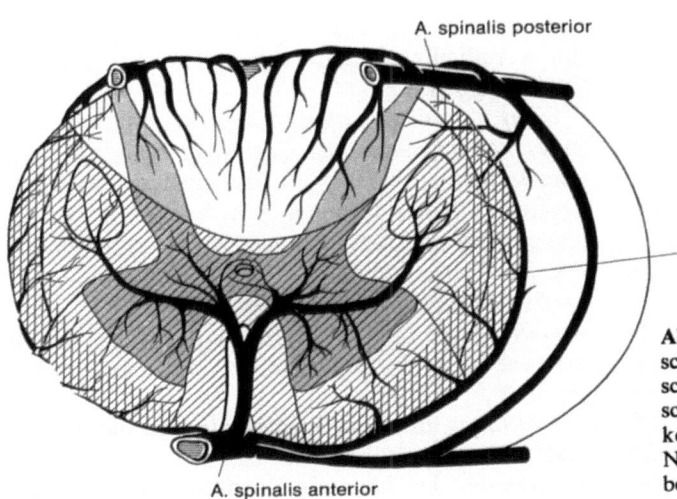

Abb. 5.8.1. Blutversorgung des Rückenmarkes im Querschnitt mit Darstellung der intramedullären Wasserscheiden; Versorgungsbereich der A. spinalis anterior schraffiert, der Aa. spinales posteriores weiß, der Vasokorona kariert. (Aus: Schirmer M.: Einführung in die Neurochirurgie, 5. Auflage 1982, Urban & Schwarzenberg, München – Wien – Baltimore)

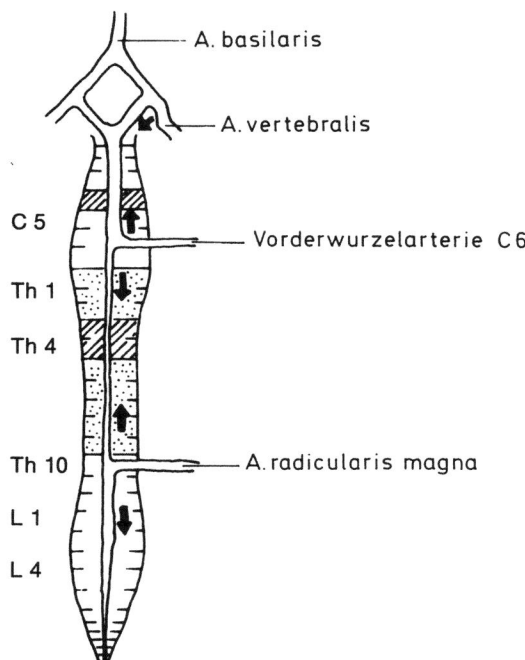

Abb. 5.8.2. Rückenmarksgefäße im Längsverlauf. Abgangsgefäße aus der Aorta bzw. den Aortenästen und Schema der anatomischen und hämodynamischen Kreislaufsituation am Rückenmark mit Einzeichnung der Mangelzone

Die Variabilität der Zahl und Lokalisation der Vorderwurzelarterien erklärt sich aus der wechselnd ausgeprägten Rückbildung der embryonal paarweise angelegten Wurzelgefäße. Neben den zervikal und thorakolumbal am besten ausgeprägten Vorderwurzelarterien ist die Anlage von 2–3 Wurzelarterien der Cauda equina mit Abgängen aus den Aa. iliacae bemerkenswert (Turnbull 1973). Insgesamt sind aber von den 12 Vorderwurzelarterien und 14 Hinterwurzelarterien nur wenige, nicht selten sogar nur 2, dank ihres größeren Kalibers für die Blutzufuhr von Bedeutung. Dabei zeigen diese vorderen Spinalarterien, d. h. also Vorderwurzelarterien, eine interindividuell große Variabilität und sie haben mit Ausnahme der A. radicularis magna eine Weite zwischen 0,2 und 0,8 mm. Sie dringen durch die Foramina intervertebralia in den Spinalkanal und durch die Wurzeltaschen in den Intraduralraum ein.

Die beiden *Aa. spinalis posteriores* entspringen jeweils aus einer A. cerebelli posterior inferior bzw. den Aa. vertebrales selber und sie erhalten aus den Aa. nervomedullares etwa 5–8 segmentale, sehr kleine Hinterwurzelarterien; erwähnenswert ist dabei besonders die aus der A. radicularis magna gelegentlich entspringende etwas voluminösere Hinterwurzelarterie und das Zuflußgebiet über das arterielle Geflecht am Conus medullaris.

Alle 3 Längsblutleiter sind durch eine große Zahl zirkulär verlaufender Arterien verbunden, der sog. *Vasokorona*. Aus ihr entspringen zahlreiche radiär verlaufende und als funktionelle Endarterien anzusehende Gefäße. Die größte klinische Bedeutung haben dabei die ca. 200 Aa. sulcocom-

missurales, welche von der vorderen Spinalarterie aus in den ventralen Abschnitt des Rückenmarks als Zentralarterien eindringen und dort als Zentralarterien den größten Teil der Vorderhörner, die Basis der Hinterhörner, die Seitenhörner, das Gebiet der vorderen und hinteren Kommissur, die Vorderseitenstränge und Anteile des Tractus corticospinalis lateralis versorgen. Sie sind im Gegensatz zur Lumbosakralregion zervikal und thorakal nicht paarig angelegt, sondern ziehen jeweils nur in das linke oder rechte Horn und dies nicht einmal streng abwechselnd. Die verschiedene Dichte der Sulkusarterien entspricht jeweils der Mächtigkeit des Zentralgraus, so daß Anzahl und Gefäßvolumen der Aa. sulcocommissurales im Bereich des thorakalen Rückenmarksanteiles am kleinsten ist.

Das venöse System zeigt im Vergleich zu den Arterien eine noch größere Variabilität. Dabei erfolgt der venöse Abfluß über 2 Längsanastomosen, die zu einem dichten perimedullären Plexus verbunden sind und bei dem die dorsale Längsvene insgesamt stärker ausgebildet ist. Das venöse Blut fließt im Halsgebiet über die Vv. vertebrales zur V. cava superior, aus dem übrigen Rückenmark über die Vv. intercostales und lumbales zum Plexus sacralis und der V. cava inferior. Venöse Obstruktionen bleiben aber wegen der zahlreichen Umgehungsabflüsse ohne klinischen Einfluß.

Beim Gesunden sind alle Rückenmarksbereiche entsprechend dem Bedarf ausreichend mit Blut versorgt und es verlaufen gemäß dem ökonomischen Prinzip die großen Vorderwurzelzuflüsse bei C_6–C_7 bzw. Th_{10}–L_1 entsprechend den jeweiligen Intumescentiae. Es fällt aber auch auf, daß im zervikothorakalen Übergangsbereich bis hin zum mittleren Thorakalbereich ein Zuflußminimum besteht, welches nicht nur durch die hier meist fehlenden Vorderwurzelarterien, sondern auch durch die geringe Zahl und den kleineren Durchmesser der hier verlaufenden Sulcocommissuralarterien und den dünnen Ramus ascendens der A. radicularis magna deutlich wird (Lazorthes 1955) (Abb. 5.8.2).

Sieht man diese anatomische Besonderheit nun unter *hämodynamischen Gesichtspunkten*, so wird verständlich, daß der obere und mittlere Thorakalbereich in Notsituationen, d.h. besonders bei allgemeinen Kreislaufstörungen, am meisten gefährdet ist. Hämodynamisch finden sich nämlich *3 große funktionell wichtige Stromgebiete*:
ein oberes, das über die Zufuhr von den Vertebralarterien bis etwa zur Mitte des Halsmarks reicht (Abb. 2),
ein mittleres, über die Segmentalarterie bei C_6–C_7 und
ein unteres, das über die Vorderwurzelarterie bei

Th$_{10}$ bzw. L$_1$ verfügt und die Blutversorgung bis zum Segment Th$_4$ übernimmt.

Zwischen diesen großen Versorgungsgebieten liegt eine Grenze im Bereich des Halsmarkes in Höhe des 4. Zervikalsegmentes und im Brustmark bei Th$_3$–Th$_4$; die Blutströmungsrichtung im vorderen Längsblutleiter erfolgt teilweise von kranial nach kaudal, überwiegend aber – das gilt besonders für den Ramus ascendens – von kaudal nach kranial, wobei in Höhe der mittleren Thorakalsegmente die A. spinalis anterior das geringste Lumen besitzt.

Diese hämodynamischen Grenzzonen der beiden spinalen Hauptstromgebiete scheinen nach allen bisherigen Ergebnissen für die Entstehung einer Ischämie besonders gefährdet zu sein. Dabei ist es gleichgültig, ob man zur Anschaulichkeit den Begriff der letzten Wiesen von Max Schneider oder den Vergleich mit Wasserscheiden wählt, immer weisen die anatomischen und hämodynamischen Besonderheiten auf funktionelle Endstromgebiete besonders im oberen Thorakalbereich hin.

Im Querschnitt weist das zentrale Grau die schwächste Vaskularisation auf; weitere Wasserscheiden intramedullär liegen in den Beinbahnen des Pyramidentraktes und der spinothalamischen Bahnen.

Die Durchblutung des Rückenmarkes hängt im wesentlichen von 3 Faktoren ab: dem Perfusionsdruck im Gefäß, gehalten durch Systemblutdruck und die Herzaktion, zum zweiten vom Gefäßwiderstand und 3. der Viskosität und Beschaffenheit des durchströmenden Blutes. Jedes pathogenetische Prinzip setzt an zumindest einem dieser 3 Faktoren an, hebt damit die im wesentlichen metabolisch und hämodynamisch gesteuerte Autoregulation der Rückenmarksgefäße auf und kann dann in Abhängigkeit von Ausmaß, Dauer und Lokalisation der Ischämie zu ganz verschiedenen spinalen Gefäßsyndromen führen.

Dabei unterliegen auch die spinalen Arterien ebenso wie die zerebralen keiner nervösen Regulation und der spinale Kreislauf ist daher vom Perfusionsdruck besonders abhängig. Im Gegensatz zur Blutviskosität soll aber nach Poeck (1983) die CO_2- und O_2-Spannung nur eine geringe Bedeutung für die spinale Durchblutung besitzen. Nach Palleske (1968) und Wüllenweber (1968) nimmt der spinale Blutfluß bei Hyperventilation ab und korreliert umgekehrt zum O_2-Druck. Eine Verstärkung der motorischen neuronalen Tätigkeit führt zu einer Zunahme der regionalen Durchblutung in den entsprechenden Rückenmarksabschnitten (Poeck 1983).

Die Unterbrechung der spinalen Blutzufuhr über die kritische Toleranzzeit von 15–20 Minuten führt zu ischämischen Schäden, wenn eine Kollateralversorgung fehlt. Werden bei Aorten-Operationen Drucke in der Aorta von 50–60 mm Hg gehalten, können ischämische spinale Läsionen vermieden werden.

5.8.3 Klinik

Die spinalen Gefäßsyndrome sind je nach Ort, aber auch in Abhängigkeit von Ausmaß und Dauer der Ischämie ganz unterschiedlich ausgeprägt. Zahlenmäßig stehen die akuten Myelomalazien, insbesondere im Versorgungsgebiet der A. spinalis anterior, ganz im Vordergrund. Selten sind die vaskulären Myelopathien, ausgesprochene Raritäten die spinalen ischämischen Attacken. Letztere treten im Gegensatz zum Cerebrum auch nicht als Vorboten von Myelomalazien in Erscheinung. Hämatomyelien, z. B. aus Mikroaneurysmen oder bei Gerinnungsstörungen, sind seltene Krankheitsbilder und imitieren das Bild eines A. spinalis anterior-Syndroms oder einer kompletten Querschnittlähmung.

5.8.3.1 *Akute Myelomalazien*

Zu den akuten Myelomalazien zählen das A. spinalis anterior-Syndrom, das A. sulcocommissuralis-Syndrom, das Syndrom der A. radicularis magna und das Syndrom einer A. spinalis posterior. Auf die progredienten Myelopathien (oft mit akutem Beginn) nach Strahlenschädigung wird im Kap. 5.10 gesondert eingegangen. Myelomalazien vom subakuten Verlaufstyp nach Art eines „progressive spinal stroke" werden in einem gesonderten Kapitel abgehandelt (s. u.). Akute Myelomalazien betreffen bevorzugt das mittlere und höhere Lebensalter. Sie setzen meist unabhängig von körperlicher Tätigkeit ein, haben aber im Gegensatz zur Annahme von Scheid (1982) eine tageszeitliche Bindung. Wir fanden akute Myelomalazien, insbesondere das A. radicularis magna-Syndrom, im Gegensatz zur Annahme von Lazorthes (1955) weder nachts noch nach körperlicher Belastung gehäuft, sondern im Gegenteil war der Beginn der Mehrzahl der spinalen Myelomalazien über den Tag verteilt und ohne Bezug zur körperlichen Belastung. Nächtlichen Beginn fanden wir nur bei 1 von 36 Myelomalaziepatienten, ganz im Gegensatz zu der nächtlichen Häufung beim Hirninfarkt. Betrachtet man die Zeiten des Krankheitsbeginns über den Tag verteilt, so ist der Morgen bzw. Vormittag bevorzugt angegeben worden.

5.8.3.1.1 A.-spinalis-anterior-Syndrom. Typischerweise kommt es nach Prodromi in Form segmentaler Parästhesien oder gürtelförmiger Schmerzen in Höhe der Ischämie akut innerhalb von Minuten bis wenigen Stunden (d.h. also nicht apoplektiform) zu schlaffen Para- oder seltener Tetraparesen, dissoziierter Sensibilitätsstörung querschnittmäßig ab der Höhe des betroffenen Segmentes und

Blasen-, Mastdarm- und sexualer Funktionsstörungen u.a. in Form einer Atonie mit Urinretention.

In einer eigenen Studie gaben die Patienten die gürtelförmigen Schmerzen nur in einem Viertel der Fälle an, oft schmerzten aber auch die Partien initial, die von der Lähmung oder den Sensibilitätsstörungen anschließend besonders betroffen waren.

Distal des strukturell im Sinne einer Myelomalazie betroffenen ventralen und zentralen Teiles des Rückenmarksquerschnittes kommt es nach Überwindung des spinalen Schocks mit Areflexie zu spastischen Symptomen in Abhängigkeit von der Höhenlokalisation; in Höhe der Vorderhornläsion, d.h. im Segment der Läsion, treten schlaffe Paresen vom Vorderhorntyp auf, die bei bevorzugtem Betroffensein des Brustmarkes verständlicherweise meist kaum bemerkt werden. Mehr als 2–3 Stunden anhaltende und der Lähmung vorausgehende Schmerzen mit gürtelförmigen Parästhesien sprechen eher gegen ein A. spinalis anterior-Syndrom und sollten, wenn es sich nicht um den seltenen Verlaufstyp eines „progressive spinal stroke" handelt, eher an ein spinales Angiom mit Stealsymptomatik denken lassen. Aus der Anamnese sind nur in Ausnahmefällen spinale ischämische Attacken mit entsprechenden Vorbotensymptomen zu erfragen. Ein Zusammenhang mit Belastungen, Bewegungen, Infekten, Menstruation ist bei der von uns nachuntersuchten Gruppe von 15 A.-spinalis-anterior-Syndrom-Patienten nicht ersichtlich gewesen; diese Aussage ist im übrigen auch für das A. radicularis magna-Syndrom in gleicher Weise möglich.

Die beidseitige dissoziierte Sensibilitätsstörung für Schmerz und Temperatur erklärt sich durch eine Schädigung der spinothalämischen Bahnen und gilt als typisch für eine Affektion der vorderen Spinalarterie. Daß diese spezifische Sensibilitätsstörung ausgestanzt in Höhe des Querschnittssegmentes besonders deutlich wird, ist durch die Läsion der hier in der vorderen Kommissur kreuzenden Bahnen und die gleichzeitige Hinterhornzellschädigung bedingt. Spastische Paraparesen, schlaffe Lähmungen und die überwiegende Aussparung der epikritischen Störungen erscheinen verständlich, wenn man berücksichtigt, daß im Bereich der von der A. spinalis anterior versorgten vorderen zwei Drittel des Rückenmarkes die Vorderhörner, Pyramidenbahnen, der Tractus spinothalamicus und die vordere Kommissur liegen.

Abweichungen von dem beschriebenen Symptomenkomplex sind aufgrund der Variationsbreite der Gefäße immer möglich; so sind z.B. Pyramidenbahnen und Vorderseitenstränge regelmäßig, aber in wechselndem Ausmaß betroffen. Typisch bleibt aber immer, daß dieses Syndrom dem eines intramedullären Tumors gleicht, wie es lokalisatorisch nicht anders zu erwarten ist. Von der Höhe der Gefäßläsion hängt dabei der Lähmungstyp und die Beteiligung der Arme ab, ausgedehnte Erweichungen im Lumbal- und Sakralmark führen zu dauernden schlaffen Lähmungen.

Das Krankheitsbild weist nun aber nicht nur schwere Ausfälle auf, wie beispielsweise schwerste schlaffe Paresen aller Armmuskeln mit ausgeprägten Sekundärkontrakturen bei schweren Denervierungszeichen im EMG und nur noch geringer Restinnervierung, eine Paraspastik und eine dissoziierte Sensibilitätsstörung beidseitig ab C_5. Vorderhornschäden von dieser Schwere bleiben sicher selten. Umgekehrt erscheinen blande Verläufe besonders im jugendlichen Alter eher etwas häufiger. Gelegentlich können sie sogar als hysterische Gangstörung verkannt werden.

5.8.3.1.2 A.-sulcocommissuralis-Syndrom. Dieses gleichfalls akut auftretende halbseitige A. spinalis anterior-Syndrom beginnt meist mit segmentalen Schmerzen in Segmenthöhe, ggf. einer ipsilateralen schlaffen Parese und es kommt dann in kurzer Zeit distal dazu ipsilateral zu einer schlaffen und später spastischen Lähmung und kontralateral einer dissoziierten Sensibilitätsstörung. Es besteht demzufolge das Bild eines Brown-Séquardschen Syndroms mit Aussparung der Hinterstränge. Ggf. können auch Blasen- und Mastdarmstörungen auftreten.

Dieses gleichfalls akut auftretende spinale Gefäßsyndrom hat in den meisten Lehrbüchern noch keinen Eingang gefunden, obwohl sich der Bezug als Sulco-commissuralis-Syndrom leicht ergibt; darauf haben Suchenwirth und Mehta schon 1973 durch kasuistische Mitteilungen aufmerksam gemacht. Wie schon erwähnt, sind die Aa. sulcocommissurales im zervikalen und thorakalen Bereich nicht paarig angelegt und sie versorgen nur jeweils die vorderen zwei Drittel einer Rückenmarkshälfte. Ebenso wie beim Spinalis-anterior-Syndrom muß der pathogenetische Faktor keinesfalls alleine in der Sulcocommissuralis-Arterie selbst liegen, denn oft ist ein hämodynamischer Faktor, wie z.B. eine akute Herzkreislaufinsuffizienz ursächlich gegeben und es sind dann lokale Gefäßveränderungen für die spinale Störung nur lokalisationsbestimmend. So konnten wir in einer früheren Arbeit nach Durchsicht unserer 33 A. spinalis anterior-Patienten 6 nachträglich dem Versorgungsbereich einer A. sulcocommissuralis zuordnen. Dabei versteht es sich, daß Übergänge zwischen den beiden beschriebenen Syndromen zahlreich vorkommen. Die Liquoruntersuchungen weisen in beiden Fällen bis auf gelegentliche geringe Pleozytosen keinerlei Normabweichungen auf.

5.8.3.1.3 *A.-radicularis-magna-Syndrom (totales Querschnittssyndrom)*. Im Gegensatz zu dem Syndrom der A. sulcocommissuralis, welches häufig leicht zu übersehende inkomplette und blande verlaufende halbseitige Querschnittbilder aufweist, treten die schwersten akuten Querschnittbilder bei einer Affektion der A. radicularis magna, d. h. also der Adamkiewicz'schen Arterie, auf. Dieses Syndrom der A. radicularis magna kann Folge lokaler Verschlüsse, Kompressionen dieses kaudalen Hauptzuflusses oder Schädigungen der Aorta und ihrer Äste sein. Es verläuft meist ohne Prodromi akut, aber nicht apoplektiform, es können aber auch heftige segmentale Schmerzen in Höhe der Ischämie vorausgehen, aus denen sich dann schnell ein spinales schweres Schocksyndrom entwickelt. Der komplette sensomotorische Querschnitt liegt im unteren Brust- oder Lendenmark und weist seine Infarktzone im Bereich des thorakolumbalen Überganges auf. Aufgrund dieser Höhe (Epiconus) sind häufig bleibende schlaffe Paraparesen zu erwarten, Blasen-Mastdarmstörungen liegen ebenso wie vasomotorische und trophische Störungen immer vor; gelegentlich sieht man auch einen Priapismus. Sensibel sind nicht nur die protopathischen, sondern auch die über die Hinterstränge geleiteten epikritischen Funktionen nahezu immer gestört. Letzteres erklärt sich möglicherweise mit der besonders gut ausgebildeten und in ca. 25% aus der A. radicularis magna kommenden Hinterwurzelarterie. Vom Verlauf her haben Mumenthaler und Probst (1972) in ihren 12 Fällen regelmäßig eine aszendierende Entwicklung der sensiblen und motorischen Symptomatik gesehen. Daß die spinale Apoplexie besonders während der Nacht oder in den frühen Morgenstunden auftritt, wie es Jellinger und Neumayer vermuten, können wir auch für das A. radicularis magna-Syndrom nicht bestätigen.

Als Folge des Unterganges kaudaler Markgebiete kommt es zu Atrophien, im Bereich des analgetischen und anästhetischen Gebietes können sich ausgedehnte Drucknekrosen entwickeln.

Der Ursprung aus der Aorta über die A. intercostalis bzw. seltener auch A. lumbalis legt die Vermutung nahe, daß als häufige Ursachen atheromatöse Veränderungen der Aorta abdominalis und seltener embolische oder thrombotische Aortenabgangsverschlüsse, ein Aneurysma dissecans oder Verletzungen am Aortaabgang durch Operation oder Aortographie in Frage kommen. Dabei gelten die häufigen atheromatösen Aortaveränderungen und abdominellen Aortenthrombosen besonders dann als Ursache von akuten Paraplegien, wenn die Thrombose bis zu den Nierenarterien hinaufreicht und die A. radicularis magna erst lumbal, d. h. insbesondere distal der Nierenarterien abgeht. Diese Lokalursachen sind von den Herzdekompensationen als auslösender Faktor zu unterscheiden und entsprechend therapeutisch zu berücksichtigen.

Eine Myelomalazie bei akutem Aortenbifurkationsverschluß ist durch eine zusätzliche Pulslosigkeit, Kälte und Marmorierung der Haut der unteren Extremitäten zu diagnostizieren (Hallen 1980).

5.8.3.1.4 *A.-spinalis-posterior-Syndrom*. Es ist als einseitiges Gefäßsyndrom mit isoliertem einseitigen Hinterstrangausfall vorstellbar, in der Literatur aber trotz regelmäßiger Erwähnung mancher Autoren in keinem Falle typisch beobachtet worden. Demgegenüber werden gelegentlich apoplektiform oder – wie auch in unseren beiden Fällen – innerhalb von Stunden bis wenigen Tagen auftretende beidseitige Hinterstrangausfälle mit querschnittsförmigen Tiefensensibilitätsverlust und spinaler Ataxie gefunden, die aufgrund der Amputation der Hinterhörner mit einem Reflexverlust und einer Anästhesie für alle Qualitäten auf der Höhe der Läsion einhergehen. Diese Ausfälle sind als *Syndrom der beiden Aa. spinales posteriores* zu interpretieren und man kann sich leicht vorstellen, daß nicht selten auch Pyramidenbahnensymptome nachweisbar sind (Hallen 1980).

Pathogenetisch dürfte in der Mehrzahl eine Alteration bzw. Mangelzone im Bereich einer Hinterwurzelarterie in Frage kommen, die jeweils in beide Aa. spinales posteriores einmündet. Es wären aber auch Affektionen im Bereich der in der hinteren Furche verlaufenden A. fissurae denkbar.

5.8.3.2 Progredienter Rückenmarks-Infarkt

Ein „progressive spinal stroke" ist immer dann anzunehmen, wenn sich die medulläre Ausfallsymptomatik innerhalb mehrerer Stunden bzw. weniger Tage progredient bis zu ihrem vollen Ausmaß entwickelt hat. Diesen Verlauftyp fanden wir in 4 von 36 untersuchten akuten Myelomalazie-Patienten. Pathogenetisch konnten wir in keinem der 4 Fälle ein zunächst vermutetes Angiom arteriographisch nachweisen. Aber auch eine symptomatische Genese, z. B. auf dem Boden einer spinalen Raumforderung war nicht festzustellen, wenngleich eine solche Pathogenese immer myelographisch ausgeschlossen werden muß.

5.8.3.3 Ischämische Attacken und Claudicatio intermittens spinalis bzw. Cauda equina

Gelegentlich kann man eine spinale Symptomatik vaskulärer Genese finden, die nur flüchtig und nach längstens 24 Stunden voll reversibel ist. Typisch sind diese überwiegend sensiblen und oft nur diskreten Querschnittsyndrome mit Paraparesen, Pyramidenbahnzeichen, Parästhesien der Beine und Sensibilitätsstörungen bei schweren Herzvitien, Herzinsuffizienzen oder schweren Blutdruckabfällen bei gleichzeitig zugrundeliegenden lokalen Gefäßveränderungen. Sie bilden sich unter Herzkreislaufstabilisierung wieder voll zurück und kommen nur durch eine Beeinträchtigung des Funktionsstoffwechsels zustande. Treten diese Symptome mehrmals rezidivierend oder als Vorbote eines A. spinalis anterior-Syndromes auf, so spricht man in Analogie zur intermittierenden zerebralen Ischämie von einer *intermittierenden spinovaskulären Insuffizienz*. Dieses spinovaskuläre Insuffizienz-Syndrom ist aber im Gegensatz zu den zerebralen Ischämie-Syndromen ausgesprochen selten als Warnzeichen eines Rückenmarksinfarktes zu finden. Am häufigsten kann man sie noch als Folge von Katheterangiographien der Aorta sehen. Als Vorboten von Myelomalazien konnten wir sie bei einer Nachuntersuchung von 15 Myelomalazien in keinem Falle erfragen.

Erstmals wurden von Dejerine (1900) auch flüchtige spinale Symptome beschrieben, die bei körperlichen Belastungen, wie Laufen oder längerem Gehen, auf dem Boden lokaler Gefäßwandveränderungen auftreten und sich über Spannungsgefühl und Mißempfindungen der Beine bis hin zu Paraplegien mit positiven Pyramidenbahnzeichen steigern können. Aufgrund einer passageren Mangeldurchblutung kommen sie sofort bei Aussetzen der entsprechenden körperlichen Belastung wieder zum Verschwinden. Diagnostisch wird in Analogie zu ähnlichem Geschehen in Gefäßabschnitten an den unteren Extremitäten von einer *Claudicatio intermittens spinalis* gesprochen, da die Patienten im Intervall neurologisch meist einen Normalbefund aufweisen (Jellinger u. Neumayer 1972). Dabei handelt es sich um eine Claudicatio intermittens spinalis im engeren Sinne des Wortes, da bei der spinalen Claudicatio die Fußpulse meist tastbar sind und somit die Zeichen einer peripheren arteriellen Durchblutungsstörung nicht gleichzeitig bestehen brauchen. Wir selbst haben solche intermittierenden voll reversiblen spinovaskulären Insuffizienzen nur in Abhängigkeit von körperlicher Belastung der unteren Extremitäten nur einmal auf dem Boden einer Aorta abdominalis-Stenose gesehen und konnten ihr Auftreten auch auf dem Fahrradergometer mit entsprechender Belastung in Form von Paraparesen, positiven Pyramidenbahnzeichen und Sensibilitätsstörungen immer wieder reproduzieren. Die Symptome sind z. B. bei einer Adamkiewicz-Stenose im Sinne eines Anzapfsyndroms denkbar, nicht selten kommt es nämlich bei Aorten-Stenosen oder Verschlüssen im distalen Abschnitt zu einem Kollateralkreislauf mit Einbeziehung spinaler Gefäßgeflechte. Bei dem von uns untersuchten Patienten war nach der Operation der Aorten-Stenose die spinale Symptomatik nicht mehr provozierbar.

Man sollte aber bei wechselnden spinalen Ausfällen von intermittierendem Charakter statt der vermeintlichen Diagnose Claudicatio intermittens spinalis zunächst an ein Rückenmarksangiom denken, bekanntlich ein meist fehldiagnostiziertes Grundleiden. So fand Pia (1966, 1973, 1975) unter den Fehldiagnosen eines Angioms neben einer MS bzw. Bandscheibenläsionen besonders auch die Claudicatio intermittens spinalis.

Neben der Claudicatio intermittens spinalis wird selten auch eine *Claudicatio der Cauda equina* beschrieben. Bei ihr kommt es unter Belastung neben der Schwäche ohne positive Pyramidenbahnzeichen auch zu Schmerzen der Beine und Dysästhesien. Im Intervall sind allenfalls die ASR beidseitig abgeschwächt oder fehlend und die Plantarflexoren paretisch (Jellinger u. Neumayer 1972). Die peripheren Pulse sind in der Regel normal. Als Ursache für die Claudicatio der Cauda equina werden eine Kompression der Adamkiewiczschen Arterie, z. B. durch Bandscheibenvorfall, eine syphilitische Arteriitis oder eine abdominelle Aorten-Stenose mit entsprechendem Kollateralkreislauf über den Spinalraum erwogen. Die Symptomatik ist differentialdiagnostisch nur schwer von dem immer zu erwägenden „Syndrom des engen Spinalkanals" abgrenzbar.

5.8.3.4 Vaskuläre Myelopathie

Im Gegensatz zu den akuten spinalen Gefäßsyndromen tritt die vaskuläre Myelopathie im höheren Lebensalter auf und sie entwickelt sich mit ihrer motorischen und meist auch sensiblen Querschnittsymptomatik nur langsam über Jahre progredient von den unteren Extremitäten her aufsteigend. Die sehr unbestimmte Bezeichnung wurde gewählt, weil eine Zuordnung zu einem einzigen arteriellen Versorgungsgebiet nicht möglich ist. Pathogenetisch führt die chronische Mangeldurchblutung mit zugrundeliegender Herzinsuffizienz, Arteriosklerose, Hypertonie, Diabetes mellitus oder Hyperlipidämie zu Parenchymläsionen bzw.

Tabelle 5.8.1. Differentialdiagnostische Merkmale zwischen zervikaler und vaskulärer Myelopathie

	Zervikale spondylogene Myelopathie	Vaskuläre Myelopathie
Alter	meist über 50 Jahre	meist über 60 Jahre
Geschlecht	Männer überwiegend betroffen	bevorzugt das weibliche Geschlecht
Beginn	allmählich progredient mit Stillständen	allmählich progredient mit Stillständen
Anamnese	Gehstörungen ggf. Paraesthesien oder Sensibilitätsstörungen an den unteren Extremitäten, seltener Schwäche oder Paraesthesien an den oberen Extremitäten	Gehstörungen seltener Schwäche an den oberen Extremitäten oder Sensibilitätsstörungen an den unteren Extremitäten
Klinik	para- oder tetraspastisches Querschnittsyndrom mit im Hintergrund stehenden oder fehlenden Sensibilitätsstörungen. Deutlich seltener Brown-Séquard-Konstellation oder Syndrom vom Typ der myatrophen Lateralsklerose. Selten Blasenstörungen	para- oder seltener tetraspastisches Querschnittsyndrom mit häufigem sensiblen Querschnitt ab D_2/D_3 (meist dissoziiert). Seltener Syndrom vom Typ der myatrophen Lateralsklerose, selten Blasenstörungen. Zeichen von Herzkreislaufschäden oder Stoffwechselleiden
Röntgen	erhebliche spondylotische Veränderungen mit HWS-Kanaleinengung im sagittalen Durchmesser, oft Lordoseverlust oder zunehmende Kyphosierung	alterstypische Spondylosezeichen der Halswirbelsäule
Liquor	normale oder leicht erhöhte Eiweißwerte lumbal. Queckenstedt zeigt normale oder verzögerte Weiterleitung, seltener Stop	normaler Befund, Queckenstedt zeigt gute Durchgängigkeit
Myelographie	verzögerter Abfluß mit ventralen Aussparungen, seltener kompletter Stop	normaler altersmäßiger Befund
Elektromyographie	an den oberen Extremitäten in meist segmentaler Begrenzung Zeichen einer aktiven Denervierung und eines chronisch neurogenen Muskelumbaues mit Rieseneinheiten. Normale Nervenleitgeschwindigkeit	in der Regel normaler EMG- und NLG-Befund
somatosensorisch evozierte Potentiale	elektrosensibles Querschnittsegment im zervikalen Bereich bds., nur selten in den oberen Brustsegmenten	wegen geringer Fallzahl noch nicht sicher beurteilbar
Therapie	Operation (s. S. 313 ff.), Antispastika	Herzkreislaufbehandlung (im Vordergrund steht Volldigitalisierung) Behandlung internistischer Grundleiden

Läsionsmustern in allen Rückenmarksbezirken, besonders aber im Halsmark und oberen Brustmark und im Querschnittniveau in den intramedullären Wasserscheiden der Beinfelder des Tractus corticospinales bzw. Tractus spinothalamicus.

Nach Neumayer (1967, 1968), der über 85 Fälle beschrieben hat, beginnt das Krankheitsbild ab dem 60. Lebensjahr mit Gehstörungen und es sollen das Bild einer ALS mit schlaffen Paresen an den kleinen Handmuskeln oder das Syndrom einer spastischen Spinalparalyse überwiegend vorkommen. Wir selbst konnten in Übereinstimmung mit Reisner (1975) solche vaskulär imitierten Systemerkrankungen nicht so häufig sehen. 9 unserer 11 Patienten wiesen neben atrophischen Handmuskelparesen und Spastik der Beine auch Sensibilitätsstörungen und somit sensomotorische Querschnittbilder auf, die Grenze lag im thorakalen Bereich mit Bevorzugung von Th_3/Th_4, rein dissoziierte Sensibilitätsstörungen fanden sich nur dreimal. Die differenten Befunde zu denen von Neumayer sieht Reisner wohl zu Recht in der verschiedenen Krankenstruktur.

Der typische Beginn im höheren Lebensalter, die Chronizität und Progression mit Stillständen grenzt die vaskuläre Myelopathie diagnostisch von einer MS ab, die typischerweise vor dem 50. Lebensjahr auftritt; auch eine ALS oder ein spinales Angiom sollte unschwer abgrenzbar sein. Schwierig bleibt aber die Differenzierung zur zervikalen Myelopathie hin, wenn die Einengung des zervikalen Spinalkanals nicht eindeutig im sagittalen Strahlengang unter 13 mm liegt und die sonstigen Spondylochondrosezeichen zervikal nicht über den alterstypischen Befund hinausgehen. Die Liquoruntersuchung kann hier oft nicht weiterhelfen, da bei der vaskulären Myelopathie der Eiweißbefund wohl immer im Normbereich ist, dieser aber auch bei der zervikalen Myelopathie in zahlreichen Fällen keinerlei Erhöhung im Sinne einer leichten Schrankenstörung aufweist. In unklaren Fällen, wie z. B. den oft nicht einzuordnenden spastischen Paraparesen im höheren Lebensalter kann nur die optimale Herzkreislaufbehandlung, Verlaufsbeobachtung, die SEP-Diagnostik und ggf. die erneute zervikale Myelographie weiterhelfen, wenn ein anderer raumfordernder Prozeß im Spinalkanal, Fehlbildungen am atlanto-occipitalen Übergang, die funikuläre Spinalerkrankung oder die Encephalomyelitis disseminata ausgeschlossen sind. Nicht selten kann aber auch eine „alte" Paraspastik durch eine Dekompensation im Alter eine vermeintliche Progredienz imitieren. Insgesamt stellt sich die Differentialdiagnose der vaskulären Myelopathie insbesondere gegenüber der zervikalen Myelopathie besonders schwierig dar, dies geht auch aus der Tabelle 5.8.1 hervor (Jörg 1974).

5.8.4 Pathogenese

Je nach Dauer und Ausmaß der Ischämie können ganz unterschiedliche klinische Syndrome resultieren, wobei der Ort der gefäßabhängigen Läsion von lokalen Faktoren, das Auftreten der Ischämie aber meist mehr von allgemeinen Faktoren bestimmt wird. Immer sind beide Geschlechter gleichermaßen betroffen (Kreidt 1986). Bei den pathogenetischen Überlegungen der *akuten Myelomalazien* sind an erster Stelle die an den Rückenmarksgefäßen lokalisierten Veränderungen zu berücksichtigen, insbesondere die Stenosen oder Gefäßverschlüsse auf dem Boden der altersabhängigen Gefäßfibrosen, Thrombosen, Arteriitiden, z.B. im Rahmen der Lues oder einer Periarteriitis nodosa, post- oder parainfektiöse Angiopathien oder gar embolische Gefäßverschlüsse bei Endokarditis oder Herzvitien. Atherosklerotische Gefäßveränderungen kommen aber auch bei schwerer allgemeiner Ateriosklerose nahezu nicht an den Rückenmarksgefäßen im Gegensatz zu den Hirngefäßen vor, hingegen besteht an den kleinen Rückenmarksgefäßen eine altersabhängige Fibrose.

Über diese primären Gefäßaffektionen hinaus sind im Hinblick auf diagnostische und therapeutische Konsequenzen gerade auch die sekundären vaskulären Rückenmarkssyndrome zu beachten. Beispielsweise kann auch einmal ein zervikaler Bandscheibenprolaps mit luxierter Diskushernie zu einer akuten Kompression der A. spinalis anterior führen, ätiologisch würde man hier dann von einem sekundären spinalen Gefäßsyndrom sprechen. Diese typischen spinalen Gefäßsyndrome sind gerade im Rahmen von Rückenmarkstumoren oder auch -traumen nicht selten und sind meist die alleinige Ursache akuter Symptomverschlechterungen.

Der Neurologe findet aber noch häufiger die sekundären vaskulären Rückenmarksyndrome bei Stenosen im Bereich der Aorta oder Aneurysmen, insbesondere den dissoziierenden Aortenaneurysmen (Scheid 1982). Wenn die Aorta distal vom Abgang der Nierenarterien betroffen ist, bleiben Markschäden meistens aus. Als Folge von thorakalen Aortenaneurysma-Operationen kann es im Rahmen der intraoperativen Aortenabklemmung schon nach 8minütiger Abklemmung zu einer spinalen Myelomalazie kommen, dies haben Foo et al. 1983 beschrieben und konnten wir selbst bei einem 25jährigen Patienten im Anschluß an eine Operation eines traumatischen dissoziierenden Aortenaneurysmas beobachten.

Reicht ein akuter Aortenembolus in Höhe der Bifurkation, d.h. in Höhe LWK_4, weiter nach kranial hinauf und liegt gleichzeitig ein tiefer A. radicularis magna-Abgang vor, so kann es im Verlauf des akuten Leriche-Syndromes auch zu einer akuten Querschnittssymptomatik kommen (Druschky et al. 1980). Nicht selten sind spinale Gefäßsyndrome auch bei den Herzvitien, insbesondere den Aortenisthmusstenosen zu beobachten, seltener im Verlauf von vorübergehenden Herzstillständen, häufiger wieder im Rahmen iatrogener Okklusionen der Brust- oder Bauchaorta über 15 Minuten hinaus. So werden iatrogene Verschlüsse einer großen A. lumbalis durch einen Katheter bei Aortographie bzw. durch die Kontrastmittelinjektion beobachtet, bei Neugeborenen ist ein A. radicularis magna-Infarkt als Folge einer Katheterisation der A. umbilicalis beschrieben worden (Haldeman et al. 1983). Die Wurzelarterien mit besonderem Betroffensein der A. radicularis magna können bei lumbaler Grenzstrangblockade oder periduraler Anästhesie gleichfalls beschädigt werden. Intramedulläre Zweige sind gelegentlich bei Luftembolien und der Caissonschen Krankheit durch Stickstoff-Freisetzung betroffen (Jörg et al. 1975). Am häufigsten kommt es aber zu spinalen Myelomalazien bei allgemeiner Zirkulationsinsuffizienz, wie z.B. bei Altersherzinsuffizienz und allgemeiner Arteriosklerose. Dabei zeigt es sich, daß gerade bei diesen sekundären

Gefäßsyndromen die schon bei Gesunden minimal versorgten Rückenmarksregionen im oberen Thorakalbereich am häufigsten betroffen werden. Daß dabei der zervikothorakale Übergang C_8 bis Th_4 und hier wiederum die zentralen Anteile noch zusätzlich ausgestanzt erfaßt werden, liegt nach Zülch (1954, 1967) und zahlreichen anderen Untersuchern an der Hämodynamik mit den hier aufeinandertreffenden Blutströmungen und dort folglich lokalisierten funktionellen Endstrombezirken.

So kommt es bei allgemeinen Zirkulationsinsuffizienzen im Rahmen der Altersherzinsuffizienz, des Diabetes mellitus, einer Hypertonie und Hyperlipidämie durch eine Strömungsverlangsamung besonders im dünnen Ramus ascendens zu einem Druckabfall. Der Druckabfall aber ist gerade dort am stärksten wirksam, wo das Gefäßlumen am engsten ist und damit der Strömungswiderstand den größten Wert aufweist; dies trifft am stärksten für den funktionellen Endstrombereich in den oberen Thorakalsegmenten zu. Hier wirkt sich folglich der Druckabfall am stärksten aus, da Hypertonie die Aggregationsneigung der Erythrozyten und Thrombozyten fördert, dies wiederum zu einer Viskositätserhöhung und damit einer Verlangsamung der Mikrozirkulation führt und letztlich dann hypoxische Schäden hervorruft.

Das bevorzugte Betroffensein dieser hämodynamischen Grenzzone konnten Bartsch und Hopf (1963) klinisch und wir auch elektrosensibel in Frühstadien der spinalen Mangeldurchblutung im Rahmen schwerer Herzvitien nachweisen, da es nicht selten bei diesem Krankengut durch Störung des Funktionsstoffwechsels zu sensiblen Querschnittbildern für Schmerz und Temperatur ab den oberen Thorakalsegmenten kommt, die ggf. nach kaudal hin bei Th_{10}–Th_{12} begrenzt sein können (Jörg et al. 1976).

Findet man also spinale Gefäßsyndrome mit einer kranialen Begrenzung im oberen Thorakalbereich, so sollte man immer an eine sekundäre Ursache auch im Herzkreislaufsystem wie z.B. eine Herzinsuffizienz oder einen starken Blutdruckabfall denken, welche sich wegen der thorakalen Minimalversorgung im hämodynamisch kritischsten Gebiet meist durch einen akzessorischen Faktor wie eine Gefäßfibrose lokalisationsbestimmend auswirkt. Primäre Gefäßverschlüsse der einzelnen Rückenmarksgefäße sind eher selten und können andererseits nicht selten symptomlos ablaufen, eine strikte Zuordnung von Gefäßverschluß und Rückenmarksinfarkt bzw. umgekehrt ist daher zu vermeiden (Schneider 1980). Wir haben auch bei der Zusammenstellung der kranialen sensiblen Querschnittgrenzen unse-

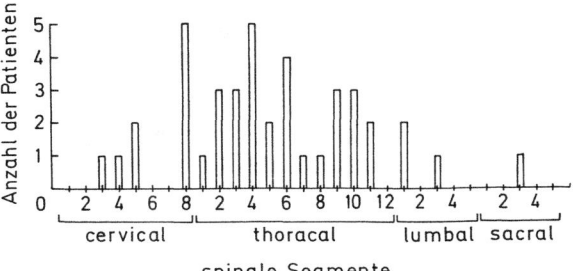

Abb. 5.8.3. Zusammenstellung der kranialen sensiblen Querschnittgrenzen von 31 Patienten mit einem A. spinalis anterior-Syndrom bzw. A. sulcocommissuralis-Syndrom und 10 Patienten mit einer vaskulären Myelopathie

rer 31 A. spinalis anterior-Syndrome und 10 vaskulären Myelopathien (Abb. 5.8.3) nicht nur ein bevorzugtes Betroffensein der Thorakalsegmente insgesamt, sondern auch eine zahlenmäßige Betonung der von Vorderwurzelarterien ganz ausgesparten oberen Thorakalregion nachweisen können.

Die intermittierenden ischämischen spinovaskulären Attacken sind pathogenetisch nicht von den vaskulären akuten Myelomalazien zu differenzieren, nur sollte die Diagnostik besonders intensiv in Richtung auf eine behandelbare Ätiologie betrieben werden, sei es nun operativ bei einer nachweisbaren Aortenstenose oder die Gabe von Acetylsalicylsäure bei einer nachgewiesenen Thrombozytenaggregationserhöhung. Als Vorbote von Myelomalazien, insbesondere des A. spinalis anterior-Syndroms sind ischämische Attacken aber im Gegensatz zum Cerebrum ausgesprochen selten. Wir konnten sie selbst bei keinem unserer 36 Myelomalazie-Patienten nachweisen. Als passagere spinale Durchblutungsstörung ist sie nicht selten aber im Verlauf einer Katheterangiographie der Aorta und der Aa. iliacae zu sehen.

Gefäßveränderungen infolge einer Strahlenschädigung sind selten, Einzelheiten hierzu sind in Kap. 5.10 beschrieben.

Die vaskuläre Myelopathie entsteht oft auf dem Boden einer Fibrohyalinose der zervikalen und thorakalen Spinalgefäße, die zu multiplen kleinen Myelomalazien führen. Nur die großen extraspinalen Gefäße weisen ausgeprägte Arteriosklerosezeichen auf (Wolf 1960, 1967). Die bunte Symptomatik oft nach Art von Systemerkrankungen erklärt sich durch das Befallmuster der Fibrose und dem primären Schädigungsbeginn in den intramedullären Wasserscheidenarealen, insbesondere also in den Beinfeldern des Tractus corticospinalis und Tractus spinothalamicus.

5.8.5 Laborbefunde

Eine Beschleunigung der Blutsenkung in Verbindung mit Temperaturen, Anämie, positivem DNS-Bentonit-Test und positivem Coombs-Test muß in Verbindung mit entzündlichen Liquorparametern an eine Kollagenose, z.B. insbesondere eine Periarteriitis nodosa im Bereich der Spinalgefäße denken lassen. Erythrozyten im Liquor mit freiem Hb-Nachweis können auf eine Angiomblutung hinweisen. Die Lues spinalis verrät sich durch eine lymphozytäre Pleozytose, ein ausgeprägtes immunreaktives Liquorsyndrom und positive VDRL-Titerbewegungen nebst positivem FTA- und TPHA-Test. Bei den akuten spinalen Gefäßsyndromen ohne spezielle Genese, wie z.B. auf dem Boden einer Kreislaufinsuffizienz, findet sich in der Mehrzahl der Fälle ein normaler Liquorbefund, bei ausgeprägten Zelluntergängen lassen sich aber auch geringe Schrankenstörungszeichen nachweisen. Ist bei dem klinischen Bild einer Claudicatio intermittens der Cauda equina auch pathogenetisch ein enger Spinalkanal von Bedeutung, sind gleichfalls leichte Gesamteiweißerhöhungen zu finden.

Jedes spinale Gefäßsyndrom mit Zeichen einer deutlicheren Schrankenstörung sollte zwingend myelographiert werden, um keine symptomatische Genese des Gefäßsyndroms, wie z.B. eine spinale Raumforderung oder eine zervikale Myelopathie zu übersehen. Beispielsweise fanden wir bei einem Patienten mit einem typischen A. radicularis magna-Syndrom bei der Punktion lumbal 4fach positive Pandyreaktionen, einen Stop im Queckenstedtschen Versuch und im anschließend durchgeführten Myelogramm eine nahezu komplette Verlagerung des Kontrastmittels nach ventral hin in Höhe BWK$_{10}$. Ätiologisch konnte bei der anschließenden Operation ein epidurales Hämatom gefunden werden.

Röntgenaufnahmen der Wirbelsäule können als indirektes Zeichen für ein spinales Angiom auch ein Wirbelkörperangiom erkennen lassen. Zur Abgrenzung einer vaskulären von einer zervikalen Myelopathie sind Aufnahmen der HWS, ggf. mit spinalem CT durchzuführen. Gleichfalls muß bei der Differenzierung vaskulärer Symptome von einer amyotrophen Lateralsklerose eine Elektrodiagnostik erfolgen, wobei das EMG bei einer ALS immer den Nachweis eines generalisierten Betroffenseins des 2. Motoneurons erbringen muß. In gezielten Fällen kann die spinale und kortikale SEP-Diagnostik indiziert sein, insbesondere wenn eine entzündliche Genese für das bestehende Querschnittsyndrom, z.B. im Rahmen der multiplen Sklerose erwogen werden muß.

Eine Angiographie ist bei jedem Angiomverdacht oder einer Claudicatio intermittens spinalis indiziert, ggf. kann man bei guter Untersuchungstechnik auch eine eingeengte A. radicularis magna als Ursache für eine Claudicatio intermittens spinalis finden. Ob dies in Zukunft auch einmal operative Konsequenzen haben wird, wird sich noch zeigen. Auf weitere labordiagnostische Ergebnisse soll hier verzichtet werden, verwiesen sei auf die Beschreibung der diagnostischen Ergebnisse in Kap. 3.

5.8.6 Differentialdiagnose

Spinale Gefäßsyndrome sind dann leicht zu erkennen, wenn Symptomatik und Verlauf auf eine vaskuläre Herkunft schließen lassen und eine Erkrankung faßbar ist, die als wesentlicher pathogenetischer Faktor in Betracht kommen kann. Hierzu zählen Aortenverschlüsse, Aortenaneurysmen, Herzinfarkte, Polyglobulien, schwere Hypertonien etc. Bei nur geringen Zweifeln an der Pathogenese sind aber andere Ursachen, insbesondere spinale Raumforderungen durch Liquor, CT und ggf. Myelographie auszuschließen. In jedem Falle eines spinalen Gefäßsyndroms ist eine Liquorpunktion mit Vena jugularis-Kompressionstest indiziert, um entzündliche Prozesse oder Zeichen einer Schrankenstörung sicher auszuschließen.

Bei akutem totalem Querschnitt-Syndrom (insbesondere A. radicularis magna-Syndrom) sind *destruierende Wirbelprozesse*, ein *spinales Angiom, Wirbelbrüche, Tumoren* oder ein *spinales epidurales Hämatom* abzugrenzen. Ein epiduraler Abszeß sollte durch seine Begleitsymptomatik (Fieber, stärkste Schmerzen der betroffenen Wirbelsäulenabschnitte, BSG-Beschleunigung und Leukozytose) abgrenzbar sein, wenn sie nicht durch Antibiotikavorbehandlung verschleiert wurde.

Die Differentialdiagnose eines A. sulcocommissuralis-Syndroms kann ein *Infarkt im A. cerebri anterior-Gebiet* sein, wenn ein Dermatomschmerz nicht vorausgeht und eine scharfe sensible Grenze im Thorakalbereich vermißt wird. Eine Kalt-Warm-Untersuchung sollte hier aber eine Differenzierung möglich machen.

Ein *zervikaler Prolaps* durch eine luxierte Diskushernie mit unmittelbarer Kompression der A. spinalis anterior kann ein schnell auftretendes A. spinalis anterior-Syndrom verursachen (La Torre et al. 1971). Ein schon länger bestehendes radikuläres Syndrom spricht in diesem Falle für eine Bandscheibenaffektion und gegen eine primäre Durchblutungsstörung. Im Rahmen einer subakuten bis akuten *zervikalen Myelopathie* kann es über eine Kompression der zervikalen Vorderwurzelarterie zu einer zusätzlichen spinalen Gefäßsymptomatik, z.B. nach Art eines inkompletten Brown-Séquardschen Syndromes kommen, wie wir in einer Reihe von Fällen beobachten konnten. Hier ist die Foraminotomie mit Entlastung der Radicular-Arterie therapeutisch wichtig.

Die Claudicatio intermittens spinalis und caudae equinae ist differentialdiagnostisch von der Claudicatio intermittens der Beine, einer MS, besonders aber vom *Syndrom des engen lumbalen Spinalkanals* abzugrenzen. Hierbei kommt es bei kongenital schon engem Lumbalkanal (d.h. im a.p.-Strahlengang bei Erwachsenen kleiner als 15 mm, oft sogar kleiner als 13 mm) aufgrund in späteren Lebensjahren hinzutretender spondylotischer Wulstbildungen und chronischer Bandscheibenprotrusionen in mehreren Etagen zu einem schmerzhaften Kaudasyndrom mit Affektion mehrerer Wurzeln. Typischerweise gehen die Beschwerden im Liegen durch den Haltungswechsel mit Beugung der Wirbelsäule zurück oder verschwinden ganz, im Stehen und besonders beim Gehen nehmen die Beschwerden in den Beinen und besonders Füßen in Form von Parästhesien und Sensibilitätsstörungen nach 50–100 m deutlich zu. Es folgt im weiteren Krankheitsverlauf eine Schwäche, die sich ebenfalls von distal nach proximal hin ausbreitet. Hinlegen mit Aufhebung der Lendenlordose bringt die Symptome zum Verschwinden (Jellinger und Neumayer 1972). Dieses typische Syndrom des engen lumbalen Spinalkanals ist als Pseudo-Claudicatio intermittens von der echten Claudicatio intermittens dadurch abgrenzbar, daß der Lumbalkanal im Seitenbild zu eng ist, das Liquoreiweiß oft leicht erhöht im Sinne einer Schrankenstörung nachweisbar ist und das Myelogramm eine hochgradige Passagebehinderung auf mehreren Segmenten aufweist.

Die Differentialdiagnose der vaskulären Myelopathie sind neben der funikulären Spinalerkrankung und spinalen Meningiomen besonders die amyotrophe Lateralsklerose und die zervikale Myelopathie. Seltener kommen auch eine spinale Verlaufsform der MS oder ein intramedullärer Rückenmarkstumor in Frage. Die Abgrenzung zur *chronischen zervikalen Myelopathie* gestaltet sich besonders dann schwierig, wenn die mechanische Einengung über eine Beeinträchtigung der Rückenmarkszirkulation – z.B. auch durch Kompression der zuführenden zervikalen Vorderwurzelarterie – auch chronische ischämische Schädigungen über den Markquerschnitt verteilt setzt und so fließende Übergänge zwischen der vaskulären und zervikalen Myelopathie entstehen müssen (Lazorthes 1955; Kuhlendahl 1969; Tayler et al. 1964).

Auf die Tatsache der teilweisen vaskulären Pathogenese der zervikalen Myelopathie kann nicht genug hingewiesen werden, insbesondere wenn man bedenkt, daß gerade bei fehlender Korrelation zwischen Klinik und Myelographiebefund die Hauptursache in einer osteophytären Kompression der A. radicularis cervicalis liegen dürfte; alleine durch diese Kompression kann sich eine beinbetonte Tetraspastik und eine beinbetonte dissozierte Störung entwickeln. Immerhin liegen die intramedullären Wasserscheiden gerade bei den langen Bahnen des Pyramidentrakts und dem spinothalamischen Tractus im Bereich der unteren Extremitätenanteile (Chakravorty 1969).

Differentialdiagnostisch sind bei allen vaskulären spinalen Syndromen besonders auch die *Myelitiden* und dabei insbesondere die post- oder parainfektiösen Querschnittsmyelitiden in Erwägung zu ziehen.

Hämatomyelien sind meist traumatisch bedingt, nur selten im Gefolge von Blutkrankheiten oder septischen Prozessen und somit diagnostisch unproblematisch; als Folge einer hypertonischen Arteriosklerose spielen sie am Rückenmark keine Rolle.

Die progrediente Myelopathie nach Strahlenschäden ist vaskulär verursacht (Einzelheiten s. Kap. 5.10).

Größte differentialdiagnostische Schwierigkeiten können die spinalen Angiome bereiten. Die Symptomatik des *spinalen Angioms* kommt trotz seines raumfordernden Charakters weniger durch Kompression als vielmehr durch ischämische Attacken bzw. Erweichungen infolge Gefäßkurzschlüssen mit sog. Steal-Effekten zustande. Gerade transitorisch ischämische Attacken im Rückenmarksversorgungsgebiet sind als typisches Symptom für die Angiome anzusehen, da wir bei den von uns untersuchten 36 Myelomalazie-Patienten in keinem Falle eine transitorisch ischämische Attacke als Vorboten für eine akute Myelomalazie erfragen konnten, wohl aber als Frühzeichen spinaler Angiome.

Typisches Leitsymptom ist oft die spinale Apoplexie, d.h. der akute Beginn. Vom Verlaufscharakter her unterscheidet man 3 Typen:

1. den langsam progredienten Verlaufstyp mit medullären und radikulären Symptomen,
2. den progredienten, ggf. schubweisen Verlauf mit Remissionen,
3. die spinalen Apoplexien mit rezidivierenden ischämisch oder thrombotisch bedingten Episoden.

Dabei spielt sich im Gegensatz zur MS das Auf und Ab der Symptomatik immer im gleichen Rückenmarksniveau ab. Die Symptomatik beginnt meist im 2.–4. Lebensjahrzehnt und Männer sind deutlich mehr betroffen. Im Vergleich dazu zeigen die akuten Myelomalazien keine Betonung eines Geschlechtes und hinsichtlich der Altershäufigkeit sind die von uns untersuchten Patienten mit einem A. spinalis anterior-Syndrom oder anderen akuten Myelomalazien über alle Lebensdekaden mit leichter ansteigender Tendenz zum höheren Lebensalter verteilt zu beobachten, es findet sich lediglich in der 2. Lebensdekade ein kleiner Gipfel.

Spinale Subarachnoidalblutungen mit primärem Schmerz in Angiomhöhe und nachfolgender Ausbreitung in Nacken- und Kopfpartie konnte Pia (1975) bei 25 seiner 90 Patienten nachweisen. Schlaffe Paresen mit Muskelatrophien findet man häufiger als spastische Paresen, ein sensibler Querschnitt – anfänglich oft dissoziiert – ist überwiegend ab der Angiomhöhe nachweisbar. Dabei gehen Sensibilitätsstörungen oft den motorischen Ausfällen voraus. Das Krankheitsbild wird gerade zu Beginn nicht selten von Schmerzen radikulären Typs geprägt, Blasen-Mastdarm-Störungen treten demgegenüber erst im späteren Verlauf auf (Einzelheiten hierzu siehe Kap. 5.9).

Bei einer echten Differentialdiagnose „akute Myelomalazie auf dem Boden eines spinalen Angioms" kann die A. radicularis magna-Darstellung nach Sondierung der A. intercostalis bzw. lumbalis notwendig werden, die Sondierung erfolgt zunächst auf der linken Seite (von Djindjian erstmals beschrieben 1970, 1972, 1973) und mit dieser Kontrastuntersuchung kann bei geringem Risiko auch eine Auskunft über Lage und Operabilität gegeben werden (vgl. S. 128 ff.).

5.8.7 Prognose

Aus der Symptomatikentwicklung und dem Grad der Ausfälle in den ersten Tagen der spinalen Gefäßsyndrome läßt sich im Einzelfall nicht auf die Prognose schließen. Sind aber jüngere und mittelaltrige Individuen betroffen, so zeigen erfreulicherweise viele akute Gefäßsyndrome schon in den ersten Wochen eine Symptomatikrückbildung bis hin zur kompletten Remission. Findet sich aber bei einer Myelomalazie insbesondere einem A. spinalis anterior-Syndrom nach 2–3 Wochen noch keine Rückbildung, dann muß ein bleibender Defekt erwartet werden. Spastische Lähmungen können sich noch über Monate auch durch physikalische Maßnahmen zurückbilden, in einigen Fällen konnten wir Besserungen auch noch nach 1–2 Jahren beobachten. Schlaffe Lähmungen noch im 2. Monat nachweisbar müssen auf eine schlechte Prognose schließen lassen. So ist für das A. radicularis magna-Syndrom die Prognose wegen der häufig besonders großen Myelomalazie-Bezirke am schlechtesten. Gerade die irreversiblen Erweichungen im Bereich der A. radicularis magna mit schlaffen Lähmungen, völligem Sensibilitätsverlust und Blasen-Mastdarm-Störungen führen über kurz oder lang zu Dekubitus, Harnwegsinfekten und pulmonalen Komplikationen. Auch ist es prognostisch immer als ungünstig anzusehen, wenn sich aus einer spastischen eine schlaffe Lähmung entwickelt, da damit gerade bei einer tumorbedingten vaskulären Läsion jeder operative Eingriff zu spät kommt.

Schnell tödlich enden auch meist die vollständigen Querschnittsyndrome des oberen Halsmarkes. Bei den übrigen Gefäßsyndromen im unteren Halsmark oder Thorakalmark kann das Grundleiden, z.B. ein dissezierendes Aortenaneurysma oder ein Herzinfarkt für einen ungünstigen Verlauf verantwortlich sein.

Hinsichtlich des A. spinalis anterior-Syndroms ist die Prognose dann relativ günstig, wenn keine bekannte Ursache vorliegt oder eine entzündliche Genese besteht; am schlechtesten ist die Prognose bei Thrombosen der A. spinalis anterior oder Aortenerkrankungen (Foo et al. 1983). Dabei korreliert die Prognose auch mit dem neurologischen Defizit. Foo et al. fanden die schlechteste Prognose mit einer Mortalität innerhalb der ersten 6 Monate von 27,8% in der Gruppe, die auch die stärkste Schmerzwahrnehmungsstörung aufwies.

Potenzstörungen zeigen meist eine besonders schlechte Rückbildungstendenz, in abgeschwächter Form gilt dies oft auch für die Miktions- und Defäkationsstörung. Der zunächst oft durcheinandergeratene Menstruationszyklus normalisiert sich in der Regel immer wieder, dissoziierte Sensibilitätsstörungen sind auch nach Jahren noch ohne wesentliche Rückbildung nachzuweisen.

Im Gegensatz zur Möglichkeit von Reinfarkten im Hirnkreislauf konnten wir bei unseren Patienten mit einer akuten vaskulären Querschnittsymptomatik in keinem Falle eine Remyelomalazie beobachten.

5.8.8 Therapie

Eine *spezifische Therapie* wie z.B. Penicillin bei einer Lues-Arteriitis oder Immunsuppressiva (Azathioprin oder Kortikoide) bei der Periarteriitis nodosa verstehen sich ebenso wie *operative Maßnahmen* bei bestimmten Angiomformen oder Aortaaffektionen von selbst. Bei symptomatischen Gefäßsyndromen auf dem Boden spinaler Raumforderungen ist die sofortige operative Entlastung zwingend indiziert. Gefäßstenoseoperationen, z. B. im Bereich der A. radicularis magna werden von Djindjian et al. (1973) in Einzelfällen empfohlen.

Angiome können – wenn eine Operation nicht in Frage kommt – mit Gelfoam, liopholisierter Dura oder Akrylaten embolisiert werden (Vogelsang 1980).

Bei symptomatischer Genese spinaler Gefäßsyndrome im Bereich des Halsmarkes kann neben der Operation des zervikalen Diskusprolapses auch eine Dekompression der zervikalen Vorderwurzelarterie indiziert sein.

Zur *Erhaltung eines optimalen Perfusionsdruckes* in den Rückenmarksgefäßen und einer guten O_2-Versorgung bzw. Abtransport der sauren Metaboliten ist für eine optimale Herzkreislaufleistung Sorge zu tragen; dazu gehören ggf. auch bei noch fehlender manifester kardialer Insuffizienz eine Volldigitalisierung, die Gaben von Antiarrhythmika und die Gewährleistung eines altersentsprechenden arteriellen Blutdruckes. So sollte bei Hypertonikern der systolische Wert nicht unter 150 mm Hg gesenkt werden; bei Hypotonikern können Sympathikomimetika-Gaben indiziert sein, da Blutdruckabfall zu der unerwünschten lokalen Strömungsabnahme in der Peripherie mit konsekutiver erhöhter Thrombozytenaggregation führt.

Die u.a. durch verstärkte Thrombozyten- und Erythrozytenaggregation zustande kommende *Viskositätserhöhung* bildet sich besonders im laktatazidotischen Milieu und beeinträchtigt über eine kapillare Stase den lokalen Stoffwechselaustausch. Die niedermolekularen Dextrane haben eine aggregationshemmende und gleichzeitig antiödematöse Wirkung, führen zu einer Hämodilution und sollten daher zur Verbesserung der Mikrozirkulation initial immer gegeben werden. Als Dauerbehandlung ist auch die Acetylsalicylsäure als Mittel gegen gesteigerte Plättchenadhäsivität bei verstärkter lokaler Thromboseneigung indiziert. Antikoagulantien und besonders die Thrombolytika bleiben aber wegen der großen Gefahr von Spontanblutungen in myelomalazische Bezirke kontraindiziert.

Ist klinisch neben einem intrazellulären auch ein interstitielles, d.h. vasogenes Ödem zu erwarten, so kann ebenso wie bei schweren Hirninfarkten in den ersten Tagen eine hyperosmolare Lösung (Sorbit 40%) und in den ersten 10–14 Tagen neben einer optimalen Bilanzierung die Gabe von Dexamethason (Decadron®) indiziert sein.

Eine *Verminderung des Gefäßwiderstandes* im ischämischen Gebiet ist wegen der durch die lokale Azidose bereits bestehenden maximalen Vasodilatation nicht mehr möglich; Vasodilatantien wie Hydergin oder Papaverinderivate können daher ebenso wie eine CO_2-Atmung durch zusätzliche Erweiterung der Gefäße in den Nachbarbezirken ein unerwünschtes Anzapfphänomen vom Kranken zum Gesunden hin bewirken. Die sog. Vasodilatantien sind daher nicht nur wirkungslos, sondern oft sogar schädlich. Eine gewisse Durchblutungszunahme im geschädigten Gewebe wäre nur durch einen sog. inversen Steal-Effekt möglich; er entsteht durch Zunahme des Gefäßwiderstandes im gesunden Gewebe ohne eine Änderung im geschädigten Bereich. Medikamentös kämen dafür ggf. Theophyllinabkömmlinge in Frage.

Kommt es zu einem Gefäßsyndrom im Anschluß an eine Kontrastmittelinjektion, so kann wegen eines zu vermutenden toxischen oder allergischen Effektes die antiödematöse und antiallergische Therapie mit Dexamethason und Mannit indiziert sein (Foo et al. 1983). Haldorsen (1981) gibt zur Ödemverhinderung Dexamethason auch unabhängig von einer Kontrastmittelpathogenese.

Gewichtsreduktion ist zur Verbesserung des Kohlehydratstoffwechsels und zur kardialen Entlastung, die diätetische und ggf. medikamentöse Behandlung von Stoffwechselleiden wie z.B. den Diabetes mellitus und Pharmaka wie Nikotinsäurederivate und Clofibrat zur Reduktion der Hyperlipidämie bzw. Hypercholesterinämie und damit auch zur Reduktion der Lipiddepots in den Gefäßwänden (Gries 1975). Diese erst über lange Zeit wirksamen Maßnahmen erscheinen uns besonders bei vaskulären Myelopathien und spinovaskulären Insuffizienzerscheinungen indiziert.

Physikalische Maßnahmen wie Gymnastik, Massage, Lagerung, Unterwasserbehandlung dienen nicht nur der Rückbildung der spastischen Gangstörung und der Dekubitusprophylaxe, sondern sind im Frühstadium spinaler Durchblutungsstörungen auch zur Thromboseprophylaxe wichtig. Myotonolytika (Lioresal®, Dantamacrin®) zeigen im Vergleich mit gymnastischen Übungen auf Dauer wesentlich geringere Wirksamkeit, auf sie kann aber trotzdem auch im Hinblick auf die spastische neurogene Blasenstörung nicht verzichtet werden. Die umfangreichen Maßnahmen zur Verhütung oder Versorgung von Blasen-Mastdarm-Störungen oder anderen interkurrenten Komplikationen können über Jahre eine schwierige ärztliche Aufgabe bleiben (s. dazu Kap. 6.1).

Alle diese therapeutischen Vorschläge können nur dann zum Vorteil der Patienten gereichen, wenn sie in Abhängigkeit vom jeweiligen klinischen Syndrom zum richtigen Zeitpunkt, wohl dosiert und mit dem entsprechenden pathogenetischen und psychologischen Grundverständnis angewandt werden.

Literatur

Bartsch W, Hopf HC (1963) Neue Beobachtungen über die Beziehungen zwischen Herzleistung und Rückenmarkskreislauf. Dtsch Z Nervenheilkd 184:288–307

Dejerine J (1900) Sémiologie du système nerveux. In: Pathologie générale de Bouchard, vol V, Paris, p 562

Djindjian R (1972) Neuroradiological examination of spinal cord angiomas. In: Vinken PJ, Bruyn GW (eds) Handbook of clinical neurology, 12/II. pp 631–643

Djindjian R, Hurth M, Houdart R (1969) Les angiomes de la moëlle, vol III. Sandoz, Paris

Druschky KF, Daun H, Raithel D, Groitl H (1982) Das akute Lériche-Syndrom mit Querschnittssymptomatik als Notfallsituation. Reisner E (Hrsg). Kongreßband, S 699–702

Foo D, Rossier AB (1983) Anterior spinal artery syndrome and its natural history. Paraplegia 21:1–10

Haldeman S, Fowler GW, Ashwal St, Schneider S (1983) Acute flaccid neonatal paraplegia: a case report. Neurology 33:93–95

Haldorsen T (1981) Arteria spinalis anterior syndromed. Tidsskr Nor Laegeforen 101:1331–1334

Hallen O (1980) Die Klinik der Durchblutungsstörungen des Rückenmarks. Nervenarzt 51:78–80

Jellinger K (1980) Morphologie und Pathogenese spinaler Durchblutungsstörungen. Nervenarzt 51:65–77

Jellinger K, Neumayer E (1972) Claudication of the spinal cord and cauda equina. In: Vinken PJ, Bruyn GW (eds) Handbook of clinical Neurology, 12/II. pp 507–547

Jörg J (1974) Die cervicale Myelopathie. Nervenarzt 45:341–353

Jörg J (1977) Durchblutungsstörungen des Rückenmarks. Med Welt 28:1455–1460

Jörg J (1983) Klinik des Hirninfarktes. In: Platt D (Hrsg) Der zerebrale apoplektische Insult im höheren Lebensalter. Schattauer, Stuttgart, S 39–50

Jörg J (1985) Neurologische Allgemein- und Intensivtherapie. Springer, Berlin Heidelberg New York

Jörg J, Becker J, Hartung G (1975) Neue Aspekte der Caisson-Krankheit. Nervenarzt 46:348–354

Jörg J, Kreidt AG (1985) Zum Verlaufstyp spinovaskulärer Syndrome. In: Gänshirt H, Berlit P, Haak G (Hrsg). Kardiovaskuläre Erkrankungen und Nervensystem, Neurotoxikologie, Probleme des Hirntodes. Springer, Berlin Heidelberg New York, S. 221–223

Kreidt AG (1986) Zur Klinik und Pathogenese spinaler Durchblutungsstörungen. Inauguraldissertation, Universitätsklinikum ESSEN, in Vorbereitung

Kuhlendahl H (1969) Pathogenese der sog. zervikalen Myelopathie. Med Wochenschr 111:1137–1140

La Torre E, Fortuna A (1971) Syndrome of anterior spinal artery from cervical spondylosis relieved by surgery. Min Neurochir 15:22–23

Lazorthes G (1955) Pathology, classifications and clinical aspects of vascular diseases of the spinal cord. In: Vinken PJ, Bruyn GW (eds) Handbook of Neurology, 12/II. pp 492–506

Mehta AC (1972) Ischaemic spino-vascular disease: Sulcal (central) artery syndrome. Neurology (Bombay) 21:75–82

Mumenthaler M (1982) Neurologie. Thieme, Stuttgart

Mumenthaler M, Probst Ch (1972) Das Querschnittssyndrom mit schlaffer Paraplegie. Z Neurol 201:6–21

Neumayer E (1968) Die Klinik der vaskulären Rückenmarksschäden. Wien Klin Wochenschr 80:974–979

Palleske H (1968) Experimental investigations on the regulation of the blood circulation of the spinal cord. II. The influence of vaso-active substances on the haemodynamics of the spinal cord under physiological conditions. Acta Neurochir 19:217–232

Pia HW (1966) Differentialdiagnose und operative Behandlung der spinalen Apoplexie. Dtsch Med Wochenschr 91:925–929

Pia HW (1973) Diagnosis and treatment of spinal angiomas. Acta Neurochir 28:1–12

Pia HW (1975) Die Rückenmarksangiome. Dtsch Aerzteblatt 11:727–734

Poeck K (1978) Neurologie. Springer, Heidelberg

Reisner H (1975) Differentialdiagnose und Therapie der spinalen Durchblutungsstörungen. Wien Med Wochenschr 125:284–287

Scheid W (1980) Lehrbuch der Neurologie. Thieme, Stuttgart

Schneider H, Dralle J, Ebhardt G (1973) Lasionen des Rückenmarks nach temporärem Kreislaufstillstand. Z Neurol 204:165–178

Taylor AR, Aberd MB (1964) Vascular factors in the myelopathy associated with the cervical spondylosis. Neurology (Minneap) 14:62–68

Turnbull IM (1972) Blood supply of the spinal cord. In: Vinken PJ, Bruyn GW (eds) Handbook of Neurology, 12/II. pp 479–491

Vogelsang H (1980) Neuroradiologische Untersuchungen und Befunde bei spinalen Gefäßerkrankungen. Nervenarzt 51:81–86

Wolf G (1967) Die klinische Diagnose der Myelomalazie. Internistenkongreßband. Bergmann, München

Wolf G (1960) Über gefäßbedingte Rückenmarkssyndrome. Fortschr Neurol 28:273

Wüllenweber R (1968) First results of measurements of local spinal blood flow in man by means of heat clearance. In: Bain WH, Harper AM (eds) Blood flow through organs and tissues: proceedings of an international conference, Glasgow, March 1967. Livingstone, Edinburgh, pp 176–182

Zülch KJ (1954) Mangeldurchblutung an der Grenzzone zweier Gefäßgebiete. Dtsch Z Nervenheilkd 172:81

Zülch KJ (1967) Die spinale Mangeldurchblutung und ihre Folgen. 72. Internistenkongreß 1966. Bergmann, München

5.9 Spinale Angiome

H.W. PIA

Gemeinsam mit dem zu früh verstorbenen R. Djindjian haben wir 1978 den damaligen Wissensstand von Diagnose und Therapie der spinalen Angiome monographisch zusammengestellt und uns im wesentlichen auf das Pariser und Gießener Material gestützt. Trotz großer diagnostischer und therapeutischer Fortschritte sind die Früh- und Spätergebnisse unbefriedigend, besteht keine Klarheit über das generelle und individuelle Vorgehen, sind dem therapeutischen Handeln Grenzen durch Sitz, Ausdehnung und sekundäre Folgen der Angiome gesetzt und sind schließlich die begrenzte diagnostische und therapeutische Erfahrung bei der Seltenheit spinaler Angiome als wichtiger Faktor in Rechnung zu setzen.

Die wichtigsten Fragen und Probleme sollen aus therapeutischer Sicht deutlich gemacht werden. Sie betreffen Morphologie, Topographie, Pathophysiologie, Diagnostik und Therapie. Die eigenen Erfahrungen stützen sich auf 300 spinale vaskuläre Mißbildungen bei 255 Kranken.

5.9.1 Formen und Häufigkeit

Vertebro-spinale Angiome und Gefäßanomalien sind selten. Sie machen wie die zerebralen Formen etwa 4% der raumfordernden spinalen Prozesse aus, im eigenen Krankengut gut 21%.

Spinale Angiome befallen die Wirbel, den Extradural- und Intraduralraum (Tabelle 5.9.1). *Vertebrale Angiome* sind in isolierter Form Zufallsbefunde ohne klinische Bedeutung (Abb. 5.9.1a). Bestehen Symptome und der typische Röntgenbefund, handelt es sich um *Vertebro-extradurale Angiome* (Abb. 5.9.1b). Diese kavernösen Angiome sind von den isolierten arterio-venösen *extraduralen Angiomen* (Abb. 5.9.1c) abzugrenzen, die etwa die Hälfte in dieser Lokalisation ausmachen. *Lumbosakrale Gefäßanomalien* sind eine ätiologisch nicht restlos geklärte Form. Sie werden in der Regel als diskogene Kompression mit mono- und biradikulären, öfter apoplektisch auftretend, operiert. Bioptisch imponiert eine isolierte angiomatöse Erweiterung, auch traubenförmig angeordnet, der epiduralen Gefäße. Histologisch sind echte Angiome selten, Venektasien mit und ohne Phlebosklerose der vorherrschende Befund. Für die venöse Anomalie sprechen der isolierte Befall und der Ausschluß eines Status varicosus sowie Verschlüsse der großen Venenstämme.

Tabelle 5.9.1. *Spinale Angiome.* Neurochirurgische Universitätsklinik Gießen 1953–1982 N 300

Sitz	Zahl Angiome	Zahl Patienten	Solitäre Angiome	Kombinierte Zahl	Angiome %
vertebrale Angiome	23	7	7	16	70
extradurale Angiome	54	46	29	25	46
intradurale Angiome	131	111	100	31	24
Angioblastome	12	11	4	8	67
	220	175	140	80	36
lumbosakrale Gefäßanomalien	80	80	80	–	–
	300	255			

Das typische spinale Angiom ist das *intradurale extra- und intramedulläre arteriovenöse Rankenangiom*.

5.9.2 Pathomorphologie und pathophysiologische Probleme

Vertebro-spinale Gefäßmißbildungen stellen eine Einheit mit den kranio-zerebralen Gefäßmißbildungen dar. Die Identität gilt insbesondere für die größte und bedeutendste Gruppe der intraduralen Angiome. Von den eigenen 131 Fällen waren 42% dorsale extramedulläre Angiome, 18% intramedulläre Angiome, 32% extra- und intramedulläre Angiome und 8% globale Angiome mit zusätzlichem Befall von Epiduralraum, Wirbel, Weichteilen und z.T. der Haut. Es handelt sich auf Grund der intraoperativen und der angiographischen Befunde nahezu ausschließlich um komplexe arterio-venöse Rankenangiome, die dorsal, lateral, ventral, subarachnoidal, subpial und intramedullär liegen können.

Entsprechend der Rückenmarksanatomie sind es längliche in kranio-kaudaler Richtung ausgedehnte Mißbildungen, die *wie die zerebralen neben angiographisch sichtbar zu machenden Zuflüssen über eine Vielzahl kleiner nicht darstellbarer aktueller und potentieller (z.B. nach Embolisation oder Ligatur) Zuflüsse verfügen.* Zum Teil sind sie extrem ausgedehnt, besonders im Bereich der Cauda, zum Teil mit blind endenden pseudo-aneurysma-

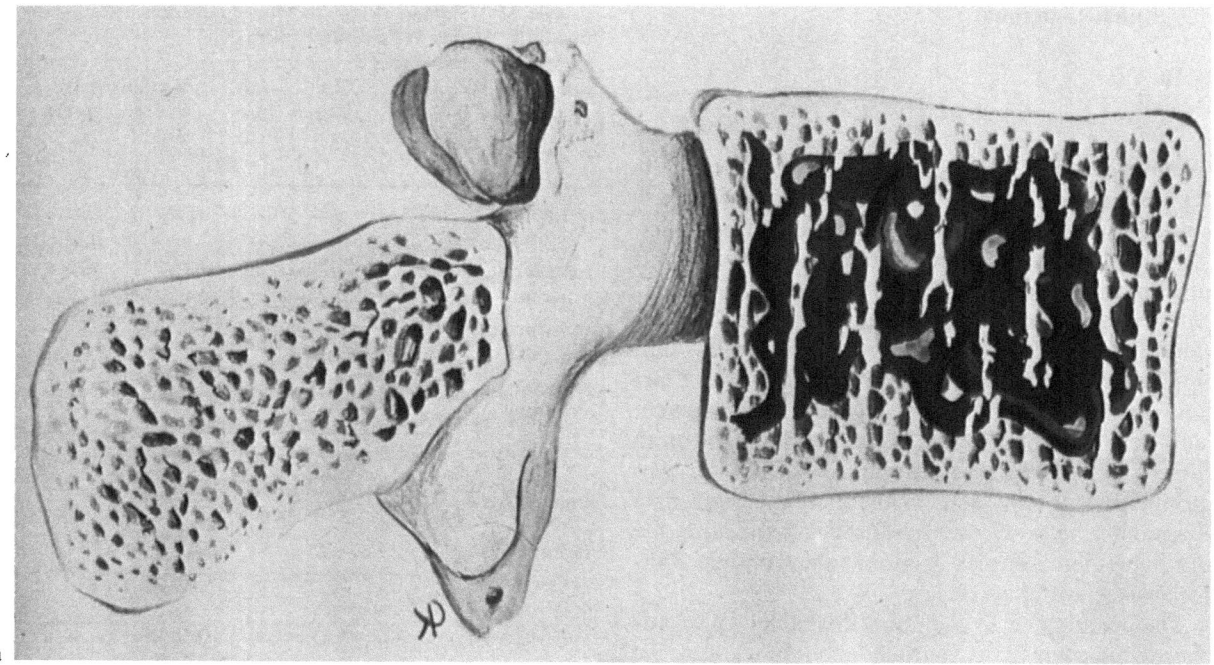
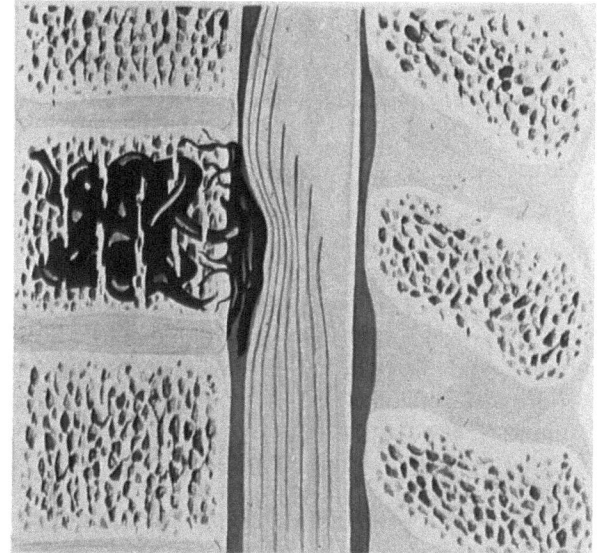
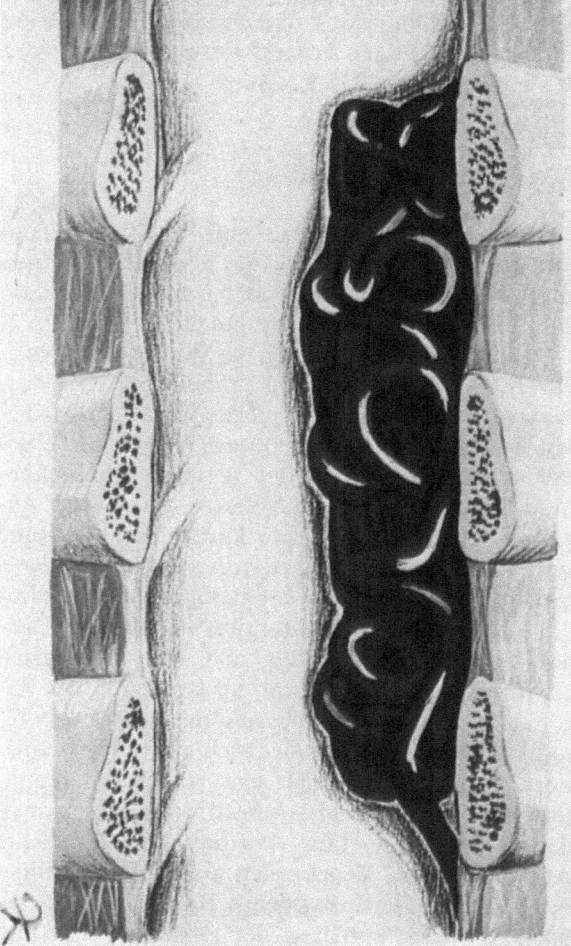

Abb. 5.9.1 a–c. Vertebrale und extradurale Angiome. **a** Vertebrales Angiom, **b** vertebro-extradurales Angiom, **c** extradurales Rankenangiom

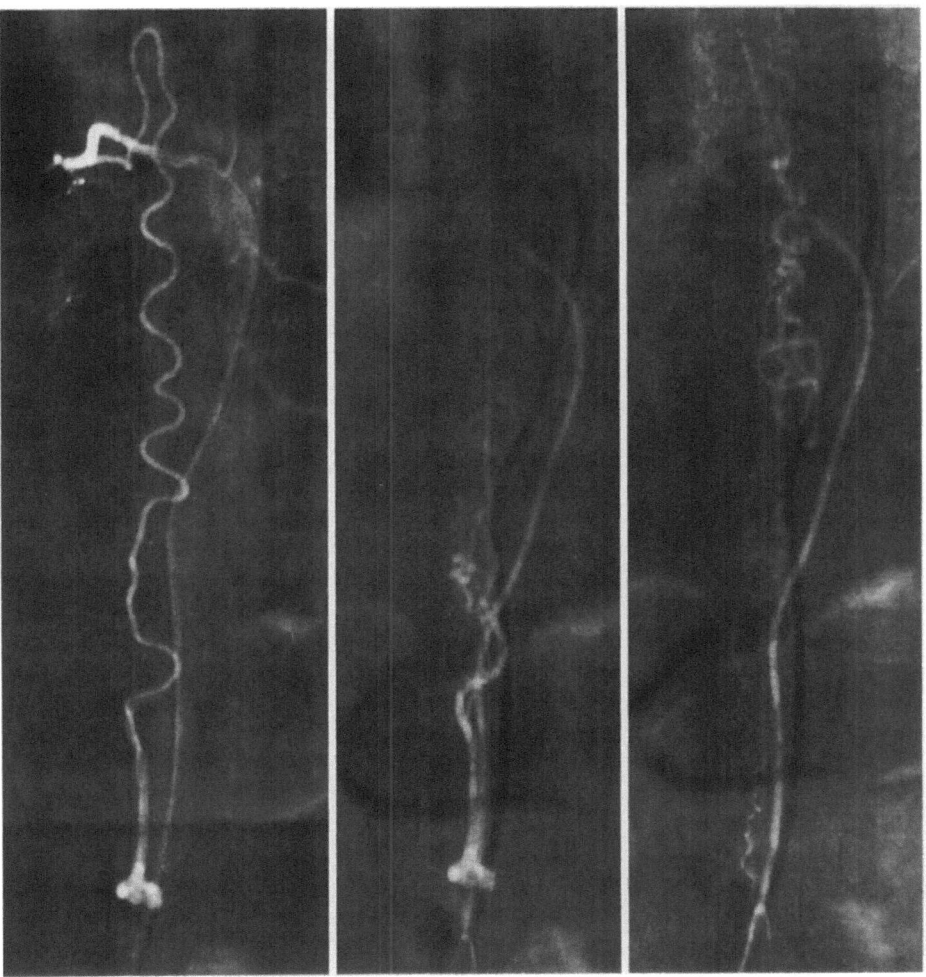

Abb. 5.9.2. Ausgedehntes ventrales arteriovenöses Angiom des Lumbosakralmarkes und der Cauda, in einem Pseudoaneurysma endend

tischen Auftreibungen (Abb. 5.9.2). Umschriebene Angiome kommen vor. Stets sieht man neben dem Angiom, mit ihm verbunden wie getrennt, kleine subarachnoidale und subpiale angiomatöse Gefäße, die im Konus-Cauda-Bereich alle Caudafasern befallen können (Abb. 5.9.3 a–e).

Vom Angiom selbst sind die Abflüsse zu unterscheiden, die das arterielle Shunt-Blut dorsal und ventral, meist kranial, zum Teil bis in die Schädelhöhle oder den Sakralkanal führen (Abb. 5.9.4 a–c). Die Zuflüsse erfolgen je nach dem Sitz über dorsale, ventrale oder dorsale und ventrale Radikulararterien. Bei den intramedullären und den extra-intramedullären Angiomen mit Hauptsitz zervikal und thorako-lumbal sind die Arterien der Hals- und Lendenmarkschwellung, letztere die A. radikularis magna, allgemein das Spinalis-anterior-System die Hauptspender. Entscheidend ist jedoch die nochmals herauszustellende Beobachtung, daß neben den Hauptzuflüssen zahlreiche weitere vorhanden sind (Abb. 5.9.5). Ich habe bei den typischen Angiomen jeder Lokalisation niemals gesehen, daß die temporäre oder permanente Unterbindung der Zuflüsse, und damit beginne ich stets, den Shunt ausschaltet oder das Angiom nennenswert verkleinert.

Die Unterbrechung des arterio-venösen Kurzschlusses zu einem möglichst frühen Zeitpunkt muß das Ziel aller therapeutischen Bemühungen sein.

Von größter Bedeutung sind *Früh- und Spätfolgen der Angiomruptur*, Subarachnoidalblutungen (Abb. 5.9.6a), seltener intramedulläre Hämorrhagien und Hämatome (Abb. 5.9.6b), gelegentlich subdurale Hämatome, z.T. ausgedehnte Verkal-

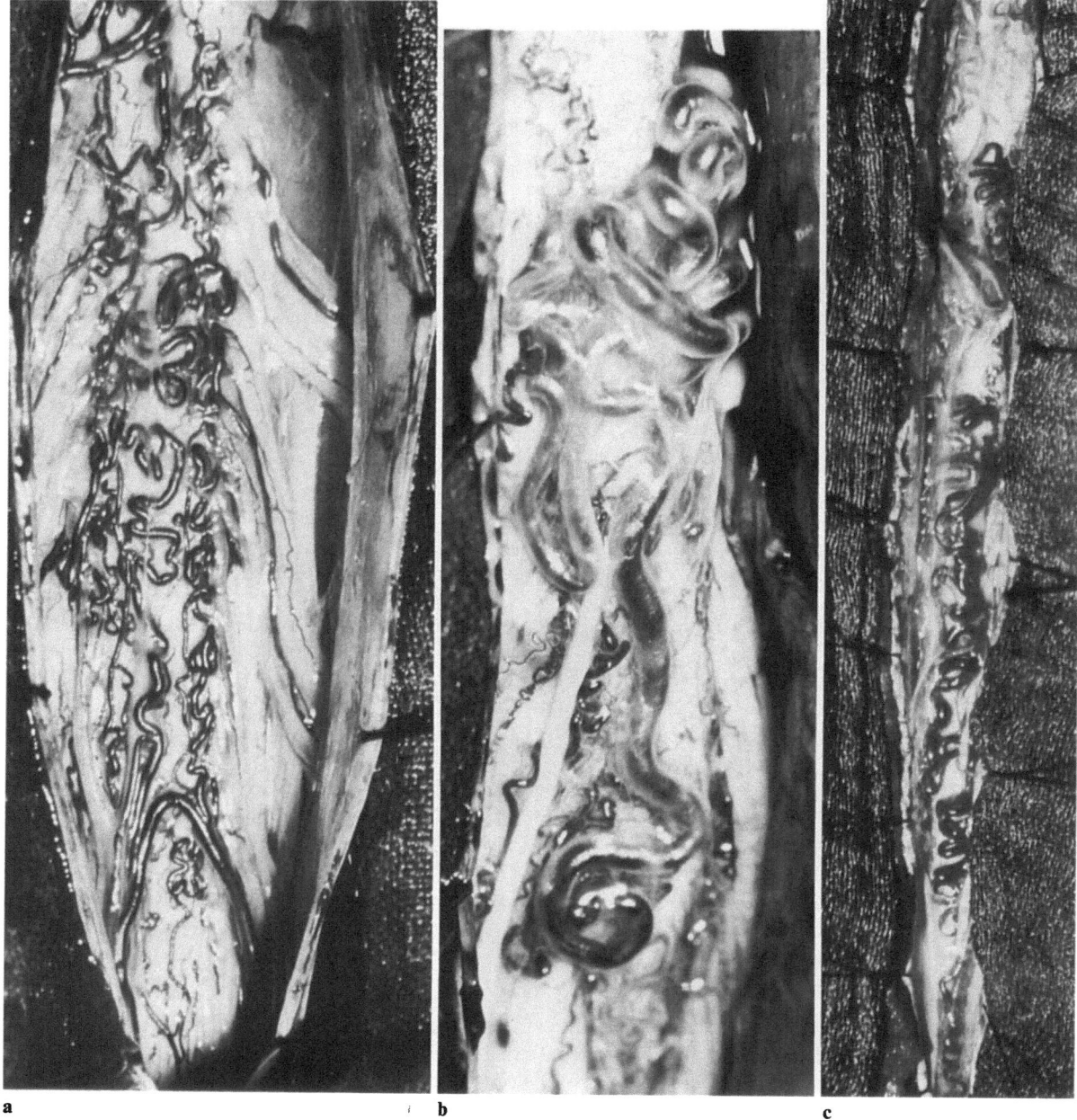

Abb. 5.9.3a–c

kungen der weichen Häute (Abb. 5.9.6c) sowie adhäsive und membranöse Arachnopathien (Abb. 5.9.6d), die in Spätfällen zusätzliche pathogenetische Bedeutung haben.

Angiome kombiniert mit Aneurysmen sind selten, wir haben zwei Fälle. Blutungsquelle ist das Aneurysma (Abb. 5.9.7a). Der Übergang zu aneurysmatischen Erweiterungen, *Pseudoaneurysmen* (*Djindjian*), (siehe Abb. 5.9.2) ist fließend.

Das gilt ebenso für die Kombination von *Angiom und Angioblastom* (Abb. 5.9.7b), die wir in 8 unserer 12 Fälle sahen; dabei einmal in einer Familie mit hereditär dominanter Angioblastomatose (v. Hippel-Lindau).

Die dorsalen Angiome älterer Menschen zwischen 50 und 70 Jahren zeichnen sich durch spätes Auftreten und pseudotumoralen Verlauf aus. Vorherrschend sind im eigenen Krankengut *subpiale-intramedulläre Angiome* mit kleineren Gefäßkonvoluten im Lumbosakralmark und häufigem Übergang auf einzelne oder alle Caudawurzeln. Eine Sonderform sind arteriovenöse Fisteln, die zum Teil in der Dura intra- und extradural liegen und dorsale Abflüsse haben. Es ist das Verdienst von Merland, diese Form beschrieben zu haben. Er glaubt, daß die drainierenden Gefäße die „normalen", sich sekundär erweiternden dorsalen Venen sind. Eigene Beobachtungen zeigen neben dem

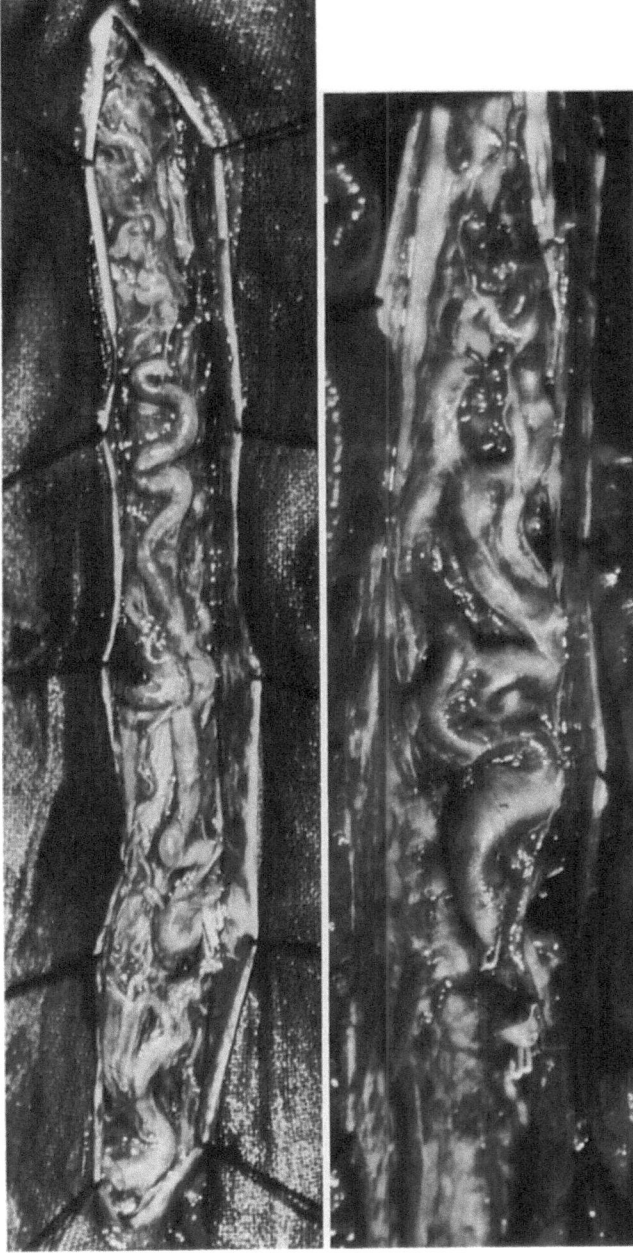

Abb. 5.9.3 a–e. Dorsale subarachnoidale, extramedulläre arteriovenöse Rankenangiome. **a** Umschriebenes zervikales Angiom mit zahlreichen radikulären Zuflüssen und kapillären Anteilen, **b** kleines traubenförmiges zervikales Angiom mit kapillären Anteilen. **c** ausgedehntes thorakales Angiom, **d** und **e** riesige thorakolumbale Angiome mit Ausdehnung über vier bis fünf Wirbelsegmente

wichtigen Zufluß weitere kleine Zuflüsse aus Radikular- und Pialarterien, deren Bedeutung für die Unterhaltung des Angioms und Ausschalten der „Fistel" leicht zu erkennen war.

5.9.3 Diagnostik

Die klinische Diagnose der Angiome ergibt sich aus der Zusammenstellung (Tabelle 5.9.2). Sie kann in einer großen Zahl vermutet oder wahrscheinlich gemacht werden. Davon sind wir jedoch nach 30jähriger Erfahrung weit entfernt.

Das diagnostische Problem ist nach wie vor die Fehldiagnose.

Für die wichtigste Gruppe der isolierten und kombinierten *intramedullären Angiome* ist die folgende Trias höchst verdächtig:

1. Frühes Erkrankungsalter und Maximum in der 2. und 3. Dekade,
2. spinale Subarachnoidalblutung in ca. 60%,
3. akuter Beginn und ein apoplektischer oder remittierender Verlauf.

Die *spinale Subarachnoidalblutung* richtig zu deuten ist leicht, wenn der Schmerz am Ort der Blutung entsteht. Das ist häufig der Fall bei einer

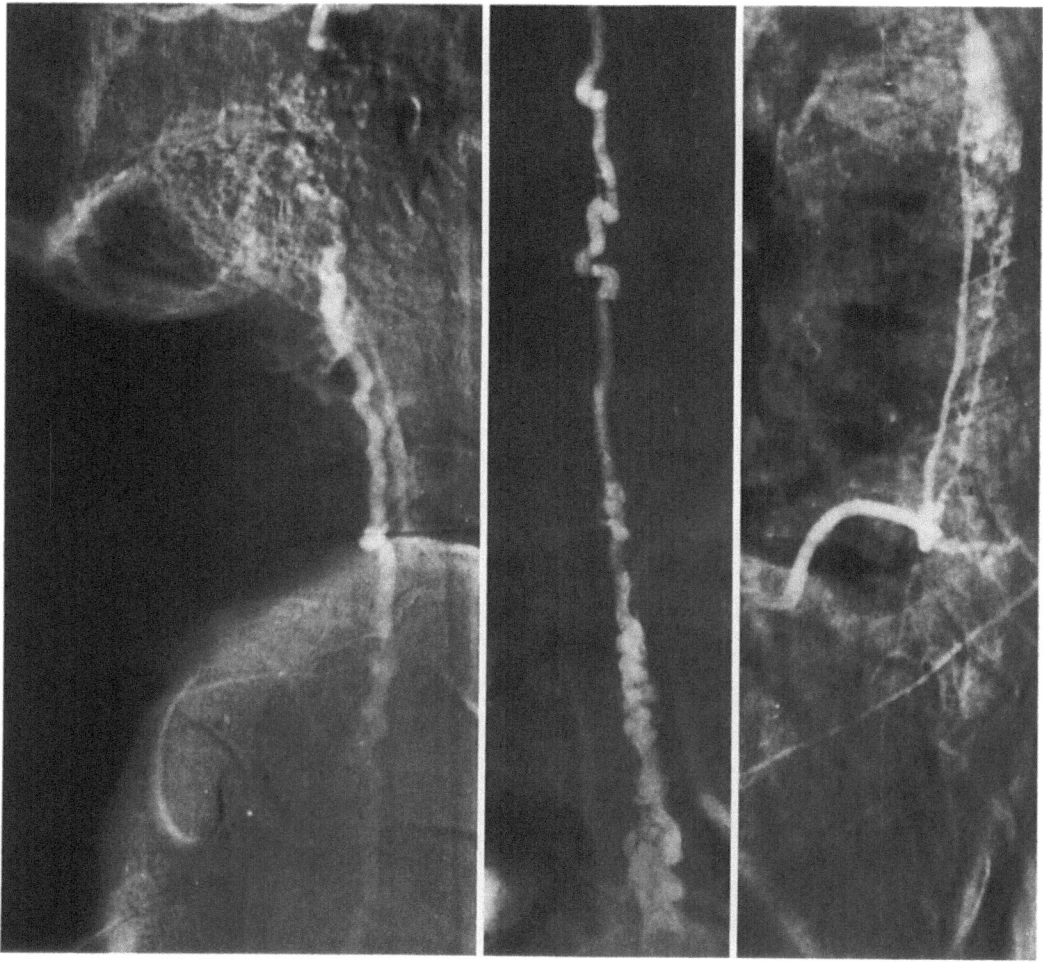

Abb. 5.9.4 a–c. Abflüsse – drainierende Angiomgefäße. **a** Intramedulläres Angiom des Thorakalmarkes mit vorwiegend dorsaler Drainage bis in das innere Hirnvenensystem, **b, c** umschriebenes intramedulläres Angiom thorakal mit ventralen Abflüssen in den Sakralkanal und dorsalen nach kranial (**c** siehe S. 402)

der Lieblingslokalisationen in der Lendenschwellung, wenn man nur nach primären Rückenschmerzen und sekundären Kopf- und Nackenschmerzen fragt. Für die zweite Hauptlokalisation im Halsmark gilt das nicht. Da auch bei spinaler Subarachnoidalblutung Jugendlicher oft Ausfälle fehlen, muß die spinale Diagnostik nach der zerebralen erfolgen. Ein typisches Beispiel ist eine Kranke mit zervikalem Angiom und Aneurysma, 2 Subarachnoidalblutungen ohne Neurologie, einmal mit Blut im 4. Ventrikel und Seitenventrikel. In einem speziellen Fall standen die zerebralen Symptome mit sechswöchiger Dezerebration im Vordergrund, so daß erst danach die spinale Ätiologie aufgedeckt wurde.

Unsere Strategie ist die folgende: Bei unklarer Subarachnoidalblutung ohne neurologische Störungen bis ca. zum 50. Lebensjahr zerebrale Totalangiographie; im negativen Fall bilaterale zervikale Angiographie; im negativen Fall Myelo- und Myelotomographie; im positiven Fall selektive spinale Angiographie. Ergebnis: von 10 Fällen dreimal Klärung der spinalen Ätiologie.

Die Computer-Tomographie ist in der Lage, große Angiome aufzudecken, praktische Bedeutung hat sie bisher nicht erlangt.

5.9.4 Operative Probleme

Selbst bei optimalen diagnostischen Befunden verlangt die Entscheidung über das Vorgehen im speziellen Fall die Freilegung des Rückenmarks. Durch sie allein können Art, Form und Ausdehnung und auch kleine Zuflüsse des Angioms und nicht minder wichtig primäre und sekundäre Begleitschäden am Mark und an den Häuten gesichert werden.

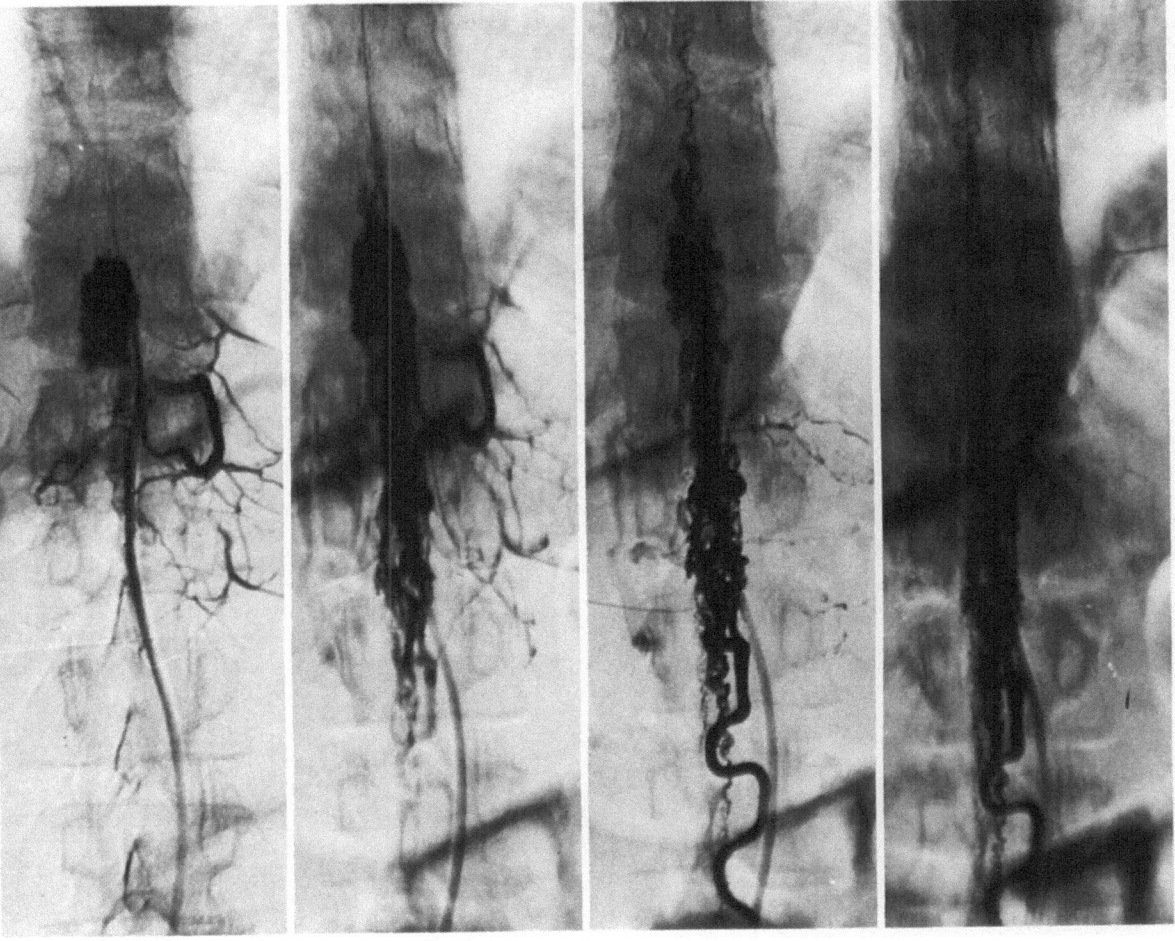

Abb. 5.9.4b

Die *Totalexstirpation des Angioms* ist wie bei den zerebralen Angiomen die einzig logische Operation. Nur auf diese Weise sind effektiv und permanent arteriovenöser Shunt, O_2-Mangel, eine mögliche Kompression und Sekundärschäden zu eliminieren. Zahlreiche Schwierigkeiten machen die Totalexstirpation unmöglich. Eine ist die *Größe des Angioms,* die in Einzelfällen die des Rückenmarkquerschnittes erreicht. Man versuche, sich ein zerebrales Angiom mit der gleichen Relation von Läsion und Hirn vorzustellen! Ein weiteres Handicap sind Lage und Ausdehnung. Das gilt speziell für die ventralen und die meist sehr großen extraintramedullären Angiome. Limitierende Faktoren sind der Grad der *ischämischen Rückenmarkschädigung,* gemessen am *klinischen Bild* und *dem eigenen Gradierungssystem* (siehe Tabelle 5.9.3), das *Alter des Kranken* und nicht zuletzt die *Erfahrung und Einstellung des Neurochirurgen.*

Die *Totalexstirpation* ist risikolos möglich bei *dorsalen Angiomen* (Abb. 5.9.8a). Die Exstirpation muß so weit ausgedehnt werden, bis das Blut in den Abflüssen venös wird, d.h. der Shunt ausgeschaltet ist. Die bipolare Schrumpfung und Thrombosierung allein bietet demgegenüber Gefahren, da die Wärmebildung das Mark zusätzlich schädigen kann. *Lokalisierte abgekapselte oder zystische intramedulläre Angiome* im Zentrum des Rückenmarks bei Kindern und Jugendlichen im Schädigungsgrad I und II sind die beste Indikation für die Totalexstirpation. Durch Auseinanderziehen der hinteren Kommissur und fortlaufende bipolare Koagulation wird das Angiom schrittweise verkleinert und läßt sich nach Versorgung der Zuflüsse aus dem Spinalis-anterior-System in toto herausnehmen. Die Pia-Naht vereinigt die beiden Rückenmarkshälften (Abb. 5.9.8b).

Die Totalexstirpation *gigantischer extra-intramedullärer und globaler Angiome* (Abb. 5.9.9a und b) ist nicht möglich ohne zusätzliche Morbidität. Es gibt keine infantile hemispinale Läsion um eine Hemikordektomie durchzuführen, wie ich es bei einem Großhirnhemisphärenangiom durch Hemisphärektomie zu erfolgreicher Ausschaltung von

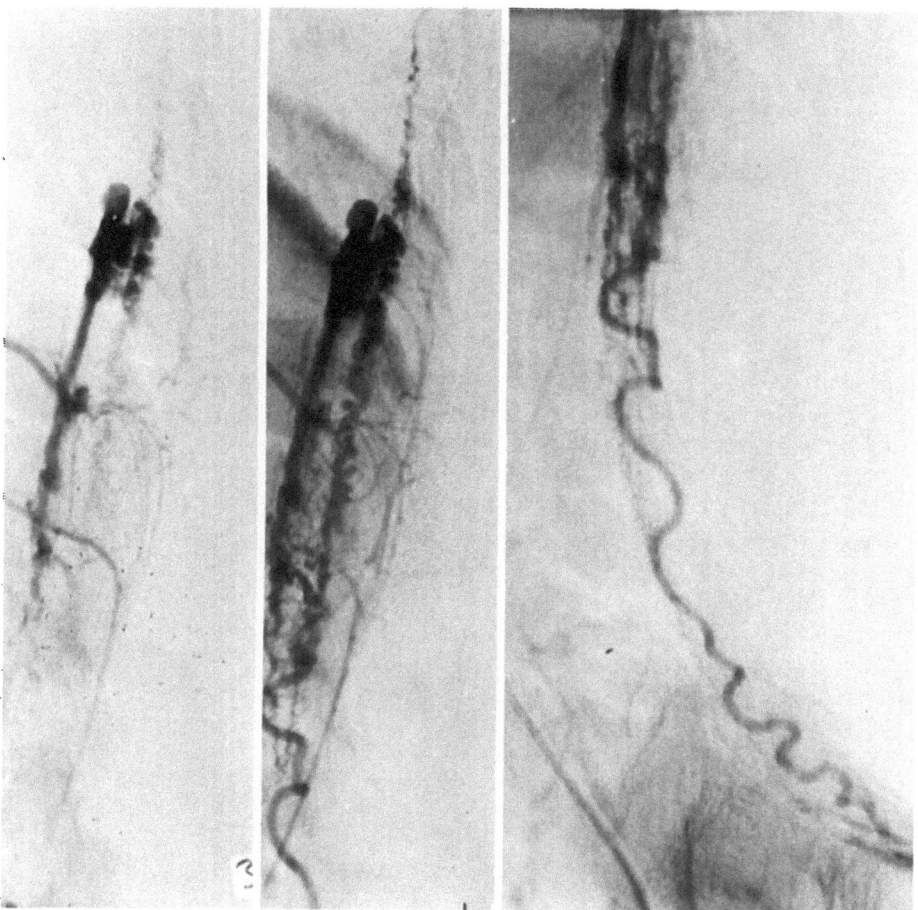

Abb. 5.9.4c

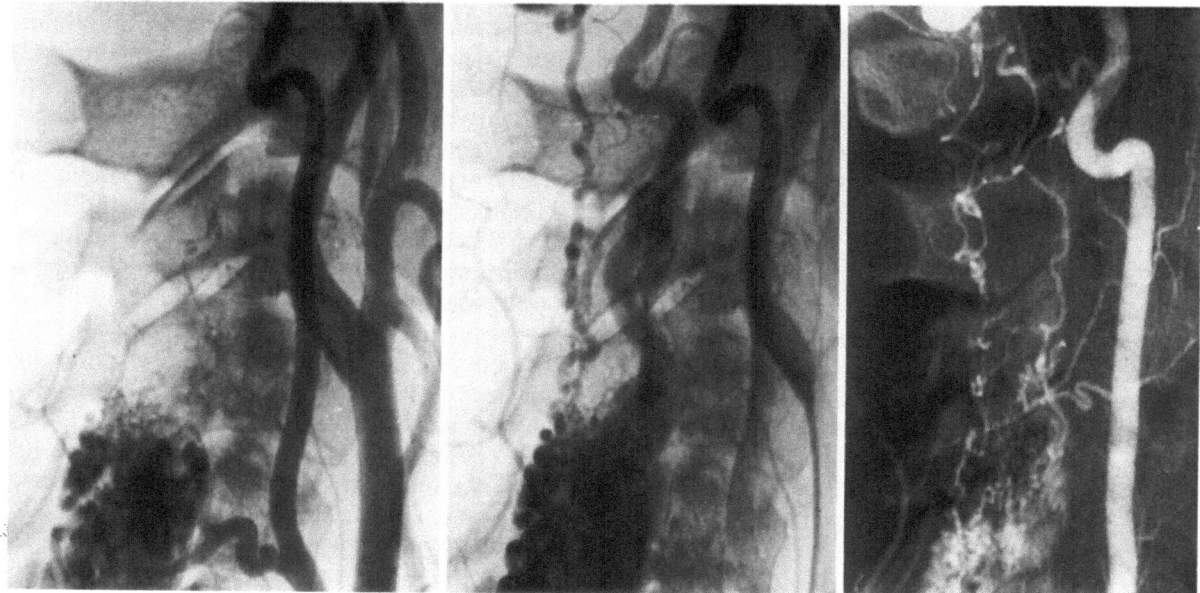

Abb. 5.9.5. Zervikales extra-intramedulläres Angiom mit stark erweitertem Zufluß und zahlreichen kleineren bdst. über die Aa. vertebrales (angiographisch 8, bioptisch 13 nachweisbar)

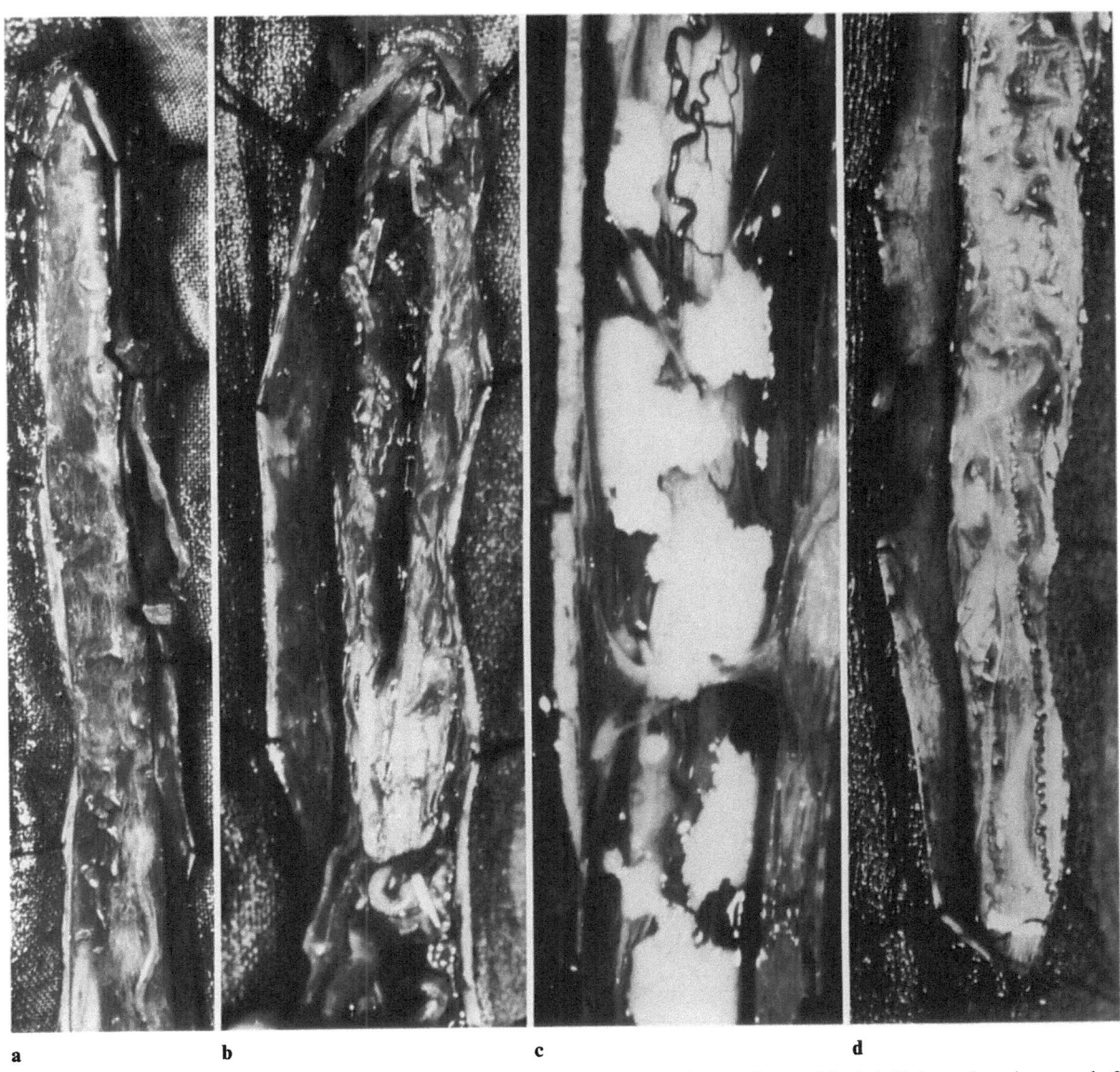

Abb. 5.9.6 a–d. Blutungen und Folgen spinaler Angiome. **a** Subarachnoidalblutung, **b** intramedulläres Hämatom, **c** Arachnopathie mit Kalkplatten, **d** schwere adhäsive konstringierende Arachnopathie bei Halsmarkangiom nach 3 Subarachnoidalblutungen

gehäuften Anfällen mit fortschreitenden psychischen Veränderungen tun konnte.

In Abhängigkeit von der speziellen Pathologie, Alter und der Persönlichkeit des Kranken sind verschiedene Möglichkeiten einer partiellen Ausschaltung zu diskutieren. Das Ziel ist, so viel wie möglich und tolerabel zu entfernen. Und gerade da beginnt die Schwierigkeit, nämlich die Fähigkeit der Toleranz und Kompensation des Markes und noch mehr den meist schmalen Grat der Dekompensation beurteilen zu können. Im allgemeinen entferne ich den extramedullären Teil vollständig und den angrenzenden intramedullären Teil so weit wie möglich. Das geschieht am besten durch Exzision und/oder Ausschaltung durch kontinuierliche bipolare Thrombosierung. Dieses Verfahren ist besonders wirksam bei großen kavernösen Anteilen, eine Technik, die wir zur Ausschaltung größerer zerebraler Aneurysmen ohne Clip gleichfalls verwenden.

Über die Akutbehandlung *intramedullärer Hämatome* gibt es nur geringe Erfahrungen. Von 6 eigenen Fällen wurden nach Entleerung und Totalexstirpation des Angioms ein Kranker ganz we-

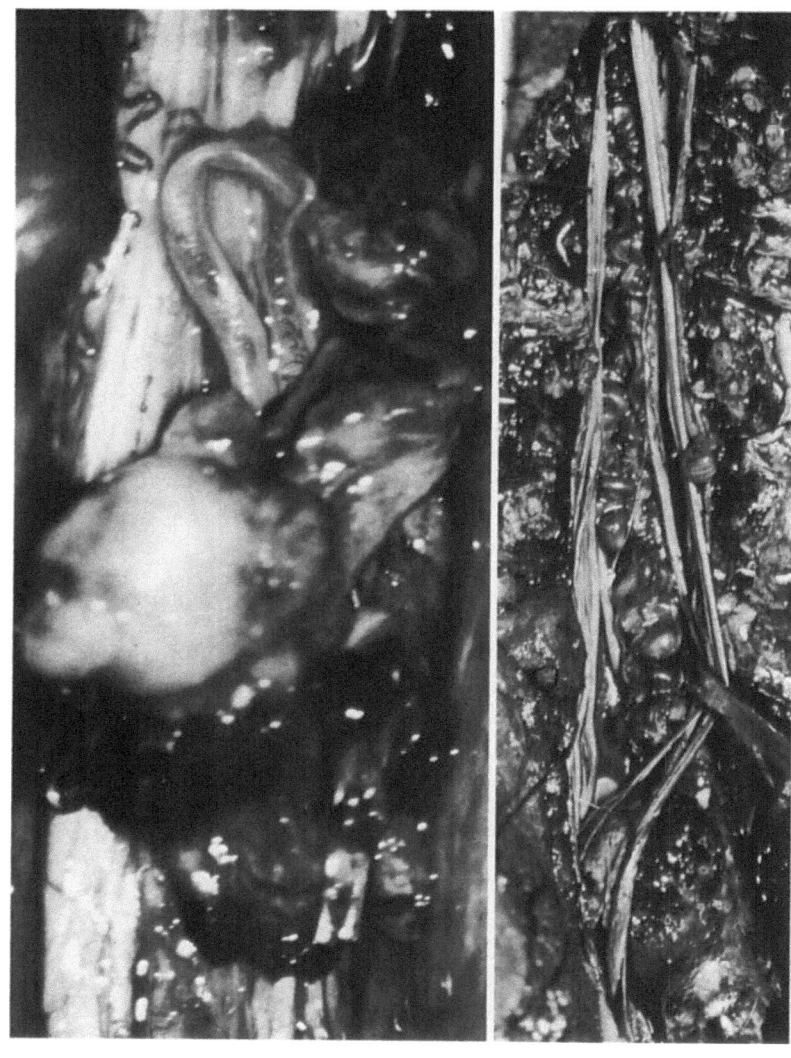

Abb. 5.9.7 a, b. Komplexe Angiome. **a** Angiom und Aneurysma, **b** Angiom und Angioblastom der Cauda equina

Tabelle 5.9.2. *Klinische Diagnose spinaler Angiome*

	Epidurale Angiome	Intradurale Angiome
Begleitzeichen	segmentales Hautangiom (+) Wirbelangiom (++)	segmentales Hautangiom (+)
Komplikationen	pathol. Wirbelfraktur (+) Epiduralhämatom (+)	spin. Subarachnoidalblutung 50% in den ersten vier Dekaden
Erkrankungsalter	30–50 Jahre Vertebroepid. A. 40–60 Jahre	10–40 Jahre 70% subpiale Angiome 50–70 Jahre
Verlauf	apoplektisch 30% remittierend 40% progredient 30%	apoplektisch 50% remittierend 20% progredient 30%
Provokation und Exazerbation	Anstrengungen und Gestation 30%	Anstrengungen und Gestation 30%
Schmerzen	lokal und radikulär 60%	radikulär 30% funikulär 30% meningeal 50% *zuerst Rückenschmerzen*
motorische Ausfälle	uncharakteristisch	spastisch, atrophisch amyotroph 40%
sensible Ausfälle	uncharakteristisch	dissoziiert 35%
Differentialdiagnose Fehldiagnose	chronische Markerkrankung 25% Bandscheibenbeschwerden 40% Rückenmarktumor 25%	zerebrale Blutung 80% chronische Markschädigung 60% MS 30% Rückenmarktumor 20%
Liquor	HWS BWS pathologisch Eiweißerhöhung 50% 70% positiver Queckenstedt 40% 50% 30% 50%	Pathologisch 70% Eiweißerhöhung 70% Zellerhöhung 20% positiver Queckenstedt 30%

Spinale Angiome

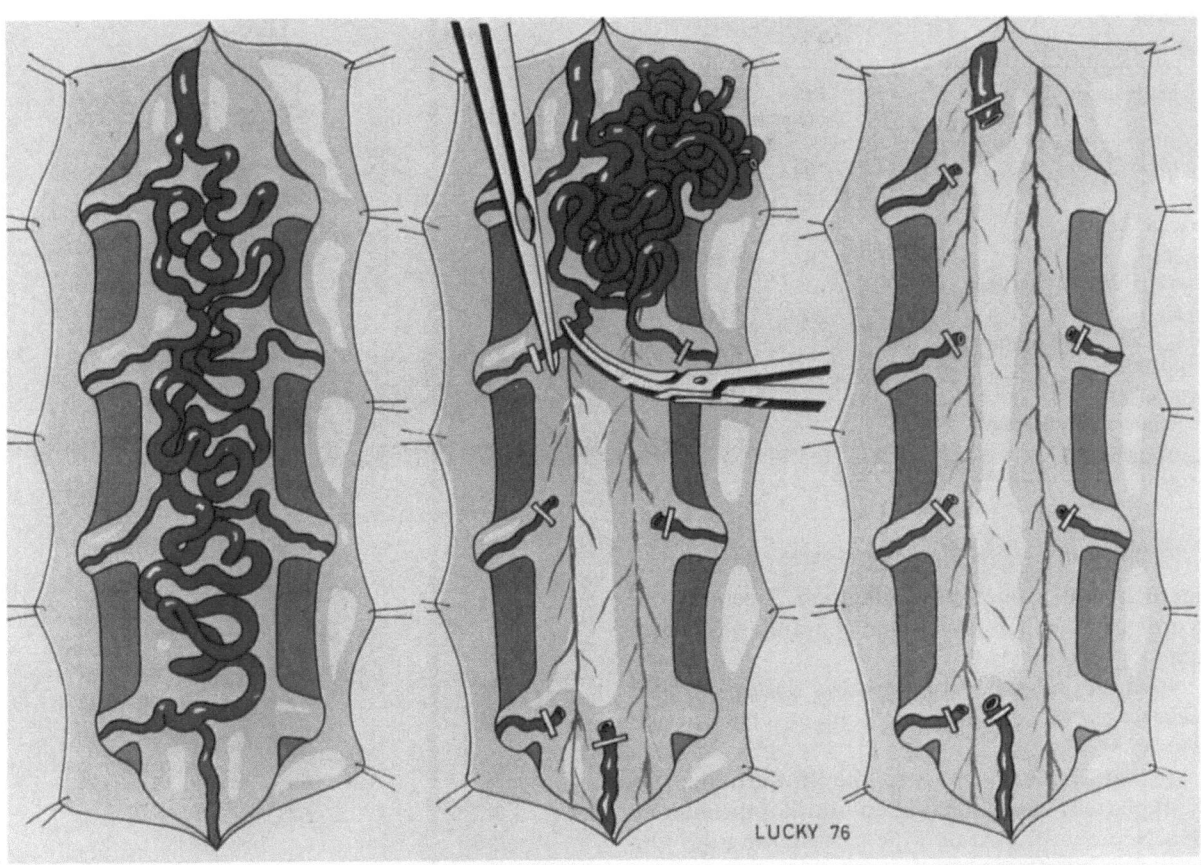

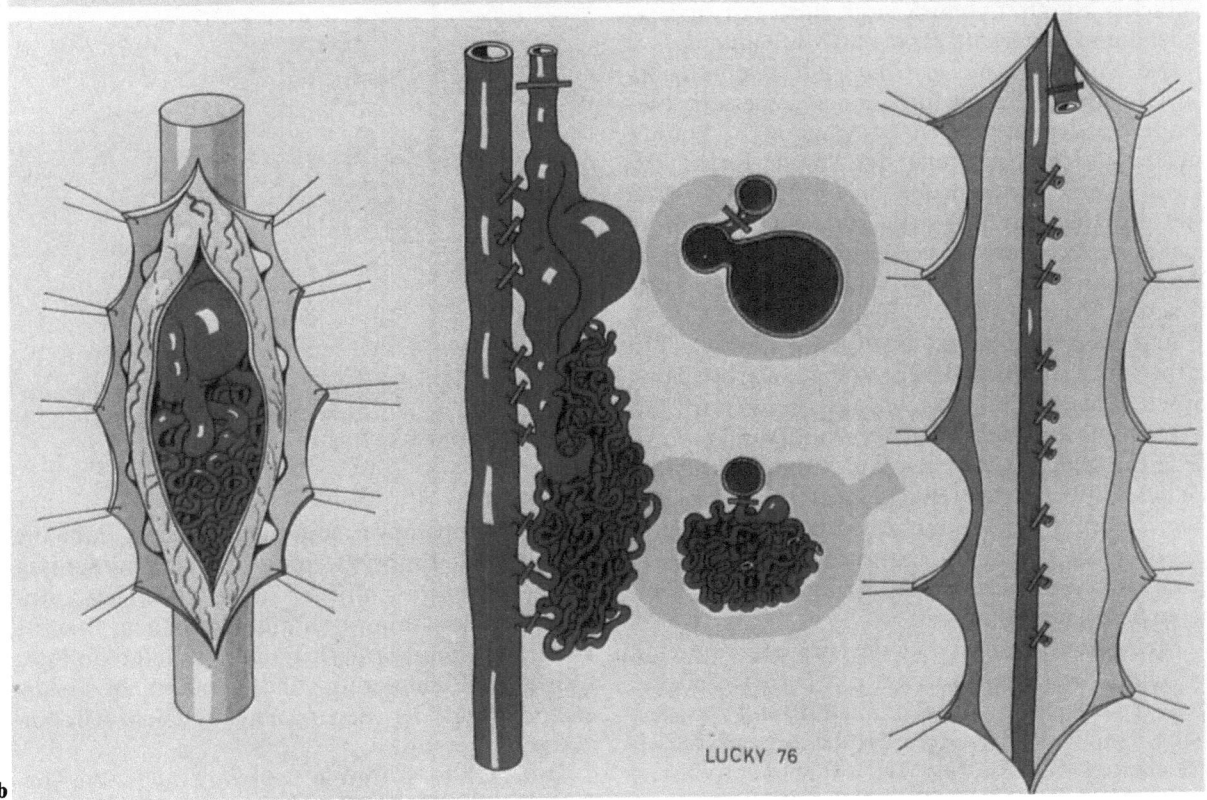

Abb. 5.9.8 a, b. Totalexstirpation spinaler Angiome. **a** Dorsales Angiom, **b** intramedulläres Angiom

Tabelle 5.9.3. *Prognose operativer Behandlung spinaler Angiome N 130 in%*

Schädigungsgrad		Prä-operativ	Postoperativ
normal	I	6	29
gut leichte Ausfälle	II	11	20
mäßig starke Gehbehinderung	III	28	13
schlecht fast komplette Lähmung, Rollstuhl	IV	22	20
abhängig kompletter Querschnitt	V	33	13
gestorben			5

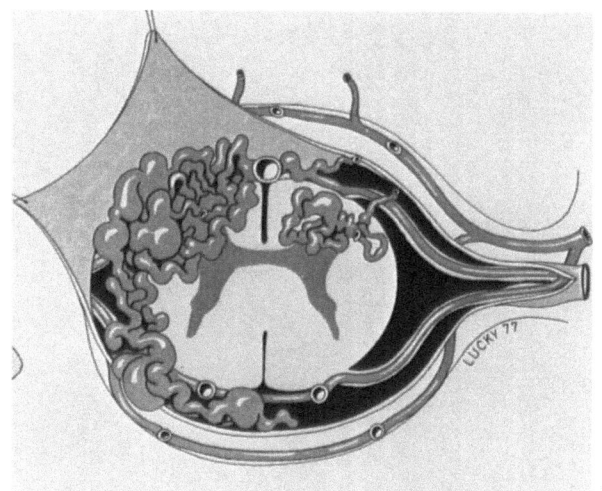

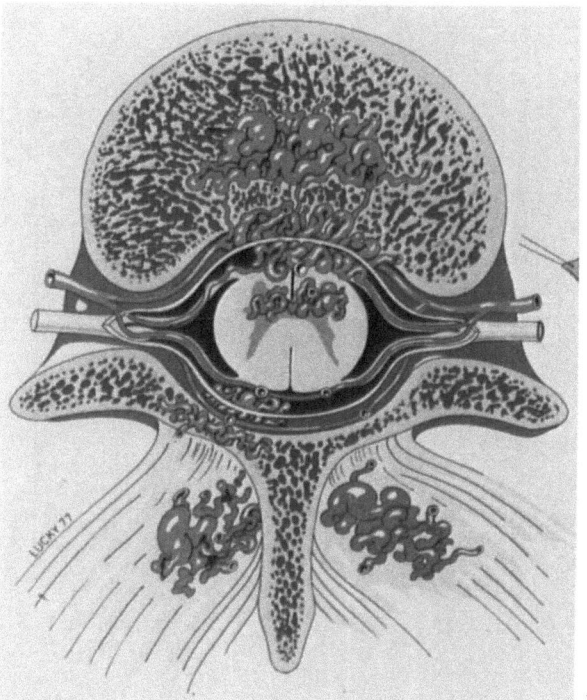

Abb. 5.9.9 a, b. Inoperable gigantische und komplexe Angiome. **a** Zervikales extra-intramedulläres Angiom (s. Abb. 5.9.5), **b** globales Angiom

sentlich und zwei weitere deutlich gebessert. Sie wurden mit Hilfsmaßnahmen gehfähig und arbeiten.

Ventrale, subpiale und kapilläre, diffuse intramedulläre und globale Angiome können nicht operiert werden.

Palliativmaßnahmen, wie die Entfernung von Kalkplatten, strangulierenden und komprimierenden Neomembranen und die Erweiterung des Duralsackes durch Lyodura sind zum Teil überraschend und dauerhaft wirksame Maßnahmen.

Die *Unterbrechung der Hauptzuflüsse* durch Clip oder Ligatur halte ich für keine angemessene Methode bei dem normalen av-Angiom. Es kommt zu keiner Unterbrechung des Shunt; kleine Zuflüsse erweitern und neue entwickeln sich als Äste von Arterien, die das zirkulatorisch ohnehin geschädigte Rückenmark versorgen. Die Folgen sind Verschlechterung des Steal-Syndroms und Minderung der Kompensationsfähigkeit.

In Fällen gesicherter av-Fisteln, die zum Teil intra- und extradural liegen, ist die Unterbrechung durch Koagulation ausreichend, wenn das Blut wenige Minuten nach dem Verschluß dunkel wird. Eine Exstirpation der bald danach thrombosierten Gefäße erübrigt sich. Einem einzigen Fall gegenüber stehen 4 weitere mit zusätzlichen, angiographisch nicht erkannten Zuflüssen. Ihre Unterbrechung und die Teilexstirpation des Angioms schalteten den Kurzschluß aus.

Meine Erfahrungen mit der *Embolisation* sind begrenzt. Sie beziehen sich auf 7 Beobachtungen, von denen ich 6 Kranke nachfolgend operiert habe. Bei allen waren der oder die angiographisch gesicherten Zuflüsse zum Teil zweimal embolisiert worden, in zwei Fällen mit vorübergehender Besserung. Die Operation bestätigte in jedem Falle die erfolgreiche Embolisierung der angiographisch nachgewiesenen Zuflüsse, ohne jedoch das Angiom und den Shunt beeinflußt zu haben. Erst die Exstirpation mit Unterbrechung weiterer Zuflüsse führte zu Eliminierung und schneller Besserung entsprechend der bereits eingetretenen Rückenmarkerweichung.

Djindjian's Hoffnung, operativ nicht zugängliche intramedulläre und speziell ventrale Angiome

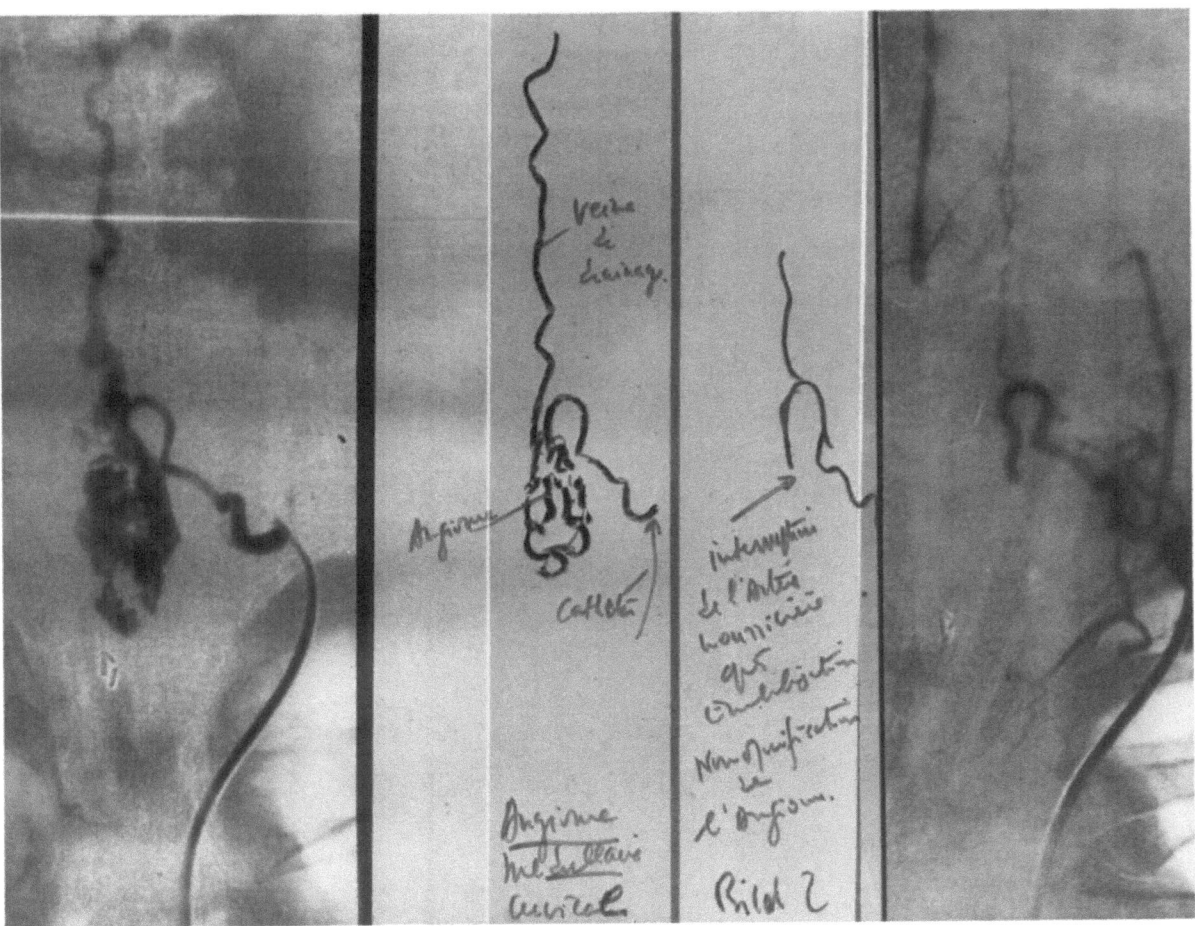

Abb. 5.9.10. Embolisation eines intramedullären Angioms der Lendenschwellung, versorgt durch die A. radicularis magna. Erfolgreiche Embolisation durch R. Djindjian mit seinen Skizzen

durch Embolisation wie in einem seiner Beispiele (Abb. 5.9.10) ausschalten zu können, hat sich wie bei den inoperablen zerebralen Angiomen nicht erfüllen können. Weder operativ noch durch Embolisation können alle Zuflüsse unterbrochen werden. Dazu tritt für die Embolisation die Gefahr, funktionell wichtige Gefäße, wie die A. radicularis magna, zu verschließen und schwere Ausfälle in Kauf zu nehmen. Sinnvoll ist dagegen die *Embolisation von arteriovenösen Fisteln*. Man sollte sich aber nicht von einer klinischen Besserung und einer angiographischen Ausschaltung täuschen lassen, wie ich in sechs embolisierten Fällen zeigen konnte.

Die Prognose ist von Sitz und Ausdehnung, dem präoperativen Schädigungsgrad und dem Lebensalter, sowie der Art des Eingriffes abhängig. Unter Verweisung auf die Monographie soll der Schädigungsgrad als das wichtigste Kriterium allein angeführt werden (Tabelle 5.9.3).

Die postoperativen Ergebnisse zeigen eine deutliche Besserung. 62% befanden sich in Grad I bis III gegenüber 45% vor der Operation. Von 55% Kranken in Grad IV und V verblieben 33% in diesen Gruppen. 5% starben, alle in den Jahren vor 1960, in Grad V (=12% dieser Gruppe) und über 60 Jahren, mit einer Ausnahme an Lungenembolien. Verschlechterungen kommen in den Graden I und II nicht vor, dagegen in Grad III mit 9% und Grad IV mit 11%.

Unter Berücksichtigung der erheblichen Vorschädigung mit gehunfähigen Kranken in 55% ist das Ergebnis befriedigend, selbst für die meisten Kranken in Grad V. Die Hälfte wurde gebessert. Sie wurden unabhängig, benötigen den Rollstuhl und können sich mit Gehilfen etwas bewegen.

Die eigenen 30jährigen Erfahrungen bestätigen ohne jede Einschränkung, daß das typische spinale av-Angiom wie das identische zerebrale av-Angiom allein durch Exstirpation wirksam und dauerhaft ausgeschaltet werden kann. Die Domäne der Embolisation ist die av-Fistel. Ob in inoperablen Fällen isolierte oder kombinierte Eingriffe die fortschreitende Erweichung verzögern oder aufhalten können, werden Spätergebnisse zeigen. Vordringliche Aufgabe sind verbesserte Frühdiagnose und Frühoperation. Kenntnis des klinischen Bildes und Verlaufs, frühzeitige *Myelotomographie mit wasserlöslichem Kontrast* sind die besten Screening-Verfahren und führen zur gezielten Angiographie.

Literatur

Merland JJ, Riche MC, Chiras JJ (1980) Intraspinal extramedullary arteriovenous fistulae draining into the medullary veins. J Neuroradiol 7:271–320

Pia HW (1979) Treatment of intramedullary angiomas. In: Advances in neurosurgery, vol 7. Springer, Berlin Heidelberg New York, pp 64–75

Pia HW, Djindjian R (1978) Spinal angiomas. Advances in diagnosis and therapy. Springer, Berlin Heidelberg New York

5.10 Strahlenmyelopathie

W. FRÖSCHER

Die erste Untersuchung eines strahlengeschädigten Rückenmarks beim Menschen nach Bestrahlung eines Rückenmarktumors erfolgte offenbar durch Beclere im Jahre 1927. Über Rückenmarksspätschäden nach Bestrahlung extraspinaler Tumoren (mit Röntgenstrahlen) berichtete erstmals Ahlbom (1941).

5.10.1 Entstehungsbedingungen der Strahlenmyelopathie

5.10.1.1 Bestrahlungstechnik

Die wesentlichen Faktoren bei Bestrahlung des Rückenmarks sind die Bestrahlungsdosis, und zwar die Gesamtdosis und die Einzeldosis, der Bestrahlungszeitraum und die zeitliche Verteilung der Einzeldosen, das Bestrahlungsvolumen und die Strahlenqualität (s. Fröscher 1976).

5.10.1.1.1 Dosis. Während es bei niedrigen Dosen nur bei einzelnen Patienten zu einer Strahlenmyelopathie kommt, nimmt deren Häufigkeit und Schweregrad mit steigender Dosis zu (Gänshirt 1978; Holdorff 1980, 1982). Eine Zweitbestrahlung, auch noch nach vielen Jahren, kann über einen Summationseffekt zu einer manifesten Strahlenschädigung oder zur Progredienz eines bis dahin stationären Befundes führen (Gänshirt 1975; Holdorff u. Schiffter 1971).

Die Angabe der Dosis erfolgte früher in Roentgen (R, r) und rad (radiation absorbed dose). Mit der Einheit rad wird die vom Gewebe absorbierte Energie angegeben (1 rad entspricht 100 erg/g). An Stelle der Einheit rad wird jetzt die Einheit Gray verwendet (1 Gray entspricht 100 rad). – Ellis (1968) führte den Begriff der Nominal Standard Dose (NSD) mit der Einheit RET (bzw. ret = rad equivalent therapeutic) in die Strahlentherapie ein. Bei dieser Einheit werden Gesamtbehandlungszeit, Zahl der Fraktionen und die Dosis pro Fraktion berücksichtigt (Gabriel-Jürgens et al. 1976).

Das Maß der jeweiligen Strahlenbelastung des Rückenmarks ist durch computergestützte Berechnung der Isodosenverteilung möglich. Die Dosisverteilungsberechnung konnte mit Einführung der Ultraschall-B-Bild-Technik und der Computer-Tomographie entscheidend verbessert werden (Lackner et al. 1981; Rosenow 1978). Mit Hilfe von Messungen am Phantom konnte die Bestrahlungstechnik weiter verbessert werden (Koischwitz et al. 1977).

5.10.1.1.2 Dosisleistung (=Zeit, in der eine bestimmte Strahlenmenge eingestrahlt wird). Durch eine Verminderung der Dosisleistung (=Protrahierung) kann die Gewebetoleranz heraufgesetzt werden (s. Fröscher 1976).

5.10.1.1.3 Fraktionierung. Das Risiko einer Strahlenschädigung wächst um so mehr, je kürzer die Zeit ist, in der eine bestimmte Gesamtdosis verabreicht wurde (s. Fröscher 1976; Hornsey et al. 1980; Phillips und Buschke 1969). Pro Fraktion sollten möglichst nicht mehr als 200 rad verabreicht werden (Glanzmann et al. 1977; Jellinger 1977). Eine beliebige Ausdehnung der Fraktionierung ist nicht möglich, da sonst eine ausreichende Beeinflussung des Tumors nicht mehr gewährleistet ist. Die Gesamtbehandlungsdauer erstreckt sich meistens auf 4 bis 7 Wochen (Psenner u. Wachtler 1960). Nach einer Fallanalyse (Reinhold et al. 1976) kann bei zu großer Ausdehnung des Bestrahlungszeitraums (bei gleichbleibenden Einzeldosen) das Strahlenmyelopathie-Risiko wieder zunehmen.

5.10.1.1.4 Bestrahltes Gewebsvolumen. Die Gefahr einer Strahlenschädigung wächst mit Zunahme des bestrahlten Gewebsvolumen (Kramer 1968).

5.10.1.1.5 Strahlenqualität. Es ist zwischen folgenden Strahlenarten zu unterscheiden:

a) Kurzwellige elektromagnetische Strahlung: Kilovoltbestrahlung (=konventionelle Röntgenbestrahlung), Megavoltbestrahlung (mit ultraharten Röntgenstrahlen, mit Gamma-Strahlen).

b) Korpuskularstrahlen: Schnelle Elektronen, Heliumkerne (=Alphastrahlen), Neutronen, Protonen und Deuteronen (s. Fröscher 1976).

Zwischen den verschiedenen Strahlenarten bestehen quantitative Wirksamkeitsunterschiede. Qualitative Unterschiede des Effekts am Rückenmark sind nicht gesichert.

Nach Auffassung der Mehrzahl der Untersucher ergibt sich die größere Gefährdung des Rückenmarks bei der Hochvolttherapie als bei der konventionellen Röntgenbestrahlung aus dem tieferen Eindringen der ultraharten Strahlen in das Gewebe und durch die geringere Knochenabsorption, der sie unterliegen (s. Fröscher 1976). Hinsichtlich der Tumorvernichtung handelt es sich hierbei um einen erwünschten Effekt, für das Rückenmark ergibt sich hieraus eine erhöhte Gefährdung. Ein Vorteil der Hochvolttherapie besteht in der geringeren Streustrahlung.

5.10.1.1.6 Spezielle Bestrahlungsbedingungen. Weitere Faktoren der Bestrahlungstechnik, welche die Strahlenmyelopathieentstehung beeinflussen, ergeben sich aus der unterschiedlichen Art der Strahlenapplikation (Stehfeld, Gitter- oder Bewegungsbestrahlung), dem Fokushautabstand, den verwendeten Filtern und der Anordnung und Größe der Bestrahlungsfelder (Dittrich 1968).

Die Gefahr der Entstehung einer Strahlenmyelopathie ist in hyperbarem Sauerstoffmilieu offenbar vergrößert (s. Fröscher 1976). Auch eine Ganzkörper-Hyperthermiebehandlung scheint die Strahlensensibilität des Rückenmarks zu erhöhen (Douglas et al. 1981).

5.10.1.2 Patientenabhängige Entstehungsbedingungen

5.10.1.2.1 Gewebeabhängige Variable. Nach zahlreichen Untersuchungen ist die weiße Substanz des Rückenmarks strahlenempfindlicher als die graue Substanz.. Das Rückenmark insgesamt gilt als noch strahlensensibler als das Gehirn (s. Fröscher 1976) – die Strahlensensibilität nimmt mit dem Hydratationszustand des Gewebes zu, dementsprechend wird ödematösen Prozessen eine verstärkende Wirkung bei der Entstehung einer Strahlenschädigung zugemessen (Rugh 1958).

5.10.1.2.2 Alter. Die Strahlenempfindlichkeit des Nervensystems ist beim Kind größer als beim Erwachsenen; im hohen Alter nimmt die Strahlensensibilität wieder zu (Rugh 1958).

5.10.1.2.3 Geschlecht. Eine Abhängigkeit der Entstehung einer Strahlenmyelopathie vom Geschlecht wurde beim Menschen bisher nicht festgestellt.

5.10.1.2.4 Einfluß des Primärtumors. Es ist noch unklar, ob die Art des Primärtumors einen Einfluß auf die Entstehung eines Strahlenschadens hat.

Von Bedeutung ist die Rückenmarksnähe des Primärtumors, die darüber entscheidet, ob das Rückenmark im Bestrahlungsfeld liegt. Häufigere Grundkrankheiten bei Strahlenschäden des Halsmarks waren Erkrankungen des lymphoretikulären Systems (insbesondere Lymphogranulomatose), maligne Tumoren (vorwiegend Karzinome) im Bereich von Mundhöhle, Pharynx und Larynx, zervikale Lymphknotenmetastasen bei verschiedenen Primärtumoren sowie Schilddrüsenkarzinome.

Häufigere Grundkrankheiten bei einer Strahlenmyelopathie im Thorakalbereich waren Erkrankungen des lymphoretikulären Systems, Bronchialkarzinome, Ösophaguskarzinome, Mammakarzinome.

Häufigere Primärtumoren bei einer Strahlenmyelopathie im Lumbal- bzw. Thoracolumbalbereich waren retroperitoneale Lymphknoten-Metastasen bei Hodentumoren.

5.10.1.2.5 Begleitkrankheiten und zusätzliche exogene Schädigung. Nach Dihlmann (1961) geht der letzte Anstoß zur Entstehung eines Strahlenschadens häufig von einer oft nur geringen Schädigung aus, die den Bestrahlungsbezirk zusätzlich trifft und zwar auch dann, wenn die dosismäßige Strahlenbelastung der betreffenden Region den Gewebstod erfahrungsgemäß nicht hätte erwarten lassen. Nach Zeman (1966) ist die Modifikation der Strahlenreaktion durch zusätzliche Schädigung die biologische Basis für das was man als konstitutionelle Strahlenempfindlichkeit oder „Strahlenidiosynkrasie" bezeichnet. – Die Herabsetzung der Strahlenverträglichkeit durch zusätzliche Erkrankungen scheint sowohl für Schädigungen zu gelten, die das Rückenmark nach der Bestrahlung treffen als auch für solche Schädigungen, die schon vor der Bestrahlung bestanden. Als zusätzliche Schädigung, welche die Entstehung einer Strahlenreaktion begünstigen oder nachträglich zur Manifestation bringen, wurden folgende Erkrankungen genannt: infektiöse Prozesse, Herz-Kreislauferkrankungen (insbesondere eine Hypertonie; im Gegensatz hierzu ergab die Fallanalyse von Reinhold et al. (1976) bei Patienten, die eine Strahlenmyelopathie entwickelten, einen höheren Blutdruck als bei denjenigen Patienten, die keine Strahlenmyelopathie entwickelten), Gefäßerkrankungen, Nierenerkrankungen, endokrinologische Erkrankungen einschließlich des Diabetes mellitus (s. Fröscher 1976)

Als weitere, eine Strahlenschädigung begünstigende Faktoren werden lokale Erkrankungen im Bestrahlungsbereich einschließlich mechanischer Traumen (z.B. Operationstrauma) und Gewebskompression durch einen Tumor, tumorbedingte Dysproteinämien und der Ernährungszustand genannt.

Die von verschiedenen Autoren beobachtete bevorzugte Schädigung einzelner Rückenmarksabschnitte wird mit vaskulären Faktoren erklärt (s. Fröscher 1976). Möglicherweise spielt der Hämoglobingehalt der Patienten eine Rolle. Im Patientengut von Dische et al. (1981) war das Hämoglobin bei Patienten mit einer Strahlenmyelopathie signifikant höher als bei Patienten ohne Strahlenmyelopathie.

5.10.1.2.6 Zusätzliche Therapieformen. Über eine Begünstigung der Strahlenmyelopathieentstehung durch bestimmte gleichzeitig verabreichte Medikamente, insbesondere Zytostatika, ist nichts sicheres bekannt (Sack 1982). Bei prophylaktischer Gehirnbestrahlung bei akuter lymphatischer Leukämie im Kindesalter scheint die Gefahr einer subakuten Leukoenzephalopathie durch anschließende Methotrexatgabe vergrößert zu werden (Price u. Jamieson 1975).

5.10.1.2.7 Individuelle Disposition. Die Annahme einer konstitutionell bedingten, unterschiedlichen Strahlenempfindlichkeit („Strahlenidiosynkrasie") ergab sich aus der Beobachtung quantitativ unterschiedlicher Reaktionen auf gleiche Strahlendosen und der Entwicklung von Strahlenschäden nach ungewöhnlich niedrigen Dosen (s. Fröscher 1976).

5.10.1.2.8 Repair-Vorgänge. Nach Strahlenmengen, die nicht zur totalen Zerstörung im Gewebe führen, können Wiederherstellungsprozesse stattfinden, so daß eine Gewebeschädigung nicht klinisch manifest zu werden braucht. Grob schematisch läßt sich die Gesamtschädigung des Gewebes aus einer reversiblen und einer irreversiblen Komponente zusammengesetzt denken (Dittrich 1961; Franke u. Lierse 1978).

5.10.1.3 Toleranzdosis des Rückenmarks

Unter Toleranzdosis ist diejenige Dosis zu verstehen, die höchstens verabreicht werden kann, ohne daß eine anatomische Läsion entsteht. Die Brauchbarkeit von Korrelationen zwischen Dosis und Strahlenschädigung wird erschwert durch die Vielzahl der zusätzlichen Faktoren, welche die Entstehung eines Strahlenschadens beeinflussen können.

Nach Pallis et al. (1961) soll bei einer Bestrahlungsdauer von 6 Wochen die Dosis von 1300 bis 4300 rad nicht überschritten werden, die unteren Werte gelten, wenn das Rückenmark auf mehr als 10 cm Länge im Bestrahlungsfeld liegt, die höheren Werte, wenn das Rückenmark auf weniger als 10 cm Länge im Bestrahlungsfeld liegt. Abbatucci et al. (1978) halten eine Dosis von 50 Gy (25 Fraktionen innerhalb von 35 Tagen) im Zervikalbereich für sicher, wenn das Bestrahlungsfeld nicht länger als 3–5 Wirbel ist. Nach den Erfahrungen von Kim und Fayos (1981) toleriert das Zervikalmark 6000 rad mit einer nur sehr geringen Wahrscheinlichkeit der Entstehung einer Strahlenmyelopathie, wenn verschiedene Vorsichtsmaßnahmen z. B. eine Fraktionierung beachtet werden; die Gesamtdosis, die im Zervikalbereich gefahrlos verabreicht werden kann, wird auf 3300 rad in 42 Tagen bis 6000 rad in 35 Fraktionen innerhalb von 49 Tagen geschätzt. Glanzmann et al. (1977) geben für das Thorakalmark 4400 rad als Toleranzgrenze (bei bestimmten Fraktionierungsbedingungen) an. Viele Zentren beschränken die Rückenmarksdosis bei Hochvolttherapie auf 4000 rad in 20 Fraktionen (Abadir 1980).

Bei Verwendung der nominal standard dose zur Berechnung der Belastung des Rückenmarks wird die Toleranzgrenze in der Literatur zwischen 800 und 1900 ret angegeben (Franke u. Lierse 1978).

Auch bei Berücksichtigung strenger Empfehlungen sind Strahlenschäden des Rückenmarks nicht immer zu vermeiden. Es werden Fälle mitgeteilt, bei denen zumindest nach der Berechnung 1700 bis 1800 rad nicht überschritten wurden (Fröscher et al. 1975; Palmer 1972). Wenn eine wirksame Tumortherapie durchgeführt werden soll, ist ein Risiko für das gesunde Gewebe nicht immer zu vermeiden. Das gewünschte Dosisoptimum ist sehr eng eingegrenzt; eine Abweichung von nur wenigen Prozent erbringt bereits einen schlechteren Bestrahlungserfolg (Gabriel-Jürgens et al. 1976).

5.10.2 Pathologisch-anatomische Befunde

Der Begriff der Strahlenschädigung, wie ihn die Morphologen prägten, ist vom Begriff des Klinikers insofern zu unterscheiden, als einerseits Funktionsstörungen ohne faßbares morphologisches Substrat auftreten können und es andererseits offen ist, ob jede feingewebliche Veränderung schon eine Funktionsstörung hervorruft.

Bei hohen Strahlendosen, wie sie im Tierversuch verabreicht wurden, kommt es zum Auftreten einer akuten „Radionekrose" (s. Fröscher 1976). Bei Dosen im therapeutischen Bereich ist pathologisch-anatomisch zwischen einer Frühreaktion und einer Spätreaktion zu unterscheiden; zwischen beiden bestehen fließende Übergänge (s. Fröscher 1976). Das Stadium der frühen Reaktion („frühe" Strahlenspätschäden, „early delayed" radiation lesion) dauert einige Wochen und wird in wechselnder Weise charakterisiert von Störungen der Blut-Hirnschranke, biochemischen zellulären Störungen, besonders Störungen der Karbohydrat-Metabolisierung, Gliazellschwellung und Hypertrophie, Zellnekrose und Ausheilung der nicht nekrotisch gewordenen Zellen. Eindeutige Gefäßveränderungen fehlen in diesem Stadium noch; die Schädigung des Gefäßendothels ist hingegen sehr ausgeprägt in der „späten" Phase der Strahlenspätschäden des Rückenmarks (Jellinger 1972). Die Spätreaktion tritt 3–6 Monate nach der Bestrahlung auf und ist nach Scholz (1934, 1935) durch progressive vaskuläre Veränderungen, Blutungen und Parenchymnekrosen gekennzeichnet. Am Beginn der Gefäßveränderungen steht nach Scholz (1934, 1935) eine erhöhte Gefäßwandpermeabilität, dementsprechend bezeichnete er den Befund bei der Spätreaktion als „plasmatische Infiltrationsnekrose". Nach den Untersuchungen von Jellinger und Sturm (1968) findet sich die klassische „plasmatische Infiltrationsnekrose" nach Scholz mit Verquellung und hyaliner Degeneration der Gefäße, Ausfällung von Neurogel und angiomartigen Veränderungen, erst nach längerem Intervall. Als Endstadium treten (nach ca. 26 Monaten) zystische Umwandlungen auf.

Dem „early delayed defect" entspricht klinisch in der Regel eine transitorische Strahlenmyelopathie, jedoch gilt diese Entsprechung nicht in allen Fällen, da beim Vorliegen eines „early delayed defect" im pathologisch anatomischen Sinne klinisch auch schon irreversible Rückenmarksschäden beschrieben worden sind (Lampert u. Davis 1964).

In den meisten veröffentlichten Fällen betraf die Schädigung das Zervikalmark: von 332 Fällen, bei denen die Höhe der Schädigung angegeben war, bestand bei 219 Fällen eine Schädigung des Zervikalmarks, 95mal eine Schädigung des Thorakalmarks und 20mal eine Schädigung des Lumbalmarks (und in einigen Fällen des thorakolumbalen Übergangsbereichs; Fröscher 1976).[1]

Für die besondere Häufigkeit von Strahlenschäden im Zervikalbereich werden folgende Gründe angegeben:

a) die engen räumlichen Beziehungen von Rückenmark und Tumoren,

b) Tumorbestrahlungen im Gesichts- und Halsbereich werden wegen ihrer einfachen technischen Durchführbarkeit besonders häufig vorgenommen,

c) für Tumoren im Zervikalbereich sind relativ hohe Strahlendosen erforderlich,

d) das Halsmark ist besonders strahlenempfindlich wegen des hohen Anteils an weißer Substanz,

e) die erhöhte Anfälligkeit des Halsmarks ergibt sich aus der physiologischen Halsanschwellung des Rückenmarks; in diesem Bereich herrscht im Halswirbelkanal schon normalerweise ein gewisser Raummangel, der sich bei Zirkulationsstörungen besonders nachteilig auswirken kann,

f) Patienten mit Tumoren im Zervikalbereich haben durchschnittlich eine höhere Lebenserwartung (die Strahlenmyelopathie wird noch erlebt; s. Fröscher 1976).

In pathogenetischer und differentialdiagnostischer Hinsicht entscheidend ist die von der Mehrzahl der Untersucher gemachte Beobachtung, daß die Schädigung des Rückenmarks auf den bestrahlten Bereich beschränkt war, abgesehen von der sekundären auf- und absteigenden Wallerschen Degeneration und einzelnen Beobachtungen über eine Schädigung der weißen Substanz unabhängig von einer Wallerschen Degeneration oberhalb und unterhalb der Bestrahlungszone (Godwin-Austen et al. 1975; Worthington 1979). – Der Bereich der pathologisch-anatomisch ausgeprägtesten Schädigung entspricht dem Bereich des höchsten Strahleneinfalls (s. Fröscher 1976). Hinter- und Seitenstränge sind besonders strahlensensibel (Burns et al. 1972; Jellinger u. Sturm 1974; Vaeth 1965). Oft sind die Läsionen des Rückenmarks zunächst multifokal lokalisiert (Jellinger u. Sturm 1970).

Die weiße Substanz wird stärker betroffen als die graue Substanz und zwar sowohl am Rückenmark als auch am Gehirn (s. Fröscher 1976).

5.10.3 Pathogenese

Es können 4 wesentliche Hypothesen unterschieden werden:

Die Gefäß- bzw. Mesenchymtheorie,
die Parenchymtheorie,
eine Kombination von Gefäß- und Parenchymtheorie,
die Autoimmunhypothese.

5.10.3.1 *Gefäß- oder Mesenchymtheorie*

Diese Theorie geht vor allem auf Scholz (1934, 1935) zurück. Nach dieser Theorie trifft die Strahlenschädigung vor allem die Blutgefäße. Im Vordergrund der strahlenbedingten Gefäßschädigung stehen funktionell die Endothelschäden; die Folge ist eine Insudation von Plasmabestandteilen in die Gefäßwand. Dies führt zu einer Lumeneinengung und schließlich zum Verschluß. Sehr viel seltener folgt der Endothelnekrose eine Thrombose. Strahlenbedingte Gefäßschäden können noch nach Monaten oder Jahren manifest werden, wenn die Gefäße einem Proliferationsreiz (meistens handelt es sich um eine Entzündung) unterliegen (Zollinger 1970).

Außer einer Minderdurchblutung durch Gefäßeinengung kommt es zu Diffusionsstörungen durch hochmolekulare Eiweißkörper des Blutserums, die aufgrund einer Permeabilitätsstörung der strahlengeschädigten Gefäßwand diese passieren können und dann extravasal abgelagert werden (optisch als lokales Amyloid imponierend). Minderdurchblutung und Diffusionsstörung führen zu einer Gewebshypoxydose und einer daraus resultierenden Parenchymschädigung, der „plasmatischen Infiltrationsnekrose" (Scholz 1934, 1935, Lit. s. Fröscher 1976).

Eine Schädigung der extramedullären Gefäße kann für die Strahlenmyelopathieentstehung mit-

---

[1] Berlit (1985) stellte inzwischen 41 Fälle mit einer Strahlenschädigung im lumbo-sacralen Bereich zusammen.

verantwortlich sein (Fröscher et al. 1975; Oeser u. Zülch 1972; Okeda 1971).

5.10.3.2 Parenchymtheorie

Nach dieser Theorie liegt primär vor allem eine Schädigung der Neuroglia vor (Lit. s. Fröscher 1976).

5.10.3.3 Kombination von Gefäß- und Parenchymtheorie

Der Gegensatz von Gefäßtheorie und Parenchymtheorie hat viel von seiner Bedeutung verloren. Beide Theorien beschreiben zwei beim selben Patienten vorkommende, aber phasenverschobene Prozesse. Die neuronalen Schäden werden vor den vaskulären Veränderungen nachweisbar (Caveness et al. 1968; Holdorff 1975; Jellinger 1977). Der Schwerpunkt der Schädigung hängt möglicherweise von der Strahlendosis und von der Größe des bestrahlten Gewebsvolumens ab (Haymaker 1962; Hopewell u. Wright 1970). Nach Hopewell (1979) treten vaskuläre Effekte schon bei niedrigerer Dosis auf aber mit einer längeren Latenzzeit als Effekte infolge einer Gliaschädigung.

5.10.3.4 Autoimmunhypothese

Als wesentliches pathogenetisches Bindeglied wird eine Autoimmunreaktion angenommen. Nach primärer Gefäßschädigung komme es zum Austritt von Substanzen in das Gewebe, die zu einer Schädigung der Markscheide führten und das Myelin oder seine Abbauprodukte zum Antigen werden ließen und zur Antikörperbildung führten. Das Ergebnis der Antigen-Antikörperreaktion sei die Bildung der paramyloiden Niederschläge, die man histologisch feststellen könne (s. Noetzel u. Weber 1974; Zülch 1969; Zülch et al. 1972). Gegen die Autoimmunhypothese spricht der Zusammenhang von Grad der Strahlenbelastung und Ausmaß des Strahlenschadens (Gänshirt 1978).

Zusammenfassend ist mit Jellinger und Sturm (1970) und Zeman (1968) zum Problem der Pathogenese der Strahlenspätschädigung des Rückenmarks festzustellen, daß nach der Vielzahl der morphologisch unterschiedlichen Befunde ein komplexes Entstehungsmuster und mehrere pathogenetische Mechanismen an der Entwicklung der Strahlenspätschädigung beteiligt sein dürften.

Bei der transitorischen Strahlenmyelopathie werden die gleichen pathogenetischen Mechanismen diskutiert wie bei der chronischen Strahlenschädigung (Rubin u. Casarett 1968; Zeman 1968).

5.10.4 Häufigkeit

5.10.4.1 Absolute Häufigkeit

In einer Übersicht im Jahre 1976, in der wir versuchten, alle Fälle der Weltliteratur zu erfassen, wurden 369 Fälle einer chronischen Strahlenmyelopathie gezählt, 112 Fälle waren histologisch bestätigt. Auch in den folgenden Jahren erschienen Berichte über Fälle von Strahlenmyelopathie. Nach Beobachtung zahlreicher Autoren ist das Risiko einer Strahlenschädigung des Rückenmarks durch Anwendung der Hochvolttherapie, die in den 50er Jahren eingeführt wurde, infolge der Applikation höherer Strahlendosen angestiegen. Zugleich ist unter der Anwendung der Hochvolttherapie die durchschnittliche Überlebensrate in weiteren Tumorgruppen angestiegen. Auch dadurch kann die Frequenz der Strahlenmyelopathie-Fälle ansteigen (Franke u. Lierse 1978). Andererseits ist durch eine Verbesserung der Bestrahlungstechnik (s. S. 411) und eine „defensivere" Bestrahlung mit einem Rückgang der Fälle von Strahlenmyelopathie zu rechnen; dies entspricht unserer eigenen Erfahrung.

5.10.4.2 Relative Häufigkeit

Die Angaben der einzelnen Autoren differieren erheblich und liegen zwischen 0% (z.B. Verity 1968) und 18% (Coy et al. 1971). Dieser hohe Prozentsatz ergab sich bei Bestrahlung in hyperbarem Sauerstoffmilieu; ohne Verwendung von hyperbarem Sauerstoff betrug die Häufigkeit 3,3%. Nach der Literaturübersicht von Palmer (1972) beträgt die durchschnittliche Häufigkeit einer Strahlenmyelopathie bei Berücksichtigung aller Fälle mit nur klinisch gestellter Diagnose 2,9%, bei ausschließlicher Berücksichtigung von pathologisch-anatomisch gesicherten Fällen nur 1,9%. Black et al. (1980) kommen bei Auswertung ihres HNO-Patientengutes ebenfalls auf 2%. Schiödt und Kristensen (1978) untersuchten ein Kollektiv von 156 Patienten mit malignen Tumoren. 99 Patienten waren nach 2 Jahren noch am Leben. Von diesen hatten 12 strahlenbedingte neurologische Komplikationen (in 7 Fällen chronisch, in 5 Fällen transitorisch).

Die unterschiedlichen Häufigkeitsangaben hängen mit einem unterschiedlichen Krankengut, unterschiedlichen Bestrahlungsbedingungen und unterschiedlichen Beobachtungszeiträumen zusammen. Mit größerer Überlebenszeit nimmt die Wahrscheinlichkeit der Entstehung einer Strahlenmyelopathie für die Überlebenden zu.

Aus den o.g. relativen Häufigkeitsangaben fällt die Angabe von Sinner (1964) mit 38% (5 von

13 Patienten) heraus. Hier handelte es sich jedoch im Gegensatz zu den anderen Mitteilungen um die Bestrahlung von Rückenmarkstumoren, nicht um Bestrahlungsfolgen am Rückenmark bei Bestrahlung extraspinaler Tumoren.

Zur Häufigkeit einer transitorischen Strahlenmyelopathie liegen nur wenige Angaben vor. Ein positives Lhermittesches Zeichen nach Bestrahlung mit Mantelfeldtechnik bei Morbus Hodgkin wurde bei 9 bis 15% der Patienten gefunden (Carmel u. Kaplan 1976; Word et al. 1980).

5.10.5 Klinische Formen der Strahlenmyelopathie

5.10.5.1 Klassifikation

Unter Berücksichtigung früherer Einteilungen (Lit. s. Fröscher 1976) erscheint folgende Einteilung am zweckmäßigsten:

a) akute Radionekrose,
b) transitorische Strahlenmyelopathie,
c) chronische Strahlenmyelopathie, akut einsetzende Form (mit chronischem Verlauf), chronische bzw. chronisch-progrediente Form (mit allmählichem Beginn), myatrophe Form.

Die myatrophe Form wurde zunächst als selektive Vorderhornschädigung aufgefaßt. Sie muß möglicherweise von den Myelopathien abgetrennt werden, da es sich eher um eine Wurzelschädigung handelt (s. u.).

Die akute Radionekrose wird hier nur der Vollständigkeit halber angeführt. Sie kommt bei Verabreichung therapeutischer Dosen nicht vor, sondern nur bei höheren Dosen, wie sie im Tierversuch Anwendung finden.

Die transitorischen Formen sind, gemessen an der Zahl der Mitteilungen, weit seltener als die chronischen Formen. Nach der Übersicht von Franke und Lierse (1978) machen sie etwa 15% der strahlenbedingten Rückenmarksschäden aus; ca. 85% sind der chronischen Form zuzurechnen.

In seltenen Fällen kann eine zunächst transitorisch verlaufende Form nach einem freien Intervall in eine chronische Form übergehen (s. Fröscher 1976).

Einzelheiten des Verlaufs werden weiter unten besprochen. Da der Verlauf aus der Klassifikation nicht klar hervorgeht, muß jedoch hier schon darauf hingewiesen werden, daß sowohl die akut einsetzenden als auch die allmählich einsetzenden Formen, die in der Regel chronisch progredient bis zum kompletten Querschnitt verlaufen, zum Stillstand kommen können. Der Verlauf kann wellen- und schubförmig sein, partielle Remissionen sind möglich.

Die häufigste Verlaufsform ist die chronisch-progrediente Form. Nach der Literaturübersicht von Franke (1973) über 109 Fälle handelt es sich in 54% der Fälle um eine progrediente Symptomatik, bei 30% zeigten die Lähmungen eine gewisse Rückbildungstendenz oder eine nur langsame Progredienz, bei 16% bestanden nur transitorische Sensibilitätsstörungen.

Lechevalier et al. (1973) grenzen eine pseudotumoröse „Myélopathie radiothérapique hypertrophiante" ab, womit sie jene Fälle zusammenfassen, bei denen eine Auftreibung des Rückenmarks mit entsprechender myelographischer und Liquorsymptomatik beobachtet wurde. Wahrscheinlich stellen diese auch schon früher beschriebene Fälle keine eigene Verlaufsform dar sondern eher ein Verlaufsstadium, so wie die atrophischen Formen ein Verlaufsstadium (Endstadium) darstellen.

Besonders problematisch ist die Abtrennung der Untergruppe der amyotrophen Form. Gänshirt (1978) gibt an, zu einem reinen Vorderhornsyndrom komme es bei Schäden der spinalen Intumeszenzen, und zwar sowohl der Lumbalmarkanschwellung als auch der Halsmarkanschwellung. Ein morphologischer Beleg für diese Hypothese liegt bisher nicht vor. Pathogenetisch muß auch an eine bilaterale Schädigung der lumbosakralen Wurzeln oder der Cauda equina mit ausschließlichem Betroffensein der motorischen Fasern gedacht werden (Stöhr 1980). Die amyotrophe Form ist sehr selten. Eine Kombination von „Amyotrophie" und Schädigung der langen Bahnen wird dagegen häufiger berichtet. Greenfield und Stark (1948), die über eine „selektive Vorderhornschädigung" erstmals berichteten, sowie Maier et al. (1969), deren Krankengut auch die Fälle von Greenfield und Stark umfaßt, diskutierten selbst die Möglichkeit einer Wurzel- oder Plexusschädigung. Bei ihren Fällen lag eine schlaffe Paraparese der Beine ohne Sensibilitätsstörung vor. Vorausgegangen war eine Bestrahlung von retroperitonealen Lymphknoten. Wegen des Fehlens von Sensibilitätsstörungen wurde die Vorderhornzellschädigung für wahrscheinlicher gehalten. Ghisoni und Giordano (1970), die gleichartige klinische Fälle beobachteten, bei denen ebenfalls kein Obduktionsbefund vorliegt, nahmen bei ihren Fällen eine „Myeloradikulopathie" an. Gegen das Vorliegen von „selektiven Vorderhornzellschäden" sprechen die Befunde von Jellinger und Sturm (1970), die morphologisch gut erhaltene Vorderhornzellen unmittelbar neben nekrotischen Zonen fanden.

5.10.5.2 Latenzzeit

Nach Strahlenapplikation manifestiert sich die Strahlenschädigung selten schon nach Tagen oder

Wochen, häufig jedoch erst nach Monaten oder Jahren. Das symptomfreie Intervall wird als Latenzzeit bezeichnet. Die Latenzzeit stellt nur in klinischer Hinsicht eine ruhige Periode dar, während histologisch und biochemisch bereits pathologische Veränderungen nachweisbar sind (s. Franke u. Lierse 1978).

Bei den Zahlenangaben über die Dauer der Latenzzeit ist zu beachten, daß die Berechnung unterschiedlich vorgenommen wird: Einige Autoren lassen die Latenzzeit mit dem Zeitpunkt der ersten Bestrahlung beginnen, während die Mehrzahl der Autoren die Latenzzeit ab Bestrahlungsende berechnet.

5.10.5.2.1 Latenzzeit bei der transitorischen Strahlenmyelopathie.

Die mitgeteilten Werte liegen zwischen zwei Wochen und 18 Monaten (Lit. Fröscher 1976), wenn alle Fälle berücksichtigt werden, gleichgültig ob eine oder 2 Bestrahlungsserien vorgenommen wurden und ob eine histologische Untersuchung vorlag oder nicht.

Latenzzeit nach einer Bestrahlungsserie: Der Mittelwert für die Latenzzeit beträgt bei Zusammenfassung der obduzierten und der nicht obduzierten Fälle 4 Monate (n = 19, Bereich: 1–15 Monate).

Latenzzeit nach zwei Bestrahlungsserien: Nach einem obduzierten Fall von Jones (1964) betrug die Latenzzeit nach der zweiten Bestrahlungsserie 2 Wochen (Intervall zwischen erster und zweiter Bestrahlungsserie 3 Monate). Bei einem Fall von Raskind und Bagshaw (1966) betrug die Latenzzeit nach der zweiten Bestrahlungsserie 18 Monate.

5.10.5.2.2 Latenzzeit bei der chronischen Strahlenmyelopathie und bei der myatrophen Form.

Wenn man nicht berücksichtigt, ob es sich um obduzierte oder nicht obduzierte Fälle handelte und ob eine oder zwei Bestrahlungsserien vorgenommen wurden, liegen die Extremwerte zwischen 0 (Kuroda 1966) und 13 Jahren (Maier et al. 1969); es handelt sich bei dem Fall mit 13jähriger Latenz um eine myatrophe Form im Lumbalbereich. Die Problematik dieser Fälle wurde oben diskutiert. Das längste Intervall bei einem Fall mit sicherer Rückenmarksschädigung betrug 7 Jahre (Weingarten u. Wachtler 1964).

Latenzzeit nach einer Bestrahlungsserie, obduzierte Fälle (n = 71): Bei Berücksichtigung nur dieser Fälle beträgt der Medianwert der Latenzzeit 12 Monate (1–48 Monate. Lit. s. Fröscher 1976, ferner Berendes u. Dörstelmann 1977; Gänshirt 1975; Glanzmann et al. 1976; Godwin-Austen et al. 1978; Holdorff 1982; Schulz u. Bamberg 1978; Sundaresan et al. 1978; Worthington 1979).

Betrachtet man nur Fälle mit einer amyotrophen Form (die alle nicht obduziert wurden), ergibt sich als Medianwert der Latenzzeit ebenfalls 12 Monate (4–156 Monate; n = 19. Greenfield u. Stark 1948; Maier et al. 1969; Marks et al. 1973; eigene Beobachtung).

Latenzzeit bei 2 Bestrahlungsserien: Der Mittelwert beträgt 10 Monate (obduzierte und nicht obduzierte Fälle zusammengefaßt, n = 29. Bereich: 0–50 Monate). Der Abstand zwischen den Bestrahlungsserien betrug einen Monat bis 12 Jahre (Lit. s. Fröscher 1976).

Bei 2 Bestrahlungsserien wurde die Latenzzeit bei den obigen Zahlenangaben von der zweiten Bestrahlungsserie an gerechnet. Bei 24 von 29 Fällen war das Intervall zwischen erster und zweiter Bestrahlungsserie bekannt. Berechnet man bei diesen Fällen die Latenzzeit, die zwischen erster Bestrahlungsserie und klinischer Symptomatik verstrich, so ergibt sich ein Mittelwert von 28,7 Monaten, also eine deutlich längere Latenzzeit als bei den Fällen mit einer Bestrahlungsserie.

Aus der obigen Aufgliederung ergibt sich, daß die Latenzzeit der transitorischen Strahlenmyelopathie kürzer als diejenige der chronischen Strahlenmyelopathie ist und daß bei der chronischen Strahlenmyelopathie die Latenzzeit nach zwei Bestrahlungsserien (gerechnet ab der zweiten Serie) deutlich kürzer ist als nach einer Serie. Dieser Befund spricht dafür, daß sich die Strahlenwirkung im Gewebe summiert. Bei der zweiten Bestrahlung wurde offenbar zumindest bei einem Teil der Fälle ein vorgeschädigtes Gewebe getroffen. Die Bedeutung der zweiten Bestrahlungsserie für die Entstehung einer Strahlenmyelopathie ergibt sich auch aus dem langen Intervall zwischen erster Bestrahlungsserie und ersten klinischen Symptomen (bei Fällen mit zwei Bestrahlungsserien). Dieser Befund spricht dafür, daß sich zumindest bei einem Teil der Fälle ein Strahlenschaden nicht manifestiert hätte, wenn nicht eine zweite Bestrahlung hinzugekommen wäre.

In allen Gruppen ergibt sich eine sehr große Streubreite der Latenzzeit, so daß der Mittelwert wenig differentialdiagnostische Bedeutung hat.

5.10.5.3 Verlauf

5.10.5.3.1 Transitorische Strahlenmyelopathie.

Bei der transitorischen Strahlenmyelopathie handelt es sich um leichte Verläufe, bei denen sich die klinischen Zeichen meistens auf Dysaesthesien und Paraesthesien im Bereich der Füße und/oder Hände und ein positives Lhermittesches Zeichen (= sensible Mißempfindungen, die meist nach Art eines „Elektrisierens" beim Beugen des Kopfes auftreten und vom Nacken entlang der Wirbelsäule vor allem in den lumbosakralen Bereich und in die Beine, weniger auch in die Arme ausstrahlen) beschränken. Dieses Lhermittesche Zeichen ist kein obligates Symptom (Schiödt u. Kristensen 1978). Sehr selten wurden auch transitorische Paresen beobachtet. Dysaesthesien und Paraesthesien in den Armen, sowie ein positives Lhermittesches Zeichen sind nur bei Bestrahlung des Zervikalbereichs zu erwarten. Bei Schädigung des Thorakal- oder/und Lumbalmarks sind die sensiblen Symptome nur in den Beinen zu erwarten (Lit. Fröscher 1976).

Da eine chronische Strahlenmyelopathie mit den gleichen Symptomen wie die transitorische Form beginnen kann, läßt sich, abgesehen von einem unsicheren Hinweis aus der Latenzzeit, erst aus dem Verlauf entscheiden, ob man eine transitorische oder eine beginnende chronische Strahlenmyelopathie vor sich hat. Die Angaben über die Dauer einer transitorischen Strahlenmyelopathie liegen zwischen 2 Wochen und 10 Monaten (s. Fröscher 1976; Schulz u. Busch 1977). Dynes (1960) beschrieb 14 Fälle, bei denen die Rückbildung der Symptome nach ca. 3 Monaten spontan erfolgte. Der Mittelwert von 15 Fällen anderer Autoren (s. Fröscher 1976; Lecky et al. 1980; Word et al. 1980), die genaue Angaben über die Dauer machten, beträgt 4,6 Monate.

5.10.5.3.2 Chronische Strahlenmyelopathie und amyotrophe Verlaufsform. Die *akut einsetzende Form* ist offenbar sehr viel seltener als die chronisch-progrediente Verlaufsform. Innerhalb von Stunden oder Tagen entwickelt sich ein komplettes oder partielles Querschnittbild. Reagan et al. (1968) nehmen an, daß es sich bei diesen Fällen um die Folgen akuter Durchblutungsstörungen durch strahlenbedingte Gefäßveränderungen handle. Entsprechende pathologisch-anatomische Befunde wurden von Jellinger und Sturm (1970) mitgeteilt. Sie fanden bei einem Teil ihrer Fälle Gefäßverschlüsse im bestrahlten Rückenmarksbereich durch frische oder organisierte Traumen; bei einem Fall wurde eine organisierte Thrombose der Arteria spinalis anterior festgestellt.

Auch bei der *chronischen Strahlenmyelopathie* stehen sensible Symptome oft am Beginn der Symptomatik. Ein häufiges Frühsymptom sind brennende Schmerzen in den Segmenten, die der Läsionshöhe entsprechen. Bei ca. 160 von 380 Fällen wurden die Initialsymptome mitgeteilt (s. Förscher 1976); bei 54% der Patienten standen am Beginn Störungen der Sensibilität. Bei 22% standen Paresen am Beginn. Bei 21% begann die Erkrankung ungefähr gleichzeitig mit motorischen und sensiblen Symptomen. Bei 3% bestanden schon zu Beginn Blasen-Mastdarm-Störungen.

Hinsichtlich der gestörten sensiblen Qualitäten berichten manche Autoren über einen bevorzugten Befall der Hinterstränge (was auch pathologisch-anatomisch von verschiedenen Autoren angegeben wird, s. S. 412), andere Autoren sahen zuerst Symptome von seiten des Tractus spinothalamicus (s. Fröscher 1976).

Die Reihenfolge der Symptome ist somit nicht obligat. Bei Beginn mit sensiblen Symptomen (Paraesthesien, brennende Schmerzen, Taubheitsgefühl, Hypothermaesthesie, Hypalgesie) treten in der Regel motorische Symptome (spastische Parese) hinzu und umgekehrt, außerdem können Blasen-Mastdarm-Störungen hinzutreten. Bei einem Teil der Fälle entspricht die Verteilung der Schädigung vorübergehend oder auch dauernd einem Brown-Séquard-Syndrom mit den Pyramidenbahnzeichen auf der intensiver bestrahlten Seite. Den Literaturangaben zufolge ist bei etwa 20% der Fälle mit einem Brown-Séquard-Syndrom zu rechnen (s. Fröscher 1976). Im Kollektiv von Stark et al. (1982) war ein Brown-Séquard-Syndrom sehr selten, es fand sich nur bei 1,5% der Patienten. Eine besondere prognostische Bedeutung kommt dem Auftreten der Symptome in Form eines Brown-Séquard-Syndroms offenbar nicht zu.

Bei den meisten Patienten ist die Symptomatik aufsteigend wie bei extramedullären Prozessen, entsprechend dem Försterschen Schema, das besagt, daß alle Bahnen, die den kaudalen Segmenten zugehören, nahe der Oberfläche liegen, während die den rostralen Segmenten zugehörigen Bahnen nahe der grauen Substanz liegen (Reagan et al. 1968).

Entsprechend der Höhe der bestrahlten Segmente können radikuläre Schmerzen auftreten.

Zur Art der Paresen sind einige Besonderheiten anzugeben: Bei hohen Halsmarkschäden werden sich motorische Symptome im allgemeinen als spastische Tetraparese manifestieren. Wie bei anderen Halsmarkschäden auch kann es jedoch auch zu einer bleibenden schlaffen Tetraparese kommen (s. Fröscher 1976). Auch bei einem thorakalen Querschnittsniveau wurde statt der erwarteten Paraspastik der Beine eine bleibende schlaffe Paraparese gesehen. Auch anfänglich spastische Paresen können später schlaff werden durch schließlich hinzutretende Ausfälle der motorischen Vorderhornzellen (Boden 1948).

Bei einer Schädigung im mittleren und unteren Zervikalmark ist häufig eine schlaffe Parese der Arme mit Reflexabschwächung und Atrophien mit einer spastischen Paraparese der Beine kombiniert (s. Fröscher 1976).

Bei Bestrahlung des Lumbalmarks wurde eine vorwiegend myatrophe Form durch selektive Vorderhornschädigung diskutiert (s. S. 412).

Nach Pallis et al. (1961) entspricht die obere Grenze des Querschnitts dem Niveau der bestrahlten Zone, während Jellinger und Sturm (1968, 1970) das Niveau der neurologischen Symptome wenigstens zwei Segmente höher als die histologische Läsion fanden. Sie erklärten diesen Befund damit, daß eine Übergangszone mit schweren funktionellen Störungen aber ohne faßbare morphologische Läsion bestehe.

Vom Beginn der Symptomatik bis zum Endzustand vergehen bei der chronisch progredienten Form meist mehrere Monate. In Einzelfällen kann der Verlauf wellenförmig oder schubförmig sein (s. Fröscher 1976; Gänshirt 1978; Worthington 1979).

Die Erkrankung kann in verschiedenen Stadien in Defektheilung ausmünden oder zu einem kompletten Querschnittsbild führen. Auch eine leichte oder sogar wesentliche Besserung von Symptomen wurde ausnahmsweise beobachtet (s. Fröscher 1976; Glanzmann et al. 1976; Schiödt u. Kristensen 1978; Solheim 1971).

Die Überlebenszeit nach Beginn der Rückenmarkssymptome beträgt bei den chronischen Verlaufsformen nach den bisherigen Beobachtungen 3 Wochen bis zu $16^{1}/_{2}$ Jahren bzw. 22 Jahre, wenn auch die Fälle von Maier et al. (1969) mit einer amyotrophen Form der Strahlenmyelopathie mit berücksichtigt werden. Als Durchschnittswert der Überlebenszeit fanden Jellinger und Sturm (1970) bei 11 obduzierten Fällen 14,5 Monate. Holdorff (1980a) gibt für 36 Patienten mit tödlichem Ausgang einer zervikalen Strahlenmyelopathie einen Medianwert der Überlebenszeit von 6,5 Monaten (0,8–16,5 Monate) an, für thorakale Formen (18 Patienten) mit tödlichem Ausgang 7,5 Monate (2–15 Monate). Bei der amyotrophen Form des Lumbosakralbereichs fanden Maier et al. (1969) bei 15 Fällen eine durchschnittliche Überlebenszeit von 9 Jahren.

Die Dauer der Überlebenszeit wird von der Grundkrankheit und – wie bei Querschnittsyndromen anderer Ätiologie – von der Höhe und der Ausprägung des Querschnitts bestimmt.

Zwischen Dosis und Überlebenszeit besteht nach Holdorff (1980) eine Beziehung. Bei tödlichem Ausgang war die verabreichte Dosis höher gewesen als bei Überlebenden mit inkomplettem Querschnitt.

Die Überlebenszeit nach Beginn der neurologischen Symptome scheint nach 2 Bestrahlungsserien kürzer zu sein als nach einer Bestrahlungsserie (Holdorff 1980).

5.10.5.4 Diagnose

5.10.5.4.1 Klinische Diagnostik. Aus der obigen Zusammenstellung der klinischen Symptomatik ist zu ersehen, daß es keine spezifischen Symptome und keinen spezifischen Verlauf bei der Strahlenmyelopathie gibt. Wie bei Rückenmarkserkrankungen allgemein sieht man sich einer großen Diskrepanz zwischen relativ einförmiger Symptomatik und vielfältiger Ätiologie gegenüber (Fröscher u. Vliegen 1973). Der Verdacht auf eine Strahlenmyelopathie muß immer dann bestehen, wenn sich neurologische Symptome einem Rückenmarksabschnitt zuordnen lassen, der einer Bestrahlung ausgesetzt war.

Die technischen Daten der Bestrahlung können Anhaltspunkte für die Wahrscheinlichkeit des Vorliegens einer Strahlenschädigung geben. Das Risiko einer Strahlenschädigung steigt mit der Dosis, die das Rückenmark betroffen hat. Neben der Rückenmarksdosis ist bei der Frage nach dem Vorliegen einer Strahlenmyelopathie die Art der Fraktionierung und die Größe des Bestrahlungsfeldes zu berücksichtigen. Ferner ist zu prüfen, ob es möglicherweise zu einer Überschneidung von Bestrahlungsfeldern mit Dosisspitzen gekommen sein könnte und ob Risikofaktoren die Wahrscheinlichkeit einer Strahlenmyelopathie erhöhen.

Aus Patientenfaktoren wie Alter, Geschlecht, Primärtumor, Begleitkrankheiten und zusätzlichen Therapieformen ergeben sich für die Diagnose keine verwertbaren Hinweise. Ebenso bietet die Latenzzeit zwischen Bestrahlung und ersten klinischen Symptomen höchstens einen Hinweis, sie stellt jedoch kein Kriterium dar, welches es erlauben würde, einen Strahlenschaden auszuschließen, da die Streubreite der Latenzzeit sehr groß ist. Ein Intervall von nur 4 Wochen darf ebenso wenig wie ein freies Intervall von vielen Jahren Anlaß dazu sein, eine Strahlenmyelopathie aus den differentialdiagnostischen Überlegungen auszuschließen.

5.10.5.4.2 Zusatzuntersuchungen. Bei der Mehrzahl der zahlreichen Fälle, bei denen eine *Myelographie* mit Luft oder öligen Kontrastmitteln durchgeführt wurde, ergab sich ein normaler Befund. In einigen Fällen war das Rückenmarksvolumen durch eine ödematöse oder zystische Auftreibung vermehrt; manchmal war die Auftreibung spindelförmig (Fröscher 1976; Worthington 1979). Eine spindelförmige Auftreibung des Rückenmarks ist vom Befund bei einem intramedullären Tumor nicht zu unterscheiden. Sie ist am ausgeprägtesten im Bestrahlungsbereich, kann ihn aber durch Ausbreitung des Ödems überschreiten (Worthington 1979). Von Palmer (1972) und von Lechevalier et al. (1973) wurde ein kompletter myelographischer Stop beobachtet; zu diesem Befund kann auch eine Arachnitis im Bestrahlungsbereich beitragen. Das Myelogramm kann auf arachnitische Verwachsungen hinweisen (Abb. 5.10.1). – In einigen Fällen wird ausdrücklich berichtet, daß die Auftreibung des Rücken-

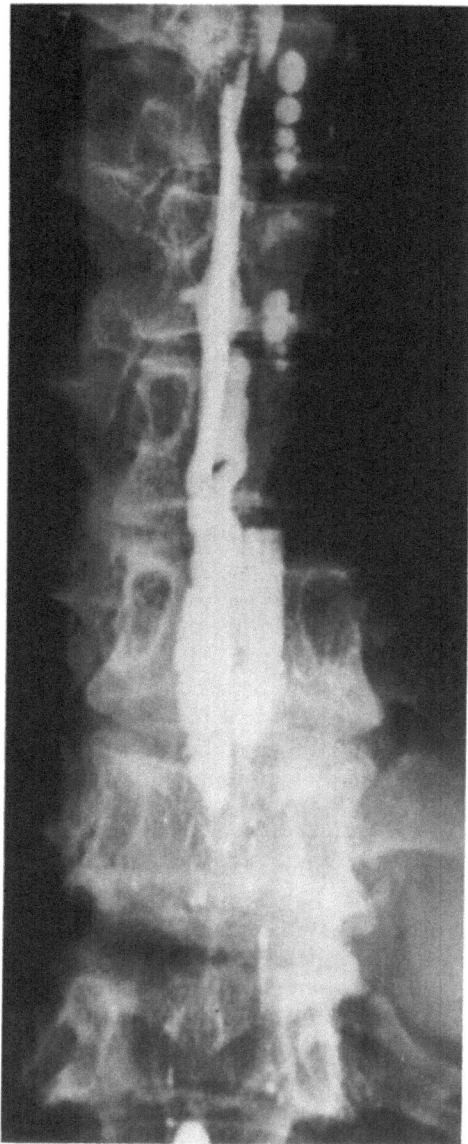

Abb. 5.10.1. Myelographie-Befund bei strahlenbedingten arachnitischen Verwachsungen, 50jähriger Patient mit mediastinalem Hämangioperizytom. Bei der Pantopaque-Myelographie Verzögerung des Kontrastmitteldurchflusses im oberen BWS-Bereich sowie Ablenkung des Kontrastmittels nach rechts. Aussparung einer kirschgroßen, halbkugeligen Kontur in der Mitte der Kontrastmittelsäule, ähnlich dem Befund bei einer umschriebenen subduralen Raumforderung. Die anschließende Operation zeigte, daß der myelographische Befund durch arachnitische Verwachsungen mit Obliteration des Subarachnoidalraumes bedingt war. Es bestanden ausgedehnte Adhäsionen der weichen Häute mit dem Rückenmark, das in diesem Bereich eine histologisch bestätigte Parenchymnekrose aufwies (Herrn Prof. Dr. G. Orf und Herrn Prof. Dr. J. Wappenschmidt, Neurochirurg. Univ.-Klinik Bonn, danke ich für die Überlassung der Abbildung)

marks bei der myelographischen Untersuchung jeweils kurz nach einer massiven klinischen Verschlechterung beobachtet wurde (Worthington 1979).

Eine Volumenverminderung des Rückenmarks wurde bei Strahlenschäden myelographisch bisher nur selten festgestellt. Wir beobachteten eine Verkleinerung des sagittalen Durchmessers des Rückenmarks im mittleren Zervikalbereich bei der Strahlenmyelopathie eines 67jährigen Mannes (nach Bestrahlung eines Mesopharynxkarzinom; Luftmyelographie (Fröscher 1976). Reagan et al. (1968) geben an, eine Volumenverminderung sei wahrscheinlich der spezifischste Befund bei der Strahlenmyelopathie überhaupt. Eine differentialdiagnostische Bedeutung kommt einer Volumenverminderung des Rückenmarks jedoch nur zur Unterscheidung von einer Raumforderung zu, da eine Rückenmarksatrophie auch bei zahlreichen anderen Rückenmarkserkrankungen vorkommen kann (z. B. bei der Encephalomyelitis disseminata und anderen entzündlichen Rückenmarkserkrankungen, bei degenerativen Rückenmarkserkrankungen wie der amyotrophen Lateralsklerose und der spino-zerebellären Heredo-Ataxie, bei der familiären spastischen Paraplegie, bei der Syringomyelie, bei Entwicklungsstörungen, traumatischen, metabolischen und toxischen Rückenmarksschäden (s. Fröscher 1976). In Zukunft wird das Myelogramm beim Verdacht auf eine Strahlenmyelopathie teilweise durch das Computer-Tomogramm und die Kernspin-Tomographie ersetzt werden.

Die *Liquorveränderungen* sind meistens nur wenig ausgeprägt. Die Zellzahl im Liquor war nur ausnahmsweise leicht erhöht (s. Fröscher 1976; Gänshirt 1978). Im Liquorzellbild kommen manchmal monozytoide Zellveränderungen zur Beobachtung (Gänshirt 1975).

Die Angaben über die Häufigkeit einer Eiweißvermehrung sind etwas uneinheitlich: Bei 11 von 36 pathologisch-anatomisch gesicherten Fällen in der Literaturübersicht von Castaigne et al. (1970) lag eine Eiweißvermehrung von über 40 mg% vor. Reagan et al. (1968) fanden bei 7 von 10 Patienten Werte zwischen 40 und 76 mg%, bei den übrigen 3 Patienten war der Liquor normal. Gesamteiweißwerte über 100 mg% bei normaler Zellzahl sprechen zwar mehr für das Vorliegen einer tumorösen Raumforderung, kommen jedoch auch bei ödematöser Volumenvermehrung eines strahlengeschädigten Rückenmarks vor (Gårde u. Kjellin 1971).

Die Gesamteiweißvermehrung bei der Strahlenmyelopathie kommt zustande durch eine Störung der Blutliquorschranke im strahlengeschädigten Rückenmarksbereich und/oder eine Schrankenstörung beim Bestehen von Liquorzirkulationsstörungen (durch Einengung des spinalen Subarachnoidalraums bei ödematös aufgetriebenem Rückenmark und/oder einer Arachnoiditis im bestrahlten Bereich). Die höchsten berichteten Gesamteiweißwerte betragen bei lumbaler Liquorentnahme 167 mg% (Berendes u. Dörstelmann 1977), bei suboccipitaler Liquorentnahme 157 mg% bei normalem Duropaque-Myelogramm und normalem Queckenstedtschem Versuch. Bei einem histologisch nicht gesicherten Fall von Sundaresan et al. (1978) mit einer Auftreibung des Rückenmarks im Myelogramm betrug der Gesamt-Eiweißgehalt sogar 250 mg%, die Zellzahl war normal.

Das Vorliegen eines Mischpherogramms bei der Liquorelektrophorese mit Anreicherung der Albumine, serumscharfer Trennung der Globuline und Fehlen der Tau-Fraktion bei mäßiger Gesamteiweißvermehrung bestätigt die serogene Abstammung der Eiweißerhöhung (Fröscher et al. 1975).

Bei 2 Fällen von transitorischer Strahlenmyelopathie waren die somatosensorisch evozierten Potentiale normal (Lecky et al. 1980).

5.10.5.5 Differentialdiagnose

Treten bei einem Patienten mit einem malignen Tumor, der eine Strahlenbehandlung erforderlich machte, Rückenmarkssymptome auf, so lautet die erste differentialdiagnostische Frage: Handelt es sich um einen raumfordernden Prozeß im Bereich des Rückenmarks (durch Einwachsen des Tumors in die Wirbelsäule, den Spinalkanal und/oder das Rückenmark) oder liegt die viel seltenere Möglichkeit einer Therapiekomplikation im Sinne einer Strahlenmyelopathie vor. Daneben ist auch noch an seltene Tumorkomplikationen wie eine paraneoplastische Myelopathie und eine Kompression der das Rückenmark versorgenden Blutgefäße im extraspinalen Bereich zu denken. Dabei ist die Erörterung der zahlenmäßig nicht bedeutungsvollen Strahlenmyelopathie deshalb so wichtig, damit nicht eine erneute Bestrahlung eines bereits strahlengeschädigten Rückenmarksabschnittes durchgeführt wird unter der Annahme, es handle sich um ein Einwachsen des Tumors oder eine Metasierung in den Spinalraum. Derartige Fälle wurden wiederholt gesehen (s. Fröscher 1976).

Eine tumoröse Wirbeldestruktion läßt sich röntgenologisch relativ leicht ausschließen (Stark et al. 1982); manchmal ist die Abgrenzung gegenüber einer Wirbelkörperrniedrigung durch eine strahleninduzierte Osteoporose schwierig. Raumfordernde extramedulläre Prozesse lassen sich myelographisch und durch den Liquorbefund, von den oben angegebenen Ausnahmen, abgrenzen. Dagegen ist der Ausschluß einer intramedullären Metastase sehr schwierig, da bei intramedullärem Tumorsitz Liquorzusammensetzung und Myelogrammbefund wie bei der Strahlenmyelopathie häufig normal sind (s. Fröscher 1976).

Die von Seitz und Kalm (1961) angegebene Unterteilungsmöglichkeit zwischen intramedullärer Raumforderung und Strahlenmyelopathie nach der Verlaufsgeschwindigkeit, nämlich akute Symptomatik bei der intramedullären Raumforderung, langsames Fortschreiten bei der Strahlenmyelopathie, kann nur als Faustregel gelten, da es bei beiden Formen akute und schleichende Verläufe gibt (Stark et al. 1982), wenn auch bei der Strahlenmyelopathie die akuten Verläufe selten sind, während sie bei intramedullären Metastasen häufig sind (Edelson et al. 1972).

Vom klinischen Verlauf her wird man entsprechend dem Försterschen Schema bei intramedullärer Raumforderung eher eine von oben nach unten fortschreitende Symptomatik erwarten, während bei der Strahlenmyelopathie die Symptomatik wie bei der extramedullären Raumforderung häufiger aufsteigend ist. Die häufig als Initialsymptome auftretenden brennenden Schmerzen sind durch Berührung oder Nadelstich provozierbar, nach Gänshirt (1978) jedoch nicht durch Husten, Niesen oder Pressen.

Liquorveränderungen sind bei intramedullären Metastasen häufiger als bei der Strahlenmyelopathie. Nach der Übersicht von Edelson et al. (1972) war das Gesamt-Eiweiß bei 12 von 19 Fällen höher als 100 mg%; das Myelogramm war bei 13 von 30 Fällen normal.

Eine gewisse Hilfe bei der Differentialdiagnose Strahlenmyelopathie zu intramedullärer Metastasierung ist die Tatsache, daß letztere noch deutlich seltener ist als eine Strahlenschädigung des Rückenmarks. Edelson et al. fanden bis 1972 76 Fälle von intramedullärer Metastasierung in der Weltliteratur. Sie fügten 9 histologisch gesicherte Fälle hinzu. Sehr viel häufiger als intramedulläre Metastasen sind extramedulläre, extradurale Metastasen (Edelson et al. 1972; Stark et al. 1982). Nach der Übersicht von Edelson et al. (1972) machten die intramedullären Metastasen nur 3,4% aller spinalen Metastasen aus. Häufigster Primärtumor bei intramedullären Metastasen war ein Bronchialkarzinom (50%), auch maligne Lymphome kommen als Primärtumoren vor. Stark et al. (1982) fanden bei 131 Patienten mit spinalen Metastasen in keinem Fall einen primär intramedullären Sitz und nur in zwei Fällen einen intraduralen extramedullären Sitz. Ein primäres intramedulläres Lymphom des Rückenmarks stellt eine ausgesprochene Seltenheit dar (Henson u. Urich 1982).

Stark et al. (1982) weisen ausdrücklich darauf hin, daß die Feststellung eines eindeutigen Brown-Séquard-Syndroms bei einem Tumorpatienten an andere Ursachen als eine extradurale Kompression durch eine Metastase denken lassen müsse, so z.B. eine Strahlenmyelopathie. Nur 2 der 131 Patienten mit einer spinalen Metastase hatten ein Brown-Séquard-Syndrom. Neben einer raumfordernden

Tumorkomplikation ist die seltene Möglichkeit einer paraneoplastischen Myelopathie zu bedenken, die querschnittartig, als spino-zerebelläre Degeneration, als amyotrophe Lateralsklerose und als Hinterstrangschädigung manifest werden kann (Gänshirt 1978; Neundörfer 1981). Möglicherweise kann eine paraneoplastische Myelopathie auch nach völliger Tumorentfernung weiterschreiten (Brain u. Henson 1958). Im Liquor können bei der paraneoplastischen Myelopathie Eiweiß und Zellvermehrung beobachtet werden. – Die häufigste Tumorform bei der paraneoplastischen Myelopathie ist das Bronchialkarzinom (Neundörfer 1981).

In manchen Fällen wird eine Unterscheidung zwischen Strahlenmyelopathie und paraneoplastischer Myelopathie dadurch möglich sein, daß es sich bei der Strahlenmyelopathie um eine umschriebene Schädigung in einem bestrahlten Bezirk handelt, während die paraneoplastische Myelopathie sich nicht mit den bestrahlten Segmenten deckt, wobei einschränkend daran zu erinnern ist, daß die Höhenlokalisation des Strahlenschadens von der Klinik her wegen der Möglichkeit des aufsteigenden Verlaufs nicht eindeutig zu sein braucht. Die Differentialdiagnose kann dadurch erleichtert werden, daß eine paraneoplastische Myelopathie in Kombination mit einer paraneoplastischen Encephalopathie und Neuropathie auftreten kann (s. Fröscher 1976).

Selbstverständlich ist beim Auftreten von Rückenmarkssymptomen bei Tumor- und Bestrahlungsanamnese immer auch an eine davon unabhängige zusätzliche Rückenmarkserkrankung zu denken. In manchen Fällen ist eine sichere Diagnose wegen der Unspezifität der klinischen Symptome und der Zusatzuntersuchungen nicht möglich.

Hauptanlaß zur Verkennung einer Strahlenmyelopathie dürfte sein, daß gar nicht an die Möglichkeit einer Strahlenschädigung gedacht wird. Hierbei dürfte die lange Latenzzeit eine Rolle spielen und ferner ein aufsteigender Verlauf sowie ein manchmal schubförmiger Verlauf mit Remissionen.

5.10.5.6 Therapieversuche bei der Strahlenmyelopathie

Eine sicher wirksame Therapie der Strahlenmyelopathie ist nicht bekannt. Boden (1950) empfahl verschiedene Maßnahmen zur Besserung der Durchblutung des geschädigten Rückenmarks, nämlich Senkung des Liquordrucks durch intravenöse Verabreichung von hyperosmolaren Lösungen und durch Lumbalpunktion, Behebung einer evtl. bestehenden Anämie und Diathermie im Bereich des geschädigten Rückenmarks. Zusätzlich sollte Vitamin-B-Komplex verabreicht werden. Gesicherte Erfolge wurden mit diesen Maßnahmen bisher nicht gesehen.

Bei Behandlungsversuchen mit ACTH und Kortikosteroiden sahen einige Autoren eine vorübergehende Besserung oder eine Abnahme der Schmerzen (s. Fröscher 1976; Berendes u. Dörstelmann 1977; Gänshirt 1978). Worthington (1979) verabreichte 4× täglich 4 mg Dexamethason.

Godwin-Austen et al. (1975) sahen bei 2 von 3 Patienten mit zervikaler Myelopathie, denen Kortikosteroide verabreicht wurden, vorübergehend eine deutliche Besserung (in einem Fall Besserung für 2 Monate durch Prednisolon. Initial wurden 30 mg, dann 20 mg täglich gegeben. Im anderen Fall wurden initial alle 6 Stunden 4 mg Dexamethason gegeben. Die Dexamethason-Gabe erfolgte in absteigender Dosierung. Es kam zu einer Besserung für ca. 2 Monate. 2 Wochen nach Absetzen des Dexamethason kam es zu einer plötzlichen Verschlechterung).

Kaeser (1980) berichtete über eine rasche und fast komplette Remission einer Strahlenmyelopathie durch tägliche Verabreichung von 10 ml Actihaemyl® i.v. (die Verabreichung erfolgte über mehrere Monate). Actihaemyl® soll die Gewebstoleranz gegenüber Sauerstoffmangel verbessern. Gegen diese Beobachtung ist einzuwenden, daß es sich möglicherweise um eine transitorische Strahlenmyelopathie handelte, die sich auch spontan gebessert hatte. Von Albert (1980) sah durch Verabreichung von Actihaemyl® bzw. Actovegin® bei 6 Patienten mit Strahlenmyelopathie keine Besserung.[1]

Wenn beim Auftreten von strahlenbedingten oder fraglich strahlenbedingten Rückenmarkssymptomen eine erneute Behandlung des Primärtumors oder von Metastasen in der Nähe des fraglich oder sicher strahlengeschädigten Rückenmarks erforderlich scheint, sollte man nach derzeitigem Wissensstand einer zytostatischen Behandlung den Vorzug geben, falls die Art des Primärtumors dies zuläßt. Die zytostatische Behandlung ist einer erneuten Bestrahlung eines Tumors auch dann vorzuziehen, wenn die Strahlenbelastung des Rückenmarks bereits bei der ersten Behandlung hoch war und bei erneuter Bestrahlung wieder mit einer erheblichen Strahlenbelastung des Rückenmarks gerechnet werden müßte.

Literatur

Abadir R (1980) Radiation myelitis: can diagnosis be unequivocal without histological evidence? Int J Radiat Oncol Biol Phys 6:649–650

Abbatucci JS, Delozier T, Quint R, Roussel A, Brune D

---

[1] Berlit et al. (1985) konnten in ihrem Patientengut von über 50 Fällen keine Besserung einer Strahlenmyelopathie durch Kortikosteroide oder „vasoaktive" Substanzen beobachten.

(1978) Radiation myelopathy of the cervical spinal cord: time, dose and volume factors. Int J Radiat Oncol Biol Phys 4:239–248

Ahlbom HE (1941) The results of radiotherapy of hypopharyngeal cancer at Radiumhemmet, Stockholm, 1930–1939. Acta Radiol 22:155–171

Albert HH von (1980) Strahlenmyelopathie. Dtsch Med Wochenschr 29:1033–1034

Beclere A (1927) Radiotherapy in tumors of the cerebrospinal unity: Dangers to be avoided. Am J Phys Ther 3:539

Berendes K, Doerstelmann D (1977) Strahlenmyelopathie – zwei ungewöhnliche Verläufe. J Neurol 216:73–76

Berlit P (1985) Die lumbale Strahlenmyelopathie. Nervenarzt 56:206–209

Berlit P, Kuttig H, Betz H (1985) Verlauf und Prognose der Strahlenmyelopathie. Vortrag 21. Jahrestagung der Dtsch Gesellschaft für Hirntraumatologie und Klinische Hirnpathologie, Mannheim, 26.–27.4.1985

Black MJ, Motaghedi B, Robitaille V (1980) Transverse myelitis. Laryngoscope 90:847–852

Boden G (1948) Radiation myelitis of the cervical spinal cord. Br J Radiol 21:464–469

Boden G (1950) Radiation myelitis of the brain-stem. J Fac Radiol 2:79–94

Brain WR, Henson RA (1958) Neurologic syndromes associated with carcinoma. Lancet 2:971–975

Burns RJ, Jones AN, Robertson JS (1972) Pathology of radiation myelopathy. J Neurol Neurosurg Psychiatry 35:888–898

Carmel RJ, Kaplan HS (1976) Mantle irradiation in Hodgkin's disease. Cancer 37:2813–2825

Castaigne P, Cambier J, Escourolle R, Lechevalier B, Tanzer J, Lhullier M (1970) Les myélopathies post-radiothérapeutiques au cours de la maladie de Hodgkin. Rev Neurol 123:369–386

Caveness WF, Carsten AL, Roizin L, Schadé JP (1968) Pathogenesis of x-irradiation effects in the monkey cerebral cortex. Brain Res 7:1–117

Coy P, Dolman CL (1971) Radiation myelopathy in relation to oxygen level. Br J Radiol 44:705–707

Dihlmann W (1961) Die Strahlenspätschäden im Zentral-Nervensystem und ihre Beziehungen zu Strahlenschädigungen in anderen Organen. Med Welt, 1375–1380

Dische S, Martin WM, Anderson P (1981) Radiation myelopathy in patients treated for carcinoma of bronchus using a six fraction regime of radiotherapy. Br J Radiol 54:29–35

Dittrich W (1961) Wirkungsmechanismus ultraharter elektromagnetischer Strahlung und energiereicher Korpuskulärbestrahlung. In: Becker J, Schubert G (Hrsg) Die Supervolttherapie. Thieme, Stuttgart

Douglas MA, Parks LC, Bebin J (1981) Sudden myelopathy to therapeutic total-body hyperthermia after spinal-cord irradiation. N Engl J Med 304:583–585

Dynes JB (1960) Radiation myelopathy. Trans Am Neurol Assoc 85:51–55

Edelson RN, Deck MDF, Posner JB (1972) Intramedullary spinal cord metastases. Neurology (Minneap) 22:1222–1231

Ellis F (1968) Relationship of biological effect to dosage-time-fractionation factors and radiotherapy. In: Ebert M, Howard A (eds) Current topics in radiation research, vol 4. Wiley, New York

Franke HD (1973) In: Braun vH (Hrsg) Strahlenempfindlichkeit von Organen und Organsystemen der Säugetiere und Menschen. Thieme, Stuttgart

Franke HD, Lierse W (1978) Strahlenbedingte Reaktionen des Gehirns und des Rückenmarks. Strahlenther 154:587–598

Fröscher W (1976) Die Strahlenschädigung des Rückenmarks. Fortschr Neurol Psychiatr 44:94–135

Fröscher W, Vliegen J (1973) Differentialdiagnostische Probleme spezieller Querschnittbilder. Med Klin 68:1357–1361

Fröscher W, Müller J, Vahar-Matiar H (1975) Ein Beitrag zur Strahlenmyelopathie. Nervenarzt 46:391–396

Gabriel-Jürgens P, Gremmel H, Wendhausen H (1976) Die Entwicklung und Anwendung der Nominal Standard Dose für die Toleranzdosis des gesunden Gewebes in der Strahlentherapie. Strahlentherapie 151:99–112

Gänshirt H (1975) Strahlenmyelopathie. Nervenarzt 46:562–568

Gänshirt H (1978) Strahlenmyelopathie. Med Welt 29:261–264

Gårde A, Kjellin KG (1971) Diagnostic significance of cerebrospinal fluid examinations in myelopathy. Acta Neurol Scand 47:555–568

Ghisoni T, Giordano A (1970) Contributo allo studio delle mielopatie da radiazioni ionizzanti. Radiobiol Radioter Fis Med 25:53–66

Glanzmann C, Aberle HG, Horst W (1976) The risk of chronic progressive radiation myelopathy. Strahlentherapie 152:363–372

Godwin-Austen RB, Howell DA, Worthington B (1975) Observations on radiation myelopathy. Brain 98:557–561

Greenfield MM, Stark FM (1948) Post-irradiation neuropathy. Am J Roentgenol 60:617–622

Haymaker W (1962) Morphological changes in the nervous system following exposure to ionizing radiation. In: Effects of ionizing radiation on the nervous system. Proceedings of the symposium on the effects of ionizing radiation on the nervous system. Int Atomic Energy Agency, Vienna

Henson RA, Urich H (1982) Cancer and the nervous system. Blackwell, Oxford

Holdorff B (1975) Radiation damage to the brain. In: Vinken PJ, Bruyn GW (eds) Handbook of clinical neurology, vol 23. North Holland Publ, Amsterdam

Holdorff B (1980) Dose effect relationships in cervical and thoracic radiation myelopathies. Acta Radiol Oncol Radiat Phys Biol 19:271–277

Holdorff B (1982) Strahlenschäden des Gehirns und Rückenmarks. Vortrag, Jahrestagg der Dtsch Ges für Neurologie, Hamburg, 14.–16.10.

Holdorff B, Schiffter R (1971) Strahlenspätnekrosen des Hirnstammes, einschl. Hypothalamus nach Bestrahlung mit ultraharten Röntgenstrahlen und schnellen Elektronen. Acta Neurochir 25:37–56

Hopewell JW (1979) Late radiation damage to the central nervous system: A radiobiological interpretation. Neuropathol Appl Neurobiol 5:329–343

Hopewell JW, Wright EA (1970) The nature of latent cerebral irradiation and its modification by hypertension. Br J Radiol 43:161–167

Hornsey S, White A (1980) Isoeffect curve for radiation myelopathy. Br J Radiol 53:168–169

Jellinger K (1972) Frühe Strahlenspätschäden des menschlichen Zentralnervensystems. Verh Dtsch Ges Pathol 56:457–463

Jellinger K (1977) Human central nervous system lesions following radiation therapy. Zentralbl Neurochir 38:199–200

Jellinger K, Sturm W (1967) Strahlenspätschäden des menschlichen Rückenmarks. Sitzungsbericht, Vereinigg Dtsch Neuropathol und Neuroanatomen, 13. Tagung in Düsseldorf

Jellinger K, Sturm KW (1970) Delayed radiation lesions

of the human spinal cord. Comptes rendus du 6ᵉ Congrès international de Neuropathologie, Paris

Jones A (1964) Transient radiation myelopathy. Br J Radiol 37:727–744

Kaeser HE (1980) Zur Frage der Behandlung der chronisch-progredienten Strahlenmyelopathie. Dtsch Med Wochenschr 105:446–447

Kim YH, Fayos JV (1981) Radiation tolerance of the cervical spinal cord. Radiology 139:473–478

Koischwitz D, Frommhold H, Winken R (1977) Optimierung der Dosisgeometrie bei Bestrahlung der paraaortalen Lymphknoten mit Photonen der Energie 42 MEV. Strahlentherapie 153:69–81

Kramer S (1968) The hazards of therapeutic irradiation of the central nervous system. Clin Neurosurg 15:301–318

Kuroda Y (1966) Electromyographic study on the effects of radiation applied to the spinal cord. Nippon Acta Radiol 26:927–936

Lackner K, Gersing M, Barwig P, Frommhold H (1981) Bedeutung der Computer-Tomographie für die Bestrahlungsplanung im Thoraxbereich. Strahlentherapie 157:156–163

Lampert PW, Davis RL (1964) Delayed effects of radiation on the human central nervous system. Early and late delayed reactions. Neurology (Minneap) 14:912–917

Lechevalier B, Humeau F, Houtteville JP (1973) Myélopathies radiothérapiques „hypertrophiantes". A propos de cinq observations dont une anatomo-clinique. Rev Neurol 129:119–132

Lecky BR, Murray NM, Berry RJ (1980) Transient radiation myelopathy: Spinal somatosensory evoked responses following incidental cord exposure during radiotherapy. J Neurol Neurosurg Psychiatry 43:747–750

Maier JG, Perry RH, Saylor W, Sulak MH (1969) Radiation myelitis of the dorsolumbar spinal cord. Radiology 93:153–160

Marks RD, Agarwall SK, Lonstable WC (1973) Increased rate of complications as a result of treating only one prescribed field daily. Radiology 107:615–619

Neundörfer B (1981) Das paraneoplastische Syndrom aus neurologischer Sicht. Fortschr Med 99:1871–1876

Noetzel H, Weber M (1974) Querschnittlähmung als Folge einer Strahlenspätschädigung des Rückenmarks. Med Welt 25:189–192

Oeser H, Zülch KJ (1972) Spinale Strahlenspätnekrose mit Querschnittsyndrom – eine Fehlbegutachtung? In: Vieten vH (Hrsg) Deutscher Röntgenkongress 1971. Thieme, Stuttgart

Okeda R (1971) Zwei obduzierte Fälle von Strahlenmyelopathie. Überlegungen zur Pathogenese. Adv Neurol Sci (Tokyo) 15:619–639

Pallis CA, Louis S, Morgan RL (1961) „Radiation myelopathy". Brain 84:460–479

Palmer JJ (1972) Radiation myelopathy. Brain 95:109–122

Phillips TL, Buschke F (1969) Radiation tolerance of the thoracic spinal cord. Am J Roentgenol 105:659–664

Price RA, Jamieson PA (1975) The central nervous system in childhood leukemia. Cancer 35:306

Psenner L, Wachtler F (1960) Radiotherapie der Erkrankungen des Nervensystems. Urban & Schwarzenberg, München Berlin

Raskind R, Bagshaw MA (1966) Metastatisches Karzinom simulierende Bestrahlungsnekrose des Halsmarks. Radiobiol Radiother (Berl) 7:31–35

Reagan TJ, Thomas JE, Colby MY (1968) Chronic progressive radiation myelopathy. JAMA 203:106–110

Reinhold HS, Kaalen JGAH, Unger-Gils K (1976) Radiation myelopathy of the thoracic cord. Int J Radiat Oncol Biol Phys 1:651–658

Rosenow U (1978) Bestrahlungsplanung mit EDV-Anlagen. Dtsch Aertzebl 75:2495–2503

Rubin P, Casarett GW (1968) Clinical radiation pathology. Saunders, Philadelphia London Toronto

Rugh R (1958) Biological effects of ionizing radiations. J Neuropathol Exp Neurol 17:2–11

Sack H (1982) Persönl Mitteilung

Schiødt AV, Kristensen O (1978) Neurologic complications after irradiation of malignant tumors of the testis. Acta Radiol Oncol Radiat Phys Biol 17:369–378

Scholz W (1934) Experimentelle Untersuchungen über die Einwirkung von Röntgenstrahlen auf das reife Gehirn. Z Ges Neurol Psychiat 150:765–785

Scholz W (1935) Über die Empfindlichkeit des Gehirns für Röntgen- und Radiumstrahlen. Klin Wochenschr 14:189–193

Schulz U, Bamberg M (1978) Relationship between curative radiation therapy of paravertebral tumors and the incidence of radiation myelitis. Tumori 64:305–312

Schulz U, Busch M (1977) Zur Strahlentherapie der Lymphogranulomatose. Beziehungen zwischen Strahlenmyelitis und tumoröser Rückenmarksalteration. Strahlentherapie 153:655–659

Seitz D, Kalm H (1961) Zur klinischen Differentialdiagnose spinaler Röntgenspätschäden und intramedullärer Geschwulstabsiedlungen. Dtsch Z Nervenheilkd 182:155–175

Sinner W (1964) Strahlenspätschaden des Rückenmarks. Strahlentherapie 125:219–234

Solheim ØP (1971) Radiation injury to the spinal cord. Acta Radiol (Ther) (Stockh) 10:474–480

Stark RJ, Henson RA, Evans SJW (1982) Spinal metastases. Brain 105:189–213

Stöhr M (1980) Iatrogene Nervenläsionen. Thieme, Stuttgart

Sundaresan N, Gutierrez FA, Larsen MB (1978) Radiation myelopathy in children. Ann Neurol 4:47–50

Vaeth J (1965) Radiation-induced myelitis. In: Buschke F (ed) Progress in radiation therapy, vol 3. Grune & Stratton, New York

Verity GL (1968) Tissue tolerance: Central nervous system. Radiology 91:1222–1225

Weingarten K, Wachtler F (1964) Über Schädigungen des Halsmarks nach Röntgenbestrahlung. Wien Z Nervenheilkd 21:203–222

Word JA, Kalokhe UP, Aron BS, Elson HR (1980) Transient radiation myelopathy (Lhermitte's sign) in patients with Hodgkin's disease treated by mantle irradiation. Int J Radiat Oncol Biol Phys 6:1731–1733

Worthington BS (1979) Diffuse cord enlargement in radiation myelopathy. Clin Radiol 30:117–119

Zeman W (1966) Pathogenesis of radiolesions in the nervous system. In: Lüthy F, Bischoff A (eds) 5th International Congress of Neuropathology 1965. Excerpta Medica, Amsterdam

Zeman W (1968) The effects of atomic radiation. In: Minkkler J (ed) Pathology of the nervous system. McGraw-Hill, New York

Zollinger HU (1970) Die Strahlenvasculopathie. Pathol Eur 5:145–163

Zülch KJ (1969) Roentgen-sensitivity of cerebral tumors and so-called late irradiation necrosis of the brain. Acta Radiol 8:92–110

Zülch KJ, Harder WA, Lechtape-Grüter H (1972) Zur Pathogenese der Strahlenspätnekrose aufgrund experimenteller und humanpathologischer Beobachtung. In: Vieten H (Hrsg) Deutscher Röntgenkongress 1971. Thieme, Stuttgart

5.11 Paraneoplastische Syndrome am Rückenmark

B. NEUNDÖRFER

5.11.1 Definition und Pathogenese

Paraneoplastische Syndrome sind Erkrankungen, die im Zusammenhang mit Neoplasien auftreten, ohne daß das betroffene Organ vom Tumor oder seinen Tochtergeschwülsten direkt involviert wird [10, 18, 30]. Aus neurologischer Sicht können alle Anteile des Nervensystems vom Großhirn über den Hirnstamm, das Rückenmark, die peripheren Nerven und die Muskulatur entweder isoliert oder in unterschiedlicher Schwerpunktbildung vom Krankheitsprozeß erfaßt werden (Tab. 5.11.1). Meist handelt es sich bei den Tumoren um maligne Neoplasien wie bestimmte Organkrebse oder Hämoblastosen. Die neurologischen Symptome können der Entdeckung des Primärprozesses Wochen, Monate, ja sogar in Einzelfällen Jahre vorausgehen, so daß ihre Kenntnis auch für die Frühdiagnose von Malignomen von Bedeutung sein kann.

Die Pathogenese der paraneoplastischen Syndrome ist bis heute ungeklärt. Es werden vor allem drei Mechanismen diskutiert, wobei möglicherweise für die einzelnen Syndrome auch unterschiedliche Ursachen in Frage kommen: Tumortoxine, Virusinfektionen und Immunopathien.

Zwar konnten vor allem im Tierexperiment Tumortoxine nachgewiesen werden [5], die einen schädigenden Einfluß auf die Lipid-Synthese sowie den Eiweiß- und den Elektrolythaushalt des Nervensystems ausüben, jedoch konnte man bisher beim Menschen ihrer niemals habhaft werden. Selbst beim Lambert-Eaton-Syndrom, für das man am ehesten einen solchen Pathomechanismus diskutiert [11], überdauern aber die Symptome nicht selten die operative Entfernung des Primärtumors. Neuropathologische Befunde mit virusverdächtigen Strukturen (Einschlußkörperchen) in Gliazellen bei der progressiven multifokalen Leukencephalopathie [2, 29] und der paraneoplastischen Encephalomyelitis [22, 32] sowie auch die histologischen Befunde mit entzündlichen Infiltraten bei der letzteren Erkrankung [10] weisen in Richtung auf eine Virusätiologie. Offen bleibt allerdings, ob daraus ein direkter pathogenetischer Zusammenhang resultiert, oder ob dadurch lediglich ein Immunprozeß angestoßen wird, oder ob es sich sogar lediglich um ein Epiphänomen als Ausdruck einer tumorbedingten Änderung der Abwehrlage handelt. Die Immunhypothese wird gestützt durch den Nachweis von Antikörpern gegen Hirn-, Nerven- und Muskelgewebe bei Neoplasien [33], sowie von gegen basisches Hirnprotein stimulierten Lymphozyten [7]; jedoch konnten solche Phänomene auch bei Neoplasien ohne neurologische Störungen vorgefunden werden, so daß weiterhin der Beleg für einen spezifisch pathogenetischen Vorgang fehlt.

Das Rückenmark kann im Rahmen der paraneoplastischen Syndrome entweder allein oder zusammen mit anderen Teilen des zentralen und peri-

Tabelle 5.11.1. Paraneoplastische Syndrome des zentralen und peripheren Nervensystems (modifiziert nach Birnberger u. Maurach (1)

Neurologisch paraneoplastische Syndrome	Ort der Läsion/Störung
1. progressive multifokale Leukencephalopathie	Marklager des Groß- und Kleinhirns, Hirnstamm
2. paraneoplastische Hirnembolie	intrakranielle Gefäße
3. paraneoplastische intrakranielle Thrombosen	intrakranielle Gefäße
4. paraneoplastische Encephephal(o-radikul-)itis a) limbischer Prägnanztyp b) bulbärer Prägnanztyp c) zerebellarer Prägnanztyp d) ganglioradikulitischer Prägnanztyp e) myelitischer Prägnanztyp	 limbische Strukturen kaudaler Hirnstamm Kleinhirn Spinalganglien, Hinterwurzeln Vorderhorn des Rückenmarks
5. paraneoplastische Kleinhirnrindenatrophie	Kleinhirnrinde
6. paraneoplastische subakute spinozerebellare Degeneration	Kleinhirnrinde, kortiko-spinale Bahnen, Hinterstränge, spinozerebellare Bahnen
7. paraneoplastische amyotrophische Lateralsklerose	erstes und zweites Motoneuron
8. paraneoplastische nekrotisierende Myelopathie	graue und weiße Substanz des Rückenmarkes
9. paraneoplastische sensomotorische Polyneuropathie	peripherer Nerv
10. Lambert-Eaton-Syndrom	motorische Endplatte
11. paraneoplastische Myopathien	Skeletmuskulatur

pheren Nervensystems betroffen sein. Man unterscheidet deshalb die subakut nekrotisierende Myelopathie, die amyotrophische Lateralsklerose, die Encephalomyel(o-radikul-)itis und die subakute spinozerebellare Degeneration.

5.11.2 Paraneoplastische subakute nekrotisierende Myelopathie

Die subakute nekrotisierende Myelopathie ist die seltenste und wohl auch umstrittenste Form der paraneoplastischen Rückenmarkserkrankungen. Bei einer Zusammenstellung von pathomorphologisch belegten Fällen konnten bis zum Jahre 1972 Thomas u.Mitarb. [30] erst 12 Berichte aus der Literatur anführen. Zwischenzeitlich sind nur noch einige wenige Kasuistiken zusätzlich mitgeteilt worden (s. zusammenf. Lit. bei 10).

Die nekrotisierenden Veränderungen betreffen entweder größere Abschnitte des gesamten Rückenmarkes, wobei die Erweichungen meist am thorakolumbalen Übergang beginnen und von dort sich nach proximal ausdehnen [u.a. 13, 15, 16, 27, 34] oder sie sind mehr fleckförmig multipel über mehrere Segmente des Rückenmarks verteilt [12, 14, 15]. Es kommt dabei zu einer Erweichung sowohl der weißen wie der grauen Substanz mit Untergang der Ganglienzellen sowie auch der Markscheiden und der Achsenzylinder. In frischen Nekrosenherden findet man eine Vermehrung der Mikroglia, in alten Herden Fettkörnchenzellen und Gliawucherungen. Als sekundär entzündliche Veränderungen werden perivaskuläre Rundzellenherde interpretiert [15]. Als Begleittumoren werden vorwiegend Bronchial-Karzinome beobachtet [10, 30], aber auch andere Organkrebse sowie Lymphome [u.a. 19, 23]. Die klinische Symptomatik zeigt in der Regel eine rasche Progredienz. Meist sterben die Patienten sehr bald an ihrer Grunderkrankung. Vorzeichen sind Rücken- und Beinschmerzen. Rasch kommt es zu einer spastischen Para- bis Tetraparese mit querschnittartig abgegrenzten Störungen der Oberflächen- und Tiefensensibilität sowie Störungen der Blasen- und Mastdarmfunktion. Im Liquor fand man zum Teil leichte Zell- und deutlichere Gesamteiweißerhöhungen.

Differentialdiagnostisch sind raumfordernde Prozesse durch Myelographie sowie Entzündungen und vaskulär bedingte Nekrosen abzugrenzen, wobei die beiden letztgenannten Diagnosen manchmal erst durch Beobachtung des weiteren Verlaufs und der Zusatzbefunde wie vorausgegangene Infekte bzw. Nachweis einer ausgedehnteren Aortensklerose abgegrenzt werden können. Eine spezifische Therapie gibt es nicht.

5.11.3 Die paraneoplastische myatrophische Lateralsklerose

Gleichfalls umstritten ist der Zusammenhang zwischen Neoplasien und myatrophischer Lateralsklerose. Während Norris u. Engel [20] unter 130 Patienten 13 Patienten (= 10%) mit einem Malignom vorfanden, was sie für ein überzufälliges Zusammentreffen hielten, entdeckten Shy u. Silverstein [28] unter 189 Patienten mit myatrophischer Lateralsklerose nur 9 Patienten mit einer Neoplasie (= 4,6%). Bei sogar nur 1% der Fälle zeigten sich solche Befunde in den Untersuchungsserien von Rowland u. Schotland [26] und Müller-Jensen u. Bernhard [17], so daß von diesen Autoren nur ein zufälliges Zusammentreffen zweier relativ häufiger Erkrankungen angenommen wird.

Die myatrophische Lateralsklerose „sui generis" ist eine Systemerkrankung mit progredientem Untergang des ersten und zweiten motorischen Neurons. Dementsprechend ist das klinische Bild geprägt von einer Kombination aus atrophischen Paresen mit Faszikulationen sowie spastischen Symptomen wie gesteigerten Muskeleigenreflexen und positiven Pyramidenbahnzeichen. Greift der Prozeß auf den Hirnstamm über, entwickelt sich das Bild der Bulbärparalyse. Elektromyographisch ist kennzeichnend der Nachweis eines ausgedehnten Denervierungsprozesses mit neurogenem Muster bei Willkürinnervation mit verbreiterten und überhöhten Aktionspotentialen („Riesenpotentiale").

Bei der mit Neoplasien verknüpften myatrophischen Lateralsklerose sind nach Henson u. Urich [10] zwei unterschiedliche Typen zu unterscheiden. Auf der einen Seite stehen die Fälle, die vorwiegend beim kleinzelligen Bronchial-Karzinom und bei Lymphomen auftreten, und bei denen pathologisch anatomisch zum Teil auch Mitbeteiligungen der Hinterstränge und der Hinterwurzeln, manchmal auch verbunden mit entzündlichen Gewebsveränderungen, beobachtet werden. Dementsprechend sind klinisch neben den motorischen Ausfällen zum Teil auch – meist diskrete – Sensibilitätsstörungen nachweisbar. Auf der anderen Seite werden immer wieder auch Fälle berichtet [s. zusammenf. Lit. bei 20, 30], bei denen das klassische Bild der myatrophischen Lateralsklerose vorliegt, und bei denen aber die unterschiedlichsten Typen von Begleittumoren vorgefunden werden, so daß eine eher zufällige Verknüpfung wahrscheinlich ist. Gegen einen ursächlichen Zusammenhang spricht auch, daß trotz frühzeitiger Diagnose des Primärtumors mit nachfolgender operativer, radiologischer und chemotherapeutischer Behandlung der progrediente, schließlich zum Tod führende Verlauf der myatrophischen Lateralsklerose nicht beeinflußt werden kann [20].

5.11.4 Paraneoplastische Encephalomyel-(o-radikul-)itis

Unter paraneoplastischer Encephalomyel(o-radikul-)itis wird eine Gruppe von mit Neoplasien verknüpft auftretenden Erkrankungen verstanden, bei denen entzündliche Gewebsveränderungen in unterschiedlichen Regionen des zentralen Nervensystems im Vordergrund stehen. Je nach der Schwerpunktbildung der Störungen unterscheidet man die limbische, bulbäre und cerebellare Encephalitis sowie die Myelitis undGanglioradikulitis (=sensorische Neuropathie Denny-Brown [6, 9, 10, 18, 30].

Pathohistologisch findet man perivaskuläre Rundzelleninfiltrate, begleitet von Ganglienzelluntergängen mit nachfolgender Wallerscher Degeneration und Mikrogliazellaktivierung. Wenn auch die Veränderungen an der grauen Substanz im Sinne einer Polioencephalitis bzw. Poliomyelitis dominieren, so kommen doch auch Läsionen in der weißen Substanz der Großhirnhemisphären, des Kleinhirns und des Rückenmarks vor.

Bei einer Beteiligung des Rückenmarks sind die Veränderungen gleichermaßen auf die Vorder- und Hinterhörner verteilt, wobei nur bestimmte Abschnitte ohne das gesamte Rückenmark betroffen sein können. Darüber hinaus sind Degenerationen auch der Hinter- und Seitenstränge einschließlich der spinozerebellaren Bahnen zu beobachten.

Über die Häufigkeit des Vorkommens der paraneoplastischen Encephalomyel(o-radikul-)itis gibt es keine verläßlichen Angaben. Henson [8] fand unter 3843 Patienten mit primärem Bronchial-Ca 14 derartige Fälle (=0,36%). Als Begleittumor fand sich am häufigsten ein kleinzelliges Bronchial-Ca, aber auch Lymphome und andere Organkrebse kommen vor. Die myelitische Komponente ist klinisch vor allem an atrophischen Paresen mit oder ohne Faszikulationen erkennbar, während sensible Störungen und spastische sowie zerebellare Symptome nicht eindeutig auf eine Rückenmarksbeteiligung bezogen werden können, sondern auch Symptome einer Läsion anderer

Tabelle 5.11.2. Klinische Symptomatologie der einzelnen Formen der paraneoplastischen Encephalomyel(o-radikul-)itis

	Klinische Befunde	häufigster Begleittumor
limbische Enzephalitis	mnestische Störungen → Demenz, Persönlichkeitsabbau, epileptische Anfälle. EEG: Allgemeinveränderungen und Herdbefund	Bronchialkarzinom
bulbäre Enzephalitis	Bulbärparalyse, vestibuläre und Augenmuskelstörungen, extrapyramidale Hyperkinesen	Bronchialkarzinom
zerebellare Enzephalitis	zerebellare Ataxie	Bronchial-, Ovarial- und Mammakarzinom
sensorische Neuropathie (Denny-Brown)	rein sensible Ausfälle mit Reflexstörungen. Elektroneurographisch leichte Verzögerung der Nervenleitgeschwindigkeit	kleinzelliges Bronchialkarzinom

Areale des Zentralnervensystems und/oder der Hinterwurzeln sein können. Die wichtigsten klinischen Symptome der anderen Formen der paraneoplastischen Encephalomyel(o-radikul-)itis sind in Tabelle 5.11.2 zusammengefaßt. Der Liquor zeigt in einem Teil der Fälle Eiweiß- und leichte Zellzahlvermehrungen, die nicht mit der Schwere der Ausfälle korrelieren. Die Prognose ist sehr ungünstig. Selten werden mehr als zwei Jahre überlebt [10]. Bei manchen Fällen kann jedoch vorübergehend ein Stillstand eintreten. Henson und Urich [10] berichten sogar über einen Fall mit Spontanremission trotz weiterwachsendem Bronchial-Ca.

5.11.5 Paraneoplastische subakute spinozerebellare Degeneration

Bei einigen wenigen Fällen einer paraneoplastischen Kleinhirndegeneration wurden auch gleichzeitig Untergänge von Pyramidenbahn, Hintersträngen und spinozerebellaren Bahnen im Rückenmark nachgewiesen [u.a. 24, 25, 31]. Die meisten Fälle, die in der Literatur jedoch unter der Bezeichnung „subakute spinozerebellare Degeneration" berichtet werden, sind wegen der dabei beobachteten entzündlichen Gewebsveränderungen unter die paraneoplastischen Encephalomyel(o-radikul-)itis einzuordnen [s. B. 4, 21]. Als Begleitneoplasie zeigten sich Mamma-Karzinome oder ein Morbus Hodgkin. Klinisch fand man neben den im Vordergrund stehenden zerebellaren Symptomen wie lokomotorische Ataxie, Blickrichtungsnystagmus, zerebellare Dysarthrie, Dysdiadochokinese und Dysmetrie spastische Symptome und Tiefensensibilitätsstörungen, die jedoch eher diskret ausgeprägt waren und gegenüber den Kleinhirnfunktionsstörungen ganz im Hintergrund stehen.

Literatur

1. Birnberger K, Maurach R (1981) Neurologische Manifestationen interner Erkrankungen. Urban & Schwarzenberg, München Wien Baltimore
2. Bolton CF, Rozdilsky B (1971) Primary progressive multifocal leukoencephalopathy. A case report. Neurology (Minneap) 21:72
3. Brain WR, Daniel PM, Greenfield JG (1951) Subacute cortical cerebellar degeneration and its relation to carcinoma. J. Neurol. Neurosurg. Psychiat. 14:59
4. Brain WR, Croft PB, Wilkinson M (1965) Motor neurone disease as a manifestation of neoplasm (with a note on the course of classical motor neurone disease). Brain 88:479
5. Corta G, Holland JF (1965) Systemic effects of tumours with special reference to the nervous system. In: Brain WR, Norris FH (eds) The remote effects of cancer on the nervous system. Grune & Stratton, New York
6. Dorfman LJ, Forno LS (1972) Paraneoplastic encephalomyelitis. Acta Neurol Scand 48:556
7. Field EJ, Caspary EA (1970/II) Lymphocyte sensitisation: an in vitro test for cancer. Lancet II:1337
8. Henson RA (1970) Non-metastatic neurological manifestations of malignant disease. In: Williams D (ed) Modern Trends in Neurology, vol 5. Butterworth, London, pp 209–225
9. Henson RA, Hoffman HL, Urich H (1965) Encephalomyelitis with carcinoma. Brain 88:449
10. Henson RA, Urich H (1982) Cancer and the Nervous System. The neurological manifestation of systemic malignant disease. Blackwell, Oxford, London, Edinburgh, Boston Melbourne
11. Ishikawa K, Engelhardt JK, Rijisawa T, Okamoto T, Katsuki H (1977) A neuromuscular transmission block produced by a cancer tissue extract derived from a patient with the myasthenic syndrome. Neurology (Minneap) 27:140
12. Jaffe D, Freeman W (1943) Spinal necrosis and softening of obscure origin. Necrotic myelitis versus myelomalacia; review of literature and clinicopathologic case studies. Arch Neurol 49:683
13. Juba A (1938) Myelitis necroticans subacuta (Foix-Alajouanine). Deutsche Zeitschrift für Nervenheilkunde 148:17
14. Lhermitte J, Bussière de Robert Mme (1941) Myélomalacie et cancers viscéraux. Rev Neurol (Paris) 73:611
15. Mancall EL, Rosales RK (1964) Necrotizing myelopathy associated with visceral carcinoma. Brain 87:639
16. Moersch FP, Kernohan JW (1934) Progressive necrosis of the spinal cord. Arch Neurol 31:504
17. Müller-Jensen A, Bernhard W (1973) Unsere Erfahrungen bei der amyotrophischen Lateralsklerose. Nervenarzt 44:143
18. Neundörfer B (1981) Das paraneoplastische Syndrom aus neurologischer Sicht. Fortschr Med 99:1871
19. Nishida T, Ziegler DK (1973) Acute necrotic myelopathy in association with lymphoma cells of the reticuloendothelial system, acute torticollis and recurrent cardiac arrest. Confin. Neurol. (Basel) 35:346
20. Norris FH, Engel WK (1965) Neoplasia in patients with amyotrophic lateral sclerosis. Trans Am Neurol Assoc 89:238
21. Norris FH, McMenemey WH, Barnard RO (1969) Anterior horn pathology in carcinomatous neuromyopathy compared with other forms of motor neuron disease. In: Norris FH, Kurland LT (eds) Motor neuron diseases. Grune & Stratton, New York, pp 100–110
22. Norris FH, McMenemey WH, Barnard RO (1970) Unusual particles in a case of carcinomatous neuronal disease. Acta Neuropathol (Berl) 14:350
23. Peress NS, Su PC, Turner I (1979) Combined myelopathy and radiculoneuropathy with malignant lymphoproliferative disease. Arch Neurol 36:311
24. Quadfasel FA, Richardson EP (1954) Case Records of the Massachusetts General Hospital. Case 40391. N Engl J Med 251:573
25. Rewcastle NB (1963) Subacute cerebellar degeneration with Hodgkin's Disease. Arch Neurol 9:407
26. Rowland LP, Schotland DL (1965) Neoplasms and muscle disease. In: Brain WR, Norris FH (eds) The remote effects of cancer in the nervous system. Grune & Stratton, New York, pp 83–97
27. Scully RE, Galdabini JJ, McNeely BU (1976) Case records of the massachusetts General Hospital. Case 26–1976. N Engl J Med 294:1447
28. Shy GM, Silverstein J (1965) A study of the effects upon the motor unit by remote mylignancy. Brain 88:515
29. Silverman L, Rubinstein LI (1965) Electron microscopic observations on a case of progressive multifocal leukencephalopathy. Acta Neuropathol (Berl) 5:215
30. Thomas C, Zengerling W, Noetzel H (1972) Neurologische Formen des paraneoplastischen Syndroms. Schattauer, Stuttgart New York
31. Victor M, Ferendelli JA (1970) The nutritional and metabolic diseases of the cerebellum. Clinical and pathological aspects. In: Fields WS, Willis WD (eds) The cerebellum in health and disease. Green, St Louis/Miss, pp 412–449
32. Walton JN, Tomlinson BE, Pearce GW (1968) Subacute 'poliomyelitis' and Hodgkin's disease. J. Neurol Sci 6:435
33. Wilkinson PC (1964) Serological findings in carcinomatous neuromyopathy. Lancet I:1301
34. Young RR, Richardson EP (1976) Case Records of the Massachusetts General Hospital. Case 26–1976. N Engl J Med 294:1449

5.12 Hydro- und Syringomyelie

P. GRUSS

5.12.1 Ätiologie/Pathogenese

Das Krankheitsbild der Syringomyelie ist hervorgerufen durch eine Höhlenbildung in den zentralen Bereichen des Rückenmarkes. Kranio-zervikaler Übergang, Hals- und oberes Thorakalmark sind in erster Linie betroffen. Bei der sog. primären Syringomyelie (s. Hertel 1973) basiert die Höhlenbildung auf einer Fehlentwicklung der Medulla, die beim Verschluß der Neuralrinne zum Neuralrohr entsteht. In ihrer einfachen Form (so Gardner 1965) besteht die Syringx aus dem erweiterten Zentralkanal des Rückenmarkes. Meistens findet sich aber ein mehrkammeriges, liquorgefülltes Höhlensystem, welches mit dem Zentralkanal zusammenhängt, in der Regel auch Beziehung zum 4. Ventrikel aufweist. Die Gardnerschen Untersuchungen beziehen sich zunächst auf die Entwicklungsvorgänge des Zentralorgans: in der 6. embryonalen Woche kann der Liquor, der ab dann produziert wird, aus dem Ventrikelsystem durch Sekretionsdruck in den Zentralkanal hineingelangen, die Subarachnoidalräume sind noch nicht differenziert. Sie erhalten keinen Liquor aus dem Ventrikelsystem, welches insgesamt noch recht weit erscheint, so daß Gardner von einer physiologischen Hydrozephalomyelie spricht.

Erst in der 8.–10. Woche soll das Dach des 4. Ventrikels perforieren und durch Entstehung der Foramina Luschkae und Magendi gelange der Liquor dann in die Subarachnoidalräume, der Zentralkanal würde in dieser Phase langsam veröden. Durch Störung gerade dieses physiologischen Wachstumsvorganges können Membranen am Dach des 4. Ventrikels persistieren und die Liquorzirkulation aus den Foraminae so beeinträchtigen, daß die Liquordruckwellen, die atem- und pulssynchron entstehen, sich in das Höhlensystem (offengebliebener Zentralkanal und anhängende Höhlen) auswirken und es weiter vergrößern. Für den Syringomyeliekranken bedeutet das Zunahme seiner Beschwerden. Schließlich kann die Beeinträchtigung der Liquorzirkulation am 4. Ventrikel zu einem Überdruck im Ventrikelsystem führen, das sich zu Lasten des Gehirns langsam erweitert, so daß ein chronischer Hydrocephalus entsteht (s. auch Gardner 1969). Die Abb. 5.12.1 zeigt schematisch in Anlehnung an Gardner die Verhältnisse bei der sog. primären Syringomyelie, wo das Höhlensystem im zentralen Rückenmark, im wesentlichen dem pathologisch erweiterten und nicht obliterierten Zentralkanal entsprechend (Abb. 5.12.2), Verbindung mit dem inneren Ventrikelsystem aufweist. Ein völliges Fehlen der Liquorpassage vom inneren Ventrikelsystem in den Subarachnoidalraum liegt sicherlich nicht vor, da sonst der völlige Occlusivhydrocephalus einen entsprechend „dramatischen" Verlauf hervorrufen würde. So kann bei der Luftencephalographie, zumal wenn das Kontrastmittel mit einem gewissen Überdruck insuffliert wird, die Syringohöhle zum Kollabieren gebracht werden („Collapsing cord sign" entsprechend Conway 1967). Man kann dieses Phänomen dann ggfs. röntgenologisch nachweisen (Abb. 5.12.3). Nach Beobachtung von Williams 1969 würden sich plötzlich Druckschwankungen, zumal im Venensystem (Husten, Niesen, Pressen), auf den Liquordruck auswirken, welcher dann plötzlich aufgrund der geschilderten Verhält-

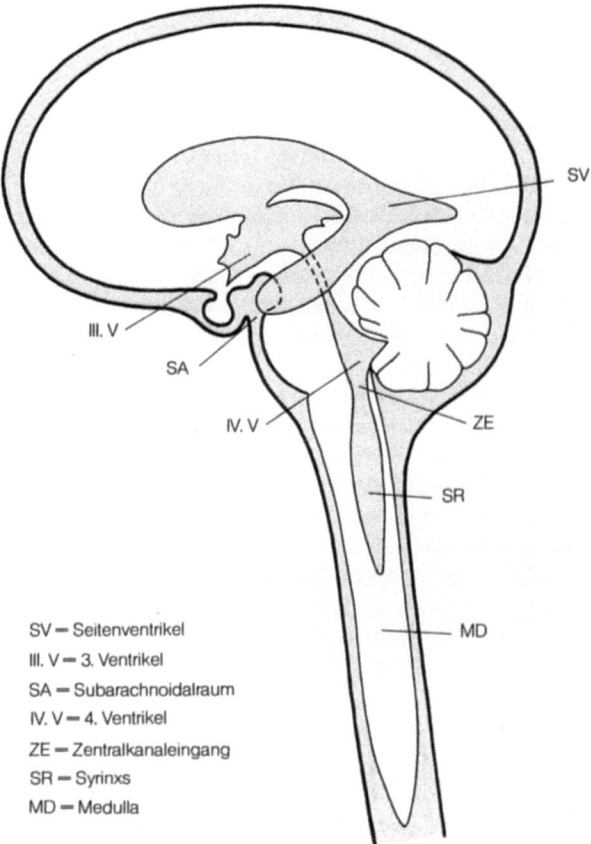

SV = Seitenventrikel
III. V = 3. Ventrikel
SA = Subarachnoidalraum
IV. V = 4. Ventrikel
ZE = Zentralkanaleingang
SR = Syrinxs
MD = Medulla

Abb. 5.12.1. Schematische Darstellung in Anlehnung an Conway 1967: Liquorsystem eines Patienten mit einer Syrinx im Halsmarkbereich: die Syrinx steht pathologisch unter Überdruck, da sich die Liquordruckwellen nicht in den Subarachnoidalraum hin ausbreiten und entlasten können. Vielmehr wirken Sekretionsdruck und Liquordruckanstiege bei blutdruck- und atemsynchronen Schwankungen auf die Syrinx ein, die damit im Verlauf vergrößert werden kann, wodurch die Symptome zunehmen

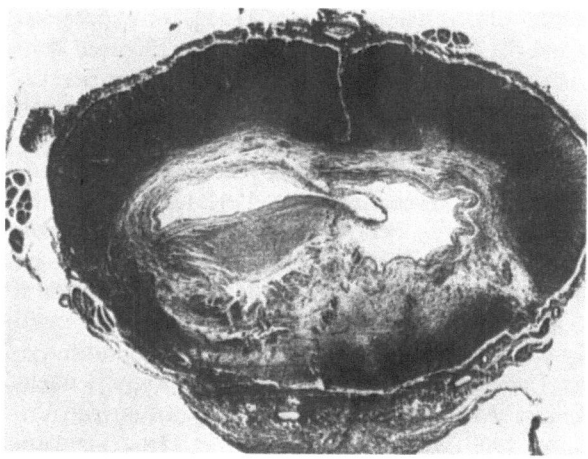

Abb. 5.12.2. Zystenbildung im Halsmark eines verstorbenen Syringomyelie-Patienten (Sammlung Prof. Schaltenbrand): Man sieht um den Zentralkanal herum die zystischen Veränderungen, wobei Septierungen sichtbar sind, so daß eine mehrkammerige Syrinx vorliegt. Die H-Figur des Rückenmarksquerschnitts ist aufgelöst, die hinteren Bereiche der Medulla (unten im Bild) sind durch den Druck der Zyste geschädigt

nisse pathologisch im Bereich der Syrinxhöhle manifest würde, so daß diese sich weiter ausdehnen könne. Beim Gesunden werden ja aufgrund der freien Passage zwischen inneren Liquorräumen und Subarachnoidalraum plötzliche Druckschwankungen von diesem kompensiert und können sich nicht in den Zentralkanal hinein auswirken, da dieser physiologisch obliteriert, also verschlossen ist.

Die pathophysiologische Deutung der Syringomyelie als Liquorzirkulationsstörung erfährt Unterstützung durch eigene Untersuchungen, die wir bereits früher mitgeteilt haben (s. Gruss et al. 1976): wir fanden damals bei fortlaufenden Liquordruckmessungen an Syringomyeliepatienten in einem Fall zahlreiche kurzdauernde Schwankungen von einigen mmHg-Amplitudenhöhe und seltenere von 10 mmHg am völlig ruhig und entspannt daliegenden Patienten. In einem weiteren Fall, ebenfalls beim ruhigen Patienten, wurden halbstündig dauernde Komplexe kurzzeitiger Druckschwankungen bis 15 mmHg registriert. Die Abb. 5.12.4 zeigt in den oberen beiden Kurven die Druckschwankungen, offensichtlich als Ausdruck der gestörten Liquorzirkulation. Es steht den raschen Veränderungen des Liquordruckes der Subarachnoidalraum nicht als Auffangraum, Kompensationsraum im Sinne der Ansichten von Williams 1969 zur Verfügung. Die Druckschwankungen, die in Komplexen auftraten, konnten somit eine beim ruhenden bzw. schlafenden Patienten zweifellos pathologische Höhe erreichen. Nach

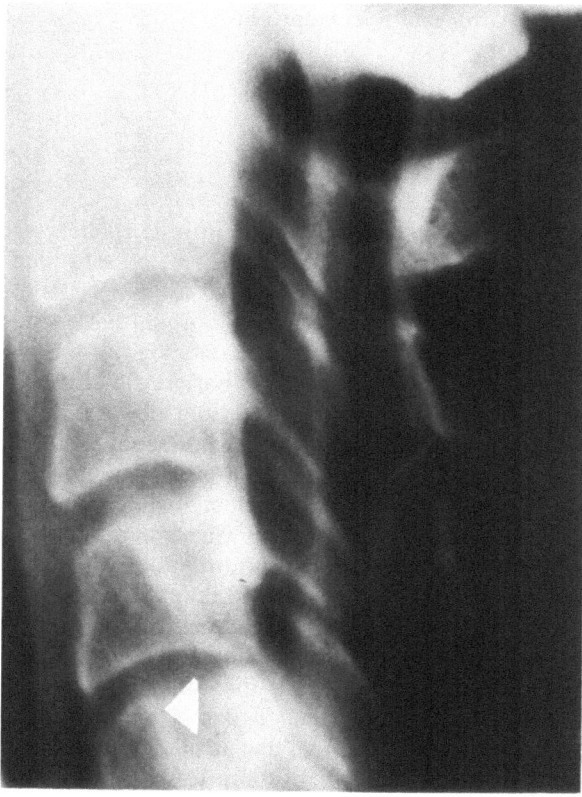

Abb. 5.12.3. Luftmyelographie bei einem Patienten mit Syringomyeliesyndrom: der Liquor wurde lumbal abgelassen, die Luft unter leichtem Überdruck insuffliert, wodurch auch die Syrinx im Halsmark des Patienten sich entleerte, so daß sich um die kollabierte Medulla herum ein dicker Luftmantel gelegt hat. Der Luftmantel ist in Form der beiden dunklen Streifen im Wirbelkanal sichtbar, während die kollabierte Medulla als heller Streifen im Seitenbild in der Mitte zu sehen ist

Anlage eines Shunt-Systems wurden die pathologischen Wellen nicht mehr beobachtet (s. untere Kurve Abb. 5.12.4).

5.12.2 Häufigkeit/Vorkommen

Im neurologischen Krankengut wird der Anteil von Patienten mit Syringomyelie unterschiedlich von 0,4–1% angegeben. In bestimmten Regionen war die Erkrankung schon seit langem häufiger diagnostiziert worden: in Süddeutschland, Mitteldeutschland und im Rheinland wurde die Syringomyelie häufig gesehen, während in Norddeutschland nur selten entsprechende Patienten zur Beobachtung kamen.

Eingehende Untersuchungen hierüber stammen von Hertel 1973 und Hertel et al. 1980, der durch statistische Untersuchungen der Frage der Verteilung der Erkrankung nachging. Er stellte fest, daß

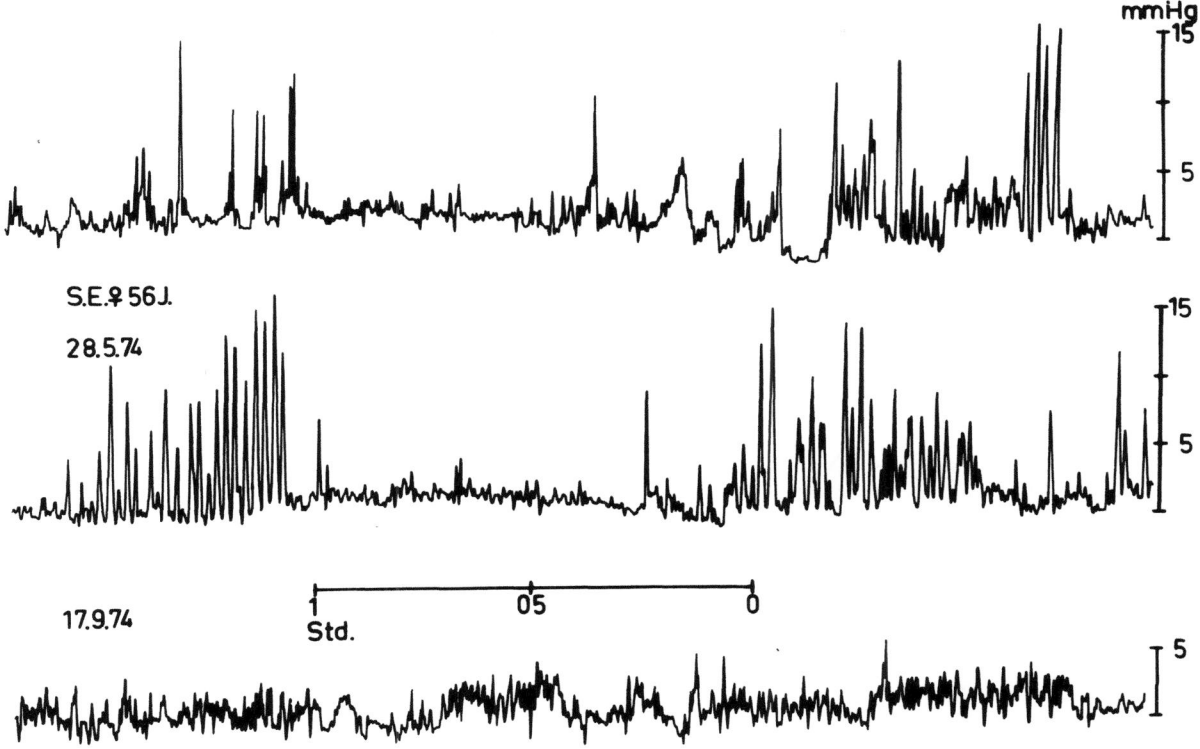

Abb. 5.12.4. Fortlaufende Liquordruckmessung bei einer Patientin mit Syringomyeliesyndrom: der Liquorgesamtdruck ist nicht erhöht, es zeigen sich aber pathologische Druckanstiege sowohl in der oberen wie in der unteren Kurve, die in Komplexen auftreten, gut ¹/₂ Stunde dauern und über 15 mmHg betragen. Die einzelnen Druckspitzen dauern nur etwa 2 Minuten. Nach der Shunt-Operation ist das Druckgesamtniveau ganz leicht niedriger, die Druckspitzen treten nicht mehr auf (untere Kurve)

die Diagnose besonders häufig in Köln, Düsseldorf, Würzburg und Heidelberg gestellt wurde, während die norddeutschen Städte Berlin, Hamburg, Kiel, Lübeck, Hannover, Schwerin, Halle, seltener solche Kranke aufwiesen. Nachdem der Autor seine Ergebnisse, „Syringomyelie-Häufigkeit bezogen auf die Universitätsstädte", graphisch aufzeichnete (Abb. 5.12.5) fiel wiederum auf, daß eine Häufung in Regionen nahe den großen Flußtälern vorhanden war. Dies veranlaßte Hertel, in Unterfranken weitere Untersuchungen vorzunehmen. Die Syringomyeliekranken entstammten hier meistens kleinen Ortschaften im Maintal, so daß er annahm, bei der Mitentstehung der Erkrankung könnten Wohnverhältnisse, Trinkgewohnheiten und Umwelteinflüsse eine Rolle spielen. Auch fiel auf, daß schwer arbeitende Männer häufig betroffen sind, so daß sich die Frage nach Traumen bzw. häufigen Mikrotraumen stellte.

Die Untersuchungen über die Endemie der Syringomyelie legen nahe, daß eine Embryopathie vorliegt, bei der jedoch möglicherweise peristatische Einflüsse zum Auslösen der Erkrankung eine Rolle spielen, so daß also die im Sinne der Gardnerschen Untersuchungen mißgebildete Medulla gegenüber äußeren Einwirkungen (Ernährungsgewohnheiten, hygienische und klimatische Bedingungen, Traumen) eine erhöhte Empfindlichkeit aufweisen könnte (Osborne et al. 1982).

5.12.3 Klinik/Symptomatologie

Das Manifestationsalter der Syringomyelie liegt zwischen dem 20. und 40. Lebensjahr. In der Regel entstehen die ersten Beschwerden langsam; plötzlich einsetzende Krankheitszeichen sind eine Seltenheit, sie wurden von Hertel 1973 bei einem Patientengut von 323 Patienten nur 17× gesehen. Es kommt zuerst zu Störungen im Bereich der oberen Extremitäten, wo sich ziehende Schmerzen und Mißempfindungen einstellen, in der Regel attackenartig, auch witterungsbedingt einsetzend, seltener als Dauerschmerz oder Dauerbeschwerden beschrieben. Die Beschwerden sind von radikulären Schmerzen durch die ungenauere, diffuse Lokalisation trennbar. Sie werden im Hinterkopf und Nackenbereich sowie auch im Rücken mitan-

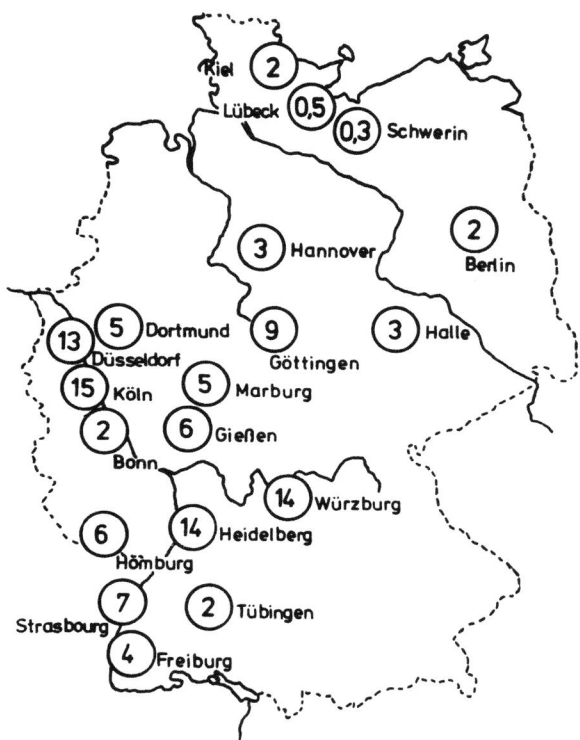

Abb. 5.12.5. (Aus Hertel 1973): Das Schema zeigt die pro Jahr neu registrierten Syringomyeliefälle der jeweiligen neurologischen Universitäts-Polikliniken der aufgezeichneten deutschen Städte. Auffällig ist die Häufung der Fälle in Köln, Düsseldorf, Würzburg, Heidelberg. Aufgrund dieser Verteilungsphänomene sind peristatische Einflüsse bei der Genese der Erkrankung zu diskutieren

gegeben. Es kommt dann zu sensiblen Störungen insbesondere auch Schädigung der Schmerz- und Temperaturempfindung, häufig distal betont, also die Hände betreffend. Auch trophische und vegetative Störungen werden in der Regel frühzeitig mitbeobachtet, eine teigige Schwellung des Unterhautfettgewebes ist häufig sowie zyanotische und bläuliche Verfärbungen der Haut (Döring 1949). Oft werden Ulcera und entzündliche Veränderungen an den Fingernägeln gesehen, basierend auf den trophischen Störungen sowie auf den Schädigungen von Schmerz- und Temperaturempfindung. Weiterhin kommt es zu Paresen mit Muskelhypotrophien im Bereich des Schultergürtels und der Schultern sowie auch der oberen Extremitäten. Im weiteren Verlauf können Arthropathien mit beträchtlichen Deformierungen und Exostosen an den Gelenken der oberen Extremitäten entstehen. Betroffen sind meist die großen Gelenke. Die Fingergelenke sind bisweilen mitbefallen. Im späteren Verlauf erst treten Störungen an den langen Rückenmarksbahnen auf mit Beinparesen mit Spastik, zuletzt Blasen-Mastdarmstörungen.

Lebensbedrohliche Zustände können hervorgerufen werden durch bulbäre Störungen mit vegetativen Beeinträchtigungen sowie Schluckstörungen. Außerdem kann sich schließlich durch die Liquorpassagestörung am kranio-zervikalen Übergang ein Hydrocephalus entwickeln mit Hirndruckerscheinungen, der aber in seltenen Fällen und in Finalstadien existenzbedrohend ist.

In der Regel schreiten die Krankheitserscheinungen insgesamt nur sehr langsam fort, sie können über Jahre hindurch stationär bleiben, bis dann erneut ein Schub auftritt und weitere Beschwerden auftreten. Der schubweise Krankheitsverlauf wird oft beobachtet, wobei solche Verschlechterungsschübe offenbar auch durch besondere Belastungen ausgelöst werden können.

5.12.4 Diagnostik/Differentialdiagnose

Die Diagnose der Syringomyelie basiert in erster Linie auf dem klinischen Verlauf bestimmter Krankheitserscheinungen: Schmerzen, sensible Störungen und Paresen im Schulter-Arm-Bereich mit Hypotrophien an den Handmuskeln, die Hautveränderungen oft mit Ulzera und Defekten, werden bei langsam progredientem Auftreten stets den Verdacht auf diese Erkrankung lenken. Die Syringomyelie ist in erster Linie eine Diagnose, die klinisch gestellt wird, aufgrund der genannten Beschwerden und Symptome. Die weiterführende Diagnostik zielt auf den Nachweis der Syrinx, der Höhle im Rückenmark, wo der kranio-zervikale Übergangsbereich und der Halsmarkbereich bevorzugt betroffen sind.

Zunächst jedoch sind aufgrund entsprechender Röntgenuntersuchungen Veränderungen an der Halswirbelsäule sowie auch am kranio-zervikalen Übergang, seltener im Bereich der übrigen Wirbelsäule, zu ermitteln: so ist häufig mit der Syringomyelie eine basiläre Impression verbunden, bei der eine abnorme Einstülpung achsennaher Regionen der Schädelbasis ins Schädelinnere hinein besteht (s. auch Gruss 1982). Der röntgenologische Nachweis einer solchen basilären Impression gelingt durch die Aufnahmen der Halswirbelsäule und des kranio-zervikalen Übergangsbereiches, wobei mediane Schichtaufnahmen hilfreich sind: im seitlichen Bild soll der Dens axis normalerweise 3 mm unterhalb der sog. Basallinie liegen, welche die Verbindungslinie der untersten Kontur des Os occipitale zum harten Gaumen ist (McGregor 1948).

Zum Nachweis einer Syrinx, einer Höhlenbildung im Rückenmark, war man bis vor einigen Jahren auf luftenzephalographische Methoden angewiesen, wobei versucht wurde, entsprechend den

Hydro- und Syringomyelie

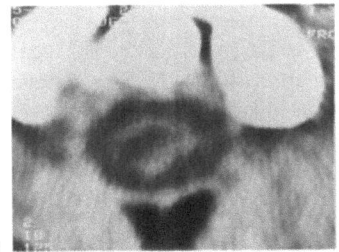
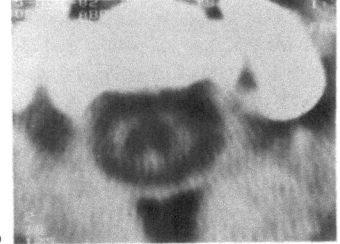
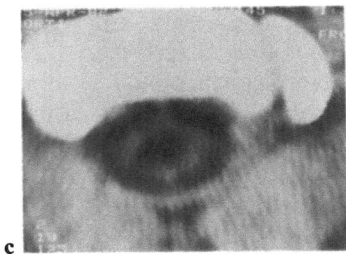

Abb. 5.12.6. Zervikale Computer-Tomographie bei einem Patienten mit Syringomyeliesyndrom: man sieht 3 Schichten in Höhe des 1.–2. Halswirbels: die etwas aufgebläht erscheinende Medulla (hyperdenser Ring im Wirbelkanal) enthält in allen 3 Schichten eine große hypodens sich zeigende Höhle, die im mittleren Bild angedeutet zweikammerig erscheint (CT Dr. Keil, Würzburg)

einleitend geschilderten patho-physiologischen Bedingungen bei der Syringomyelie den Liquor in der Syrinx durch Luft zu ersetzen und so darzustellen bzw. einen indirekten Nachweis auf eine Höhlenbildung zu erhalten aufgrund des Kollabierens („Collapsing phenomena") der Medulla, zumal dann, wenn die Luft unter Überdruck insuffliert wird. Die Abb. 5.12.3 zeigt bei einem Patienten mit schwerem Syringomyeliesyndrom ein solches „Collapsing phenomena" des Rückenmarkes bei der Luftencephalographie. Entsprechend dem Schema in Abb. 5.12.1 hat die unter Überdruck lumbo-sakral eingegebene Luft die Flüssigkeit aus der Syrinx herausgedrückt und so das verdünnte Rückenmark zum Kollabieren gebracht. Diese invasive und für den Patienten in der Regel mit Beschwerden verbundene diagnostische Methode wird abgelöst durch die Möglichkeiten der spinalen Computer-Tomographie. Es gelingt mit ihr, zumal mit den modernen Geräten, die hohe Auflösungen erreichen, die Darstellung des Wirbelkanals und seines Inhaltes: Man kann Höhlenbildungen in der Medulla erkennen und sogar differenzieren, ob eine einzige Höhle vorliegt, oder zystische Veränderungen vorhanden sind, wie es bereits die Abb. 5.12.3 zeigte. Die Abb. 5.12.6 zeigt eine Höhlenbildung (hypodenses Areal) im Rückenmark, welches durch die Flüssigkeitsansammlung in seinem Inneren aufgetrieben erscheint. Wenn im klinischen Verlauf differentialdiagnostische Unsicherheiten anderer Erkrankungen gegenüber der klassischen Syringomyelie mit Höhlenbildung im Rückenmark übrigbleiben, so ist wiederum die moderne Diagnostik der Computer-Tomographie überlegen, da es mit ihr am ehesten gelingt, die Abgrenzung von Tumoren, Blutungen oder anderen Prozessen zu erreichen.

Hierbei spielen die Dichtemessungen der in der Medulla nachgewiesenen Veränderungen eine wichtige Rolle: Man kann mit ihnen weitgehend Blastome, etwa Stiftgliome von flüssigkeitsgefüll-

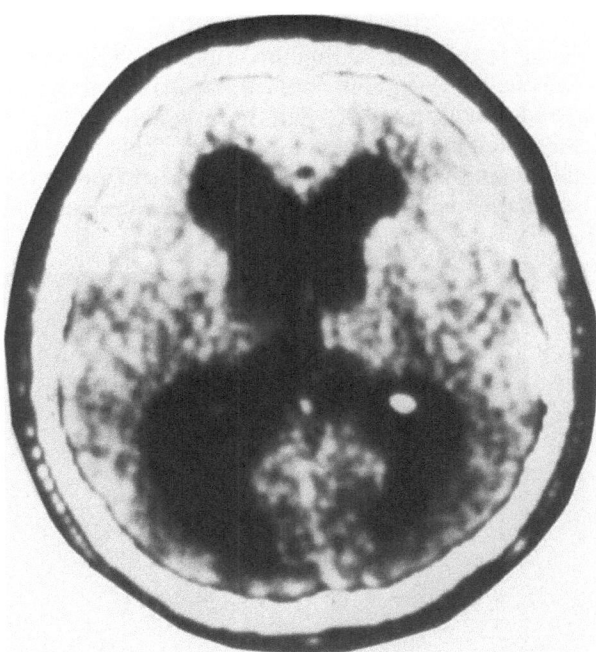

Abb. 5.12.7. Kraniales Computer-Tomogramm einer Patientin mit erheblich fortgeschrittenem Syringomyeliesyndrom: man sieht die erhebliche Erweiterung des Ventrikelsystems aufgrund chronischen Liquorüberdruckes bei Passagebehinderung am kranio-zervikalen Übergang

ten Höhlen im Zentrum der Medulla differenzieren. Durch diese Möglichkeit werden myelographische und besonders auch angiographische Methoden, denen freilich noch eine Bedeutung bei Differentialdiagnosen zu gefäßreichen Tumoren zukommt, doch in den Hintergrund gedrängt.

Wie einleitend erwähnt, kann es im späteren Verlauf der Syringomyelie zusätzlich zur Ausbildung eines Hydrocephalus kommen, für dessen Nachweis wiederum die Computer-Tomographie die überlegene Methode ist, wie die Abb. 5.12.7 beweist, welche die erhebliche Ventrikelerweiterung bei einer Patientin mit fortgeschrittener Syringomyelie zeigt. Für die Frage, ob der Hydrocephalus druckwirksam ist, kann die fortlaufende Liquordruckmessung herangezogen werden (Gruss et al. 1977; Gruss u. Bushe 1980; Gaab 1980), auch die Längenausdehnung der pathologischen Strukturen ist bei entsprechender Höhenlokalisation der gemessenen Schichten möglich. Die Methode der fortlaufenden Liquordruckmessung ist eine wesentliche Orientierungshilfe für evtl. therapeutische Maßnahmen. Weitere Verbesserungen der Diagnostik sind durch Kernspin-Tomographie möglich.

5.12.5 Therapiemöglichkeiten

Symptomatische Maßnahmen bei den Störungen, welche die Syringomyelie verursachen, sind naturgemäß nicht geeignet, den Spontanverlauf der Erkrankung zu beeinflussen. In erster Linie sind medikamentöse Therapien bei starken Schmerzsyndromen, mediko-mechanische Behandlungen bei Arthropathien und Paresen anzuwenden. Gerade bei drohender Gelenkversteifung kann mit entsprechenden Mobilisierungs- und krankengymnastischen Übungen einige Linderung erreicht werden. Bei Paresen sind die noch vorhandenen Restfunktionen zu trainieren und aktiv immer wieder zu mobilisieren, Maßnahmen, die auch eine wichtige psychische Hilfe darstellen. In späten Stadien der Erkrankung kann es notwendig sein, bei Paresen und Hypotrophien der Nackenmuskeln, Halskrawatten oder etwa ein Repona(R)-Gestell zu verordnen, da der Kopf bei solchen Patienten aktiv nicht mehr gehalten werden kann.

Kausale therapeutische Möglichkeiten haben sich an der eingangs erläuterten Tatsache zu orientieren, daß es sich bei der Syringomyelie um eine Liquorzirkulationsstörung handelt (s. auch van den Berg und Gruss et al. 1976). Wie die Abb. 5.12.1 erläutert, ist die Syrinx, die Höhle im Rückenmark bei den Syringomyeliepatienten, unter pathologischem Liquorüberdruck. Es ist also das Ziel der Behandlung, diesen Überdruck zu reduzieren und so den raumfordernden Charakter der Syrinx und ihre Druckwirksamkeit zu beseitigen bzw. zu verringern. Die operative Freilegung des kranio-zervikalen Übergangs kann dieses Ziel dadurch ermöglichen, daß man die Kleinhirntonsillen spreizt, pathologisch persistierende Membranen am Dach des 4. Ventrikels öffnet bzw. reseziert und so zunächst dem Liquor die Möglichkeit verschafft, ohne Hindernisse in den Subarachnoidalraum zu gelangen, also seine Resorptionsstätten zu erreichen.

Außer dieser entscheidenden operativen Maßnahme kann es sinnvoll sein, den Eingang zum Zentralkanal mit einem Muskelstückchen bzw. einem Marbagelanschwämmchen abzustopfen, wodurch zusätzlich verhindert werden soll, daß die Liquordruckwelle sich noch in den Zentralkanal hinein auswirken und so die Syrinx unter Druck setzen kann. Die Abb. 5.12.8 zeigt bei einer Patien-

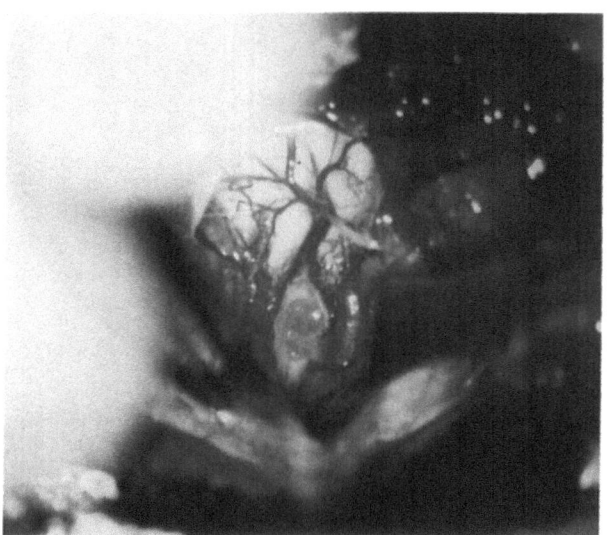

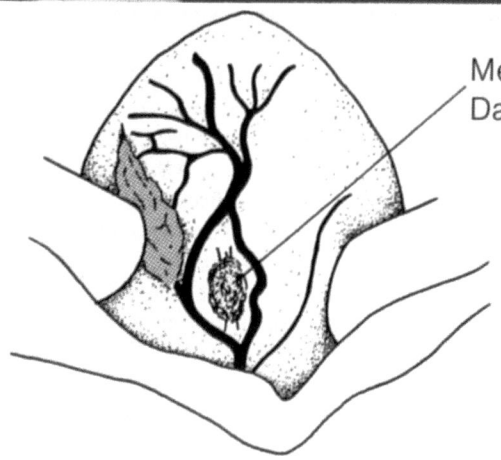

Abb. 5.12.8. Nach Freilegung der hinteren Schädelgrube bei einer Patientin mit Syringomyelie zeigt sich nach Spreizen der Kleinhirntonsillen der 4. Ventrikel durch Membranen verschlossen, die sich zwischen den beiden Dissektoren bzw. zwischen den begrenzenden Blutgefäßen bläschenartig vorwölben

Hydro- und Syringomyelie

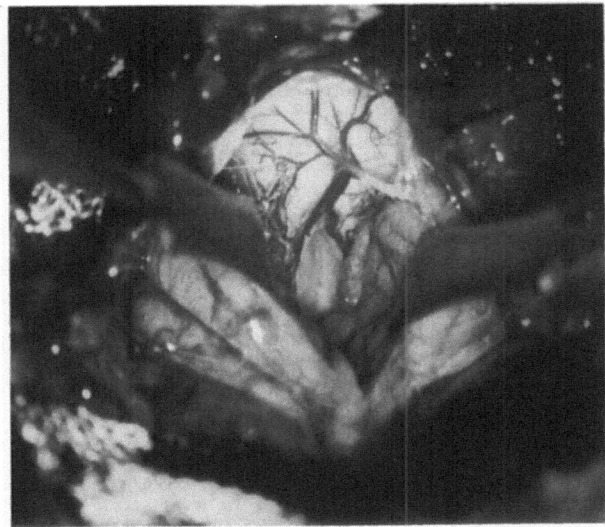

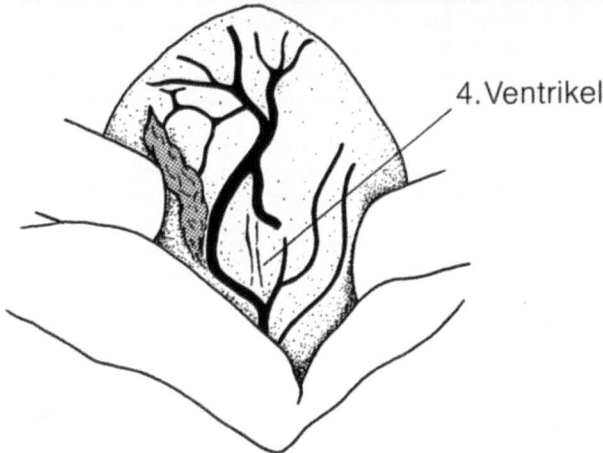

Abb. 5.12.9. Nach Entfernen der Membranen kann man den Boden des 4. Ventrikels sehen, an dessen unterem Ende der Zentralkanal sich befindet, der später mit einem Muskelstück abgestopft wurde

tin mit Syringomyeliesyndrom nach Spreizen der Kleinhirntonsillen die pathologisch persistierenden Membranen, die den 4. Ventrikel bedecken und zunächst keine Liquorpassage erlauben. Die medullären Gefäße unterhalb des 4. Ventrikels erscheinen etwas asymmetrisch. Nach Resektion der Membranen stellt sich in Abb. 5.12.9 der Boden des 4. Ventrikels dar: man kann den Eingang des Zentralkanals gerade eben einsehen, der später mit einem Muskelstückchen abgestopft wurde.

Wir konnten bei mehreren Patienten, die auf diese Weise operativ behandelt wurden, einen Rückgang, manchmal sogar eine Beseitigung von Schulter-Arm-Schmerzen registrieren. In einigen Fällen scheint auch der Krankheitsverlauf insgesamt stationär zu bleiben; es ist natürlich weiteres Abwarten vonnöten und eine Beurteilung schwierig, wenn nicht gar unmöglich, da ja, wie einleitend erwähnt, spontane Stillstände bzw. lange Remissionen der Erkrankung möglich sind. Der geschilderte operative Eingriff ist gerade bei hinfälligeren und älteren Patienten durchaus belastend, zumal er in sitzender Lagerung ausgeführt wird und doch den Hirnstammbereich tangiert. Auch wird das Muskelstück bzw. Marbagelanschwämmchen nicht stets symptomlos toleriert: es kommt zu leichten Meningitiden mit Eiweißerhöhung im Liquor, die allerdings in keinem Fall bedrohlich waren und mit einigen entlastenden Lumbalpunktionen abheilten.

Eine schon länger bekannte therapeutische Methode wird erneut kultiviert und mit Ergebnissen vorgetragen von Cahan and Bentson 1982, welche nach medianer Myelotomie eine Ableitung des Liquors aus der Höhle heraus mit Hilfe eines Silikonkatheters vornehmen. Der Liquor wird in den zervikalen Subarachnoidalraum geleitet. Die Autoren sahen hier etwas bessere Ergebnisse als mit der oben geschilderten Freilegung des kranio-zervikalen Übergangs, der Membranresektion dort und dem Verschließen des Eingangs zum Zentralkanal. Dieser Eingriff bietet sicherlich auch Risiken, zum einen durch die mediane Myelotomie, zum anderen durch die Implantation eines Fremdkörpers. Eine operative Maßnahme, die sich von den lokalen pathologischen Veränderungen der Erkrankung fernhält und ausschließlich auf die gestörte Liquorzirkulation zielt (s. Hertel et al. 1980 sowie auch Gaab 1980 Seite 137ff.) ist die Shunt-Operation: man versucht hiermit, zumal in späteren Stadien der Syringomyelieerkrankung mit Hydrozephalus, den pathologisch erhöhten Gesamtliquordruck zu senken und so seine Druckauswirkung in die Syrinx zu mildern. Der Eingriff eignet sich besonders bei solchen Stadien der Erkrankung, bei denen bereits eine Erweiterung des Ventrikelsystems nachgewiesen ist (s. auch das Computer-Tomogramm der Abb. 5.12.7). Außerdem ist die Maßnahme zu bevorzugen bei Patienten mit Risikofaktoren und hinfälligen Kranken, da doch die Implantation des Schlauchsystems mit Ventilzwischenschaltung der kleinere Eingriff gegenüber der Freilegung der hinteren Schädelgrube oder einer ausgedehnten Laminektomie ist. Der Wahl des Ventiltyps und seiner Öffnungs- und Schließungsdrucke ist hierbei Sorgfalt zu widmen; ggfs. sollte der entsprechende Ventiltyp durch vorherige kontinuierliche Druckmessung (s. etwa die Abb. 5.12.3 und 5.12.8) ermittelt werden.

In der Regel kommen Ventile mit hohem Flow und nicht zu hohen Druckstufen in Frage (Gruss und Bushe 1980 sowie Gaab 1980): Der vom Ventil erreichbare mittlere Liquordruck sollte unter den gemessenen Durchschnittswerten liegen, der hohe Flow ist zu bevorzugen, damit das Ventilsystem auf rasche Druckanstiege (s. Abb. 5.12.4, obere Kurven) entsprechend schnell reagieren kann.

Insgesamt bleibt die operative Behandlung der Syringomyelie eine noch nicht endgültig gelöste, weiter bestehende Aufgabe der Neurochirurgie. An der Genese der Krankheit als Liquorzirkulationsstörung besteht kein Zweifel, somit ist, wie beschrieben, ein therapeutisches Angehen zumindest in manchen Fällen erfolgreich bzw. teilweise erfolgreich, Umstände, die zu weiteren Bemühungen auf diesem Gebiet anregen.

Literatur

Berg R vd (1976) Neurochirurgische Behandlung der Syringomyelie. In: Spin Raumford Proz. Perimed, Erlangen

Cahan LD, Bentson JR (1982) Considerations in the diagnosis an treatment of syringomyelia and the Chiari malformation. J Neurosurg 57:24–31

Conway LW (1967) Hydrodynamic studies in syringomyelia. J Neurosurg 27:501

Döring G (1949) Zur Klinik vegetativer Störungen bei Syringomyelie und über trophische Störungen im allgemeinen. Dtsch Med Wochenschr :754

Gaab M (1980) Die Registrierung des intrakraniellen Drukkes. Habil Schrift: Würzburg

Gardner WJ (1965) Hydrodynamic mechanism of syringomyelia: its relationship to myelocele. J Neurol Neurosurg Psychiatry 28:247

Gardner WJ (1969) The distending force in the production of communicating syringomyelia. Lancet I:185

Gruss P, Bushe KA (1980) Operative Therapie bei Liquorcirkulationsstörungen. In: Cerebrospinalflüssigkeit CSF. Thieme, Stuttgart

Gruss P (1982) Neurochir Operationen an der Wirbelsäule. Hippokrates, Stuttgart

Gruss P, Hertel G, Kroiss A (1976) Differentialdiagnostische Aspekte bei der Syringomyelie-Behandlung. In: Spin raumford Proz. Straube, Erlangen

Gruss P, Kroiss A, Gaab M, Fuhrmeister U (1977) Longterm measurement of the intraventricular pressure in patients with normalpressure hydrocephalus. Adv Neurosurg 4:168–175

Hertel G (1973) Die Syringomyelie. Habil. Schrift, Würzburg

Hertel G, Fuhrmeister U, Gruss P, Ricker K (1980) Die Syringomyelie, eine Liquorzirkulationsstörung. In: Cerebrospinalflüssigkeit CSF. Thieme, Stuttgart

McGregor (1948) The significance of certain measurements of the skull in the diagnosis of basilar impression. Br J Radiol 21:171

Osborne DRS, Vavoulis G, Nashold BS, Dubois PJ, Drayer BP, Heinz ER (1982) Late sequalae of spinal cord trauma. Myelographic and surgical correlation. J Neurosurg 57:18–23

Williams B (1969) The distending force in the production of communicating syringomyelia. Lancet II:189–193, 696

5.13 Spaltfehlbildungen

W.J. BOCK

5.13.1 Einleitung

Nach Gohrbrandt machen die Spaltfehlbildungen des Rückenmarks den sechsten Teil aller Fehlbildungen aus. Auf 1000 Neugeborene wird von den meisten Autoren ein Kind mit Spina bifida angegeben (Jaeger, Schwidde, Grote, Werthemann, Armour). Nash fand in England und Wales eine Frequenz von 2‰ und Alter für Europa ca. 1,4 bis 2,8‰, für die USA 1,5 bis 3,2‰, für Afrika nur 0,2 bis 1,0‰. Klein, Delègue und Engel betonen das Überwiegen der offenen Form (78%), was auch von anderen Autoren bestätigt wird (Laurence 90%, Straub 59%). In unserem eigenen Krankengut findet sich ein Anteil von 89,9% an Spina bifida aperta. Wenn auch die Spaltfehlbildungen in den letzten Jahren zahlenmäßig etwas zurückgegangen sind, bleiben sie eine der häufigsten Fehlbildungen, die zur Behandlung eines interdisziplinären Konzeptes bedarf.

5.13.2 Entwicklungsgeschichtliche Grundlagen

Nach Grosser werden drei Abschnitte der intrauterinen Entwicklung unterschieden. Der erste, Vorentwicklung oder Progenese genannt, umfaßt die Reifung der Geschlechtszellen – Ei und Samenzelle – und die Befruchtung. Im zweiten Abschnitt, der Blastogenese oder Embryogenese, findet die Keimentwicklung statt, die am Ende des dritten Embryonalmonats ihren Abschluß findet. Daran schließt sich die letzte Entwicklungsphase an, die Fetogenese mit der Organentwicklung. Die Entwicklung des zentralen Nervensystems beginnt mit der Anlage des Neuroektoderms. Während der Gastrulation wird ein Ektodermanteil von eingestülpter Chorda-mesodermaler Substanz, auch Primitivknoten genannt, unterwandert. Sie induziert das darüberliegende Ektoderm. In der neuroektodermalen Platte kommt es zu einer auffallenden Zellvermehrung, die zur Mehrschichtigkeit führt. Diese Aufwülstung bedingt eine Formänderung zur Neuralrinne. Die Neural- und Medullarwülste verdicken sich und nähern sich dorsal, bis sie die Neuralrinne zu einem Neuralrohr verschließen. Dieser Prozeß beginnt am Übergang von Hirn- und Rückenmarksanlage in Höhe des späteren Rhombencephalons. Gleichzeitig erfolgt eine Lösung vom Ektoderm, das sich an dieser Stelle ebenfalls vereinigt. Eine Ausnahme bilden dabei der kraniale und kaudale Neuroporus, die noch offen bleiben (Clara, Payne) (Abb. 5.13.1). Das schon vor Bildung des Neuroektoderms zwischen dem inneren und äußeren Keimblatt gelegene Gewebe, das Mesoderm, differenziert sich am Ende der dritten Embryonalwoche zu Mesodermalflügeln mit Ursegmenten, Ursegmentstielen und Sei-

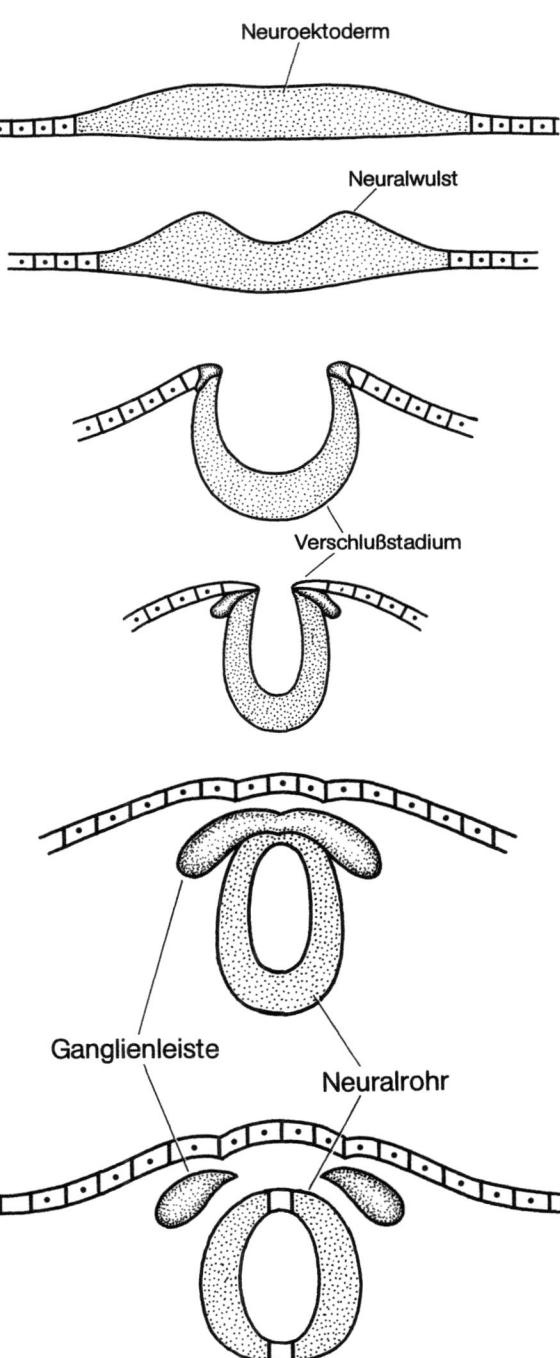

Abb. 5.13.1. Entwicklung der Neuralplatte zum Neuralrohr

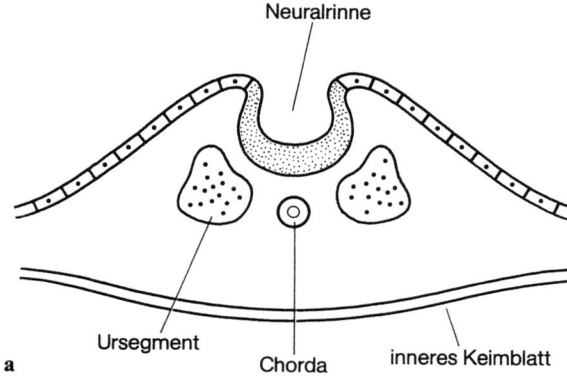

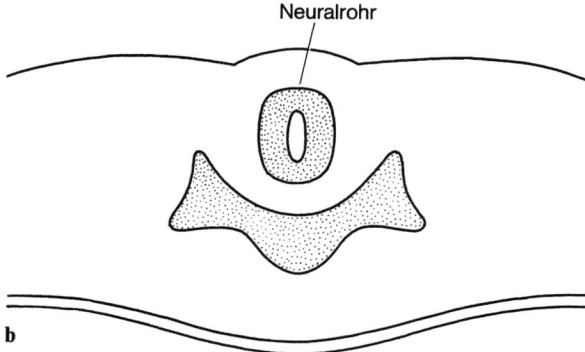

Abb. 5.13.2. Entwicklung im Verhältnis zur Länge des Embryos. **a.** 2 mm langer Embryo. **b.** 15 mm langer Embryo

tenplatten. Die Gliederung erfolgt in 40 bis 42 Ursegmentpaare, wovon 5 später in das Occiput eingelagert werden, während 3 als hintere Schwanzanlage degenerieren. Übrigbleiben 32 bis 34 Ursegmente, die sich weiter in Skelet und Muskulatur differenzieren (Abb. 5.13.2). In Tierversuchen zeigten Watterson, Fowler und Fowler, daß diese Entwicklung bei völligem Fehlen von Chorda und Neuralrohr oder ihrer fehlerhaften Anlage gestört sein kann. Strudel stellte in diesem Zusammenhang fest, daß sich die Induktionswirkung von Chorda und Neuralrohr nicht nur auf die Differenzierung der Somitenzellen zu Knorpel- und später Knochenzellen beschränkt, sondern auch Einfluß nimmt auf die Differenzierung der Myotone und damit auf die Entstehung der Rückenmuskulatur. Ohne Chorda induziert das Neuralrohr zwar Neuralbögen und ventrale Teile der Wirbelsäule, diese sind jedoch weder segmentiert noch formgerecht. Nach Töndury ist die Entwicklung bis zum Bogenschluß bei einem Keimling von 50 mm SSL abgeschlossen, vorerst jedoch in der dorsalen Linie nur durch embryonales Bindegewebe, die Membrana reuniens. Büchner macht darauf aufmerk-

sam, daß die Wirkung des Organisators eine chemische ist, daß der Organisator aber keine spezifische Anregungssubstanz, etwa nach der Art einer Hormondrüse absondert. Er sagt weiter „alle diese Stoffen wirken allzu als Auslöser an einem stofflich bereitgestellten System und ihre Wirkung ist auf eine kurze Zeitspanne in der Entwicklung beschränkt. Wird die allein ansprechende Phase der Entwicklung versäumt, so ist die Induzierbarkeit des Ektoderms unwiederbringlich vorüber". Entscheidend soll dabei sein, daß die biochemische der morphologischen Differenzierung immer vorausgehen muß.

5.13.3 Pathogenese

5.13.3.1 Allgemeine teratologische Betrachtung

Aus der statistischen Häufigkeit ist das neurochirurgische Interesse verständlich, wobei allerdings die neurogenen Fehlbildungen allein nicht betrachtet werden können. Wegen des engen entwicklungsgeschichtlichen Zusammenhangs müssen auch die umgebenden Gewebe, d.h. die Hüllen einschließlich der Knochen Beachtung finden. Die schon genannte Induktionswirkung zwischen Chorda dorsalis und Neuroektoderm, später Neuralrinne und Neuralrohr, spielt dabei eine wichtige Rolle. Eine noch immer gültige allgemeine Definition der Fehlbildung hat Schoob im Jahre 1930 im Kapitel „Pathologische Anatomie der Idiotie" im Handbuch der Geisteskrankheiten gegeben. Er nennt Fehlbildungen „Abweichungen von der normalen Morphologie eines oder mehrerer Organe, die auf Veränderungen der bis zur Reife sich abspielenden normalen Wachstumsvorgänge zurückzuführen sind". Ein weiterer Gesichtspunkt sind Störungen in anderen Organen, die in diese Kette von Störungen miteinbezogen werden müssen. Beachtung verdient in diesem Zusammenhang, daß nicht nur die momentane Schädigung im Rückenmark oder hiermit zusammenhängenden Organen, sondern die spätere Entwicklung in Mitleidenschaft gezogen ist. Jacob definiert diese Tatsache folgendermaßen: „Wir haben also in einer solchen Fehlbildung eine Summe von einzelnen Entwicklungsstörungen vor uns, die zu verschiedenen Zeitpunkten (vom Einsetzen der störenden Faktoren an) nach und nach entstanden sind". Dadurch wird auch verständlich, weshalb die in der frühembryonalen Zeit entstandenen Schädigungen so schwerwiegende und ausgedehnte Störungen hervorrufen. Peters sagt „wesentlich für Art und Ausmaß der Fehlbildungen ist der Zeitpunkt der zur Entwicklungsstörungen des Gehirns- und Rückenmarks führenden Schädigung". Er nennt, wie auch Schwalbe, diesen Punkt den teratogenetischen Terminationspunkt, die Zeitspanne der Entstehung die teratogenetische Terminationsperiode. Peters führt dazu weiter aus, daß bei gleichen Schädigungen völlig verschiedene Fehlbildungen entstehen können. Tritt diese z. B. vor Schluß der Neural- oder Medullarrinne zum Neural- oder Medullarrohr auf, so kommt es zu dysraphischen Störungen (Spaltmißbildungen). Je nach dem Ausbildungsgrad der Fehlbildung unterscheidet man, wie auch bei anderen Krankheiten, rudimentäre und abortive, voll ausgeprägte und exzessiv ausgebildete Formen. Für die klinische Betrachtung ist in diesem Zusammenhang die Frage wichtig, ob die Fehlbildung Krankheitswert erlangt. Gerlach und Jensen unterscheiden deshalb absolute und bedingt pathogene Fehlbildungen, wobei die absolut pathogene schon unter ausgeglichenen Lebensbedingungen Funktionsstörungen hervorruft, in schweren Fällen auch Lebensunfähigkeit oder Absterben der Frucht bedingt.

5.13.3.2 Spezielle Ursachen

Nach wie vor ist die Pathogenese der neurogenen Mißbildungen nicht vollständig aufgeklärt. Die bisherigen Untersuchungen haben folgende Möglichkeiten aufgedeckt: Sauerstoffmangel, Infektionen, genetisch bedingte Störungen, physikalisch-mechanische Faktoren und Intoxikationen. Die früher im Vordergrund gestandenen endogenen Ursachen werden nicht mehr diskutiert, allerdings werden immer wieder genetische Aspekte in die Diskussion geworfen. Hallervorden schreibt: „Die Endzustände, die wir zur Untersuchung bekommen, lassen nicht erkennen, wie weit rein genetische und in welchem Grad Umweltfaktoren ursächlich beteiligt sind. Wir müssen uns einstweilen damit bescheiden, in günstig gelegenen Einzelfällen diese Faktoren erschließen zu können". Fanconi gibt als ätiologische Faktoren Infektionen und hormonale Dysregulationen der Mutter, Vitaminmangelzustände, Schwangerschaftstoxikosen, Röntgenstrahlenschädigungen und Sauerstoffmangel an. Neuere Untersuchungen mit Einbeziehung biochemischer Vorgänge konzentrieren die Bemühungen einer Klärung der Genese immer mehr auf embryonale Stoffwechselstörungen, wobei die biologische Oxydation eine Schlüsselstellung einnimmt. Sie ist während der Embryonalphase erheblich gesteigert, wenn grundsätzliche Differenzierungen stattfinden (z. B. Gastrulation) oder sich hochdifferenzierte Gewebe, z. B. nervale Strukturen, ausbilden. Diese durch viele Untersuchungen belegte Tatsache hat gleichzeitig zum Inhalt:

1. Sehr aktive biologische Vorgänge sind auch besonders störanfällig.
2. Bei isolierter Betrachtung der Stoffwechselvorgänge kann bei intakt angelegtem Keim die Störung ausschließlich exogener Natur sein.
3. Die Schädigung ist dann am ausgeprägtesten, wenn die biologische Oxydation besonders hoch ist.

Wenn die Fehlbildung in einer Störung der biochemischen Vorgänge in der Zelle des Keimes gesehen werden muß, sind die von uns vordergründig faßbaren Ursachen nur der auslösende Faktor. Je nach Entwicklungsphase wird deshalb eine andere Art von Fehlbildung resultieren. Der Grad der Schädigung ist dann am ausgeprägtesten, wenn diese während einer Phase besonders lebhafter Stoffwechselvorgänge stattfindet, nämlich während der Gastrulation und der Differenzierung des höchst entwickelten Gewebes, des Zentralnervensystems.

5.13.4 Einteilung der Spaltfehlbildungen

Folgt man diesen Ausführungen, kommt man zu einer etwas differenzierteren Betrachtungsweise und Einteilung, die sich inzwischen auch in der Praxis bewährt und durchgesetzt hat. Die schwersten Störungen findet man in der Phase der Blastogenese mit Anencephalie, Rhachischisis totalis oder Rhachischisis partialis. Tritt die Schädigung während der Bildung des Neuralrohres auf, sind die Fehlbildungen zwar auch noch ausgeprägt, jedoch nicht in diesem Ausmaß. Hier findet man z. B. Myelomeningocelen, Myelocystocelen, Myelomeningocystocelen. Während der Phase der Organogenese sind nicht mehr so schwere und für die weitere Entwicklung des Kindes gravierende Fehlbildungen zu registrieren (Tabelle 5.13.1).

5.13.4.1 Fehlbildungen während der Blastogenese

Während dieser Entwicklungsphase werden Fehlanlagen zum Zeitpunkt der Bildung der Neuralplatte (Rhachischisis totalis und Rhachischisis partialis) sowie Fehlbildungen während der Differenzierung des Neuralrohres (Myelomeningocele, Myelocele, Myelomeningocystocele) unterschieden.

5.13.4.1.1 Rhachischisis totalis. Sind Haut, Wirbelbögen, Dura, Arachnoidea, Pia und nervale

Tabelle 5.13.1. Einteilung der spinalen Fehlbildungen

Spaltfehlbildungen		Sonstige Fehlbildungen
Blastogenese	Organogenese	
Rhachischisis totalis	Spina bifida occulta fehlender Bogenschluß	sakrokokzygeale Teratome
Rhachischisis partialis	Spina bifida anterior	kongenitale Zysten des Rückenmarks
Myelomeningocele-Myelocele	Hydromyelie	andere angeborene Tumoren
Myelomeningocystocele	Split notochord-Syndrom (Diplomyelie, Diastematomyelie)	
Meningocele	Dermalsinus	

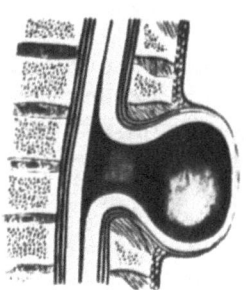
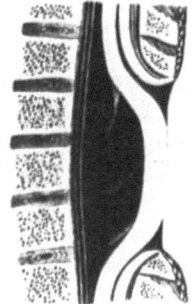

Abb. 5.13.3. Schematische Darstellung der Spina bifida (nach Grote in: Chirurgie des Gehirns und Rückenmarks im Kindes- und Jugendalter, Hippokrates, Stuttgart, 1968); oben links: Meningocele; oben rechts: Myelomeningocele; unten links: Myelocystocele; unten rechts: Myelocele

Substanz gespalten, liegt eine Rhachischisis totalis vor, wobei keine hydrops- und keine hernienartigen Vorwölbungen vorhanden sind. Die nervale Substanz ist nur teilweise differenziert. Histologisch zeigt sich eine glatte oder knollige höckerige Masse von roter Farbe, die Area medullovasculosa mit zahlreichen Gefäßen und Gliafasern, auch Area cerebro-vasculosa genannt. Kaum sind Ganglienzellen oder Neuroblasten zu erkennen. Diese Area geht über in die Zona epithelioserosa und in die Zona dermatica.

5.13.4.1.2 Rhachischisis partialis. Kommt es erst geringe Zeit später zur Schädigung, bildet sich keine Rhachischisis totalis mehr aus, sondern eine partielle Spaltfehlbildung. Die Stoffwechselaktivität ist jetzt nicht mehr an allen Stellen der Nervenplatte gleich. Die Einstülpung der Neuralplatte zum Neuralrohr beginnt am occipito-cervicalen Übergang und setzt sich nach kranial und kaudal fort. Zuletzt schließt sich der kaudale Neuroporus. Bei Eintreten einer Schädigung werden immer die stoffwechselaktivsten Gewebe zuerst betroffen. Damit ist der Ausprägungsgrad der Schädigung wieder abhängig vom Zeitpunkt des Auftreffens.

5.13.4.1.3 Myelocele oder Myelomeningocele. Die Rückenmarkssubstanz ist als Area medullo-vasculosa als äußere Schicht zu erkennen. Durch den zystischen Anteil wird sie emporgehoben. Haut, Wirbelbögen, Dura und weiche Rückenmarksanteile sowie der hintere Anteil des Rückenmarks sind gespalten. Neuroradiologische Untersuchungen sowie urologische Abklärung einschließlich Urogramm sollten nach der Primärversorgung erfolgen.

5.13.4.1.4 Myelomeningocystocele. Hier findet sich ein zystisch erweitertes Medullarrohr. Die Spaltbildung betrifft nur noch Dura und Wirbelbögen. Die Wand der Zyste besteht aus Haut, Arachnoidea und Pia. Man unterscheidet deshalb in der Form eine Myelocystocele und Myelomeningocystocele.

5.13.4.1.5 Meningocele. Die Wand des Celensackes wird aus Haut und Rückenmarkshäuten gebildet. Gespalten sind dabei noch Wirbelbögen und Dura. Das Rückenmark ist in der Regel nicht in der Meningocele zu finden. In einigen Fällen stülpt es sich ein, ohne mit der Wand in Verbindung zu stehen. Röntgenologisch kann man das Ausmaß der Wirbelbogenspaltung und damit das Ausmaß der Fehlbildung feststellen. Eine notfallmäßige Versorgung ist bei völliger Hautdeckung (Abb. 5.13.4) nicht erforderlich. Abgetragen muß der Sack jedoch in den folgenden Tagen werden.

5.13.4.2 Spaltfehlbildungen während der Organogenese

Eine noch spätere Schädigung führt zu geringerer Ausprägung der Fehlbildung. Es kommt so nur noch zur Spina bifida occulta, fehlendem Bogenschluß, zur Spina bifida anterior, zur Hydromyelie, zum Split notochord-Syndrom oder zur Ausbildung eines Dermalsinus.

5.13.4.2.1 Spina bifida occulta.
Diese wurde erstmals von Wircher beschrieben. Es findet sich keine Vorwölbung der Haut mehr. Eine Beteiligung nervaler Anteile ist nicht festzustellen. Die Diagnose ist deshalb häufig ein röntgenologischer Zufallsbefund in Form einer Spaltbildung des Wirbelbogens. Äußerlich kann eine stärkere Behaarung über diesem Segment auf einen solchen fehlenden Bogenschluß hinweisen. Oft finden sich Lipome über dieser Spaltfehlbildung.

5.13.4.2.2 Spina bifida anterior.
Selten kommt es zur Spaltfehlbildung des Wirbelkörpers und zum Austreten von meningealen Zysten nach ventral. In der Regel ist Nervengewebe in diesem Zystensack nicht vorhanden. Es handelt sich damit um reine Meningocelen. Röntgenologisch sind diese mit Kontrastmittel darzustellen.

5.13.4.2.3 Hydromyelie.
Unter Hydromyelie versteht man eine Aufweitung des Zentralkanals, die generell sein kann, aber auch nur an einzelnen Stellen auftritt. Sie wird von einigen Autoren, so z.B. Staemmler, als häufigste Begleitveränderung dysrhaphischer Störungen angesehen. Selten sind operative Maßnahmen notwendig (vgl. Kap. 5.12).

5.13.4.2.4 Split notochord-Syndrom.
Hierbei handelt es sich um geteiltes (Diastematomyelie) oder paarig angelegtes (Diplomyelie) Rückenmark. Die einzelnen Teile haben meist eigene Durahüllen, die durch knöcherne Sporne getrennt sein können. Hierbei muß eine mesodermale Störung der Kauda angenommen werden. Die von Altschul vorgenommene Einteilung hat sich nicht durchgesetzt, vor allem wegen der geringen Häufigkeit. Extrem selten finden sich hierbei offene Verbindungen durch den Wirbelkörper hindurch bis zum Darm.

5.13.4.2.5 Dermalsinus.
Ähnlich dem Dermalsinus am Schädel gibt es Verschlußstörungen des äußeren Keimblattes in der Mittellinie der Haut, auch am äußeren Ende des Spinalkanals. Kombiniert sind auch häufig Epidermoide oder Epidermoidzysten. Äußerlich auffällig ist eine Behaarungsanomalie am äußeren Dermalsinus. Diese Fisteln kön-

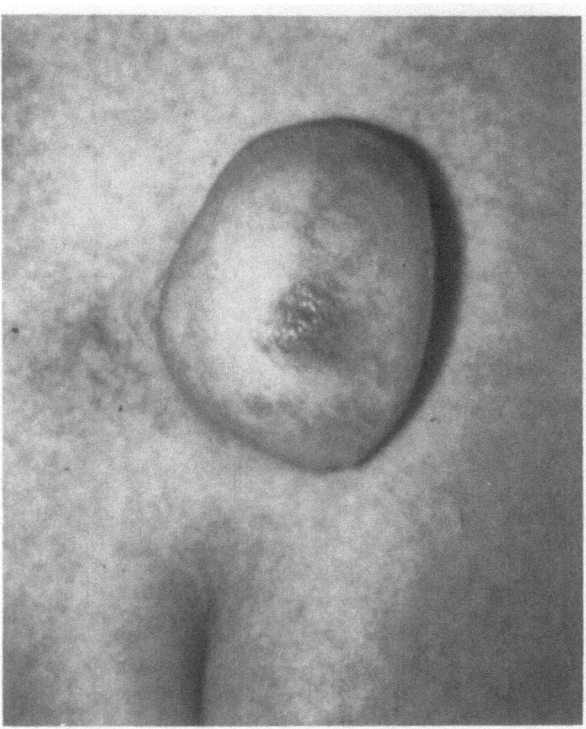

Abb. 5.13.4. Neugeborenes mit Meningocele (vollständig überhäutet)

nen zu Entzündungen bis hin zu Meningitiden führen. Zur Diagnostik kann man unter Röntgenbildschirmkontrolle ein Kontrastmittel eingeben, um das Ausmaß der Fehlbildung sichtbar zu machen.

5.13.4.3 Sonstige Fehlbildungen

5.13.4.3.1 Sakrokokzygeale Teratome.
Bei dieser Fehlbildung sind alle drei Keimblätter beteiligt. Diese Geschwülste können eine beachtliche Größe erreichen, kommen am häufigsten in der Mittellinie vor, insbesondere am Kreuzbein. Sie können maligne entarten und Metastasen ausstreuen (sehr selten). Sie bedürfen immer der operativen Behandlung. Ein Ansprechen gegenüber Röntgenstrahlen ist nicht gegeben. Sowohl computertomographisch wie im Myelogramm findet man Zeichen für einen spinalen Tumor.

5.13.4.3.2 Kongenitale Zysten des Rückenmarks.
Hierbei handelt es sich um abgeschlossene Zysten im Wirbelkanal, die nur gelegentlich mit dem Liquorraum kommunizieren. Man findet sie außerhalb oder innerhalb des Durasackes, sie wirken raumverdrängend, einem Tumor entsprechend. Im Myelogramm findet man sie als Tumor dargestellt, ebenso computertomographisch, wobei jedoch eine Abgrenzung durch die Hypodensität erreicht werden kann.

5.13.4.3.3 Sonstige angeborene Tumoren. Bei Epidermoid und Dermoid handelt es sich, wie beim Teratom, um dysontogenetische Tumoren. Sie breiten sich extra- wie intradural aus und können mit der Außenwelt in Form des Dermalsinus in Verbindung stehen. Sie enthalten in der Wand Kalk und Schweißdrüsen, auch Haare und Hautanteile. Intradural können sie mit Rückenmark und Kauda verbunden sein. Präoperativ läßt sich selten eine Abgrenzung gegenüber anderen Tumoren erreichen, es sei denn, man findet einen Dermalsinus.

5.13.5 Untersuchungen bei Spaltfehlbildungen

5.13.5.1 Klinische Untersuchung

Neben der allgemeinen kinderärztlichen Untersuchung ist die neurologische Untersuchung des Neugeborenen unumgänglich. Hierbei ist vor allem das Verhalten der unteren Extremitäten und deren Reflexverhalten wie auch der Analreflex wichtig. An Reflexen müssen weiter geprüft werden der Fußeigenreflex, das Babinskische Zeichen, der Extensorreflex und der Fluchtreflex. Dabei ist auf Seitenunterschiede zu achten. In Bauchlage erfolgt die Palpation der Wirbelsäule oberhalb und unterhalb der Spina bifida, um ein Ausmaß derselben über den sichtbaren Bereich hinaus zu erhalten. Die Besonderheit gegenüber der Untersuchung beim normalen Neugeborenen ist ein Vermeiden der Rückenlage, um eine größtmögliche Schonung der Area medullaris zu erreichen. Störende Nabelbinden sind ebenfalls zu entfernen. Die offene Spina bifida ist lediglich locker durch eine sterile Platte abzudecken. Form, Lokalisation und Ausdehnung der gesamten Spina bifida sowie gesondert der Area medullo-vasculosa sind genau festzuhalten, möglichst auch fotografisch (Abb. 5.13.5–5.13.7). Es ist festzustellen, ob der Celensack intakt oder durch die Geburt geplatzt ist. Der neurologische Befund ist zu vergleichen mit der segmentalen Höhe der Cele. Außerdem sollte das Genitale hinsichtlich der Reife oder ggf. der Fehlbildung beurteilt werden. Die gesamte Untersuchung ist am postoperativen Tage zu wiederholen und zu vergleichen mit der präoperativen Situation, um Hinweise auf durch die Operation zusätzlich entstandene Schädigungen zu bekommen. Zu achten ist bei der primären Untersuchung auch auf Bruchpforten am Nabel, Fehlbildungen an den Füßen (Klumpfüße, Hohlfüße, Klauenhohlfüße). Bei zervikalem Sitz (Abb. 5.13.8, 5.13.9) ist das Verhalten der oberen Extremitäten ebenso sorgfältig zu beobachten. Bei einer Meningocele finden sich wegen der fehlenden Beteiligung des Nervengewebes in der Regel keine neurologischen Ausfallserscheinungen. Hier sind begleitende Lipome oder Dermoide mit ihrer Druckwirkung auf das Rückenmark zu beachten (Grote). Zu achten ist außerdem auf begleitende Fehlbildungen (Abb. 5.13.10) des Skeletsystems wie Rippenanomalien, Wirbelkörperfehlbildungen, Gibbusverformungen der Wirbelsäule oder auch Hüftluxationen.

Wertet man die klinische Untersuchung nach dem Schweregrad der Schädigungen aus, kommt man zu folgendem Ergebnis: 14,1% der Kinder zeigen eine komplette Plegie, 29,3% zeigen schwache Spontanbewegungen der Beine, 26% kräftige, und eine volle uneingeschränkte Bewegung wurde bei 30,1% beobachtet (Bock). Der Anteil von Kindern mit totaler Plegie wird von Sharrer mit 30% angegeben, allerdings ohne normierte Untersuchungstechnik.

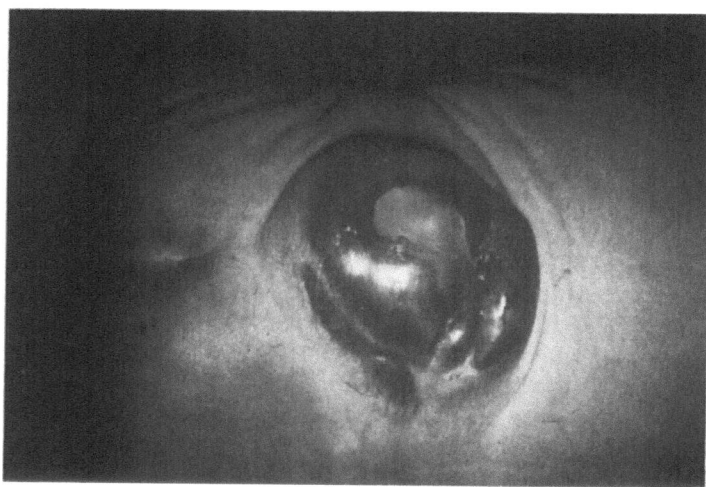

Abb. 5.13.5. Meningocele (nicht überhäutet)

Spaltfehlbildungen

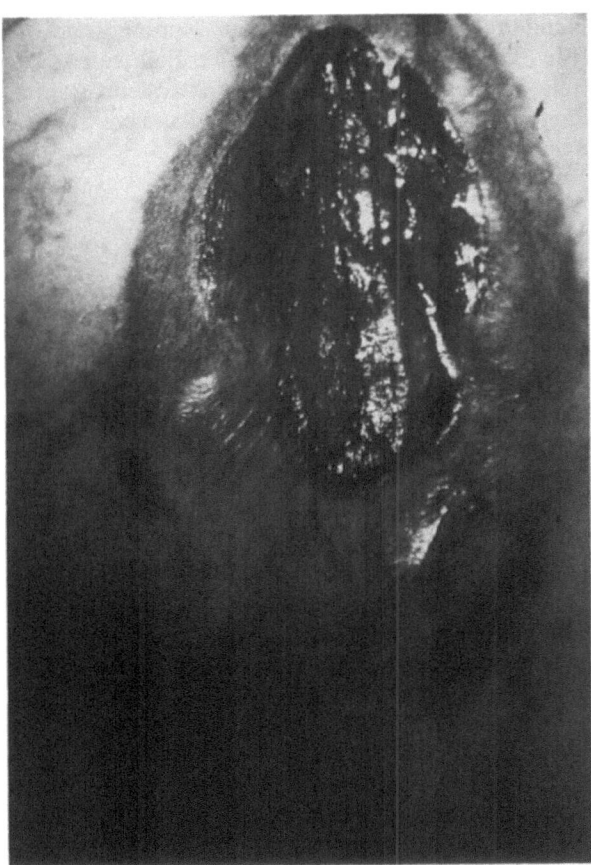

Abb. 5.13.6. Myelocele; erkennbar sind alle drei Komponenten: außen die Zona dermatica, gefolgt von der Zone epithelioserosa, die in der Mitte in die Area medullo-vasculosa übergeht

Häufigste Lokalisation ist mit 40,7% lumbal, 22,7% sitzen lumbosakral, 11,4% sakral, 21,1% thorako-lumbal, 3,3% thorakal und nur 0,8% zervikal. Berechnet man die lumbalen und sakralen

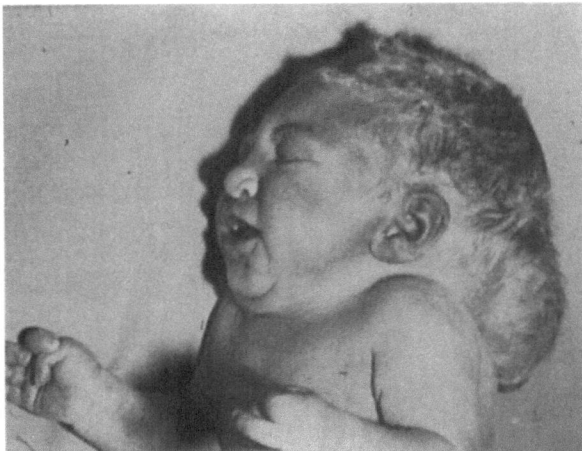

Abb. 5.13.8. Kind mit Meningocele am occipito-zervikalem Übergang

Celen zusammen, entfallen auf die kaudalen Abschnitte 74,8% (Laurence 68,8%, Klein et al. 91%).

5.13.5.2 Elektrische Stimulation

Die ersten Untersuchungen über die elektrische Erregbarkeit der Nervenwurzel finden sich im Handbuch von Bumke und Förster. Sharrard berichtet 1964 erstmals über ähnliche Messungen bei Kindern mit Spina bifida. Er fand dabei, daß 40% der Kinder eine normale elektrische Reizung aufwiesen, d.h. eine normale Innervation der Muskulatur. Wichtig ist dabei, daß Kinder, die klinisch paralytische Lähmungen aufweisen, bei der Stimulation vielfach doch eine Reaktion haben, d.h. bei klinisch kompletter Paralyse keine vollständige elektrische Entartung zeigten (Bock, Sharrard).

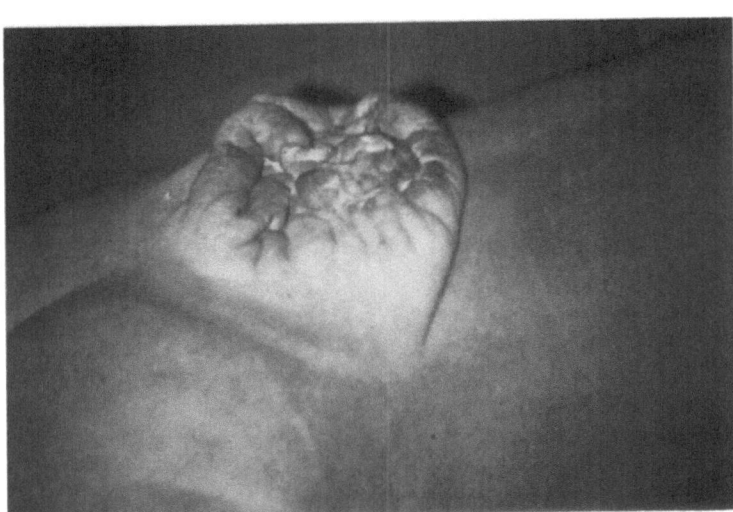

Abb. 5.13.7. Myelomeningocele mit ausgeprägter Zona dermatica

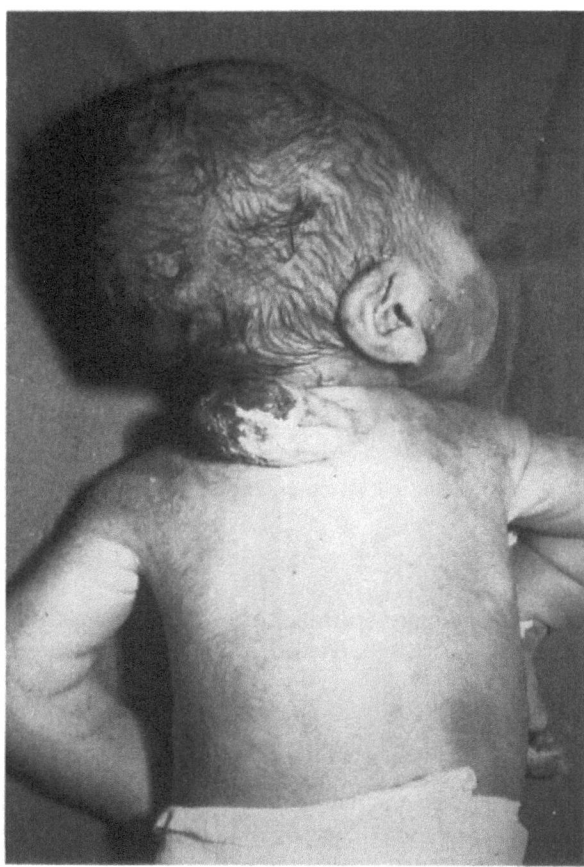

Abb. 5.13.9. Neugeborenes mit zervikaler Myelomeningocele

5.13.5.3 Elektromyographische Untersuchung

Die Elektromyographie versetzt uns in die Lage, die präoperative mit der postoperativen Situation sehr gut zu vergleichen. Darüber hinaus finden sich fast bei allen Kindern mit Myelomeningocelen Willkürabläufe, die auch bei paralytisch erscheinenden Kindern nachgewiesen werden konnten. Für die spätere Betreuung ist die Elektromyographie unentbehrlich. Die Elektroneurographie dagegen hat keine besondere Aussagefähigkeit (Bock).

5.13.6 Therapie

5.13.6.1 Allgemeine Vorbemerkungen

In der Regel besteht eine sinnvolle Therapie nur in der Operation. Mit dieser primären Operation übernimmt der Neurochirurg als erster wesentlicher Therapeut auch die Verantwortung für die weiteren notwendigen therapeutischen Schritte. Der Zeitpunkt des Eingriffs darf nur dann jenseits der 24-Stunden-Grenze liegen, wenn eine geschlossene Haut die Cele bedeckt. Diese Situation findet sich in der Regel nur bei der Meningocele. Bei allen anderen muß eine sofortige Operation erfolgen. Niemals darf auf ein ausführliches Gespräch mit den Eltern vor der Operation verzichtet werden. Für eine Familie bedeutet eine solche schwere Fehlbildung eine Neuorganisierung des weiteren Lebens. Hier kommt dem Arzt eine wichtige Aufgabe zu. Auch sollten die Grenzen einer sinnvollen Operationsmöglichkeit aufgezeigt werden. Hierzu zu zählen sind z.B. Mehrfachfehlbildungen, die Rhachischisis totalis, ausgedehnteste Spaltfehlbildungen. Gemeinsam mit zumindest einem Elternteil ist das zukünftige Therapiekonzept zu skizzieren. Entschließt man sich nicht primär zu einer Operation wegen zu ausgedehnter Fehlbildung (Abb. 5.13.11 a–c), so spricht die Erfahrung dafür, daß später aus pflegerischen Gründen doch operiert werden muß, so daß wir selbst in letzter Zeit wieder dazu übergegangen sind, auch bei großen Fehlbildungen eher zur Operation zu raten.

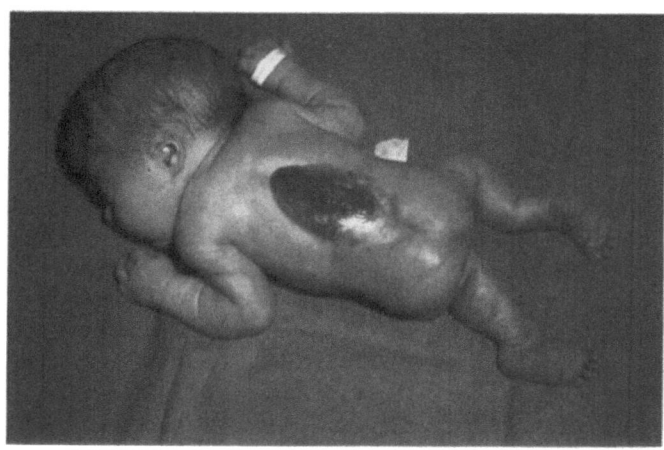

Abb. 5.13.10. Kind mit multiplen Fehlbildungen (große thorakolumbale Myelomeningocele, Hydrocephalus, komplette Querschnittlähmung, Klumpfüße)

Spaltfehlbildungen

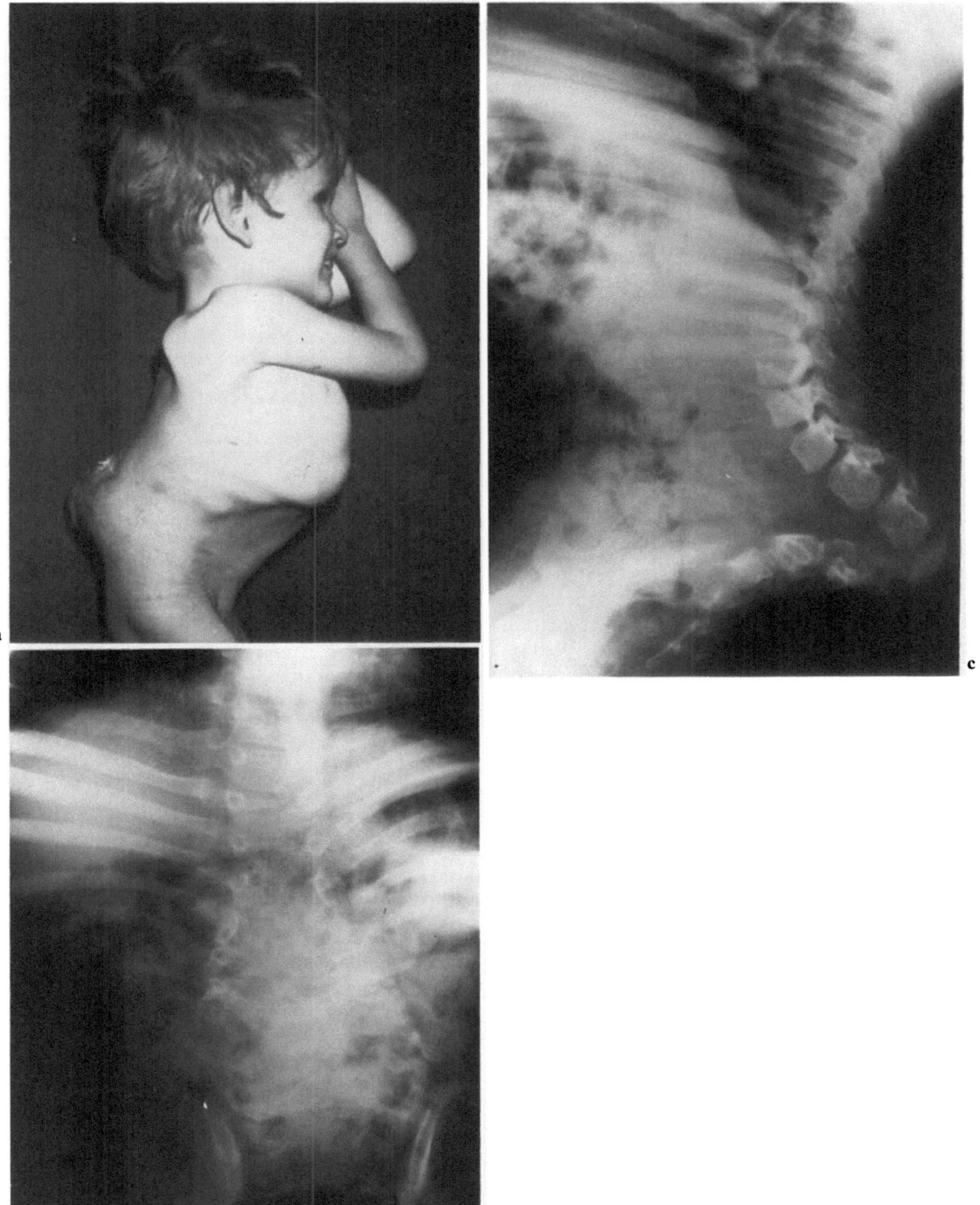

Abb. 5.13.11. Primär nicht operativ versorgtes Kind mit multiplen Fehlbildungen. **a** Kind in seitlicher Position mit deformiertem Brustkorb und schwerer Kyphoskoliose bei offener Myelomeningocele. **b** zugehöriges Röntgenbild a.p. **c** zugehöriges Röntgenbild seitlich

5.13.6.2 Operative Technik

Ziel der Operation ist es, den Celensack abzutragen, die Dura zu präparieren und mit ihr einen Verschluß des Neuralrohres zu erreichen, wobei die Area medullaris unter allen Umständen erhalten werden muß. Es ist ein schwerwiegender Fehler, das nervale, zum Teil funktionsfähige Gewebe durch unsachgemäßes Präparieren zu zerstören. Nach der äußeren Umschneidung des Celensackes im gesunden Gewebe wird die Dura äußerlich präpariert, bis man an der Umschlagfalte an der Area medullaris angelangt ist, dann wird der Celensack abgetragen, das nervale Gewebe eingeschlagen und die Dura über diesem vernäht. Bei reinen Myelocelen kann es sein, daß eine plastische Deckung notwendig wird; diese kann mit lyophilisierter Dura, aber auch mit Faszientransplantaten durchgeführt werden. Dieser Verschluß muß wasserdicht erfolgen. Danach kann, muß nicht unbedingt, eine Muskelfaszienumklappplastik übernäht werden, bevor der Hautdefekt durch eine Verschiebeplastik geschlossen wird. Hierfür haben sich im Laufe der Zeit viele Modifikationen herausgebildet. Eine generelle Empfehlung kann dabei allerdings nicht gegeben werden, da sich die Situation bei jeder Operation verschieden gestaltet. Wichtig ist das Einlegen einer Drainage, da die erhebliche Hohlraumbildung durch die Hautverschiebungen ein subkutanes Hämatom fördern können.

5.13.6.3 Postoperative Phase

Während der ersten postoperativen Phase kommt es darauf an, eine möglichst gute Entlastung des Operationsgebietes zu erreichen, da Spannungen zu einer Verschlechterung der Blutzirkulation in den nicht ausreichend durchbluteten Verschiebeplastiken führt.

5.13.7 Betreuung in der Folgezeit

Kinder mit Spaltfehlbildungen bedürfen während ihres ganzen Lebens der ärztlichen Betreuung. Wegen der vielfältigen Begleitstörungen ist es deshalb notwendig, ein geeignetes Team aus Kinderärzten, Neurochirurgen, Orthopäden, Urologen, Sozialhelfern und Pädagogen zu bilden. Diese sollten in regelmäßigen Sprechstunden Eltern und Kinder beraten (vgl. Kap. 6.8). Es gelingt so, diese Kinder lebenswert und sinnvoll in die Gesellschaft einzugliedern.

Literatur

Altschul W (1921) Spina bifida anterior und andere Mißbildungen der Wirbelsäule. Fortschr Roentgenstr 27:607

Armour DJ (1908) The surgery of the spinal cord and its membrans. Lancet 4410:693

Bock WJ (1968) Elektromyographische Befunde bei Neugeborenen mit Myelomeningocelen. Acta Neurochir (Wien) 19:89

Bock WJ (1972) Die neurogenen Entwicklungsstörungen aus neurophysiologischer Sicht unter besonderer Berücksichtigung der Spina bifida. Habilitationsschrift, Essen

Büchner F (1948) Über die Veränderungen des Gehirns und seiner Entwicklung nach allgemeinem Sauerstoffmangel. Nervenarzt 19:310

Büchner F (1948) Experimentelle Entwicklungsstörungen durch allgemeinen Sauerstoffmangel. Klin Wochenschr 26:38

Büchner F (1952) Zur Biologie und Pathologie der Entwicklung. Med Klin 47:605

Büchner F (1955) Von den Ursachen der Mißbildungen und Mißbildungskrankheiten. Munch Med Wochenschr 97:1673

Büchner F (1955) Differenzierungsstörungen im mittleren und hinteren Körperdrittel des Hühnchens nach experimentellem Sauerstoffmangel in der Frühentwicklung. Beitr Pathol Anat 115:617

Büchner F (1959) Allgemeine Pathologie, 3. Aufl. Urban & Schwarzenberg, München Berlin

Büchner F, Maurath J, Rehn HJ (1946) Experimentelle Mißbildungen des Zentralnervensystems durch allgemeinen Sauerstoffmangel. Klin Wochenschr 24:137

Büchner F, Mushett ChW, Rübsaamen H (1953) Elektive Differenzierungsstörungen des Zentralnervensystems am Hühnchenkeim nach kurzfristigem Sauerstoffmangel. Naturwissenschaften 40:628

Büchner F, Rübsaamen H, Rothweiler G (1951) Reproduktion fundamentaler menschlicher Mißbildungen am Hühnchenkeim. Naturwissenschaften 38:142

Büchner F, Rübsaamen H, Schellong G (1953) Angeborene Herzfehler beim Hühnchen nach kurzfristigem Sauerstoffmangel. Naturwissenschaften 40:628

Bumke O, Foerster O (1929) Handbuch der Neurologie, ErgBd 2. Springer, Berlin

Clara M (1955) Entwicklungsgeschichte des Menschen, 5. Aufl. Thieme, Leipzig

Fanconi G, Wallgren A (1961) Lehrbuch der Pädiatrie. Schwabe, Basel Stuttgart

Gerlach J, Jensen H-P (1967) Pädiatrische Neurochirurgie. In: Gerlach J, Jensen H-P, Koos W, Kraus H (Hrsg). Thieme, Stuttgart

Grosser O (1947) Die Bedingungen der Neuralplattenbildung beim Menschen. Anat Anz 96:184

Grosser O (1966) Grundriß der Entwicklungsgeschichte des Menschen, 4. Aufl. Springer, Berlin

Grote W (1968) Angeborene Störungen. In: Bushe K-A, Glees P (Hrsg) Chirurgie des Gehirns und Rückenmarks im Kindes- und Jugendalter. Hippokrates, Stuttgart

Grote W (1975) unter Mitarbeit von Bettag W, und Bock WJ. Neurochirurgie. Thieme, Stuttgart

Hallervorden J (1949) Über eine Kohlenoxydvergiftung im Fetalleben mit Entwicklungsstörungen der Hirnrinde. Allg Z Psychiat 124:289

Jacob H (1936) Faktoren bei der Entstehung der normalen und der entwicklungsgestörten Hirnrinde. Allg Z Ges Neurol Psychiat 155:1

Jacob H (1936) Eine Gruppe familiärer Mikro- und Makroencephalie. Allg Z Ges Neurol Psychiat 156:633
Jaeger R (1953) Congenital spinal meningocele. JAMA 153:792
Klein MR, Delègue L, Engel PH (1959) Le spina-bifida. Neurochirurgia 2:163
Laurence KM (1964) The natural history of spina bifida cystica. Arch Dis Child 39:41
Payne F (1925) General description of a 7-somnite human embryo. Carnegic Contr Embr 16:115
Peters G (1970) Klinische Neuropathologie, 2. Aufl. Thieme, Stuttgart
Schob F (1930) Pathologische Anatomie der Idiotie. In: Bumke O v (Hrsg) Handbuch der Geisteskrankheiten, Bd XI/7. Springer, Berlin
Schwalbe E (1906) Die Morphologie der Mißbildungen des Menschen und der Tiere, Teil I. Fischer, Jena
Schwidde JT (1952) Spina bifida. Survey of 225 encephaloceles, meningoceles and meningomyeloceles. Am J Dis Child 84:35
Sharrard WJW (1964) The segmental innervation of the lower limb muscles in man. Ann R Coll Surg Engl 35:106
Sharrard WJW (1965) Spina bifida. Courrier-Juillet-Auot 15:No 7
Sharrard WJW (1966) Paralysis in spina bifida. Dev Med Child Neurol 8:776
Staemmler M (1942) Hydromyelie, Syringomyelie und Gliose. Springer, Berlin
Straub C (1965) Ergebnisse der operativen Behandlung der Meningo-, Encephalo- und Myelomeningocelen. Dissertation, Düsseldorf
Strudel G (1955) L'action morphogène du tube nerveux et de la corde sur la différenciation des vertèbres et des muscles vertébraux chez l'embryon de poulet. Arch Anat Microsc Morphol Exp 44:209
Töndury G (1951) Embryopathia rubeolosa. Rev Suisse Zool 58:476
Töndury G (1951) Zum Problem der Embryopathia rubeolosa. Dtsch Med Wochenschr 76:1029
Töndury G (1952) Zur Kenntnis der Embryopathia rubeolica nebst Bemerkungen über die Wirkung anderer Viren auf den Keimling. Geburtshilfe Frauenheilkd 12:865
Töndury G (1955) Entwicklungsstörungen durch chemische Faktoren und Viren. Verh Ges Dtsch Naturforsch und Ärzte 1954 98:119
Töndury G (1955) Mißbildungen, ein entwicklungsphysiologisches Problem. Munch Med Wochenschr 97:1009
Töndury G (1957) Mißbildungen des Zentralnervensystems als entwicklungsphysiologisches Problem. Schweiz Arch Neurol Neurochir Psychiatr 79:154
Töndury G (1958) Entwicklungsgeschichte und Fehlbildungen der Wirbelsäule. Die Wirbelsäule in Forschung und Praxis, Bd 7. Hippokrates, Stuttgart
Töndury G (1960) Zur Wirkungsweise verschiedener Viren auf den menschlichen Keimling. Bibl Microbiol 1:30
Watterson RL, Fowler I, Fowler BJ (1954) The roll of the neural tube and notochord in the development of the axial skeleton of the chick. Am J Anat 95:337
Werthemann A (1948) Auswirkungen mütterlicher Infektionen auf die Frucht unter besonderer Berücksichtigung von Rubeolen und Toxoplasmose. Ann Paediat (Basel) 171:187
Werthemann A (1955) Allgemeine Teratologie mit besonderer Berücksichtigung der Verhältnisse beim Menschen. In: Büchner F, Letterer E, Roulet F (Hrsg) Handbuch der Allgemeinen Pathologie, Bd 6. Springer, Berlin Göttingen Heidelberg
Werthemann A, Reiniger M (1950) Über Augenentwicklungsstörungen bei Ratten-Embryonen durch Sauerstoffmangel in der Frühschwangerschaft. Acta Anat 11:329

5.14 Metabolische Erkrankungen

K. ROOSEN

Die differentialdiagnostische Analyse der Querschnittlähmung muß auch einige metabolische Störungen berücksichtigen. Die Patienten werden mit der Diagnose des akuten bzw. subakuten Querschnittsyndroms eingewiesen; dem oft dramatischen klinischen Bild liegen Stoffwechselerkrankungen zugrunde, die an unterschiedlichen anatomischen Strukturen angreifen:

a) Rückenmark,
b) periphere Nerven,
c) Muskeln.

Anamnestische Angaben, neurologische und internistische Befunde, Laboranalysen, elektrophysiologische Daten und Muskelbiopsien erlauben eine exakte Abgrenzung.

5.14.1 Myelopathien

Der Mangel an Vitamin B_{12} (extrinsic factor), das vor allem zur Nukleinsäuresynthese benötigt wird, ist durch den fehlenden intrinsic factor (Gastrektomie, chronische Gastritis mit Schleimhautatrophie, Magenkarzinom) oder übermäßig gesteigerten Bedarf zu erklären. Neben oder ohne hämatologische Begleitsymptome können sich neurologische Ausfälle rasch entwickeln (vergl. Kap. 5.7), die kurzfristig binnen weniger Wochen zur Gehunfähigkeit führen.

Fällt der Vitamin B_{12}-Resorptionstest nach Schilling negativ aus, muß der seltene *Folsäuremangel* bedacht werden, der das gleiche klinische Bild verursachen kann.

Antero-laterale Myelopathien mit progressiver spastischer Paraplegie werden auch bei *Lebererkrankungen* mit chronisch erhöhten Ammoniakwerten (höher als 200 γ%) im Blut beobachtet, vor allem nach vorausgegangenen porto-kavalen Shuntoperationen.

Seltener als Polyneuropathien wurden früher auch Rückenmarksschädigungen (Pyramidenläsionen, Sensibilitätsausfälle) beim chronischen Nierenversagen im Stadium der Dekompensation manifest, besonders bei gleichzeitiger Hypokalzämie. Moderne Dialysetherapie und rechtzeitige Transplantationschirurgie haben dieses klinische Syndrom vergessen lassen.

5.14.2 Polyneuropathien

Im Rahmen einer *Porphyrie* kann sich eine schwere Polyneuritis oder Polyradikulitis entwickeln; klinisch bietet sich das Bild der rasch aufsteigenden Landryschen Paralyse mit schlaffer Tetraplegie. Neben motorischen Lähmungen und Parästhesien der Extremitäten können enzephalopathische Zeichen bestehen; an bulbären und respiratorisch-neurogenen Ausfällen verstirbt ein Drittel der Patienten.

Der Porphyrie liegt eine genetisch determinierte, dominant vererbliche Störung im Pyrolstoffwechsel zugrunde. Akute Schübe treten oft nach vorausgegangener Therapie mit Barbituraten auf.

Die metabolische Azidose bei chronischer, dekompensierter Niereninsuffizienz mit Oligurie oder Anurie führt zur *azotämischen Polyneuropathie*. Bei Kreatinin-Spiegeln über 6 bis 8 mg% kommt es durch Enzymblockade und Behinderung der aeroben Glykolyse sowie durch Toxinwirkung zu funktionellen und später strukturellen Störungen der Zellmembran.

Die azotämische Polyneuropathie bildet sich typischerweise akrodistal und symmetrisch aus. Sensiblen Störungen folgen Reflexausfälle und motorische Paresen. Die „Paraplégie urinaire" (Charcot 1873) gehört dank moderner nephrologischer Therapie der Vergangenheit an.

5.14.3 Myopathien

Akute und subakute „Querschnittbilder" als Ausdruck muskulärer Dysfunktion demaskieren sich durch folgende klinische Merkmale:

a) rein motorisch schlaffe Paresen ohne sensible Ausfälle,
b) fehlende Faszikulationen,
c) meist beidseitiger Muskelbefall,
d) Hypo- oder Areflexie, dem Paresemuster angepaßt,
e) mögliche familiäre Belastung.

Die rasche Progredienz des klinischen Bildes bis hin zur Tetraparalyse ist möglich, stellt aber die Ausnahme dar und tritt meist nur bei Störungen des Kaliumstoffwechsels auf.

Innerhalb von Minuten bis zu wenigen Stunden bilden sich schlaffe Extremitätenlähmungen aus; diese halten für Stunden bis zu wenigen Tagen an und bilden sich bei gezielter Kaliumsubstitutions- bzw. Eliminationstherapie vollständig zurück.

Vier Erkrankungsformen werden unterschieden:

a) Die (familiäre) *paroxysmale hypokaliämische Lähmung*. Die Lähmungen treten meist nach längerer Ruhepause (nachts, morgens), in der Erholungsphase nach körperlicher Anstrengung oder nach kohlehydratreichen Mahlzeiten auf. Sie erfüllen die o.g. Kriterien, entwickeln sich in kaudokranial ansteigender Richtung. Das Bewußtsein ist klar, die Sphinkterfunktionen sind meist intakt. Setzt die Therapie nicht rechtzeitig ein, können die Patienten im Herzversagen oder durch Atemlähmung ad exitum kommen.

Da der Herzmuskel ebenfalls betroffen ist, gelten die EKG-Veränderungen neben dem Kalium-Serumspiegel (während des Anfalls die Hälfte oder weniger des Normalwertes) als beweisend: PQ und QT-Zeit verlängert; QRS- und T-Verbreiterung; ST-Senke.

Häufige, aber nicht obligat anzutreffende typische Laborbefunde im Serum: Abfall von Kreatinin und Phosphaten bei Anstieg der Natrium- und Milchsäurespiegel.

Die Minderung des Serumkaliums beruht auf einer Verschiebung des Elektrolyts aus dem Extrazellulärraum in die Muskelzelle. Als Ursache wird die Wirkung der Glykogensynthese auf den Kaliumhaushalt angenommen; Glykogensynthese bindet Kalium; Glykogenolyse setzt Kalium frei. So können Insulingaben oder Kohlehydratzufuhr Anfälle auslösen. Ein abnormer Kohlehydratstoffwechsel in der Muskelzelle wird als entscheidender Faktor diskutiert.

Einzig mögliche Therapie ist die Kaliumsubstitution. Bei intravenöser Applikation beträgt die Maximaldosis 20 bis 30 mval/Std bzw. 240 mval/die (Cave: Herzstillstand). Durch Anreicherung von extrazellulärem Kalium und Normalisierung des intra-extrazellulären Kaliumgradienten kann die Membran wieder depolarisiert werden. Die Kalium-Dauersubstitution im anfallsfreien Intervall ist überflüssig; sie verhindert das Auftreten der periodischen Lähmungen nicht.

Eine eigene Beobachtung demonstriert das dramatische Krankheitsbild:

43jähriger männlicher Patient. Seit ca. 15 Jahren ein- bis zweimal pro Woche morgens Lähmungen der Hände und Arme. Dauer 1 bis 3 Stunden. Seit 10 Jahren täglich morgendliche Rückenschmerzen.

Am Aufnahmetag gegen 4.00 Uhr nachts Lumbago und Steifigkeitsgefühl der Hände und Beine. 3 Stunden später bewegungsunfähig. Weitere Zunahme der Bewegungsunfähigkeit und Schmerzen; deshalb Injektion eines kortisonhaltigen Analgetikums durch den Notarzt. Daraufhin weitere Verschlechterung. Gegen Mittag ist der Patient nicht mehr in der Lage, zu sprechen, und signalisiert Atemnot.

Unter dem Verdacht auf eine hohe Querschnittlähmung bei akutem Bandscheibenvorfall Einweisung in die Neurochirurgische Klinik. Hier sofortige Intubation wegen massiver respiratorischer Insuffizienz. Weitere Klärung in Zusammenarbeit mit den neurologischen Fachkollegen (Grotemeier et al. 1979).

Befund: Bewußtseinslage normal. Die Verständigung ist dem Patienten durch Öffnen und Schließen der Augen wieder möglich. Schwäche der Hirnnerven VII, XI und XII. Schlaffe, komplette Tetraparalyse; Areflexie. Sensibilität intakt. Fehlende Pyramidenbahnzeichen. Liquorstatus normal.

Elektrolyte: Natrium 128 mmol/l; Kalium 1,0 mmol/l; Kalzium 9,3 mg/dl.

EKG: PQ und QT-Verlängerung; QRS-Komplex verbreitert. ST-Senkung; T-Abflachung; positive U-Welle.

Nach Infusion von 93,8 mval Kalium während 16,5 Stunden hatte sich der motorische Befund normalisiert.

b) *Symptomatische Hypokaliämien*. Diese treten beim CONN-Syndrom (primärer Hyperaldosteronismus mit Natriumretention und gesteigerter Kaliumausscheidung) im Rahmen der Hyperthyreose, nach übermäßigem Kaliumverlust durch Jonenaustauscher oder parenterale Erkrankungen auf.

c) *Die hyperkaliämische periodische Lähmung*. Sie wird auch Adynamia episodica hereditaria (GAMPSTORP) genannt. Die ersten Symptome treten während der Kindheit auf. Die Lähmungen zeigen sich mehrmals pro Woche und dauern meist maximal 1 Stunde. Sie werden provoziert durch Anstrengung, Kälte, Hungerzustände mit Hypoglykämie, Kaliumeinnahme. Nahrungsaufnahme im Anfallsbeginn kann das klinische Vollbild verhindern.

Im Anfall verliert die Muskelzelle Kalium, der intrazelluläre Natriumgehalt steigt. Es kommt zur Depolarisation.

In der Akutphase wird Kalziumglukonat intravenös verabreicht (1–2 g); zusätzlich Glukose mit Insulin. Die Glykogensynthese bindet Kalium intrazellulär. Zur Prophylaxe eignen sich Karboanhydrasehemmer (Acetazolamid, 2 Tbl. pro Woche) oder Chlorothiacid.

d) *Die normokaliämische paroxysmale Lähmung*. Die seltene Erkrankung manifestiert sich im ersten Lebensjahrzehnt. Das klinische Syndrom gleicht dem der hypokaliämischen Lähmung, greift aber auch auf die kranialen Muskeln über. Die Ausfälle sind schwerer und dauern länger, bis zu drei Wochen. Sie treten mehrmals jährlich auf.

Zur Behandlung werden NaCl-Infusionen in hohen Dosen verabreicht. Die prophylaktische Wirksamkeit von kochsalzreicher Diät und Fluorohydrocortison wird diskutiert.

Die paroxysmalen hypo-, hyper- und normokaliämischen Lähmungen sind autosomal dominante Leiden mit hoher Penetranz. Männer erkranken häufiger als Frauen. In etwa 5% der Fälle treten die Krankheiten sporadisch auf ohne nachweisbare familiäre Belastung.

Literatur

Bodechtel G (1974) Differentialdiagnose neurologischer Krankheitsbilder, 3. Aufl. Thieme, Stuttgart

Grotemeyer KH, Jörg J (1979) Neue Aspekte zur paroxysmalen familiären hypokaliämischen Lähmung mit Ateminsuffizienz. Nervenarzt 50:649–652

Janz H (1947) Stoffwechseluntersuchungen bei paroxysmalen Lähmungen. Nervenarzt 18:360–378

Mumenthaler M (1982) Neurologie, 7. Aufl. Thieme, Stuttgart New York

Poeck K (1978) Neurologie, 5. Aufl. Springer, Berlin Heidelberg New York

6. Allgemeine Probleme

6.1 Neurogene Blasenfunktionsstörungen

W. Halbig

6.1.1 Einleitung

Mit zu den häufigsten Komplikationen Rückenmarksgeschädigter gehören Blasenentleerungsstörungen, die meist Erkrankungen der Harnwege in einzelnen oder in allen Abschnitten nach sich ziehen. Auch bei akuten oder chronischen neurologischen Krankheitsbildern sind sie nicht selten. Hier sind die Symptome oft nicht so vordergründig wie etwa bei der akuten traumatischen Rückenmarksläsion. Jedoch kann es im Laufe von Jahren zur Verschlechterung des Allgemeinzustandes des Patienten und seiner sozialen Situation (Harninkontinenz) kommen.

Bei Kindern mit erfolgreich operierten Meningomyelocelen steht die neurogene Blasenentleerungsstörung häufig im Vordergrund ihres späteren Schicksals.

So werden neben Neurologen, Neurochirurgen und Urologen auch Chirurgen, Orthopäden und Pädiater sowie deren Mitarbeiter mit dem Problem der neurogenen Blasendysfunktion konfrontiert.

Die Zukunft der Kranken ist nicht zuletzt von der frühzeitigen Erkennung und sachgerechten Behandlung der Blasenentleerungsstörung bestimmt.

Restharn, Harninfekte, Inkontinenz, vesico-ureteraler Reflux, Pyelonephritis, sekundäre Steinbildung, Urosepsis und Urämie beeinflussen den weiteren Krankheitsverlauf oft entscheidender als die Lähmung der Extremitäten.

Die chronischen Schäden, die im tödlichen Nierenversagen münden, stellen heute immer noch ca. 50% aller Spät-Todesfälle bei Querschnittgelähmten dar. Ein besseres Verständnis für die Pathophysiologie der neurogenen Blasenfunktionsstörungen, Diagnostik und Verlaufskontrolle mit Hilfe urodynamischer Methoden und neue therapeutische Konzepte haben dazu geführt, daß der Behandlung dieses Krankheitsbildes mehr und mehr Interesse entgegengebracht wird.

6.1.2 Die normale Blasenfunktion

Die Muskelfasern der Harnblase lassen 3 Schichten erkennen:
Die äußeren Längsmuskelfasern, die mittlere zirkulär verlaufende Faserschicht und die inneren Längsmuskelfasern.

Die longitudinalen Fasern gehen schlaufenförmig in die Harnröhre über und bilden im Blasenhals eine Verstärkung, die normalerweise außerhalb der Miktion kontrahiert ist. Dieser Teil wurde früher als Sphinkter internus bezeichnet.

Von besonderer Bedeutung ist der, von den Einmündungen der Harnleiter zum Blasenhals ziehende Trigonumbereich, der entwicklungsgeschichtlich mesodermaler Herkunft ist, im Gegensatz zum Detrusor, der entodermaler Herkunft ist.

Durch Fehlen der Submukosa im Trigonumbereich bleibt die Lage der Ureterostien zum Blasenhals auch bei starker Dehnung der Blase konstant. Hierdurch und durch den langen intramuralen Schrägverlauf der Ureteren wird ein Zurückfließen des Harns in die Nieren bei Blasenfüllung oder Kontraktion verhindert (Antirefluxmechanismus).

Bei der Miktion kommt es zum trichterförmigen Öffnen des Blasenhalses (Baseplate Hutch). Der Blasenhals wird durch paraurethrale Muskulatur nach unten gezogen, wobei die nicht mehr in einer Ebene liegenden schlaufenförmigen Muskelfasern nun zu einer trichterförmigen Öffnung des Blasenhalses führen.

Eine gesunde Harnblase hat eine Reservoirfunktion und eine Entleerungsfunktion (Abb. 6.1.1).

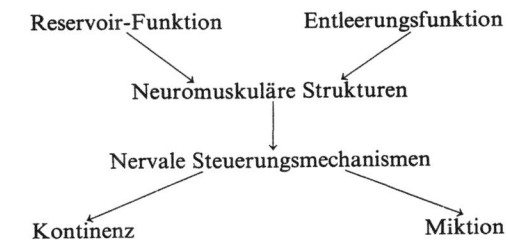

Abb. 6.1.1. Normale Blasenfunktion

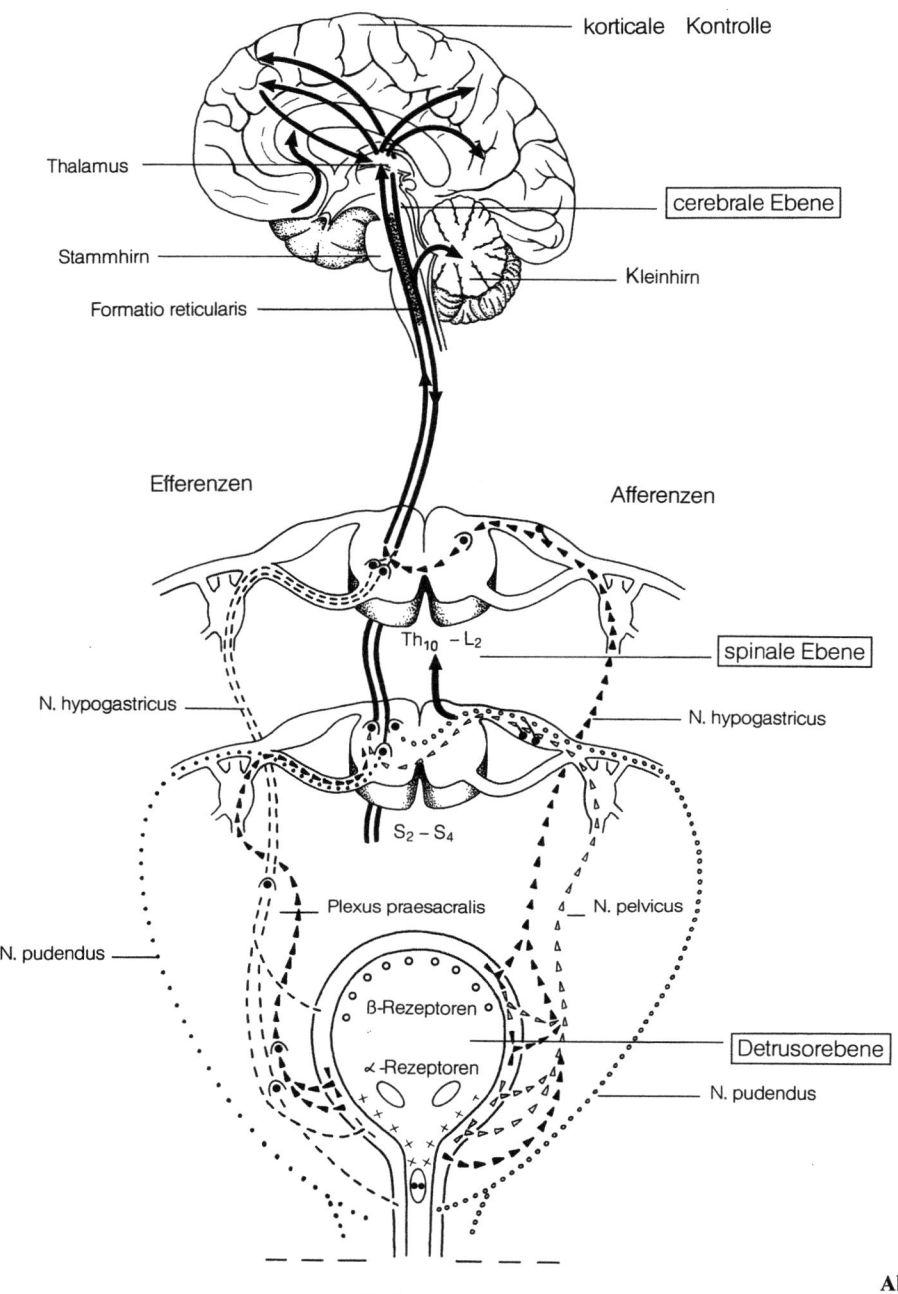

Abb. 6.1.2. Schema der Blasensteuerung

Diese beiden gegensätzlich erscheinenden Funktionen werden von den gleichen neuromuskulären Strukturen ausgeführt.

Normale Blasenfunktion wird garantiert durch ungestörte Kontinenz und Miktion, die koordiniert werden durch nervale Steuerungsmechanismen.

Die Miktion verläuft in 3 Phasen: Öffnung, Entleerung und Verschluß.

Die Kontinenz wird gewährleistet durch den Tonus des Blasenhalses, der hinteren Harnröhre und den quergestreiften M. sphincter externus.

An der Innervation sind 3 Nervensysteme beteiligt:

a) der parasympathische N. pelvicus aus dem sakralen Miktionszentrum S_2–S_4,
b) der sympathische N. hypogastricus aus dem thoracolumbalen Grenzstrang T_{10}–L_2,
c) der somatische N. pudendus aus den motorischen Vorderhörnern S_2–S_4.

Die parasympathische cholinerge Innervation durch den N. pelvicus spielt die dominierende Rolle für die motorische Aktivität des Detrusors. Im Bereich des Blasenhalses und der hinteren Harnröhre ist die sympathische Innervation (vermehrt Alpharezeptoren) stärker ausgeprägt als im Blasendom (mehr Betarezeptoren).

Die Innervation des Sphinkter externus ist somatischer Natur durch den Nervus pudendus.

Der, eine funktionelle Einheit bildende Blasenverschluß, ist also doppelt abgesichert – sympathisch und somatisch.

Die Sensibilität der Blase und Harnröhre wird zum zentralen Nervensystem über afferente Fasern zurückgeleitet.

Diese Fasern sind allen vorgenannten Nerven beigemischt.

Die Blase besitzt intramural ein postganglionäres synaptisches System mit parasympathischen und sympathischen Anteilen.

In Verbindung mit den sensiblen Nervenendigungen, die alle Schichten des Detrusors – besonders das Trigonum – durchsetzen, ist dadurch eine gewisse Autoregulation möglich.

Harnspeicherung und Miktion werden von verschiedenen Funktionskreisen geregelt (Abb. 6.1.2). Es lassen sich auch 3 Funktionsebenen unterscheiden:

a) Detrusorebene,
b) spinale Ebene,
c) cerebrale Ebene – kortikale Kontrolle.

Bei Füllung der Blase ziehen Afferenzen, die Harndrang vermitteln zum Rückenmark, über den Tractus spinothalamicus zur Formatio reticularis des Stammhirns. Hier wird eine koordinierte Detrusorkontraktion ausgelöst.

Efferente motorische Impulse ziehen über reticulo-spinale Bahnen nach caudal. Diesem Funktionskreis sind zur Modulation und Regulation zentrale Mechanismen übergeordnet.

Bei gefüllter Blase werden über die viscero-motorischen Fasern des Reflexbogens aus S_2, S_4 entsprechende Impulse zurückgeleitet, so daß eine kräftige Detrusorkontraktion mit koordinierter, restharnfreier Miktion herbeigeführt wird.

Vom Kleinkind wird meist bis zum Abschluß des 5. Lebensjahres eine kortikale Hemmung dieses Hirnstammreflexes erlernt, die vom Gesunden bei entsprechender Notwendigkeit unterdrückt werden kann.

Bei Unterdrückung der Hemmung kommt eine gewollte Miktion zustande.

Die Detrusormuskelfasern beginnen sich zusammenzuziehen, der intravesikale Druck steigt an, und der Blasenhals öffnet sich trichterförmig. Gleichzeitig wird der Sphinkter externus gelockert, so daß der vom Detrusor entwickelte, erhöhte hydrostatische Druck von ungefähr 50–60 cm H_2O ausreicht, die Blase zu entleeren.

Tabelle 6.1.1. Klassifikation der neurogenen Blasenentleerungsstörungen nach Bors und Comarr

Typ der Läsion	Sitz der Läsion	Synonym
1. a) Supranukleär (komplett)	oberhalb des S_2–S_4	Reflexblase, autom. Blase, UMNL (upper motor neuron lesion)
b) Supranukleär (inkomplett)	oberhalb des S_2–S_4	ungehemmte Blase
2. a) Infranukleär (komplett)	in und unterhalb S_2–S_4	autonome Blase, atone Blase, LMNL (lower motor neuron lesion)
b) Infranukleär (inkomplett)	in und unterhalb S_2–S_4	hypotone Blase, isol. Mot. Lähmung
3. gemischt	oberhalb und unterhalb S_2–S_4	angeb. Neurog. Blase
4. sensorisch	isolierter Ausfall der Sensorik	

6.1.3 Die neurogene Blasendysfunktion

6.1.3.1 Pathophysiologie und Klassifikation

Da die modernen Auffassungen über die Neurophysiologie und Pathophysiologie des unteren Harntraktes in vieler Hinsicht noch nicht als endgültig gesichert anzusehen sind, wird hier auf das wohl gebräuchlichste Einteilungsschema von Bors und Comarr zurückgegriffen (Tabelle 6.1.1).

Das Entscheidende für die Klassifikation ist das geschädigte Neuron und der Sitz der Läsion.

1. Motorische Läsion,
2. sensorische Läsion,
3. sensorisch-motorische Läsion.
   a) Oberes Neuron,
   b) unteres Neuron,
   c) gemischte Läsion.

Tabelle 6.1.2. Charakteristika supranukleärer Läsion

Sitz der Läsion: oberhalb S_2–S_4	Beckenboden: spastisch
Geschädigtes Neuron: visceromotorisch somatomotorisch sensorisch	willkürliche Miktion: nicht möglich
	Möglichkeit der Entleerung: triggern
Detrusorreaktion: reflektorische Kontraktionen	Blasenkapazität: verringert

Tabelle 6.1.3. Charakteristika infranukleärer Läsion

Sitz der Läsion: in und unterhalb S_2–S_4	Beckenboden: schlaff
geschädigtes Neuron: visceromotorisch somatomotorisch sensorisch	willkürliche Miktion: nicht möglich
	Möglichkeit der Entleerung: manuelles Ausdrücken, Bauchpresse
Detrusorreaktion: schlaff	Blasenkapazität: vergrößert

Handelt es sich um eine Läsion oberhalb des Miktionszentrums S_2–S_4, so sprechen wir von einer supranukleären Läsion. Sind dabei alle 3 Faserqualitäten betroffen, also viscero-motorisch, somato-motorisch und sensorisch, besteht eine komplette supranukleäre Läsion.

Sitzt die Läsion im Miktionszentrum S_2, S_4 oder unterhalb, besteht eine infranukleäre Läsion, die ebenfalls komplett oder inkomplett sein kann. Eine gemischte Läsion weist Veränderungen oberhalb und unterhalb des Miktionszentrums auf (häufig bei angeborenen Ursachen neurogener Blasen).

Bei einer akuten Läsion (z.B. traumatischer Querschnitt) kommt es zunächst zu einer Areflexie unterhalb der Verletzungsstelle. Diese spinale Schockphase dauert meist 2–8 Wochen und ist durch eine völlige Entleerungsunfähigkeit des Detrusors gekennzeichnet. Durch Überdehnung kommt es zur Überlaufblase und zu einer Schädigung der intramuralen Nervenplexus und der kontraktilen Elemente, falls die Blase nicht abgeleitet wird (vgl. Abb. 6.1.4). Bei der supranukleären Läsion (Tabelle 6.1.2) bildet sich nach der spinalen Schockphase eine pathologische Reorganisation des Miktionsreflexes aus. Die Blase ist ohne hemmenden oder modulierenden Einfluß der höheren Zentren und wird vom Sakralmark S_2–S_4 auf spinaler Ebene gesteuert. Es kommt zu Detrusorkontraktionen, die auch durch andere Mechanismen, wie suprapubisches Beklopfen ausgelöst werden können.

Durch mangelnde Koordination bei der Öffnung des Blasenhalses kommt es zu – meist unvollständigen – Entleerungen. Man spricht von einer Detrusor-Sphinkter-Dyssynergie. Durch den erhöhten Auslaßwiderstand kommt es zu einer Hypertrophie des Detrusors mit Trabekulierung, Pseudodivertikelbildung, Fibrosierungen der Wand. So kann es auf die Dauer zu einem vesikoureteralen Reflux kommen, der wegen des erhöhten hydrostatischen Druckes der Blase besonders aggressiv den oberen Harnwegen gegenüber ist.

Tabelle 6.1.4. Charakteristika sensorischer Läsion

Sitz der Läsion: sensorische Nervenbahnen
Detrusorreaktion: normal
Beckenboden: normal
willkürliche Miktion: möglich
Blasenkapazität: vergrößert

Ein Infekt ist wegen der Restharnbildung meist vorhanden. Die Blase ist manuell kaum ausdrückbar, aber durch Triggermechanismen teilweise entleerbar. Außerdem kommt es bei verschiedenen Füllungsgraden der Blase zu spontanen Kontraktionen, die den Patienten inkontinent machen.

Bei einer infranukleären Läsion (Tabelle 6.1.3) besteht eine Störung im Bereich des sakralen Miktionszentrums oder distal davon. Bei einer kompletten Läsion ist die Blase schlaff, relativ leicht ausdrückbar. Willkürliche Bauchpresse und Credeschen Griff.

Eine gemischte Läsion zeigt eine verstärkte Anarchie aller Funktionen und ein komplexes klinisches Bild. Eine infranukleäre viscero-motorische Läsion in Verbindung mit einer supranukleären somatomotorischen Läsion zeigt einen schlaffen Detrusor mit spastischem Sphinkter. Die Möglichkeit die Blase zu entleeren, ist hier sehr schlecht. Bei einer rein sensorischen Läsion (Tabelle 6.1.4) sind Visceromotorik und Somatomotorik intakt. Bei normaler Funktion des Detrusors und des Beckenbodens ist eine willkürliche Miktion möglich, jedoch wird die gefüllte Blase vom Patienten nicht ausreichend registriert. Es ist daher notwendig, daß die Blase nach der Uhr entleert wird (z.B. diabetische Cystopathie).

6.1.3.2 Störung der Speicherfunktion

Der klinische Ausdruck dieser Störung ist die *Harninkontinenz*.

Streßinkontinenz: Harnverlust bei insuffizientem Harnröhrenverschluß unter Belastung.

Urge-(Drang)-Inkontinenz: Harnverlust bei gesteigertem Harndrang und nicht hemmbarer Blasenmotorik bei intaktem Sphinktermechanismus.

Reflexinkontinenz: Harnverlust bei unwillkürlicher Blasenkontraktion ohne Harndrang.

Überlaufinkontinenz: Harnverlust bei mangelhafter oder fehlender Blasenmotorik und funktioneller oder anatomischer subvesikaler Obstruktion mit Überfüllung der Blase.

6.1.3.3 Störung der Entleerungsfunktion

Ursächlich kommen in Betracht:
a) Detrusorhypotonie,
b) subvesikale (anatomische oder funktionelle) Obstruktionen.

Die Detrusorhypotonie tritt bei infranukleären Läsionen, verschiedenen neurologischen Erkrankungen und nach radikalen Operationen im Bereich des kleinen Beckens auf.

Als Ursachen einer anatomischen subvesikalen Obstruktion seien unter den vielen urologischen Erkrankungen nur das Prostata-Adenom, Blasenhalssklerose und Harnröhrenstrikturen genannt.

Bei der funktionellen subvesikalen Obstruktion wird zwischen Blasenhals und Sphinkter externus bzw. Beckenbodenspastik unterschieden, wobei sich unterschiedliche therapeutische Ansätze ergeben.

Bei Patienten mit Halsmark- und hohen Brustmarklähmungen kann es bei starken Füllungen der Blase zu überschießenden Reaktionen von Seiten des Sympatikus kommen: Autonome Dysreflexie.

Schwitzen, Bradycardie, Hypertonie mit Kopfschmerz können evtl. zu kritischen Situationen führen. Eine Entleerung der Blase kann die Symptome meist rasch beseitigen.

6.1.4 Diagnostik

6.1.4.1 Allgemeine Diagnostik

Die Anamnese gehört zu den wichtigsten Bausteinen der Diagnostik einer Blasenfunktionsstörung. Gezielte Fragen nach Miktionsgewohnheiten, Vegetativum, Stuhlgang, vorhergegangenen Operationen, Medikamenten (Psychopharmaka), etc. führen oft schon zu der richtigen Verdachtsdiagnose.

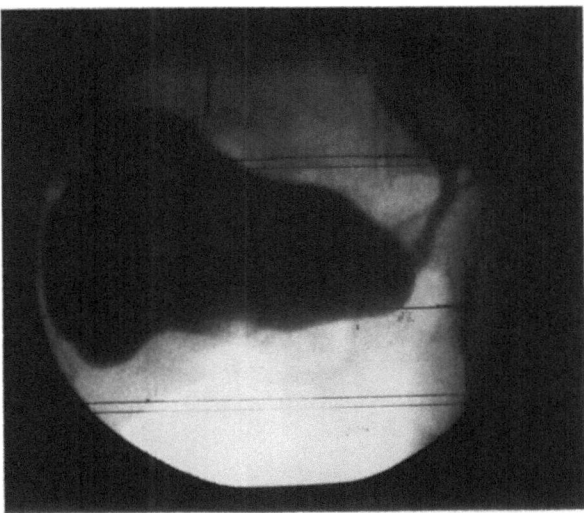

Abb. 6.1.3. Schlaffe hypotone Blase mit linksseitigem vesikouretralem Reflux

Urinuntersuchungen geben uns Hinweise auf eine entzündliche Komponente.

Die klinische Untersuchung gibt Information über motorische und sensible Ausfälle, klopfschmerzhafte Nierenlager, gefüllte Blase als Überlaufinkontinenz, analen Sphinktertonus, Bulbocavernosusreflex und Analreflex.

Das i.v.-Urogramm informiert auf der Leeraufnahme über Steine, Veränderungen von Wirbelsäule und Becken (Spina bifida, Sakralagenesie).

Die Kontrastmittelausscheidung informiert über den Zustand der oberen Harnwege und die Blasenkonfiguration.

Nach Entleerung der Blase kann eine evtl. Restharnbildung beurteilt werden.

Ein Miktionscysturethrogramm zeigt bei 90% der Patienten mit neurogener Blase ein pathologisches *Ergebnis*: Reflux, Blasenkonfigurationsänderungen im Sinne einer Christbaumblase, Trabekulierung der Blase, Pseudodivertikel, mangelnde Trichterung des Blasenhalses usw. zeigen sich schon hier.

Falls eine kombinierte urodynamische Untersuchung geplant ist, kann auf das MCU verzichtet werden. Bei der kombinierten urodynamischen Untersuchung mit Videographie, Druckflußmessung etc. ist eine individuelle Miktionsanalyse möglich. Da als Medium Kontrastmittel verwandt wird, können radiologische Ergebnisse (Reflux, Öffnung des Blasenhalses) mit dem dabei zugrundeliegenden Blasendruck beurteilt werden (Abb. 6.1.3–6.1.5). Eine Unterscheidung in z.B. Hochdruck- und Niederdruckrefluxe mit unterschiedlicher Aggressivität den Nieren gegenüber ist damit möglich.

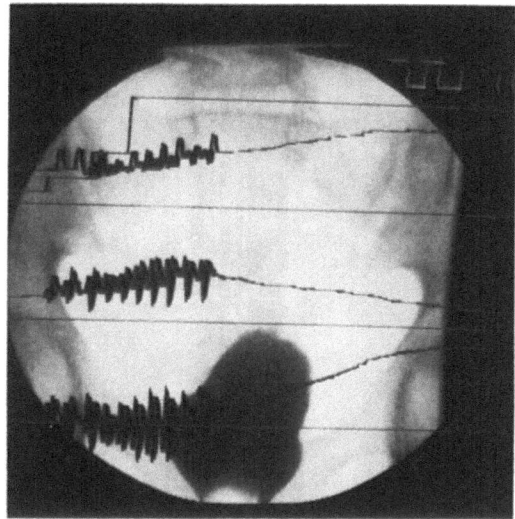

Abb. 6.1.4. Supranukleäre Läsion: Durch Triggern – Beklopfen der Bauchdecken – wird eine Detrusorkontraktion ausgelöst, die die Blase teilweise entleert. Kein Reflux

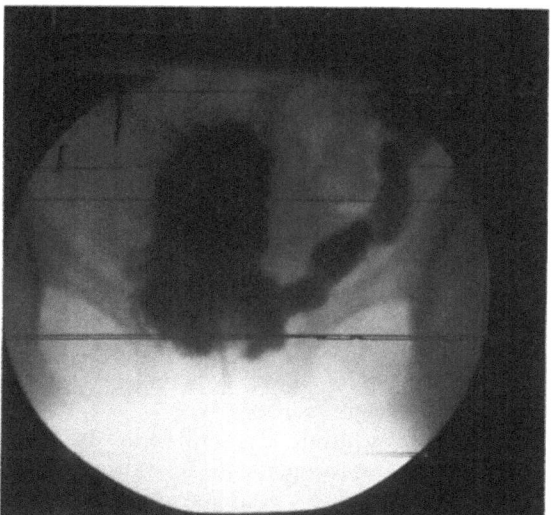

Abb. 6.1.5. Blase eines Spina bifida Kindes mit vorwiegend supranukleärer Läsion. Pseudodivertikelbildung, massiver Reflux links

6.1.4.2 Urologische Funktionsdiagnostik (Urodynamik)

Bei funktionellen Störungen des unteren Harntraktes gehören urodynamische Messungen heute zur Standard-Diagnostik. Dadurch wurde die Beurteilung der individuellen Pathophysiologie entsprechender Krankheitsbilder bei den einzelnen Patienten verbessert. Allerdings kann das Ergebnis einer urodynamischen Messung nicht allein ausschlaggebend für die Therapiegestaltung sein, son-

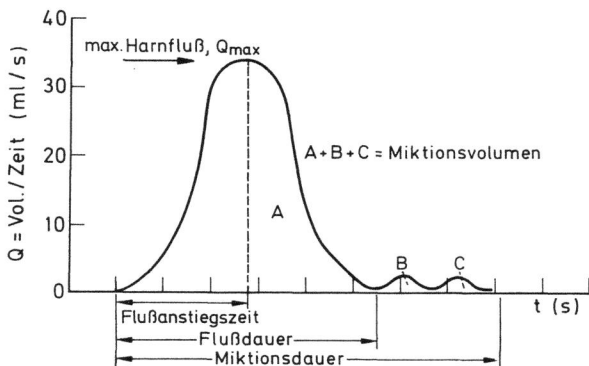

Abb. 6.1.6. Uroflowmetrie

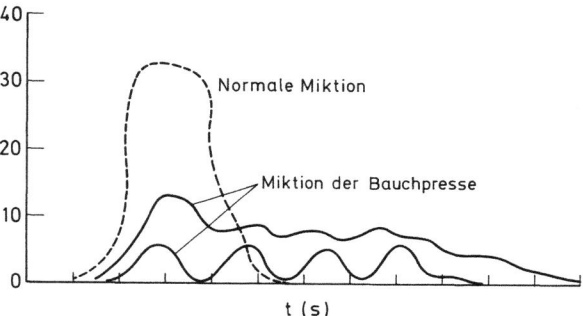

Abb. 6.1.7. Uroflowmetrie

dern muß im Rahmen der gesamten klinischen Beurteilung die Diagnostik abrunden.

Im deutschen Schrifttum gibt es bereits einige gute Lehrbücher der Urodynamik, die im Literaturanhang ausgewiesen sind [Palmtag, Jonas, Melchior]. Daher soll hier nur eine knappe Darstellung erfolgen.

6.1.4.2.1 Uroflowmetrie (Harnflußmessung). Gemessen wird das Flüssigkeitsvolumen, welches in der Zeiteinheit durch die Urethra fließt (ml/s). Heute gebräuchliche Uroflowmeter zeigen den gesamten Miktionsablauf als Kurve, mit maximalem Harnfluß, mittlerem Harnfluß, Flußanstiegszeit, Miktionsdauer, Miktionsvolumen.

Die Uroflowmetrie (Abb. 6.1.6 und 6.1.7) bietet zusammen mit einer Harnuntersuchung und einer sonographischen Restharnkontrolle eine nicht invasive, nicht belastende Miktionsbeurteilung als Screeningmethode ohne jegliche Kontraindikation.

6.1.4.2.2 Cystotonometrie (Blasendruckmessung). Die Blase wird über einen Harnröhrenkatheter oder suprapubischen Katheter mit Wasser, kontrastmittelhaltiger Flüssigkeit oder CO_2 gefüllt. Hierbei wird der Blasendruck kontinuierlich regi-

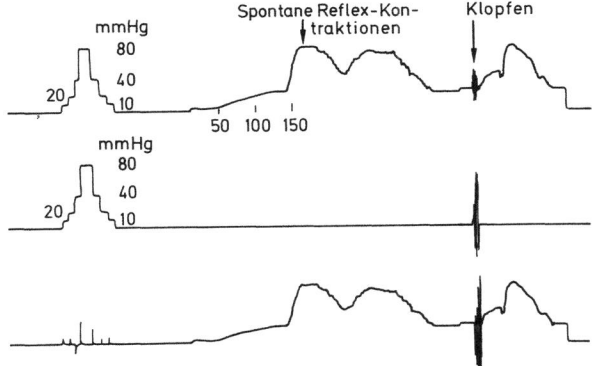

Abb. 6.1.8. Beispiel einer supranukleären Läsion

Tabelle 6.1.5. Parameter der normalen Blasenfunktion bei der Funktionsdiagnostik

A. Gefühl der Füllung
B. Gefühl des Vollseins
C. Harndrang
D. Fähigkeit, den Harndrang zu unterdrücken
E. Miktionsdruck des Detrusors von 40–70 cm H_2O
F. kontinuierlicher Harnfluß
G. normaler Harnfluß (Uroflow > 15 ml/s)
H. normales Urethradruckprofil
I. bei Miktionsbeginn Sphincter externus Relaxation
J. willentliche Harnstrahlunterbrechung möglich
K. Abnehmen der Sphincter-Aktivität im EMG bei Miktion
L. kein wesentlicher Restharn
M. normales Miktionscysturethrogramm
N. Provokationstests (Eiswassertest, Carbacholtest nach Lapides) negativ

striert und eine Volumen-Druck-Kurve geschrieben. Durch gleichzeitige Messung des Abdominaldrucks mit Hilfe einer Rektalsonde läßt sich der eigentliche Detrusordruck und seine Beeinflussung, z.B. durch Betätigung der Bauchpresse, erkennen und differenzieren (Abb. 6.1.8).

6.1.4.2.3 Provokationstests.
Bei der Cystotonometrie lassen sich neben der Registrierung von spontanen Detrusorkontraktionen auch solche provozieren, z.B. durch Husten oder Bauchpresse, Beklopfen der Bauchdecke oder Berühren der sogenannten Triggerzonen.

Der Eiswassertest dient dem Nachweis einer Störung der zentralen Hemmung des intakten sakralen visceromotorischen Reflexbogens.

Bei einer supranukleären Läsion wird nach Instillation von 100 ml Eiswasser in die Blase eine Detrusorkontraktion mit Ausstoß des Eiswassers provoziert (positiver Test). Bei intakter zentraler Hemmung oder infranukleärer Läsion erfolgt keine Reaktion auf die Eiswasserinstillation.

Beim *Carbacholtest* nach Lapides wird die Überreaktion eines denervierten Organs auf cholinerge Stimulation diagnostisch genutzt. Nach Injektion einer Ampulle Doryl s.c. kommt es innerhalb von ca. 20 Minuten zu einem intravesikalen Druckanstieg von über 25 cm H_2O oder spontanen Kontraktionen.

Dies ist ein sicherer Hinweis für eine neurogene Blasenstörung.

6.1.4.2.4 Urethradruckprofil.
Blasenhals und hintere Harnröhre mit dem Sphinkter externus bilden als funktionelle Einheit den Verschlußapparat.

Beim Durchziehen eines mehrlumigen Katheters unter ständiger Perfusion läßt sich ein Harnröhrendruckprofil schreiben. Hieraus lassen sich die einzelnen Segmente des Blasenverschlusses in ihrer Verschlußkraft beurteilen.

6.1.4.2.5 Elektromyographie der Beckenbodenmuskulatur.
Bei der Kombinationsuntersuchung dokumentiert ein zusätzliches Beckenboden-EMG das funktionelle Zusammenspiel von Austreibungs- und Verschlußmechanismus. Eine kräftige Aktivitätszunahme während der Miktion ist neben der Reduktion des Uroflows bei Detrusorkontraktion hinweisend für eine Detrusorsphinkter-Dyssynergie.

6.1.5 Therapie

6.1.5.1 Erstversorgung der neuropathischen Schockblase und Blasenrehabilitation

Wichtigster Grundsatz für die Behandlung im spinalen Schock ist die Vermeidung einer Überdehnung der Blasenwand und die Vermeidung einer Infektion. Die Blasenrehabilitation könnte sonst nach Überwindung der Schockphase erschwert oder unmöglich gemacht werden. Voraussetzungen für das Erreichen dieser Ziele sind eine gewisse Flüssigkeitsbilanzierung und eine intermittierende Entleerung der Blase, wobei die Blasenfüllung 500 ml nicht überschreiten sollte. Bei der spinalen Schockblase muß eine temporäre Harnableitung vorgenommen werden.

a) der transurethrale Dauerkatheter,
b) der intermittierende Katheterismus,
c) die suprapubische Blasendrainage.

Jede Form der künstlichen Harnableitung birgt ein Infektrisiko in sich. Da sich Patienten mit akuter Rückenmarksverletzung in verminderter Immunlage befinden, ist es wichtig, das Infektrisiko so klein wie möglich zu halten.

Der urethrale Katheter ist die bekannteste und gebräuchlichste Form der künstlichen Harnableitung. Das therapeutische Resultat hängt ab von:

a) der Art und Weise des Gebrauchs,
b) der Abwehrlage des Patienten.

Nur die richtige Auswahl von Art, Form, Größe und Material des Katheters sowie fachmännische Handhabung und steriles Arbeiten können den gewünschten Erfolg bringen.

Oberstes Gebot in der Katheterdrainage der Harnblase ist *aseptisches* Arbeiten und eine behutsame und sorgfältige Technik, die nur von beruflich qualifiziertem Personal durchgeführt werden darf.

Der bequeme, aber schädliche Dauerkatheter sollte in diesem Zusammenhang endgültig der Vergangenheit angehören. Durch Reizung der Harnröhrenschleimhaut kommt es zur Bildung einer mucopurulenten Membran zwischen Katheter und Urethra mit Keimaszension in die Blase. Nach 1–3 Tagen kann ein Harnwegsinfekt etabliert sein. Harnröhrenentzündungen, urethraler Dekubitus durch permanenten Katheterdruck, Abszeß mit Fistelbildung, Harnröhrendivertikel, Nebenhodenentzündungen, Steinbildung sowie eine chronisch entzündete Schrumpfblase können die Folge sein. Ein Dauerkatheter sollte nur angewendet werden bei: Polytrauma mit notwendiger stündlicher Harnbilanzierung, Blasenblutungen oder ähnlichen Ausnahmefällen.

Der sterile intermittierende Katheterismus, durch Guttmann propagiert, hat sich an vielen Rehabilitationszentren der Welt als Methode der Wahl durchgesetzt.

Der hohe Aufwand an speziell geschultem, verantwortungsvollem Personal kann in manchen Kliniken Probleme aufwerfen (Schichtdienst).

Bei schlecht geschultem oder nicht verantwortungsvoll arbeitendem Personal können sich Komplikationen von seiten der Urethra ergeben.

Ein wesentlicher Vorteil dieser Methode ist in dem Blasentraining zu sehen, welches das Auftreten von Schrumpfblasen vermeidet. Durch den regelmäßigen Wechsel von Füllung und Entleerung der Blase – tide- and flow-Prinzip (Munro-Tidal-Drainage) – wird der Patient außerdem angeleitet, auf seine Blasenfunktion zu achten und sie zu trainieren. Durch das Blasentraining wird der Miktionsreflex günstig beeinflußt. Sobald eine Blasenaktivität in Gang gekommen ist, kann durch entsprechende Restharnbestimmung eine ausgeglichene Miktion kontrolliert werden. Patienten, die keine ausreichende Blasenentleerung erreichen, haben die Möglichkeit, den intermittierenden Selbstkatheterismus zu erlernen.

Die suprapubische Blasendrainage ist nach schlechten Erfahrungen während des 2. Weltkrieges mit Cystostomie-Kathetern zunächst in Mißkredit geraten.

Nach Einführung von perkutan einlegbaren Einmalsystemen, die eine gute Funktion und Dauerdrainage ermöglichen (z.B. Cystofix), hat sich die suprapubische Blasendrainage in den Augen vieler Ärzte als wertvoll erwiesen. Zahlreiche Veröffentlichungen vergleichen die Infekthäufigkeit und die Spontanmiktionen bei suprapubischer Harnableitung und beim transurethralen Dauerkatheter. Es hat sich gezeigt, daß bei der suprapubischen Drainage keine oder deutlich weniger Infektionen und eine frühere Spontanmiktion eintrat als bei Dauerkathetern. Vorteile gegenüber dem Dauerkatheter sind: größere Keimfreiheit, keine Schleimhautverletzung, keine Irritation der hinteren Harnröhre, geringer pflegerischer Aufwand.

Ob die suprapubische Blasendrainage nun tatsächlich den intermittierenden Katheterismus ersetzen kann, ist bisher noch nicht schlüssig geklärt.

Falls sie eingesetzt wird, sollte intermittierend abgeklemmt werden, um Füllung und Entleerung der Blase zu gewährleisten und den Beginn einer Blasenaktivität registrieren zu können.

In der Rehabilitationsphase soll dem Patienten geholfen werden, eine dem Lähmungstyp und dem Ausmaß der Läsion entsprechende, geeignete Form der Blasenentleerung zu erlernen.

Ein gewisses Maß an Kenntnis der Pathophysiologie seiner neurogenen Blase (Triggermechanismen, Restharn, Füllungs- und Entleerungsprinzip der Blase, Flüssigkeitsbilanz, Blasenkapazität, Reflux) werden dem Patienten helfen, sein Krankheitsbild zu verstehen und evtl. Komplikationen oder Notsituationen zu Hause richtig einzuschätzen.

6.1.5.2 Konservative Therapie

Die Vielfalt der Muster der Blasenfunktionsstörung machen eine individuelle Planung der Therapie nach Kontrolle des Ausgangsstatus der ableitenden Harnwege notwendig. Priorität kommt dabei der Erhaltung der Nierenfunktion vor der Therapie von Einzelsymptomen, wie beispielsweise Inkontinenz zu. Eine ausgeglichene Miktion mit einem Restharn von weniger als 20% der Blasenkapazität ist anzustreben. Bei immer wiederkehrenden Infekten muß neben der gezielten Therapie der entsprechenden Keime für eine verbesserte, restharnfreie Blasenentleerung gesorgt werden, evtl. unter Inkaufnahme einer Inkontinenz, um die Ausbildung eines Refluxes und damit den Beginn einer Nierenschädigung zu verhindern.

Durch die Wiederentdeckung des intermittierenden Selbstkatheterismus als akzeptabler Methode zur Blasenentleerung und die Entwicklung blasenwirksamer Pharmaka, hat eine Trendwende zur konservativen Therapie stattgefunden.

6.1.5.2.1 Medikamentöse Maßnahmen. 1. Abschwächung der Detrusoraktivität. Häufig lassen sich Parasympaticolytica einsetzen. Gut wirksam sind Emeproniumbromid und Propantheilinbromid. Zur direkten Wirkung an der glatten Muskelzelle lassen sich Flavoxate einsetzen.

2. Verstärkung der Detrusoraktivität. Durch Gabe von Parasympaticomimetica wird die Austreibungskraft des Detrusors erhöht. Carbachol und Distigminbromid seien als Vertreter dieser Gruppe genannt. Auf die entsprechenden Kontraindikationen ist zu achten.

Urodynamisch sinnvoll ist die Gabe nur bei koordinierter Miktion, da die Verstärkung des Detrusors bei funktioneller oder anatomischer, subvesikaler Obstruktion ohne gleichzeitige Senkung des Blasenauslaßwiderstandes zum Reflux führen kann.

3. Abschwächung des Blasenverschlusses. Die Relaxierung des Blasenhalses durch Alpharezeptorenblocker wie Phenoxybenzamin hat in den letzten Jahren weite Verbreitung gefunden. Besonders bei älteren Patienten kann wegen der leichten Blutdrucksenkung Müdigkeit auftreten. Daher sollte die Medikation als Einmaldosis vor dem Schlafengehen erfolgen.

Die Ausdrückbarkeit der Blase durch Bauchpresse oder Credé wird deutlich gesteigert. Die Dosierung kann anhand von Restharnkontrollen erfolgen. Die Schwächung des quergestreiften Sphinkter externus, z.B. bei der Detrusor-Sphinkter-Dyssynergie kann durch Gamma-Aminobuttersäure, Baclofen oder Dantrulen-Natriumhydrat erfolgen. Außerdem kann mit Diazepam die zentrale Hemmung der Reflexaktivität des Beckenbodens gedämpft werden.

4. Verstärkung des Blasenverschlusses. Midodrin besitzt eine vorwiegend Alpharezeptor-sympatikomimetische Wirkung. Leichte Formen der Streßinkontinenz lassen sich dadurch günstig beeinflussen. Aus der Gruppe der trizyklischen Antidepressiva wird Imipramin besonders bei der Enuresis eingesetzt. Wegen seiner sympatikomimetischen Wirkung erhöht es den Blasenauslaßwiderstand, wegen seiner anticholinergischen Komponente kommt es zu einer Minderung der Detrusorkraft und über seine psychotrope Wirkung kommt es zu einer Reduktion der Schlaftiefe.

6.1.5.2.2 Infektbehandlung – Infektprophylaxe. Der Behandlung rezidivierender Harninfekte, vor allem aber ihrer Vorbeugung, kommt eine besondere Bedeutung bei der Therapie neurogener Blasen zu. Die regelmäßige Entleerung der gestörten Blase ist hierbei von zentraler Wichtigkeit. Der normale Selbstreinigungsmechanismus des unteren Harntraktes wird durch die gestörte Urodynamik zu wenig wirksam. Bei vielen der Patienten ist bei gestörter Trophik auch eine Verminderung der Immunabwehr vorhanden. Bei häufig wiederkehrenden Infekten ist daher eine Hohlraumprophylaxe mit einer niederdosierten Langzeitchemotherapie überaus sinnvoll. Voraussetzungen dafür sind allerdings ein vorher behandelter Harninfekt und sterile Harnverhältnisse. In erster Linie eignen sich dazu Stoffe der Wirkstoffkombination Trimetoprim und Sulfometoxazol, sowie Retardformen von Nitrofurantoin.

Es können auch harnansäuernde Desinfizienzien, wie Methenamin – Hippurat Anwendung finden.

Die Langzeit-Chemotherapie hat besonders in Kombination mit Alpharezeptorenblockern (Phenoxybenzamin) bei der Behandlung von Kindern mit neurogener Blasenstörung bei Spina bifida an Bedeutung gewonnen und gute Erfolge gezeigt.

6.1.5.2.3 Entleerung der Blase durch mechanische Hilfsmaßnahmen. 1. Exprimation. In vielen Fällen läßt sich eine Harnblase manuell ausdrücken. Bei Spina-bifida-Kindern kann z.B. die Mutter angelernt werden.

Die Technik besteht darin, beide Hände auf den Unterbauch des Kindes zu legen, so daß die Daumen auf dem Schambein zu liegen kommen, die Finger flach zum Bauchnabel zeigen. Auf diese Weise erlernt man schnell, die gefüllte Blase zu tasten.

Dann wird mit steigendem Druck von oben nach unten die Harnblase ausgedrückt.

Schon nach wenigen Übungen hat man erlernt festzustellen, ob die Blase wirklich vollständig exprimiert ist. Ältere Kinder oder Erwachsene erlernen das Ausdrücken der Harnblase mit den Händen oder – falls möglich – durch Anwendung der Bauchpresse. Voraussetzung ist allerdings, daß die Anspannung der Bauchmuskulatur in einem koordinierten Sinne möglich ist, so daß auf die Blase ein gezielter Druck entsteht.

Nicht jede Blase läßt sich ausdrücken; deswegen ist es wenig sinnvoll, grundsätzlich die Blasenexprimation an den Anfang jeglicher Therapie zu stellen. Eine Harnblase, die einen spastischen Verschluß aufweist, läßt sich primär nicht ausdrücken (s. aber auch medikamentöse Therapie). Mit dem

Patienten – bei Kindern dem Betreuer – sollte beim Anlernen zur Optimierung dieser Therapieart sonographische Restharnkontrolle besprochen werden, damit unter direkter Kontrolle das Exprimationsergebnis verbessert werden kann.

Durch spezielle Gymnastikformen lassen sich Stärkungen der Muskulatur ereichen, wodurch in einzelnen Fällen eine bessere Blasenentleerung durch Anspannen der Bauchmuskulatur erzielt wird. Jegliche Form der aktiven und passiven Förderung der Muskulatur ist zu befürworten.

2. Triggern. Bei supranukleären Läsionen kommt es nach Beendigung der Schockphase zu spontanen Blasenkontraktionen mit Inkontinenz. Eine willentliche Auslösung (Triggern) dieses Reflexes wird ausgenutzt, um die Blase alle 2–3 Stunden zu entleeren und trockene Intervalle zu schaffen.

In der Rehabilitationsphase muß bereits herausgefunden werden, auf welchen Triggermechanismus der Detrusor am besten reagiert.

Das kann suprapubisches Beklopfen sein, Bestreichen der Oberschenkelinnenseite, Kneifen der Glans, oder eine rektale Stimulation. Häufig gelingt es dem Patienten indirekt die Blasenentleerung zu steuern, eine restharnarme Miktion unter evtl. medikamentöser Therapie zu produzieren und die Reflexinkontinenz auf ein Minimum zu reduzieren.

Männliche Patienten können diesbezüglich mit einem täglich zu wechselnden Condom urinal versorgt werden.

3. Intermittierender Selbstkatheterismus. Nach der urologischen Beobachtung, daß häufig Entleerungen der Blase wichtiger seien als sterile Entleerungen, hat die intermittierende, saubere Selbstkatheterisierung wieder weitere Verbreitung, u.a. auch bei Kindern gefunden. In manchen Fällen konnte dadurch eine drohende definitive künstliche Harnableitung abgewendet werden.

Für die Indikation ergeben sich Blasenfunktionsstörungen vom Typ der infranukleären Läsion mit relativ spastischem Sphinkterapparat. Aber auch supranukleäre Blasenlähmungen mit ausgeprägter Detrusor-Sphinkter-Dyssynergie und hohen Restharnen lassen sich unter anticholinergischer Medikation teilweise gut behandeln.

Im Zweifelsfalle sollte ein Behandlungsversuch gemacht werden.

Wichtig ist eine sorgfältige Schulung der Patienten.

a) Waschen der Hände,
b) Miktion per Bauchpresse, Exprimation, Triggern,
c) Reinigung der Harnröhrenöffnung mit einem milden Desinfektionsmittel,
d) Katheterismus:
    bei Männern oder Knaben mit weichem Thiemann-Katheter und Gleitmittel,
    bei Mädchen oder Frauen mit kurzem Metall- oder Plastikkatheter,
e) Katheter unter fließendem Wasser reinigen, trocknen und in einem Behälter aufbewahren,
f) regelmäßige Desinfektion des Katheters (mindestens einmal pro Woche) oder Verwendung von preiswerten Einmalkathetern bei Frauen.

4. Suprapubische Ableitung. Die Diskussion in der Literatur für und gegen die suprapubische Ableitung ist teilweise mit Vehemenz geführt worden. Die Langzeitergebnisse der supra-vesikalen Ableitungen (Ileumconduit – Bricker-Blase) waren in vielen Fällen nicht so gut wie erwartet. Dies hat zu einer Ernüchterung und Reduktion der Indikationsstellung geführt. Neue amerikanische Untersuchungen (Snyder, Oct. 1983) haben gezeigt, daß die Vesikostomie, wenn sie nicht bei einer massiven Blasenentzündung durchgeführt wird, unter urologischer Betreuung eine nicht belastende, in vielen Fällen sogar reversible Methode der Harnableitung ist. Daher sollte sie besonders in Fällen, bei denen eine supravesikale Ableitung ansteht, als – möglicherweise auch nur temporäre – Behandlung in Erwägung gezogen werden.

5. Inkontinenz. Als mechanische Hilfsmaßnahme – bei Undurchführbarkeit einer ursächlichen Therapie – können bei männlichen Patienten Kondomurinal oder Penisklemme eingesetzt werden, bei Frauen Katheter oder Vorlagen.

6. Blasendistension. Bei Patienten mit Urge-Inkontinenz oder ungehemmten Blasenkontraktionen läßt sich in Fällen, bei denen eine medikamentöse Behandlung erfolglos war, auch eine prolongierte Blasendehnung in Anästhesie durchführen. Es kommt dabei zu einer Läsion der Nervenendigungen in der Blasenwand, außerdem wohl auch zu einer mechanischen Dehnung der Muskelfasern. Eine Besserung der Beschwerden ist nur in etwa einem Viertel der Fälle zu erwarten.

Nach wiederholten Behandlungen sind die Ergebnisse schlechter als nach erstmaliger Behandlung.

7. Nervenstimulation und Nervenblockade. Um hypotone Blasen durch elektrische Impulse zur Kontraktion zu bringen, sind verschiedene Methoden angewandt worden:

Reizung der Nervi pelvici, Implantation von Elektroden im Sakralmark und Anbringen von Elektroden in der Blase.

Die Problematik liegt auch hier in den erzielten unkoordinierten Kontraktionen des Detrusors und Sphinkterapparates. Operative Eingriffe wie Sphinkterotomie oder Pudendusresektion wurden zusätzlich notwendig. Bei inkompletten Läsionen versucht man durch transurethrale Elektrostimulation die Rezeptoren in der Blasenwand zu reizen, um Blasengefühl, Detrusorkontraktionen und schließlich eine willentliche Steuerung der Miktion zu erreichen. Diese Behandlungsmethode wird von der Gruppe um Katona seit einigen Jahren durchgeführt.

Klinisch gute Ergebnisse werden in 25% aller Patienten erreicht.

Nicht anwendbar ist die Methode bei: kompletter Paraplegie, Läsion des Detrusors nach langdauernder Dekompensation, Niereninsuffizienz, schlechter Mitarbeit des Patienten.

Die Detrusorhyperreflexie kann durch Ausschaltung der Nervi pelvici beeinflußt werden. Dies läßt sich durch Rhizotomie (selektiv oder superselektiv mikrochirurgisch), perkutane Elektrokoagulation oder Injektion von Alkohol oder Phenol erreichen. Eine Indikation besteht, falls die medikamentöse Behandlung keinen Erfolg bringt und der Effekt der geplanten permanenten Nervenblockade praeoperativ durch temporäre Nervenausschaltung mit Lokalanästhetika kontrolliert wurde. Die resultierende Detrusor-Areflexie macht eine Blasenentleerung durch Exprimation, Bauchpresse oder intermittierenden Selbstkatheterismus notwendig. Sowohl bei der vorgenannten Blokkade als auch bei der Durchtrennung der Nervi pudendi muß bei männlichen Patienten an den Erektionsverlust gedacht werden. Daher sollte bei erhöhtem Blasenauslaßwiderstand, der auf konservativem Wege nicht erfolgreich behandelt werden kann, insbesondere bei Ektasie der oberen Harnwege, vesikoureteralem Reflux oder beginnender Niereninsuffizienz eine transurethrale operative Therapie erfolgen.

6.1.5.3 Operative Therapie

6.1.5.3.1 Transurethrale Operationen. An transurethralen Techniken bieten sich folgende an:
Sphinkterotomia externa bei 12 Uhr;
bilaterale Kerbung am Blasenhals bei 4 Uhr und 8 Uhr (Sphinkterotomia interna);
Resektion am Blasenhals bei Blasenhalssklerosen oder Querbarre;
TUR P (transurethrale Resektion der Prostata).

Die Sphinkterotomia externa, Sphinkterotomia interna und die transurethrale Elektroresektion erlauben eine anatomische Erweiterung der subvesikalen Obstruktion. Bei männlichen Patienten sollte an die meist resultierende retrograde Ejakulation und die sehr selten auftretende Einschränkung der Erektion gedacht werden. Die Ergebnisse nach transurethralen Eingriffen sind als sehr gut zu bezeichnen.

Bei Männern mit therapieresistenten Blasenentleerungsstörungen und bereits eingeschränkter Nierenfunktion kann auch eine komplette Durchtrennung des Sphinkterapparates und Versorgung mit einem Kondomurinal erfolgen.

6.1.5.3.2 Implantierbare Sphinkterprothesen. Die Harninkontinenz stellt insbesondere bei weiblichen Patienten (kein Urinal anwendbar) ein schwerwiegendes soziales Problem dar. Seit ca. 10 Jahren werden Kunststoff-Prothesen mit teils wechselndem Erfolg implantiert.

Durch Entwicklung von verbesserten Prothesen und Verbesserung des Operationsverfahrens wird die Erfolgsrate hier zweifellos weiter steigen. Das Prinzip dieser Prothesen besteht in einem flüssigkeitsgefüllten System, welches mit einer Manschette die bulbäre Harnröhre oder den Blasenhals umschließt. Die Flüssigkeit wird über ein hydraulisches Pumpsystem von einem kleinen Pumpballon im Skrotum oder in den Labien in die Manschette hinein- oder herausbefördert. Der Druck in der Sphinktermanschette wird teilweise durch eine Ventilkonstruktion reguliert.

Die neueren Ergebnisse berichten über eine ca. 80%ige Erfolgsrate (Scott).

Literatur

Abrams P (1982) Diagnostik bei Erkrankungen der unteren Harnwege: Anamnese, röntgenologische, endoskopische Untersuchungen und Stellenwert der Urodynamik, Extracta Urologica 5/3

Allert, Bressel, Sökeland (1969) Neurogene Blasenstörungen. Thieme, Stuttgart

Altwein JE, Johans U (1977) Long-term follow-up of children with colon conduit urinary diversion and ureterosigmoidostomy. J Urol 118

Anderson RU (1983) Urodynamic patterns after acute spinal cord injury: Association with bladder trabeculation in male patients. J Urol 129

Ashken MH (1982) Urinary diversion. Springer, Berlin Heidelberg New York

Barkin M, Dolfin D (1983) The urologic care of the spinal cord injury patient. J Urol 129/2

Bilkey WJ, Awad EA (1983) Clinical application of sacral reflex latency. J Urol 129

Boeminghaus F, Halbig W (1979) Urologische Krankheitsbilder bei Spina bifida. Tagungsbericht Spina bifida und Hydrocephalus. Fortbildungs- und Fachtagung Mai 1979, Düsseldorf

Bors EH, Comarr AE (1954) Effect of pudental nerve operations on the neurogenic bladder. J Urol 72

Bors EH, Comarr AE (1971) Neurological urology. University Park Press, Baltimore

Borzyskoski M, Mundy A (1982) Neuropathic vesicourethral dysfunction in children. A trial comparing clean intermittent catheterisation with manual expression combined with drug treatment. Br J Urol 54

Brandt R (1981) Neurogene Blasenentleerungsstörungen und ihre Behandlung. Inaugural Dissertation, Bonn 1981

Brendler CB, Jéffs RD (1982) Alternativen zur Harnableitung. Extracta Urologica 5/3

Brock WA, So EP (1981) Intermittent catheterization in the management of neurogenic vesical dysfunction in children. J Urol 125

Bushe KA (1969) Traumatische Querschnittslähmungen – Probleme der Sofort- und Frühbehandlung. Hippokrates, Stuttgart

Cromie WJ, Duckett JW (1981) Urinary diversion in children past and present. In: Stamey TA (ed) Monographs in urology, vol 2. Burroughs-Wellcome, Research Tringle Park, NC

Dagen JE, Sanford EJ (1980) Complications of the nonrefluxing colon-conduit. J Urol 123

Demol O, Demeurisse G (1983) The etiology of secundary bladder dysfunction in hemiplegia. Ann Urol 17/2

Diokno AC, Vinson RK (1977) Treatment of the severe uninhibited neurogenic bladder by selective sacral rhizutomy. J Urol 118

Diokno AC, Sonda LP (1983) Fate of patients started on clean intermittent self-catheterization therapy 10 years ago. J Urol 129

Dounis A, Gow JG (1979) Bladder augmentation – a longterm review. Br J Urol 51

Duffy L, Smith AD (1982) Nitrofurantoin macrocrystals prevent bacteriuria in intermittent self-catheterization. Urology XX/1: July

Eckstein HB, Shah KC (1974) Harnableitung durch Ileum-Conduit: Ein Überblick über 126 Patienten. Aktuel Urol 5

Editorial (1982) Detrusor-Sphinkter-Dyssynergie. Neurogene Blasenfunktionsstörung, Miktionsreifungsstörung im Kindesalter, Urethralsyndrom junger Frauen. Aktuel Urol 13. Jahrgang, Heft 6

El-Badawi A, Schenk EA (1971) A new theory of the innervation of bladder musculature. Part III: Postganglionic synapsis in uretero-vesico-urethral anatomic pathways. J Urol 105

El-Badawi A, Schenk EA (1974) A new theory of the innervation of bladder musculature. Part IV: Innervation of the vesico-urethral junction and external urethral sphincter. J Urol 111

Galeano C, Jubelin B (1983) The neural control of micturition: Proceedings of 2nd joint. Meeting of Urodynamics Society, 1983

Gibbon NO, Parsons KF (1980) The neuropathic urethra. Paraplegia 18

Goldstein I, Siroky MB (1982) Neurologic abnormalities in multiple sclerosis. J Urol 128/3

Gonzales R, Sheldon C (1982) Artificial sphincters in children with neurogenic bladders: Long-term results. J Urol 128/6

Gool J van, Kuijten R (1982) Detrusor-sphinkter-dyssynergia in children with myelomeningocele: A prospective study. Z Kinderchir 37

Griffiths DJ (1980) Urodynamics. Adam-Hilger Ltd, Bristol

Guttmann L, Frankel H (1966) The value of intermittent catheterization in the early management of traumatic paraplegia and tetraplegia. Paraplegia 4

Hachen HJ (1980) Clinical and urodynamic assessment of alpha-adrenolytic therapy in patients with neurogenic bladder function. Paraplegia 18

Hackler RH (1982) Long-term suprapubic cystostomy drainage in spinal cord injury patients. Br J Urol 54

Halbig W (1976) Urologische Betreuung von Patienten mit Spina bifida. Dissertation Univ. Düsseldorf, 1976

Hassouna M, Abdel-Hakim A (1983) Response of the urethral smooth muscles to pharmacological agents I. cholinergic and adrenergic agonists and antagonists. J Urol 129

Haubensak K (1977) Double-blind trial with the antispastic drug. Livresal in 15 paraplegics with upper neuron lesions. Urol Int 37:198

Hohenfellner R (1974) Colon-conduit (Indikation, Technik, Ergebnisse). Verh Dtsch Ges Urol 25

Hutch JA (1971) The internal urinary sphincter – a double loop system. J Urol 105

Hutch JA (1972) Anatomy and physiology of the bladder, trigone and urethra. Butterworks, Appleton Century Crofts, New York

Iwatsubo, Shinichiro Komine (1982) Evaluation of self-catheterization for paraplegics-experiences with new handy self-catheterization set. Jpn J Urol 73/6:732–739

Jonas U (1978) Elektrostimulation neurogen gestörter Harnblasen. Thieme, Stuttgart

Jonas U, Tanagho EA (1975) Studies on feasibility of urinary bladder evaluation by direct spinal cord stimulation. II. Poststimulus voiding: a way to overcome outflow resistance. Invest Urol 13

Jonas U, Heidler H (1980) Urodynamik: Diagnostik der Funktionsstörungen des unteren Harntraktes. Enke, Stuttgart

Jurascheck F, Dollfus P (1980) Elongation of the active anterior wall of the urogenital pelvic diaphragm, a late unusual complication of paraplegia. Paraplegia 18

Karrer P (1981) Miktionsstörungen beim Zerebralsklerotiker: Erste Erfahrungen mit Pyrisuccideanolmaleat. Aktuel Urol 12

Katona F (1973) Intravesikale Elektrotherapie bei Myelodysplasie-bedingter Lähmungsblase. Z Kinderchir 13

Kieswetter H (1981) Harninkontinenz, Reizblase, Miktionsstörungen. Praktische gynäkologische urologische Aspekte. Edition Medizin

Kieswetter H, Schober W (1973) Livresal in the treatment of neurogenic bladder dysfunction. Urol Int 30

Koch I (1980) Die medizinische Rehabilitation der Querschnittsgelähmten. VEB Volk und Gesundheit, Berlin

Krane RJ, Siroky MB (1979) Clinical neuro-urology. Little, Brown and Company (Inc)

Kyker J, Gregory JG (1970) Companion of intermittent catheterization and supravesical diversion in children with meningomyelocele. J Urol 118

Labat J, Le Coguic G (1982) Inactivité du détrusor dans les lésions médullaires centrales. Hypothèse d'une hyperréflexie d'inhibition d'origine sympathique. J Urol (Paris) 88/8: 527–530

Lapides J, Diokno AC (1972) Clean, intermittent self-catheterization in the treatment of urinary tract disease. J Urol 107

Lieb S (1977) Urologische Komplikationen bei Querschnittlähmung. Inaugural Dissertation, München 1977

Linder A, Leach G (1983) Augmentation cystoplasty in the treatment of neurogenic bladder dysfunction. J Urol 129/3: 491–493

MacGuire EJ, Rossier AB (1983) Treatment of acute autonomic dysreflexia. J Urol 129

MacGuire EJ, Savastano JA (1983) Long-term follow-up of spinal cord injury patients managed by intermittent catheterization. J Urol 129

Madersbacher M (1977) Das Elektromyogramm des Bekkenbodens im Rahmen kombinierter urodynamischer Untersuchungen. Z Urol Nephrol 70

Madersbacher M, Scott BF (1976) The twelfe o'clock sphincterotomy-technique, indications, results. Paraplegia 13

Madersbacher M, Märk R (1979) Die konservative Behandlung der kindlichen neurogenen Harnkontinenz unter Berücksichtigung der transurethralen Elektrostimulation nach Katona. Verh Dtsch Ges Urol 30

Mannigan KF (1979) Teaching intermittent self-catheterization to young children with myelodysplasia. Dev Med Child Neurol 21

Maynard FM, Diokno AC (1982) Clean intermittent catheterization for spinal cord injury patients. J Urol 128/3: 477–480

McGuire E, Morrissey S (1982) The development of neurogenic vesical dysfunction after experimental spinal cord injury or sacral rhizotomy in non-human primates. J Urol 128/6: 1390–1393

McGuire EJ, Shi-Chun Z (1983) Treatment of motor and sensory detrusor instability by electrical stimulation. J Urol 129/1

Melchior H (1981) Urologische Funktionsdiagnostik. Lehrbuch und Atlas der Urodynamik. Thieme, Stuttgart New York

Melchior H (1982) Die Funktion des unteren Harntraktes. 4. Bericht zur Standardisierung der Terminologie: Neuromuskuläre Dysfunktionen. Urologe [Ausg A] 21

Mitrofanoff P (1980) Cystostomie continente trans-appendiculaire dans le traitment des vessies neurologiques. Chir Pédiatr 21: 297–305

Mollard P, Meunier P (1982) Urodynamics of neurogenic bladder in children. A comparative study with clinical and radiological conclusions. Br J Urol 54

Munro D, Hahn J (1935) Tidal-drainage of the urinary bladder. N Engl J Med

Oelrich TM (1980) The urethral sphincter muscle in the male. Am J Nat 158

Palmtag H (1977) Praktische Urodynamik. Fischer, Stuttgart

Pavlakis A, Siroky M (1983) Neurologic findings in Parkinson's disease. J Urol 129/1

Pavlakis A, Siroky M (1983) Neurogenic detrusor areflexia: Correlation of perineal electromyography and pethanechol chloride supersensitivity testing. J Urol 129

Perkash I (1980) Urodynamic evulation: Periurethral striated EMG versus perianal striated EMG. Paraplegia 18

Perlmutter AD (1980) Experiences with urinary undiversion in children with neurogenic bladder. J Urol 123

Rabinovitch HH (1980) Ureterosigmoidostomy in children: revival or demise? J Urol 124

Rickwood A (1982) Use of internal urethrotomy to reserve upper renal tract dilatation in children with neurogenis bladder dysfunction. Br J Urol 54

Rossier A, Fam B (1982) Role of striated and smooth muscle components in the urethral pressure profile in traumatic neurogenic bladders: A neuropharmacological and urodynamic study, Preliminary Report. J Urol 128/3

Rossier B, Ott R (1973) Die endoskopische Myotomie des äußeren Urethralsphinkters bei traumatisch Querschnittgelähmten. Aktuel Urol 4

Schmidt R, Bruschini H (1979) Urinary bladder and sphincter responses to stimulation of dorsal and ventral sacral roots. Invest Urol 16/4

Schreiter F, Bressel M (1979) Die Behandlung der kindlichen Harninkontinenz mit einem artifiziellen Sphinkter – 4 Jahre Erfahrung. Verh Dtsch Ges Urol 30

Scott FB, Bradley WE (1974) Treatment of urinary incontinence by an implantable prosthetic urinary sphincter. J Urol 112

Scott FB, Light JK (1981) Implantation of an artificial sphincter for urinary incontinence. Contemp Surg 18

Seiferth J (1976) Das Spina-bifida-Kind unter besonderer

Berücksichtigung der urologischen Krankheitsbilder. Schattauer, Stuttgart New York

Snyder H Mc, Kalichmann M (1983) Vesicostomy for neurogenic bladder with Spina-bifida: Follow-up. J Urol Oct

Sonda L, Kogan B (1983) Neurologic disease masquerading as genitourinary abnormality – The role of urodynamics in diagnosis. J Urol 129

Stöhrer M (1979) Urologie bei Rückenmarkverletzten. Springer, Berlin Heidelberg New York

Stöhrer M, Mandalka B (1982) Urodynamische Untersuchungen des Harntraktes und deren Bedeutung für die Therapie. Therapiewoche 32

Sugar E, Firlit C (1982) Urodynamic biefeeback: A new therapeutic approach for childhood incontinence/infection (vesical voluntary sphincter dyssynergia). J Urol 128/6

Turner-Warwick R, Whiteside C (1979) Clinical urodynamics. Saunders, Philadelphia London Toronto

Warren RB, Warner TF (1980) Late development of colonic adenocarcinoma 49 years after ureterosigmoidostomy for exstrophy of the bladder. J Urol 124

Weißmüller J, Schrott K (1982) Sakrale Dysgenesie und ihr neuro-urologisches Fehlkorrelat. Urologe [Ausg A]

Yasuda K, Kitamura Y (1982) Effects of 6-Hydroxydopamine on neurogenic bladder dysfunction, the forth report. Jpn J Urol 73/11

6.2 Physiotherapie bei Querschnittlähmung

K. HOFFMANN und W. GRÜNINGER

In der Behandlung Querschnittgelähmter hat die Krankengymnastik eine entscheidende zentrale Aufgabe. Dies gilt für die Akutphase bei traumatischer Querschnittlähmung ebenso wie für die gesamte stationäre Behandlung und die ambulante Nachbetreuung aller Querschnittgelähmten. Besonders bei der Behandlung des Tetraplegikers ist eine intensive sich gegenseitig ergänzende Zusammenarbeit mit der Ergotherapie erforderlich (s. Kap. 6.3). Neben allgemeinen physiotherapeutischen Behandlungsrichtlinien müssen die speziell aus der Rückenmarkverletzung resultierenden Probleme, etwa die Einschränkung der Atemfunktion, die Tendenz zu Gelenkkontrakturen sowie der Sensibilitätsverlust und die Dekubitusgefährdung bei der Behandlung berücksichtigt werden. Es wird das von L. Guttmann (1973) entwickelte relativ streng systematisierte Therapieschema angewendet, wobei es dem vorliegenden Lähmungsbild und dem jeweiligen Rehabilitationsstand angepaßt wird.

Die Physiotherapie bei traumatischer Querschnittlähmung gliedert sich in 3 Abschnitte mit jeweils unterschiedlichen Schwerpunkten der Behandlung.
1. Frühphase:
   1.1 Atemtherapie
   1.2 Lagerung
   1.3 passives Durchbewegen und aktives Muskeltraining
2. Aufrichtephase mit Kreislauftraining
3. Spätphase:
   3.1 Das korrekte Sitzen im Rollstuhl
   3.2 Hebetechniken
   3.3 passives Bewegen und selbständiges Durchbewegen
   3.4 Üben der Sitzbalance
   3.5 Training der Muskulatur oberhalb der Läsion und bei inkompletter Lähmung
   3.6 Training von Bewegungsabläufen zur körperlichen Selbständigkeit (Gebrauchsbewegungen)
   3.7 Steh- und Gehtraining
   3.8 Rollstuhltraining
   3.9 Sporttherapie
   3.10 Hilfsmittelversorgung

6.2.1 Krankengymnastische Behandlung in der Frühphase

Die Frühphase – Zeitraum bis zur stabilen Ausheilung der knöchernen Wirbelsäulenverletzung – dauert bei konservativer Behandlung der Verletzungen der Halswirbelsäule 10–12 Wochen, bei Verletzung der Brust- und Lendenwirbelsäule 8–10 Wochen.

Im Akutstadium – dem ersten Abschnitt der Frühphase – befindet sich der Patient im spinalen Schock mit hochgradiger vitaler Gefährdung wegen tiefgreifender Störung aller vegetativen Funktionen (vgl. Kap. 5.2.3).

Am Behandlungsbeginn steht eine exakte Erfassung der motorischen Ausfälle. Der Befund wird täglich überprüft, um ein Aufsteigen der Lähmung oder Anzeichen einer Restitution rechtzeitig zu erkennen.

6.2.1.1 Atemtherapie

Bei Tetraplegie und hoher Paraplegie muß vom Aufnahmetag an mehrmals täglich eine intensive Atemtherapie durchgeführt werden mit dem Ziel:

- Pneumonieprophylaxe durch Sekretabhusten und Eröffnen von Atelektasen.
- Training des Diaphragma zur Vergrößerung der Vitalkapazität
- Erhaltung der Thoraxelastizität
- Beschleunigung der Blutzirkulation im kleinen Kreislauf.

Zur Pneumonieprophylaxe muß der Patient mehrfach täglich beim Abhusten unterstützt werden, da er wegen fehlender Bauchpresse nicht in der Lage ist, einen genügend hohen intrathorakalen Druck zum Abhusten zu erzeugen. Der Patient wird auf der Höhe der Inspiration aufgefordert zu husten, während im gleichen Moment 1 besser 2 Therapeuten die seitlichen unteren Thoraxpartien und das Abdomen komprimieren (Abb. 6.2.1). Zur Sekretlösung wird unterstützend, neben Inhalationen mit Luftbefeuchter und Feinvernebler regelmäßig der Thorax mit einem Vibrationsgerät behandelt. Zusätzlich wird der Patient in zwei- bis dreistündigem Rhythmus auf die Seite bzw. je nach verwendetem Spezialbett auf den Bauch gelagert (s. Dekubitusprophylaxe).

Das Zwerchfelltraining dient zur Vergrößerung des Atemzugvolumens und wird gegen eine leichte Kompression der unteren Thoraxanteile und des Abdomens durchgeführt. Zur Vergrößerung der Nasenstenose wird dabei ein Nasenloch zugehalten und „schnüffelnd" eingeatmet. Die Exspiration wird durch Engstellung der Lippen verlangsamt. Bewährt hat sich auch die Verwendung des Giebel-Rohres zur variablen Vergrößerung des Totraumes.

Zur Erhaltung der Thoraxelastizität wird der Thorax im Atemrhythmus des Patienten komprimiert und dadurch die Exspiration vertieft, wobei

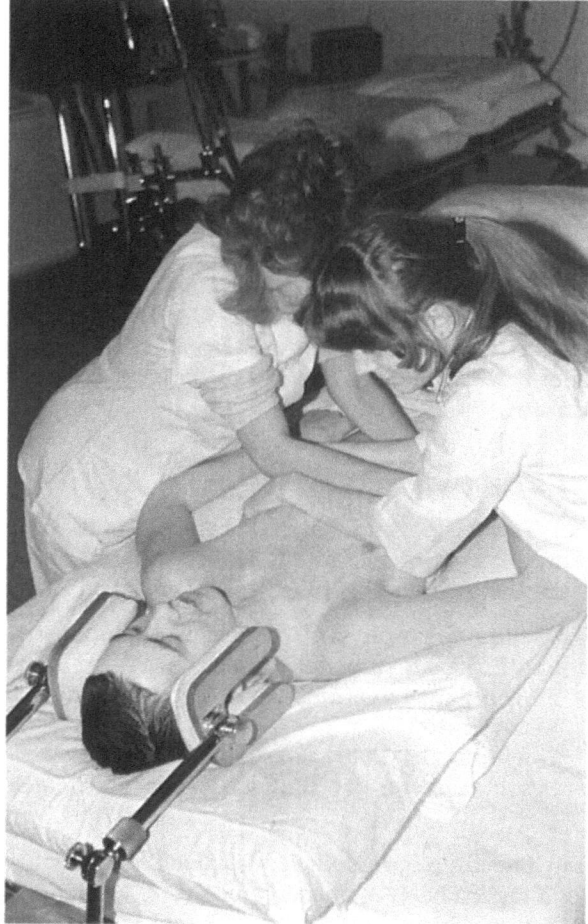

Abb. 6.2.1. Abhusten mit 2 Therapeuten

alle Thoraxanteile erfaßt werden sollen. Eine weitere Technik zur Erhaltung der Thoraxelastizität ist z.B. das Ausstreichen der Interkostalräume.

Bei *Begleitverletzungen des Thorax* muß die Atemtherapie entsprechend der Verletzungsart variiert, darf aber zu keinem Zeitpunkt vernachlässigt werden. Die Technik der Atemhilfen muß dem Pflegepersonal ebenso wie den Angehörigen von Tetraplegikern systematisch erklärt und die korrekte Ausführung konsequent überwacht werden.

6.2.1.2 Lagerung und passives Durchbewegen

Während der Frühphase im spinalen Schock ist die Lagerung des Patienten nicht nur zur Decubitusprophylaxe, sondern auch wegen der Gefahr von Kontrakturen von größter Bedeutung. Es werden diejenigen Muskeln in leichter Dehnung gelagert, die bei Einsetzen der Spastik einen höheren Muskeltonus entwickeln, z.B. die Adduktoren und die Fußbeuger. Die korrekte Lagerung muß sowohl in Seit- als auch in Bauchlage eingehalten werden. Ein Lagerungsplan wird in Zusammenarbeit mit dem Pflegepersonal erstellt und am Patientenbett angebracht.

Lagerung der Arme in Rückenlage
Schultergelenk: 20° Flexion, 30° Abduktion-Außenrotation im Wechsel mit 10° Flexion, 30° Abduktion-Innenrotation.
Ellbogengelenk: 5° Flexion und Pronation im Wechsel mit 0° Extension und Supination
Handgelenk: 30° Extension
Fingergelenke: 90° Flexion
Daumen: „halbe" Opposition.

Die Lagerung der Hand unterstützt ihre Ausformung zur „Funktionshand", wobei z.B. ein Funktionshandschuh (s. Kap. 6.3) verwendet werden kann.

Lagerung der Beine in Rückenlage
Sie erfolgt nach den gleichen Prinzipien der Kontrakturprophylaxe:

Hüftgelenk: 0° Extension, 20–30° Abduktion, Rotations-Nullstellung.
Kniegelenk: Nullstellung, keine Überstreckung
Fußgelenk: Nullstellung bis 10° Dorsalextension

Bei *Lagerung in Seitlage* ist besonders auf die schmerzfreie Lagerung der Schultergelenke zu achten. Die Beine werden zur besseren Stabilität in Hüft- und Kniebeugung gelagert, wobei Kissen zwischen den Beinen liegen.

6.2.1.3 Passives Durchbewegen und aktives Muskeltraining

Bei jeder Form der physiotherapeutischen Behandlung muß die stabile Lagerung der Fraktur immer gewährleistet bleiben.

Das passive Bewegen dient der Erhaltung der freien Gelenkbeweglichkeit, der Elastizität der Muskulatur, dem Kreislauftraining und der Reduktion der Spastik.

Während der Liegephase werden alle Maßnahmen dem Patienten nicht nur erklärt, sondern er soll auch mit Hilfe des Bettspiegels die krankengymnastischen Behandlungen beobachten (Abb. 6.2.2). Der Patient soll dabei seine gelähmten Körperteile trotz Verlust der Sensibilität wahrnehmen, und die optische Kontrolle erleichtert die Mitarbeit des Patienten beim aktiven Muskeltraining der innervierten und teilinnervierten Muskulatur.

Das passive Durchbewegen wird in der Frühphase 2mal täglich, bei starker Spastizität oder bereits eingetretenen Bewegungseinschränkungen,

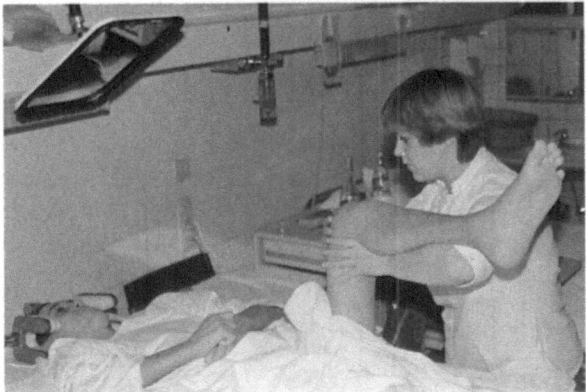

Abb. 6.2.2. Passives Durchbewegen mit Bettspiegel

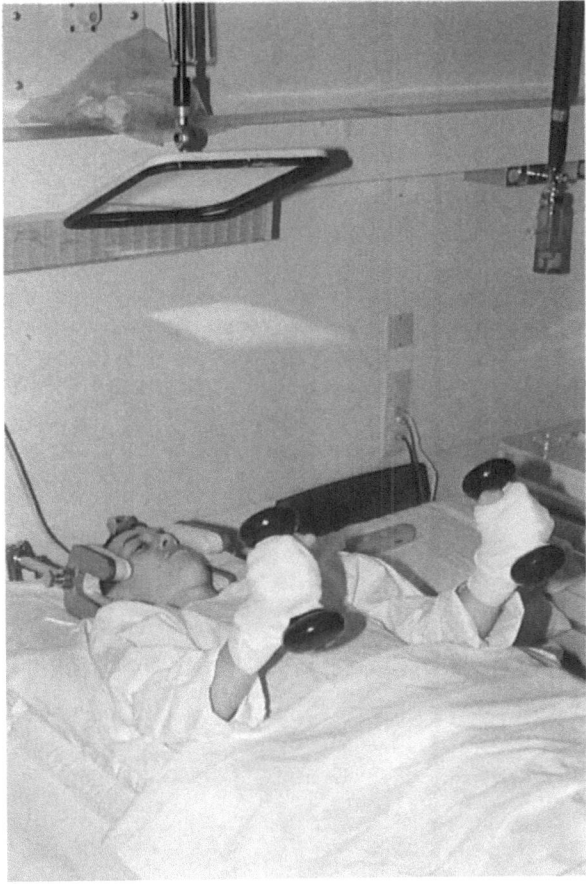

Abb. 6.2.3. Aktives Training mit Hanteln beim Tetraplegiker

häufiger durchgeführt. Hierbei müssen alle Maßnahmen ruhig, gleichmäßig und ohne Anwendung von Gewalt erfolgen. Schnelle und ruckartige Bewegungen steigern den Tonus der gedehnten Muskulatur und setzen einen Reiz zur Bildung der Spastik, sie stellen aber auch möglicherweise eine Teilursache für die Entstehung von Weichteilverknöcherungen dar.

Wenn paraarticuläre Ossifikationen in der Frühphase entstehen, muß das passive Durchbewegen abhängig vom klinischen Befund modifiziert werden.

Treten trotz adäquater Lagerungsbehandlung und regelmäßiger Physiotherapie Kontrakturen ein, sollte die Behandlung mit Eis und Techniken der manuellen Therapie intensiviert werden.

Jede Bewegungseinschränkung bedeutet vor allem für den Tetraplegiker eine zusätzliche Behinderung, weil sie seine körperliche Selbständigkeit reduziert.

Das Ausstreichen der Beine wird zusätzlich zur Bewegungstherapie durchgeführt, um besonders im schlaffen Stadium der Lähmung die Muskelpumpe zu ersetzen und die Gefahr der Thrombosebildung zu verringern. Nach Einsetzen der Spastik darf das Ausstreichen der Beine nicht mehr durchgeführt werden.

Bereits gegen Mitte der Liegezeit bei konservativer Behandlung beginnt der Patient ein selbständiges aktives Training der erhaltenen und teilinnervierten Muskulatur der oberen Extremitäten, z.B. mit Hanteln, die dem Tetraplegiker ohne Fingerfunktion in die Hände gewickelt werden (Abb. 6.2.3).

Im letzten Drittel der Frühphase wird mit isometrischen Spannungsübungen für Hals-, Nacken- und Rückenmuskulatur begonnen.

6.2.2 Aufrichtephase mit Kreislauftraining

Nach Konsolidierung der Wirbelfraktur schließt sich die Aufrichtephase an. Der Patient wird aus dem Spezialbett in ein Normalbett gelegt und es beginnt systematisches Kreislauftraining zur Vorbereitung auf das Sitzen im Rollstuhl. Der Tetraplegiker bekommt in dieser Phase eine Halsmanschette sowie einen Leibgurt (Breite: Abstand Sternumspitze/Beckenkamm s. Abb. 6.2.10) zur Verbesserung des venösen Rückstroms aus dem Bauchraum. Bei BWS- und LWS-Verletzungen wird bei Bedarf ein Stützmieder angelegt.

Mit Hilfe eines kipp- und fahrbaren Sessels wird der Patient allmählich innerhalb eines Zeitraums von 10–14 Tagen bis zur Sitzposition von 90° gebracht, wobei sich die zeitliche Belastung von anfangs einer halben Stunde bis 3 Stunden zweimal täglich steigert (Abb. 6.2.4). Beim Aufrichten werden neben Blutdruck- und Pulskontrollen die Unterschenkel und Füße des Patienten sorgfältig beobachtet.

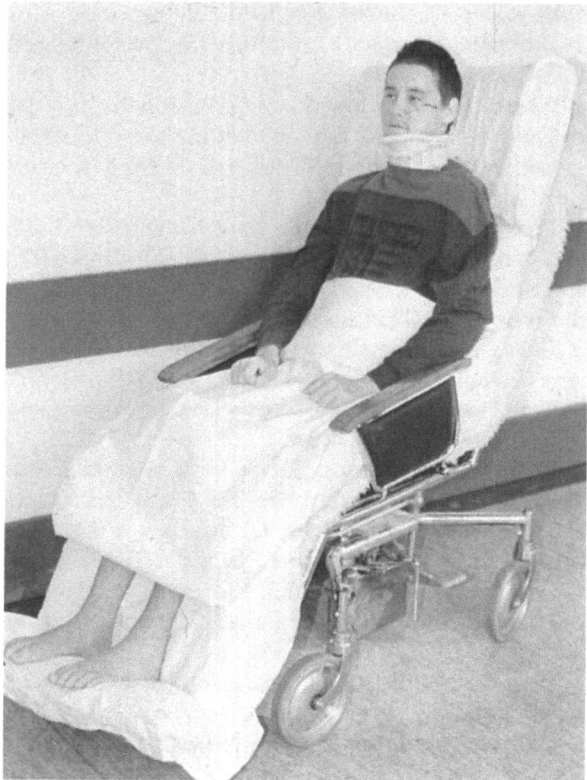

Abb. 6.2.4. Kreislauftraining mit kipp- und fahrbarem Sessel

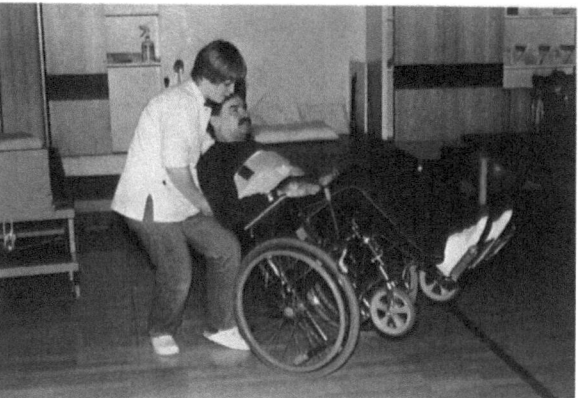

Abb. 6.2.5. Kippen des Rollstuhls bei Blutdruckabfall

Anfangs kommt es zu deutlicher Ödemneigung und zyanotischer Verfärbung der Beine, was durch Kippen des Sessels mit Hochlagerung der Beine rasch reversibel ist. Durch den Lagewechsel wird der Tonus der Gefäßmuskulatur gesteigert, so daß bei den meisten Patienten das Anlegen von Kompressionstrümpfen nicht notwendig ist.

6.2.3 Physiotherapie in der Spätphase

In der Spätphase gliedert sich die krankengymnastische Behandlung in verschiedene Teilbereiche, die zum Teil überschneidend durchgeführt werden.

6.2.3.1 Das korrekte Sitzen im Rollstuhl

Bei ausreichender Kreislaufstabilität wird mit der Gewöhnung an den Rollstuhl begonnen.

Die Sitzposition im Rollstuhl (90° Hüft- und Kniebeugung, 0-Stellung im oberen Sprunggelenk) muß vor allem zu Beginn der Spätphase immer wieder sorgfältig überprüft werden. Bei Tetraplegikern wird am Rollstuhl ein Sicherheitsgurt befestigt und eventuell die Rückenlehne verlängert. Wegen der häufig noch bestehenden Orthostase-

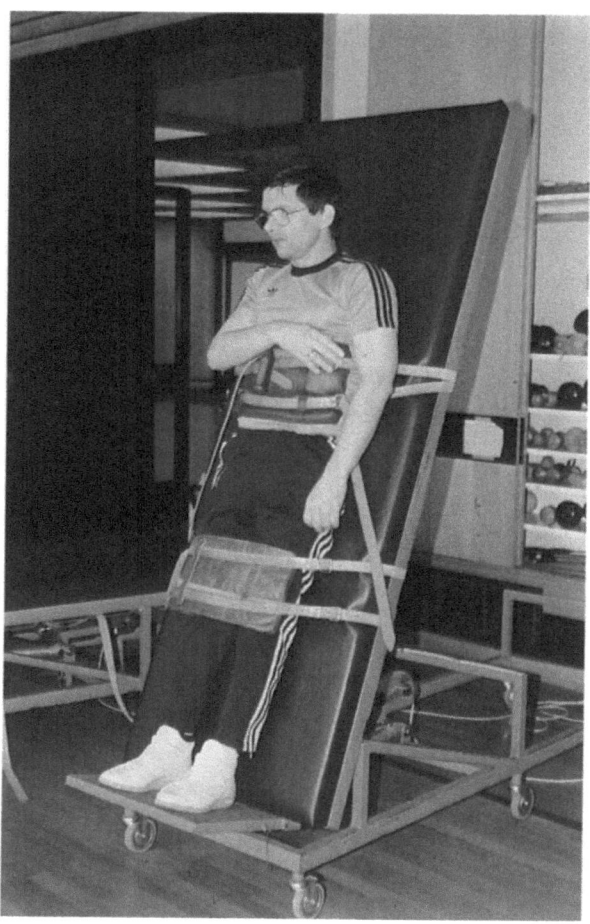

Abb. 6.2.6. Elektrohydraulisches Stehbrett

neigung muß besonders der tetraplegische Patient im Rollstuhl öfters kurzfristig gekippt werden. Die Technik des Kippens müssen alle Mitarbeiter des Hauses beherrschen (Abb. 6.2.5). Das Kreislauftraining wird in dieser Zeit bei allen Patienten auf dem Stehbrett intensiviert, dabei kann der Patient die Steilheit des Stehbretts und die Dauer der Kreislaufbelastung selbst steuern (Abb. 6.2.6).

Mit beginnender Sitzbelastung werden die Patienten auf die Notwendigkeit des Entlastens des Gesäßes zur Decubitusprophylaxe hingewiesen. Die Gesäßentlastung sollte anfangs in Abständen von 15–20 min für ca. 30 s durchgeführt werden (Abb. 6.2.13).

Tetraplegiker, die sich nicht selbst entlasten können, werden von Hilfspersonen am Hebegurt angehoben.

6.2.3.2 Hebetechniken

Grundsätzlich müssen bei allen Hebetechniken die Prinzipien des „richtigen Hebens" beachtet werden. Hierbei ist entscheidend, daß die Hebearbeit von der Gesäß- und Beinmuskulatur geleistet wird, während die Rückenstrecker- und Schultergürtelmuskeln die gestreckte Wirbelsäule stabilisieren und die Bauchmuskulatur die Hyperlordose verhindert. Das Gewicht muß möglichst körpernah gehoben werden. Beim Transferieren wird der Arbeits- und Bewegungsablauf vorher geplant und abgesprochen. Gleichzeitiges Heben und Drehen muß vermieden werden.

In die richtigen Hebetechniken müssen das Pflegepersonal sowie die später betreuenden Hilfspersonen eingewiesen werden (Abb. 6.2.7).

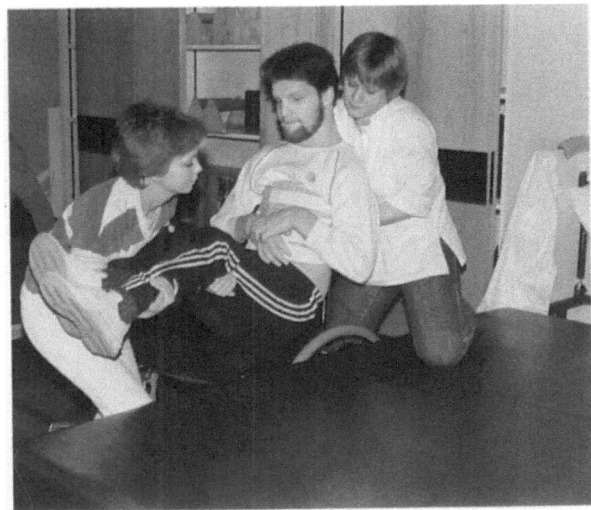

Abb. 6.2.7. Die richtige Hebetechnik

6.2.3.3 Passives Bewegen und selbständiges Durchbewegen

Das passive Bewegen dient jetzt vor allem zur Spastikminderung und Erhaltung der Gelenkbeweglichkeit.

Bei konservativer Frakturbehandlung kann beim Paraplegiker ab der 16. Woche, beim Tetraplegiker ab der 18. Woche mit Rotations- und stark kyphosierenden Übungen begonnen werden. Von diesem Zeitpunkt an werden die Patienten angeleitet, sich selbständig durchzubewegen (Abb. 6.2.8).

Das tägliche Durchbewegen vermindert die Spastik zuverlässiger als jede Medikation und ist häufig die Voraussetzung für das selbständige An- und Auskleiden der Patienten und für das selbständige Übersetzen. Beim hohen tetraplegischen Patienten müssen Angehörige in die Technik des Durchbewegens eingewiesen werden.

6.2.3.4 Üben der Sitzbalance

Ohne systematische Schulung der Sitzbalance ist größtmögliche Selbständigkeit in den Belangen des täglichen Lebens nicht möglich.

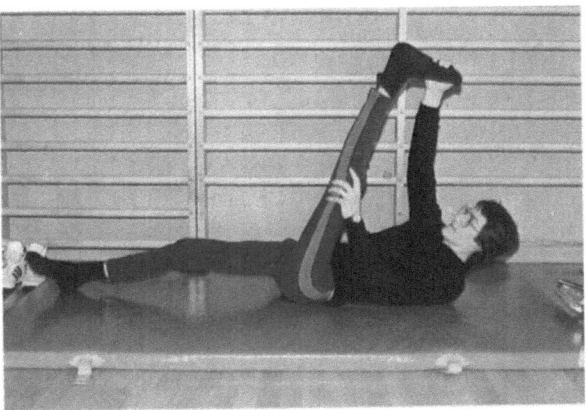

Abb. 6.2.8. Selbständiges Durchbewegen

Durch den bei kompletter Querschnittlähmung vollständigen Verlust der Oberflächen- und Tiefensensibilität müssen zur Beherrschung der Sitzbalance das visuelle und vestibuläre Kontrollsystem sowie die erhaltenen motorischen und sensiblen Funktionen oberhalb der Läsion eingesetzt werden. Besonders der M. latissimus dorsi mit hoher Innervation bildet eine Brücke zwischen Schultergürtel und dem Becken und wird für die Sitzbalance benötigt. Bei Lähmung oberhalb C6 und damit fehlendem M. latissimus dorsi ist der freie Sitz des Patienten instabil. Er wird nur durch die ischiocrurale Muskulatur gehalten, wenn diese beim passiven Durchbewegen nicht zu sehr gedehnt wurde.

Die Sitzbalance wird zunächst vor einem Spiegel unter Augenkontrolle geübt, der Therapeut setzt dabei Widerstände zur Stabilisation. Erschwert

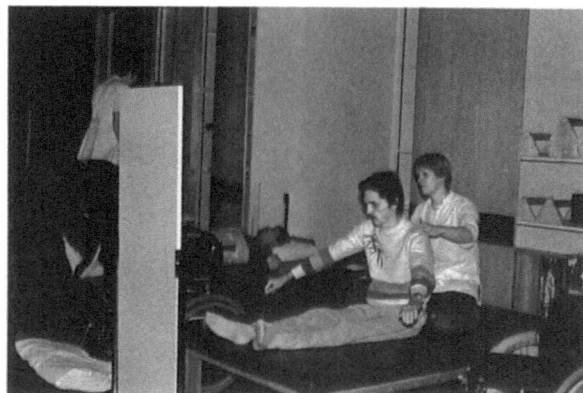

Abb. 6.2.9. Üben der Sitzbalance vor dem Spiegel bei Tetraplegie

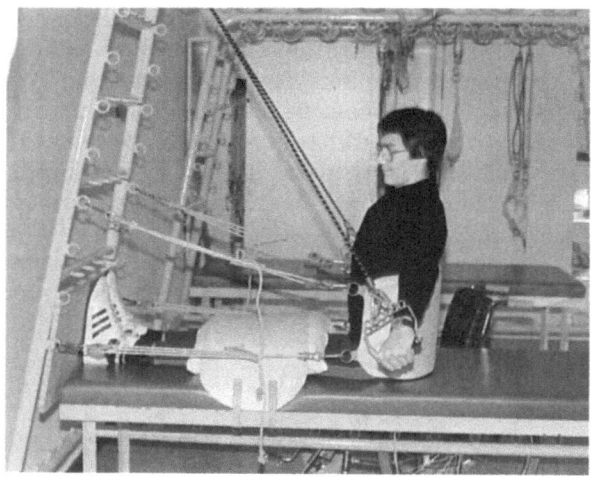

Abb. 6.2.11. Einspannung im Schlingentisch zur Dehnung der ischiocruralen Muskulatur

6.2.3.5 Training der Muskulatur oberhalb der Läsion und bei inkompletter Lähmung

Die intakte Muskulatur des Schultergürtels und der Arme wurde bereits in der Liegephase systematisch gekräftigt und wird jetzt intensiv weiter trainiert, die teilgelähmte Muskulatur wird z.B. mit der PNF-Technik maximal gefördert. Darüberhinaus trainiert der Patient mit Hanteln, Expander, Gewichten usw. (Abb. 6.2.10).

Zusätzlich werden Einspannungen im Schlingentisch zum Eigentraining und zur Dauerdehnlagerung eingesetzt (Abb. 6.2.11).

6.2.3.6 Training von Bewegungsabläufen zur körperlichen Selbständigkeit (Gebrauchsbewegungen)

Das selbständige Stützen, Drehen, Aufsetzen und das Übersetzen werden bis zur weitestgehenden Selbständigkeit des Patienten geübt.

6.2.3.6.1 Stütz- und Stemmtraining. Das sichere und richtige Hochstemmen ist die Voraussetzung zum Entlasten des Gesäßes, für das Übersetzen und beim Paraplegiker für das Gehen mit Schienen (Abb. 6.2.12, 6.2.13).

Das Stütz- und Stemmtraining wird mit Holzböckchen, deren Höhe gesteigert wird, begonnen (Abb. 6.2.14).

Bei Paraplegikern wird das Training bis zum Hochstemmen zwischen zwei Hockern gesteigert. Diese Übung ist Voraussetzung für das selbständige „Aussteigen" vom Rollstuhl auf die Bodenmatte, bzw. „Einsteigen" von der Bodenmatte in den Rollstuhl (Abb. 6.2.15).

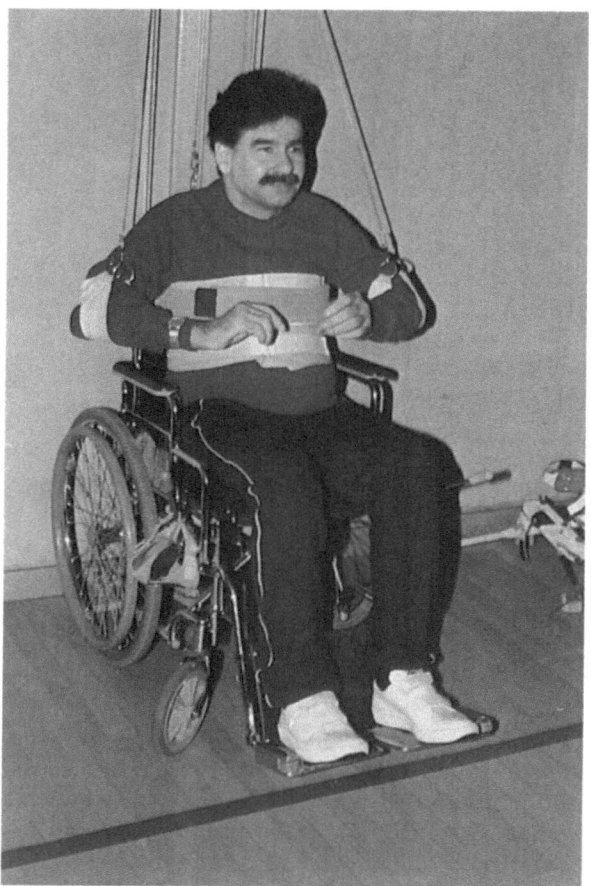

Abb. 6.2.10. Selbständiges Training des Tetraplegikers am Zugapparat

werden diese Übungen durch Geräte (z.B. Hanteln) und im weiteren Verlauf entfällt die visuelle Kontrolle durch den Spiegel. Am schwierigsten ist es, dieses Training mit geschlossenen Augen durchzuführen (Abb. 6.2.9).

Physiotherapie bei Querschnittlähmung

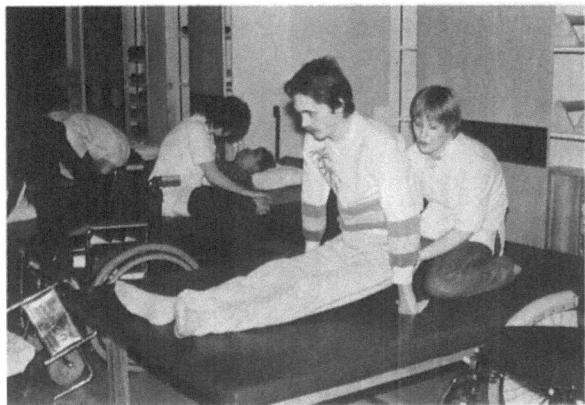

Abb. 6.2.12. Hochstützen im Langsitz bei Tetraplegie

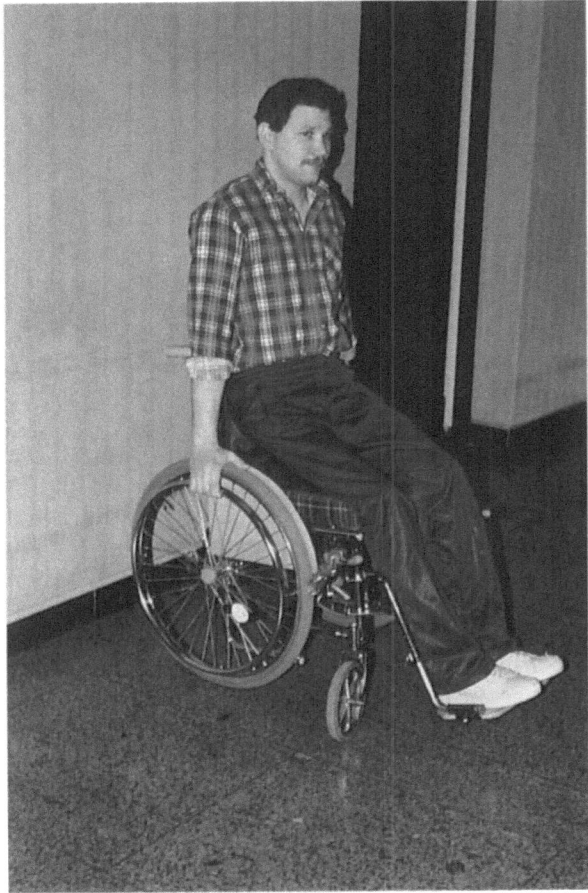

Abb. 6.2.13. Entlasten im Rollstuhl

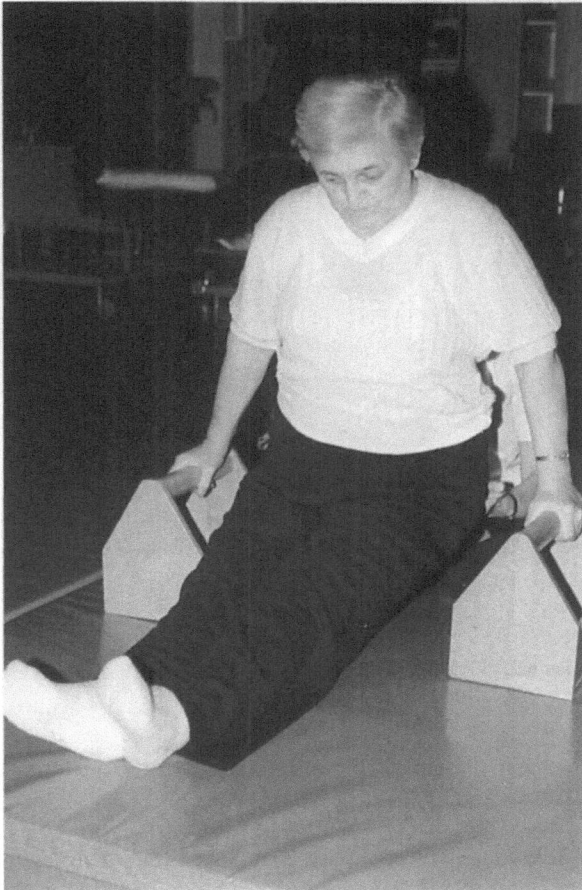

Abb. 6.2.14. Stütztraining bei Paraplegie

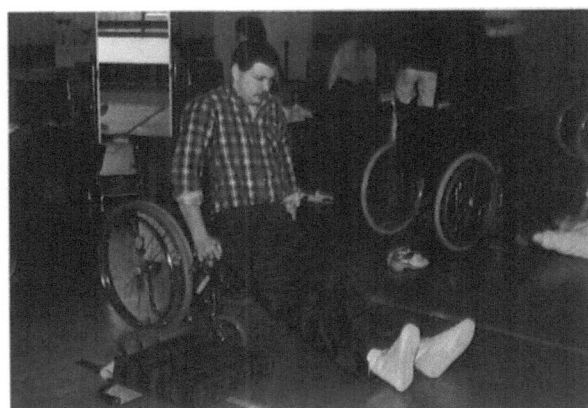

Abb. 6.2.15. Selbständiges „Einsteigen" von der Bodenmatte in den Rollstuhl

6.2.3.6.2 Das selbständige Drehen. Nachdem beim Paraplegiker ab der 16. Woche, beim Tetraplegiker ab der 18. Woche mit Rotations- und stark kyphosierenden Übungen begonnen werden kann, wird ab diesem Zeitpunkt das Drehen in die Seitlage trainiert.

Jetzt wird mit dem Patienten auch geübt die decubitusgefährdeten Körperteile mit einem Spiegel auf gerötete Stellen zu kontrollieren, bzw. mit der Hand auf Gewebsveränderungen abzutasten.

Das Drehen auf die Seite wird zunächst mit überkreuzten Beinen und unter Schwung der Arme

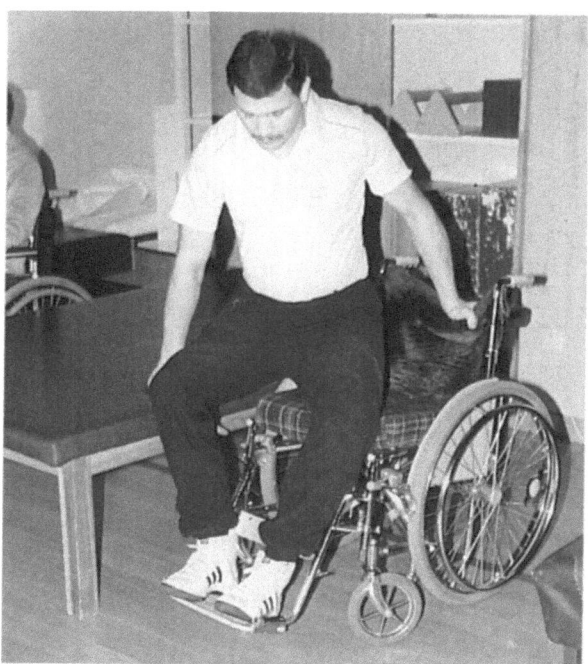

Abb. 6.2.16. Das selbständige Übersetzen beim Paraplegiker

trainiert. Anfänglich unterstützt der Physiotherapeut dabei gleichzeitig das Becken.

6.2.3.6.3 Das Aufrichten zum Sitz. Der Paraplegiker kann das Aufsetzen direkt aus der Rückenlage erlernen. Das Aufrichten zum Sitz geschieht bei Tetraplegikern und je nach Läsionshöhe und Alter auch bei manchen Paraplegikern über die Seitlage und Stützen auf den Ellbogen, um sich in den Langsitz aufzurichten.

6.2.3.6.4 Das selbständige Übersetzen. Das sichere selbständige Transferieren vom Rollstuhl auf das Bett, die Toilette, in das Auto, in die Badewanne ist Voraussetzung für ein unabhängiges Leben im Rollstuhl. Hierbei besteht eine besondere Gefährdung für Verletzungen der Haut und der gelähmten Extremitäten bis hin zur Fraktur. Das aktive Übersetzen kann mit dem Patienten begonnen werden, wenn eine ausreichende Sitzbalance erarbeitet ist, die Wirbelsäule voll flektiert werden darf und der Patient über eine ausreichend kräftige Schultergürtelmuskulatur und Stemmfunktion verfügt (Abb. 6.2.16).

Vor dem Übersetzen muß der Patient im Rollstuhl weit nach vorne rücken, um einen genügenden Spielraum zu haben und ein Hängenbleiben am Reifen zu vermeiden. Es werden verschiedene Techniken des Übersetzens eingeübt, z.B. Übersetzen mit dem Rumpf und Nachholen der Beine oder umgekehrt, zunächst werden die Beine z.B. auf das

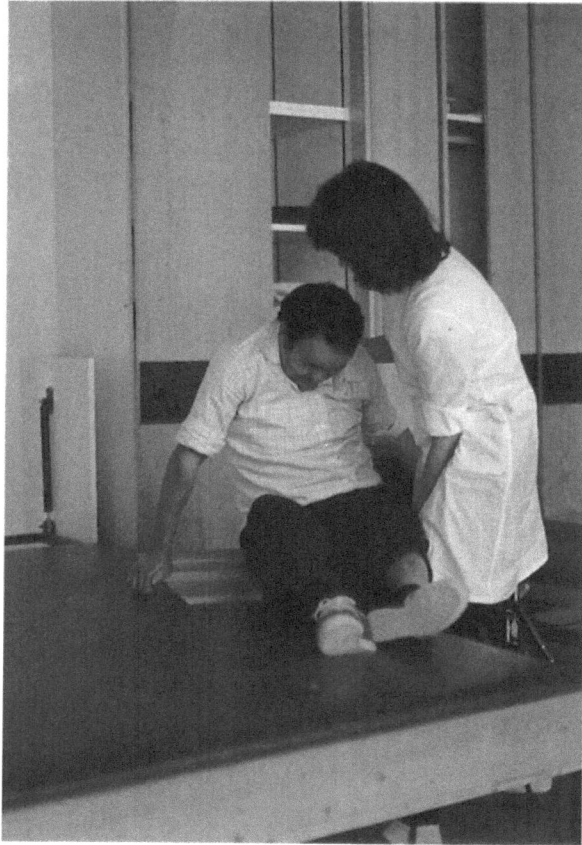

Abb. 6.2.17. Das Übersetzen mit dem Rutschbrett

Bett gelagert und danach der Rumpf transferiert. Auch das Übersetzen mit Höhendifferenz und in unterschiedlichen Positionen zwischen Rollstuhl und z.B. Toilette wird systematisch geübt.

Auch der Tetraplegiker mit kompletter Läsion unterhalb C6 und damit ohne Trizepsfunktionen erlernt das selbständige Transferieren, wobei das Hochstemmen nur über das passive Blockieren der Ellbogengelenke in Überstreckung möglich ist. Diese Patienten benötigen meist ein Rutschbrett (Abb. 6.2.17).

Wenn das Übersetzen nur mit einer Hilfsperson möglich ist, werden die verschiedenen Techniken mit den Angehörigen eingeübt, bei einzelnen Patienten mit hoher Läsion muß zusätzlich eine Versorgung mit einem Lifter erfolgen.

6.2.3.7 Steh- und Gehtraining

Das tägliche Stehtraining dient zur Kreislaufstabilität, Erhaltung der Gelenkbeweglichkeit, Herabsetzung der Spastik und Optimierung der Nierenfunktion sowie zur Verzögerung der Inaktivitätsosteoporose.

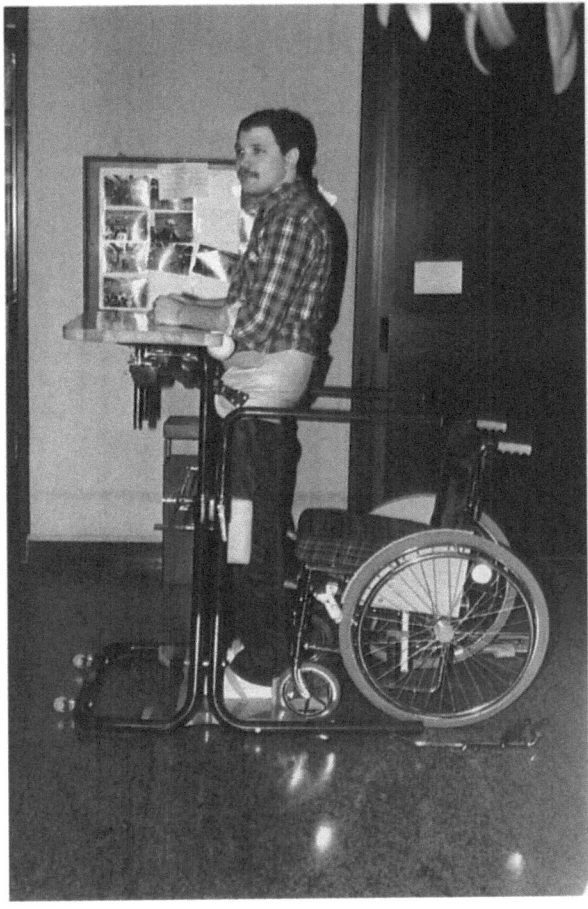

Abb. 6.2.18. Stehgerät

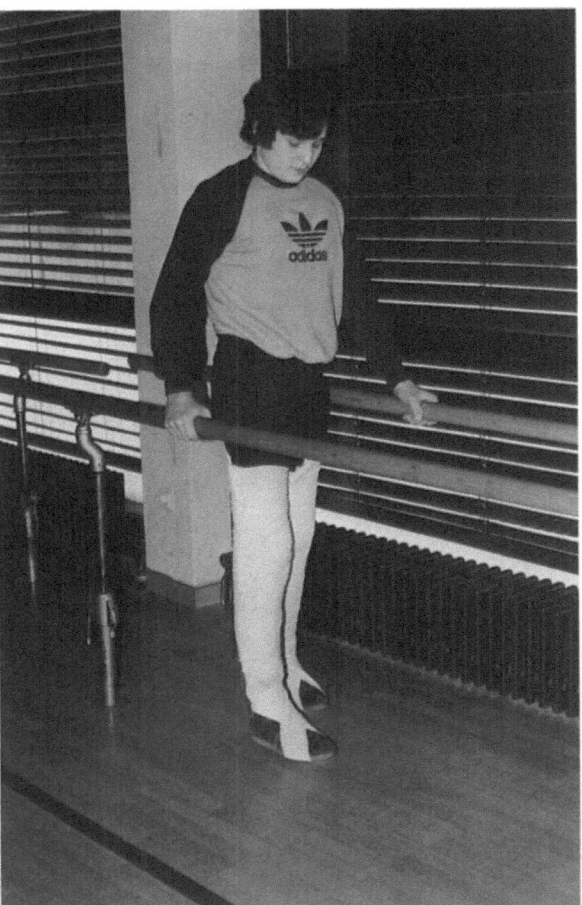

Abb. 6.2.19. Gehschule im Barren im Vierpunktgang

Wenn der Paraplegiker und tiefe Tetraplegiker kreislaufstabil sind, wird zur Stabilisierung der Rumpfbalance das Stehen im elektrohydraulischen Stehbrett durch das Stehen im Stehgerät mit Fixierung der Hüft- und Kniegelenke (Abb. 6.2.18) abgelöst.

In das Gehtraining mit Schienen können prinzipiell alle Patienten unterhalb C7/C8, mit unterschiedlichem therapeutischen Ziel, je nach Läsionshöhe, einbezogen werden.

Voraussetzungen für das Gehtraining sind:

- ein gut auftrainierter Oberkörper,
- gute Stehbalance,
- intakte Hautverhältnisse,
- frei bewegliche Gelenke.

Die Gehschule im Barren umfaßt den Zuschwung-, Durchschwung- und den Vierpunktegang (Abb. 6.2.19).

Je nach Leistungsfähigkeit des Patienten schließt sich das Gehen mit einer Unterarmstütze am Barrenholm (Abb. 6.2.20) und das Gehen mit zwei Unterarmstützen (Abb. 6.2.21) bis zum Treppensteigen an. Bei sehr guter Motivation und Kondition des Patienten werden ihm Gehapparate angepaßt, die unter der Kleidung nach Eingewöhnung ganztägig getragen werden können. Die Kniegelenke werden im Stand durch „Schweizer-Sperre", das Sprunggelenk wird in der Regel durch Fixierung des Schuhs über ein Steckgelenk oder eine „Glenzack"-Feder stabilisiert.

Eine ausführliche Darstellung der Gehschulung findet sich in der Spezialliteratur (s. Literaturverzeichnis).

6.2.3.8 Rollstuhltraining

Die sichere Handhabung und Beherrschung des Rollstuhls ist Voraussetzung für das Fortbewegen im Alltag unabhängig von fremder Hilfe. Trainiert wird das Slalomfahren, das Überwinden von

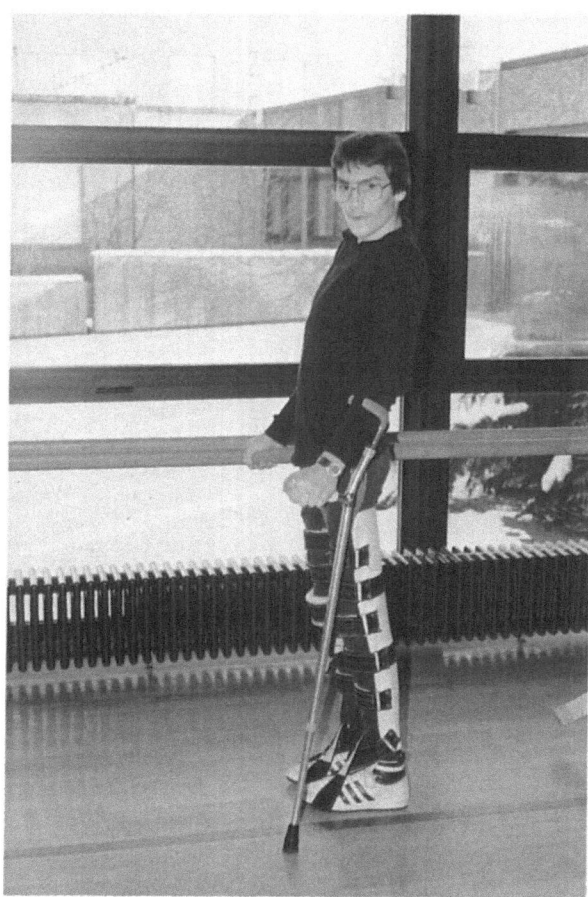 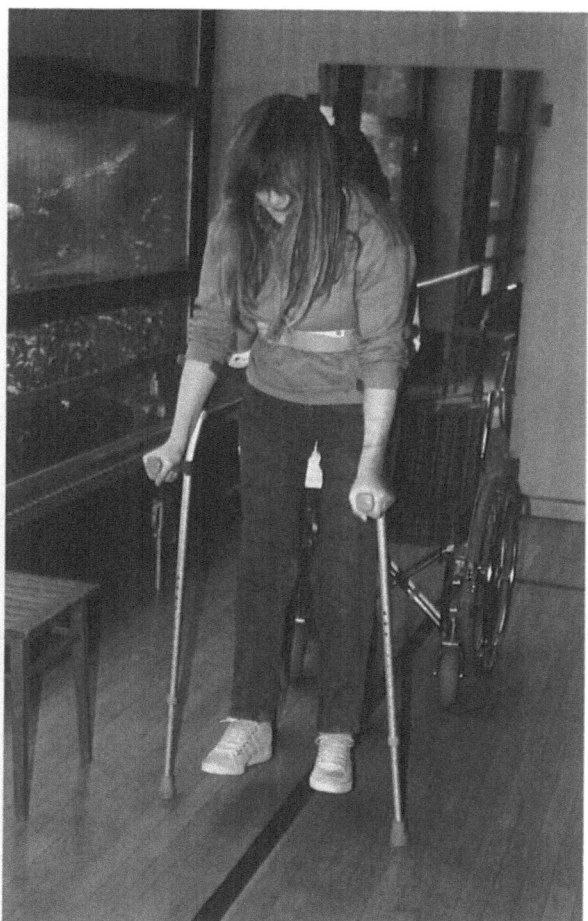

Abb. 6.2.20. Gehen mit einer Unterarmstütze am Barrenholm

Abb. 6.2.21. Zuschwunggang mit 2 Unterarmstützen

Schrägen, das Fahren auf unebenem Gelände und das Schnellfahren nach Zeit. Für das Überwinden von Hindernissen z.B. einer Stufe, ist das Kippen auf die Hinterräder und das Fahren auf den Hinterrädern notwendig (Abb. 6.2.23). Der geübte Rollstuhlfahrer kann eine Treppe mit mehreren Stufen herunterfahren. Der Tetraplegiker erlernt je nach Lähmungshöhe die speziellen Rollstuhltechniken und die für ihn bestmögliche Fahrweise.

6.2.3.9 Sporttherapie

Die Sporttherapie ergänzt und erweitert die Krankengymnastik. Die Sportarten werden nach Rehabilitationsstand und Läsion des Patienten ausgewählt.

Beim Schwimmen, welches wegen der gestörten Thermoregulation bei Wassertemperaturen zwischen 28 und 31° C durchgeführt wird, wird die Schultergürtel- und Armmuskulatur trainiert und die Atem- und Kreislauffunktion verbessert. Die Bewegung unter Ausnützung der Auftriebskraft des Wassers ist besonders günstig für das Training teilgelähmter Muskelgruppen und bei inkompletter Querschnittlähmung.

Das Tischtennisspielen wird möglichst frühzeitig eingesetzt, um die Sitzbalance und Koordinationsfähigkeit zu schulen. Bogenschießen (Abb. 6.2.24) kräftigt die Arm-, Schultergürtel- und Rumpfmuskulatur, wie auch z.B. Kugelstoßen und Speerwerfen (Abb. 6.2.25).

Neben dem Trainingseffekt bietet die Sporttherapie dem Patienten eine entscheidende Hilfe in der psychischen Bewältigung der Querschnittlähmung. Im Wettkampf und Mannschaftssport, wie z.B. Rollstuhl-Basketball erlebt der Querschnittgelähmte, welche Leistungsmöglichkeiten ihm trotz der Behinderung geblieben sind.

Der Rollstuhlsport hat in der nachklinischen Betreuung der Querschnittgelähmten einen hohen Stellenwert im Hinblick auf die Erhaltung von Ge-

Physiotherapie bei Querschnittlähmung

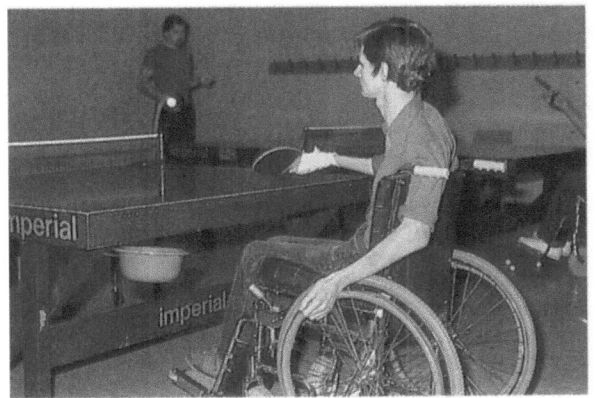
Abb. 6.2.22. Tetraplegiker beim Tischtennisspielen

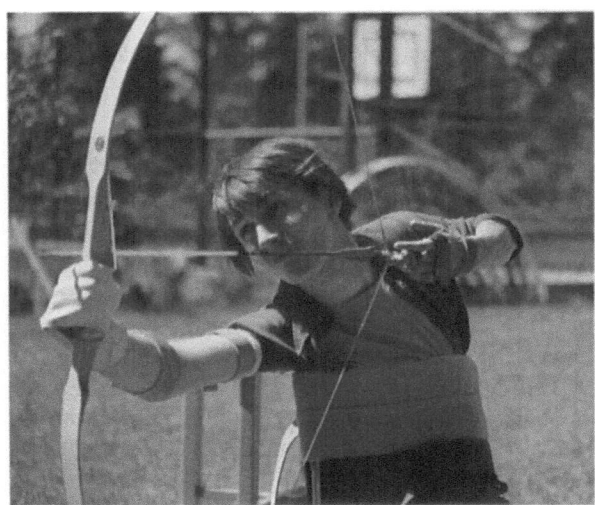
Abb. 6.2.24. Tetraplegiker beim Bogenschießen

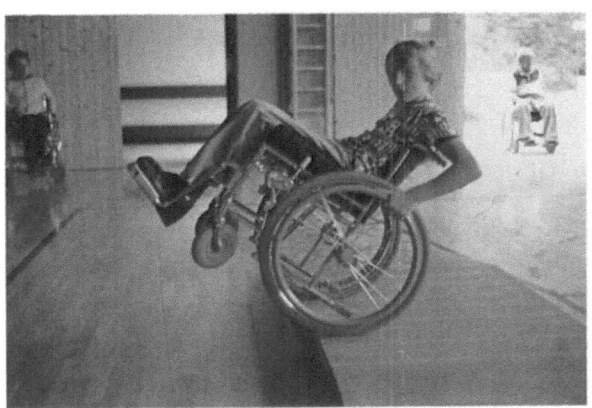
Abb. 6.2.23. Das Kippen auf den Hinterrädern

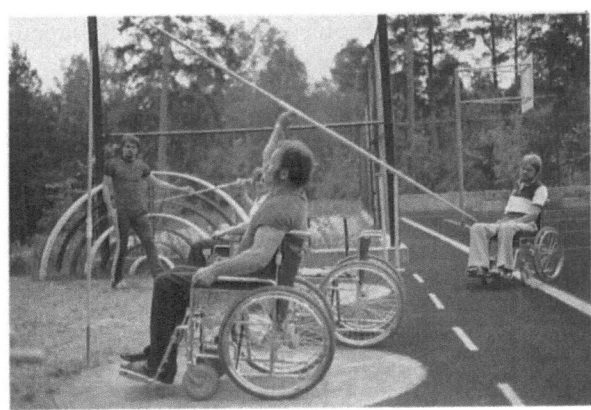
Abb. 6.2.25. Paraplegiker beim Speerwerfen

sundheit und Leistungsvermögen, weswegen die Motivation zum Rollstuhlsport und die Verbindung zu einer Rollstuhlsportgruppe schon während der klinischen Behandlung erfolgen sollte.

6.2.3.10 Hilfsmittelversorgung

In der Erstellung des Hilfsmittelkatalogs für den Querschnittgelähmten muß der behandelnde Physiotherapeut zusammen mit dem Ergotherapeuten, dem Sozialdienst und dem Pflegedienst sicherstellen, daß der Querschnittgelähmte zu Hause die in der Klinik erlernte Selbständigkeit beibehalten und durch Fortführung seines krankengymnastischen Programmes weiter vertiefen und erweitern kann. Neben einer adäquaten Rollstuhlversorgung muß der Patient mit einer Matte und mit Trainingsgeräten zur Erhaltung der Oberkörpermuskulatur z.B. Hanteln, Expander etc. ausgestattet sein. Das tägliche Steh- oder Gehtraining wird durch eine der Leistungsfähigkeit des Patienten angemessene Steh- oder Gehmöglichkeit gesichert.

6.2.4 Schlußbemerkung

Der *Physiotherapeut* begleitet den Querschnittgelähmten vom Tag der Klinikaufnahme bis zu seiner Entlassung und ist damit eine der *wichtigsten Bezugspersonen* im therapeutischen Team. In der Frühphase der Behandlung konfrontiert er den Patienten täglich mit seiner Behinderung und ist somit direkt an der psychischen Bewältigung der Querschnittlähmung beteiligt.

Die „Fürsorge" der meist weiblichen Physiotherapeuten für die gelähmten Körperteile des Patienten von Beginn der Behandlung an steht beispielhaft für die spätere Annahme und Sorge für den gelähmten Körper durch den Betroffenen selber.

Nur wenn es dem Physiotherapeuten gelingt, mit dem Patienten diesen Prozeß der Auseinandersetzung mit dem behinderten Körper zu ertragen, kann das Ziel der größtmöglichen Beweglichkeit und Selbständigkeit erreicht werden. Die emotionale Intensität der Beziehung zwischen Patient und „seiner" Physiotherapeutin bedingt, daß diese für den Patienten in vielen Fällen stellvertretendes „Objekt" für alle mit der Behinderungsbewältigung gekoppelten Gefühle ist. Dies setzt auf Seiten der Therapeuten eine hohe Frustationstoleranz und emotionale Distanz (d.h. z.B. weder „aufopfern" für den Patienten, noch Rückzug in bloßes „Muskeltraining") voraus. Darüberhinaus sollte die Möglichkeit bestehen, innerhalb des Teams nicht nur über fachliche, sondern auch über die emotionalen Probleme der physiotherapeutischen Arbeit sprechen zu können.

Literatur

Arns W, Hüter A (1975) Krankengymnastik bei neurologischen Erkrankungen. Pflaum, München

Bromley I (1976) Tetraplegia und paraplegia, a guide for physiotherapists. Churchill Livingstone, Edinburgh London New York

Buehwald E (1952) Physical rehabilitation for daily living, Mc Graw Hill, New York Toronto London

Daniels L, Williams M, Worthingham C (1966) Muskelfunktionsprüfung. Fischer, Stuttgart

Ford JR, Duckworth B (1974) Physical management for the quadriplegic patient. Davis Company, Philadelphia

Guttmann L (1976) Textbook of sport for the disabled. HM & M Publishers, Aylesbury Bucks

Guttmann L (1973) Spinal cord injuries. Comprehensive management and research. Blackwell Scientific Publications, Oxford London Edinburgh Melbourne

Paeslack V, Schlüter H (1980) Physiotherapie in der Rehabilitation Querschnittgelähmter. Springer, Berlin Heidelberg New York

Rolf G, Witt H (1972) Der klinische Sport in der Rehabilitation Querschnittgelähmter. Kohlhammer, Stuttgart Berlin Köln Mainz

Rolf G, Bressel G, Holland B, Rodatz U (1973) Physiotherapie bei querschnittgelähmten Patienten. Kohlhammer, Stuttgart Berlin Köln Mainz

6.3 Ergotherapie bei Querschnittgelähmten

A. ZEITLER und W. GRÜNINGER

Die Ergotherapie ist eine vergleichsweise junge Disziplin unter den nicht-ärztlichen, medizinischen Berufsgruppen. Wie für alle Mitarbeiter in der Rehabilitation ist auch für den Ergotherapeuten medizinisches, pädagogisches, psychologisches und sozialtherapeutisches Wissen notwendig, um dem Rehabilitationsziel – größtmögliche Selbständigkeit für den Querschnittgelähmten in allen Aktivitäten des täglichen Lebens – gerecht zu werden.

Die Realisierung dieses Rehabilitationsziels erfordert im Klinikbereich vor allem eine enge Kooperation zwischen Ergo- und Physiotherapie, die sich in ihren Techniken gegenseitig ergänzen. So ist der Physiotherapeut primär bestrebt, den Ausfall von Motorik, Oberflächen- und Tiefensensibilität durch Training der verbliebenen Restfunktionen auszugleichen, während in der Ergotherapie versucht wird, die noch erhaltenen Körperfunktionen in Verbindung mit Ersatzfunktionen für alle Aktivitäten des Alltags optimal zu nutzen. Der Schwerpunkt der Ergotherapie liegt in der Behandlung des tetraplegischen Patienten.

6.3.1 Ergotherapie beim Tetraplegiker

Das Behandlungsziel für den tetraplegischen Patienten ist abhängig von der Läsionshöhe, vom Umfang der Rückenmarkschädigung und den Begleitverletzungen; darüberhinaus muß das Alter des Patienten und die prätraumatische Persönlichkeit mitberücksichtigt werden.

Unter optimalen Voraussetzungen lassen sich folgende Behandlungsziele beim Tetraplegiker erreichen (Tabelle 6.3.1):

Während der Behandlung müssen bei Komplikationen oder bei Veränderung des Lähmungsbildes die Teilziele immer wieder modifiziert werden. Auch die motivationalen Voraussetzungen als Konsequenz der Behinderungsbewältigung bedeuten einen wesentlichen Faktor während der gesamten Rehabilitation auch für das ergotherapeutische Übungsprogramm.

Die Ergotherapie gliedert sich analog der krankengymnastischen Behandlung in die Abschnitte der Frühphase, Aufrichtephase und Spätphase.

6.3.1.1 Ergotherapie in der Frühphase

Die Aufgaben der Ergotherapie in der Frühphase sind:
- Aufrechterhaltung der Kommunikation und Information
- passive Ausformung der Funktionshand
- funktionelles Training der senso-motorischen Restfunktionen

6.3.1.1.1 Aufrechterhaltung der Kommunikation und Information.
Die ersten Hilfsmittel, die zur Verfügung gestellt werden, dienen der Verbesserung der Kommunikationsfähigkeit und der Orientierung in der Umgebung. Am Kopfende des Bettes wird ein schwenkbarer *Spiegel* angebracht, mit dem der Patient in Rückenlage mit fixiertem Kopf dennoch die Umgebung seines Bettes überblicken und Sichtkontakt zu den Mitpatienten aufnehmen kann. Über diesen Spiegel kann der Patient auch die verschiedenen pflegerischen und therapeutischen Maßnahmen beobachten, die an ihm vollzogen werden und die er nicht mehr fühlen kann. Eine *Rufklingel* wird entsprechend der Lä-

Tabelle 6.3.1

Läsions-höhe	Behinderungs-grad	Rehabilitationsziel
oberhalb C_4	Abhängigkeit von externer Beatmung	Fahren eines E-Stuhles mit mobilem Respirator durch Kinnsteuerung, Bedienung eines Umweltkontrollgerätes
C_4	keine Armfunktion	Fahren im E-Stuhl mit Kinnsteuerung, Bedienung von Umweltkontrollgerät und E-Schreibmaschine mit Mundstab
C_5	keine Unterarmstrecker, keine Handfunktion	E-Stuhl mit adaptierter Handsteuerung, manueller Stuhl im Zimmer, Verwendung von Manschetten und dynamischen Handschienen, Schreiben auf E-Schreibmaschine mit Hämmerchen
C_6	keine Unterarmstrecker, keine Handbeuger, keine Fingermuskulatur	manueller Rollstuhl, E-Fahrer im Außenbereich, manuelle Geschicklichkeit mit Funktionsgriff und Selbständigkeit im Transferieren, Essen, Schreiben, bedingte Selbständigkeit in Hygiene, Ankleiden und Autofahren
C_7	keine Funktion der Fingerbeuger und kleinen Handmuskeln	manueller Stuhl, im Innen- und Außenbereich völlige Selbständigkeit, Autofahren
unterhalb C_8	Schwäche der Handmuskeln	völlige Selbständigkeit in allen Bereichen

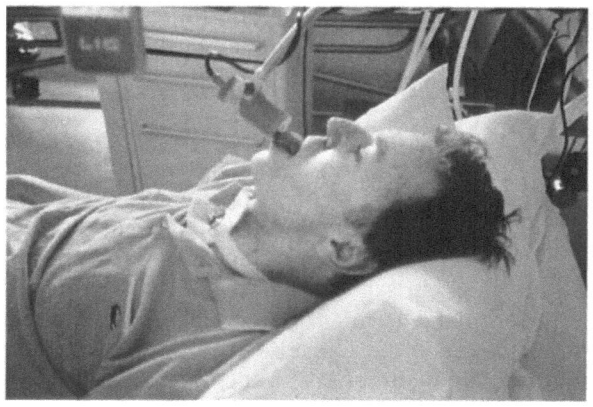

Abb. 6.3.1. Rufklingel mit Zungenkontakt

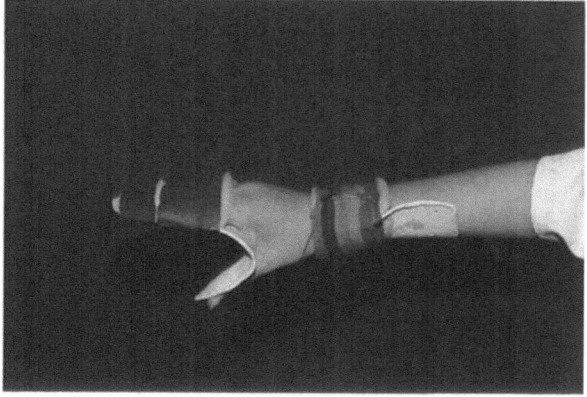

Abb. 6.3.3. Handlagerung mit Streckschiene

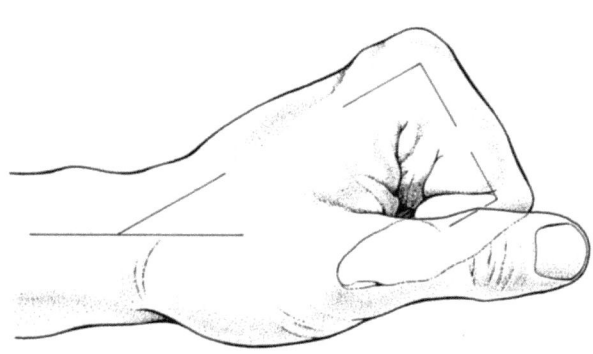

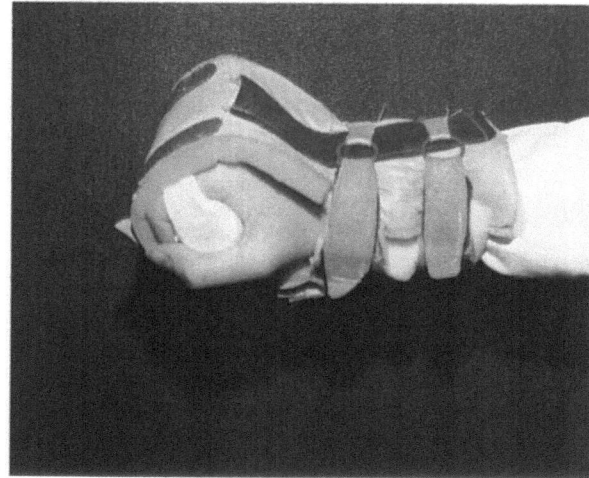

Abb. 6.3.2, a, b. Lagerung der Hand mit dem Funktionshandschuh

sionshöhe so adaptiert, daß sie sich mit dem Handballen, durch Bewegung der Schulter, durch Kontakt mit der Zunge, durch Blasen oder Saugen auslösen läßt (Abb. 6.3.1). Eine „Lesehilfe" ermöglicht dem Patienten sich selbständig zu beschäftigen. Je nach Ausmaß der Läsion kommen ein elektrisches Blattwendegerät, das mit Sensor gesteuert wird, der Blattwender mit pneumatischer Handsteuerung oder ein Leseständer zum Einsatz. Das Fernsehen kann auch in Rückenlage durch eine *Prismabrille* ermöglicht werden.

Der Ergotherapeut unterstützt und fördert das individuelle Bedürfnis des Patienten nach Information. Dies geschieht z.B. durch Beschaffung und Vorlesen der Heimatzeitung, Videofilme, Bildmaterial über die Rehabilitationsklinik und die weitere Therapie, Informationen über Stadt und Umgebung, ebenso wie Informationsmaterial über Berufe, die mit der Behinderung ausgeübt werden können.

6.3.1.1.2 Passive Ausformung der Funktionshand.
Zur systematischen Lagerung der gelähmten Hand wird ein „Funktionshandschuh" aus weichem Leder mit einer Polsterauskleidung hergestellt. Es soll die Fingergelenkstellung: 90° im Grundgelenk/90° im Mittelgelenk/0° im Endgelenk/Daumen halbe Opposition erreicht werden (Abb. 6.3.2a).

Beim Anlegen des „Funktionshandschuhs" wird eine weiche Mullrolle in die Hand gelegt, das Handgelenk wird in 30°-Extension fixiert, um der Kontraktion der Handbeugemuskeln entgegen zu wirken (Abb. 6.3.2b).

Das Ziel ist die passive Ausformung der Hände in einer leichten Beugestellung der Finger, um später durch Extension im Handgelenk eine Halte- und Greiffunktion zwischen Daumen und Zeigefinger zu erreichen. Nach Einsetzen der Spastik wird dem Entstehen von Kontrakturen ggf. durch zusätzliche Anpassung adäquater Schienen und Manschetten entgegengearbeitet (Abb. 6.3.3).

Die Hilfsmittel zur Hand- und Armlagerung werden nach einem bestimmten Zeitplan angelegt, zum Teil werden alternierend Beuge- und Streckschienen eingesetzt.

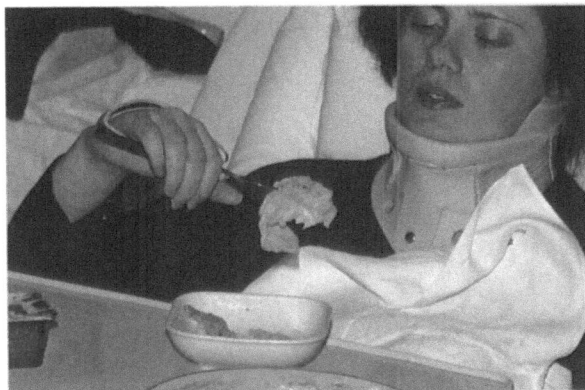

Abb. 6.3.4. Eßtraining

6.3.1.1.3 Funktionelles Training der senso-motorischen Restfunktionen. Das funktionelle Training der senso-motorischen Restfunktionen wird bei konservativer Frakturbehandlung in der Regel ab der 3. Woche begonnen.

Neben der passiven Ausformung gilt es den Gebrauch der aktiven Funktionshand einzuüben. Unter Ausnutzung von Trickbewegungen und Geschicklichkeit soll eine bestmögliche Greif- und Haltefunktion erreicht werden. Zunächst werden unter Augenkontrolle gezielte Greifübungen durchgeführt, um dann unter Nutzung der Tiefensensibilität der intakten Handstrecker- und Oberarmmuskulatur die Bewegungen so zu konditionieren, daß ein koordinierter Bewegungsablauf ohne Augenkontrolle vollzogen werden kann.

Das Training erfolgt zunächst mit „funktionellen Steckspielen", bei denen zylindrische Spielsteine durch die Handextension zwischen Daumen und Zeigefinger gehalten und gezielt in eine Brettvertiefung abgesetzt werden. Der Tetraplegiker lernt so trotz Verlust der Oberflächen- und Tiefensensibilität durch die Spannung der benützten Extensorenmuskulatur seine Funktionshand sicher zu beurteilen und ohne Augenkontrolle zu gebrauchen. So früh wie möglich wird die neu erlernte Fertigkeit zur Bewältigung täglicher Aufgaben z.B. Essen, eingesetzt. Das Besteck wird mit einem Lederriemchen oder bei fehlender Handextension mit einer Spiralschiene an der Hand fixiert (Abb. 6.3.4).

Bei Paresen und Schwäche der Schulter- und Bizepsmuskulatur werden die Bewegungen durch den Einsatz eines „Help-arm" oder Kugellagerarmschienen unterstützt (Abb. 6.3.5).

Mit zunehmender Geschicklichkeit und Kraft wird das ergotherapeutische Übungsprogramm bereits in der Frühphase auf handwerkliche Techniken, z.B. Korbflechten, Lederarbeiten ausge-

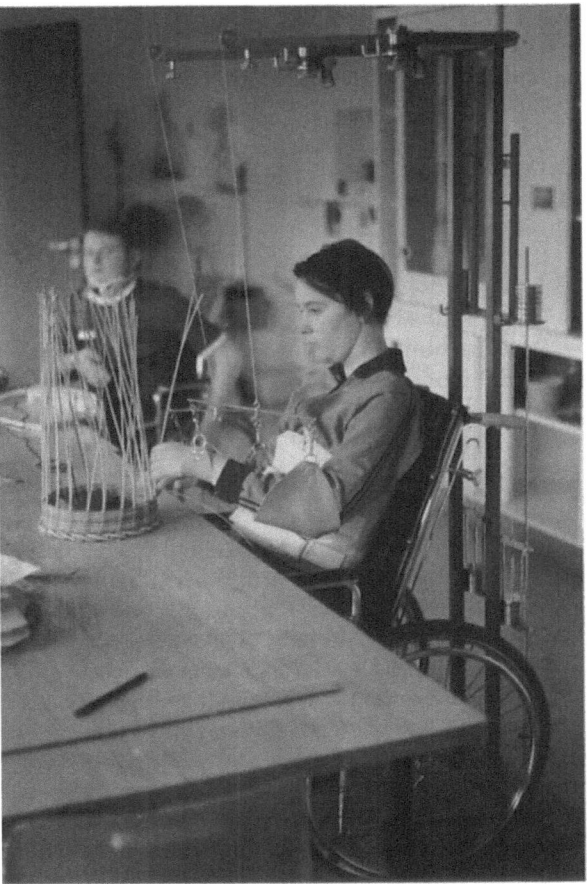

Abb. 6.3.5. Korbflechten mit Helparms in der Spätphase

dehnt, ebenso kann in Bauchlage das Handschreiben geübt werden.

Nun wird auch mit dem Training täglicher Verrichtungen, wie z.B. Waschen, Zähneputzen, Rasieren, Triggern der Blase begonnen.

6.3.2 Ergotherapie in der Aufrichtephase

Sobald der Patient im fahrbaren Kippsessel sitzt, wird das Programm der Frühphase teilweise in die Räume der Ergotherapie verlagert.

Die theoretischen Informationen in der Frühphase über die Klinik und ihre Therapiebereiche werden jetzt konkret und anschaulich dem Patienten vermittelt.

6.3.3 Ergotherapie in der Spätphase

In der Spätphase, d.h. dem Zeitpunkt, ab dem der Patient mehrstündig im Rollstuhl sitzen kann, bis zur Klinikentlassung, soll das Ziel der größtmöglichen Selbständigkeit im täglichen Leben erreicht werden. Auch für diesen Zeitraum soll die ergotherapeutische Behandlung am Beispiel des tetraplegischen Patienten dargestellt werden, wobei Teilbereiche, z.B. das Anziehen, analog auch mit dem Paraplegiker geübt werden.

Die Aufgaben der Ergotherapie in der Spätphase sind:
- Rollstuhladaptierung und Rollstuhltraining,
- Training der Aktivitäten des täglichen Lebens,
- Hilfsmittelversorgung,
- Planung und Adaptation des Wohnbereichs,
- Planung und Förderung der beruflichen Wiedereingliederung,
- Kfz-Adaptation und -training.

6.3.3.1 Rollstuhladaptierung und Rollstuhltraining

Für den Querschnittgelähmten hat der Rollstuhl zwei Funktionen: er ist ständiger Sitzplatz und gleichzeitig Fortbewegungsmittel. Die richtige Auswahl und individuelle Anpassung des Rollstuhls hat damit ausschlaggebende Bedeutung für das Wohlbefinden des Querschnittgelähmten ebenso wie für seine Unabhängigkeit. Die Auswahl und Adaptation des geeigneten Rollstuhls wird vom Ergotherapeuten und Physiotherapeuten gemeinsam vorgenommen, wobei im Hinblick auf die Bedeutung, die der Rollstuhl für den Patienten hat, immer versucht wird, auf dessen Wünsche Rücksicht zu nehmen.

Bevor der eigene Rollstuhl dem Patienten verordnet wird, erfolgt eine umfassende Erprobung mit klinikeigenen Rollstühlen. Hierbei sind folgende wichtige Gesichtspunkte zu beachten: Höhe der Lähmung, Abstimmung des Rollstuhls auf Größe und Gewicht des Patienten, sowie auf dessen Handhabung und Einsatzbereich.

6.3.3.1.1 Der manuelle Rollstuhl. Zur Auswahl steht eine breite Palette von Modellen, die individuell im Hinblick auf Sitztiefe, Sitzbreite, Höhe der Armlehnen, Form und Ausgestaltung der Fußrasten modifiziert werden können.

Der sichere Umgang mit dem manuellen Rollstuhl setzt ein intensives Training voraus. Der Tetraplegiker benötigt dazu meist zum Schutz der Hände und zur Erhöhung des Widerstandes auf dem Greifreifen „Rollstuhlhandschuhe" (Abb. 6.3.6), ggf. werden Noppen oder Überzüge an den Greifreifen angebracht und die Bremshebel verlängert.

Beim Tetraplegiker wird ein leichter Rollstuhl z.B. aus Leichtmetall evtl. mit höhenverstellbarer Rückenlehne und mehreren Buchsen zur Höhenverstellung der Hinterräder und damit der Sitzposition verwendet.

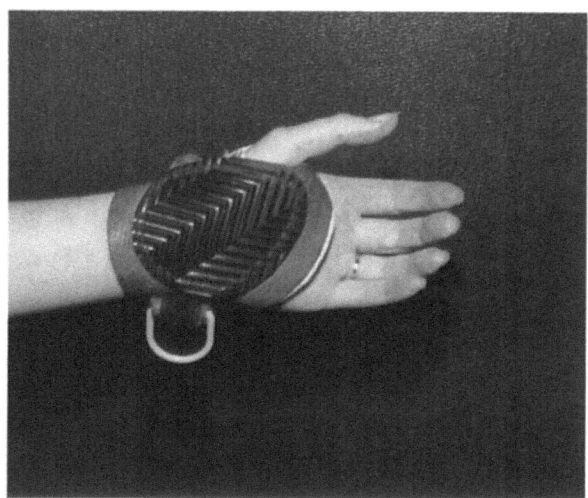

Abb. 6.3.6. Rollstuhlhandschuhe

Wesentliche Bestandteile der Rollstuhlausrüstung sind Sitz- und Rückenkissen. Das Sitzkissen muß luftdurchlässig sein und in seiner Oberflächenspannung dem Gewicht des Patienten wegen der Decubitusprophylaxe angepaßt sein.

Das Rollstuhltraining beinhaltet zunächst das Fahren auf glattem, ebenen Boden, später die Bewältigung unebener Bodenstruktur und kleinerer Hindernisse.

Bei entsprechender Geschicklichkeit wird das Kippen des Rollstuhls auf den Hinterrädern geübt und damit die Fähigkeit Stufen oder Bordsteinkanten ohne Fremdhilfe zu überwinden, erlangt.

6.3.3.1.2 Der elektrische Rollstuhl. Bei hoher Tetraplegie ist der elektrische Rollstuhl für alle Bereiche, bei Läsion unterhalb C_5 als Zweitrollstuhl für den Außenbereich vorgesehen.

Bei Patienten mit hoher Läsion sollte der elektrische Rollstuhl einen Recaro-Sitz haben, wobei der Behinderte die Neigung der Rückenlehne variieren kann und durch Verstellung der Rückenpolster eine zeitweilige Druckentlastung und damit Decubitusprophylaxe durchführen kann. Bei Tetraplegikern muß außerdem eine stabile Arm- und Handlagerung evtl. durch Anfertigung von Schienen gesichert und je nach Läsionshöhe eine individuelle Steuerung adaptiert werden (Abb. 6.3.7). Auch das Beherrschen des E-Rollstuhls im Haus wie im Außenbereich erfordert ein systematisches Trainingsprogramm.

6.3.3.2 Training der Aktivitäten des täglichen Lebens

6.3.3.2.1 Das Selbsthilfetraining. Grundlage der körperlichen Selbständigkeit ist die Fähigkeit des

Ergotherapie bei Querschnittlähmungen

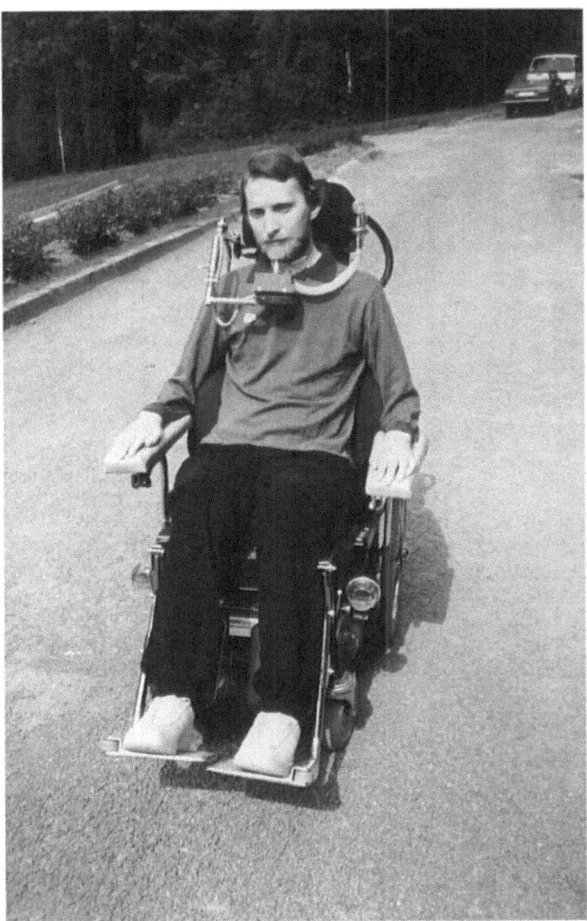

Abb. 6.3.7. Elektro-Rollstuhl mit Kinnsteuerung bei beatmeten Patienten

freien Sitzens, das Abstützen des Oberkörpers, das Drehen aus Rückenlage in Seitlage und das Hochstützen aus der Seitlage in den Langsitz. Diese Fertigkeiten werden mit der Krankengymnastik erarbeitet. Das ergotherapeutische Trainingsprogramm wird dem jeweils erreichten Übungsstand angepaßt.

Das Selbsthilfetraining beinhaltet folgende Teilbereiche:

- Übersetzen vom Rollstuhl ins Bett, auf den Dusch-Toilettenstuhl, in die Badewanne, ins Auto,
- An- und Auskleiden,
- Körperhygiene (Waschen, Kosmetik, Einlegen von Vlieswindeln, Kondomieren, Abführen),
- Lagerung im Bett.

Beim *Übersetzen* vom Rollstuhl in das Bett wird beim hohen Tetraplegiker eine elektrische Höhenverstellung des Bettes ausgenützt, so daß das Übersetzen mit dem Rutschbrett auf einer schiefen Ebene erfolgen kann. Bei fehlender Sitzstabilität wird ein Bett mit elektrisch höhenverstellbarer Rückenlehne benützt.

Trainingsziel für den Tetraplegiker unterhalb C_6 ist das selbständige Übersetzen mit Radschutz und Rutschbrett. Bei tieferen Läsionshöhen und entsprechender Geschicklichkeit des Patienten kann auf das Rutschbrett später verzichtet werden – jedoch sollte der Radschutz zur Decubitusprophylaxe immer verwendet weden. Dies gilt im gleichen Maße für Paraplegiker, die sich alters- oder gewichtsbedingt oder wegen zu schwacher Schultermuskulatur nicht genügend hochstemmen können.

Beim *Waschtraining* und beim An- und Auskleiden wird zuerst mit dem Oberkörper begonnen und in Abhängigkeit von der Läsionshöhe wird versucht, auch den Unterkörper einzubeziehen. Durch konsequentes Üben kann die Geschicklichkeit erheblich gesteigert werden. Es ist z.B. zu erreichen, daß ein Tetraplegiker unterhalb C_6 morgens nur noch eine halbe Stunde für Waschen, Rasieren und vollständiges Anziehen benötigt.

Hilfsmittel zum *An-* und *Auskleiden* sind: Greifhaken, Strumpfanzieher, Schlaufen an den Hosen, Reißverschlußringe, Schuhe mit Klettverschluß.

In Teilbereichen, in denen sich entsprechend der lähmungsbedingten Behinderung eine Selbständigkeit nicht erreichen läßt, müssen die Bezugspersonen im Gebrauch der Hilfs- und Pflegemittel geschult werden. Das gilt z.B. wenn der Behinderte nicht ohne Hilfsperson oder nur mit einem Lift transferieren kann. Je nach Läsionshöhe und Geschicklichkeit des Patienten müssen die Bezugspersonen auch in die Technik der Lagerung und die Handhabung des verordneten Spezialbettes eingewiesen werden.

6.3.3.2.2 Schreibtraining. Das Handschreiben ist für den Tetraplegiker mit hoher Läsion besonders schwierig. Wenn die übliche Drei-Punkte-Stifthaltung nicht möglich ist, wird der Stift zwischen Zeige- und Mittelfinger geführt oder bei Mittelstellung der Hand durch Zeige- und Kleinfinger geschoben. Meist ist eine individuelle Anpassung des Schreibgerätes notwendig.

Es gibt folgende Möglichkeiten (Abb. 6.3.8):

- Stiftverdickung in zylindrischer oder konischer Form,
- Fingerhalteschlaufen aus thermoplastischem Kunststoff,
- Spiralschienen mit Stifthalterung,
- Einsteckvorrichtungen an einem Handriemchen.

Bei Läsionen oberhalb C_6 beschränken sich handschriftliche Äußerungen wegen des geringen

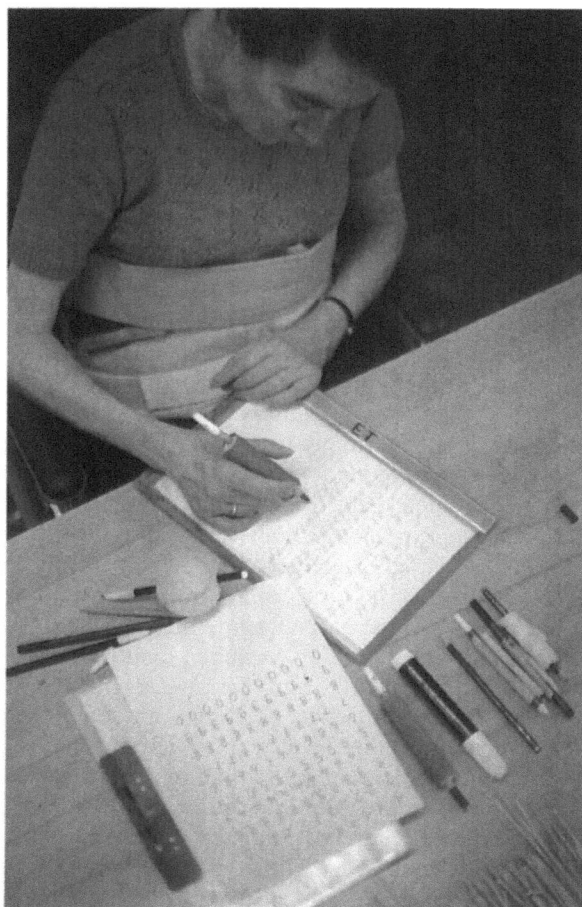

Abb. 6.3.8. Schreibtraining

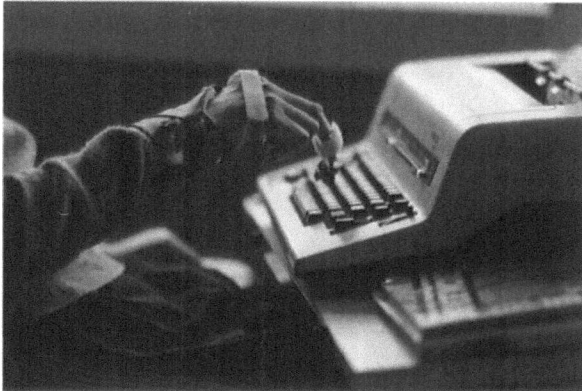

Abb. 6.3.9. Tipphämmerchen

Schreibtempos im allgemeinen auf die Unterschrift bzw. kurze Notizen.

Das Schreiben auf der elektrischen Schreibmaschine bietet den Ausgleich zu den handschriftlichen Defiziten. Es werden Tipphämmerchen mit Fixierung an einem Finger oder an der Hand verwendet (Abb. 6.3.9). Jeder Patient erlernt ein individuelles Schreibsystem. Das Ziel ist Sicherheit im Umgang mit der E.-Schreibmaschine und ein Schreibtempo von ca. 80 Anschlägen pro Minute.

6.3.3.2.3 Haushaltstraining. Das Haushaltstraining wird von Frauen und auch Männern in der rollstuhlgerecht ausgestatteten Übungsküche absolviert. Spüle, Herd etc. sind unterfahrbar, Hänge- und Wandschränke sind vom Rollstuhl aus erreichbar. Für Tetraplegiker werden die Küchenutensilien individuell adaptiert.

Neben den Aufgaben in der Küche werden je nach Wunsch des Patienten auch andere Arbeiten, die vom Rollstuhl aus bewältigt werden können, eingeübt z.B. Umgang mit dem Staubsauger, Handhabung einer umgebauten elektrischen Nähmaschine.

6.3.3.2.4 Kfz-Adaptation und -Training. Das selbständige Autofahren ist meistens Grundvoraussetzung für die Reintegration in das Berufsleben, aber genauso für eine größtmögliche Unabhängigkeit und Selbständigkeit im Privatleben. Der Patient übt zunächst das Übersetzen vom Rollstuhl auf den Fahrersitz bzw. Beifahrersitz, wobei je nach Läsionshöhe das Rutschbrett eingesetzt wird. In Abhängigkeit von der Läsionshöhe muß dann das selbständige Nachziehen des Rollstuhls in den PKW hinter den Fahrer- oder Beifahrersitz erlernt werden, oft bleibt jedoch der Tetraplegiker dabei auf Fremdhilfe angewiesen (Abb. 6.3.10). Das Kraftfahrzeug ist mit Automatikgetriebe, Handbedienungsgerät für Gas und Bremse, einer Lenkgabel und eventuell Umgruppierung oder Abänderung der Bedienungshebel und -tasten ausgerüstet. Mit einer ortsansässigen Fahrschule übt der Behinderte dann den Umgang mit dem adaptierten Fahrzeug, bzw. absolviert eine Fahrschule mit Führerscheinprüfung.

6.3.3.2.5 Sozialtraining. Das Sozialtraining wird allen Patienten angeboten. Eine umfassende Selbständigkeit beinhaltet auch die Fähigkeit, sich in der Öffentlichkeit zu bewegen. Der Patient muß ein neues Vertrauen zu sich selbst gewinnen, sich aus dem „Schutzraum Klinik" lösen und sich der Öffentlichkeit bzw. den Nichtbehinderten stellen. Das Sozialtraining wird gemeinsam mit allen Mitarbeitern des Behandlungsteams geplant und durchgeführt. Mitpatienten, die schon länger im Rollstuhl sitzen, sind willkommene und oft entscheidende Co-Therapeuten. Gemeinsames Essen in Lokalen, Einkaufen, zunächst in Begleitung eines Therapeuten, später alleine, das Bewegen in

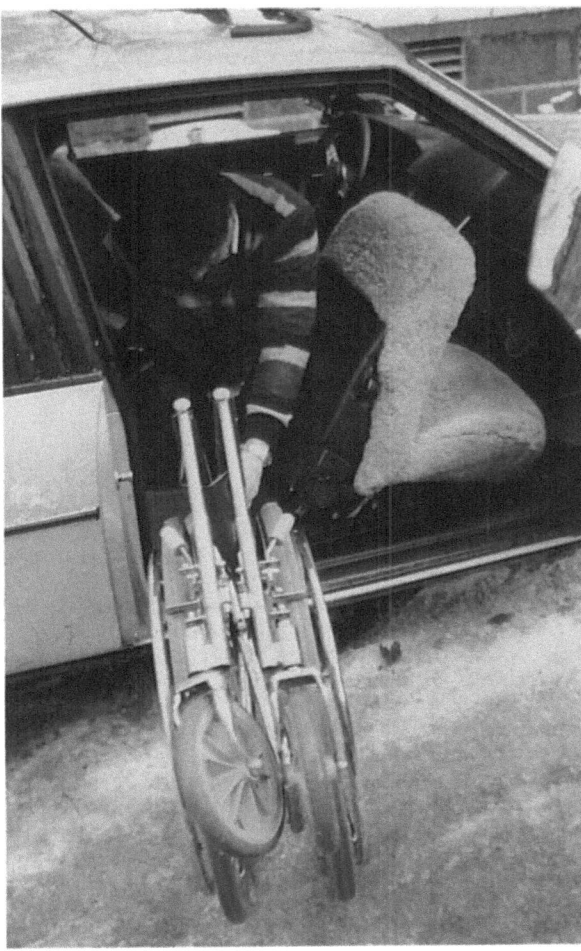

Abb. 6.3.10. Nachziehen des Rollstuhls in den Pkw

der Öffentlichkeit, im Verkehr, an Bürgersteigen, auf Rolltreppen, in kulturellen Veranstaltungen muß erlernt werden. Der Behinderte sollte dabei auch einüben, Hilfen von Fremden zu erbitten und anzunehmen.

6.3.4 Hilfsmittelversorgung

Die Versorgung des Patienten mit Hilfsmitteln und deren individuelle Anpassung sollte unter folgenden Gesichtspunkten erfolgen:
Ein Hilfsmittel soll:

- einfach konstruiert sein,
- aus leichtem Material bestehen,
- vielseitig einsetzbar sein,
- vom Patienten weitgehend selbständig benützt werden können.

Bei der Wahl der Hilfsmittel sind zu unterscheiden:

- Hilfsmittel, vom Ergotherapeuten individuell angefertigt und angepaßt, z.B. Lagerungsschienen, Rollstuhlhandschuhe,
- individuell adaptierte Gebrauchsgegenstände, z.B. Schreibgerät, Haushaltsgeräte, Wasch- und Hygieneartikel,
- im Handel erhältliche Hilfsmittel, z.B. Rollstuhl, Spezialbett, Transferhilfen.

Die Auswahl der Hilfsmittel erfolgt in Absprache mit dem Behandlungsteam und dem Patienten. Von seiner individuellen Situation ist es abhängig, ob z.B. die Versorgung mit einem Lift zum Transferieren oder zum Überwinden einer Treppe, ob eine elektrische Schreibmaschine, ein behindertengerecht adaptiertes Telefon oder ein Umweltkontrollgerät verordnet wird.

Unsere Erfahrung zeigt, daß eine Überversorgung mit Hilfsmitteln in den meisten Fällen sinnlos ist, da der Behinderte mit der Zeit lernt, ohne diese Hilfsmittel gut zurecht zu kommen, bzw. sich bewußt von diesen Hilfsmitteln unabhängig macht.

6.3.5 Planung und Adaptation des Wohnbereiches

Die wichtigste Voraussetzung für eine soziale Wiedereingliederung ist die Umgestaltung und Adaptation des Wohnbereiches um Zuhause das in der Klinik erreichte Maß an Selbständigkeit zu erhalten. Der Patient und seine Angehörigen erproben während kurzer Beurlaubungen den Wohnbereich und es wird dann gemeinsam ein Plan zur rollstuhlgerechten Adaptation der Wohnung erstellt. Dazu gehört die Entfernung von Türschwellen, Verbreiterung von Türrahmen ebenso wie Änderungen der Raumgröße und funktionelle Umgestaltung von Bad, Toilette und Küche. Bei Stufen im Außenbereich müssen neue Zugänge geplant werden, z.B. auch der Bau von Rampen (Steigungen maximal 5–6%) oder auch Installation von Aufzügen. Nach Möglichkeit sollte der Therapeut den Wohnbereich des Behinderten aufsuchen, um dem Patienten Entscheidungshilfen geben zu können, ob eine Umgestaltung realisierbar oder ein Wohnungswechsel in eine behindertengerechte Wohnung notwendig ist.

6.3.6 Planung und Förderung der beruflichen Wiedereingliederung

Möglichst frühzeitig während der Erstbehandlung wird in Zusammenarbeit mit dem psychologischen Dienst, dem Sozialdienst und dem örtlichen Arbeitsamt die berufliche Reintegration des Patienten geplant und vorbereitet.

Dabei ist die Aufgabe des Ergotherapeuten, den Behinderten mit verschiedenen handwerklichen und maschinellen Techniken zu konfrontieren und seine Geschicklichkeit und Neigung an diesen Geräten zu überprüfen. Wenn die Entscheidung der beruflichen Neuorientierung gefallen ist, werden in das funktionelle Übungsprogramm möglichst berufsnahe Tätigkeiten aufgenommen. Hierbei werden Arbeiten im Bereich der Holz-, Metall-, Kunststoff-, Textilverarbeitung, technisches Zeichnen und Elektrotechnik durchgeführt. In diesem Zusammenhang wird auch die Belastbarkeit sowie die Ausdauer systematisch gesteigert. Bei der behindertengerechten Ausgestaltung des Arbeitsplatzes durch den Rehabilitationsträger kann der Ergotherapeut eine beratende und mitgestaltende Funktion übernehmen.

6.3.7 Ergotherapie beim Paraplegiker

Die Aufgaben der Ergotherapie beim Paraplegiker beschränken sich auf die Spätphase der klinischen Behandlung und beinhalten folgende Bereiche:

– Training der individuellen Selbständigkeit, z.B. Hygienemaßnahmen, Haushalts- und Sozialtraining,
– Ausstattung mit Hilfsmitteln,
– Adaptation des Wohnbereiches,
– Planung und Vorförderung der beruflichen Wiedereingliederung,
– Vermittlung handwerklicher und musischer Fähigkeiten zur Freizeitgestaltung.

Eine besondere ergotherapeutische Betreuung erfahren vor allem die älteren Paraplegiker, die unabhängig von ihrer Läsionshöhe oft nur mit spezieller ergotherapeutischer Hilfe das Ziel einer weitestgehenden Selbständigkeit erreichen können.

Eine wesentliche Aufgabe hat die Ergotherapie auch bei Paraplegikern mit Begleitverletzungen (z.B. Schädel-Hirn-Trauma), wobei die ergotherapeutische Behandlung je nach Art der Begleitverletzung modifiziert wird.

Literatur

Bennedik K, Engel P, Hildebrandt G (1978) Der Rollstuhl. Schindele, Rheinstetten

Buchwald E (1952) Physical rehabilitation for daily living. Mc Graw-Hill, New York Toronto London

Fess E, Gettle KS, Strickland JW (1981) Handsplinting – principles and methods. Mosby, St Louis Toronto London

Jentschura G (1974) Beschäftigungstherapie – Band I und II. Thieme, Stuttgart

Pfenninger B (1979) Ergotherapie bei Erkrankungen und Verletzungen der Hand. Springer, Berlin Heidelberg New York

Schwartz B (1982) Ergotherapeutische Aufgaben in der Rehabilitation Querschnittgelähmter. In: Paeslack V, Schlüter H (Hrsg) Physiotherapie in der Rehabilitation Querschnittgelähmter. Springer, Berlin Heidelberg New York

6.4 Spastik

M. SCHIRMER

Nahezu alle Erkrankungen und Verletzungen, die sich am Zentralnervensystem auswirken, können zu spastischen Erscheinungen führen. Dabei spielt der Ort der Schädigung eine entscheidende Rolle für das klinische Bild: Während Erkrankungen und Verletzungen des Gehirns in der Regel zu hemispastischen Erscheinungen führen, bewirkt die spinale Manifestation überwiegend para- bzw. tetraspastische Erscheinungen.

Spastik kann funktionell nicht stören, für die gestörte Funktion u.U. sogar nutzbar sein, aber auch Bewegungsabläufe hemmen und in manchen Fällen sogar jedes geordnete Bewegungsmuster verhindern.

6.4.1 Pathophysiologie

Ausgehend von der klinischen Erfahrung, daß bei Spastik der Muskeltonus erhöht, die Muskeleigenreflexe gesteigert und Pyramidenbahnzeichen auslösbar sind, kann auf pathophysiologische Grundlagen geschlossen werden:

Erhöhter Muskeltonus läßt auf eine Übererregung oder Überempfindlichkeit an den motorischen Endplatten schließen. Gesteigerte Muskeleigenreflexe erklären sich durch Wegfall hemmender zentraler Impulse (vgl. Abb. 5.2.19, S. 261), die sog. Pyramidenbahnzeichen lassen eine Unterbrechung des Tractus corticospinalis lateralis erkennen. Die Überempfindlichkeit der motorischen Endplatten beruht wiederum auf der Übererregbarkeit im Eigenreflexbogen, wobei infolge Ausfalls der Pyramidenbahn hemmende zentrale Impulse entfallen. Spastik ist also Ausdruck einer Störung im Reflexbogen der Muskeleigenreflexe.

Man kann davon ausgehen, daß ein Muskeleigenreflex zwar klinisch zur Segmentdiagnostik verwertbar ist (vgl. Abb. 3.1.5, S. 34), seine entscheidende Bedeutung jedoch in seiner Funktion als Grundbaustein der gesamten Motorik liegt.

Ein Muskeleigenreflex wird durch Aktivierung der Dehnungsrezeptoren in der zugehörigen Sehne oder im Muskel selbst ausgelöst (Abb. 6.4.1). Während die Golgi-Sehnenrezeptoren nur Afferenzen an das Rückenmark über I b-Fasern liefern, besitzen die Muskelspindeln sowohl eine afferente als auch eine efferente Innervation. Die Muskelspindeln enthalten darüber hinaus auch zwei physiologisch verschiedene Rezeptortypen: Primäre und sekundäre Spindelendigungen. Die primären Spindelendigungen leiten über I a-Fasern Impulse an das Rückenmark weiter, die Aufschluß über den Grad der Dehnung in der Zeiteinheit geben, während die Impulse der sekundären Spindelendigungen über die langsamer leitenden A-β-Fasern der Klasse II laufen und im wesentlichen Längenänderungen melden.

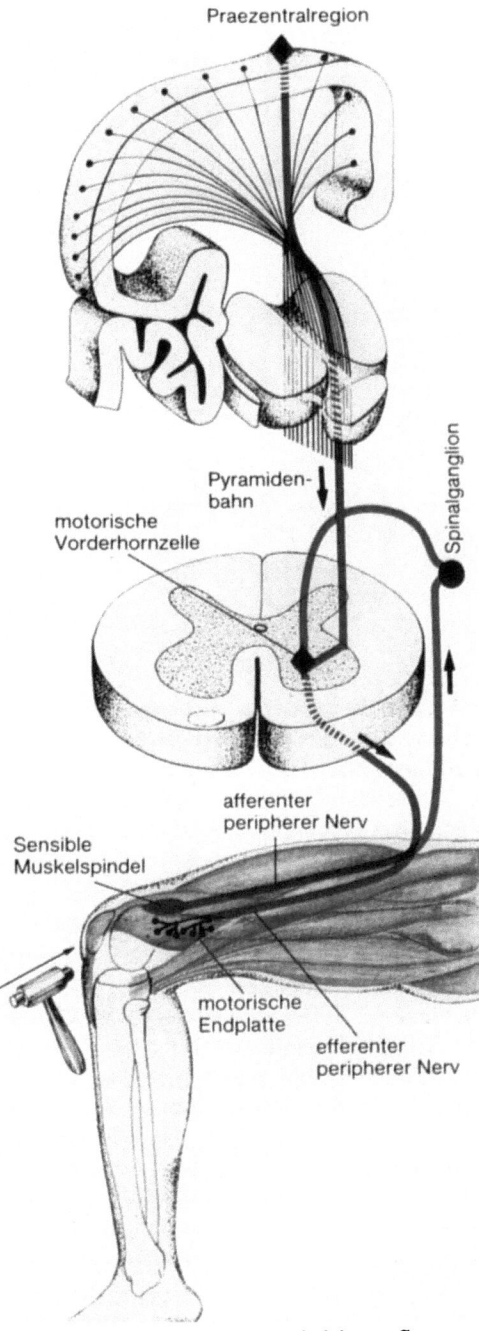

Abb. 6.4.1. Schema eines Muskeleigenreflexes am Beispiel des Patellarsehen-Reflexes: Unterbrechung des Reflexbogens führt zur Reflexaufhebung, Unterbrechung der Pyramidenbahn zur Reflexsteigerung. [Aus: Schirmer M (1983) Der spinale Notfall. Perimed, Erlangen]

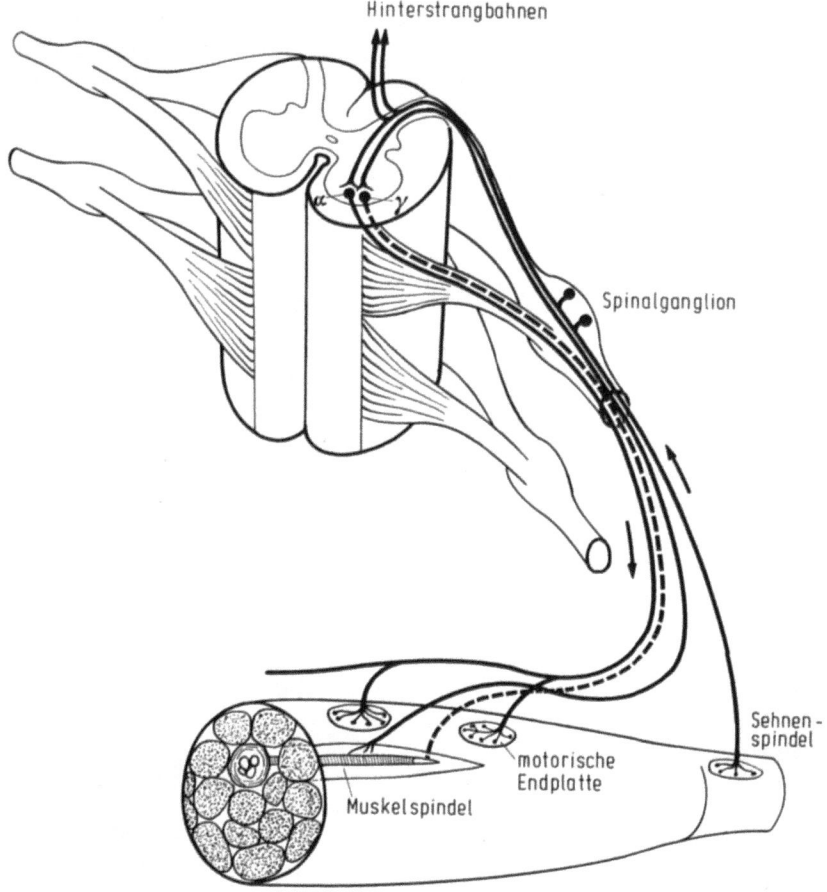

Abb. 6.4.2. Afferente und efferente Verbindungen der Muskelspindel mit dem Rückenmark. [Nach: Rohen JW (1971) Funktionelle Anatomie des Nervensystems. Schattauer, Stuttgart New York]

Die Ia-Fasern bahnen im Rückenmark die α-Motoneuronen des eigenen Muskels und hemmen die des Antagonisten. Die Informationen der sekundären Spindelendigungen gelangen an die Zwischenneurone des Rückenmarksegmentes, wo Verbindungen zu einer Reihe anderer Neurone bestehen.

Die Empfindlichkeit der Muskelspindelrezeptoren kann durch γ-Motoneurone aus den Rückenmarksvorderhörnern reguliert werden. Diese γ-Motoneurone innervieren quergestreifte Muskelfasern in den Muskelspindeln (Abb. 6.4.2); dabei ist zu unterscheiden zwischen den statischen und den dynamischen γ-Motoneuronen: Die statischen γ-Motoneuronen können die Antwort auf eine anhaltende Muskeldehnung verstärken, während die dynamischen auf plötzliche Veränderungen der Spindelspannung zu reagieren vermögen. In beiden Situationen kommt es zur Kontraktion der Muskelfaser in der Spindel und so zur Einstellung der Spindel auf den geänderten Spannungszustand. Desweiteren existieren sogenannte skeletofusimotorische Verbindungsfasern zwischen Skeletmuskel und Muskelspindelfaser, deren Funktion jedoch bislang nicht geklärt ist. Die Impulse aus den Golgischen Sehnenrezeptoren gelangen – wie bereits oben erwähnt – über Ib-Fasern an Zwischenneurone des Rückenmarksegmentes und führen so zur Hemmung der α-Motoneurone des zugehörigen Muskels und zur Erregung der α-Motoneurone des Antagonisten (vgl. Abb. 5.2.20, S. 262). Über die Zwischenneurone besteht eine Verbindung des Reflexbogens mit supraspinalen Zentren, von denen schließlich der Muskeltonus und damit auch die Körperhaltung gesteuert wird. Ebenso sind über die Zwischenneurone eine Reihe segmentaler Verbindungen mit Hautrezeptoren möglich.

Bei den physiologisch vorkommenden, willkürlichen „Reflexbewegungen", werden α- und γ-Motoneurone gleichermaßen aktiviert, so daß die Muskelspindeln sich optimal den Notwendigkeiten der Bewegungssteuerung anpassen können.

Zusätzlich besitzen die α-Motoneurone noch Kollateralen, die zu den wahrscheinlich ebenfalls unter supraspinaler Kontrolle stehenden Renshaw-Zellen ziehen und so eine zusätzliche Begrenzung der α-Motoneuronen-Aktivität, eventuell aber auch eine rekurrente Förderung bewirken.

Der Reflexbogen des Muskeleigenreflexes wird also gebildet (Abb. 6.4.1):

auf der afferenten Seite von den Ia-Fasern der Muskelspindeln und Ib-Fasern der Sehnenrezeptoren,

auf der efferenten Seite von den α-Motoneuronen der Arbeitsmuskulatur und den γ-Motoneuronen der Muskelspindeln. Sie alle stehen unter supraspinaler und gegenseitiger Kontrolle.

Der Reflexbogen unterliegt einer Reihe von Einflüssen aus dem zugehörigen Segment, doch wird das Auftreten gesteigerter Muskeleigenreflexe, das definitionsgemäß Ausdruck einer Spastik ist, offenbar von höheren Zentren unterbunden. Erst durch Störungen in diesen selbst oder zwischen diesen und dem Reflexbogen kommt es zur Spastik, die letztlich auf einer Entkoppelung der verschiedenen, aufeinander abgestimmten Steuermechanismen des Reflexbogens beruht.

Für die bei spinalen Läsionen auftretende Spastik ist nicht nur der Wegfall hemmender Impulse aus dem extrapyramidalmotorischen System und der Pyramidenbahn von Bedeutung, sondern auch die u.U. zusätzliche Bahnung des Reflexbogens durch Impulse des kaudalen Rückenmarkabschnittes bei der inkompletten Querschnittsläsion. Nur im Fall der haemorrhagischen oder anoxisch bedingten Zerstörung des kaudalen Rückenmarkabschnittes kann sich keine Übererregbarkeit des Reflexbogens mehr entwickeln, die Parese bzw. Plegie bleibt schlaff; vorübergehend tritt diese Situation im spinalen Schock ein. Bei Läsionen im Bereich der Cauda equina, die ja nur mehr das zweite motorische Neuron betreffen, kann sich ebenfalls keine Spastik entwickeln.

6.4.2 Klinische Auswirkungen

Das völlige Fehlen spastischer Zeichen kann bei der Paraplegie eine so erhebliche funktionelle Einbuße bedeuten, wie die überschießende Spastik als Störfaktor zu wirken in der Lage ist. Die Einschätzung, wann eine Spastik als funktionell wünschenswert und unterstützend, wann als störend zu werten ist, ist außerordentlich schwierig, da verschiedene Auswirkungen in verschiedenen Muskelgruppen beim gleichen Patienten diverse Urteile erlauben. Die Gradeinteilung der Spastik nach Haslam, Walcher, Lietman, Kallman und Mellits (Tabelle 6.4.1) hilft nur sehr bedingt weiter, ermöglicht aber die Beurteilung des Effektes therapeutischer Maßnahmen.

Der Vorteil einer gewissen Spastizität ist in der Vermeidung von Muskelatrophien und Inaktivitätsosteoporosen zu sehen, wobei erstere eine Decubitusbildung begünstigen. Daneben kommt einer funktionell nicht störenden Spastik hohe Bedeutung bei den Stütz- und Haltefunktionen sowie beim Blasentraining zu. Letzteres ist ohne eine Restfunktion des gelähmten Rückenmarkabschnittes praktisch unmöglich.

Solange die Spastik nicht funktionell behindert, wird sie vom Paraparetiker als Teil seiner Lähmung akzeptiert und nach Möglichkeit genutzt. Der erfahrene Paraparetiker weiß aber auch, wodurch Spastik verstärkt bzw. spinale Automatismen ausgelöst werden können: Übervolle Harnblase, drohendes Dekubitalulkus, Obstipation, Schmerz, psychische Alteration, Alkoholgenuß u.v.a.m. Er kann die Reize meiden bzw. die Verstärkung spastischer Erscheinungen als Warnzeichen deuten.

Kommt es jedoch zum schmerzhaften Einschießen von Beuge- oder Strecksynergismen und entwickeln sich andere spinale Automatismen (spontaner Urinabgang, unwillkürliche Bewegungen z.B. beim Autofahren), wird die Spastik zum hervorstechenden, eine Erkrankung vor Augen führenden Leitsymptom: Der Querschnittgelähmte wird ständig mit seiner Behinderung konfron-

Tabelle 6.4.1. Gradeinteilung der Spastik nach Haslam et al.

	0	1	2	3	4
Klonus	fehlt	weniger als 5 Schläge	mehr als 5 Schläge	unerschöpflich	unerschöpflich
Passive Beweglichkeit	voll	voll	eingeschränkt	eingeschränkt	stark eingeschränkt
Aktive Beweglichkeit	normal	normal	eingeschränkt	stark eingeschränkt	keine
Tonus	normal	gering erhöht	gering erhöht	deutlich erhöht	deutlich erhöht
Reflexe	normal	gesteigert	gesteigert	stark gesteigert	stark gesteigert mit Kloni
Überkreuzen der Beine (Scissoring)	fehlt	fehlt	fehlt	beim Gehen	Fixation in Beugestellung

tiert, und kann sie nicht mehr psychisch sublimieren.

Das Ausmaß der zusätzlichen Behinderung durch spastische Synergismen und Automatismen hängt ab von der Grunderkrankung und kann je nach proprio- und exterozeptiver Reizanflutung wechseln. Nicht mehr kontrollierbare und/oder schmerzhafte Spastik macht jede Rehabilitation unmöglich; da in vielen Fällen die eine Spastik auslösende Grundkrankheit nicht (mehr) behandelbar ist, muß das Symptom Spastik gelindert werden.

6.4.3 Behandlungsmöglichkeiten

6.4.3.1 Allgemeine Grundlagen

Daß Prävention einen Großteil der Behandlung ausmachen kann, beweist sich bei der Spastik: Propriozeptive und sogar exterozeptive Reize schaukeln den übererregbaren Reflexbogen auf, sie müssen daher ausgeschaltet bzw. von Anfang an verhindert werden: Jede Gelenkfehlstellung, jedes beginnende Dekubitalgeschwür, jede Kontraktur, jeder Harnwegsinfekt, jede Obstipation, jeder Schmerz vermag spastische Exazerbationen zu bewirken, wodurch sogar ein Circulus vitiosus in Gang gesetzt werden kann. Beim traumatisch Querschnittgelähmten hat die Prävention der Spastik sofort nach der Verletzung zu beginnen, bei allen anderen Formen so früh wie irgend möglich. Der Patient muß gerade im Hinblick auf die Spastik notwendige Therapiemaßnahmen einzusetzen gelehrt werden.

6.4.3.2 Physiotherapie

Jeder Querschnittgelähmte muß so gelagert werden, daß Gelenkfehlstellungen, Kontrakturen, Muskelverkürzungen und „Verkrampfungen" vermieden werden. Besonders gefährdete Muskelgruppen sollten durch die Lagerung leicht gedehnt werden, wie z.B. der M. iliopsoas durch Lagerung der Hüftgelenke in voller Streckung; an anderen Gelenken kann durch wechselnde Lagerung in Beugung und Streckung einer Muskelverkürzung und Arthrose vorgebeugt werden.

Von besonderer Bedeutung ist das tägliche Durchbewegen der gelähmten Körperabschnitte sowohl aktiv als auch passiv je nach Ausmaß der Lähmung. Dabei wird nicht nur die Durchblutung und Sauerstoffutilisation im spastisch gelähmten Muskel verbessert, sondern auch ein Dehnungstraining erreicht, um die Reizschwelle der Spastik zu senken und die Elastizität zu verbessern.

Funktionelle krankengymnastische Behandlungsmethoden beeinflussen durch Reizung der Propriozeptoren in den Gelenkkapseln durch Druck oder Zug die Funktionsabläufe in ganzen Muskelgruppen. Auch dem Geh- und Stehtraining kommt infolge der Druckauswirkung auf die Propriorezeptoren in physiologischer Stellung hoher therapeutischer Stellenwert zu.

Einen festen Platz in der Physiotherapie hat sich die lokale Kälteanwendung durch Aktivitätsminderung der γ-Motoneuronen zur Behandlung spastisch gelähmter Muskelgruppen erobert.

Die Elektrostimulation des Kleinhirns oder der Hirnstränge hat bei spinaler Spastik keine Bedeutung.

Die Physiotherapie in der Klinik von den Krankengymnastinnen und -gymnasten mit den Patienten eingeübt muß Bestandteil des weiteren Lebens des Querschnittgelähmten bleiben.

6.4.3.3 Medikamentöse Therapie

In den letzten Jahren wurden drei potente Antispastika entwickelt, die der ratlosen Medikation der früheren Jahre mit Muskelrelaxantien, Sedativa und Psychopharmaka ein Ende setzten.

Baclofen (Lioresal) ist ein Abkömmling der γ-Aminobuttersäure, die wahrscheinlich die Transmittersubstanz der präsynaptischen Hemmung ist, welche – gerade bei spinaler Spastik – herabgesetzt ist, so daß Afferenzen von den primären Spindelendigungen ungehindert über den Reflexbogen eine Erregung der α-Motoneurone veranlassen können. Der Angriffspunkt des Baclofen liegt also im Bereich der Reflexbögen.

Als Kontraindikation des Baclofen werden epileptische Anfälle angesehen; Nebenwirkungen sind Gleichgewichtsstörungen und Durchfälle, bei Überdosierung Muskelschwäche und Sedierung. Ein analgetischer Nebeneffekt ist wahrscheinlich.

Die Dosierung von Baclofen ist individuell einzustellen, die Maximaldosis liegt bei 100 mg/Tag.

Dantrolen (Dantamacrin) ist ein Hydantoin-Derivat, das direkt auf die extrafusalen Muskelfasern wirkt, hebt aber im Gegensatz zu den früher ebenfalls zur Behandlung der Spastik eingesetzten Substanzen wie Hexamethonium und Tubocurarin die Kontraktivität des Skeletmuskels nicht vollständig auf; Dantrolen wirkt offenbar auf den Kalziumstoffwechsel im Muskel ein, ohne diesen und damit die funktionelle Erregungs-Kontraktions-Koppelung vollständig aufzuheben. Klinisch kommt es dadurch zur Minderung gesteigerter Muskeleigenreflexe und – dosisabhängig – zu einer gewissen Muskelschwäche.

Spastik

Dantrolen sollte nicht bei Leberleiden, eingeschränkter Lungenfunktion und schweren Herzmuskelschäden gegeben werden. Bei Dosen über 200 mg/Tag muß mit hepatotoxischen Nebenwirkungen und Halluzinationen gerechnet werden.

Die Dosierung sollte einschleichend bis zur individuell erforderlichen Dosis erfolgen, die 200 mg/Tag nicht überschreiten darf.

Gelegentlich treten zu Behandlungsbeginn Müdigkeit, Schwindel, Schwächegefühl, allgemeines Unwohlsein oder Durchfall auf.

Memantine (Akatinol) ist eine spezielle Adamantanverbindung, die normalisierend auf pathologische Veränderungen der Erregungsbildung und -leitung einwirkt und den Stoffwechsel zentraler Neurotransmitter beeinflußt. Über eine Beeinflussung der α- und γ-Motoneurone dämpft Memantine Spastik.

Als Nebenerscheinungen wurden in wenigen Fällen Schwindel, Unruhe, Übererregung und Müdigkeit beobachtet. Nur selten traten vorübergehender Transaminasenanstieg, Blutdruckveränderungen, Konzentrationsstörungen, Thrombopenie, Benommenheit, Kopfdruck, depressive Verstimmung und Schlafstörungen auf.

Bei jedem Patienten ist Memantine individuell zu dosieren, die optimale Tagesdosis muß langsam einschleichend ermittelt werden, indem die Dosierung wöchentlich gesteigert wird: Beginn mit 5–10 mg/Tag, Höchstdosis 30 mg/Tag.

6.4.3.4 Operative Methoden

Operative Eingriffe wegen Spastik bleiben Einzelfällen vorbehalten (Abb. 6.4.3), die dem Grad 4 in Tabelle 6.4.1 entsprechen.

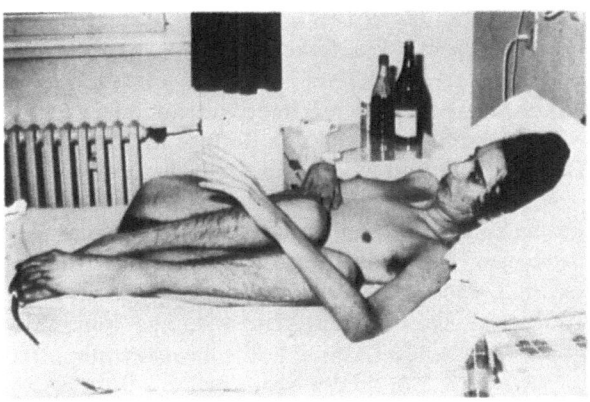

Abb. 6.4.3. Patientin mit hochgradiger Paraspastik infolge Encephalomyelitis disseminata

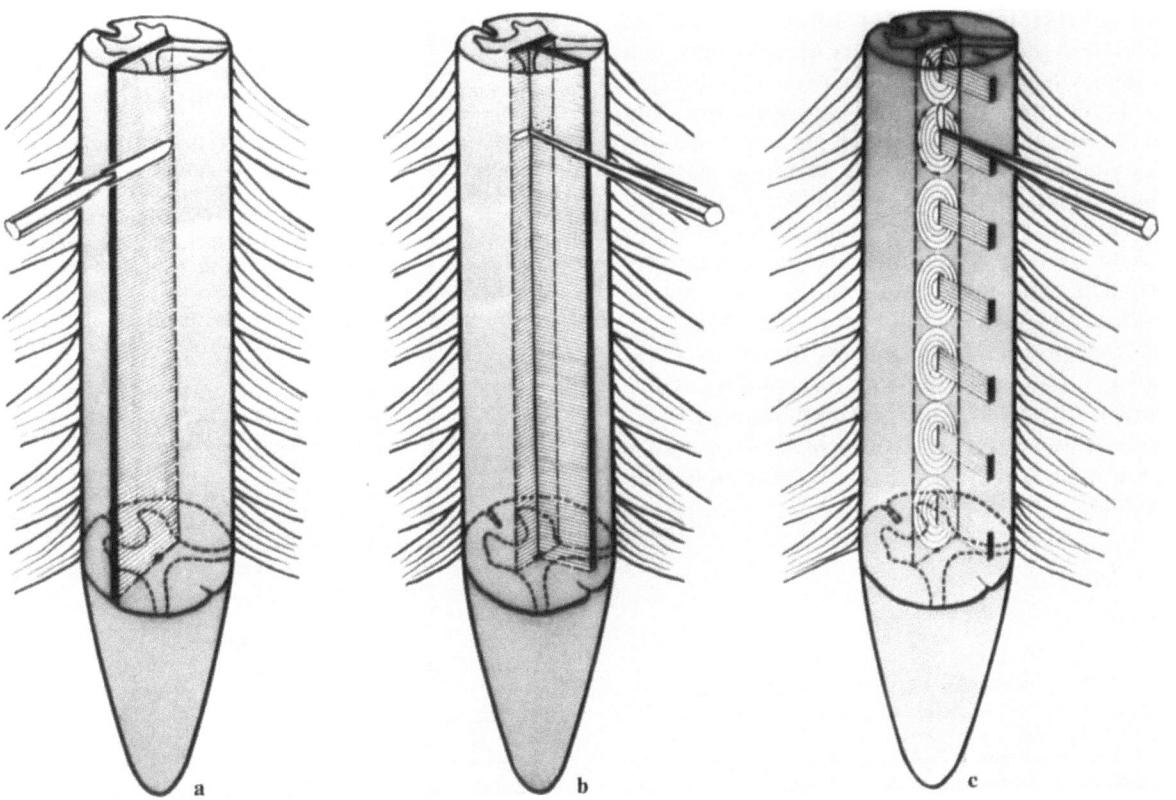

Abb. 6.4.4a–c. Prinzipien der longitudinalen lumbalen Myelotomie. **a** laterale longitudinale Myelotomie nach Bischof; **b** dorsomediane longitudinale Myelotomie; **c** zirkuläre Griseotomie nach Yamada et al.

Eingriffe an einzelnen Muskelgruppen, z.B. Durchtrennung der Hüftbeuger, oder Verlängerung von Sehnen können im Einzelfall sehr hilfreich sein, erfordern aber eine sehr sorgfältige Nachbehandlung. Durchtrennungen peripherer Nerven (insbesondere N. obturatorius) werden heute nur noch in Ausnahmefällen durchgeführt.

Alle operativen Ausschaltungen der Hinterwurzeln zur Aufhebung der Reflexbogenüberaktivität zeitigen Rezidive. Das gilt für die Foerstersche Rhizotomie genauso wie für die neueren Rhizotomieverfahren einschließlich der perkutanen.

Ebenfalls mit Wiederkehr der Spastik belastet, aber nicht so eingreifend ist die Phenolisation bzw. Alkoholverödung der Hinterwurzeln; gleichzeitig werden damit u.U. wichtige Reflexe für Blase- und Darmfähigkeit in Mitleidenschaft gezogen.

Bei der 1951 von Bischof inaugurierten lateralen lumbalen longitudinalen Myelotomie wird der Reflexbogen innerhalb des Rückenmarks durchtrennt (Abb. 6.4.4a), die gleichfalls von Bischof 1967 erstmals veröffentlichte mediane longitudinale Myelotomie (Abb. 6.4.4b) hat gegenüber der lateralen den Vorteil der Schonung der Blutversorgung des Rückenmarks und der Pyramidenbahn. Von Yamada, Perot und Ducker stammt die Abwandlung der medianen Myelotomie zur zirkulären Griseotomie (Abb. 6.4.4c). Die Rezidivquote nach den Myelotomien ist gegenüber allen anderen Verfahren deutlich geringer, die Myelotomie stellt aber denjenigen Eingriff dar, der nur bei vollständiger Lähmung durchgeführt werden sollte, obwohl die Blasensteuerung durch geeignete Schnittführung erhalten bleiben kann. Die longitudinale, lumbale Myelotomie, die wir in der dorsomedianen Variante favorisieren, ist ein Extremeingriff, der seine Berechtigung nur bei ausgeprägtester Paraspastik hat und somit immer eine seltene Operation bleiben wird. Nur die Tatsache, welche enorme Erleichterung es für einen Paraspastiker bedeutet, nicht mehr von spinalen Automatismen durchzuckt im Bett dahinzuvegetieren, sondern schmerzfrei im Rollstuhl sitzen zu können, kann die Effektivität dieser Operation begreifen helfen.

Literatur

Ashby P, White DG (1973) Presynaptic inhibition in spasticity and the effect of β-(4-chlorphenyl-)GABA. J Neurol Sci 20:329–338

Austin GM, McCouch GP, Grant FC (1957) Decrease of spasticity by physiological dorsal root rhizotomy. Surg Forum 7:559–562

Awad EA (1972) Phenol block for control of hip flexor and adductor spasticity. Arch Phys Med Rehabil 53:554–557

Bardot A, Mignard P, Sarazin L (1973) La chirurgie paralysante. Ultime ressource des grands spastiques paraplégiques. Rev Chir Orthop [Suppl 1] 59:216–222

Bauer HJ, Koella WP, Struppler A (Hrsg) (1981) Therapie der Spastik. Verl angew Wissenschaft, München

Behan PO (1982) An evaluation of low dose dantrolene sodium therapy in the treatment of ambulatory patients with spasticity. Clin Trials J 19:1–8

Birkmayer W (Hrsg) (1972) Aspekte der Muskelspastik. Huber, Bern Stuttgart Wien

Bischof W (1951) Die longitudinale Myelotomie. Zentralbl Neurochir 11:79–88

Bischof W (1967) Zur dorsalen longitudinalen Myelotomie. Zentralbl Neurochir 28:123–126

Bishop B (1977) Spasticity: Its physiology and management. Phys Ther 57:371–401

Coleman P (1976) The problem of spasticity in the management of the spinal cord injured-patient and its treatment with special reference to percutaneous radiofrequency thermal selective sensory rhizotomy. J Neurosurg Nurs 8:97–104

Copp EP, Keenan J (1972) Phenol nerve and motor point block in spasticity. Rheum Phys Med 11:287–292

Dardenne G (1973) Les traitements neurochirurgicaux de la spasticité medullaire. Louvain Med 92:463–479

Eysette M, Boisson D, Bourret J, Devic M (1974) Interet du Lioresal dans le traitement des troubles du tonus. Lyon Med 231:837–840

Fagerberg G, Höök O (1970) Intratekal fenolblockad vid spasticitet. Läkartid 67:3315–3317

Feldman RG, Young RR, Koella WP (eds) (1980) Spasticity: Disordered motor control. Symposia Specialists, Miami

Foerster O (1908) Über eine neue operative Methode der Behandlung spastischer Lähmungen mittels der Resektion hinterer Rückenmarkswurzeln. Z Orthop Chir 22:202–223

Freehafer AA, Hazel C, Lindan R (1982) Drug therapy for spasticity as a cause for deteriorating function in spinal paralysis. Paraplegia 20:280

Gonsette R, Andre-Balisaux G (1963) Contribution au traitement neurochirurgical de la spasticité des membres inférieurs dans la sclérose en plaques. Acta Neurol Psychiat Belg 63:460–477

Guttmann L (1947) Discussion on the treatment and prognosis of traumatic paraplegia. Proc Royal Soc Med 40:219–225

Haslam RHA, Walcher JR, Lietman PS, Kallman CH, Mellits ED (1974) Dantrolene sodium in children with spasticity. Arch Phys Med Rehabil 55:384–388

Henatsch HD, Ingvar DH (1956) Chlorpromazin und Spastizität. Arch Psychiat Zschr Neurol 195:77–93

Herman R, Freedman W, Meeks SM (1973) Physiological aspects of hemiplegic and paraplegic spasticity. In: Desmedt JE (ed) New developments in electromyography and clinical neurophysiology, vol 3. Karger, Basel, pp 579–588

Hilson A (1972) The physiology of spasticity. Postgrad Med J [Suppl 5] 48:25–27

Hudgson P (1976) Clinical features of spastic states. Physioth 62:323–325

Hultborn H, Illert M, Santini M (1976) Convergence of interneurons mediating the reciprocal Ia inhibition of motoneurons. Acta Physiol Scand 96:368–391

Ivan LP (1982) Longitudinal (Bischof's) myelotomy. In: Schmidek HH, Sweet WH (eds) Operative neurosurgical

techniques. Grune & Stratton, New York London, pp 1163–1175
Lange M (1951) Orthopädisch-chirurgische Operationslehre. Operationen bei spastischen Lähmungen. Bergmann, München, S 118–121
Lee JM, Warren MP (1974) Ice, relaxation and exercise in reduction of muscle spasticity. Physiotherapy 60: 296–302
Lehmann W (1932) Indikationen und Erfolge bei vorderer und hinterer Radikotomie. Fortschr Ther 8: 328–332
McCouch GP, Austin GM, Liu CN, Liu CY (1958) Sprouting as a cause of spasticity. J Neurophysiol 21: 205–216
Michaelis LS (1976) Spasticity in spinal cord injuries. In: Vinken PJ, Bruyn GW (eds) Handbook of Clinical Neurology, vol 26. North Holland Publishing, Amsterdam Oxford, pp 477–487
Monster AW (1974) Spasticity and the effect of dantrolene sodium. Arch Phys Med Rehabil 55: 373–383
Paeslack V (1981) Die Bedeutung spinaler Spastik bei der Rehabilitation des Paraplegikers. In: Bauer HJ, Koella WP, Struppler A (Hrsg) Therapie der Spastik. Verl angew Wissenschaft, München, S 201–208
Pedersen E (1969) Spasticity. Mechanism, measurement, management. Thomas, Springfield
Penzholz H (1956) Chirurgische Eingriffe am Nervensystem bei spastischen Lähmungen. Zentralbl Neurochir 16: 331–342
Privat JM, Benezech J, Frerebeau P, Gros C (1976) Sectorial posterior rhizotomy, a new technique of surgical treatment for spasticity. Acta Neurochir (Wien) 35: 181–195
Rohen JW (1971) Funktionelle Anatomie des Nervensystems. Schattauer, Stuttgart New York
Schirmer M (1980) Die lumbale longitudinale Myelotomie – eine Möglichkeit in der Behandlung schwerster spinaler spastischer Lähmungen – klinische und experimentelle Untersuchungen. Habilitationsschrift, Univ Düsseldorf
Shahani M (ed) (1976) The motor system: Neurophysiology and muscle mechanisms. Elsevier, Amsterdam Oxford New York
Sontag KH, Mundinger F, Hartung U (Hrsg) (1983) Memantine-Symposium 1982. Klinikarzt, Suppl I
Stahmer A (1931) Erfolge und Mißerfolge der Foersterschen und Stoffelschen Operation bei Littlescher Krankheit. Dissertation, Kiel
Turnbull IM (1983) Percutaneous lumbar rhizotomy for spasms in paraplegia. Paraplegia 21: 131–136
Vallbo ÅB (1971) Muscle spindle response at the onset of isometric voluntary contractions in man. Time difference between fusimotor and skeletomotor effects. J Physiol 318: 405–431
Wiesendanger M (1972) Pathophysiology of muscle tone. Springer, Berlin Heidelberg New York
Zrubecky G (1976) Zur Ausschaltung von hochgradigen Spasmen bei Paraplegikern. Arch Orthop Unfallchir 85: 51–59

6.5 Ateminsuffizienz bei Querschnittlähmungen

H.J. GERNER und P. KLUGER

Die respiratorische Insuffizienz beim Querschnittgelähmten kann zum einen direkt neurogen, d.h. im lähmungsbedingten Ausfall der Atemmuskulatur, zum anderen indirekt begründet sein in zusätzlichen Störungen der pulmonalen Funktion wie Thoraxtraumen als Begleitverletzung, Pneumonien oder im weiteren Verlauf Lungenembolien bei diesen besonders thrombosegefährdeten Patienten.

Solche „indirekten" Affektionen der Atemfunktion wirken sich auf eine lähmungsbedingte noch kompensierte relative Ateminsuffizienz besonders fatal aus. Es erscheint uns daher richtig, beide Störungsformen gemeinsam zu behandeln.

6.5.1 Neurogene respiratorische Insuffizienz

Kommt es, folgend der Höhenlokalisation einer motorischen Querschnittlähmung, plötzlich zu einem Ausfall der Bauchmuskulatur und der Intercostalmuskulatur, können sich in der Frühphase vor allem bei vorbestehenden obstruktiven und ventilatorischen Atemfunktionsstörungen die Vollzeichen einer respiratorischen Insuffizienz ausbilden.

Bei Querschnittgelähmten unterhalb C_4 mit erhaltener Zwerchfellmotorik kann man nach einer Übergangsphase und Behandlung zusätzlicher Schädigungen mit einer kurzfristig erreichbaren suffizienten Spontanatmung rechnen.

Von dieser Patientengruppe grundsätzlich zu unterscheiden sind Querschnittlähmungen mit wesentlichem oder völligem Ausfall der Zwerchfellfunktion, bei denen langfristig und unter Umständen für dauernd mit einer technischen Atemhilfe gerechnet werden muß.

Die Nn. phrenici werden aus den Rückenmarksegmenten 3, 4 und 5 versorgt, eine funktionell ausreichende Zwerchfellatmung kann bei Tetraplegien unterhalb des 4. Rückenmarksegmentes erwartet werden. Dies gilt auch trotz der in bis zu 70% gefundenen akzessorischen Wurzeln des N. phrenicus aus tieferen Segmenten (Kelley, Matson).

Die anatomische Beziehung zwischen Rückenmarksegment und Wirbelsäulensegment und die Versorgung des N. phrenicus ergibt sich aus den Abbildungen 6.5.1 und 6.5.2.

Bei Lähmungsniveaus unterhalb C_4 vermeiden wir möglichst die Intubation wegen der Komplikationsgefahr und der Schwierigkeiten beim späteren Übergang von Überdruckbeatmung zu Spontanatmung. Ein weiterer wichtiger Grund ist der Erhalt der gerade in der Frühphase einer solchen Verletzung bedeutsamen Sprechfähigkeit des Patienten.

Das Ziel einer aufrechterhaltenen Spontanatmung kann nur erreicht werden durch eine sofort

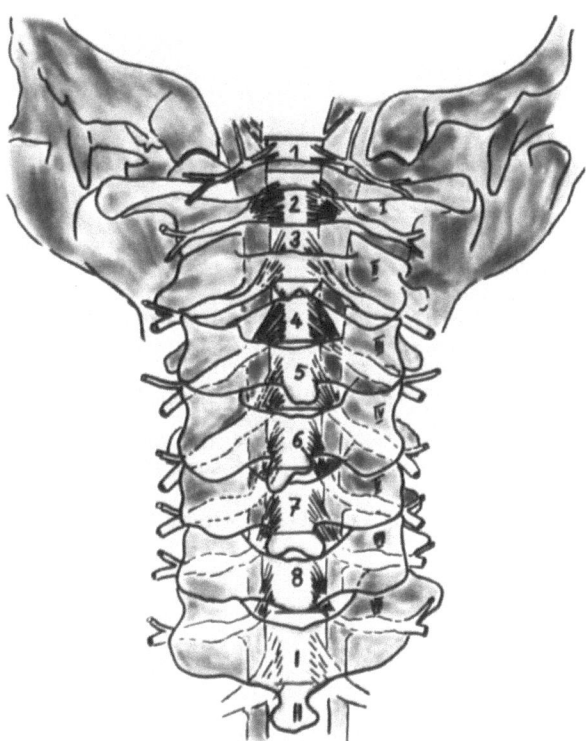

Abb. 6.5.1. (Nach Pernkopf) Lagebeziehung von Rückenmarksetagen zu den Wirbelsäulensegmenten an der HWS

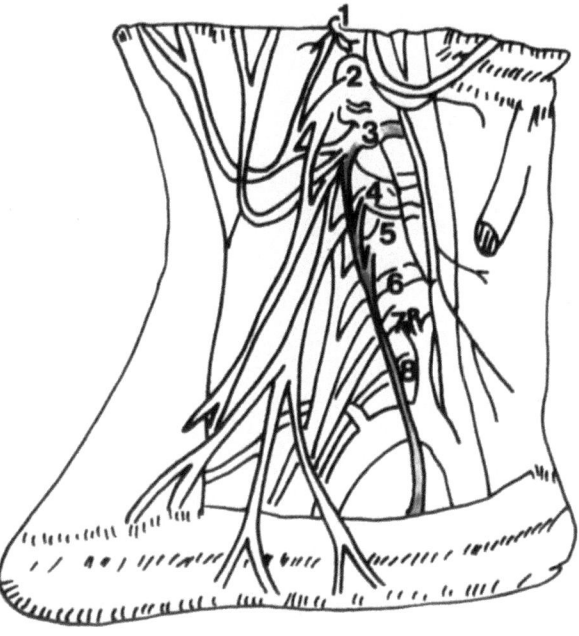

Abb. 6.5.2. (Nach Pernkopf) Ursprung und Verlauf des N. phrenicus (dunkel) aus C_3–C_5

einsetzende und im geregelten Tag- und Nacht-Rhythmus weitergeführte aktive krankengymnastische Atemtherapie, wie sie wegen des erheblichen Bedarfs an geschultem Personal routinemäßig nur in einem Querschnittgelähmten-Zentrum oder einer Klinik mit entsprechender Sonderabteilung geleistet werden kann. Hierin liegt einer der Gründe für eine sofortige Einweisung Halsmarkgelähmter in eine solche Spezialeinheit.

Durch den Ausfall von Bauch- und Intercostalmuskulatur wird bei innerviertem Zwechfell weniger das Atemminutenvolumen als vielmehr die Abhustefähigkeit beeinträchtigt und so die respiratorische Insuffizienz begründet. Mangelhaftes Abhusten von Sekret führt zur Anschoppung in den Atemwegen, zur weiteren Minderbelüftung der Lungen bis hin zur Atelektasenbildung. Daher muß die Atemgymnastik folgendes leisten:

a) Bewußtes Abhusten mit Unterstützung durch manuelle, rhythmische, dem Abhusteversuch des Patienten angepaßte Kompression und Entlastung des Thorax (s. Abb. 6.5.3).
b) In ähnlicher Technik sofort einsetzende Unterstützung der eigenen Atemtätigkeit beim tiefen Aus- und Einatmen als Ersatz der ausgefallenen Intercostalmuskulatur.
c) Anregen der bewußten Zwerchfellatmung und des bewußten Einsatzes der Atemhilfsmuskulatur (s. Abb. 6.5.4).

Die Atemtherapie wird durch weitere Maßnahmen unterstützt.

Anfeuchten der Atemluft, Sekretolytika, Wechsellagerung (Drehbett, Seit-Bauch-Seitlagerung), Wechsel von Oberkörperhoch- und -tieflagerung, regelmäßige Stehbehandlung im Stehbett oder Stehbrett schon auf der Intensivstation, Quinckesche Hängelage, Vibrationsmassagen und Ab-

klatsch, Totraumvergrößerung durch Giebelrohr, maschinelle Atemhilfen (Moneghan, Bird, CPAP).

Vor allem bei zusätzlichen Komplikationen (knöcherne Thoraxverletzung, Lungenkontusion, Aspiration und Vorerkrankungen der Lunge)

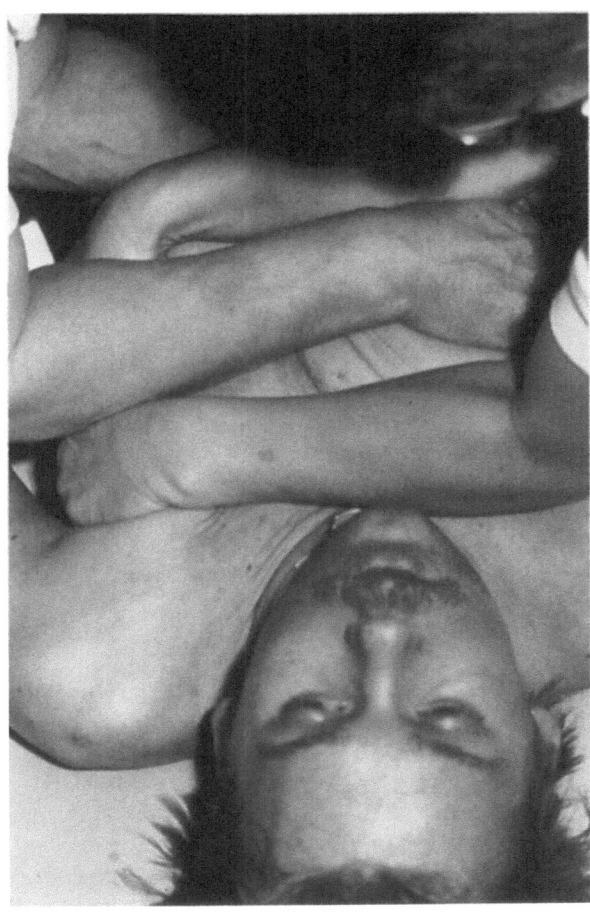

kompression (hier durch 2 Physiotherapeuten)

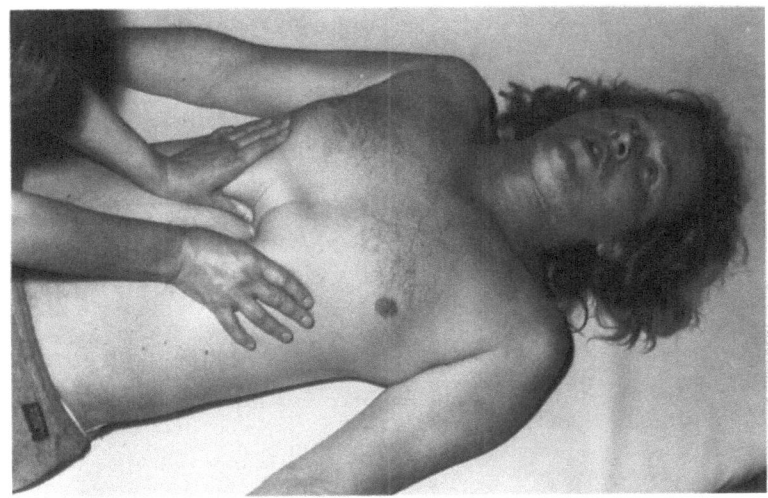

Abb. 6.5.4. Anregen und Unterstützen der bewußten Zwerchfellatmung durch Physiotherapie

kann eine zeitweilige maschinelle Überdruckbeatmung unumgänglich werden. Die Entscheidung zur maschinellen Beatmung orientiert sich an den Lungenfunktionswerten. Für einen erwachsenen Tetraplegiker halten wir folgende Grenzwerte unter suffizienter Physiotherapie noch für ausreichend:

Atemzug-Volumen >300 ml
Vitalkapazität >800 ml
PO_2 > 60 mm Hg.
PCO_2 > 60 mm Hg.

Bei der Indikationsstellung zur maschinellen Beatmung muß der Gesamtzustand des Patienten, insbesondere die cerebrale Situation, berücksichtigt werden.

Wir bevorzugen die nasotracheale Intubation, da sie bei der prolongierten Intubation gegenüber dem oral gelegten Tubus die Mundpflege vereinfacht, die sprachliche Äußerungsmöglichkeit durch Lippensprache oder auch mit Hilfe eines an den Mundboden angelegten Summers (wie bei Tracheostomaträgern verwendet) aufrechterhält und zumeist auch orale Nahrungsaufnahme gestattet. Zusätzlich bietet die nasotracheale Intubation eine gute Voraussetzung für eine später eventuell doch notwendig werdende Tracheotomie.

Nur bei erheblichen zusätzlichen Komplikationen muß mit einer Dauerbeatmung über 14 Tage hinaus gerechnet werden, eine Tracheotomie ist bei Tetraplegie tiefer als C_4 daher nur in Ausnahmefällen indiziert.

Bei einer deutlich über 14 Tage hinaus notwendigen maschinellen Beatmung muß man sich jedoch zur Tracheotomie entschließen. Maßgebend hierfür sind folgende Gründe:

a) Schonung des Kehlkopfbereiches, der Stimmbänder sowie des subglottischen Raumes,
b) Totraumverkleinerung,
c) verbesserte Bronchialtoilette,
d) leichteres Abhusten,
e) vereinfachtes bronchoskopisches Absaugen.

Nach Intubation oder Tracheotomie wird der ateminsuffiziente Patient zunächst kontrolliert beatmet.

Die jeweilige Situation des einzelnen Patienten entscheidet über das Beatmungsgerät (volumengesteuert oder zeitgesteuert, flowgesteuert oder druckgesteuert).

Die Atemfrequenz wird initial auf 12–14 min, das Atemzugvolumen auf 6–7 ml/kg fixiert.

Die exakte Einstellung am Patienten hängt ab von der gemessenen Lungencompliance und der Resistance ebenso wie von der Blutgasanalyse.

Die Lungencompliance (ml/cm H_2O) ist ein Maß für den aufzuwendenden Druck, um ein bestimmtes Volumen in der Lunge halten zu können. Angestrebte Werte für die Totalcompliance liegen bei Erwachsenen zwischen 30–100 ml/cm H_2O, bei Kindern zwischen 10–30 ml/cm H_2O.

Die inspiratorische Resistance (cm H_2O/l/s) ist ein Maß für den Widerstand in den Luftwegen in Relation zum Flow.

Die angestrebten Werte liegen beim Erwachsenen zwischen 2,5 und 10 cm H_2O/l/s, bei Kindern bis 30 cm H_2O/l/s.

Der arterielle Sauerstoffdruck läßt sich durch eine PEEP-Beatmung (positive endexspiratory pressure) erhöhen.

Durch den positiven endexspiratorischen Druck wird eine bessere Gasverteilung in der Lunge erzielt und durch die Erhöhung des funktionellen Residualvolumens die Kollapsgefahr der Alveolen vermindert.

Eine weitere Möglichkeit zur Vermeidung von Atelektasen bietet bei längerer kontrollierter Beatmung die sogenannte Seufzeratmung, bei der in einem bestimmten Rhythmus das Atemzugvolumen erhöht wird.

Mit der Entwöhnung vom Gerät kann begonnen werden, wenn sich das Inspirations-Exspirationsverhältnis der Norm von 1:1,5 bis 1:2 genähert hat und folgende Beatmungsparameter erreicht sind:

PO_2 >60 ($FiO_2 = 0,4$)
PCO_2 <60
pH > 7,3
Vitalkapazität >15 ml/kg
Atemfrequenz <30
Atem-Minuten-Volumen 70–130 ml/kg

Zu Beginn der Entwöhnungsphase wird die Triggerschwelle etwa 2 cm H_2O auch unter ein etwaiges PEEP-Niveau eingestellt.

Nun versucht der Patient, durch erste spontane Atemaktionen das Gerät zu triggern und so sein Atem-Minuten-Volumen über die Frequenz zu ändern.

Bei dieser assistiert-kontrollierten Beatmung muß der Patient entweder einen relativen Unterdruck (zum Beispiel 2 cm H_2O) oder einen minimalen inspiratorischen Flow erzeugen, damit das Beatmungsgerät ein zusätzliches Atemzugvolumen abgibt.

In dieser Phase der beginnenden Spontanatmung kann man dem Patienten die Inspirationsarbeit erleichtern durch:

IMV (intermittend mandatory ventilation). Bei dieser intermittierend geräteunterstützten Beatmung wird von der Maschine eine vorgegebene Atemfrequenz gesichert.

Bei der *SIMV* (synchronized intermittend mandatory ventilation) wird die minimale Frequenz des Beatmungsgerätes mit den Atemzügen des Patienten koordiniert und nur während der Einatmungsphase zusätzlich vom Gerät ein Atemzug aufgepfropft.

Bei der *druckunterstützten Atmung* übernimmt der Ventilator nur noch die Einatemarbeit, während die Atemgrößen vom Patienten selbst gesteuert werden. Eine Kombination mit SIMV oder PEEP ist möglich.

Bei IMV, SIMV, SIMV und druckunterstützter Beatmung wird in der Regel zunächst einmal die Atemfrequenz des Patienten beibehalten und nur allmählich am Gerät reduziert, so daß er immer mehr spontan atmen muß.

Bei *EMMV* (extended mandatory minute volume) wird das Mindestminutenvolumen am Gerät eingestellt, bei dessen Unterschreitung ein oder mehrere Atemzüge des Patienten unterstützt werden.

Durch *CPAP-Atmung* (continuous positive airways pressure) wird durch den kontinuierlich positiven Atemwegsdruck zu Beginn der Spontanatmungsphase die Kollapstendenz der Alveolen vermindert, Atelektasen verhindert und dadurch eine verbesserte Ventilation erreicht. Atemtherapiegeräte, die in der Lage sind, Patienten mit CPAP atmen zu lassen und auch als Therapiegeräte zu Hause eingesetzt werden können, sind heute schon durchaus preiswert auf dem Markt (z.B. PEEP-Weaner, Heyer-sekundant, porta-bird usw.).

Bei allen diesen beatmungstechnischen Hilfen ist zusätzlich eine intensive krankengymnastische Behandlung, Atemtherapie, regelmäßiges Abhustetraining und vermehrte Mobilisation des Patienten durch Wechsellagerung unbedingt erforderlich.

In dieser Phase müssen außerdem die intensivmedizinischen Parameter besonders engmaschig beachtet werden: Blutbild, Elektrolyt- und Energiehaushalt, Flüssigkeitszufuhr, Nierenfunktion und geregelte Blasenentleerung. Besondere Bedeutung hat die regelmäßige Darmentleerung, da Blähungen in der noch instabilen Frühphase die Atmung erheblich behindern können.

Erst das moderne Rettungswesen mit dem Einsatz von Notarztwagen und Rettungshubschrauber hat in größerer Zahl Querschnittgelähmte mit funktionell kompletter Zwerchfellähmung in klinische Behandlung kommen lassen. Hierdurch wurde sozusagen ein Problem von der Straße in die Klinik verlagert, das dort noch heute mancherorts für unlösbar gehalten wird (Karimi Nejad).

Bei diesen Patienten addieren sich die bekannten Behandlungsprobleme einer hohen Tetraplegie mit den durch die langfristig zu erwartende Ateminsuffizienz bedingten Schwierigkeiten. Den Anforderungen, die sich an das ärztliche und nichtärztliche Personal stellen, kann nur eine enge fachübergreifende Zusammenarbeit zwischen Pflege, Krankengymnastik, Ergotherapie, Intensivmediziner und Querschnittarzt in einem erfahrenen Team gerecht werden.

Wir haben daher seit Ende 1982 in unserer Klinik eine Beatmungseinheit für die Langzeitbeatmung bei hoher Querschnittlähmung mit 5 Betten eingerichtet. Diese Einheit für Dauerbeatmungspatienten wird interdisziplinär vom Zentrum für Rückenmarkverletzte und der Abteilung für Anästhesie- und Intensivmedizin versorgt. Unter Dauerbeatmung soll nicht die langjährige „Pflegebeatmung" verstanden werden; dazu reichen die wenigen Betten nicht aus. Solch aufwendige Therapieplätze sind nur dann gerechtfertigt, wenn die Behandlung eine Aussicht auf Erfolg, d.h. Respiratorunabhängigkeit, bietet.

Drei Möglichkeiten der Respiratorentwöhnung haben sich uns herauskristallisiert:

a) Spontanatmung mit der Atemhilfsmuskulatur für dauernd,
b) bewußte Atmung mit der Atemhilfsmuskulatur über mehrere Stunden und zusätzliche Versorgung mit transportablen Atemgeräten, die eine Entlassung aus der Klinik ermöglichen, als unter Umständen vorübergehende Kompromißlösung.
c) Zwerchfellschrittmacher

Bei allen diesen Fällen ist mit der Notwendigkeit einer maschinellen Langzeitbeatmung zu rechnen, die Tracheotomie ist hier nie zu umgehen und sollte frühzeitig durchgeführt werden.

Ein bewußtes Atmen über die Halsmuskulatur ist grundsätzlich bei hoher motorisch kompletter Tetraplegie möglich, wenn die Lunge nicht zusätzlich vorgeschädigt und die Funktion des N. accessorius erhalten ist.

Ohne Zweifel können weit mehr Querschnittgelähmte oberhalb des Niveaus C_4 bei optimalen Voraussetzungen in entsprechenden Zentren eine solche Spontanatmung erreichen, als heute angenommen wird.

Die Atemarbeit muß dabei durch die sogenannte auxiliäre Atemmuskulatur übernommen werden. Diese Aufgabe erfordert das gezielte krankengymnastische Auftrainieren jeder einzelnen Muskelgruppe (Abb. 6.5.5).

Die alleinige Spontanatmung mit der auxiliären Atemmuskulatur erfolgt durch Kontraktion von Unterzungenbeinmuskulatur, intakten Skalenus-

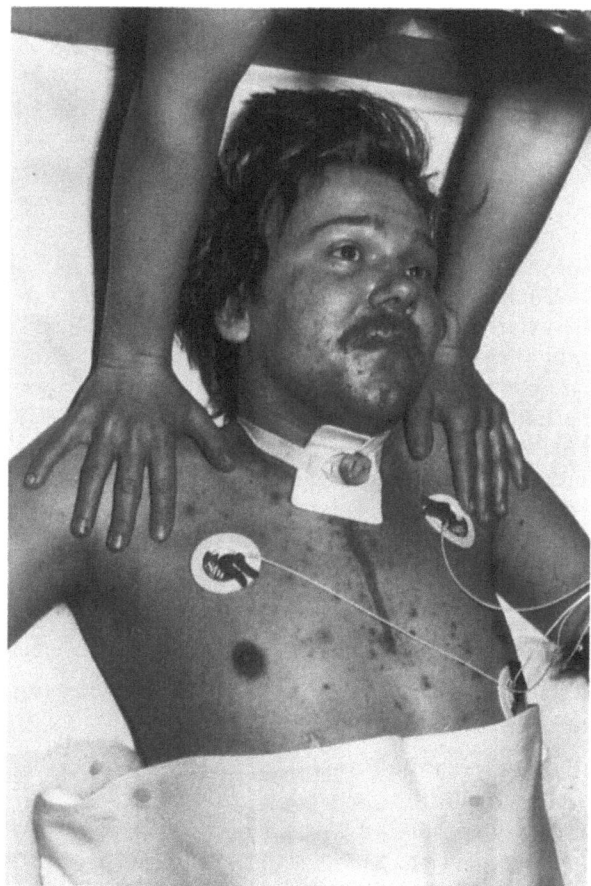

Abb. 6.5.5. Krankengymnastisches Training der Atemhilfsmuskulatur, Übung gegen Widerstand

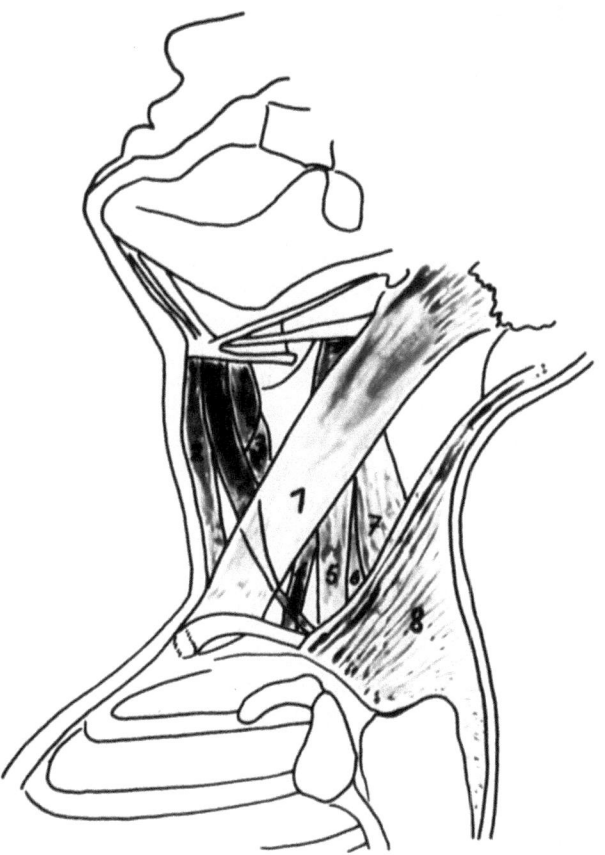

Abb. 6.5.6. (Nach Pernkopf) Atemhilfsmuskulatur bei Tetraplegie. *1* M. sternocleidomastoideus; *2, 3* Unterzungenbeinmuskulatur; *4–6* Scalenusgruppe; *7* M. levator scapulae; *8* M. trapezius

teilen und vor allem des accessoriusversorgten Musculus sternocleidomastoideus. Voraussetzung für das Anheben des Brustraumes mit dieser Muskulatur ist das gleichzeitige Feststellen von Kopf und Halswirbelsäule durch die erhaltenen Anteile der prä- und paravertebralen Muskulatur (Abb. 6.5.6).

Dieser erlern- und trainierbare, bewußte Einsatz der Halsmuskulatur wird oft durch gleichzeitige Rückneigung des Kopfes unterstützt und verstärkt (Abb. 6.5.7). Dies muß unter anderem bei der Sitzposition im Elektrorollstuhl, insbesondere bei der Stellung der Nackenstütze beachtet werden. Je nach der Thoraxelastizität und seiner Eigenschwere gelingen die ersten bewußten Atemzüge besser im Liegen oder in aufrechter Position. Die Trainingsmaßnahmen sind zeitaufwendig und setzen monatelange Behandlung durch geschulte Mitarbeiter voraus. Über einzelne Aktionen bis zur Eigenatmung über Minuten und später Stunden führt der oft über ein Jahr lange, den Patienten nicht nur physisch sondern auch psychisch belastende Weg.

Die kontinuierlich intensiv-medizinische Überwachung ist Voraussetzung für einen Erfolg.

Die Spontanatmung mit der Atemhilfsmuskulatur setzt zumindest anfänglich die gezielte Innervation voraus, d.h. der Patient muß bei vollem Bewußtsein und kooperativ sein. Erreicht man schließlich eine ausreichende Atemfunktion über mehrere Stunden, erhöht sich bereits die Lebensqualität des Patienten erheblich. Es kann eine Sprechkanüle eingesetzt werden, der Patient kann mit dem kinngesteuerten Elektrorollstuhl die Intensivstation verlassen und das ergotherapeutische Training am Mundarbeitsplatz beginnen.

Da die Atmung über die auxiliäre Atemmuskulatur zunächst nicht vom Atemzentrum getriggert wird, ergeben sich oft längerfristig Probleme während der Schlafphase. Hierbei „verschläft" der Patient regelrecht das Atmen. Wir konnten beobachten, daß nach längerer Zeit auch dieses Problem im Sinne einer „bewußt – unbewußten" willkürlich gesteuerten Atmung über die Atemhilfsmuskulatur während der Schlafphase zu lösen ist. Bis allerdings dieser Mechanismus funktioniert, sind für die Schlafphase zusätzliche unterstützende Maßnahmen erforderlich.

Da wir die Unabhängigkeit von der maschinellen Beatmung nicht nur wegen der unphysiologischen und langfristig lungenschädigenden Druckverhältnisse sondern auch wegen der sonst notwendigen Trachealkanüle anstreben, setzen wir schon frühzeitig Atemhilfsgeräte ein, die eine Dekanülierung ermöglichen. Hier bietet sich neben der aus der Behandlung der Poliomyelitis bekannten und inzwischen wesentlich weiter entwickelten „Eisernen Lunge" eine individuell adaptierte und mit einem ähnlichen Mechanismus arbeitende Thoraxglocke „Kürass" an (Abb. 6.5.8).

Weitere Möglichkeiten wie transportable Atemgeräte mit der Möglichkeit einer Überdruckbeatmung über ein Mundstück auch in der Schlafphase sind noch in der Entwicklung.

Der Fortschritt der Mikroelektronik hat die Entwicklung von elektrischen Schrittmachern zur peripheren Nerven- und Muskelstimulation entscheidend vorangetrieben.

Grundsätzlich stehen 2 Methoden zur Zwerchfellstimulation zur Diskussion:

a) Die Elektrodenapplikation direkt am Diaphragma,
b) die elektrische Stimulation im Phrenicusverlauf.

Die Elektrodenapplikation am Diaphragma, die wegen des leichteren operativen Zuganges und der geringen Gefahr einer perioperativen iatrogenen Nervenschädigung prinzipielle Vorteile bietet, steht bisher noch in der Phase des Tierexperimentes (Nochomowitz).

Über die elektrische Stimulation des leitfähigen Phrenicusnerven liegen aus den USA inzwischen über 10jährige Erfahrungen im praktischen Einsatz vor (Glenn). Die Methode setzt voraus, daß genügend motorische Vorderhornzellen des N. phrenicus intakt geblieben sind.

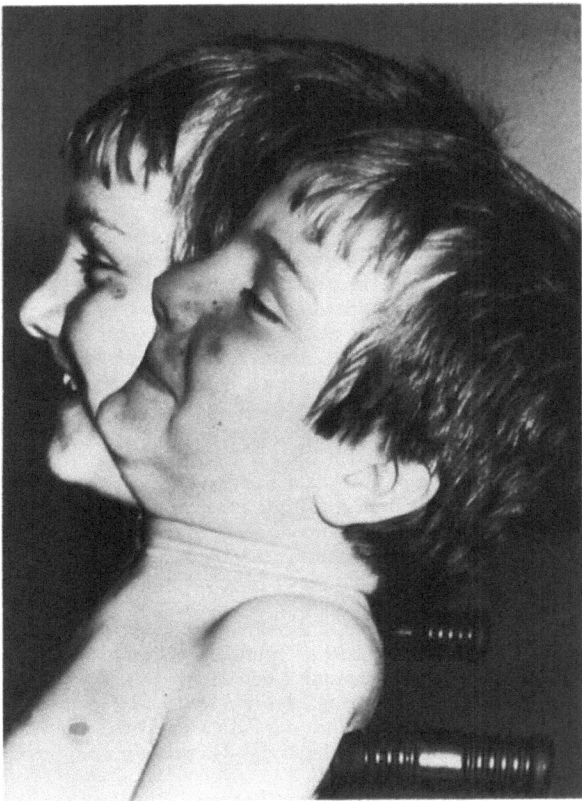

Abb. 6.5.7. Rückneigung des Kopfes zur Vorspannung der Atemhilfsmuskulatur

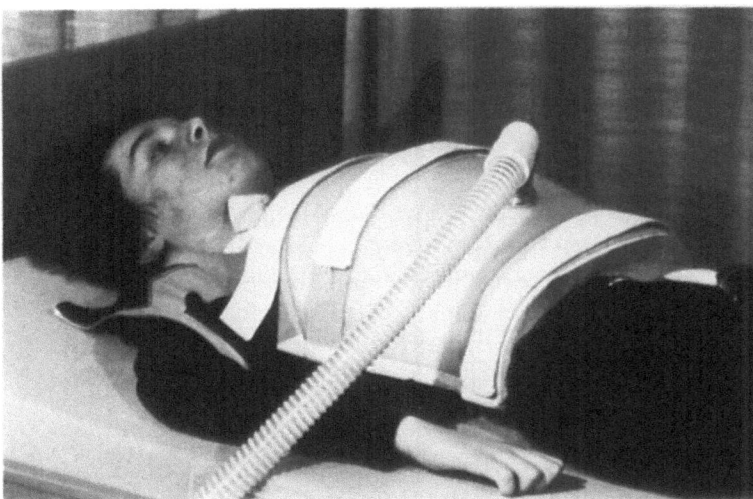

Abb. 6.5.8. „Kürass" mit wechselndem Unterdruck als Atemhilfe arbeitende Thoraxglocke

Vor Implantation eines solchen Schrittmachers ist daher die probeweise transkutane oder offene Stimulation des N. phrenicus beidseits erforderlich, die einen deutlichen Zwerchfellhub nachweisen muß (Davis, Glenn, Shaw).

Die Elektroden wurden anfänglich monopolar oder bipolar am cervicalen Phrenicusverlauf auf dem M. scalenus anterior implantiert. Probleme mit Irritationen im sensibel noch versorgten Bereich und auch die mögliche Existenz akzessorischer Phrenicusäste aus tieferen Rückenmarksegmenten, auf die wir oben bereits hinwiesen, haben inzwischen zur Bevorzugung der technisch aufwendigeren intrathorakalen Implantation am oberen Mediastinum geführt.

Bei den in den USA eingesetzten Systemen wird jeder N. phrenicus getrennt angesteuert, wobei jeweils eine in die Bauchwand unter dem Rippenbogen implantierte Empfängerspule die Energie von einer aufgelegten Senderspule empfängt und über ein flexibles Kabel an die Elektrode am Nerv weitergibt.

Ist eine Stimulierung rund um die Uhr notwendig, so werden nach dem amerikanischen Verfahren beide Zwerchfellhälften getrennt für jeweils 12 Std stimuliert, da nach dieser Zeit mit einem Ermüdungseffekt auf Muskel und motorische Endplatte zu rechnen ist (Glenn, Sato).

Dieser Ermüdungseffekt wird von verschiedenen Autoren (Ugolini, Brancadoro, Moritz) auf die unphysiologische Gesamtstimulation des Nervenquerschnittes mit einer einzigen mono- oder bipolaren Elektrode zurückgeführt, wie sie bei dem physiologischen „Rotating switch" nicht eintritt. Physiologischerweise liegt die Stimulationsfrequenz eines Großteils der einzelnen Nervenfaszikel wesentlich unter der Atemfrequenz.

Aus dieser Überlegung heraus hat die Wiener Arbeitsgruppe um Thoma ein technisches Prinzip für die elektrische Stimulation motorischer Nerven entwickelt und ein Phrenicusschrittmachersystem aufgebaut, mit dem wir erste Erfahrungen sammeln konnten. Hierbei werden unter mikrochirurgischer Technik an jeden N. phrenicus jeweils 4 Elektroden appliziert, die mit einem rotierenden und variablen Erregungsmuster durch eine Computerlogik in der sogenannten „Karusellschaltung" angesteuert werden (Holle, Thoma).

Ein weiterer Vorteil des in Wien entwickelten Gerätes liegt in der gleichzeitigen Stimulationsmöglichkeit beider Nn. phrenici über eine gemeinsame in der Bauchwand implantierte Empfängerspule. Jede Einzelstimulation besteht aus variablen Impulsen in einer Frequenz von 25 HZ, jeweils in der Nullphase wird der gegenseitige N. phrenicus stimuliert.

Kasuistik: 21jähriger Mann, Verkehrsunfall am 12.6.1983. Luxationsbruch $C_{2/3}$ mit motorisch kompletter, sensibel inkompletter Querschnittlähmung unterhalb C_2, komplette Blasen- und Mastdarmlähmung, komplette Zwerchfellähmung. Übernahme ins Zentrum im Juli 83. Beginn mit intensiver Atemgymnastik und Training der Atemhilfsmuskulatur bei völliger Respiratorabhängigkeit. Das Ziel einer bewußten muskulären Atmung über die Halsmuskulatur konnte nicht erreicht werden. Am 1.9.83 Implantation eines Zwerchfellschrittmachers nach Thoma intrathorakal nach Sterniotomie, Elektrodenlage am mediastinalen Oberrand. Postoperativer Verlauf komplikationslos. Ab der 4. Woche Beginn mit Zwerchfelltraining durch elektrische Stimulation, Stimulationsdauer anfänglich 10 min 4× täglich. Atemzug-Volumen zu Beginn 200 ml bei einseitiger und 350 ml bei beidseitiger Stimulation. Atemfrequenz 20–25 min.

Unter zunehmender Stimulationsdauer und Training ständige Verbesserung des Atemzugvolumens, inzwischen unter Reduzierung des Stimulationsstromes Atemzugvolumen 800 ml, Frequenz 13/min, physiologische Blutgasanalyse. Maximal mögliche stimulierte Vitalkapazität 4000 ml. Seit 1.2.1984 ununterbrochene Respiratorfreiheit bei kontinuierlicher Phrenicusstimulation beidseits. Ermüdungseffekte waren bisher in keiner Phase nachzuweisen. Die krankengymnastisch unterstützenden Atemübungen mit regelmäßigem Abhusten über die noch liegende Trachealkanüle werden weitergeführt, durch das Training der Atemhilfsmuskulatur ist inzwischen eine bewußte Spontanatmung bis zu maximal 2 Std möglich.

Durch die Respiratorunabhängigkeit kann der tagsüber mit einer Sprechkanüle versorgte Patient an einem Fremdsprachenunterricht teilnehmen, wird regelmäßig krankengymnastisch und vor allem ergotherapeutisch außerhalb der Intensivstation in den einzelnen Abteilungen des Hauses behandelt. Ergotherapeutisch liegt der Schwerpunkt auf einem intensiven Mobilitäts- und Arbeitstraining mit mund- und blasgesteuerten Hilfsmitteln, Training am Mundarbeitsplatz (Abb. 6.5.9). Die Bedienung eines adaptierten Elektrorollstuhles mit Kinnsteuerung ist ohne weitere Hilfe möglich und verbessert die Mobilität des Patienten erheblich. Mehrtägige Beurlaubungen in häusliche Umgebung sind bereits durchgeführt worden.

Durch die inzwischen bis zu 2 Std mögliche Atmung ohne alle technischen Hilfsmittel ist eine vorübergehende Unabhängigkeit vom Schrittmacher gesichert, durch die plötzlich auftretende Defekte am elektronischen System abgefangen werden können. Nach der Dekanülierung ist die Entlassung nach Hause mit transportabler eiserner Lunge als zusätzliche Sicherheit vorgesehen. Außerdem kann die Versorgung mit diesem System bei eventuell später auftretenden Ermüdungserscheinungen durch Verwendung eines Tag-Nacht-Rhythmus von elektrischer Stimulation und eiserner Lunge genügende Erholungsphasen für die Stimulationsatmung garantieren (Abb. 6.5.10).

Wenn auch die langfristige Lebensdauer und Lebensperspektive solch extrem hoher Tetraplegien mit Zwerchfellähmung heute noch nicht beurteilt werden kann, stehen wir doch auf dem Standpunkt, daß die oben erwähnten, zum Teil sehr aufwendigen Techniken bereits heute ein „Experimentierstadium" überwunden haben insofern, als sie bereits jetzt zu einer wesentlichen Verbesserung der Lebensqualität dieser Patienten beitragen.

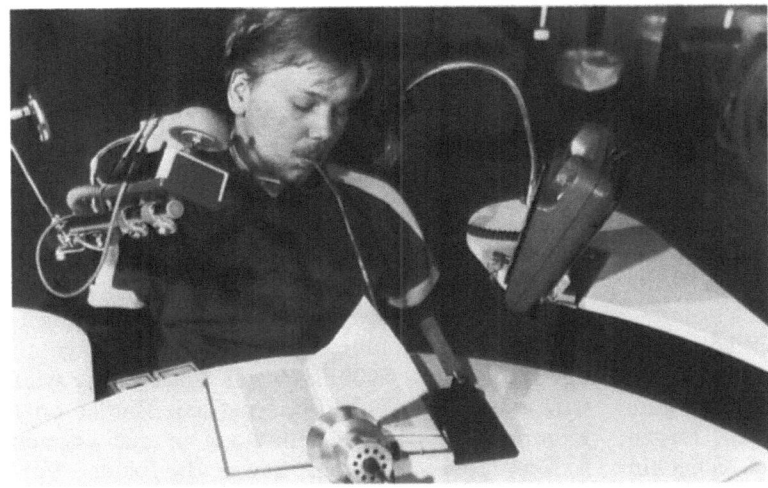

Abb. 6.5.9. Tetraplegiker $C_{2/3}$ mit kompletter Zwerchfellähmung am Mundarbeitsplatz unter elektrophrenischer Atmung

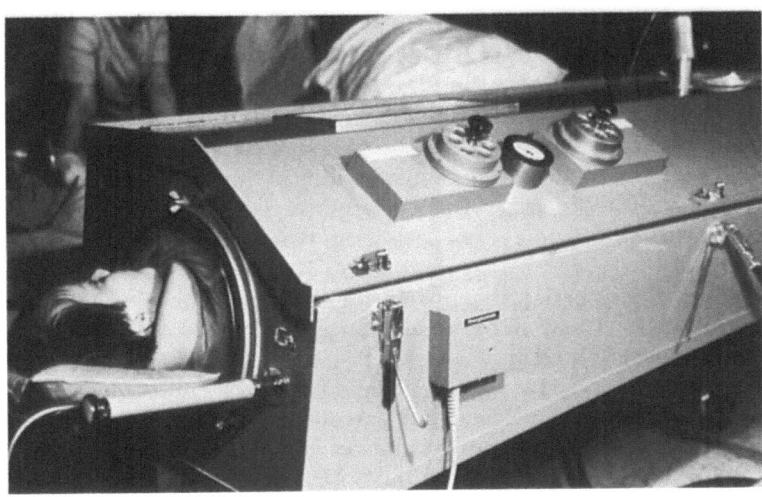

Abb. 6.5.10. „Eiserne Lunge" transportabel, störungsarm, leicht zu bedienen. Entwicklung der WKM in der Stiftung Pfennigparade, München 40, Barlachstraße

6.5.2 Komplikationsbedingte Ateminsuffizienz bei Querschnittlähmungen

Mit zunehmendem Alter kann es bei Patienten mit zunächst kompensierter Ateminsuffizienz durch die zunehmende Starre des Brustkorbes und die altersbedingte Abnahme der Muskelkraft schließlich zu einer chronischen Ateminsuffizienz, dem fortschreitenden Unterbeatmungssyndrom kommen.

Die Erfahrungen bei Poliopatienten zeigen, daß Jahre nach Eintritt der ursprünglichen Erkrankung eine Dekompensierung auftreten kann, die zu technischer Atemhilfe zwingt. Klinische Verdachtssymptome sind Müdigkeit, Depressionen, Konzentrations- und Merkschwäche. Gleichzeitig werden die Patienten durch die erhöhte Gefahr pulmonaler Infekte bedroht. Aus der Behandlung von Tetraplegikern sind derartige Spätkomplikationen nur deswegen nicht geläufig, weil so lange zurückreichend keine Erfahrungen mit anfänglich ateminsuffizienten Querschnittgelähmten vorliegen; vor 20 Jahren hatten diese Patienten keine längerfristige Überlebenschance.

Dennoch muß eine solche Gefährdung als gegeben angenommen werden und eine möglichst intensive frühzeitige Prophylaxe ebenso wie regelmäßige Kontrollen der Atemfunktion sind angebracht.

Die wesentlichen prophylaktischen Maßnahmen sehen wir in einem regelmäßigen Atemtraining mit Unterstützung durch Hilfspersonen oder Krankengymnastik, in der Erhaltung der allgemeinen körperlichen Fitness durch Physiotherapie und Bewegungstherapie, wechselnder Körperlagerung durch regelmäßige Stehübungen (Stehbrett), sorgfältige Vermeidung zusätzlicher Komplikationen wie Harnwegsinfekte durch regelmäßige urologische Kontrollen, Decubitusprophylaxe und gesunde Lebensführung.

Besonders gefährdete Patienten werden zunehmend mit geeigneten mechanischen Übungsgeräten für die Atemtherapie auch zu Hause ausgestattet. Mit solchen Geräten, z.B. Porta Bird, PEEP-Weaner usw. soll eine niedrigere funktionelle Residualkapazität (IRC) erreicht werden, um das wirksame Atemzugvolumen zu erhöhen und so bei gleichbleibendem Atemminutenvolumen die Atemfrequenz absenken zu können.

Nur durch eine solch intensive Prophylaxe lassen sich auch frühzeitige Komplikationen z.B. im Rahmen grippaler Infekte vermeiden und eine gute Lungenfunktion über die Jahre erhalten. Durch diese aufwendigen Maßnahmen läßt sich sicher ein großer Teil der sonst nötigen krankheitsbedingten stationären Behandlungen vermeiden.

Andererseits sind auch zur Prophylaxe regelmäßige stationäre Behandlungen in Spezialzentren zum Check-up und insbesondere zum Auftrainieren notwendig.

Wir empfehlen gerade bei Tetraplegien mindestens einmal jährlich ein solches Heilverfahren, um die körperliche Leistungsfähigkeit und damit die Lebenserwartung auch bei hoher Querschnittläsion zu verbessern.

Wie eingangs ausgeführt, wirken sich allgemeine Komplikationen wie z.B. intra- und extrapulmonale Infektherde, Herz-Kreislauf-Störungen, Stoffwechselstörungen und z.B. auch Darmentleerungsstörungen (Kap. 7.3.3.2) durch die reduzierte Reservekapazität bei lähmungsbedingter Einschränkung besonders gravierend auf die Atemfunktion aus.

Sind solche Komplikationen erst eingetreten, sind die therapeutischen Möglichkeiten naturgemäß beschränkt und die sinnvollste Strategie muß auch hier in der intensiven Prophylaxe liegen. Daher muß ganz besonders bei tetraplegischen Patienten Wert auf die Infektverhütung, die urologische Überwachung, die Hautpflege und die Darmentleerung gelegt werden.

Besondere Erwähnung verdient bei den bekanntlich sehr thrombosegefährdeten querschnittgelähmten Patienten die Gefahr einer *Lungenembolie*. Thrombosen in den Bein- und Beckenvenen werden bei Querschnittgelähmten übereinstimmend in 5–10% gesehen, größere embolische Lungenarterienverschlüsse sind bei lähmungsbedingt bereits eingeschränkter Atemfunktion in der Regel tödlich.

Für die Thromboseentstehung sind die langdauernde Immobilisation und der Verlust der Muskelpumpe bekanntlich die wesentlichen Faktoren. Bei fehlender Schmerzempfindung ist ausschließlich durch klinische Beobachtung die Verdachtsdiagnose einer Thrombose zu stellen.

Der gezielten *Thromboseprophylaxe* kommt daher gerade beim Querschnittgelähmten eine wesentliche Bedeutung zu.

Neben der sofort nach Unfall einsetzenden krankengymnastischen Behandlung mit passivem Durchbewegen der Beine und Anregung des Herz-Kreislauf-Systems durch Wechsellagerung muß auf eine ausreichende Flüssigkeitszufuhr und Infektverhütung geachtet werden. Die medikamentöse Prophylaxe führen wir vom ersten Tage an mit Heparin 3 × 5000 IE durch. Gleichzeitig wird vom ersten Tage an durch elastische Binden oder Kompressionsstrümpfe die Stase in den unteren Extremitäten vermindert, soweit die lokalen Verhältnisse dies zulassen.

Thrombosen stärkeren Ausmaßes werden angiographisch abgeklärt und gegebenenfalls gefäßchirurgisch angegangen. Bei vermehrter Gefährdung (Adipositas, Polytrauma) gehen wir frühzeitig auf eine Dicumarol-Behandlung über mit Einstellung bei einem Quick-Wert von 20–25%.

Kleine Lungenembolien machen gerade bei hoch cervical Querschnittgelähmten die Differentialdiagnose schwierig. Neben Röntgenaufnahmen der Lunge und EKG-Kontrollen sichern häufig erst Lungenperfusionsszintigramme die Diagnose und werden auch für die Verlaufskontrolle eingesetzt.

Die Notfallmedizin hat durch einen sehr großen technischen und personellen Aufwand die Erstversorgungsprobleme bei hoher Tetraplegie am Unfallort lösen können. Es ist einleuchtend, daß die Behandlung der so in die Klinik verlagerten Probleme ebenfalls einen großen technischen und personellen Aufwand erforderlich macht.

Unsere Ergebnisse bei der Therapie dieser hoch querschnittgelähmten Patienten weisen nach, daß eine erfolgreiche Behandlung auch bei schwerster Ateminsuffizienz durchführbar und gerechtfertigt ist, weil eine akzeptable Lebensqualität in häuslicher Umgebung erreicht werden kann.

Literatur

Arbeitskreis Querschnittlähmung der Anlaufstelle für die Vermittlung von Betten für Querschnittlähmungen 1.3.1982

Brancadoro M, Guizzi GL, Ugolini F (1983) First experimental results on electrostimulated muscle energy output for total artificial heart – 1st Vienna Int Work, on Functional electrostimulation. International Society for Artificial Organs

Davis JN (1967) Phrenic nerve conduction in man. J Neurol Neurosurg Psych 30:420

Gerner HJ, Münz M (1981) Rollstuhlversorgung bei hoher Tetraplegie. Med-Orthop-Technik 101:97–101

Gerner HJ, Kluger P (1984) Therapie et resultats du traitement de 82 tetraplégiques. Réunion Euro-Mediterranéenne de la Paraplégie Hyères, Jan 1984

Gerner HJ, Rauda DW, Witterstätter K (1979) Die soziale Situation von Querschnittgelähmten. Rehabilitation 18:135–149

Glenn WWL (1978) Diaphragm Pacing: Present status. Pace 1:357–370

Glenn WWL, Hogan JF, Phelps ML (1980) Ventilatory support of the Quadriplegic patient with Respiratory Paralysis by Diaphragm pacing. Surg Clin North Am 60/5:1055–1078

Gürtner Th (1983) Intensivmedizinische und anaesthesiologische Versorgung des frischverletzten Halsmark- und Hoch-Brustmarkgelähmten. In: Die Rehabilitation traumatisch Querschnittgelähmter. Bibliomed 2:37–64

Holle J, Moritz E, Thoma H (1971) Die Wirkung der Elektrophrenic-Respiration auf den Lungen-Kreislauf. Anaesthesist 20:102–106

Holle J, Moritz E, Thoma H, Lischka A (1974) Die Karusselstimulation, eine neue Methode zur elektrophrenischen Langzeitbeatmung. Wien Klin Wochenschr 86:23

Karimi-Nejad A (1980) Indikation, Technik und Ergebnisse der operativen Behandlung von HWS-Verletzungen. Fortschr Neurol Psychiatr 48-4:183–206

Karimi-Nejad A (1984) Halswirbelsäulen – (HWS) Verletzungen. In: Engelhardt GH (Hrsg) Unfallheilkunde für die Praxis. de Gruyter, Berlin New York, S 301–309

Kelley WO (1950) Phrenic nerve paralysis, Special consideration of the accesory phrenic nerve. F Thoracic Surg 19:923

Lawin P (Hrsg) Praxis der Intensivbehandlung, Bd 4. Thieme, Stuttgart New York, S 15.1.–15.15

Matson R (1930) Exairesis of the phrenic nerve in the treatment of pulmonary tuberculosis. Am Rev Tuber 22:1

Mletzko M (1981) Krankengymnastische Maßnahmen zur Normalisierung der alveolären Ventilation. In: Borst RH (Hrsg) Anaesthesie und Intensivmedizin 3:67–70

Moritz E, Holle J, Thoma H, Stöhr H (1983) Further experiences with electrophrenic respiration – 1st Vienna Int. Work on Functional Electrostimulation. International Society for Artificial Organs

Nochomovitz ML, Di Marco AF, Mortimer JT, Cherniack NS (1983) Diaphragm activation with intramuscular stimulation in dogs. Am Rev Respir Dis 127:325–329

Pernkopf E (1963) Atlas der topographischen und angewandten Anatomie des Menschen. Ferner H (Hrsg) Urban & Schwarzenberg, München Berlin

Sato G, Glenn WWL, Holcomb WG et al. (1970) Further experience with electrical stimulation of the phrenic nerve: electrically induced fatigue. Surg:68–817

Shaw RK, Glenn WWL, Hogan JF et al. (1980) Electrophysiological evaluation of phrenic nerve function in candidates for diaphragm pacing. J Neurosurg:53–345

Suter PM (1980) Übergang zur Spontanatmung nach Langzeitbeatmung. In: Lawin P, Wendt M (Hrsg) Aktuelle Probleme der Intensivbehandlung II, Intensivmedizin, Notfallmedizin, Anaesthes 17:174–180

Thoma H (1970) Vorrichtung zur örtlich und zeitlich variablen elektrischen Reizstrom-Langzeitstimulation eines Reizobjektes, wie Nerven und Muskeln. Österreichische Patentschrift, Nr 330342

Thoma H (1978) Phrenicusstimulation. Jahrestagung der Deutschen Gesellschaft für Anaesthesiologie, Würzburg

Ugolini F (1983) Multipolar non invasive electrode for oartial, direct cyclic skeletal muscle nerve stimulation. 1st Vienna Int Work on Functional Electrostimulation. International Society for Artificial Organs

Waldeyer A (1967) Anatomie des Menschen, Bd II, 4. und 5. Auflage. de Gruyter, Berlin New York

Walter W (1984) Intensivmedizin und Beatmungstechnik bei Querschnittlähmung. Manuskript zum Deutsch-Griechischen Symposium Querschnittlähmung, Bad Wildungen, 6.–9.9.84

6.6 Psychologische Aspekte der Querschnittlähmung

W. GRÜNINGER und G. KLASSEN

Bei den psychologischen Aspekten des medizinischen Befundes „Querschnittlähmung" wird in dieser Darstellung vor allem auf die Reaktionen des durch einen Unfall oder eine plötzliche Erkrankung schlagartig querschnittgelähmten Patienten eingegangen. Die Reaktionen dieser Patientengruppe lassen sich auch auf andere traumatisch-bedingte Körperbehinderungen oder als Trauma empfundene Lebenskrisen ausdehnen. Kübler-Ross (1973) weist auf die Bedeutung dieser Reaktionen als Verteidigungsmechanismen im psychiatrischen Sinn zur Bewältigung extrem schwieriger Situationen, hin.

Nach unseren Beobachtungen in einer Rehabilitationsklinik für Rückenmarkverletzte sind die Empfindungen und Verhaltensweisen der Patienten während der Phase der medizinischen Rehabilitation kennzeichnend und wegweisend für den weiteren Verlauf der Bewältigung der Körperbehinderung nach der stationären Entlassung.

6.6.1 Die psychischen Reaktionen auf das Trauma Querschnittlähmung

Die individuelle Reaktion auf das Trauma Querschnittlähmung ist abhängig vom Alter, der prätraumatischen Persönlichkeit, der sozialen Situation zur Zeit der plötzlichen Erkrankung oder des Unfalles und den Umständen, unter denen dieser Unfall geschah. Unabhängig von diesen individuellen Voraussetzungen lassen sich Grundformen der Reaktion beobachten, die zwar in Abhängigkeit von prätraumatischen Faktoren ihre individuelle Ausprägung erfahren, jedoch als typische Reaktionsformen bei der Mehrzahl der Patienten zu beobachten sind. Obwohl zur Beschreibung dieser Reaktionen psychopathologische Begriffe verwendet werden, sind es „normale" Reaktionen des Individuums, die notwendig und hilfreich zu sein scheinen, um den erlittenen Verlust zu verarbeiten. Wenn im folgenden einzelne Reaktionsformen getrennt voneinander dargestellt werden, bedeutet diese Trennung nicht ein zeitliches Nacheinander oder sich gegenseitig ausschließendes Auftreten. Mischformen und ein Nebeneinander von Verhaltensformen ist bei allen Patienten in den verschiedenen Stadien der Rehabilitation immer möglich. Vor allem ist in jeder Phase immer das Gefühl der Hoffnung vorhanden. Am Anfang beinhaltet dieses Gefühl „Hoffnung auf vollständige Genesung" und hält die Phase der Verleugnung aufrecht. Später, wenn die Realität nicht mehr verleugnet werden kann, ist sie der Motor für die Mobilisierung unglaublicher Energiereserven zum Auftrainieren noch verbliebener Muskelfunktionen. Und selbst bei jenen Querschnittgelähmten, die ihre Behinderung akzeptieren und gelernt haben mit ihr zu leben, die körperlich selbständig, sozial und beruflich reintegriert sind, existiert noch die Hoffnung in Form der Erwartung eines Wunders, das die Lähmung ungeschehen machen könnte.

6.6.1.1 Verleugnung

In der Akutphase, bei der unfallbedingten Querschnittlähmung zur Zeit des physischen Schockzustandes oder bei einer krankheitsbedingten Querschnittlähmung in der ersten Zeit nach der stationären Aufnahme in der Klinik fühlt sich der Patient vor allem als Objekt medizinischer Maßnahmen. Er identifiziert sich mit der Rolle des Kranken, der auf vollständige Genesung hoffen kann (vgl. Bräutigam 1981). Sobald der physische Zustand des Patienten es erlaubt, werden er und seine Angehörigen über die Diagnose „Querschnittlähmung" mit den sich daraus ergebenden wesentlichen physischen Konsequenzen (Rollstuhlabhängigkeit, Blasen- und Mastdarmlähmung, Verlust der Sensibilität und Motorik) informiert.

Die Reaktion auf die Mitteilung des Arztes ist Verständnislosigkeit, Nicht-wahrhaben-wollen und Leugnen der zum aktuellen Zeitpunkt unfaßbaren Wahrheit. Diese Reaktion scheint ein notwendiger „Schutzmechanismus" der Psyche zu sein, um die Realität langsam, nach und nach, der individuellen Belastbarkeit gemäß in das Bewußtsein dringen zu lassen. Diese Phase der Verleugnung dauert unterschiedlich lange, bei manchen Patienten endet sie nach wenigen Wochen, bei manchen erst am Ende der Drehbettzeit, wenn der Patient aufgerichtet wird und schließlich zum ersten Mal im Rollstuhl sitzt.

6.6.1.2 Die Beschäftigung mit dem auslösenden Ereignis

Erstes Anzeichen für die Bereitschaft des Patienten sich bewußt mit seiner Körperbehinderung auseinanderzusetzen ist die Beschäftigung mit dem Unfall oder der Krankheit als dem auslösenden Ereignis der Querschnittlähmung. Patienten, die, ob schuldig oder unschuldig, durch einen Auto- oder Arbeitsunfall querschnittgelähmt wurden, neigen eher dazu, fast stolz anmutend, anklingen zu lassen „das habe ich überlebt".

Eine besondere Problematik stellt die Querschnittlähmung für jene Patienten dar, die nach einem medizinischen Eingriff, von dem sie sich Heilung erhofften, gelähmt bleiben. Obwohl sie vom behandelnden Arzt über das mögliche Operationsrisiko vorher aufgeklärt wurden, wird in fast allen Fällen die Querschnittlähmung als „ärztlicher Kunstfehler" angesehen und mit massiven Aggressionen gegen den Operateur reagiert. Sich als „Opfer" eines medizinischen Eingriffs zu fühlen provoziert Mißtrauen und Abwehr gegen die anschließende medizinische Behandlung und legt den Grundstein für Groll und Zorn gegen das durch den Arzt verursachte Schicksal.

Auf die Umgebung wirkt die fortwährende Auseinandersetzung mit dem Unfall oder dem auslösenden Ereignis selbstquälerisch und unnötig. Für den Betroffenen selber scheint dieses Verhalten jedoch „ein notwendiger Schritt zum sich Zurechtfinden (zu sein), denn das Ereignis war zunächst doch nur etwas blitzartiges, dessen Bedeutung nun erst im Denken und Fühlen des Betroffenen sein Gewicht bekommt" (Schöler et al., 1981).

6.6.1.3 Auflehnung

Die Auseinandersetzung mit dem auslösenden Ereignis provoziert meist Formen der Auflehnung, sei es gegenüber dem Verursacher der Querschnittlähmung, sei es gegenüber dem Schicksal.

Im Falle des Fremdverschuldens wirkt das gedanklich vorweggenommene Prozessieren gegen den Verursacher als Entlastung. Erhoffte finanzielle Zuwendungen werden als Rache und Vergeltung dem Schuldigen gegenüber empfunden. Die Planung eines neuen Hauses z.B. läßt sowohl den Betroffenen als auch seine Familie Konsequenzen der Querschnittlähmung zumindest zum gegenwärtigen Zeitpunkt leichter zu ertragen erscheinen.

Wird die Querschnittlähmung als „Schicksalsschlag" empfunden, gegen den die Auflehnung ohnmächtig ist, richtet sie sich gegen die eigene Person. Die Querschnittlähmung wird als „Bestrafung" im Sinne der „magischen Vergeltung" interpretiert. („Die Götter haben mir mein Glück beneidet, ich hatte bisher ein zu schönes Leben") oder der Betroffene glaubt für ein tatsächliches oder vermeintlich begangenes Unrecht bestraft worden zu sein.

Konkrete Formen der Auflehnung sind zum einen verbale Reaktionen gegenüber dem Personal, Mitpatienten und den Angehörigen, zum anderen aber auch passive Aggression in Form des sich Verweigerns, z.B. bei der Medikamenteneinnahme, Füttern, bei der physio- und ergotherapeutischen Behandlung. Diese aggressiven Reaktionen werden durch die Tatsache der mangelnden motorischen Abreaktionsmöglichkeiten des an das Drehbett oder später an den Rollstuhl „gefesselten" Patienten verstärkt, dem dadurch wesentliche Kompensations- und Fluchtmöglichkeiten genommen sind (vgl. E. Sturm 1979).

Gerade bei der „aktiven" oder „passiven" Auflehnung gegen das Klinikpersonal oder Mitpatienten haben diese Stellvertreterfunktion für die Querschnittlähmung. Das Personal konfrontiert den Patienten ständig mit der Tatsache, gelähmt zu sein, und die notwendigen Maßnahmen, wie Betten, Abführen, Windeln einlegen, Füttern, Durchbewegen stellen für ihn in dieser Phase eine nicht immer zu ertragende Konfrontation mit der Querschnittlähmung dar.

Eine 30jährige Patientin (HWK 5/6, selbstverschuldeter Autounfall) formulierte:

„Ich hasse Sie, weil Sie laufen können. Ich hasse Sie, weil Sie kommen und gehen können, wann immer Sie wollen und ich muß daliegen und alles mit mir geschehen lassen. Warum liegen Sie nicht an meiner Stelle? Warum ist mir das passiert und nicht Ihnen oder irgend jemanden von diesem arroganten Personal? Alle tun so, als ob ich etwas dafür könnte, daß ich nicht mehr laufen kann."

So sinnvoll und therapeutisch wirkungsvoll es sein kann, Drehbettpatienten mit erfahrenen Rollstuhlfahrern in ein Zimmer zu legen, so ruft auch diese direkte Konfrontation mit der künftigen Rollstuhlsituation in diesem Stadium häufig Abwehr und Formen der Auflehnung hervor. Dies äußert sich z.B. in Beschwerden, daß „die anderen zu laute Musik hören, zu lange fernsehen, zu viel Besuch bekommen", aber auch direkt in offenen Auseinandersetzungen, wenn von den älteren Patienten die künftige Behindertenrolle stellvertretend vorgelebt wird.

6.6.1.4 Depressive Reaktionen

Durch die ständige unausweichliche Konfrontation mit der Tatsache gelähmt-zu-sein realisiert der Patient den bleibenden Zustand seiner Lähmung und zeigt depressive Reaktionen. Spätestens dann, wenn er zum ersten Mal im Rollstuhl sitzt, beginnt er um den verlorenen Körperteil und seine Funktionen zu trauern und löst sich von der Bedeutung und Wertigkeit, die diese Funktionen im Rahmen der Gesamtperson für ihn hatten. Diese Loslösung ist mit dem gekoppelt, was wir an depressiven Reaktionen aus der Psychopathologie kennen: Das Gefühl der Hoffnungslosigkeit, der Verzweiflung, des Nichts-mehr-könnens und damit dem „Verlust des Vertrauens in die eigenen Bewältigungsfähigkeiten und -möglichkeiten" (Sturm 1979).

Die depressive Reaktion bedingt Mißerfolgserwartungen und Rückzugstendenzen, die sich z.B. darin äußern, daß Patienten zwar bereitwillig am Wochenende nach Hause fahren, sich dort jedoch nicht außerhalb der Wohnung zeigen. Oder es werden immer wieder Gründe gefunden, die verhindern, daß ein Patient an den Stadtausflügen erfahrener Mitpatienten teilnehmen kann. In dieser Phase stagniert häufig auch die ergo- und physiotherapeutische Behandlung. Z.B. werden „wegen des Abführens" oder „weil das Kondom nicht gehalten hat" Termine versäumt. Dahinter steht die Meinung des Patienten, daß Ergo- und Physiotherapie „sowieso nichts bringen". Während in der Phase der Verleugnung und Auflehnung gerade von diesen therapeutischen Bereichen erwartet wurde, daß durch sie das Laufen oder die Funktion der Hände wiedererlangt wird.

Der notwendige Spiegel während der Physiotherapie konkret zur Kontrolle der Sitzbalance, darüber hinaus aber auch als Instrument zum Aufbau eines neuen, behinderungsadäquaten Körperschemas des Patienten eingesetzt, wird im Extremfall in dieser Phase als nicht zu ertragende Konfrontation mit dem gelähmten Körper häufig affektiv abgelehnt. So beginnt z.B. eine Patientin immer dann zu weinen, wenn sie sich im Spiegel sieht und die Behandlung muß deswegen abgebrochen werden. Oder es werden rational betonte Gründe herangezogen, z.B. „mir wird schwindlig, wenn ich sitzen muß und dabei in den Spiegel schaue".

Gerade diese Beispiele zeigen das Nebeneinander der verschiedenen Reaktionsformen. Neben dem depressiv-bedingten Sich-zurückziehen und affektiv betontes Reagieren zeigen sich im Ausweichen-wollen auch verleugnende Elemente.

Die Geschichte des Patienten S. (BWK 4/5, komplett, 32 Jahre, verheiratet, 1 Tochter) zu Bild 6 des Bildertests für Querschnittgelähmte (BTQ) gibt die Empfindungen der Patienten in dieser depressiv-betonten Phase wieder:

„Ein Rollstuhlfahrer ganz allein. Allen fällt er nur zur Last. Seine Familie hält nur aus Pflichtgefühl und Mitleid zu ihm. Wahrscheinlich haben sie ihn jetzt da hingeschoben, damit er die Aussicht genießen soll. Am liebsten würde er sich ins Wasser fallen lassen, damit all das Leid ein Ende hat. Aber nicht einmal dazu ist er in der Lage. Das Geländer ist viel zu hoch. Aber sterben ist immer ein Ausweg, der ihm bleibt."

6.6.2 Anpassung an die Querschnittlähmung

Die zunehmende Bewältigung der Körperbehinderung und ihrer vegetativen Konsequenzen im Rahmen des körperlichen Auftrainierens verbunden mit der Bewältigung von Leistungsforderungen, die in der Physio- und Ergotherapie an den Betroffenen herangetragen werden, sind entscheidende Voraussetzungen für die psychische Bewältigung des physischen Traumas Querschnittlähmung. All diese therapeutischen Maßnahmen im Rahmen der medizinischen Rehabilitation führen dazu, daß der Betroffene lernt, seine Forderungen an sich selbst unter Berücksichtigung der ihm durch die Querschnittlähmung gesetzten Grenzen, neu zu entwickeln und abzuschätzen lernt, wo seine der neuen Situation angepaßten Möglichkeiten und Grenzen liegen.

Die körperliche Verselbständigung verläuft in Wechselwirkung mit einer Fülle von Informationsangeboten und Hilfen bei der Realisierung seiner beruflichen Um- und Neuorientierung. Die Planung und Ausführung der häuslichen Adaptation impliziert und unterstützt einen Prozeß des Umlernens seines sozialen Umfeldes, um in ihm nicht mehr den Kranken sondern den Behinderten zu sehen und zu akzeptieren. Erste Wochenendaufenthalte setzen diesen Umlernprozeß in Gang, wobei häufig sowohl bei Patienten als auch bei seiner Umgebung depressive Reaktionen wieder verstärkt auftreten. Dem Patienten, besonders aber seinen Angehörigen wird erst in der gewohnten, häuslichen Umgebung zunehmend bewußt, was es bedeutet querschnittgelähmt zu sein. In der rollstuhlgerechten Umgebung der Rehabilitationsklinik, von Pflegekräften umsorgt, ist der Betroffene ein Patient unter vielen. In der häuslichen, nicht behindertengerechten Wohnung, im Kontakt mit seinen nicht behinderten Freunden und Verwandten wird sowohl dem Patienten als auch seinen Angehörigen seine Ausnahmesituation bewußt. Der Übergang von der klinikbedingten Krankenrolle zur Rolle des rollstuhlabhängigen Behinderten vollzieht sich in dieser Phase (vgl. Goffmann, 1980; Seywald, 1978; Jansen, 1981).

6.6.3 Der gesunde Querschnittgelähmte

Rehabilitationsfachleute gehen im allgemeinen davon aus, daß es mindestens 2 Jahre dauert, bis es dem Querschnittgelähmten gelingt, das psychische und physische Trauma Querschnittlähmung zu bewältigen.

Innerhalb dieses Zeitraums sollten folgende Bedingungen erfüllt sein, die die erfolgreiche Bewältigung der Querschnittlähmung erleichtern:

- rollstuhlgerechte Wohnung
- Aufnahme einer beruflichen Tätigkeit oder einer als sinnvoll empfundenen ihr gleichzusetzenden Beschäftigung

- Freizeitaktivitäten und Sozialkontakte außerhalb der Wohnung oder des familiären Kreises
- sportliche Aktivitäten als Möglichkeit körperlich orientierter Erfolgserlebnisse

„Bewältigung" des Traumas Querschnittlähmung darf nicht als eine Art von Problembewältigung verstanden werden bei der etwas als gelöst und für immer abgeschlossen beiseite gelegt und vergessen werden kann. Die Querschnittlähmung muß ein Leben lang immer wieder neu bewältigt werden. Psychische Voraussetzungen für die erfolgreiche Bewältigung der Querschnittlähmung, die in enger Wechselwirkung zum Verhalten des engeren sozialen Umfeldes stehen, sind:
● den Körper als einen gelähmten Körper zu akzeptieren.

Das Akzeptieren der gelähmten Körperteile ist Voraussetzung für den sorgfältigen Umgang mit ihnen dann, wenn der Patient aus der stationären Behandlung entlassen wird und für seinen Körper und dessen Funktionen selbst verantwortlich ist. D.h., daß sich der Patient z.B. entlastet, die Haut nach geröteten Stellen kontrolliert, die Blase restharnfrei entleert, regelmäßig abführt, sich selbst durchbewegt oder sich durchbewegen läßt, um Kontrakturen zu vermeiden. Das Akzeptieren des veränderten eigenen Körpers vollzieht sich mit einer Loslösung von kulturell und gesellschaftlich aufoktroyierten und internalisierten Vorstellungen, daß nur der junge, gesunde, schlanke und (sexuell) attraktive Körper Selbstsicherheit und Selbstwertgefühl gewährleistet und der Zuwendung wert ist.

● Abbau der aus der prätraumatischen Zeit internalisierten Vorurteile gegenüber Behinderten.

Diese Vorurteile hatten wesentlichen Anteil an den Selbstunwertgefühlen des Patienten im Anfangsstadium und haben sich in diese Frühphase gegen die eigene Person gerichtet. Die im Rollstuhl erworbenen positiven Erfahrungen des Noch-Könnens ermöglichen, sich und andere auch als Behinderte zu akzeptieren. Gleichzeitig gelingt es dann aber auch verständnisvoller und selbstbewußter auf Vorurteile der Umgebung zu reagieren. Die Mitarbeit in einer Selbsthilfegruppe kann besonders hilfreich sein, sowohl die eigenen Grenzen als auch Möglichkeiten zu erkennen.

● Die Fähigkeit Hilfe zu akzeptieren.

Psychische Bewältigung der Querschnittlähmung beinhaltet, die Situation des Rollstuhlfahrers so zu akzeptieren, daß Hilfe durch andere nach dem Schwierigkeitsgrad der zu bewältigenden Situation als selbstverständlich angenommen werden kann. Die Einschätzung des Schwierigkeitsgrades einer Situation ist abhängig von der körperlichen Selbständigkeit und den bisherigen Erfahrungen, die in dieser oder einer ähnlichen Situation gemacht wurden.

6.6.4 Die verfehlte oder nur in Teilbereichen gelungene psychische Bewältigung der Querschnittlähmung

Verleugnen, Auflehnung und depressive Reaktionen haben wir als normale Reaktionsformen des Individuums während des stationären Aufenthaltes beschrieben. Wenn der Querschnittgelähmte in diesen Reaktionsformen auf Dauer verharrt, ist die psychische Bewältigung der Querschnittlähmung nicht oder nur in Teilbereichen gelungen.

6.6.4.1 Somatische Erkrankungen als Symptom der mißglückten psychischen Bewältigung der Querschnittlähmung

Sowohl bei Patienten mit prätraumatischen Persönlichkeitsstörungen als auch bei posttraumatisch hinzugekommenen Konfliktsituationen bietet sich die Querschnittlähmung mit ihren vegetativen Konsequenzen als ein sozial-akzeptiertes und damit legalisiertes Ausweichen vor psychischen Problemen durch Rückzug in die Krankheit an.

Der Decubitus kann sowohl direkte Konsequenz einer querschnittverleugnenden Einstellung sein, als auch die massivste Form des „Selbstmords auf Zeit", wenn die situational bedingte depressive Reaktion des Anfangsstadiums zur reaktiven Depression geworden ist (vgl. B. Winter 1977). Chronische Schmerzzustände, Alkohol- und Schmerzmittelabusus sind weitere Indikatoren depressiver Resignation. Ebenso müssen chronische Harnwegsinfekte nicht nur vegetative Konsequenz der Querschnittlähmung sein. Wenn Patienten „vergessen" viel zu trinken, regelmäßig zu klopfen, Gummiurinale nachts nicht wechseln und desinfizieren, zeigt auch dieser nachlässige Umgang mit dem gelähmten Körper sowohl eine verleugnende als auch depressiv-resignierende Einstellung an.

6.6.4.2 Die mißglückte Bewältigung der Querschnittlähmung in der Interaktion mit dem sozialen Umfeld

Neben den somatisierten Formen zeigt sich die mißglückte Bewältigung der Querschnittlähmung in Verhaltensweisen, die eng an die jeweiligen Sozialpartner geknüpft sind. In der Krankenrolle des Anfangsstadiums mit all ihren entpflichtenden und entlastenden Momenten, scheinen jene Querschnittgelähmten stehengeblieben zu sein, die ihre

Behinderung inadäquat betonen, z.B. sich unverhältnismäßig viel helfen lassen, nur mit Begleitperson etwas unternehmen, aus Angst vor Druckstellen im Bett abführen, sehr viel liegen.

Eine die Behinderung leugnende Einstellung demonstrieren jene Rollstuhlfahrer, die auf die Hilfe anderer völlig verzichten wollen, z.B. sich nie schieben lassen und nur solche Orte aufsuchen, wo sie sicher alleine zurechtkommen. Schöler et al. weisen mit Recht darauf hin, daß sowohl die situationsinadäquate Betonung, als auch die Verleugnung der Behinderung langfristig gesehen, Einschränkungen des individuellen Handlungsspielraums sind. In beiden Fällen wird die Vielzahl der Möglichkeiten auf einen unnötig engen Bereich begrenzt.

Eine konfliktgeladene konträre Einstellung zur Querschnittlähmung wird aus den Geschichten des Patienten G. (45 Jahre, BWK 10, Wiederaufnahme wegen Decubitus) und seiner Frau (38 Jahre) zu Bild 8 des BTQ deutlich:

Patient G.: „Das würde ich mir wünschen, daß mich meine Frau ab und zu mal schiebt. Sie meint immer, ich soll mich nicht so anstellen, wenn wir in der Stadt unterwegs sind und ich nach einiger Zeit müde werde. Manchmal glaube ich, sie geniert sich, mich zu schieben. Es ist ihr wahrscheinlich lieber, sie kann nebenhergehen und so tun, als ob ich nicht zu ihr gehöre."

Die Ehefrau des Patienten G.: „Dieses Bild verstehe ich nicht. In der Klinik hat man mir immer gesagt, ich soll meinen Mann nicht verwöhnen. Er soll selbständig werden und er kann alles selber machen. Ich glaube, er läßt sich manchmal richtig gehen und jammert dann wegen gar nichts. Wenn ich nicht gewesen wäre, hätte er sicher mit der Arbeit nicht mehr angefangen, dann würde er noch mehr rumhängen."

6.6.5 Die Integration der Querschnittlähmung in enge soziale Beziehungen

6.6.5.1 Partnerbeziehungen

So wesentlich äußere Bedingungen wie eine rollstuhlgerechte Wohnung oder ein rollstuhlgerechter Arbeitsplatz zur erfolgreichen Bewältigung der Querschnittlähmung sind, so ist es langfristig gesehen für den Betroffenen entscheidend, daß es gelingt, seine Querschnittlähmung in die bestehende, enge Partnerbeziehung oder in eine neue Beziehung zu integrieren. Die dauerhafte Existenz enger Partnerbeziehungen wird durch die Fähigkeit, die Erwartungen beider Partner an diese Beziehung mit den Konsequenzen der Querschnittlähmung in Einklang zu bringen, gewährleistet. Beziehungen, die schon bestanden und auch nach Eintritt der Querschnittlähmung aufrecht erhalten werden, sind der Belastung des ständig sich anbietenden Vergleichs zwischen dem früheren und dem jetzt noch möglichen Aktivitätsspielraum ausgesetzt.

Nach unseren Erfahrungen gelingt es nur bei bereits vor dem Trauma tragfähigen, außergewöhnlich stabilen Beziehungen, die Querschnittlähmung in diese Partnerschaft zu integrieren. So stellt z.B. der meist bereits in der Drehbettphase erzwungene „Rollentausch" von Ehepartnern bei eng umschriebenen, langfristig fixierten Rollenverteilungen, ein großes Problem dar. Das Gefühl des „Nicht-mehr-gebraucht-werdens" der Frühphase verliert der Patient nur dann, wenn es dem Partner gelingt, den Patienten an den Entscheidungen des Alltags verantwortlich teilhaben zu lassen. In all den Fällen, in denen eine gestörte Beziehung aus den verschiedensten Gründen gezwungenermaßen aufrecht erhalten wird, tritt der gelähmte Partner immer wieder den Rückzug in die „Krankheit Querschnittlähmung" an, oft verbunden mit langfristigen, von beiden Partnern als entlastend empfundenen Krankenhausaufenthalten.

6.6.5.2 Die Integration in die Familie

6.6.5.2.1 Rückkehr in das Elternhaus.
Besonders schwierig ist die durch die Querschnittlähmung erzwungene Rückkehr in das Elternhaus. Die Wiederaufnahme einer bereits gelösten Mutter-Kind-Beziehung läßt die Mutter in vielen Fällen in eine überbehütende Rolle zurückfallen, die in der ersten Zeit nach der stationären Entlassung vom Behinderten als hilfreich und entlastend empfunden wird. Langfristig birgt diese Rollenverteilung jedoch die Gefahr in sich, daß der Behinderte auf Dauer abhängig und unselbständig bleibt. Die durch die berufliche Rehabilitation erzwungene längere Trennung vom Elternhaus ist deshalb für den Patienten zur Bewältigung seiner Behinderung notwendig und sollte sich möglichst lückenlos an die Erstbehandlung – vor der möglicherweise dauerhaften Rückkehr zu den Eltern – anschließen.

Ein Beispiel für den wieder zum Kind gewordenen Behinderten ist der 22jährige Tetraplegiker N., der fast täglich alkoholisiert mit durchnäßter Kleidung von seiner Mutter ins Bett gebracht wird. Die Mutter macht ihm deswegen ständig Vorwürfe, gleichzeitig versorgt sie ihn regelmäßig mit Alkohol. Sie begründet ihr Verhalten damit, daß der „arme Junge ja sonst nichts weiter vom Leben hat".

6.6.5.2.2 Rückkehr in die eigene Familie.
Paraplegikerinnen, die vor der Querschnittlähmung den Hausfrauenberuf gerne ausgeübt haben, erleben die Wiederaufnahme ihrer ursprünglichen Aufgaben als Selbstbestätigung im Sinne des „Nochkönnens".

Tetraplegikerinnen sind fast vollständig auf die Hilfe anderer bei der Haushaltsführung angewiesen. Gerade diese Abhängigkeit bei der Versorgung ruft bei Frauen, deren Selbstwertgefühl prätraumatisch sehr eng mit der Rolle der für die Familie sorgenden Frau gekoppelt war, Selbstunwertgefühle hervor. Im Rahmen der psychischen Rehabilitation ist es wichtig, diesen Frauen bewußt zu machen, daß die Aufgabe des „Sorgens für andere" nicht nur durch einen funktionstüchtigen Körper ausgefüllt werden kann.

Paraplegische Frauen, für die ihre berufliche Tätigkeit gegenüber der Hausfrauenrolle im Vordergrund stand, empfinden die duch die Querschnittlähmung erzwungene Beschränkung auf die Führung ihres Haushalts als einen Defizitzustand im Vergleich zum früheren Aktivitätsspielraum.

Eine Umschulung wäre in diesem Fall sicher eine wesentliche Voraussetzung zur Bewältigung der Querschnittlähmung. Im Gegensatz zu männlichen Patienten ist die berufliche Rehabilitation bei verheirateten Paraplegikerinnen jedoch im Hinblick auf die dann vorliegende Doppelbelastung von beruflicher Tätigkeit und Haushaltsführung ohne fremde Unterstützung nicht realisierbar.

Wenn der querschnittgelähmte Mann seine Rolle als „Ernährer der Familie" beibehält, sei es durch seine Rente und/oder Berufstätigkeit, so sind günstigere Voraussetzungen zur Bewältigung der Querschnittlähmung gegeben.

Finanzieller und sozialer Abstieg, verbunden mit der erzwungenen Berufstätigkeit der Ehefrau als Konsequenz der Querschnittlähmung des Mannes kann selbst stabile Familien zerstören und wird von den Betroffenen auf Dauer nur ertragen, wenn die Querschnittlähmung „Krankheit" bleibt.

6.6.6 Sondergruppen

6.6.6.1 Inkomplette Querschnittlähmung

Beim komplett Querschnittgelähmten ist spätestens nach Abklingen des spinalen Schocks das Wissen über die Tatsache des auf Dauer „Gelähmtseins" der Beginn der psychischen Auseinandersetzung mit der Querschnittlähmung. Wenn sich jedoch nach unterschiedlich langer Zeitdauer nach Eintritt der Querschnittlähmung sensorische oder motorische Funktionen zurückbilden, ist eine gänzlich andere psychische Situation gegeben. Der Patient kann sich solange nicht mit „seiner" Behinderung auseinandersetzen, solange diese nicht absehbar ist. Die Unsicherheit über Art und Umfang der sich restituierenden Muskelfunktionen und wie weit sie tatsächlich genutzt werden können, erschweren konkrete Zukunftsplanungen und verunmöglichen die Auseinandersetzung mit einem Ist-Zustand wie er beim komplett Gelähmten vorliegt. Der Patient und seine Angehörigen durchleben intensive Phasen des Zerrissenseins zwischen Hoffen und Ängsten. Sowohl von den komplett gelähmten Mitpatienten als auch vom therapeutischen Team und den Angehörigen wird selbst dem schwerbehinderten „Fußgänger" weit weniger Verständnis entgegengebracht, wenn er ähnlich wie der komplett Querschnittgelähmte Reaktionen der Verleugnung, Auflehnung oder depressive Reaktionen zeigt. Diese Reaktionen sind jedoch verständlich, wenn man berücksichtigt, daß für ihre Entstehung nicht entscheidend ist wie schwer objektiv jemand behindert bleibt, sondern wie der einzelne subjektiv im Vergleich zur Zeit vor dem Unfall oder seiner Erkrankung den Verlust einzelner Funktionen und ihrer Bedeutung für seinen Aktivitätsspielraum erlebt. Da Unsicherheit über den Grad der sich restituierenden Muskelfunktionen herrscht, muß der Patient einerseits auf eine bleibende Rollstuhlabhängigkeit vorbereitet werden, gleichzeitig aber auch motiviert werden, duch maximale Anstrengungsbereitschaft in der Krankengymnastik, dem zu entgehen.

Bei jenen Patienten, bei denen die inkomplette Querschnittlähmung zu einer prätraumatischen Persönlichkeitsstörung oder Konfliktsituation hinzukommt, besteht durch die zeitweilige, notwendige Gewöhnung an den Rollstuhl die Gefahr bleibender Rollstuhlabhängigkeit. Die für diese Patienten mit der Rollstuhlsituation verbundenen psychisch positiven Konsequenzen werden durch die Abhängigkeit finanzieller Zuwendungen (Rente, Pflegegeld) vom Ausmaß der Schwere der Körperbehinderung unterstützt.

6.6.6.2 Die Querschnittlähmung als Folge eines progredient verlaufenden Krankheitsprozesses

Die Reaktion auf die Querschnittlähmung als Folge eines progredient verlaufenden Krankheitsprozesses ist abhängig vom Grad der Informiertheit des Patienten über seine Erkrankung. Bei Patienten, die über ihre Grunderkrankung informiert sind, ist die Querschnittlähmung immer Symptom dieser Erkrankung, mit der sich die Patienten eigentlich auseinandersetzen. Bei Patienten, die nicht über den Schweregrad ihrer Erkrankung informiert sind, bedeutet die Tatsache der Rollstuhlabhängigkeit einen ähnlich gravierenden Einschnitt, wie wir es von der traumatisch bedingten Querschnittlähmung her kennen. Erst durch den weiteren Krankheitsprozeß mit z.B. immer intensiveren Schmerzen, häufig auch wiederholt notwendigen Operationen oder Aufsteigen der Querschnittlähmung, wird auch für diese Patienten, die Querschnittlähmung Symptom der Grunderkrankung, mit der sie sich persönlichkeitsspezifisch auseinandersetzen.

Patienten, die es vermeiden, über ihre Erkrankung und ihre Angst vor dem Sterben zu sprechen, oder denen keine Gelegenheit dazu gegeben wird, ihre Angst offen zu äußern, reagieren mit weit größerer Verzweiflung und Auflehnung auf die Krankheitssymptome, die das Sterben-müssen unaufhaltsam ankündigen (Kübler-Ross 1969; Glaser und Strauss 1974).

6.6.6.3 Die traumatisch bedingte Querschnittlähmung bei psychotischen Patienten

Patienten, bei denen prätraumatisch eine endogene Psychose diagnostiziert wurde, zeigen die Reaktionen Verleugnen, Auflehnung und depressive Reaktionen auf das Trauma Querschnittlähmung nicht. Wir haben bei der Rehabilitation psychotischer Patienten, die ihre Querschnittlähmung durch einen Suizidversuch im Rahmen ihrer Psychose erlitten haben, im Vergleich zur Zeit vor dem somatischen Trauma immer eine Stabilisierung der gesunden Ich-Anteile beobachten können. Es ist anzunehmen, daß, die durch die Rückenmarkverletzung legitimierte Regressionsmöglichkeit, als eine Entlastung und Entpflichtung des Ich wirkt. Die emotionale Zuwendung des therapeutischen Teams und die Konzentration auf die körperliche Symptomatik des Patienten, bei weitgehendster Toleranz gegenüber psychopathologischen Verhaltensauffälligkeiten unterstützen und stabilisieren offensichtlich die gesunden psychischen Anteile des Patienten. Wenn der Patient komplett gelähmt oder zumindest schwer körperlich behindert bleibt, scheint die dadurch bedingte Einschränkung des Aktivitätsspielraums langfristig jedoch nur dann Ich-entlastend zu wirken, wenn der psychisch Kranke primär als somatisch Behinderter von seinem sozialen Umfeld akzeptiert wird (Grüninger, Klassen 1983).

6.6.6.4 Die psychogene Querschnittlähmung

Die posttraumatische Querschnittsymptomatik bei einer Commotio spinalis (vgl. S. 236) bildet sich zurück, der Patient selber beharrt jedoch trotz der inzwischen restituierten körperlichen Intaktheit darauf, querschnittgelähmt zu sein.

Dieses „Festhalten am Gelähmtsein" findet sich nur dann, wenn bereits prätraumatisch eine Konfliktsituation vorliegt und der Patient seine Probleme, Schwierigkeiten, Ängste auf das physische Trauma fokussiert. Der „Krankheitsgewinn" der Querschnittlähmung liegt einmal in der als entlastend und entpflichtend empfundenen Rollstuhlabhängigkeit, zum anderen in der vermehrten Zuwendung, die dem Schwerkranken, zumindest im Akutstadium durch seine Umgebung entgegengebracht wird.

Die psychogene Querschnittlähmung stellt sich als Extremform von Verhaltensweisen dar, die wir mehr oder weniger bei vielen Patienten beobachten, bei denen die Querschnittlähmung zu einer prätraumatischen Konfliktsituation hinzukommt. So erreichen komplett gelähmte Patienten z.B. weit weniger Selbständigkeit im Selbsthilfebereich als ihrer Läsionshöhe gemäß zu erwarten wäre oder inkomplett gelähmte Patienten bevorzugen die Rollstuhlabhängigkeit, anstatt die mit dem Fußgänger-sein gekoppelten Forderungen auf sich zu nehmen.

Der 18jährige Patient A. (inkomplette Querschnittlähmung unterhalb Th_{12}) wurde seit seiner Kindheit wegen Schul- und Erziehungsschwierigkeiten psychologisch betreut; die häusliche Situation war durch die überbehütende Erziehung der Mutter und Rivalität gegenüber Stiefbruder und Stiefvater gekennzeichnet.

In der Rehabilitationsklinik vernachlässigt der Patient die physiotherapeutische Behandlung und weigert sich trotz seiner Gehfähigkeit auf den Rollstuhl zu verzichten. Zu Bild 6 des BTQ erzählt er folgende Geschichte:

„Der Querschnitt sieht auf's Wasser hinab und weiß, daß er nie mehr schwimmen kann. Er hat überhaupt keinerlei Möglichkeiten, sich alleine ins Wasser zu begeben. Nur mit Hilfe und durch die Rücksicht anderer auf seine Situation kann er seine Lage meistern – nur dadurch, daß die andern immer Rücksicht auf ihn nehmen und gegenüber seiner Querschnittlähmung Toleranz üben, ist er fähig zu leben. Alleine kommt er darüber nie hinweg ... Mein Stiefvater war noch nie so verständnisvoll zu mir. Erst jetzt, wo ich so schwer krank bin, geht er auf mich ein."

6.6.7 Zusammenfassung

Verleugnen, Auflehnung und depressive Reaktionen sind Reaktionen auf das physische und psychische Trauma Querschnittlähmung. Sie sind als „normale" Reaktionen notwendig, um das Trauma Querschnittlähmung verarbeiten zu können. Wenn der Patient in einer dieser Reaktionen auf Dauer verharrt, ist dies Ausdruck der mißlungenen oder nur in Teilbereichen gelungenen Bewältigung seiner Querschnittlähmung. Die prätraumatische Persönlichkeit und die bestehenden sozialen Bindungen, besonders eine enge Partnerbeziehung bestimmen, ob sich der Betroffene in die „Krankheit Querschnittlähmung" zurückzieht oder aber die Konsequenzen seiner Querschnittlähmung als gesunder Behinderter immer wieder neu bewältigt.

Literatur

Bräutigam W, Christian P (1981) Psychosomatische Medizin. Thieme, Stuttgart

Glaser GB, Strauss A (1974) Interaktion mit Sterbenden. Vandenhoeck & Ruprecht, Göttingen

Goffmann E (1980) Stigma. Suhrkamp, Frankfurt/M

Grüninger W, Klassen G (1983) Psychose und Querschnittlähmung, Berufsverband deutscher Psychologen (HG). Psychologische Hilfen für Behinderte, Beiträge vom 11. BDP-Kongress für angewandte Psychologie, 14.9.–18.9.81, Heidelberg. Band 2: Psychisch Behinderte, Weissenhof-Verl, Weinsberg

Jansen G (1978) Die Einstellung der Gesellschaft zu Körperbehinderten, Rehabilitationsforschung, 2. Schindele, Rheinstetten

Kübler-Ross E (1973) Interviews mit Sterbenden. Gütersloher Verlagshaus

Schöler L, Lindenmeyer J, Schöler H (1981) Das alles soll ich nicht mehr können? Beltz, Weinheim Basel

Seywald A (1978) Physische Abweichung und soziale Stigmatisierung. Schindele, Rheinstetten

Sturm E (1979) Rehabilitation von Querschnittgelähmten, Huber, Bern

Winter B (1977) Psychosomatische Symptome bei Wirbelsäulenverletzungen mit Querschnittlähmung. In: Junghans J (Hrsg) Die Wirbelsäule in Forschung und Praxis, Bd 73. Hippokrates, Stuttgart

6.7 Sexuelle Störungen bei Querschnittlähmung

W. GRÜNINGER und G. KLASSEN

6.7.1 Einleitung

Eine Rückenmarkschädigung führt immer zu einer schweren Beeinträchtigung der sexuellen Funktionen der Genitalorgane. Fälschlicherweise wird bis heute der Verlust der ungestörten Sexualfunktion dem Verlust der sexuellen Empfindung bzw. Sexualität gleichgesetzt. Das Bild des impotenten querschnittgelähmten Mannes und der empfindungslosen passiven querschnittgelähmten Frau prägen die Einstellung der Nichtbehinderten gegenüber dem Querschnittgelähmten. Leider glauben auch viele Querschnittgelähmte selbst und ihre Partner, daß sie aufgrund ihrer funktionellen Behinderung auf sexuelles Erleben verzichten müssen.

Die genaue Kenntnis der durch die Querschnittlähmung eingetretenen Störung der Sexualfunktion aber insbesondere die Annahme der dennoch verbliebenen Möglichkeiten zur Realisierung der auch weiterhin existierenden sexuellen Bedürfnisse ist oft eine der entscheidenden und wesentlichen Voraussetzungen für die psychische Bewältigung der Querschnittlähmung. Zu Recht fordert Paeslack (1979) eine umfassende sexualpädagogische Betreuung des Querschnittgelähmten, durch die dieser und sein Partner lernen sollten, die auf die Genitalfunktionen fixierte Betrachtungsweise der Sexualität zu relativieren und stattdessen den Bereich der geschlechtlichen Begegnungsmöglichkeit in ihrer ganzen Vielfalt in ihre Partnerschaft zu integrieren.

6.7.2 Störungen der Sexualfunktion beim querschnittgelähmten Mann

Voraussetzung für die Diagnostik und das Verständnis der vielfältigen Formen der sexuellen Funktionsstörungen bei Rückenmarkschädigung ist die Kenntnis der Physiologie der Sexualfunktionen.

6.7.2.1 Die Neurophysiologie der Sexualfunktion des Mannes

Die Sexualfunktion des Mannes unterscheidet drei getrennt zu betrachtende Phasen – Erektion, Emissio seminis, Ejakulation – die je nach Höhe der Rückenmarkschädigung in unterschiedlicher Weise beeinträchtigt sein können.

Die *Erektion* unterliegt der nervösen Beeinflussung über efferente, parasympathische Fasern (Nervi erigentes) aus dem Sakralmark S_{2-4}. Eine direkte Reizung der äußeren Geschlechtsorgane führt zu einer „Reflexerektion", wenn das sakrale Reflexzentrum und der Reflexbogen intakt sind. Außerdem wird die Erektion durch efferente Impulse aus sympathischen Zentren des Rückenmarks in Höhe $Th_{11}-L_2$ über den N. hypogastricus ausgelöst, wobei dieses Zentrum die vermittelnde Rolle für die psychogene Erektion spielt.

Die *Emissio seminis* in dem proximalen Bereich der Urethra wird durch das sympathische Reflexzentrum $Th_{11}-L_2$ über den N. hypogastricus gesteuert. Unmittelbar vor der Emissio wird der Blasenhals geschlossen, wodurch eine retrograde Ejakulation in die Harnblase verhindert wird.

Die *Ejakulation*, bedingt durch die klonischen Kontraktionen der quergestreiften Muskulatur des Beckenbodens wird efferent über den N. pudendus aus den Segmenten S_2-S_4 ausgelöst. Da die Ejakulation jedoch nur durch ein enges Zusammenspiel zwischen Sympathikus, Parasympathikus und somatisch-nervöser Innervation des Beckenbodens möglich ist, ist sie weitaus häufiger gestört als die Erektion.

6.7.2.1.1 Klinische Untersuchung. Neben einer sorgfältigen allgemeinen Anamneseerhebung ist eine gezielte spezielle Anamnese mit detaillierten Angaben über das sexuelle Verhalten vor und nach Entstehung der Läsion notwendig.

Im Rahmen der körperlichen Untersuchung muß die Höhe der Rückenmarkläsion und das Ausmaß der Rückenmarkschädigung exakt bestimmt werden. Besonders wichtig ist die Beurteilung der sakralen Reflexaktivität – Analreflex, Bulbo cavernosus-Reflex, Kremasterreflex. Auch der Fußsohlen- und Achillessehnenreflex gibt Auskunft über die somatische Reflexaktivität im Sakralzentrum S_2-S_4. Besonders sorgfältig muß die Sensibilität der Sakralregion überprüft werden, um das eventuelle Vorhandensein einer sakralen Aussparung zu erkennen.

Grundsätzlich sollte eine urodynamische Untersuchung mit EMG des Beckenbodens durchgeführt werden.

Eine andrologische Untersuchung gibt Auskunft über die im Rahmen der Querschnittlähmung eingetretene Störung der Fertilität.

6.7.2.1.2 Einteilung der sexuellen Funktionsstörung beim querschnittgelähmten Mann

Mit Hilfe der Beurteilung der Reflexaktivität, der willkürlichen Motorik und der Sensibilität auf dem sakralen Niveau ist es möglich, die sexuelle Funktionsstörung nach dem zweckmäßigen Schema von Comarr (1978) in 2 Hauptformen einzuteilen:

Autonome reflektorische Sexualfunktion bei kompletter Querschnittlähmung oberhalb Th_{12}. Analog der spinalen Reflexblase führt eine Unterbrechung der spinalen suprasakralen Bahnen zu einer autonomen reflektorischen („Reflex sex") Erektion. Die Reflexerektion durch taktile und mechanische Reize der Genitalregion ist bei 90% der Patienten vorhanden (Bors und Comarr 1960; Tarabulcy 1962) und in etwa 60% ausreichend für den Koitus. Durch die gleichzeitige Spastizität der quergestreiften Beckenbodenmuskulatur ist jedoch die Ejakulation nur bei etwa 5% möglich. Wesentlich häufiger treten retrograde Ejakulationen in die Blase auf.

Areflektorische Sexualfunktion. Bei einer Schädigung des Sakralmarks S_{2-4} und/oder der efferenten und afferenten peripheren Nerven ist die Reflexaktivität erloschen und damit eine reflektorische Erektion unmöglich („Areflexic sex"). Dennoch erreichen 25% der Patienten eine psychogene Erektion, wenn die Rückenmarkabschnitte bei $Th_{12}-L_2$ und damit die sympathisch vermittelte Erektion über den N. hypogastricus erhalten ist. Diese Erektion ist jedoch nur bei $1/4$ der Betroffenen für einen erfolgreichen Koitus ausreichend. Bei einer Rückenmarkschädigung im Sakralmarkbereich werden dagegen wesentlich häufiger Ejakulationen berichtet (30% der Patienten, Comarr 1970), wobei der Samen wegen der fehlenden somatischen Innervation des Beckenbodens lediglich abtropft.

Sexuelle Funktionsstörung bei inkompletter Querschnittlähmung. Bei inkompletter Querschnittlähmung oberhalb Th_{12} mit erhaltener Restsensibilität im Sakralbereich erreichen alle Patienten eine für den Koitus ausreichende Erektion sowohl reflektorisch wie psychogen und etwa 30% eine Ejakulation („Reflex incomplete sex").

Bei epiconaler Schädigung bzw. Teilschädigung des Sakralmarks („Areflexic incomplete sex") ist bei der Mehrzahl der Behinderten eine psychogene Erektion erhalten und meist ein erfolgreicher Koitus mit Ejakulation möglich. Diese grundsätzliche Unterteilung der inkompletten Rückenmarkläsion ist als Grundgerüst anzusehen, besonders im Hinblick auf die sehr große Variabilität bezüglich der psychogenen Erektionen (Higgins 1978).

Die Angaben der Querschnittgelähmten über ihre tatsächliche Erektions- und Ejakulationsfähigkeit sind unzuverlässig und erklären die in der Literatur stark variierenden Angaben (vergleiche Wahle 1970; Jackson 1972; Cole et al. 1983; Pons 1981). Zusätzlich ist zu berücksichtigen, daß viele sekundäre Folgen der Querschnittlähmung im späteren Verlauf die Erektions- und Ejakulationsfähigkeit zusätzlich beeinträchtigen können (s. Kapitel „Sekundäre Störungen der Sexualfunktionen").

Störung der Fertilität. Innerhalb der ersten Jahre nach einer kompletten Querschnittlähmung tritt bei über 90% der Patienten eine zunehmende Störung der Spermatogenese ein. Diese Tatsache muß besonders bei der Beratung junger Patienten mit Kinderwunsch berücksichtigt werden. Die Ursache der Störung der Spermatogenese ist letztlich noch nicht geklärt. Die zunehmende Atrophie des Samenepithels wird möglicherweise durch Unterbrechung autonomer Nervenbahnen verursacht, wobei besonders eine Störung in der Thermoregulation diskutiert wird. Sicherlich spielen jedoch auch Veränderungen in den Nebenhoden und Samenleitern (z.B. durch aufsteigende Infektionen) eine mitentscheidende Rolle.

6.7.3 Kompensation der funktionellen sexuellen Störung des Mannes

6.7.3.1 Kompensation der Erektionsstörung

Die Möglichkeit einer Kompensation der Erektionsschwäche und der hierdurch bedingten Impotentia coeundi ist durch die „Endoprothese" oder „Exoprothese" gegeben. Die Verwendung einer biegsamen Endoprothese, wie sie von Tudoriu (1972) beschrieben wurde oder einer nicht biegsamen Small-Carrion-Prothese (1978) birgt die Gefahr der inneren Verletzung und des Decubitus. Die weiche, aufblasbare Penisprothese aus Siliconzylindern, die in die Corpora cavernosa implantiert und mit einem Pumpreservoire, das subcutan gelegt ist, gefüllt wird (Scott und Timm 1973), erfordert eine differenzierte Operationstechnik, und ist mechanisch störanfälliger. Eine vergleichende Untersuchung dieser beiden Prothesearten von Lange (1978) beurteilt beide Prothesearten als gleichwertig. Bei der Beratung des Patienten muß man sich aber immer darüber im klaren sein, „daß ein derart schwerwiegendes Problem wie die Impotenz mit all seinen körperlichen, psychischen und sozialen Indikationen nicht einfach dadurch zu lösen ist, daß ein Stäbchen implantiert wird" (Pons 1981).

6.7.3.2 Kompensation der Ejakulationsstörung

Bei fehlender reflektorischer Ejakulation kann eine Ejakulation durch rektale Elektrostimulation oder medikamentös durch intrathekale Prostigmin-Injektion provoziert werden. Die rektale Elektrostimulation ist ebenso wie die medikamentöse Provokation für den Querschnittgelähmten unangenehm und medizinisch keineswegs gefahrlos, da besonders bei der intrathekalen Prostigmin-Injektion schwere vegetative Begleiterscheinungen wie z.B. exzessiver Blutdruckanstieg durch die autonome Dysregulation provoziert werden (Rossier 1971).

Wegen dieser Nebenwirkungen wird bei Kinderwunsch die Entnahme des Samens durch direkte Punktion des Nebenhodens oder eines operativ eingebrachten Samenreservoirs mit künstlicher Insemination bevorzugt.

6.7.4 Sexuelle Störungen bei der querschnittgelähmten Frau

Aus neurophysiologischer Sicht lassen sich die sexuellen funktionellen Störungen der querschnittgelähmten Frau analog der beschriebenen Funktionsstörungen des Mannes nach dem Schema von Comarr (1978) einteilen, sie weisen jedoch einen weniger spezifischen Charakter im Hinblick auf die Möglichkeiten der praktizierten Sexualität auf. Die für die Frau spezifischen Probleme sind Menstruation, Fruchtbarkeit, Schwangerschaft und Geburt.

6.7.4.1 Menstruation

Unmittelbar nach einer traumatischen Querschnittlähmung tritt zunächst bei vielen Patientinnen eine Amenorrhoe auf, innerhalb von 3–6 Monaten normalisiert sich jedoch der Zyklus unabhängig von der Läsionshöhe. Für Tetraplegikerinnen mit Funktionsbeeinträchtigung der Hände können hierdurch erhebliche hygienische und psycho-soziale Probleme entstehen. Pons (1981) weist darauf hin, daß dies ein Faktor ist, mit dem man bei der Wahl der Antikonzeptiva rechnen muß und gibt zu bedenken, daß im Einzelfall die Einleitung einer medikamentösen Amenorrhoe zu erwägen sei.

6.7.4.2 Fruchtbarkeit

Im Gegensatz zum Mann ist die Fertilität der Frau durch eine Rückenmarkschädigung nicht beeinflußt. Dieses Wissen ist gerade für die frischverletzte jüngere Patientin von entscheidender Bedeutung bei der psychischen Verarbeitung des Traumas. Die erhaltene Fertilität der querschnittgelähmten Frau erfordert ärztliche Beratung im Hinblick auf die Anwendung von Antikonzeptiva.

Orale Antikonzeptiva sollten wegen der vor allem bei schlaffer Lähmung erhöhten Thrombosegefahr vermieden werden. Beim Gebrauch eines Intrauterinpessars bzw. Okklusivpessars ist wegen der fehlenden Sensibilität auf die erhöhte Komplikationsgefahr zu achten.

Die Schwierigkeiten der Empfängnisverhütung machen den Wunsch nach einer Sterilisation bei vielen querschnittgelähmten Frauen nachvollziehbar. Mehr noch als bei nichtbehinderten Frauen sind psychotherapeutisch fundierte Gespräche notwendig, um zu ergründen, inwieweit das Selbstverständnis der Behinderten mit der Mutterrolle unbewußt verknüpft ist bzw. inwieweit die querschnittgelähmte Frau unabhängig von der Möglichkeit Mutter zu werden auch als Behinderte ihr weibliches Selbstverständnis beibehalten kann. Bei langfristiger Partnerbeziehung erscheint es komplikationsloser die Verantwortung zur Verhütung einer Schwangerschaft dem nichtbehinderten männlichen Partner zu überlassen.

6.7.4.3 Schwangerschaft und Geburt

Die Schwangerschaft der querschnittgelähmten Frau erfordert die enge Zusammenarbeit zwischen dem behandelnden Gynäkologen und einem in der Betreuung Querschnittgelähmter erfahrenen Arzt. Dabei ist besonders die Nierenfunktion sorgfältig zu überwachen, aber auch die Gefahr von Decubitalulcera ist während der Schwangerschaft und Geburt erhöht. Die Uterusaktivität unterliegt nicht der spinalen Regulation und damit ist der Geburtsvorgang von der Rückenmarkschädigung unbeeinflußt. Durch den Sensibilitätsverlust verlaufen die Eröffnungswehen jedoch schmerzlos („Silentparus") und bei tiefer Rückenmarkschädigung mit schlaffen Beckenboden kann die Geburt verfrüht eintreten (Schellen 1981).

Die Wehentätigkeit und Austreibungsphase wird durch die fehlende aktive Bauchpresse und der bei hoher Querschnittlähmung erheblichen Spastik des Beckenbodens und der Bauchmuskeln erschwert. Deswegen muß die Geburt häufig mit einer Epiduralanästhesie oder Sectio caesarea beendet werden.

6.7.5 Sekundäre Störungen der Sexualfunktionen bei Querschnittlähmung

Neben den primären Störungen der genitalen Sexualfunktionen, die besonders beim querschnittgelähmten Mann oft die Ausübung der „normalen" Sexualität behindern, können häufig sekundäre Folgeschäden der Querschnittlähmung ein entscheidendes Hindernis für die praktizierte Sexualität darstellen. Dazu gehören instrumentelle Störungen der oberen Extremitäten in Abhängigkeit von der Höhe und dem Ausmaß – komplett/inkomplett – der Läsion, die die übliche aktive Rolle des männlichen Partners erschweren oder verunmöglichen.

Spastizität und Kontrakturen können ein weiteres schwerwiegendes Hindernis bedeuten oder in gleicher Weise eine Hüftgelenksversteifung durch Paraosteoarthropathie (P.O.A.).

Die Decubitusgefährdung oder ein bereits bestehender Decubitus muß ebenfalls bei der Wahl bestimmter Koituspositionen berücksichtigt werden.

Urologische Probleme führen oft zu einer schweren Beeinträchtigung jeglicher sexuellen Aktivität. So bedeutet z.B. eine Penisskrotalfistel als Folge eines Verweilkatheters in der ersten Behandlungsphase, oder die Notwendigkeit eines urethralen Dauerkatheters, ein meist unüberwindliches Hindernis bei der genitalen sexuellen Begegnung.

Eine reflektorische Blasen- und Stuhlgangentleerung kann durch sorgfältige Blasen- und Mastdarmentleerung vor dem Verkehr vermieden werden.

Alle die oben genannten Konsequenzen der Querschnittlähmung implizieren einen weitgehenden Verzicht auf eine spontane genitale Begegnung. Die Vorbereitung zum Koitus erfordert Planung und zeitlichen Aufwand und diese Form des „geplanten Koitus" hat nicht unerheblichen Einfluß auf die Einstellung der Betroffenen zur Sexualität überhaupt.

6.7.6 Psychische Konsequenzen der gestörten Sexualität

Auch wenn ganz offensichtlich organische Faktoren für die posttraumatischen sexuellen Störungen bei Querschnittlähmungen verantwortlich sind, betont Vandereycken (1981) zu Recht, daß die psychischen Folgen im Bereich der Sexualität dennoch das letztlich schwerwiegendere Problem darstellen und die „Anpassung auf der sexuellen Ebene mit der gesamten Readaptation des Behinderten eng verbunden ist".

Beim Eintritt der Querschnittlähmung haben die Patienten die sexuellen Normen ihrer Umgebung soweit internalisiert, daß für sie die Tatsache Gelähmt-zu-sein mit den bisherigen Vorstellungen über körperliche sexuelle Attraktivität und Aktivität unvereinbar erscheint.

Gerade im Hinblick auf sexuelle Attraktivität entsprechend der gesellschaftlichen Norm bedeutet die Querschnittlähmung mit ihrer Konsequenz im Hinblick auf Blasen- und Darminkontinenz, Spastik und Kontrakturen eine schwerwiegende „Behinderung" in der Kontaktaufnahme zu Nicht-Behinderten. Die Diskrepanz zwischen dem gelähmten Körper und den Normen und Idealen der Welt der Nicht-Behinderten provoziert nicht nur im sexuellen Bereich bei dem Betroffenen selbst Unwertgefühle bis hin zum „behinderten Selbstbewußtsein" (Dechesne 1981). Die negative Selbstbewertung bewirkt, daß Sozialkontakte im Sinne der sich selbst erfüllenden Prophezeiung – „mich mag sowieso keiner" – zum Mißerfolg führen müssen. Christiaens (1981) weist darauf hin, daß „Gebrechlich sein verletzbar sein, bedeutet. Um sich als ein Selbst behaupten zu können, muß der Behinderte seine physische und psychische Verletzbarkeit durch ein Gefühl des Eigenwertes und eine darauf aufbauende psychische Wehrhaftigkeit kompensieren können."

6.7.6.1 Genitale Sexualität versus Erotik

Die unmittelbare und ausschließliche Verknüpfung von Sexualität und Koitus ist Ausdruck der sexuellen Leistungsmoral unserer Gesellschaft, wodurch das Erforschen und Genießen anderer sexueller Interaktionsmöglichkeiten niedriger bewertet wird (Vrancken 1981).

Die Loslösung dieser durch den Leistungsdruck bestimmten genitalen Sexualität kann jedoch die Vertiefung einer Beziehung nicht nur im sexuellen Bereich bewirken. Neumann (1978) stellt fest: „Es ist die Ironie des Lebens, daß der Behinderte durch die Rückenmarkverletzung oft ein besserer Liebhaber wird. Durch das Wegfallen des Wunsches und der Fähigkeit zu einer sexuellen körperlichen Befriedigung ist er im Stande, sich Zeit zu nehmen für ein sanftes und zärtliches Liebesspiel". Nach Cole (1975) berichten eine große Zahl männlicher Querschnittgelähmter bei einem befriedigenden Liebesspiel einen Orgasmus erlebt zu haben, der „im Kopf" lokalisiert war. Hierbei spielen sicherlich erotische Phantasien, die auf prätraumatische sexuelle Erfahrungen zurückgehen, eine wichtige Rolle (Pons 1981). Querschnittgelähmte ohne prätraumatische sexuelle Beziehung sind in ihren erotischen Phantasien allein auf posttraumatische Erfahrungen angewiesen. Die Aussagen dieser Behinderten sind widersprüchlich, einerseits bejahend – „Dadurch, daß ich keine Vergleichsmöglichkeit habe, genieße ich es jetzt, so wie es ist" – andererseits wird die mangelnde frühere sexuelle Erfahrung als belastender Defizitzustand empfunden.

In dem Lernprozeß der von der primär genitalorientierten Sexualität hinführt zu einer erweiterten erotischen sexuellen Begegnung, entdecken die Betroffenen mit ihren Partnern „ihre" erogenen Zonen wie z.B. Hautsegmente direkt oberhalb der

Läsion, Brüste, Brustwarzen, Hals, Ohrläppchen, Lippen, Achselhöhlen usw. Dieser Prozeß impliziert aber auch die Erfahrung, daß nicht nur taktile Reize, sondern alle Sinnesorgane wesentlich für erotisches Empfinden sind. Sehen, Hören, Riechen sind Empfindungsqualitäten, die eine bewußte Differenzierung und Intensivierung der erotischen Begegnung beinhalten.

In diesem Lernprozeß kann und darf die Verwendung von Endo- und Exoprothesen oder anderer Hilfsmittel wie Vibratoren für manche Paare eine wesentliche Bereicherung darstellen. Der männliche Querschnittgelähmte hat hierdurch das Gefühl seine Partnerin auch „normal" zu befriedigen. Doch wenn die sexuelle Begegnung allein auf diese genitalen Praktiken begrenzt bleibt, wird dadurch dem behinderten Partner sein eigenes genitales Nicht-fühlen-können als defizitärer Zustand umso bewußter.

6.7.6.2 Probleme in Partnerschaft und Ehe

Sexualität ist nicht nur Medium des Lusterlebens und Medium zum Aufbau einer Partnerbeziehung (Christiaens 1981), sondern auch Medium zur Auseinandersetzung der Partner im Hinblick auf Rollenverteilung und Dominanz.

Das „Wie" des sexuellen Umgangs miteinander ist in jeder Partnerschaft Maßstab für das „Wie" des Umgangs überhaupt.

Die durch die Querschnittlähmung erzwungene tiefgreifende Veränderung der prätraumatisch praktizierten Sexualität beinhaltet damit die schwerste Belastungsprobe einer Partnerschaft. Entscheidend ist dabei die Erkenntnis, daß alle Ebenen der prätraumatischen Partnerbeziehung den Hintergrund für die Bewältigung und die Ausgestaltung der neuen sexuellen Partnerschaft darstellen. Nicht jede Frau fühlt sich durch die sexuelle Behinderung ihres Mannes eingeschränkt. Im Gegenteil erlebt es manche Frau als Erleichterung von ihren früheren „Verpflichtungen" befreit oder von der Angst, schwanger zu werden, erlöst zu sein (Silver u. Owens 1975). Entsprechend desinteressiert werden diese Frauen auf die sexuellen Wünsche des jetzt querschnittgelähmten „impotenten" Mannes reagieren und „abnorme" sexuelle Praktiken als Zumutung entrüstet ablehnen. Die gestörte prätraumatische Partnerschaft kann sich z.B. auch in der Äußerung der Ehefrau demaskieren: „Jetzt habe ich ihn endlich für mich alleine. Betrügen kann er mich jetzt nicht mehr".

Bei hoher Querschnittlähmung und daraus resultierender dauernder Pflegeabhängigkeit können selbst bei intakten prätraumatischen Beziehungen schwerwiegende Konflikte entstehen, wenn die Partnerin tagsüber beim Abführen hilft oder kondomiert, und am Abend die Rolle der Pflegerin mit der der Sexualpartnerin vertauschen soll. Dies gilt natürlich in gleicher Weise für den Mann, wenn er die Pflege seiner schwerstbehinderten Frau übernimmt. Nicht nur wegen der körperlichen Überforderung sollte deshalb der Nichtbehinderte mit der Pflege eines Partners nicht völlig allein gelassen werden. Die Pflege des Partners verbraucht langfristig zuviel positive Zuwendung (z.B. Überwindung des Ekels beim Abführen) und der Gelähmte ist in dieser Pflegesituation zu sehr abhängiges „Objekt", so daß diese Konstellation auf Dauer mit sexueller Partnerschaft unvereinbar ist.

Obwohl eine Querschnittlähmung für jede Partnerschaft eine Gefährdung darstellt, zeigen Untersuchungen, daß das Scheitern einer Ehe nicht automatisch auf die Behinderung zurückgeführt werden darf. Häufig ist die Behinderung nicht die Ursache sondern der Anlaß für die Trennung. Die Angaben über die Häufigkeit von Ehescheidungen nach Eintritt einer Querschnittlähmung bei einem Partner sind unterschiedlich. Nach Untersuchungen von Comarr (1962) war die Scheidungsrate mit 33% deutlich geringer als bei der Normalbevölkerung, die im gleichen Zeitraum eine Scheidungsziffer von 45% aufwies. Deyor (1972) berichtet über eine Scheidungsquote, die mit 12% niedriger liegt als in der Vergleichspopulation und berichtet, daß Ehen, die nach Eintritt der Querschnittläsion geschlossen wurden, im Vergleich zur nichtbehinderten Population dauerhafter sind. Guttmann (1964) fand dagegen eine gegenüber der Normalpopulation erhöhte Scheidungsrate, ebenso wie Gerner (1979), der bei 60 Ehepaaren in einem Zeitraum von 10 Jahren eine Scheidungsquote von 15,3% ermittelte. Abrams (1981) weist darauf hin, daß das Zusammenleben eines Ehepaares kein zuverlässiger Indikator für die tatsächliche Zufriedenheit in der Ehe darstellt. Vandereycken (1981) nennt folgende „unehrlichen Motive" zur Aufrechterhaltung einer Verbindung:

- die Befriedigung einer „mütterlichen" Neigung oder des Bedürfnisses, zu schützen und zu versorgen (es entwickelt sich eine Eltern-Kind-Beziehung zwischen den Partnern);
- Loyalität, formalisiert im Ehevertrag und akzentuiert durch soziale Kontrolle und religiös bedingte Schuldgefühle („gemeinsam durch Liebe und Leid bis der Tod uns scheidet");
- Kinder (gemeinsame Erziehungsverantwortung);
- Erhaltung der materiellen (finanziellen) Sicherheit oder des Wohlstandes;

- „heroische" Aufopferung (die so gelobt wird);
- Mitleid oder Schuldgefühle; „um eine konfliktreiche Vergangenheit gutzumachen" (z.B. wenn vage aggressive Phantasien oder sogar Todeswünsche hinsichtlich des Partners sich teilweise in der Behinderung erfüllt haben);
- Mangel an einer entsprechenden Alternative, rein pragmatisch opportunistisch („per exclusionem").

Langfristig bedeutet die Scheidung jedoch eine adäquatere Lösung als ein Aufrechterhalten der Ehe aus „unehrlichen Motiven". Ausgenommen diese werden „ehrliche Motive", indem sie als Grund zur Aufrechterhaltung der Beziehung von *beiden* Partnern akzeptiert werden.

6.7.7 Schlußfolgerungen

Das Ziel der sexualpädagogischen Betreuung Querschnittgelähmter und deren Partner ist die Loslösung von der genital fixierten Sexualität und die Annahme vielfältiger erotischer Begegnungsmöglichkeiten. Dabei ist es wesentlich, die Kommunikation der Partner so zu fördern, daß sie fähig werden, sowohl ihre eigenen Bedürfnisse mitzuteilen, als auch die Wünsche des anderen zu akzeptieren. Der Verzicht auf die vielfältigen Möglichkeiten erotischer Begegnung provoziert nicht nur im sexuellen Bereich emotionale Spannungen, die vom querschnittgelähmten Partner immer auf die Querschnittlähmung und deren somatische Konsequenzen fokussiert werden (s.S. 500ff.).

Literatur

Abrams KS (1981) The impact on marriages of adult-onset paraplegia. Paraplegia 19:253–259

Bors E, Comarr AE (1960) Neurological disturbances of sexual function with special reference to 529 patients with spinal corel injury. Urol Survey 10:191–222

Christiaens M (1981) Überlegungen bezüglich einer Sexualethik bei Körperbehinderten. In: Dechesne B, Pons C, Schellen T (Hrsg.) ... aber nicht aus Stein. Beltz, Weinheim Basel

Cole TM (1973) A new programme of sex education and counselling for spinal cord injured adults and health care professionals. Paraplegia 11:111–124

Cole TM (1975) Sexuality and physical disabilities. Arch Sex Behav 4:389–403

Comarr AE (1962) Marriage and divorce among patients with spinal cord injury-I through V. In Proceedings of the 11th Annual Spinal Cord Injury Conference, Bronx Veterans Administration Hospital, New York, S 163–215

Comarr AE (1970) Sexual function among patients with spinal cord injury. Urol Int 25:134–168

Comarr AE (1978) Sex classification and expectations among quadriplegics and tetraplegics. Sexuality and Disability 1:252–259

Dechesne B (1981) Die psychosexuelle Entwicklung bei körperbehinderten Jugendlichen. In: Dechesne B, Pons C, Schellen T (Hrsg.) ... aber nicht aus Stein. Beltz, Weinheim Basel

Deyor FS (1972) Marriage and family patterns with long-term spinal cord injury. Paraplegia 10:219–224

Gerner HJ, Rauda D, Witterstätter K (1979) Die soziale Situation von Querschnittgelähmten – eine empirische Untersuchung. Rehabilitation 18:135–149

Guttmann L (1964) The married life of paraplegics and tetraplegics. Paraplegia 2:182–188

Higgins GE Jr (1978) Aspects of Sexual Response in adults with spinal cord Injury: a review of the literature. In: Lo Picolo, Lo Picolo L (eds) Handbook of Sextherapy. Plenum Press, New York, pp 387–420

Jackson RW (1972) Sexual rehabilitation after cord injury. Paraplegia 10:50–55

Jochheim KA, Wahle HA (1970) Study on sexual function in 56 male patients with complete irreversible lesions of the spinal cord and cauda equina. Paraplegia 8:166–170

Lange, Smith (1978) A comparison of the two types of penile prothesis, used in the surgical treatment of male impotence. Sexuality and Disability 1:307–311

Neumann RJ (1978) Sexuality and the spinal cord injured: High drama or improvisational theatre? Sexuality and Disability 1:93–99

Paeslack V (1979) Sexualpädagogische Probleme. In: Stöhrer M (Hrsg) Urologie bei Rückenmarkverletzten. Springer, Berlin Heidelberg New York

Pons C (1981) Sexuelle Probleme bei neurologischen Erkrankungen, erläutert am Krankheitsbild der Querschnittläsion des Rückenmarks. In: Dechesne B, Pons C, Schellen T (Hrsg.) ... aber nicht aus Stein. Beltz, Weinheim Basel

Rossier AB (1971) Sexual function and dysreflexia. Paraplegia 9:93–99

Schellen T (1981) Sexualität und Fortpflanzung: Störungen und Therapie. In: Dechesne B, Pons C, Schellen T (Hrsg.) ... aber nicht aus Stein. Beltz, Weinheim Basel

Scott FB, Bradley WE, Timm GW (1973) Management of erectile impotence: Use of the implantable, inflatable prothesis. Urology 2:80–82

Silver JR, Owens E (1975) Sexual problems in disorders of the nervous system. II. Psychological reactions. Br Med J 3:532–534

Small MP (1978) Small-carrion penile prothesis: Surgical implant for the management of impotence. Sexuality and Disability 1:282–291

Tarabulcy E (1972) Sexual function in the normal and in paraplegia. Paraplegia 10:201–208

Tudoriu Th (1972) Kunststoffprothese kompensiert Erektionsstörung. Med Trib 42:16

Vandereycken W (1981) Partnerprobleme bei Körperbehinderten. In: Dechesne B, Pons C, Schellen T (Hrsg.) ... aber nicht aus Stein. Beltz, Weinheim Basel

Vrancken PH (1981) Rehabilitation und Sexualität. In: Dechesne B, Pons C, Schellen T (Hrsg.) ... aber nicht aus Stein. Beltz, Weinheim Basel

6.8 Entwicklungsstörungen beim Spina-bifida-Kind und -Jugendlichen

K. POPPLOW

6.8.1 Vorbemerkungen

Das Spina-bifida-Kind, von Geburt an querschnittgelähmt, kann nicht ohne weiteres mit den Kindern verglichen werden, die zu einem späteren Zeitpunkt eine Querschnittlähmung erwerben. Es unterliegt besonderen Bedingungen insofern, als die Behinderung seine Entwicklung von Anfang an unter bestimmte Voraussetzungen stellt. Hierbei gewinnen die Eltern eine entscheidende Bedeutung. Der Prozeß ihrer Auseinandersetzung mit der Behinderung stellt neben den behinderungsimmanenten Faktoren eine der wesentlichen Variablen für die Entwicklung des Kindes dar. Es soll im Folgenden der Versuch unternommen werden, einen Überblick zu geben über die Momente, die in der Habilitation dieser Kinder gesehen und berücksichtigt werden sollten. Gemäß unserer Zielsetzung, die Entwicklungsstörungen beim Spinabifida-Kind und -Jugendlichen zu thematisieren, werden selektiv die Bereiche angeschnitten, die hierzu in Relation stehen. Die Komplexität der bei Spina bifida anfallenden Themen bestimmte die Wahl der deskriptiven Bearbeitung.

6.8.2 Behinderungsbild

Bei der Myelomeningocele (MMC), auch bekannt unter der Bezeichnung der angeborenen Rückenspalte oder Spina bifida, „handelt es sich um eine Hemmungsmißbildung des Rückenmarks, bei der das fehlgebildete Mark mit seinen Häuten sack- oder hernienförmig durch einen dorsalen Wirbelbogendefekt nach außen tritt" [23]. Sie stellt nicht das Resultat einer Fehlentwicklung dar, sondern ist vielmehr als Ergebnis einer unterbliebenen Entwicklungsphase zu sehen [9]. „Die Fehldifferenzierung des Rückenmarks führt zu motorischen und sensiblen Ausfällen der zugehörigen Rumpfanteile, der unteren Extremitäten sowie im Blasen- und Mastdarmbereich. Diese haben sowohl Erkrankungen der Hüft-, Knie- und Fußgelenke als auch Störungen der Mastdarm- und Blasenentleerung zur Folge, die eine Urininkontinenz und krankhafte Veränderungen an den Nieren und oberen Harnwegen nach sich ziehen können" [23]. In über 90% der Fälle ist dieses Behinderungsbild mit einem Hydrocephalus verbunden, „der auf einer Liquorzirkulationsstörung infolge der sog. Arnold-Chiari-Anomalie beruht" [12]. Die Kernsymptome einer Spina bifida sind somit in den überwiegenden Fällen in der angeborenen Querschnittlähmung, der Blasen- und Mastdarmlähmung sowie dem Hydrocephalus zu sehen. Wir sprechen bei der Myelomeningocele von einer Mehrfachbehinderung deswegen, weil diese Symptome mit zusätzlichen Beeinträchtigungen vergesellschaftet sein können. Erwähnt seien u.a.: Anfallsleiden, cerebrale Bewegungsstörungen, visuelle Defekte, Wahrnehmungsstörungen, Intelligenzminderungen, Sexualfunktionsstörungen.

Die Häufigkeit der Spina bifida weist unterschiedliche geographische Schwerpunkte auf. Werden in Wales und Mittelengland bis zu 4 betroffene Kinder bei 100 Geburten gefunden, beobachtet man diese Fehlbildung in Mitteleuropa und Japan viel seltener. In den Vereinigten Staaten tritt die Spina bifida „an der Ostküste des Kontinents dreimal so häufig" auf, „wie an der Westküste" [15]. In der Schweiz wird mit einem Kind auf 1000 Geburten gerechnet [9], in der Bundesrepublik rechnet man mit 1–2 Erkrankungen bei 1000 Geburten.

Die bei der Entstehung der Spina bifida ursächlich wirkenden Faktoren sind trotz intensiver Forschungsarbeiten bis heute nicht bekannt. Der Schädigungszeitpunkt liegt innerhalb der ersten vier Schwangerschaftswochen. Konnten exogene Verursachungsmomente bisher nicht schlüssig nachgewiesen werden, weist die Möglichkeit einer wiederholten Celenmißbildung innerhalb einer betroffenen Familie auf die Beteiligung genetischer Faktoren hin.

6.8.3 Behandlungsteam

Gehen wir davon aus, daß wir es bei der Spina bifida mit einer Mehrfachbehinderung zu tun haben, so kann ihre Behandlung im Sinne heutiger Rehabilitationskonzepte nur eine multidisziplinäre sein. Das Ausmaß der Behinderung sowie die entwicklungsspezifischen Besonderheiten werden über den Stellenwert und die Kombination von Behandlungs- und Beratungsmaßnahmen entscheiden.

Die medizinische Erstversorgung, d.h. der operative Celenverschluß sowie die Implantation eines ventrikuloatrialen Shunts, stellen für den Neurochirurgen umfassende Therapieaufgaben dar. Liegen hier die Maßnahmen der „ersten Stunde", so erfordern die regelmäßige Überwachung des Hydrocephalus und nach Shuntversagen notwendig werdende Revisionsoperationen eine jahrelange Behandlung und Begleitung der betroffenen Kinder. Nicht zu trennen hiervon ist die Beratung der Eltern, die sich nicht lediglich auf sachliche Informationsweitergabe beschränken, sondern die zunächst vordergründige emotionale Betroffenheit mitberücksichtigen sollte.

Dem Orthopäden obliegen im Rahmen des Habilitationsprogrammes der Spina-bifida-Kinder operative und konservative Therapiemaßnahmen, deren Ziel die Beseitigung von Deformitäten sowie eine bestmögliche Steh- und Gehfähigkeit des Kindes beinhalten. In enger Zusammenarbeit mit den krankengymnastischen Fachkräften werden hiermit die Hilfsmittelversorgung und die Festlegung eines langfristigen Übungsprogrammes, ausgerichtet auf die individuelle Situation des Kindes, verbunden. Die kontinuierliche Fortführung, der entwicklungsgebundene Ausbau des Therapieplanes sowie mögliche orthopädisch relevante Komplikationen führen auch hier zu jahrelanger Betreuung. Die Einbeziehung der Eltern in die therapeutischen Programme setzt eine verläßliche Vertrauensbeziehung voraus.

Der Pädiater übernimmt in dem Behandlungsteam zum einen die konservative nephrologische und urologische Überwachung der Spina-bifida-Kinder und arbeitet so in enger Kooperation mit dem Urologen und Nephrologen. Die Kontrolle möglicher Harnwegsinfektionen bindet die Patienten zeitlebens an letztgenannte Fachdiziplinen. Zum anderen zählen zu den Aufgaben des Pädiaters die regelmäßigen kinderärztlichen Untersuchungen und Behandlungen, die Betreuung vor und nach therapeutischen Maßnahmen anderer Fachbereiche. Da bei ihm für Kind und Eltern gewissermaßen alle Fäden immer wieder zusammenlaufen, gewinnt er für diese eine vorrangige Bedeutung.

Die Komplexität der Probleme, die eine Spina bifida als Behinderung für die Betroffenen und deren Eltern in sich birgt, weist auf die Dringlichkeit von Diagnostik, Beratung und Therapie durch den Psychologen hin. Seine Interventionen beziehen sich u.a. auf diagnostische Abklärungen im Rahmen von Entwicklungs- und Bildungsfragen, auf therapeutische Hilfen bei Problemen der Behinderungsverarbeitung, Partnerkonflikten, Erziehungstechniken.

Entscheidend besonders für die frühkindliche Entwicklung der Spina-bifida-Geschädigten können die Angebote des beschäftigungstherapeutischen Fachbereiches werden. Entwicklungsstimulation, Selbständigkeitstraining, Wahrnehmungsschulung, Förderung alltagspraktischer Verrichtungen können bei entsprechenden Entwicklungsdefiziten wirksame Anregungen setzen. Die Mitarbeit der Eltern wird auch hier begünstigt durch ein für ihre Situation sensibles Kontaktverhältnis.

Die Habilitationsarbeit des Behandlungsteams erfährt eine Erweiterung durch den Einsatz von Beratungs- und Förderungsmöglichkeiten anderer Fachdisziplinen. Hier gewinnt die humangenetische Beratung eine hervorragende Bedeutung nicht nur für die Eltern mit einem Spina-bifida-Kind im Hinblick auf weitere Kinder, sondern in zunehmendem Maße für die Spina-bifida-Geschädigten selbst.

Auf dem Hintergrund rechtlich-sozialer Fragen werden die Hilfestellungen des Sozialarbeiters relevant.

Das breite Spektrum schulischer und ausbildungsbezogener Förderungsmaßnahmen umschreibt das wesentliche Arbeitsfeld des Pädagogen, liegt dieses nun im Sonder- oder Regelschulbereich.

Die breite Auffächerung der bei einer Spina bifida möglichen Beeinträchtigungen macht die Bereitschaft und das Engagement der genannten interdisziplinären Fachrichtungen zwingend. Im Hinblick auf die Mitarbeit der Eltern sollte nicht vergessen werden, ihre Rolle nicht primär in Termini von Therapeuteneigenschaften festzulegen, als vielmehr in solchen von Eltern, die mit einem behinderten Kind leben.

6.8.4 Die Eltern

6.8.4.1 Die primäre Betroffenheit der Eltern durch die Geburt des Spina-bifida-Kindes

Um die Entwicklungsbedingungen des Spina-bifida-Kindes transparent und verstehbar zu machen, ist zunächst der familiäre Kontext aufzusuchen, in den das Ereignis der Geburt eines Spina-bifida-Kindes fällt. Die elterliche Partnerschaft wird hiermit, zumeist völlig unerwartet, Einflüssen ausgesetzt, die bisher gültige Lebensmaßstäbe erheblich in Frage stellen können. Mit der Geburt des Spina-bifida-Kindes ist für die Familie eine Ausnahmesituation entstanden, für die sie zunächst weder Informationen, noch ein Verhaltensrepertoire besitzt. Das bisher gelebte und vertraute Bezugssystem enthält keinerlei Richtlinien oder Kompetenzen, auf dieses fremde Bezugssystem befriedigend sicher reagieren zu können. Der von den Eltern auf diesem Hintergrund erwähnte „Zusammenbruch alles bisher Gültigen" drückt diesen Sachverhalt treffend aus: „Als ich hörte, daß unser Kind eine Spina bifida hat, ist eine Welt für mich zusammengebrochen. Das konnte doch nicht wahr sein, das durfte nicht wahr sein, nicht bei mir."[1]

---
[1] Zitate von Elternäußerungen sind unseren Beratungsprotokollen entnommen

Die als unüberbrückbar erfahrene Diskrepanz zwischen dem Gewünschten und der Realität einer nicht aufhebbaren Körperbehinderung schafft ein Vakuum des Unglaubhaften. Der innerpsychische Orientierungsverlust wird mit Gefühlen der Hilflosigkeit, Kränkung, Frustration und Angst beantwortet.

Sinnvolle Hilfen können nur in der Reduzierung dieses Vakuums durch Informationsvermittlung liegen. Die Art und Weise, in der eine offene Aufklärung erfolgt, kann für die Eltern, zumindest für die erste Zeit, den Charakter prägender Weichenstellung gewinnen. Die Fachkompetenz liegt hierfür auf Seiten der Ärzte. Es sollte zu einer Selbstverständlichkeit werden, daß die Ärzte in den ersten Kontakten mit den Eltern nicht nur die durch das Trauma hervorgerufene extreme Sensibilisierung der Eltern erkennen, sondern auch das Bedürfnis nach Sicherheit und Orientierungshilfen berücksichtigen. Die alleinige Wahrnehmung sachkompetenter Funktionen kann Eltern gerade in einer so existentiell belastenden Situation sehr verletzen und Gefühle der Abweisung und Entmutigung heraufbeschwören. „Was wir zuerst über die Spina-bifida-Behinderung unseres Kindes gehört haben, war so niederschmetternd, daß wir es gar nicht verstehen konnten. Es wurden uns nur die Defekte, die Störungen und weiterhin auf uns zukommenden Komplikationen genannt. Es war dadurch für uns überhaupt kein Hoffnungsschimmer in Sicht."

In solchen oder ähnlich lautenden Berichten der Eltern fällt auf, wie sehr sie sich in dieser Phase Mitmenschliches wünschten. Die Tatsache, daß die Eltern immer wieder die gleichen Fragen zur Behinderung des Kindes stellen, verdeutlicht, wie schmal die rationale Ebene des Verstehens zu diesem Zeitpunkt ist. Wie auch der so häufige Rückgriff der Eltern auf die Geburtssituation ihres Kindes veranschaulicht, wie gravierend die Gefühlsebene tangiert ist (vgl. 1).

Diese primäre Betroffenheit wird mit besonderer Schärfe dort erlebt, wo es sich um das erste Kind der Eltern handelt. Subjektive Entlastungsmechanismen, besonders der Mütter, bereits ein gesundes Kind geboren zu haben, können hier nicht eingesetzt werden. Die Beweisführung, hierzu in der Lage zu sein, kann nicht erbracht werden. Aus dieser Verletzung des mütterlichen Selbstwertgefühls resultiert mit beachtenswerter Häufigkeit der Wunsch nach einem weiteren Kind. „Ich hatte das Gefühl, mir selbst, meinem Mann und den Verwandten einfach beweisen zu müssen, daß ich auch ein gesundes Kind auf die Welt bringen kann. Nach der Geburt unseres Spina-bifida-Kindes kam ich mir als Frau und Mutter nicht vollwertig vor." Das Wissen um ein mögliches Wiederholungsrisiko wird durch die heute differenziertere vorgeburtliche Diagnostik zum Teil entschärft. Nur der kleinere der uns bekannten Eltern vermeidet ganz bewußt, sich den Ängsten einer weiteren Schwangerschaft unter diesem Vorzeichen auszusetzen. [19].

Die Skizzierung dieser Erstkonfrontation mit der Behinderung beschreibt ein wesentliches Element für den Aufbau der elterlichen Bindung an das Kind. Darüber hinaus ist zu sehen, daß die Beziehungsaufnahme zunächst nur eine gedankliche Auseinandersetzung erlaubt, da die Notwendigkeit erster klinischer Behandlungsmaßnahmen das Kind von der Mutter trennt. Auf diese Weise kann eine gewisse Distanzierung zu dem Geschehen gewonnen werden. Ihre Strukturierung reicht von Gefühlen hoffnungsloser Verzweiflung bis hin zu Versuchen der Bagatellisierung. „Das, was ich nicht verkraften konnte, war, daß ich unser Kind gar nicht zu Gesicht bekam. Ich wußte nur, daß es einen offenen Rücken hat. Ich konnte mir das alles nicht vorstellen, habe nur gegrübelt und war mit meiner Verzweiflung völlig allein." „Als unser Kind sofort in eine andere Klinik gebracht wurde, dachte ich, daß es dort so behandelt wird, daß alles wieder in Ordnung kommt. Was der Arzt mir vorher über die Behinderung gesagt hatte, konnte dann ja nicht so schlimm sein." Kommt das Kind zu den Eltern zurück, setzt für diese die unumgänglich gewordene Überprüfung der Realität ein. Ein Ausweichen in die nur gedankliche Beschäftigung mit dem Kind ist nun nicht mehr möglich.

Es beginnt ein Entwicklungsprozeß, dessen Merkmale zwischen gelungener Integration und ständig variierenden Anpassungsversuchen eingeordnet werden können. Der Prozeßcharakter dieser Entwicklung der Eltern ist insofern zu betonen, als eine endgültig stabile Position kaum je gewonnen werden kann. Immer wieder auftauchende Behinderungskomplikationen erschüttern den einmal eingenommenen Standpunkt.

Unabhängig davon, wie die Eltern mit dem Spina-bifida-Kind leben lernen, erweist sich übereinstimmend die primäre Betroffenheit durch die Geburt des behinderten Kindes als ein konstant wirksamer Brennpunkt ihres Erlebens. Sie stellt in den zeitweilig aktuell werdenden psychischen Krisen den Ausgangspunkt aller Fragen, Sorgen und Nöte dar. Denn die Behinderung kann nicht verleugnet, nicht vergessen, nicht verdrängt werden, wohl die durch sie provozierten Gefühle – sie selbst ist irreparabel, permanent präsent.

6.8.4.2 Behinderungsverarbeitung und Bedeutung des sozialen Umfeldes

Die innerpsychische Auseinandersetzung der Eltern mit der Behinderung des Kindes kann mitgestaltet werden durch die Resonanz, die diese im näheren oder weiteren sozialen System findet. Wir begegnen hier dem allgemein bekannten Phänomen der Etikettierung einer Familie, der Stigmatisierung durch ein von den normativen Standards abweichendes Familienmitglied. Stellt auf der Grundlage eigener Unsicherheiten die Beurteilung durch andere ein entscheidendes Kriterium des Selbstwertes der Eltern dar, so geraten sie unweigerlich in den Kreis sich wiederholender Kränkungen. Geht die Verunsicherung der Eltern mit mehr oder minder latenten Ablehnungstendenzen gegenüber dem Kind einher, so sind den Eltern selbst nicht bewußte Projektionsmechanismen zu beobachten. Die an sich selbst nicht wahrgenommenen oder geleugneten aggressiven Elemente werden in der Beschuldigung der Umwelt und Abgrenzung gegen diese gebunden. Die Wirksamkeit derartiger Mechanismen garantiert ihnen eine hinreichende Funktionstüchtigkeit und Entlastung. Es bedarf intensiver psychotherapeutischer Arbeit, die Bewußtwerdung und Akzeptierung solcher als sozial unakzeptabel geltender Gefühle zu erreichen.

Demgegenüber stehen die Eltern, die den Bewertungsmaßstäben von außen nicht diese Gewichtigkeit beimessen, da sie Anpassungsstrategien an das Spina-bifida-Kind entwickeln konnten, die auch negative Gefühle zulassen [19].

Festzuhalten ist jedoch, daß die verinnerlichten Normen bezüglich der Leistungsfähigkeit und Vollkommenheit eines gesunden Körpers allen Eltern eine langfristige Auseinandersetzung abverlangen. „Wenn wir unterwegs sind und die Leute uns anstarren, das arme behinderte Kind bemitleiden oder uns gar fragen, ob es denn ‚im Kopf normal‘ sei, dann kann ich mich nicht jedesmal darüber hinwegsetzen, das tut mir dann weh, so als ob eine alte Wunde immer wieder aufgerissen wird. Wenn wir von solchen Reaktionen verschont blieben, wäre einiges leichter."

Problematisch für die Entwicklung des Spina-bifida-Kindes werden die introjizierten Normvorstellungen jedoch dort, wo über seine Fähigkeiten und Bedürfnisse hinweg mit allen Mitteln eine Annäherung an die sog. „Normalität" versucht wird. Mit dem Bestreben, das Kind dieser anzugleichen, geht häufig eine Überforderung desselben einher, indem Entwicklungsphasen nicht wahrgenommen und nicht berücksichtigt werden. Wird die Zielsetzung als unerreichbar erkannt, so werden Kompensationsmöglichkeiten in der Weise aufgegriffen, daß, wenn schon die Körperbehinderung sich als unaufhebbar erweist, dann doch die intellektuellen Leistungen dieses Stigma schmälern sollen. „Da unser Kind später keinen körperlichen Beruf wird ausüben können, müssen wir alles daran setzen, daß es mit seiner Intelligenz alles wettmachen kann." Es ist ein langer schmerzlicher Prozeß des Umdenkens für die Eltern, wenn sich selbst dieser Ausgleich als nicht tragfähig erweist.

Die Wirkungsweise normativer Vorstellungen des sozialen Umfeldes finden auch dort ihren Niederschlag, wo die Eltern versichern, ihr Spina-bifida-Kind „normal" zu erziehen. Sie gehen davon aus, daß es ein dem nichtbehinderten vergleichbares „normales" Leben führen kann. Auch wenn sich hier im Einzelfall die Grenzziehung als schwierig erweist, so werden beispielsweise für das rollstuhlgebundene Spina-bifida-Kind bereits die baulichen Hindernisse zu Besonderheiten, die es von Hilfestellungen abhängig machen; wie auch die hygienischen Maßnahmen bezüglich der Inkontinenz Bewältigungstechniken voraussetzen, mit denen ein nichtbehindertes Kind kaum je in Berührung kommt.

Derartige Zusammenhänge deuten die vielfältigen Abhängigkeiten vom sozialen Umfeld an. Sie gehen als sekundär die Entwicklung des Kindes beeinflussende Elemente in Einstellungen und Verhaltensweisen der Eltern ein.

6.8.4.3 Behinderungsverarbeitung und Bedeutung der Schuldgefühle

Im Kontext der elterlichen Belastungen gewinnt die Frage der Schuld einen besonderen Stellenwert. Die Tatsache, daß die Verursachungsmomente einer Spina bifida nicht bekannt sind, ein Erbfaktor jedoch angenommen werden muß, schafft den Raum für quälende Vermutungen bis hin zu absurden Spekulationen. Die ohne Antwort bleibenden Fragen nach dem „Warum" und „Woher" der Behinderung werden von den Eltern der Spina-bifida-Kinder immer wieder in Relation zu eigenem Verschulden gestellt. Besonders die Mütter versuchen das Gefühl des eigenen Versagens zu eliminieren, indem sie ungefragt versichern, in der Schwangerschaft nicht geraucht, keinen Alkohol genommen, sich nicht falsch ernährt oder verhalten zu haben. Sie verharren auch dann in diesen Rechtfertigungsversuchen, wenn sie wissen, daß derartige Schädigungsfaktoren für die Entstehung einer Spina bifida nicht in Betracht kommen. Der verstandesmäßigen Stellungnahme gelingt es kaum, die Gefühlsqualitäten scheinbar schuldhafter Mitbeteiligung zum Schweigen zu bringen. „Auch wenn die Ärzte mir sagen, daß man nicht weiß, wodurch die Spina bifida entsteht, mache ich mir meine eigenen Gedanken und frage mich, was ich wohl falsch gemacht haben könnte, frage mich, warum gerade ich ein behindertes Kind in die Welt gesetzt habe, das so viel aushalten muß. Dann habe ich eben Schuldgefühle."

Die mehr oder weniger bewußtseinsnahe Präsenz der Schuldfrage bedeutet für die Eltern einen Krisenpunkt, an den sie immer wieder zurückkehren, selbst dann noch, wenn ihr Kind das Jugendalter erreicht hat.

Ihre Wirksamkeit verdeutlichen die Schuldgefühle auf der einen Seite dann, wenn sie zur Grundlage von Partnerschaftskonflikten werden, auf der anderen, wenn sie dazu führen, das Kind zum Substitut gerade dieser Problemzone zu machen.

Wir begegnen Eltern, die auf dem Wege der Schuldzuweisung an den anderen versuchen, eine innerpsychische Entlastung zu erreichen. Auffälligkeiten im Sinne von Abweichungen mit Krankheitswert, die in der Familienchronik des Partners nachweisbar scheinen, werden zum Angelpunkt greifbarer Hinweise. Kann hiermit eine eigene Beruhigung gewonnen werden, so wird sie doch mit Spannungen zum Partner erkauft. Trifft diese Schuldzuweisung auf den Boden bisher latent gebliebener Beziehungsstörungen zwischen den Partnern, so können diese nun offen zutage treten. In Einzelfällen kann das Zusammentreffen solcher Bedingungen zum Bruch der Partnerschaft führen. Werden hingegen Besonderheiten in der eigenen Familie entdeckt, so erweisen sich die Schuldgefühle als sehr rigide und geeignet, besonders bei den Müttern spezifische Ängste im Hinblick auf die Stabilität der Partnerschaft zu provozieren oder ihr Erziehungsverhalten gravierend zu beeinflussen.

In vielen Familien dehnt sich jedoch die Schuldzuweisung über die Eltern in das familiäre System beider Partner aus. Hieraus resultiert ein fast unentwirrbares Netz gegenseitiger Beschuldigungen und Verletzungen und damit eine Vergiftung der Familienatmosphäre. Als besonders belastend wird diese beschrieben, wenn sie erlebt, aber nicht angesprochen wird. „Meine Schwiegermutter hatte nicht gewollt, daß wir heiraten, sie wollte für ihren Sohn eine bessere Frau. Was mich zermürbt, sind die versteckten Vorwürfe, daß ich an der Behinderung unseres Kindes schuld sei. Direkt spricht sie mich darauf aber nie an."

Wie angedeutet, können wir den Umgang mit Schuldgefühlen auch in bestimmten Erziehungshaltungen wiederfinden. Beispiele hierfür können die bereits erwähnten Formen der Überforderung des Kindes sein. Dieses wird in Verkennung seiner Entwicklungsbesonderheiten in Erwartungsschablonen gepreßt, in der Hoffnung, wenn schon nicht die Behinderung selbst, so doch mögliche negative Auswirkungen auslöschen zu können. Es ist immer wieder erstaunlich, wie weit hierbei die Fähigkeiten des Kindes und die ihm entgegengebrachten Ansprüche auseinanderklaffen, d.h. welches Ausmaß die Wahrnehmungsverzerrung der Eltern für die individuelle Situation ihres Kindes annehmen kann.

Auch in den vielfältigen Bildern einer elterlichen Überfürsorge kann die Strategie entdeckt werden, der Schuldgefühle Herr zu werden. Allen sichtbar wird dem Kind die ganze Aufmerksamkeit geschenkt, die eigenen Bedürfnisse werden geopfert, eine symbiotische Beziehung gelebt, um die mögliche Eigenverschuldung oder auch die Verdächtigungen von außen ad absurdum führen zu können. Das sich zum Teil hieraus entwickelnde tyrannische Verhalten des Kindes wird ertragen. Selbst die empfundenen Unerträglichkeiten können die Funktion dieses Entlastungsmechanismus nicht durchbrechen.

Die Belastung durch Schuldgefühle ist nicht nur eine für die Eltern von Spina-bifida-Kindern typische, wir finden sie, wenn auch mit jeweils anderen Determinanten, auch bei Eltern mit anders behinderten Kindern.

6.8.4.4 Behinderungsverarbeitung und Bedeutung spezifischer Ängste

Im Rahmen der Behinderungsverarbeitung nehmen die Begleitsymptome einer Spina bifida eine herausragende Rolle ein, ganz besonders der Hydrocephalus. Allein die Möglichkeit einer Hydrocephaluskrise, einer Ventilkomplikation bildet bei vielen Eltern die Grundlage einer chronischen Angst. Diese kann verständlicherweise nicht ohne Auswirkungen bleiben. Ihr Verhaltensresultat ist häufig der Zwang zu ständiger Kontrolle und gezielter Überwachung des Kindes, eine Haltung, die von den üblichen elterlichen Begegnungsmodi mit ihrem Kind erheblich abweicht. Wir können bei den Eltern, deren Kinder häufige Hydrocephaluskrisen haben, beobachten, daß Erziehungsprinzipien in den Wind geschlagen werden, um diese Angst auf ein erträgliches Maß zurückführen zu können. Die angstbesetzte Situation fordert häufig eine Verschärfung erzieherischer Maßnahmen geradezu heraus, wodurch sich eine Häufung von Erziehungsfehlern entwickeln kann, die den Eltern zum Teil durchaus bewußt sind, denen sie aber hilflos gegenüberstehen. Besonders augenfällig wird hierbei eine kaum Grenzen setzende Nachgiebigkeit, eine deutliche Overprotection-Haltung, innerhalb derer auf der einen Seite dem Kind alles erlaubt wird, es auf der anderen Seite durch inkonsequentes Erziehungsverhalten verunsichert wird. Die Schwierigkeiten, derartige Ängste therapeutisch zu beeinflussen, sind komplexer Art. Sie werden dadurch verkompliziert, daß sie sich an reale Geschehen knüpfen, deren Wiederholung nie auszuschließen ist. Für derart betroffene Eltern reicht in Zukunft die Vorstellung oder Erwartung einer Komplikation aus, um die daran gebundenen Ängste neu zu beleben. Die permanente Angstbesetzung dieser Eltern hat eine Manifestation von Mechanismen der Angstabwehr im Gefolge. Zum Ausdruck kommt eine solche z.B. in der folgenden Bemerkung einer Mutter: „Ich muß meinem Kind ja jeden Wunsch erfüllen, tue ich das nicht, dann schreit es so fürchterlich, daß es blau wird und dann bekomme ich wieder die Angst, daß etwas mit dem Kopf nicht in Ordnung ist, daß etwas passiert." Hier wird die weitgehende Berücksichtigung der kindlichen Wünsche und Forderungen zum elterlichen Verhaltensregulativ, mit dessen Hilfe kritische Zuspitzungen von vornherein ausgeschaltet werden sollen.

Kommt zu den bereits bestehenden Symptomen des Kindes ein Anfallsleiden hinzu („Bis zu 10% der Kinder haben fokale oder generalisierte Anfälle" [12]), so bedeutet dieses eine weitere Verunsicherung der Eltern. Sie konkretisiert sich in den Ängsten, daß das Kind hierdurch zusätzliche Störungen besonders in seiner intellektuellen Entwicklung erfahren könnte.

Auch die Blasen- und Mastdarmlähmung trägt einen wesentlichen Anteil an der Beunruhigung der Eltern. Sie beeinflußt durch die mit ihr verbundenen Pflegemaßnahmen die über das Kindesalter hinaus bestehenden Abhängigkeiten und damit die unzureichende Verselbständigung des Kindes. Die Angst vor möglichen Nierenschäden zwingt die Eltern zu einem ununterbrochenen Pflegeaufwand, der keine Versäumnisse duldet und selbst über die Unlustreaktionen des Kindes hinweg durchgesetzt werden muß. Sie müssen sich selbst und dem Kind Belastungen abverlangen, die weite Strecken ihrer gegenseitigen Beziehung vermehrt den Charakter von Leistungssituationen verleiht.

Der Komplex elterlicher behinderungsrelevanter Ängste ist durch den Hinweis auf die zukunftsbezogenen Ängste zu erweitern. Diese richten sich bereits früh auf die Zeit, in der die Eltern nicht mehr für das Kind sorgen können. Sie beziehen sich weniger auf materielle Versorgung als vielmehr auf mitmenschliche Beziehungsaspekte und die mit zunehmendem Alter zu erwartenden Behinderungskonsequenzen. Die mögliche Angewiesenheit ihres Kindes auf fremde Hilfestellungen läuft ihren Wünschen zuwider.

Derartige Zusammenhänge müssen in der Beratung der Eltern ihre Berücksichtigung finden, da Entlastungshilfen und Verhaltenskorrekturen nur erreicht werden können, wenn ihr Bedeutungsumfeld gesehen und akzeptiert werden kann.

6.8.5 Das Spina-bifida-Kind

6.8.5.1 Behinderungsgebundene Entwicklungsbedingungen

Die Entwicklung des Spina-bifida-Kindes unterliegt mittelbar, wie beschrieben, den durch seine Behinderung modifizierten elterlichen Einstellungen und Erziehungstechniken. Sie erfährt ihre Besonderheiten darüber hinaus aber auch unmittelbar aus den behinderungsimmanenten Beeinträchtigungen. Die jeweils gegebene Schwere und Kombination der Symptomatik bestimmen das zum Teil sehr unterschiedliche Entwicklungsniveau der einzelnen Spina-bifida-Kinder. Wir begegnen Kindern und Jugendlichen, die im Vergleich zu den nichtbehinderten Gleichaltrigen nur geringfügige Entwicklungsabweichungen zeigen bis hin zu denjenigen, bei denen sich in allen Entwicklungsbereichen gravierende Defizite nachweisen lassen. Für den überwiegenden Teil der Spinabifida-Kinder gilt jedoch die Tatsache, daß das Resultat ihrer Entwicklungsbesonderheiten nicht nur eine gezielte medizinische Behandlung, sondern auch eine intensive psychologisch-pädagogische Förderung notwendig macht. Hierbei sollten neben den durch die Behinderung primär bedingten Störungen die im Auge behalten werden, die durch elterliche Einflußnahmen als Sekundärschäden aufzufassen sind.

6.8.5.2 Motorik

Der Entwicklungsverlauf beim Spina-bifida-Kind verweist durch das zunächst augenfälligste Symptom der Querschnittlähmung auf die wechselseitige Beziehung von motorischen und psychischen Prozessen. Je nach Ausmaß der mit der Spina bifida einhergehenden Ausfallserscheinungen und Störungen, abhängig von dem Lähmungsniveau, treffen wir auf unterschiedliche Grade einer motorischen Behinderung. Ihre Auswirkungen lassen sich psychosozialen Deviationen zuordnen, deren Gewichtung unter den Spina-bifida-Kindern stark variieren kann. Ohne im Einzelnen auf diese individuellen Varianten einzugehen, seien die möglichen Abweichungen an sich diskutiert.

Der Zusammenhang zwischen motorischer Beeinträchtigung und emotionalen Prozessen kann bei Spina-bifida-Kindern in der Weise angetroffen werden, daß ihre Emotionen als weniger reichhaltig und weniger intensiv beeindrucken. Sie werden selbst von den Eltern häufig als „fast durchgängig lieb, überwiegend unbekümmert heiter und selten launisch" beschrieben. Aggressive Tendenzen in Protest-, Durchsetzungs- und Abwehrverhalten werden häufig vermißt, wobei selbst frühkindliches Trotzverhalten nicht die Regel ist.

Ängstlichkeit wird besonders im Zusammenhang der Wahrnehmung körperlicher Funktionsgrenzen beobachtet [1], weiterhin wenn die Kinder z.B. im Rahmen der krankengymnastischen Behandlung in die aufrechte Körperposition (gehen und stehen), gebracht werden. Die Kinder erfahren hierbei einschneidende Veränderung im Erleben ihres Körpers. Ängstlichkeit bestimmt die Reaktionen auch in den Situationen, in denen die Kinder gegenüber Anforderungen einen Mißerfolg antizipieren.

In Relation zum Sozialverhalten fallen diese Kinder als „angepaßt", zum Teil als „überangepaßt" auf, als wenig begeisterungsfähig und emotional beteiligt, sie ergreifen selten eine Initiative, verbleiben in Passivität und Inaktivität. Sie zeigen möglichem Versagen gegenüber deutliches Vermeidungsverhalten ganz besonders dann, wenn sie mit unbekannten Umgebungsreizen konfrontiert werden. Hierbei handelt es sich hauptsächlich um die Spina-bifida-Kinder, deren Entwicklungsniveau auch im cognitiven Bereich herabgesetzt ist.

Im Rahmen emotionaler Besonderheiten beim Spina-bifida-Kind sei ergänzend darauf hingewiesen, daß diese auch auf dem Hintergrund einer Hydrocephaluskrise und der dabei auftretenden Veränderungen des Kindes beobachtet werden können. „Häufiger sehen wir Störungen des Affektes, also der Gefühlsentwicklung. Kinder, die aufgeschlossen und lebhaft waren, werden plötzlich mürrisch und verschlossen, vermehrt müde" [22]. Hierbei handelt es sich selbstverständlich nur um punktuelle Erscheinungen.

Von den Auswirkungen der motorischen Ausfälle ist auch die Verselbständigung des Kindes in dem Sinne betroffen, als ihr körpereigene Barrieren entgegenstehen [18]. Die entwicklungsspezifischen Expansionstendenzen, wesentlich im Rahmen kindlichen Neugierverhaltens, erfahren durch den reduzierten Aktionsradius ihre Einengung. Das Kind, das nur erschwert oder kaum auf die Dinge seiner Umwelt zugehen kann, ist auf Hilfestellungen von außen angewiesen und verbleibt so in gewissen Abhängigkeiten. Es bietet sich an, die bei vielen Spina-bifida-Kindern auffallende passive, unproduktive Grundhaltung in diesem Kontext zu diskutieren. Der Jugendliche, der seine Bewegungs- und Aktivitätsgrenzen bewußt reflektieren kann, nimmt hier eine deutliche Deprivation seiner Wünsche wahr.

Die Rückwirkungen gestörter Motorik auf die intellektuelle Entwicklung gewinnen auch beim Spina-bifida-Kind ihre Geltung. Schwer körperbehinderte, aber zum Teil intellektuell unauffällige Spina-bifida-Kinder verdeutlichen jedoch, daß die Rolle der motorischen Behinderung hier nicht als obligates Schädigungsagens angesehen, sondern nur im Gesamtkomplex somatopsychischer Wirkmechanismen verstanden werden kann. Die Verflechtung derartiger Phänomene bedarf beim Spina-bifida-Kind weiterer Untersuchungen.

6.8.5.3 Blasen- und Mastdarmlähmung

Die Blasen- und Mastdarmlähmung stellt eine weitere Entwicklungsbesonderheit dar, die mit Abweichungen rechnen läßt. „Von dem Problem der Harninkontinenz ist fast jeder Patient mit Spina bifida betroffen. Bei nur ganz wenigen Patienten mit Myelomeningocele funktionieren Blasenmuskel und Blasenverschluß so koordiniert, daß ein unwillentlicher Harnverlust nicht beobachtet wird" [3]. Die Notwendigkeit von Pflege-, Behandlungs- und laufenden Kontrollmaßnahmen vermittelt dem Spina-bifida-Kind das Wissen, hier ganz anders zu sein als seine nichtbehinderten Spielkameraden. Das Schulkind, das Windeln tragen muß, erlebt sich über das Kindesalter hinaus in den Status des Kleinkindes verwiesen. Da die Inkontinenz in Kindergarten und Schule nicht auf Dauer verborgen werden kann, ist es häufig dem mehr oder minder offenen Spott der Gleichaltrigen ausgeliefert und erfährt so eine wesentliche Verzerrung seiner Position und Geltung in der Gruppe. Die Resultate im Hinblick auf das Selbstwertgefühl werden beim Jugendlichen besonders augenfällig. Für ihn bedeutet die Inkontinenz häufig ein mit psychischem Leidensdruck einhergehendes Problem.

Hinterfragen wir in diesem Zusammenhang das psychoanalytische Entwicklungsmodell, so kann bei dem Spina-bifida-Kind von den Bedingungen einer Sauberkeitserziehung, die mit der analen Phase in enge Beziehung gesetzt wird, kaum gesprochen werden. Auf dem Hintergrund eines regelmäßigen Blasen- und Mastdarmtrainings gewinnen die Kategorien des Gebens und Nehmens, des Habens und Nichthabens, die Möglichkeiten des Protestes und Autonomieerwerbs eine uns unbekannte Bedeutung. Auf der Grundlage psychoanalytischer Annahmen wäre durch die Abweichungen dieser Entwicklungsphase bei den Spinabifida-Kindern und -Jugendlichen mit Persönlichkeitsstörungen zu rechnen. Derartige Überlegungen können jedoch zum jetzigen Zeitpunkt auf keine diesbezüglichen Untersuchungen zurückgreifen [20]. Die Inkontinenz stellt sich, so viel kann wohl gesagt werden, einem störungsfreien Verlauf der psychosexuellen Entwicklung entgegen. Erlebt wird sie als ein permanentes Problem und birgt besonders für die Jugendlichen nicht nur die ständige Befürchtung, entdeckt und im Gefolge abgelehnt zu werden, sondern ebenso die Angst, daß mit ihr ein Versagen sexueller Funktionen einhergeht.

6.8.5.4 Hydrocephalus

So wie es Spina-bifida-Kinder gibt, deren Hydrocephalus keine beobachtbaren Symptome aufweist, so gibt es diejenigen, die unter mehr oder minder häufigen Komplikationen desselben leiden. Diese resultieren aus dem implantierten Drainagesystem, das die Funktion hat, den im Gehirn überschüssigen Liquor durch ein Ventilsystem entweder in das Herz oder die Bauchhöhle abzuleiten. „Es ist damit zu rechnen, daß ein Ventil im ersten Jahr nach seiner Einlage durchschnittlich ein- bis zweimal versagt, dann in den nächsten folgenden zwei Jahren wieder einmal oder mehrfach versagt und in den darauf folgenden vier Jahren erneut ein- bis zweimal. Je früher ein solches Ventilversagen erkannt wird, desto früher kann die nötige Revisionsoperation durchgeführt und das Gehirn vor kritischen Störungen durch Hirndruckentwicklung bewahrt und seine gleichmäßige Entwicklung gefördert werden" [22]. Bei den uns bekannten Spina-bifida-Patienten liegen die Extreme in positiver Richtung bei nur einer Ventilrevision bis ins Jugendalter, in negativer Richtung bei sechs Revisionen in den ersten zwei Lebensjahren, neun bis zum Alter von sieben Jahren, in einem Fall bei siebzehn Revisionen bis zum Alter von drei Jahren.

Die hiermit verbundenen Klinikaufenthalte schaffen Bedingungen, die der kindgemäßen Entwicklung eindeutig entgegenstehen. Eltern berichten in diesem Kontext u.a. von Entwicklungsstagnationen oder -rückfällen.

Die Bedeutungszusammenhänge des Hydrocephalus bei Spina bifida nehmen auch dort eine wesentliche Stellung ein, wo seine Auswirkungen auf die intellektuelle Entwicklung des Kindes diskutiert werden. Allgemein kann gesagt werden, daß „man umso eher mit einer günstigen geistigen Entwicklung wird rechnen können, je früher der Hydrocephalus durch einen Shunt reguliert wird" [6].

Der Hydrocephalus bedeutet jedoch nicht in jedem Fall eine ungünstige Prognose im Hinblick auf die intellektuelle Entwicklung. Es können bei Spinabifida-Kindern mit Hydrocephalus sehr unterschiedliche Intelligenzgrade festgestellt werden [18].

6.8.5.5 Klinikaufenthalte

Die anfangs dargestellten interdisziplinären Behandlungsmaßnahmen beim Spina-bifida-Kind können durch die damit verknüpften Krankenhausaufenthalte dem Kontext der Entwicklungsstörungen zugeordnet werden. Unabhängig davon, ob die Klinikaufenthalte der konservativen oder operativen Behandlung dienen, stellen sie für den kindlichen Entwicklungsverlauf mehr oder minder belastende Einschnitte und Gefährdungen dar. Auf das umfassende Thema des Kindes im Krankenhaus kann hier nicht näher eingegangen werden. Wichtig erscheint uns jedoch der Hinweis, daß beim Spina-bifida-Kind eine Häufung der klinischen Habilitationsprogramme gerade in die lernoptimalen Entwicklungsphasen des Kleinkind- und Vorschulalters fallen. Hiervon nicht zu trennen ist die Tatsache, daß bei einem wesentlichen Anteil der Therapiemaßnahmen nur dann mit Erfolgen gerechnet werden kann, wenn sie so früh wie möglich eingesetzt werden. Da gerade die operativen Eingriffe, z.B. aufgrund neurochirurgischer oder orthopädischer Indikation, häufig überhaupt erst bedeutsame Entwicklungsvoraussetzungen für das Spina-bifida-Kind schaffen, sind diese Kinder, besonders die schwerer behinderten, von derartigen Belastungen kaum freizuhalten. Die Konsequenz aus dieser schwierigen Situation kann nur die sein, die klinische Indikationsstellung sowie die Dauer des Krankenhausaufenthaltes in jedem Einzelfall genau zu überprüfen.

Die aus der Literatur hinreichend bekannten klinikspezifischen Ängste des Kindes gelten auch für das Spina-bifida-Kind. Zu erwähnen sind die Trennungsängste von den vertrauten Bezugspersonen und die daran geknüpfte Beunruhigung durch Konfrontation mit einer unbekannten und so als bedrohlich erlebten Umgebung. In Verbindung mit operativen Eingriffen werden Ängste in Bezug auf Körperschädigung und „nicht mehr aufzuwachen" beobachtet. Eine besonders hohe Angstbesetzung besteht gegenüber der Narkose. Besonders die Kinder im Vorschulalter, denen in der Klinik die mütterliche Fürsorge entzogen ist, sind von dem Trauma des Verlassenseins und seinen Auswirkungen zutiefst betroffen. Auch die der Klinikzeit häufig folgenden Verhaltensauffälligkeiten finden bei Spina-bifida-Kindern ihre Bestätigung.

Auch die Kinder, deren Mutter durch die Mitaufnahme in eine sog. Mutter-Kind-Einheit konstant anwesend war, demonstrieren u.a. folgende Symptome: Einschlaf- und Durchschlafstörungen, Trennungsängste, symbiotische Anklammerungstendenzen und regressive Verhaltensweisen sowie Angst vor dem Alleinsein. Die Dauer dieser Folgesymptome kann sich über mehrere Wochen bis zu zwei Jahren ausdehnen. Unbewußt gewordene Ängste können jedoch bei Klinikaufnahmen in späteren Jahren erneut aufflackern.

Zusammenfassend festzuhalten ist auch hier, daß das Spina-bifida-Kind durch die Krankenhausaufenthalte in vermehrtem Ausmaß entwicklungshemmenden Einflüssen ausgesetzt ist.

6.8.5.6 Leistungsorientierte Anforderungen

Zu den bemerkenswerten Entwicklungsbesonderheiten beim Spina-bifida-Kind gehören unweigerlich die den Behandlungsmaßnahmen innewohnenden Leistungsanforderungen, denen sich das Kind von klein auf konfrontiert sieht. Beim nichtbehinderten Kind sind hierfür kaum gleichbedeutende Entsprechungen aufzufinden. Tägliche krankengymnastische Übungen; tägliches Blasen- und Mastdarmtraining; regelmäßige Kontrolluntersuchungen bei mehreren Fachärzten; Klinikaufenthalte; eventuell logopädische und beschäftigungstherapeutische Behandlungen bedeuten neben den Anforderungen in Kindergarten, Vorschule und Schule für viele Spina-bifida-Kinder ihre Entwicklung einseitig belastende Elemente. Wenn die Therapeuten der einzelnen Fachrichtungen zusätzlich gerade für ihre Therapie den maximalen Einsatz verlangen oder die Erfolgserwartung diesen diktiert, wird der Raum leistungsfreier kindlicher Entwicklung sehr eng. In der Erstellung der Therapieprogramme werden somit die Kooperation der Habilitationsfachleute sowie die Koordination der Behandlungseinheiten entscheidend wichtig. Die Praxis, d.h. die Klagen der Eltern zeigen jedoch, daß hier mehr Probleme als akzeptable Lösungen vorliegen.

Die Leistungsanforderungen, auch diese Perspektive sollte gesehen und überdacht werden, beziehen sie sich nun auf körperliche oder intellektuelle Momente, haben für das Spina-bifida-Kind einen wesentlichen Anteil an dem Aufbau seines Selbstbildes insofern, als sie immer an dem Ausgleich eines Mangels orientiert sind. Kommt mit zunehmendem Alter die bewußte Auseinandersetzung zu dem seit der Kindheit erfahrenen Defizitbild hinzu, so werden die bei Spina-bifida-Jugendlichen beschriebenen depressiven Reaktionen [1] und niedriges Selbstwertgefühl [4] zum Teil verständlich.

Die Frage, welchen Einfluß der permanente Leistungsdruck auf die Entwicklung der Leistungsmotivation des Spina-bifida-Kindes hat, die nach unseren Beobachtungen häufig reduziert ist (geringe oder keine Eigenproduktivität, wenn keine Anforderungen von außen gestellt werden), harrt noch der Beantwortung.

Es gilt zu realisieren, daß es sich bei den leistungsorientierten Anforderungen nicht um kurzfristige, punktuelle handelt, sondern um solche, die sich über Jahre durch den Entwicklungsprozeß des Spina-bifida-Kindes hindurchziehen.

6.8.5.7 Entwicklungsmerkmale beim Spina-bifida-Kind

Im Folgenden sollen selektiv die Bereiche angeschnitten werden, die schwerpunktmäßig im Zuge der schulischen Ausbildung des Spina-bifida-Kindes ihre Relevanz besitzen. Sie nehmen in der Praxis der psychologisch-pädagogischen Betreuung dieser Kinder neben den Elternberatungen einen umfassenden Raum ein.

6.8.5.8 Intelligenz

Aussagen zur Intelligenz der Spina-bifida-Kinder sind insofern mit Unsicherheiten behaftet, als in der psychologischen Diagnostik überwiegend Verfahren zur Anwendung kommen, die nicht speziell für behinderte Kinder konstruiert wurden. Es kann somit nicht mit Sicherheit gesagt werden, welche cognitiven Fähigkeiten sie bei Kindern mit Hydrocephalus erfassen. Eine weitere Schwierigkeit liegt darin, daß der IQ als quantitativer Summenwert nicht ohne weiteres als Unterscheidungskriterium zwischen nichtbehinderten und behinderten Kindern fungieren kann. Der qualitative Aspekt, d.h. die Art und Weise, in der eine Testleistung erbracht wurde, geht aus dem IQ nicht hervor, wie auch nicht das Schwergewicht, mit dem die Einzelleistungen in ihn eingehen. Den IQ isoliert als Bestimmungswert für die Schulfähigkeit eines Kindes heranzuziehen, erscheint nicht minder fragwürdig, da, wie bekannt, IQ und Schulleistung erheblich differieren können.

Auf diesem Hintergrund sind die Ergebnisse bei Spina-bifida-Kindern zu sehen, die mit Bezug auf den IQ bei Hydrocephaluskindern ein niedrigeres Intelligenzniveau im Vergleich zu den Kindern ohne Hydrocephalus angeben [1, 11, 14]. Zu bedenken ist, daß bei den Angaben zu Hydrocephaluskindern die shuntregulierten gemeint sind, wohingegen in die Gruppen der Kinder ohne Hydrocephalus zumeist auch die eingehen, deren Hydrocephalus zu einem spontanen Stillstand kam. Die Symptomfreiheit, zumindest ohne klinische Relevanz, des „spontaneous-arrest-hydrocephalus" scheint jedoch nicht in jedem Fall eine Progredienz auszuschließen [6].

Die Festschreibung der Einflußgrößen des Hydrocephalus wurde versucht. „Wie oft organische Kriterien der Hirnschädigung und psychischer Befund auf verschiedenen Ebenen liegen, geht besonders eindrucksvoll aus der Untersuchung von Laurence und Coates (1962) an hydrocephalen Kindern hervor. Der IQ dieser Kinder korrelierte weder mit Kopfumfang, noch mit Cortexdicke, noch mit der Dauer des progressiven Stadiums der Krankheit – allerdings positiv mit dem Grad der physischen Behinderung" [24]. Da wir jedoch bei Spina-bifida-Kindern mit Hydrocephalus und unterschiedlich schwerer Körperbehinderung stark variierende intellektuelle Leistungen finden, so auch bei Hydrocephalus und schwerer Körperbehinderung durchschnittliche IQ-Werte [1], erscheinen die hier wirksamen Determinanten weitaus komplexerer Art.

Im Hinblick auf Einzeldaten zur Intelligenzstruktur der Spina-bifida-Kinder wurde schon früh auf eine signifikante Diskrepanz der Testresultate zwischen sprachgebundenen und sprachfreien Leistungen bei den Kindern mit Hydrocephalus hingewiesen, was als charakteristisches Zeichen eines Hirnschadens erwogen wurde [1, 2].

Im Rahmen der sprachlichen Fähigkeiten der Spina-bifida-Kinder fallen einige Besonderheiten auf: eine „überschießende, floskelhafte Verbalaktivität" [8, 1], unter dem (unglücklichen) Begriff des „Cocktail-Party-Syndroms" in die Literatur eingegangen; sich häufig wiederholende stereotype Fragen und Redewendungen von geringem Informations- oder Kommunikationswert; Häufung von situationsinadäquaten Bemerkungen; Echolalie und unzureichende Fähigkeiten der Begriffsbestimmung. „Wir vermuten, daß Sprachlernen hier primär über Gedächtnisleistungen erfolgt, das angewandte Vokabular überwiegend der Übernahme von Sprache über Gedächtnisfunktionen entstammt, ohne daß sich hiermit konkrete anschauliche Erfahrungen verbinden" [17].

Die gute Merkfähigkeit der Spina-bifida-Kinder für sprachliches Material scheint sich besonders auf Verse, Lieder, Fernsehspots, Phrasen und Floskeln zu beziehen [1, 18]. Im Gegensatz hierzu steht, daß andere Inhalte, z.B. wiederholt erklärte Regeln, Prinzipien, Zusammenhänge und Gesetzmäßigkeiten, besonders in der Mathematik, von heut auf morgen „vergessen" werden. Es muß aber gefragt werden, ob hierbei weniger die Merkfähigkeit entscheidend ist als vielmehr eine zu geringe Aufmerksamkeitsspanne des Kindes, ein Nichtverstehen oder die Unfähigkeit der Generalisation z.B. einer Gesetzmäßigkeit auf vergleichbare Inhalte. Letzteres scheint für die Spina-bifida-Kinder eine gewisse Geltung zu haben, deren schulische Leistungen besonders in den Sachfächern problembehaftet sind.

Lernschwächen im Erwerb mathematischer und Lesefertigkeiten werden auch bei Spina-bifida-Kindern in Relation zu Perzeptionsstörungen diskutiert [1, 14].

Im Kontext der Auseinandersetzung mit der Intelligenz der Spina-bifida-Kinder gewinnt die Frage der schulischen Ausbildung ihren Stellenwert. Unter Vermeidung einer Überbewertung des Intelligenzbefundes sind neben diesem beim Spina-bifida-Kind in jedem Einzelfall weitere Entscheidungskriterien hinzuzuziehen: Auffälligkeiten im Leistungsverhalten (Konzentration, psychomotorische Verlangsamung, feinmotorische Störungen, Leistungsschwankungen), darüber hinaus die örtlichen schulischen Gegebenheiten, Transportfragen, bauliche Hindernisse, Integrationsmöglichkeiten der Pflegemaßnahmen bei Harn- und Stuhlinkontinenz. Erst eine diese Einzeldaten berücksichtigende Zusammenschau kann eine dem Kind gerecht werdende Festlegung des schulischen Bildungsweges garantieren.

So kann beispielsweise bei einem gut begabten aber rollstuhlgebundenen Spina-bifida-Kind die Aufnahme in eine Sonderschule für Körperbehinderte erfolgen, da bauliche Barrieren und auf Dauer unlösbare Transportschwierigkeiten den Besuch der örtlichen Regelschule verhindern. Umgekehrt sagt aber auch der Besuch einer Regelschule im Einzelfall wenig darüber aus, inwieweit dort die den Fähigkeiten des Kindes adäquate Ausbildung gewährleistet ist. Die Aufnahme in eine Regelschule ergibt sich des öfteren einfach aus dem Fehlen einer ortsnahen Sonderschule, aus einem durch Mitleid oder falschem Integrationsverständnis geleiteten „Mitschleifen" des Kindes oder aber aus einer am Kind vorbeidenkenden Ehrgeizhaltung der Eltern.

Diese Erfahrungswerte der Praxis verdeutlichen, daß die Häufigkeitsangaben bezüglich der von Spina-bifida-Kindern und -Jugendlichen besuchten Schultypen kritisch zu sehen sind. Sie lassen weder einen Schluß auf die Fähigkeiten des Kindes zu (vgl. die Differenzierungsmöglichkeiten der Sonderschulen für Körperbehinderte nach Leistungsgruppen), noch geben sie Auskunft darüber, ob das einzelne Kind das ihm entsprechende Bildungsangebot erhält.

Sind die Voraussetzungen gegeben, sollte selbstverständlich der Versuch der Einschulung in eine Regelschule vorgenommen werden.

Allgemein kann gesagt werden, daß wir Spinabifida-Kinder und -Jugendliche in allen Schultypen finden: Grund- und Hauptschule, Realschule, Gymnasium, Sonderschule für Körperbehinderte, für Lernbehinderte, Einrichtungen der Lebenshilfe, Waldorfschule. Der überwiegende Teil dieser Kinder bedarf jedoch der sonderpädagogischen Förderung und Beschulung [17].

6.8.5.9 Perzeption

Die Perzeptionsleistungen übernehmen im Kontext kindlicher Entwicklungsdeterminanten grundlegende und umfassende Funktionen. Sie werden u.a. in Beziehung gesetzt zur cognitiven Entwicklung wie auch im Rahmen von Verhaltensauffälligkeiten gesehen.

Der Begriff der Perzeption wird nicht als eine isolierte Sinnesleistung, sondern als Prozeß verstanden, der die Aufnahme, die Erkenntnis und die Umsetzungsfähigkeit von Reizen beinhaltet. Perzeptive Leistungen können sich auf visuelle, auditive, taktil-kinästhetische, Geschmacks- und Geruchsreize beziehen.

Die bei einer Spina bifida aufgrund der Lähmung mehr oder minder ausgeprägten Störungen oder Ausfälle der Sensibilität und Tiefensensibilität führen in den davon betroffenen Körperteilen zu Veränderungen bis hin zum Verlust von Berührungs-, Lage- und Bewegungsempfindungen. Bei derartigen Störungen kann die visuelle Kontrolle als kompensatorische Hilfsfunktion überall dort eingesetzt werden, wo es um das Gesamtkörpererleben des Kindes geht: in der frühkindlichen Erfassung des Körpers; im Rahmen der Zärtlichkeitserziehung; in der Erfahrung neuer Körperpositionen im Raum bei den ersten Steh- und Gehversuchen mit oder ohne orthopädische Hilfsmittel; aber auch dort, wo es mit zunehmendem Alter darum geht, die Selbstbeobachtung im Hinblick auf Druckgeschwüre in den gelähmten Körperbereichen zu übernehmen. Da das Kind in diesen Körperzonen keine Schmerzrückmeldung erfährt, unterliegt es hier ständig potentiellen Gefährdungen, die nicht ohne Einfluß auf seine spielerischen Tätigkeiten bleiben. Die modifizierten oder weitgehend ausfallenden sensiblen Wahrnehmungen in der unteren Körperhälfte stellen für die psychosexuelle Entwicklung dieser Kinder eine Besonderheit dar, auf die wir in anderem Zusammenhang zurückkommen.

Inwieweit taktile Wahrnehmungsstörungen auch der oberen Extremitäten bei den Spina-bifida-Kindern vorliegen, bei denen sich hier cerebralparetische Komponenten nachweisen lassen, ist noch nicht verbindlich geklärt. Eigene Beobachtungen legen diese Vermutung nahe (vgl. 1).

Offen ist auch die Frage, ob bei Spina-bifida-Kindern mit Hydrocephalus akustische Wahrnehmungsstörungen in Betracht kommen. In unseren Beobachtungsdaten fallen wiederholt Berichte auf, in denen eine erhöhte Geräuschempfindlichkeit der Kinder (vgl. 1), und das besonders für bestimmte Frequenzen und für Geräusche großer Lautstärke festgehalten sind. Die Kinder halten sich schützend die Ohren zu oder beginnen zu weinen, wenn beispielsweise Haushaltsmaschinen wie Staubsauger, Kaffeemaschine, Bohrmaschine oder ähnliches in Gang gesetzt werden, wenn Flugzeuggeräusche, laute Musikdarbietungen und starke Autogeräusche auftauchen. Diese Empfindlichkeiten scheinen mit zunehmendem Alter jedoch besser toleriert werden zu können. Es gelte zu klären, inwieweit derartige Erscheinungen auf hirnorganische und/oder Innenohrfunktionsstörungen zurückzuführen sind.

Ob die in Verbindung mit cerebralparetischen Komponenten bei einzelnen Spina-bifida-Kindern festgestellten Eßstörungen (gestörter Aufnahme- und Kauvorgang, Nahrungstransport und Schluckvorgang) sich mit Geschmacks-Wahrnehmungstörungen verknüpfen, ist ebensowenig gesichert wie die Intaktheit oder Beeinträchtigung der Geruchswahrnehmung.

Hinsichtlich der visuellen Wahrnehmung wird bei Spina-bifida-Kindern auf Störungen hingewiesen [1, 14]. Die Rolle der bei Hydrocephaluskindern vermehrt auftretenden visuellen Defekte (Strabismus convergens) [12] findet hierbei jedoch keine Berücksichtigung.

Eigenen laufenden Untersuchungen mit dem von Frostig entwickelten Prüfverfahren zur visuellen Wahrnehmung [5] bei 100 Spina-bifida-Kindern zeigen folgenden Trend: bei Spina-bifida-Kindern mit Hydrocephalus muß in vermehrtem Maße mit visuellen Wahrnehmungsbeeinträchtigungen gerechnet werden. Ca. 70% der Kinder dieser Untersuchungsgruppe erreichen einen unter dem Durchschnitt liegenden Prozentrang, dabei über die Hälfte dieser Kinder einen Prozentrang unter 30, was die Interpretation von schwerwiegenden visuellen Wahrnehmungsstörungen nahelegt. Die Ergebnisse der Kinder mit Hydrocephalus liegen eindeutig unter denen der Kinder, bei denen ein Hydrocephalus nicht diagnostiziert wurde. Die Minusleistungen erstrecken sich über alle mit diesem Verfahren überprüften Bereichen: visuo-motorische Koordination, Figur-Grund-

Wahrnehmung, Wahrnehmungskonstanz, Raumlage-Wahrnehmung, Wahrnehmung räumlicher Beziehungen. Defizite fallen ganz besonders im Rahmen der visuo-motorischen Koordination, der Figur-Grund- und Raumwahrnehmung auf.

Die Minderleistungen im Bereich der visuo-motorischen Koordination, die in vielen Fällen in Relation zu cerebralparetischen Einflußgrößen gesehen werden müssen, finden ihren Niederschlag in z.B. mangelnder Treffsicherheit eines antizipierten Zieles, beispielsweise bei einer Linienführung innerhalb vorgegebener Grenzen; auch in feinmotorischen Vollzügen, die nach Versuch und Irrtum ablaufen, da das Kind ohne visuelle Kontrolle arbeitet.

Unzulänglichkeiten in der visuellen Differenzierung von Figur und Grund werden im Umgang mit speziellen Spielmaterialien, wie z.B. Puzzle und Einlegespielen besonders augenfällig.

Die Schwierigkeiten in der Wahrnehmung von Konstanzen werden dort beobachtet, wo es in Zuordnungsspielen um die Identifikation von Formen und Größen geht.

Herabgesetzte Wahrnehmungsleistungen im Rahmen räumlicher Dimensionen werden deutlich, wenn es bei Mal-, Schreib- und Spielmaterialien um Reiheneinhaltung, Flächeneinteilung, Lokalisation und Rechts-, Linksbestimmung geht. Es sollte in Erwägung gezogen werden, ob ein Generalisierungseffekt in den dreidimensionalen Raum angenommen werden kann. Wir beobachten Kinder, die erhebliche Schwierigkeiten haben, sich in einem Gebäude zurechtzufinden, wie auch Kinder, die Probleme haben, mit ihrem Rollstuhl die Distanzen zu den Gegenständen einzuschätzen und entsprechend zu berücksichtigen.

Ohne hier auf die Analyse der Einzeldaten sowie eine kritische Auseinandersetzung mit dem Frostig-Test einzugehen, sei betont, daß es sich bei unserer Untersuchungsgruppe um Patienten einer orthopädischen Klinik handelt. Wir beziehen uns somit auf eine selektive Gruppe der Spina-bifida-Kinder.

Die Beziehungen zwischen Perzeptionsstörungen und schulischen Leistungen wurden kurz angedeutet.

Die multifaktoriellen Perzeptionsleistungen sind beim Spina-bifida-Kind, wie wir gesehen haben, durch die Begleitsymptome dieser Behinderung als besonders störanfällig zu betrachten. Da sie für alle kindlichen Entwicklungsbereiche grundlegende Voraussetzungen schaffen, bewirken ihre Störungen weitreichende Entwicklungserschwernisse. Diese stecken wiederum das weite Feld beschäftigungstherapeutischer und pädagogischer Förderungsmaßnahmen ab.

6.8.5.10 Arbeitshaltung

Weitere Besonderheiten der Spina-bifida-Kinder, die wir zum Teil auch bei anderen Behinderungen antreffen, beobachten wir besonders in den Situationen, in denen spezifische Leistungsanforderungen gestellt werden. Sie seien unter dem Begriff der Arbeitshaltung zusammengefaßt.

Die Konzentrationshaltung nimmt hierbei einen vorrangigen Platz ein. Da Konzentrationsbeeinträchtigungen heute auch bei nichtbehinderten Kindern vermehrt das Interesse auf sich ziehen, sie auf der anderen Seite als Merkmal einer Hirnfunktionsstörung gelten, fällt die Rückführung dieser Störung beim Spina-bifida-Kind auf ein ursächlich wirkendes Agens schwer. Die Inanspruchnahme einer multifaktoriellen Bedingtheit, die hirnorganische und exogene Faktoren berücksichtigt, kommt der Frage nach den zugrundeliegenden Momenten sicherlich näher.

Die Konzentrationsstörung bei Spina-bifida-Kindern, besonders bei denen mit Hydrocephalus, stellt sich nach unseren Beobachtungen als eine Aufmerksamkeitshaltung dar, die durch Flüchtigkeit gekennzeichnet ist. Das Kind läßt sich nicht länger an eine Sache fixieren, es demonstriert eine punktuell sprunghafte Zentrierung der Aufmerksamkeit. Es kann angenommen werden, daß im Sinne einer Reizüberflutung die wesentlichen Stimuli nicht von den unwesentlichen getrennt werden können, wobei die Frage berechtigt erscheint, inwieweit auf der Basis von Perzeptionsstörungen hier von einer Minusvariante cognitiver Prozesse gesprochen werden kann. Die Auswirkungen einer Konzentrationsstörung auf die kindlichen Lernprozesse schlagen sich in einer bruchstückhaften Erfassung der Reizzusammenhänge nieder. Eine Beeinträchtigung der konzentrativen Zuwendung kann somit den Behinderungen des Lernens zugeordnet werden.

Die hiermit in Zusammenhang stehende erhöhte Ablenkbarkeit vieler Spina-bifida-Kinder findet ihren Ausdruck in herabgesetzter Ausdauer, einer schnell wechselnden Bezugnahme auf intermittierende Umgebungsreize wie auch in einem kurzfristig wirkenden emotionalen Engagement gegenüber dem jeweiligen Sachverhalt. Die Ablenkbarkeit des Kindes zeigt sich im Gruppenverband mit anderen Kindern als deutlich erhöht gegenüber Einzelkontaktsituationen, in denen die Anzahl von Störreizen reduziert ist [17].

Diese Störungen lassen sich den Merkmalen einer verminderten Belastbarkeit subsumieren. Der psychologisch-pädagogischen Arbeit bietet sich hier die Methode der „kleinen Schritte" als die effektivste an.

Im Rahmen der Arbeitshaltung der Spina-bifida-Kinder fällt gehäuft bei denen mit Hydrocephalus eine psychomotorische Verlangsamung auf. Diese äußert sich weniger in einer lediglich verzögerten Reaktionsgeschwindigkeit, als vielmehr darin, daß ein Handlungsvollzug durchgängig mit erhöhtem Zeitaufwand erbracht wird [17]. Herabgesetztes Tempo in den Schreibleistungen wird beschrieben [1]. Das Kind kann in den schulischen Diktaten und Aufsätzen seine Arbeit nicht in den vorgegebenen Zeitgrenzen abschließen, es „kommt nicht mit". Ist die psychomotorische Verlangsamung stark ausgeprägt, kann sie trotz guter Leistungsfähigkeiten in anderen Bereichen den Schulerfolg immer wieder infrage stellen.

Einzelbeobachtungen sprechen dafür, daß sich die Verlangsamung auch auf den Ablauf cognitiver Prozesse beziehen läßt. Die hierfür in Frage kommenden Kinder und Jugendlichen fallen dadurch auf, daß sie für das Resultat eines Denkprozesses vermehrte Zeitspannen brauchen.

Eine unzureichende Leistungsmotivation wird bei den Spina-bifida-Kindern augenfällig, die im Kontext gerade schulischer Belange im Hinblick auf Lösungs- und Arbeitstechniken kaum eine Initiative ergreifen. Sie sind in der Aufgabendurchführung auf die Vorgabe von Bewältigungstechniken angewiesen [17]. Auch wenn sie bei eingetretenem Erfolg Freude und Stolz demonstrieren, liegt für sie die Schwierigkeit in dem diesem vorausgehenden eigenständigen Aufgreifen einer Aufgabenstellung.

Eine die schulischen Leistungen unübersehbar beeinträchtigende Variante der Arbeitshaltung sind die Leistungsschwankungen, bei Kindern mit Hydrocephalus vermehrt festzustellen [17]. Diese äußern sich derart, daß Aufgabenverständnis, Überblick über Zusammenhänge sowie Anwendung von bereits Gelerntem in unterschiedlichem Ausmaß realisiert werden. Sind diese Kinder heute in der Lage, den schulischen Anforderungen nachzukommen, so scheinen sie schon morgen hierbei unüberwindbare Schwierigkeiten zu haben. Derartige Leistungsschwankungen sind auch bereits im vorschulischen Spielverhalten auszumachen. Eine Rückführung auf hydrocephale Einflüsse besitzt eine gewisse Wahrscheinlichkeit, ihre Beweisführung dürfte sich jedoch als schwierig erweisen. Die Erfahrungswerte aus der Praxis weisen aber immer wieder auf derartige Leistungsbeeinträchtigungen hin, da sie übereinstimmend den Schulschwierigkeiten zugewiesen werden.

Feinmotorische Störungen, in klinischen Diagnosen kaum je festgehalten, in der Diagnose cerebralparetischer Komponenten der oberen Extremitäten zum Teil angesprochen, gewinnen in der Diskussion der Arbeitshaltung der Spina-bifida-Kinder eine besondere Beachtung (vgl. 1). Feinmotorische Störungen bieten sich dort der Aufmerksamkeit an, wo folgende Merkmale festgehalten werden können: mangelnde Präzision und Exaktheit in den manuellen Vollzügen, die eine differenzierte Anpassung an den Gegenstand verlangen; überschießender oder unterdosierter Kraftaufwand in der Handhabung von Gegenständen; Tremor; unzureichende Zielgerichtetheit und Treffsicherheit in manuellen Fertigkeiten. Derartige feinmotorische Qualitäten, bei Spina-bifida-Kindern häufig zu diagnostizieren, lassen sich in Relation zur Arbeitshaltung den Minusvarianten zuordnen, da sie die Handlungsfertigkeiten des Kindes in vielfältiger Weise mit Unsicherheiten belasten. Frustrationserlebnisse stehen häufig in ihrem Gefolge und provozieren Versagensängste und Vermeidungsverhalten.

Die Entwicklungsmerkmale der Intelligenz, Perzeption und Arbeitshaltung beim Spina-bifida-Kind, die wir unserem Thema gemäß unter der Perspektive möglicher Störungen skizziert haben, stehen in engem Zusammenhang mit den zuvor beschriebenen behinderungsgebundenen Entwicklungsbedingungen. Die Verknüpfung dieser Inhalte weist die Entwicklung vieler Spina-bifida-Kinder als hoch empfindlich für Abweichungen aus. Sie rechtfertigen trotz der daraus auch resultierenden Probleme den Einsatz der eingangs dargestellten vielseitigen therapeutischen Maßnahmen und Förderungsangebote.

6.8.6 Der Spina-bifida-Jugendliche

Da die umfassende medizinische Versorgung der Spina-bifida-Betroffenen in der Bundesrepublik schwerpunktmäßig erst Ausgang der fünfziger, Anfang der sechziger Jahre einsetzte, kommen in neuester Zeit vermehrt Jugendliche auf uns zu. Das Wissen um ihre Situation ist somit noch gering. Wir beziehen uns im Folgenden vorwiegend auf Einzelbeobachtungen und laufende eigene Untersuchungen, wobei wir uns auf die Aspekte der psycho-sozialen und psychosexuellen Entwicklung beschränken.

Betont werden soll, daß wir die Spina-bifida-Jugendlichen nicht mit den querschnittgelähmten Jugendlichen vergleichen können, die ihre Querschnittlähmung erst im Kindes- oder Jugendalter erworben haben. Der junge Querschnittgelähmte verfügt zum Zeitpunkt des Behinderungseinbruches über vielschichtige Erfahrungen mit sich und anderen, mit Dingen und Ereignissen, die dem Spina-bifida-Jugendlichen nur bruchstückhaft, in anderer Form oder gar nicht zur Verfügung stehen. Seine Möglichkeiten des Erlebens und Verhaltens sind über die Kinderjahre hinweg durch andere Sinn- und Erfahrungszusammenhänge geprägt. Diese Tatsache macht deutlich, daß trotz augenfälliger Übereinstimmungen die Situation des mit einer erworbenen Querschnittlähmung lebenden Jugendlichen abweicht von der des Spinabifida-Betroffenen.

6.8.6.1 Psychosexuelle Entwicklungselemente

Die Schwierigkeiten, die sich mit der Diskussion der psychosexuellen Entwicklung der Spina-bifida-Kinder verbinden, wurden bereits in der Erwähnung des psychoanalytischen Entwicklungsmodells angedeutet. Sie sind weiterhin zu beziehen auf die mit der Querschnittlähmung einhergehenden Störungen und Ausfälle der Sensibilität und Tiefensensibilität in den gelähmten Körperzonen. Da die psychosexuelle Entwicklung des Kindes jedoch nicht nur unter dem Aspekt einer genitalen Sexualität verstanden werden kann, hat unser Interesse beim Spina-bifida-Kind gerade den Momenten zu gelten, die darüber hinaus von entscheidender Bedeutung sind.

So scheint uns im Zuge der psychosexuellen Entwicklung des Spina-bifida-Kindes beispielsweise die Vermittlung von Zärtlichkeit eine entscheidende Rolle zu spielen. Da hierfür noch keine Erfahrungswerte vorliegen, wäre die Frage zu überprüfen, inwieweit eine taktile Sensibilisierung, also eine Wahrnehmungsförderung für Hautreize in den intakten Körperzonen nicht geeignet sein könnte, Erlebnisäquivalente für die im Genitalbereich häufig nicht möglichen Erlebnismuster bereit zu stellen. Es ist denkbar, daß durch vermehrte Aufmerksamkeit auf Hautempfindungen angenehmes und lustbetontes Erleben gesteigert und für befriedigende Kontakte genutzt werden kann. Hier gewinnt die von der Psychoanalyse postulierte Oralität sowie die Bedeutung der erogenen Zonen einen hervorstechenden Akzent. So wie der Blinde die anderen ihm zur Verfügung stehenden Sinne zu maximalen Leistungen ausdifferenzieren lernt, so sollte unseres Erachtens das Spina-bifida-Kind von klein auf angeleitet werden, seine Hautsinne in den störungsfreien Bereichen zu optimaler Empfindungsfülle zu entwickeln, um so sensibler und empfänglicher für Zuneigungsbezeigungen zu werden und diese auch in einer Beziehung übermitteln zu können. Derartige Formen psychosexueller Erlebnisweisen stehen sicherlich außerhalb der allgemein vertretenen Vorstellungen von sexuellen Beziehungen, ohne Zweifel hingegen in dem Rahmen individuell aufzufindender befriedigender Kommunikationsstile der von einer Spina-bifida-betroffenen Behinderten (vgl. 13).

Diese Elemente einer Zärtlichkeitserziehung über die besondere Beachtung der Hautkontakte, gelebt in der frühesten Phase psychosexueller Entwicklung, sind eingebettet in den Prozeß sozialer Interaktion. Dessen Inhalte des Geborgen- und Akzeptiertseins sind für das Spina-bifida-Kind insofern grundlegend wichtig, als es den Eltern zum Teil erschwert ist, es in seiner abweichenden Körperlichkeit anzunehmen.

Weiterhin erfahren die frühkindlichen Objektbeziehungen durch lange Klinikaufenthalte in der frühen Kindheit entscheidende Einbußen. Orale und taktile Bedürfnisse werden unzureichend abgesättigt, Geborgenheitsempfindungen immer wieder beeinträchtigt. Auch wird der Körper dominant als Objekt der Pflege und Behandlung erlebt. Es liegt die Vermutung nahe, daß auf diesem Hintergrund für viele Spina-bifida-Kinder die Weichen für gestörte Sozialbeziehungen früh gestellt werden.

Für die Kontaktbeziehungen des Spina-bifida-Jugendlichen wird über seine Beziehungsfähigkeit hinaus seine Empfänglichkeit für die Ausdrucksformen nichtgenitaler Sexualität bestimmend, wenn ihm der Bereich der genitalen Sexualität aufgrund der Lähmungserscheinungen weitgehend unzugänglich ist. Das heißt, daß im Rahmen der frühen psychosexuellen Entwicklung der Schwerpunkt auf die Vermittlung der Inhalte gelegt werden müßte, die in den Kontext der von der Psychoanalyse postulierten oralen Phase fallen.

Wenn wir in Bezug auf die anale Phase die Sensibilitätsstörungen oder -ausfälle der Spina-bifida-Kinder gerade in den unteren Körperregionen berücksichtigen, so stellen sich die damit verbundenen Erlebnis- und Erfahrungsmöglichkeiten auf einer völlig anderen Ebene dar. Wir hatten diesen Aspekt bereits angeschnitten. Es ist zu vermuten, daß bei diesen Kindern im Vergleich zu den nichtbehinderten Teilfaktoren der analen Phase entfallen, deren Auswirkungen im Jugendalter weitgehend unbekannt sind. Es wäre sicherlich interessant zu überprüfen, inwieweit die bei vielen Spinabifida-Kindern und -Jugendlichen vermißten aggressiven und Protestäußerungen in Relation zu Erlebnisdefiziten dieser Phase zu stellen sind.

Die phallische Phase, der besonders die Zusammenhänge der Wahrnehmung der Geschlechterdifferenzierung zugeordnet werden, läßt die Frage nach der kindlichen Sexualäußerung im Hinblick auf die Masturbation bei Spina-bifida-Kindern und -Jugendlichen aufkommen. Hierüber stehen uns nur vereinzelte Informationen von den Eltern zur Verfügung, die eine derartige Betätigung ihres Kindes bejahen, in vielen Fällen verneinen, in wenigen Fällen vermuten. Erwähnenswert erscheint, daß bei einigen Spina-bifida-Jungen das Genitale derart klein ist, daß Manipulationen an ihm für unwahrscheinlich gehalten werden. Wesentlich ist das Ausmaß der durch das jeweilige Lähmungsniveau bedingten Sensibilitätsstörungen – es wird über diesbezügliche Praktiken im Genitalbereich entscheiden. Wir können wohl davon ausgehen, daß es Spina-bifida-Kinder und -Jugendliche gibt, denen sexuell befriedigende Erlebnisweisen auf diesem Wege möglich sind, wohingegen wohl der größere Teil von ihnen derartige Befriedigungsformen nicht kennenlernen wird. Auch hier liegen noch keine verbindlichen Erkenntnisse vor, in welcher Weise Fixierungen an diese Phase und damit Störungen mit Beginn der Pubertät möglich sind.

In der Folgezeit begegnen wir bei den Spinabifida-Schulkindern, wenn nunmehr auch auf einer anderen Ebene, sexuellen Interessen, die denen der nichtbehinderten zum Teil vergleichbar sind. Gleichgeschlechtliche Freunde werden bevorzugt, was Interesse und Neugier an dem anderen Geschlecht nicht ausschließt; die Mädchen fangen an zu tuscheln und zu kichern, wenn ein Junge auftaucht; sie haben ihre festgehüteten Geheimnisse; Jungen und Mädchen suchen Identifikationsfiguren in Film- und Schlageridolen, ergehen sich in Schwärmereien und anderes mehr. Die in dieser Altersspanne häufig in den Vordergrund tretenden Ekel- und Schamgefühle, verbunden mit Rückzug und Vermeidung, sich mit nacktem Körper zu zeigen, scheinen, soweit das unsere Beobachtungen im Rahmen einer klinischen Institution zulassen, bei einem Teil der Spina-bifida-Kinder und -Jugendlichen Veränderungen zu erfahren. Die Zurschaustellung des nackten Körpers ohne Zeichen der Zurückhaltung, d.h. die fehlenden Versuche, den Körper als zur eigenen Intimsphäre gehörig, den Blicken der anderen zu entziehen, läßt eine Verzerrung des Schamgefühls annehmen. Den Körper, besonders in seinen unteren Regionen von klein auf in den Umgangsqualitäten eines Blasen- und Mastdarmtrainings erlebt zu haben, könnte hieran einen wesentlichen Anteil haben.

Das psychoanalytische Entwicklungsmodell zum Verständnis der Pubertät der Spina-bifida-Jugendlichen heranzuziehen, läßt viele Fragen offen. Die hier postulierte Zuordnung der prägenitalen Strebungen zu der Vorrangstellung der von den Sexualorganen ausgehenden Empfindungen ist bei den Jugendlichen mit mehr oder minder ausgeprägten Lähmungen im Genitalbereich nicht nachvollziehbar. Eine gewisse Wahrscheinlichkeit besitzen somit Fixierungen, d.h. in gewissem Sinne Entwicklungsstagnationen, an die frühesten Phasen psychosexueller Entwicklung.

In der Praxis begegnen wir Spina-bifida-Jugendlichen, die sich an die normativen Erwartungen dieser Altersstufe in der Art anlehnen, daß sie sich in altersspezifischem Sexualvokabular auskennen, damit provozieren oder auf sich aufmerksam machen. Die inhaltlichen Bedeutungen der gebrauchten Begriffe sind ihnen entweder auf der Basis unzureichenden Wissens oder auf der fehlender Eigenerfahrung häufig fremd. Sie berichten zum Teil von sexuellen Erfahrungen, die sich im nachhinein als nur ihrer Phantasie zugehörig erweisen. Andere verlegen sich von vornherein auf Tagträumereien und die Ausgestaltung ihrer Interessen und Wünsche im Bereich der Phantasie. Auf sexuelle Inhalte somit ansprechbar wie die nichtbehinderten Gleichaltrigen, ist ihnen jedoch die Übertragung auf die Verhaltensebene entweder durch die körperliche Behinderung, weitaus häufiger jedoch durch das Fehlen eines Partners verwehrt.

Diese pubertären Züge mit dem Akzent einer Interessenverschiebung, Informationssuche und Hinterfragen sexueller Inhalte, stehen aber bei nicht wenigen Spina-bifida-Jugendlichen nicht im Einklang mit der körperlichen Reifeentwicklung. Diese kann bereits weit fortgeschritten sein, ohne daß derartige Tendenzen auffallen. Zum Teil werden im Vergleich zu Nichtbehinderten verfrüht einsetzende körperliche Reifeprozesse beobachtet. So sind uns Spina-bifida-Mädchen bekannt, deren Entwicklung der sekundären Geschlechtsmerkmale und Einsetzen der Menstruation bereits im achten Lebensjahr erfolgen, ohne daß hiermit die pubertären psychischen Veränderungen einhergehen.

Im Rahmen der Wunschvorstellungen und Interessen zu Ehe und eigenen Kindern konnten wir keine wesentlichen Unterschiede zu den gleichaltrigen Nichtbehinderten feststellen. Die Wünsche der Spina-bifida-Jugendlichen richten sich, von Einzelfällen abgesehen, zumeist auf dauerhafte Partnerbeziehungen. Nur in der Gestaltung derselben unterscheiden sich die Erwartungen. Während jüngere Altersstufen unkritisch unbekümmert von Ehe und Kindern sprechen, differenzieren die Älteren ihre Hoffnungen, indem sie mögliche Hindernisse und Verzichtbereiche überdenken.

Auch wenn wir, wie angedeutet, über die psychosexuelle Entwicklung der Spina-bifida-Kinder nur bruchstückhafte Erfahrungen besitzen, der Rückgriff auf verbindliche Untersuchungsergebnisse nicht möglich ist, so besteht die Wahrscheinlichkeit, daß aufgrund der komplexen Entwicklungsstörungen dieser Kinder diese nicht störungsfrei verläuft.

6.8.6.2 Selbstwahrnehmung

Das Selbstkonzept, das Wissen um sich selbst, wird bei den Spina-bifida-Jugendlichen, die auf der Grundlage guter cognitiver Fähigkeiten zu intensiver Reflektion in der Lage sind, zum Mittelpunkt ihrer Auseinandersetzung mit sich und anderen. Die bisherige Struktur ihres Selbstkonzeptes erfährt ihre Modifikationen besonders durch den Vergleich mit den Nichtbehinderten und den daraus resultierenden Schlußfolgerungen auf sich selbst. Weiterhin erzwingt es Neuorientierungen durch die vermehrt bewußt werdenden Einschätzungen durch andere, aus dem Verhalten der anderen wird die Beurteilung der eigenen Person geschlossen. Diese Jugendlichen erleben eine Intensivierung und Verschiebung der damit einhergehenden Emotionen zu vermehrt belastenden Empfindungen insofern, als sie durch ihre körperliche Behinderung vielfältige Defizite an sich wahrnehmen. Haben sie auch schon vorher die Einschränkungen durch diese erlebt und mit Trauer oder Zorn beantwortet, so geraten sie jetzt in eine Krise gesteigerter Verunsicherung. Die zunehmende Einsicht in ihre Situation kann das Selbstwertgefühl erheblich schwächen und einem Tiefpunkt zuführen: „In der Schule ging es mir eigentlich ganz gut. Durch meine guten Leistungen hatte ich immer das Gefühl, den anderen gleich, manchmal auch überlegen zu sein. Wenn die anderen zum Tanzen gegangen sind, habe ich für die Schule gearbeitet, um unter den Besten zu bleiben und ein gefragter Mitschüler zu sein. Aber jetzt denke ich immer mehr über mich nach. Manchmal bin ich sehr depressiv und komme da kaum wieder raus. Weil ich in meinem Körper zu klein geblieben bin, sehen mich die Leute kaum als Erwachsenen an. Das kränkt mich und ich frage mich, wer ich überhaupt bin. Ich habe schon oft mit dem Gedanken gespielt, ob es sich überhaupt lohnt, so zu leben, ob es nicht besser wäre, wenn ich nicht mehr leben müßte. Solche Tiefpunkte kommen immer wieder und machen mir schwer zu schaffen." (20jähriger Spina-bifida-Betroffener, kein Hydrocephalus, gehfähig, d.h. nicht rollstuhlgebunden)

„Ich versuche immer, mir nach außen nichts anmerken zu lassen. Ich bin viel unter Leuten und mache auch alles mit. Aber wenn man mich dann, vielleicht nur im Spaß „Hinkefuß" nennt, bin ich schwer verletzt und verkrieche mich in mich selbst. Oft dauert das tagelang. Eine zeitlang habe ich eine Menge Tabletten geschluckt, zum Schlafen und wieder zum Aufmuntern. Ich habe Tage, da möchte ich gar nicht mehr. Meine Mutter hat keine Ahnung davon, ich könnte auch nicht mit ihr darüber reden." (20jährige Spina-bifida-Betroffene, kein Hydrocephalus, gehfähig, d.h. nicht rollstuhlgebunden)

Diese Beispiele verdeutlichen, da sie sich auf Zwanzigjährige beziehen, wie sehr verspätet hier die pubertären psychischen Entwicklungsprozesse einsetzen, bei Spina-bifida-Jugendlichen, wie erwähnt, nicht so selten. Sie veranschaulichen aber auch einen Grundzug der Pubertät, den Spina-bifida-Jugendliche zum Teil ebenso erleben wie Nichtbehinderte: die Suche nach der eigenen Identität. Hierbei hat der Spina-bifida-Jugendliche jedoch zusätzlich die Integration seiner Behinderung und der sich aus ihr ergebenden Konsequenzen zu leisten. Auch wenn er im Gegensatz zu dem Jugendlichen, der seine Querschnittlähmung erst im späteren Alter erwirbt, auf bereits vorhandene Schemata seines Selbstkonzeptes zurückgreifen kann, geraten diese in der pubertär gesteigerten Selbstbeobachtung ins Wanken, werden in Frage gestellt, mit neuen Einsichten und Erfahrungswerten verknüpft und verlangen so eine Umstrukturierung.

Die Beantwortung dieser krisenhaften Zuspitzung mit depressiven Reaktionen [1] und herabgesetztem Selbstwertgefühl [4], fanden wir besonders bestätigt bei den Jugendlichen, die im Prozeß der Selbstfindung kritische Stellungnahmen vollziehen können. Hierbei handelt es sich überwiegend um Jugendliche, deren angeborene Querschnittlähmung nicht mit einem Hydrocephalus vergesellschaftet ist.

Ihnen stehen die Spina-bifida-Jugendlichen gegenüber, die ihre problemarme Unbekümmertheit aus der Kindheit mit in diese Entwicklungszeit übernehmen. Bei ihnen zeigt sich kaum ein Bruch, sie scheinen im Erleben und Verhalten in ihren Grundzügen auf der gleichen Ebene zu verbleiben. Sie sind psychisch durch die Pubertät kaum engagiert, sie behalten infantil geprägte Kontaktmuster bei und demonstrieren keine Ansätze eines veränderten Selbstbewußtseins. Bei ihnen fallen sexuell getönte Interessen kaum auf, und wenn, dann in einer ihrem Alter nicht entsprechenden Äußerungsform. Auch wenn sie als Jugendliche angesehen und angesprochen werden wollen, so entwickeln sie kaum Tendenzen, ein hinreichend selbständiger Erwachsener zu werden. Für diese Jugendlichen, deren Behinderung zumeist mit einer gesamtpersönlichen Retardierung verknüpft ist, scheint die Pubertät keine tiefgreifende Krise darzustellen, sie scheinen keine gravierenden Gefährdungen ihres Selbstwertgefühls zu durchleben.

6.8.6.3 Körpererleben

Im Rahmen des Selbstkonzeptes stellt die Wahrnehmung des eigenen Körpers und dessen Erscheinungsbild einen grundlegenden Inhalt dar. Auffällig werden in diesem Zusammenhang nach unseren Beobachtungen die Jugendlichen, die im Umgang mit ihrem eigenen Körper im Vergleich zu anderen Spina-bifida-Jugendlichen folgende Besonderheiten zeigen: sie gehen mit den gelähmten Teilen ihres Körpers ohne jede Sorgfalt um, achtlos, rücksichtslos und lieblos, als besäßen diese keine Wertigkeit für sie. Sie bringen kein Interesse für notwendige Pflegemaßnahmen auf und sind auch nicht dafür zu gewinnen, die gelähmten Körperregionen auf mögliche Verletzungen, Verbrennungen oder Druckgeschwüre hin sorgfältig zu beobachten. Sie nehmen, wenn ausgedehnte Druckgeschwüre entstanden sind, für die ihnen die Schmerzrückmeldung fehlt, zum Teil mürrisch, zum Teil mit scheinbarer Gelassenheit und Desinteresse selbst langfristige klinische Behandlungen in Kauf. Es ist bei Spina-bifida-Betroffenen noch nicht nachgewiesen, inwieweit man die Genese von Decubiti den psychosomatischen Erscheinungen zuordnen kann.

Die Grundlagen derartiger Nichtbeachtung wesentlicher Körperbereiche sind aber sicherlich komplex. Die Tatsache als solche führt jedoch zu der Frage, wie diese Jugendlichen ihren Körper für andere als liebenswert erachten können, wenn er es offensichtlich für sie selbst nicht ist. Einer späteren Partnerbeziehung könnten hiermit erhebliche Konfliktstoffe beigegeben sein.

Hierher gehören auch die Spina-bifida-Jugendlichen, die unter Mißachtung möglicher Nierenschäden das Blasentraining konstant vernachlässigen. Auch wenn sie Komplikationen eventuell gedanklich nicht vorwegnehmen können, so stellt für sie selbst die Resonanz der Umgebung, die sich über eine „penetrante Geruchsbelästigung" beklagt, keine Motivation bereit, sich hier zu investieren. Die näheren Bezugspersonen sehen sich verpflichtet, mit Ermahnungen einen permanenten Druck auszuüben, nachdem Versuche, bei dem Jugendlichen Selbständigkeit und Eigenverantwortung zu erreichen, gescheitert sind.

Die Konsequenz aus derartigen Beobachtungen weist die Erziehungspraxis darauf hin, daß die Spina-bifida-Kinder von klein auf mit der Geschlossenheit ihres Körpers vertraut gemacht werden, indem sie ihn in seiner Gesamtheit als sich zugehörig und von den Bezugspersonen als akzeptiert erfahren. Auch hier können die zuvor erwähnten Berührungselemente eine Rolle spielen. Selbst wenn das Kind z.B. seine Beine nicht spürt, so kann ihm das taktile Feedback der Hand, die über die Beine streicht, diese näher bringen als es die nur visuelle Kontrolle erlaubt. Da das Kind sich aber auch dort in seinem Körper erlebt, wo dieser durch andere berührt wird, ist seine Hand-habung in Pflege und Zuneigungsbeziehungen eminent wichtig. Die Art und Weise, in der die Kontaktpersonen mit seinem Körper umgehen, kann dem Kind nachahmenswerte Verhaltensmodelle nahebringen. Die Beachtung, Sorgfalt und Aufmerksamkeit, die auch seinen gelähmten Körperteilen gewidmet werden, können so zu Bausteinen eines positiven Selbstkonzeptes des Spina-bifida-Kindes werden.

Das Körpererleben der Spina-bifida-Jugendlichen kann aber auch in anderen Formen zum Ausdruck kommen: „Eigentlich erlebe ich mich selbst gar nicht als anders. Ich kenne mich von klein auf so wie ich auch jetzt bin. Ich habe in meinem Körper schon immer so gelebt, ich habe keinen Vergleich wie es ist, nichtbehindert zu sein. Wenn ich mit meinen Freundinnen außerhalb der Sonderschule zusammen bin, dann merke ich selbst keinen Unterschied zwischen uns. Aber wenn ich wieder in der Schule bin, wo nur Behinderte sind, dann bin ich eben auch eine Behinderte, ohne daß ich mich so fühle." (16jährige Spinabifida-Betroffene, mit shuntreguliertem Hydrocephalus, gehfähig, d.h. nicht rollstuhlgebunden)

6.8.6.4 Sozialbeziehungen

Die zuvor erwähnte soziale Bindungsfähigkeit des Spina-bifida-Jugendlichen stellt die Frage nach seinen Sozialbeziehungen. Es geht hierbei um Momente, die sich auf Partnersuche, Partnerwahl und Verselbständigung, d.h. Loslösung von dem Elternhaus beziehen.

Am schwierigsten scheint nach unseren Beobachtungen die Situation für zwei Gruppen von Spina-bifida-Jugendlichen zu sein. Zum einen für diejenigen, die sich aufgrund leichterer Behinderung mehr den Nichtbehinderten zuordnen, zum anderen für diejenigen, die mit schwererer körperlicher Behinderung ihre Situation realistisch einzuschätzen wissen. Die leichter Behinderten stellen immer wieder fest, daß sie im Vergleich zu den Nichtbehinderten entgegen aller Hoffnungen doch Abweichungen aufweisen und diese trotz allen Bemühens nicht verbergen können. Sie leben ständig in der Angst, in ihrem Handicap entdeckt und aufgrund dessen abgewiesen zu werden. So zum Beispiel bei einer Spina-bifida-Jugendlichen, die davon ausgeht, daß ihr Freund niemals ihren künstlichen Blasenausgang entdecken darf. Diesen verheimlicht sie selbst bei körperlichen Kontakten.

Sie hofft auf einen späteren Partner, dessen Toleranz weit genug ist, diese Tatsache zu akzeptieren.

Der schwer körperlich Behinderte, der sich mit seinen Einschränkungen auseinandersetzt, leidet unter seinem Körper, der ihm gewünschte Dienste versagt, ihn durch unzureichendes Längenwachstum dem Kind näher sein läßt als einem Jugendlichen, in seiner sozialen Umwelt durch mangelnde Attraktivität häufig negative Beurteilungen auf sich zieht. Eine besondere Relevanz besitzt hierbei die bereits erwähnte Inkontinenz. Sie führt dazu, daß Kontaktbeziehungen häufig dann abgebrochen werden, wenn sie nicht mehr verheimlicht werden kann. Die Furcht vor Zurückweisung, die Erwartung von Unverständnis und Ablehnung verhindert, sie offen anzusprechen. So kann die Inkontinenz zur Barriere werden, die von vornherein nur bestimmte Kontaktformen, ohne körperliche Begegnungen, zuläßt oder Partnerkontakte völlig ausschließt:

Ein Spina-bifida-Jugendlicher, der häufige Kontakte zu einem nichtbehinderten gleichaltrigen Mädchen pflegt, beschränkt diese auf Gespräche, auf gemeinsame Lernsituationen bezüglich des Ausbildungsstoffes und auf Gruppenaktivitäten. Andere Kontaktformen wagt er nicht aufzugreifen und ist sich der zeitlichen Begrenzung einer so gearteten Beziehung schmerzlich bewußt. Gefühle der Zuneigung gehen in zurückhaltende Bemerkungen ein und können nur im Bereich phantasierender Träume die Realität überschreiten.

Zu den Sozialbeziehungen der Spina-bifida-Jugendlichen zeichnet sich nach unseren Beobachtungen folgender Trend ab: wenn Freundschaftsbeziehungen aufgenommen werden, dann überwiegend zu einem ebenfalls Behinderten. Nur vereinzelt und dann zumeist temporär, werden solche mit einem Nichtbehinderten eingegangen. Viele Jugendliche haben Gruppenkontakte, aber keine Zweierbeziehung und gerade das weckt bei ihnen das Gefühl sozialer Isolation. So z.B. bei einem 18jährigen Spina-bifida-Jugendlichen, der über Jahre Mitglied einer Clique ist, eine Freundin so wie die anderen hat er nicht. Oder bei einem 16jährigen Mädchen, das seine Freizeit regelmäßig mit der Gruppe im Jugendhaus verbringt, aber keinen Freund hat. Sie leiden darunter und haben dennoch wie alle Jugendlichen festumrissene Vorstellungen von Freundschaft und deren Inhalten. Das entscheidende Kriterium ihrer sozialen Beziehungsprobleme sehen sie selbst, und das unterscheidet sie von den nichtbehinderten Jugendlichen und deren Schwierigkeiten, in ihrer Behinderung. Nach den ihnen spontan einfallenden Wünschen befragt, überwiegen die Bemerkungen, die sich auf körperliche Gesundheit und Freisein von jeglichem körperlichen Handicap beziehen (eigene laufende Untersuchungen).

Hiervon zu unterscheiden sind die Spina-bifida-Jugendlichen, die außerhalb der Schulmauern kaum soziale Kontakte haben. Unter ihnen treffen wir nicht selten diejenigen, die nicht rechtzeitig in die ihnen mögliche Selbständigkeit entlassen wurden, die entscheidende Hemmnisse in der Art erfahren, daß die Eltern sich an das Kind klammern und es nicht aus dem Stadium des Kindseins freigeben können. Das über Jahre verschonte und überbehütete Kind aber zahlt als Jugendlicher den hohen Preis innerer und äußerer Vereinsamung. Es wird deutlich, daß die Gestaltung der Sozialbeziehungen nicht erst ein Ergebnis des Jugendalters ist, sondern in Abhängigkeit zu den in der Kindheit gelernten sozialen Kompetenzen steht.

Zu den Jugendlichen, die außerhalb der Schule keine Gleichaltrigenkontakte besitzen, gehört aber auch die relativ große Gruppe der Spina-bifida-Geschädigten, die aufgrund von Verhaltens- und Beziehungsstörungen kaum in der Lage zu sein scheint, stabile Bindungen einzugehen. Bei ihnen fällt schon in den frühen Kinderjahren auf, daß sie auf der Basis einer passiven Grundhaltung kaum mit Interesse und Neugier auf andere Kinder zugehen, kaum Anregungen für gemeinsame Aktivitäten geben, kaum die Initiative zu Gruppenspielen ergreifen. Sie haben Schwierigkeiten, sich in Gruppenregeln einzuordnen, sich auf Bedürfnisse anderer einzustellen, sich an Gruppenbelangen aktiv zu beteiligen. Das Zusammensein mit anderen Kindern besitzt mehr die Charakteristika des Nebeneinander als die des Miteinander. Diese Kinder und Jugendlichen erwecken jedoch den Eindruck, daß sie subjektiv dadurch keinen Mangel empfinden, sie scheinen aus der Position des passiven Zuschauers eine gewisse Zufriedenheit entnehmen zu können.

Aus der Skizzierung der Entwicklungsstörungen der Spina-bifida-Jugendlichen sind die sozialen Fehlentwicklungen nicht auszuklammern, die ihre prägende Verursachung in dem Verhalten der sozialen Umwelt finden. Vorurteilsbehaftete Bewertungen des Behinderten sind geeignet, seine Einstellungen zu Sozialpartnern ganz allgemein und zu Freundschaftspartnern im Besonderen zu verzerren. So z.B. dort, wo der Jugendliche ohne Initiative und Eigenverantwortung mit unbefragter Selbstverständlichkeit erwartet, daß seine Bedürfnisse von außen ohne Eigenbeteiligung befriedigt werden. Die von Kindheit an internalisierte Bewertung, ein Behinderter und damit Hilfebedürftiger zu sein, hat ein Anpassungsresultat an das Fremdbild erreicht, welches einer Individuation unweigerlich im Wege steht. Die Grundhaltung in Sozialkontakten und Partnerbeziehungen ist eine fordernde, in welche die Belange des anderen nicht integriert werden können. Die Erwartungen richten sich auf die Aktivitäten des anderen und nehmen für sich das passive Empfangen in Anspruch. Für die innerpsychische Situation bedeutet diese Fehlhaltung, daß die Position des Kindes nie verlassen und so die Garantie mütterlicher und sozialer Fürsorge aufrecht erhalten wurde. Der damit gewährleistete innere Gewinn ist so hoch, daß es schwer zu erreichen ist, diese Jugendlichen mit den wechselseitigen Bedingtheiten einer mitmenschlichen Beziehung vertraut zu machen. Sie setzen einer angestrebten Selbständigkeitserziehung massiven Widerstand entgegen, da die hierbei notwendig werdenden Veränderungen des Selbstkonzeptes nicht nur zu einer einschneidenden Verunsicherung führen würden, sondern auch unbequeme Lernprozesse riskiert werden müßten. Die Fähigkeit zur Aufnahme einer verantwortungsbewußten Partnerschaft muß auf diesem Hintergrund von Anfang an in Frage gestellt werden.

6.8.6.5 Loslösung von den Eltern

Über die Loslösung des Spina-bifida-Jugendlichen aus dem familiären System entscheidet nicht nur die Schwere seiner Behinderung, sondern auch die Rollenfunktion, die ihm die familiären Beziehungen auferlegt haben. Beispielhaft hierfür stehen die Eltern-Kind-Symbiosen, die das Kind in eine exzessive Bindung fesseln und nach unseren Erfahrungen sich nicht nur auf das Kindesalter beschränken, sondern weit darüber hinaus aufrecht erhalten werden können. Wir begegnen Jugendlichen, die durch jahrelang stabil gebliebene Abhängigkeiten unübersehbare Lücken in ihrer Selbständigkeitsentwicklung aufweisen. Diese dokumentieren sich unter anderem in weitgehender Unselbständigkeit gegenüber altersspezifischen Aktivitäten, obwohl von der Behinderung her möglich, in mangelnder Entscheidungsfähigkeit, instabilem Selbstkonzept und sozialen Hemmungen. Sie scheitern in ihren sozialen Kontaktversuchen nicht primär weil sie behindert sind, sondern weil es ihnen durch ein angstvolles Übermaß an Fürsorge unmöglich gemacht wurde, die Bindung an die Eltern zu lösen und neue einzugehen. Die Grundlagen späterer Partnerkontakte sind hier denkbar ungünstig insofern, als diese Spina-bifida-Jugendlichen nur einseitig mit dem Anteil des Nehmens in einer Beziehung vertraut sind. Sie entbehren die Momente der Übernahme von Verantwortung und des Einbringens eigener Initiativen. Sie können in der Partnerwahl durch den unbewußten Wunsch nach Weiterführung des Umsorgtwerdens bestimmt sein, immer auf der Suche nach dem pflegenden Elternteil. Die geringen Chancen, die die Verwirklichung derartiger Erwartungen besitzen, scheinen offensichtlich.

Abzugrenzen hiervon ist die Situation der tatsächlich pflegeabhängigen Spina-bifida-Betroffenen, bei ihnen wird die Angewiesenheit auf Hilfen anderer bestehen bleiben. Partnerschaften unter diesen Bedingungen wären im Lebensbereich bestimmter Institutionen denkbar.

Die Konsequenzen, die aus den beschriebenen symbiotischen Beziehungen und ihren Folgeerscheinungen zu entnehmen sind, beinhalten vorrangig die Forderung nach einer bestmöglichen Selbständigkeitserziehung – und zwar des Spina-bifida-Kindes. In der Pubertät sind Ansätze hierzu, wie erwähnt, oft zum Scheitern verurteilt. Die über Jahre aufgebauten Strategien zur Erhaltung des innerpsychischen und familiären Gleichgewichtes lassen sich ohne den Einsatz langfristiger psychotherapeutischer Techniken kaum auflösen [19].

Mit welchen Erschwernissen der komplexe Prozeß der Verselbständigung der Spina-bifida-Jugendlichen verknüpft ist, zeigen die Jugendlichen, die allein durch die Angewiesenheit auf einen Rollstuhl in dem Freiraum eigenständiger Aktivitäten stark eingeengt sind. Sie benötigen Hilfestellungen, um das Elternhaus oder auch die Rehabilitationseinrichtung verlassen zu können, sie müssen bei städtebaulichen Barrieren um Hilfe bitten, sie sind in der Überwindung der Hindernisse öffentlicher Verkehrsmittel auf Unterstützung angewiesen. Auch wenn ein Rollstuhltraining, von früher Kindheit an intensiviert, ihre Fertigkeiten und damit ihren Bewegungsspielraum erheblich erweitern kann, beklagen diese Jugendlichen die verbleibenden Abhängigkeiten und die Tatsache, ihren Wünschen nicht ungehindert „nachgehen" zu können.

6.8.6.6 Sexualfunktionen

Die breiten Kenntnisse über die Sexualfunktionen bei den erworbenen Querschnittlähmungen sind auf die Spina-bifida-Kinder und -Jugendlichen kaum übertragbar. Das Wissen über die hier in Betracht kommenden biologischen Parameter ist äußerst unzulänglich. Insofern können hier nur einige allgemeine Feststellungen getroffen werden.

In der Literatur werden Spina-bifida-Frauen beschrieben, die Kinder, und zwar gesunde, zur Welt gebracht haben. Uns selbst ist eine Spina-bifida-Mutter bekannt, die wieder ein Spina-bifida-Kind zur Welt gebracht hat. „Die Frauen weisen meist Störungen des Empfindungsvermögens auf; aber ihre Fruchtbarkeit kann erhalten bleiben und sie können eine Schwangerschaft unter der Bedingung einer frühzeitigen ärztlichen Überwachung führen. Beim Mann haben die Empfindungsstörungen andere Folgen. Die Möglichkeit einer Erektion, automatisch oder psychisch, hängt von der Höhe des Spaltwirbels ab" [7]. Die Erektionsfähigkeit sowie die Ejakulationsfähigkeit geht jedoch nicht in jedem Fall mit einer Zeugungsfähigkeit einher. Störungen der Sexualfunktionen werden an anderer Stelle für den männlichen Spina-bifida-Betroffenen folgend beschrieben: „Libido bei supranukleären oder inkompletten Lähmungen oft normal; Erektion auf taktile (im allgemeinen jedoch nicht auf psychische) Reize nur bei supranukleären oder inkompletten Läsionen; Neigung zu Priapismus; Ejakulation häufig retrograd in die Harnblase; Schädigung des Samenepithels; Impotentia generandi sehr häufig"; für die weiblichen Spina-bifida-Geschädigten: „Uterus- und Ovarialfunktion ungestört; Libido oft normal; Orgasmus im allgemeinen fehlend; Schwangerschaft ohne Komplikationen" [12].

Die in der Praxis fast fehlende Beratung der Spina-bifida-Jugendlichen selbst läßt den Einsatz diesbezüglicher Fachdisziplinen, sich hier in Diagnostik und Sexualberatung einzuschalten zunehmend dringlicher werden. Derartige Beratungen werden berücksichtigen müssen, daß die gängigen Vorstellungsmuster von Ehe und Nachkommenschaft an einer realistischen Lebensplanung der Spina-bifida-Jugendlichen eindeutig vorbei gehen können. Es sollte möglich sein, auch alternative Lebensformen zu überdenken. Auch sollten die von den Jugendlichen internalisierten Rollenvorstellungen von Mann und Frau einer wertfreien Relativierung zugänglich sein. Die Eigenart der Behinderung kann im Gefolge haben, daß in einer Partnerschaft die Rollenzuweisung eine Umkehrung erfährt. Einer besonderen Akzentuierung ist hierbei dem Hinweis auf die Erblichkeit dieses Behinderungsbildes beizumessen.

Literatur

1. Anderson EM, Spain B (1977) The child with Spina Bifida. Methuen, London
2. Badell-Ribeira A, Shulman K, Paddok N (1966) The relationship of non-progressiv hydrocephalus to intellectual functioning in children with Spina bifida cystica. Pediatrics 37:787–793
3. Boeninghaus F, Hallig W, Hartwig D (1980) Urologische Krankheitsbilder bei Spina bifida. In: Tagungsbericht über Spina bifida und Hydrocephalus. ASbH-Arbeitsgemeinschaft Spina bifida und Hydrocephalus eV, Menden
4. Dechesne B, Pons C, Schellen T (Hrsg) (1981) ... aber nicht aus Stein. Medizinische und psychologische Aspekte von körperlicher Behinderung und Sexualität. Beltz, Weinheim Basel
5. Frostigs Entwicklungstest der visuellen Wahrnehmung FEW (1974) bearbeitet von Lockowandt O. Beltz, Weinheim Basel
6. Hamer J (1972) Neurochirurgische Behandlung. In: Parsch K, Schulitz KP (Hrsg) Das Spina-bifida-Kind. Klinik und Rehabilitation. Thieme, Stuttgart
7. Junier L (1980) Spina bifida Kinder und ihre Sexualität. mmch Informationsblatt der Vereinigung von Personen mit Spina Bifida und Hydrocephalus, Nr 2, oO 1980
8. Kauther KD (1980) Zeichen des akuten oder schleichenden Hirndrucks. In: Tagungsbericht über Spina bifida und Hydrocephalus. ASbH-Arbeitsgemeinschaft Spina bifida und Hydrocephalus eV, Menden
9. Kundert JG (1982) Wir haben ein Kind mit Spina bifida. Eine Informationsschrift für Eltern. Schwabe, Basel Stuttgart
10. Laurence KM, Beresford A (1976) Degree of physical handicap, education and occupation of 51 adults with spina bifida. Brit J Prev Soc Med:30
11. Lorber J (1971) Results of treatment of myelomeningocele. Developmental medicine and child neurology, 13 3:279–303
12. Mehls O, Neuhäuser G, Bergk K-H, Maier WA (1983) Spina bifida. In: Olbing H, Palitzsch (Hrsg) Fortbildung in der Kinderheilkunde. Behinderung durch neuromuskuläre Erkrankungen – Rehabilitation. Thieme, Stuttgart
13. Nordqvist I (1975) Miteinander leben. Die Situation der Körperbehinderten. SVCR: Schriftenreihe, Bd 14, Stiftung Rehabilitation, Heidelberg
14. Parfitt V, Green D (1983) Number work and mathematics, study looks at the abilities of spina bifida children. Link, Association for Spina Bifida and Hydrocephalus/ASBAH, Jan/Febr
15. Parsch K, Schulitz K-P (1972) Das Spina bifida Kind. Klinik und Rehabilitation. Thieme, Stuttgart
16. Popplow K (1972) Psychologische Aspekte. In: Das Spina bifida Kind. Klinik und Rehabilitation. Thieme, Stuttgart
17. Popplow K (1979) Besonderheiten des Spina bifida Kindes. Vortrag auf der Fortbildungstagung für Krankengymnasten, Heidelberg
18. Popplow K (1977) Psychologische Besonderheiten beim Spina bifida Kind. Krankengymnastik 8:453–458
19. Popplow K (1982) Einflüsse der Körperbehinderung auf das familiäre System. Vortrag Rehabilitations-Seminar, Heidelberg
20. Popplow K (1975) Probleme der Sexualität in der Rehabilitation – spezifiziert auf körperlich Behinderte. Pro familia Informationen 3:11–19
21. Popplow K (1983) Sexuelle Problematik bei Kindern und Jugendlichen mit Spina bifida. Vortrag Seminar Sexualität und körperliche Behinderung, Gailingen
22. Potthoff PC (1981) Die neurochirurgische Behandlung der Spina bifida und des Hydrocephalus. In: Informationsjahrbuch 6/1979/1980. ASbH-Arbeitsgemeinschaft Spina bifida und Hydrocephalus eV, Menden
23. Seiferth J (1976) Das Spina-bifida-Kind unter besonderer Berücksichtigung der urologischen Krankheitsbilder. Schattauer, Stuttgart
24. Scholtz W (1972) Testpsychologische Untersuchungen bei hirngeschädigten Kindern. Carl Marhold Verlagsbuchhandlung, Berlin

6.9 Funktionelle neuromuskuläre Stimulation als neue Methode in der Rehabilitation Querschnittgelähmter

Karl-Heinz Mauritz

Durch elektrische Reizung eines Nerven wird ein Aktionspotential erzeugt, das in allen seinen Eigenschaften einem natürlich entstandenen Aktionspotential entspricht. Das periphere Endorgan, der Muskel, kann zwischen einem natürlich entstandenem und einem künstlich ausgelöstem Aktionspotential nicht unterscheiden und kontrahiert sich bei beiden. Diese Tatsache wird bei der funktionellen neuromuskulären Stimulation (FNS) benutzt, um bei Querschnittgelähmten verlorengegangene Funktionen wiederherzustellen. Dabei ist es erforderlich, mehrere Muskeln in koordinierter Weise so zu reizen, so daß aus ihren Kontraktionen ein glatter Bewegungsablauf resultiert. Jüngste Fortschritte auf dem Gebiet der Mikroelektronik haben die Entwicklung von kleinen mikroprozessorgesteuerten Mehrkanal-Reizgeräten ermöglicht, die diese Aufgabe übernehmen können [5, 6, 13, 18, 19].

Die klinische Forschung und Anwendung der FNS beschäftigt sich bisher mit zwei Hauptproblemen, nämlich mit der Wiederherstellung von Greiffunktionen bei tetraplegischen Patienten [11–13] und mit der Wiederherstellung des Steh- und Gehvermögens bei Paraplegikern [1–4, 6–10, 16–18].

6.9.1 Wiederherstellung der Greiffunktion durch funktionelle neuromuskuläre Stimulation

Da bei beiden Patientengruppen ähnliche Methoden angewendet werden, sollen hier die grundlegenden Prinzipien der FNS am Beispiel von C_5-C_6-Tetraplegikern dargestellt werden, so wie sie am Rehabilitation Engineering Center in Cleveland in den letzten 10 Jahren entwickelt wurden [13–15].

Bei der FNS-Methode wird im Grunde ein „elektronischer bypass" gelegt, der die komplett durchtrennten Rückenmarksbahnen überbrückt (Abb. 6.9.1). Durch einen Sensor wird ein Steuersignal abgegriffen, das der tetraplegische Patient noch erzeugen kann, z.B. durch Schulter- oder Kopfbewegung. Am besten hat sich in der Praxis dafür ein spezielles Potentiometer erwiesen, das die Schulterposition in zwei Ebenen (vorwärts–rückwärts, auf–ab) mißt. Bewegt der Patient die Schulter z.B. nach vorne, so wird das dadurch erzeugte Steuersignal (S) in ein mikroprozessorgesteuertes Reizgerät eingegeben. Dort wird auf zahlreiche früher gespeicherte Daten zurückgegriffen, und aus diesem Steuersignal wird in jedem Moment ein koordiniertes Reizmuster verschiedener Muskeln (M_1, M_2, M_3) erstellt. Die Programmierung dieses Systems erfolgt üblicherweise so, daß eine Schulterbewegung nach vorne zu einem Schluß des Griffes führt, eine Schulterbewegung nach hinten zum Öffnen.

Da bei C_5/C_6-Patienten Bewegungen im Schultergelenk noch möglich sind, und eine Restfunktion des Bizeps erhalten ist, kann der Arm im Raum plaziert werden. Jederlei Greiffunktion ist aber aufgehoben. Man kann nicht erwarten, daß durch FNS komplexe taktile Funktionen wiederhergestellt werden; aber es hat sich in den letzten Jahren dennoch gezeigt, daß zwei einfache Greiftypen diesen Patienten eine erhebliche Unabhängigkeit im Alltagsleben geben können. Dabei handelt es sich um den sog. Palmargriff und den Lateralgriff, die in Abb. 6.9.1 dargestellt sind.

Der Palmargriff wird von den Patienten verwendet, um kleine Gegenstände aufzunehmen, aber auch um größere z.B. eine Tasse zu umfassen. Der Lateral- oder Schlüsselgriff dient vor allem dazu, längliche Gegenstände längere Zeit festzuhalten z.B. Kugelschreiber oder Zahnbürste.

Aufgrund der erheblich niedrigeren Reizschwelle werden bei FNS die peripheren Nervenfasern und nicht die Muskelfasern direkt gereizt, so daß das periphere Neuron intakt sein muß. Eine direkte Reizung der Muskelfasern würde so große Reizströme erfordern, daß bei chronischer Reizung Gewebsschäden resultieren würden. Die Reizung kann entweder über Oberflächenelektroden, über Ringelektroden, die einen gesamten Nervenstamm umfassen, oder über perkutane intramuskuläre Drahtelektroden erfolgen, die mittels einer Injektionskanüle in den jeweiligen Muskel eingestochen werden und sich dort chronisch verankern. Diese intramuskulären Elektroden haben einige entscheidende Vorteile gegenüber den anderen Elektrodentypen. Sie sind dünn und wandern im Muskel bei der Kontraktion mit.

Das klinische Vorgehen bei einem Patienten, der für die FNS-Rehabilitationsmethode in Frage kommt, sieht folgendermaßen aus:

a) Neurologische Untersuchung. Dabei wird sichergestellt, daß das periphere Neuron der in Frage kommenden Muskeln intakt ist (wegen der geringeren Reizschwelle). Eine Kontraindikation für die FNS ergibt sich bei starker Spastik, größeren Kontrakturen und an der unteren Extremität bei starker Osteoporose.

b) In die Muskeln, die bei dem jeweiligen Greifvorgang beteiligt sind, werden die Drahtelektroden eingestochen. Dabei wird während dieser Implan-

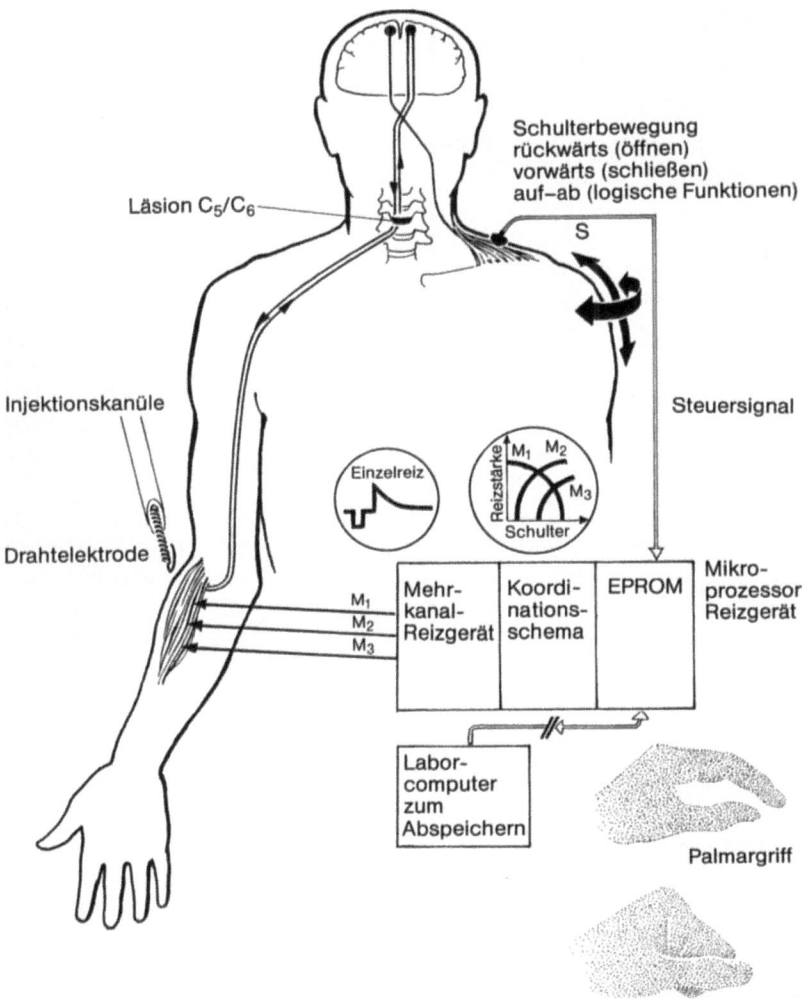

Abb. 6.9.1. Funktionelle neuromuskuläre Stimulation wirkt als „elektronischer Bypass". Die zentrale Leitungsbahn ist in Höhe von C_5/C_6 unterbrochen. Ein Steuersignal (S Schulterbewegung), das der Patient noch generieren kann, wird im mikroprozessor-gesteuerten Mehrkanalreizgerät so umgeformt, daß die gelähmten Muskeln M_1, M_2, M_3 über chronisch implantierte Drahtelektroden in einer koordinierten Weise erregt werden. Die einzelnen Pulse sind so konfiguriert, daß möglichst keine Elektrodenkorrosionen auftreten. Ein Koordinationsschema, das anfangs über einen Laborcomputer eingespeichert wurde, übernimmt diese Aufgabe. Durch Auf-Ab-Bewegungen der Schulter können logische Funktionen aktiviert werden, z.B. Umschalten vom Palmar- auf den Lateralgriff

tation die elektrische Reizantwort des Muskels ständig verfolgt, um eine optimale Elektrodenlokalisation zu gewährleisten. Die Implantation wird von einer eng umschriebenen Stelle am Unterarm aus zu allen Muskeln vorgenommen. Diese Eintrittspforte kann dann gegen mechanische und andere Einwirkungen geschützt werden. Infektionen sind bisher bei 25 Patienten, die dieses System bis zu 8 Jahren benutzen, nicht aufgetreten. Die Drahtelektroden bestehen aus rostfreiem Stahldraht vom Typ 316L, oder aus der Legierung MP35N. Der Draht setzt sich wiederum aus 10 Filamenten zusammen. Filamente und Gesamtdraht sind mit Teflon isoliert, nur die hakenförmige Spitze ist frei. Um ein Mitwandern dieses dünnen Drahtes bei einer Muskelkontraktion zu gewährleisten, wird er über eine Strecke von 10 cm spiralig aufgewunden. Röntgenaufnahmen und neurophysiologische Untersuchungen haben gezeigt, daß es während der elektrisch induzierten Muskelkontraktion zu keinen Veränderungen der Elektrodenposition kommt.

c) Nach der Elektrodenimplantation und einer Ruhepause von 2 Wochen – um die bindegewebige Verankerung zu gewährleisten – werden die atrophischen Muskeln für mehrere Wochen elektrisch auftrainiert. Dadurch wird der Muskel gekräftigt; außerdem werden phasische Muskelfasern in tonische umgewandelt [12], ein vorteilhafter Effekt, da diese bei repetitiver Reizung weniger ermüdbar sind. Dies ist besonders deshalb von Bedeutung, da im Gegensatz zur physiologischen Muskelkontraktion, bei der sich die rekrutierten Einheiten abwechseln, bei der FNS immer dieselben motorischen Einheiten vom elektrischen Reiz repetitiv gereizt werden. Eine Muskelermüdung kann daher leichter und schneller auftreten [12].

d) Nach dem elektrischen Training werden die elektrischen und mechanischen Eigenschaften der einzelnen Muskeln bestimmt, insbesondere werden Reizschwelle, Rekrutierungskurve, Ermüdbarkeit, Längenabhängigkeit der Kraftentwicklung gemessen. Wie bei der physiologischen Muskelkontraktion kann die Abstufung der Kraftentwicklung entweder durch zunehmende Reizstärke, und damit vermehrte Rekrutierung, oder durch Erhöhung der Reizfrequenz erfolgen. Um die Muskelermüdung möglichst gering zu halten, wird die Reizfrequenz so niedrig gewählt, daß die Einzelkontraktionen gerade verschmelzen (etwa bei 10 Hz). Die Kraftmodulation wird dann über die Reizstärke durchgeführt.

e) Sobald die elektrophysiologischen und biomechanischen Daten von allen beteiligten Muskeln gewonnen sind, wird ein „Koordinationsschema" erstellt, wodurch ein geordnetes Zusammenspiel der einzelnen Muskeln bei den beiden erwähnten Greifarten gewährleistet wird (Abb. 6.9.1). Dieses Koordinationsschema wird mit den anderen Daten in einem programmierbaren Mikroprozessor (EPROM-Chip) des Mehrkanalreizgerätes abgespeichert, sodaß während des „synthetischen" Greifaktes ständig auf diese Daten zurückgegriffen werden kann und das Reizschema daraus zu jedem Augenblick erstellt werden kann.

f) Steuersignal (S) und Koordinationsschema müssen so in Einklang gebracht werden, daß der Patient mit einer leichten Schulterbewegung einen flüssigen Bewegungsablauf erzielt. Die Rolle des Untersuchers ist dabei vergleichbar mit einem Bildhauer, wenn er durch Modifikation des Koordinationsschemas einen immer besseren Griff zu modellieren versucht, den der Patient leicht erlernen und ausführen kann. Die Patienten lernen im allgemeinen ziemlich schnell die Steuerung der Greifbewegung durch ihre Schulter. Für verschiedene Alltagssituationen wurden darüberhinaus noch Erleichterungen für den Patienten eingerichtet. Durch vertikale Schulterbewegungen kann er sog. logische Funktionen aktivieren, d.h. er kann einen Griff in einer bestimmten Position „einfrieren". Dies ist von Vorteil, wenn er für längere Zeit eine Tasse festhalten will, ohne ständig mit der Schulterposition nachregeln zu müssen. Durch eine andere logische Funktion kann er vom Lateralgriff auf den Palmargriff umschalten, oder die Nullposition der Schalter adjustieren.

Die Steuerung dieses „synthetischen" Greifens erfolgt bisher ausschließlich durch visuelle Kontrolle. Eine direkte Rückmeldung der Kraft und Position der Finger gibt es bis heute nicht. Die Patienten lernen aber rasch, die Kraftentwicklung richtig zu dosieren, sodaß auch Pappbecher gehalten werden können, ohne sie zu zerdrücken. Durch das FNS-System werden die Patienten in ihrem Alltag wesentlich unabhängiger. Sie können sich z.B. die Zähne putzen, sich kämmen und mit Besteck hantieren. Mehrere tetraplegische Patienten sind sogar berufstätig als Ingenieure oder als Programmierer.

Für die Zukunft sind Verbesserungen des beschriebenen FNS-Systems erforderlich. So wird an der Entwicklung von „closed loop"-Systemen gearbeitet, die die Anwendung der FNS für die Patienten erleichtern sollen. Außerdem wird ein voll implantierbares Reizsystem angestrebt, bei dem alle Komponenten unter der Haut zu liegen kommen, so wie es beim klassischen FNS-System, dem Herzschrittmacher, schon lange der Fall ist. In Tierversuchen werden derartige voll implantierbare FNS-Systeme schon seit einiger Zeit erprobt.

Wenn die FNS auch in den nächsten Jahren an Bedeutung gewinnen wird, so wird sie sicher nicht die anderen herkömmlichen Methoden in der Rehabilitation Querschnittgelähmter verdrängen. Vielmehr wird sich in Zukunft bei den meisten Patienten eine Kombination von bisher bewährten Therapien mit der FNS als optimales Vorgehen erweisen.

Literatur

1. Bajd T, Kralj A, Turk R (1982) Standing up of a healthy subject and paraplegic patient. J Biomech (Tokyo) 15:1–10
2. Bajd T, Kralj A, Turk R, Benko H, Sega J (1983) The use of a four-channel electrical stimulator as an ambulatory aid for paraplegic patients. Phys Ther 63:1116–1120
3. Brindley GS, Polkey EB, Rushton DN (1978/79) Electrical splinting of the knee in paraplegia. Paraplegia 16:428–435
4. Cybulski GR, Penn RD, Jaeger RJ (1984) Lower extremity functional neuromuscular stimulation in cases of spinal cord injury. Neurosurgery 15:132–146
5. Hildebrandt TJ, Vogel A, Vossius G (1978) Functional stimulation of paralytic muscles by fully implantable electric stimulators. 6th International Symposium on External Control of Human Extremities, Dubrovnik
6. Holle J, Frey M, Gruber H, Kern H, Stöhr H, Thoma H (1984) Functional electrostimulation of paraplegics. Experimental investigations and first clinical experience

with an implantable stimulation device. Orthopedics 7:1145–1155
7. Jaeger RJ, Kralj A (1983) Studies in functional electrical stimulation for standing and forward progression. In: Proceedings of the 5th Annual Conference on Rehabilitation Engineering, San Diego/California, June 12–16, 1983. Bethesda, Rehabilitation Engineering Society of North America (RESNA), pp 75–77
8. Kralj A, Bajd T, Turk R, Krajnik J, Benko H (1983) Gait restoration in paraplegic patients: A feasibility demonstration using multichannel surface electrode FES: J Rehabil RD 20:3–20
9. Kralj A, Grobelnik S (1973) Functional electrical stimulation of paraplegic patients – a new hope for paraplegic patients. Bull Prosth Res 75:10–20
10. Marsolais EB, Kobetic R (1983) Functional walking in paralyzed patients by means of electrical stimulation. Clin Orthop 175:30–36
11. Mortimer JT (1981) Motor prostheses. In: Brooks VB (ed) Handbook of Physiology: The nervous system II. American Physiological Society, Bethesda, pp 155–187
12. Peckham PH, Mortimer JT, Marsolais EB (1976) Alteration in the force and fatiguability of skeletal muscle in quadriplegic humans following exercise induced by chronic electrical stimulation. Clin Orthop 114:326–334
13. Peckham PH, Mortimer JT (1977) Restoration of hand function in the quadriplegic through electrical stimulation. In: Hambrecht FT, Reswick JB (eds) Functional electrical stimulation: Applications in neural prostheses. Marcel Dekker, New York, pp 83–96
14. Peckham PH, Marsolais EB, Mortimer JT (1980) Restoration of key grip and release in the C_6 tetraplegic patient through functional electrical stimulation. J Hand Surg 5:462–469
15. Peckham HP (1981) Functional neuromuscular stimulation. Phys Technol 12:114–121
16. Petrofsky JS, Phillips ChA, Heaton HH III (1984) Feedback control system for walking in man. Comp Biol Med 14:135–149
17. Petrofsky JS, Phillips ChA (1983) Computer controlled walking in the paralyzed individual. J Neurol Orth Surg 4:153–164
18. Thoma H, Fry M, Holle J, Kern H, Reiner E, Schwand G, Stöhr H (1983) Paraplegics should learn to walk with their fingers. In: Proceedings of the 5th Annual Conference of the IEEE Engineering in Medicine and Biology Society, Columbus, Ohio, Sept. 10–12, 1983. Pitscataway, Institute of Electrical and Electronic Engineers, pp 579–582
19. Vodovnik L, Bajd T, Gracanin F, Kralj A, Strojnik P (1981) Functional electrical stimulation for control of locomotor systems. CRC Critical Reviews in Bioengineering 6:62–131

7 Die Rehabilitation bei Querschnittlähmung

W. GRÜNINGER

7.1 Einleitung

Der Begriff Rehabilitation wurde 1846 vom Badischen Sozialpolitiker Ritter von Buss eingeführt, mit dem Ziel, „den heilbaren Armen Würde und Selbstwert zurückzugeben".

„Rehabilitation" schien lange Zeit dem Fürsorgewesen und der Sozialpolitik vorbehalten, während Ärzte traditionell zur Behandlung von akuten oder chronischen Krankheiten ausgebildet wurden. Die Weiterentwicklung medizinischer Möglichkeiten bedingt die Erweiterung der ärztlichen Aufgaben in dem Sinn, daß wir uns zunehmend mit Krankheiten und deren auf Dauer bestehenden Folgen auseinandersetzen müssen.

Heute wird die Rehabilitation aus ärztlicher Sicht definiert als „die Gesamtheit der Bemühungen, einen durch Krankheit, ein angeborenes Leiden oder äußere Schädigungen körperlich, geistig oder seelisch behinderten Menschen über die Akutbehandlung hinaus durch umfassende Maßnahmen auf medizinischem, schulischem, beruflichem und allgemein-sozialem Gebiet in die Lage zu versetzen, eine Lebensform und -stellung, die ihm entspricht und seiner würdig ist, im Alltag, in der Gemeinschaft und im Beruf zu finden bzw. wieder zu erlangen".

Entsprechend der Klassifizierung der Weltgesundheitsorganisation muß zwischen impairment, disability und handicap differenziert werden. Üblicherweise wird „Behinderung" als Beeinträchtigung oder Verlust von normalerweise vorhandenen physischen, psychischen oder geistigen Strukturen oder von Funktionen, die durch diese Strukturen gewährleistet werden, d.h. als Schaden im Vergleich zur „Normalität" verstanden. „Disability" meint die funktionellen Einschränkungen, die aus dem primär vorgegebenen Schadensbild folgen.

Die Summe der Beeinträchtigungen im sozialen Feld (handicap), die sich aus dem Organschaden und den dadurch verursachten Funktionseinschränkungen ergeben, sind unabhängig von der individuellen Situation des Betroffenen (Alter, Beruf, Bezugspersonen, Freizeitinteressen etc.). Die Querschnittlähmung steht modellhaft für eine „Erkrankung", die zur dauernden „Behinderung" führt.

Eine Rückenmarkverletzung hatte noch in den letzten beiden Kriegen eine absolut infauste Prognose. 80–90% der Verletzten starb innerhalb der ersten 3–5 Jahre. Durch Sir Ludwig Guttmann, der 1944 in England ein Lazarett für rückenmarkverletzte Soldaten übernahm, ist die Mortalität der Querschnittgelähmten bei Paraplegikern auf 5% und bei Tetraplegikern auf 15% gesenkt worden.

Am Beispiel der traumatisch bedingten Rückenmarkverletzung wird deutlich, daß es keine voneinander abgrenzbare medizinische oder soziale Rehabilitation geben kann, sondern ausschließlich eine „Rehabilitation der Person".

Die Rehabilitation bedient sich „aller Möglichkeiten der kurativen Medizin und der medizinischen Langzeitbehandlung, zugleich aber auch der heute zur Verfügung stehenden pädagogischen, psychologischen, sozialen und technischen Hilfen. Sie umfaßt den Patienten in allen seinen Lebensbereichen".

Beim Rückenmarkverletzten sind alle Fachdisziplinen der Klinik mit unterschiedlichem Schwerpunkt in den einzelnen Phasen der Rehabilitation vom ersten Tag an beteiligt.

7.2 Allererste Rehabilitationsmaßnahmen

Die medizinische Rehabilitation bei traumatisch bedingter Querschnittlähmung beginnt am *Unfallort*.

Aus einer von den Spezialeinrichtungen für Querschnittgelähmte in der Bundesrepublik seit fünf Jahren gemeinsam geführten Statistik ($n = 3753$) waren 40% der Verletzten Tetraplegiker, 27% Frauen und 20% Kinder unter 14 Jahren. In 3203 Fällen (85,3%) lag der Querschnittlähmung ein Unfall zugrunde. Nach Meinecke hat die Diagnose der Querschnittlähmung bereits am Unfallort zwei wichtige Konsequenzen:

1. Bei einem freien Intervall zwischen dem Unfall und Auftreten der Lähmung besteht übereinstimmend eine absolute Indikation zur operativen Behandlung (vgl. S. 223ff.). Gleiches gilt für die

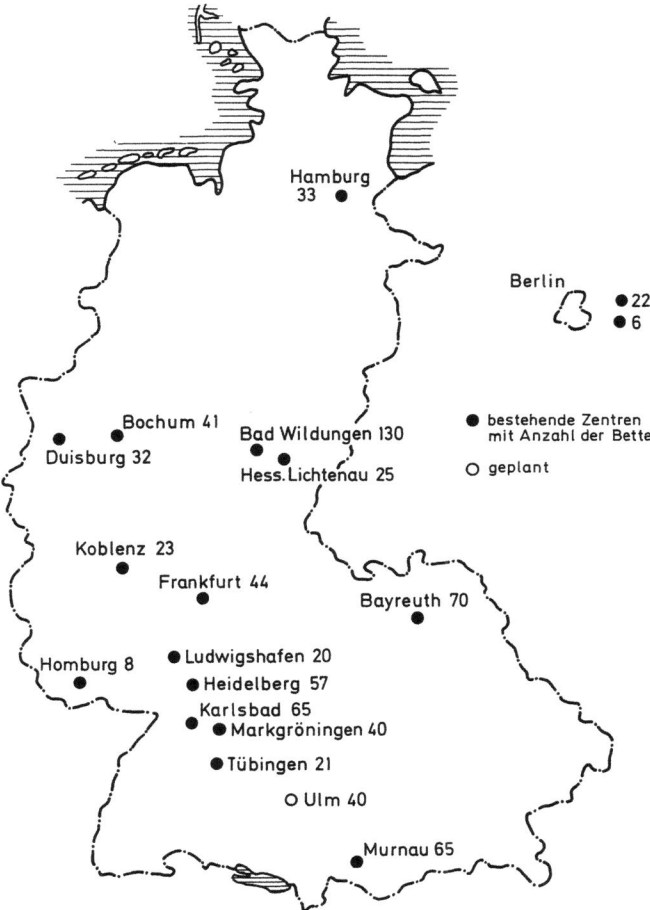

Abb. 7.1 Querschnittgelähmten-Zentren in der Bundesrepublik Deutschland

deutliche Zunahme einer vollständigen oder unvollständigen Lähmung über mehrere Segmente.

2. Aus forensischen Gründen sollten Ausmaß und Höhe einer Querschnittlähmung am Unfallort möglichst genau ermittelt und festgelegt werden. Meinecke weist auch darauf hin, daß unter dem Eindruck der vorhandenen Querschnittlähmung nicht selten wesentliche Begleitverletzungen, die in 50% der Fälle vorkommen und für die Prognose quoad vitam bedrohlicher sein können als der Rückenmarkschaden selbst, häufig übersehen werden.

Die sachgemäße Bergung von Rückenmarkverletzten kann über die dauernde Höhe der Rückenmarkschädigung oder ob der Verletzte komplett oder inkomplett gelähmt bleibt, entscheiden.

Umlagerung und Transport des Verletzten sollten mit drei Helfern nach dem Gabelstaplerprinzip erfolgen (vgl. Abb. 5.1.18).

Die Unterlage muß unnachgiebig sein, die physiologischen Wirbelsäulenkrümmungen sollten unterpolstert werden. Vakuummatratzen gewährleisten den sichersten Transport.

Bei Halswirbelsäulenverletzungen muß der Kopf unter ständigem Zug in Neutralstellung oder leichter Dorsalbeugung gehalten werden. Am Unfallort sind Repositionsversuche der Wirbelsäule unbedingt zu unterlassen.

Der Frischverletzte sollte innerhalb der ersten 24–48 Stunden in eine Spezialklinik zur Behandlung von Querschnittgelähmten gebracht werden, wobei der Transport auf dem Luftwege unbedingt vorzuziehen ist (Abb. 7.1, vgl. Tabelle 5.2.1).

7.3 Die Klinikbehandlung

7.3.1 Die Akutphase

7.3.1.1 Diagnostik

Die *neurologische Untersuchung* zur Feststellung von Ausmaß und Höhe der Läsion ist entscheidend für den weiteren Verlauf der Behandlung. Es werden die Sensibilitätsstörungen und Muskelfunktionen geprüft. Die Diagnose sollte sich immer auf das letzte intakte Segment beziehen, niemals auf Wirbelkörper (vgl. Abb. 4.1). Die rektale Untersuchung zur Prüfung der Funktion des M. sphincter ani externus und der Sensibilitätsverhältnisse kann Aufschluß über eine prognostisch günstige „sakrale Aussparung" geben (vgl. S. 265).

Als häufigste inkomplette Lähmungen sind das „zentrale Halsmarksyndrom", die gekreuzte Halbseitenlähmung (Brown-Séquard) und das „vordere Halsmarksyndrom" (Überwiegen der motorischen Ausfälle) zu finden (vgl. Kap. 5.2).

Wesentlich ist die Differentialdiagnostik zwischen *Volumen-mangelschock* (bei ca. 20% der Frischverletzten) und dem *spinalen Schock*, der bei keiner anderen Verletzung oder Krankheit auftritt. Bei der Röntgenuntersuchung sollte immer die ganze Wirbelsäule erfaßt werden. Bei Abbildungen im Bereich HW_6 bis BW_1 kann durch Herabziehen der Schultern verhindert werden, daß krankhafte Befunde übersehen werden. Allerdings kann aufgrund der Röntgenbilder das Ausmaß der Rückenmark-Läsion nicht erfaßt werden.

Bei der *apparativen Diagnostik* muß vor allem der knöcherne Thorax untersucht werden (Hämato- und Pneumothorax, Zwerchfellruptur).

Verletzungen im Bauchraum sind meist schwierig zu diagnostizieren, weil die Spontan- und Druckschmerzhaftigkeit, Abwehrspannung und Darmgeräusche lähmungsbedingt fehlen.

Selbstverständliche, dringliche *Laboruntersuchungen* sind: Blutgruppe, rotes und weißes Blutbild, Hämatokrit, Elektrolyte, Blutzucker, harnpflichtige Substanzen und Blutgasanalyse, Transaminasen, Gesamt-Eiweiß. Später kommen hinzu: Eisen und alkalische Phosphate, Elektrophorese, Säure-Basen-Status, bakteriologische Untersuchung von Katheterurin, ggf. mit Antibiogramm, Gesamt-Eiweiß, Gerinnungsstatus, Transaminasen.

Bei Läsionen oberhalb von Th_5 sind Atemnot, Zyanose, Bewußtseinsstörungen und Blutgasveränderungen Hinweis auf eine lebensbedrohliche Gefährdung durch die gestörte *Atemfunktion* (vgl. S. 262). Die Eigen- und (falls notwendig) Fremdanamnese sollte auch frühere Erkrankungen, Abusus (delirante Symptomatik zu erwarten?) und die Umstände des Unfalles erfassen.

7.3.1.2 Behandlung

Beim *Volumenmangelschock* muß die Übertransfusion wegen der Gefahr eines tödlichen Lungenödems vermieden werden. Es werden Plasma-Expander-, Humanalbumin- und Elektrolytlösungen eingesetzt, wobei sie auch die reguläre Blutströmung und damit die Sauerstoffversorgung der Gewebe sicherstellen.

Der *spinale Schock* führt zur Hypotonie bei Trachykardie und ist durch Infusionen nicht zu beseitigen.

Während der *Darmatonie* ist strikte Nahrungskarenz, Einbringen einer Magensonde und die Kombination von peroraler Gabe von Laxantien, vorsichtigen Einläufen und Dauerinfusion mit Prostigmin indiziert.

Die *Blasenatonie* erfordert restharnfreies Entleeren durch steriles Katheterisieren (Charr. 12–14) in 4–6stündigem Rhythmus. Der maximale Blaseninhalt sollte 400 ml nicht überschreiten. Nur bei Verletzungen der Harnwege und bei polytraumatisierten Patienten kann das Infektionsrisiko eines Blasenverweilkatheters für einige Tage in Kauf genommen werden, wobei die suprapubische Ableitung (vgl. Kap. 6.1) zu bevorzugen ist. Nach Rückkehr der Reflexaktivität wird in systematischem Training durch Triggern der Auslösezonen die Blase zur automatischen vollständigen Entleerung gebracht. Nur bei möglichst restharnfreier Entleerung der Blase (Restharnmenge unter 80 ml) und regelmäßiger Überwachung unter Einsatz urodynamischer Meßtechniken und bakteriologischer Kontrollen lassen sich chronische Erkrankungen des Harntraktes vermeiden.

Zur *Thromboseprophylaxe* im Bein- und Beckenbereich wird zumeist Heparin (3–4 mal 5000 Einheiten/pro die) oder Heparin in Verbindung mit Dihydroergotamin (2 × 0,5 mg/pro die) vom Unfalltag an entweder in kontinuierlicher Infusion oder in geteilten subkutanen Gaben eingesetzt. Heparin-Präparate sind bei Hämatothorax, Schädel-Hirn-Trauma und schweren Begleitverletzungen kontraindiziert.

Die Behandlung von *Kreislauf und Atmung* ist vor allem beim Tetraplegiker erforderlich. Bei reiner Zwerchfellatmung ist jede weitere Einschränkung der Vitalkapazität durch Zwerchfellhochstand zu verhindern (Magensonde, Darmrohr im Wechsel von einer Stunde, Prostigmin, Panthenol). Beim tetraplegischen Patienten ist im Gegensatz zum Paraplegiker eine prophylaktische Antibiotikumtherapie zur Pneumonieverhütung angebracht. Sekretolytika vermindern das Risiko von Atelektasen und Sekretstau (s. a. Kap. 6.2.1.1). Assistierende oder maschinelle Beatmung ist häufig bei einseitiger Zwerchfellähmung erforderlich, wobei die Beatmung primär über einen nasalen Tubus erfolgen sollte. Nur wenn sich diese Form der Beatmung als unzureichend erweist, sollte tracheotomiert werden.

Bei Intubation, Bronchoskopien und Tracheotomien, beim Absaugen oder Umlagern, kann es durch eine autonome Dysreflexie mit vaso-vagalen Reflexen zum reflektorischen Herz- und Atemstillstand kommen. Diese Zwischenfälle werden durch die prophylaktische Gabe von Atropin (Alupent) vermieden.

Gelegentlich werden *Streßulzera* am Magen oder Zwölffingerdarm, die durch Corticoide oder Thromboseprophylaxe begünstigt werden, beobachtet. Entsprechende prophylaktische Maßnahmen sind Antazida, Gel-Präparate, Histaminblocker, Vitamin-A-Substanzen.

Die Häufigkeit von *Begleitverletzungen* finden sich nach Meinecke in folgender Reihenfolge: Schädel, Brustkorb, untere Gliedmaßen, obere Gliedmaßen, Becken-Bauch-Bereich.

Stock (1983, S. 26) gibt bei 20% der Verletzten ein Schädel-Hirn-Trauma als Begleitverletzung an. Verletzungen am Brustkorb seien bei 35–40% zu beobachten.

„Liegt ein Hämato- oder Pneumothorax vor, ist frühzeitige Punktion bzw. rechtzeitige Entlastung mit Bülau-Drainage notwendig. Bei stark dislozierten Rippenfrakturen sowie bei instabilem Thorax kann dessen Stabilisierung zum Beispiel durch Plattensteosynthese mehrerer Rippen erforderlich werden, da sonst die Drehbehandlung beeinträchtigt ist und Atemfunktionsstörungen drohen" (Stock 1983).

Für alle Extremitätenverletzungen gilt, daß sich die Anwendung von Gips- oder Schienenverbänden und von Zugbehandlung unterhalb der Läsionshöhe wegen der Dekubitusgefahr verbietet.

Eine stabile Frakturheilung kann durch operative Maßnahmen oder Lagerung in einer schaumstoffgepolsterten Volkmann-Schiene erreicht werden. Ein wesentlicher Bestandteil der medizinischen Behandlung in der Frühphase ist die *Lagerung* des Patienten. Sie geschieht unter folgenden Gesichtspunkten:

- Stabilisierung der Fraktur
- Vermeidung von Dekubitalulzera
- Vermeidung von Kontrakturen

Zur Dekubitusprophylaxe wird der Patient auf Schaumstoffkissen gelagert, um eine möglichst großflächige Verteilung des Auflagedruckes zu erreichen. Die besonders gefährdeten Hautbezirke werden durch Aussparungen vollständig entlastet. Zur Vermeidung von Gelenkkontrakturen müssen die Arme in leichter Abduktion der Schulter und in Ellbogenstreckung bei gleichzeitiger Auswärtsdrehung der Hand, im Wechsel mit gebeugten Ellenbogengelenken bei gleichzeitiger Innendrehung der Hand gelagert werden. Die Beine liegen in leichter Abduktion im Kniegelenk gestreckt bei O-Stellung des oberen Sprunggelenkes, gegen ein Schaumstoffwiderlager gestellt.

Der Patient muß zur Druckentlastung der Haut aber auch zur Förderung der Blutzirkulation in 3-ständigem Rhythmus auf die Seite gedreht werden. Mit einem Spezialbett kann der Verletzte im „Sandwich-Verfahren" aus der Rücken- in die Bauchlage gebracht werden.

7.3.2 Die Übergangs- oder Aufrichtephase

Bei konservativer Frakturbehandlung muß der Patient bei einer Verletzung der Halswirbelsäule ungefähr 12 Wochen, bei einer Verletzung im Brust- und Lendenwirbelbereich 6–8 Wochen liegen. Unter der Voraussetzung, daß die Röntgenkontrolle eine ausreichende Stabilisierung der Wirbelfraktur zeigt, wird der Patient langsam aufgerichtet. Bei Tetraplegikern ist im allgemeinen für mehrere Wochen eine starre Halskrawatte zur Abstützung erforderlich.

2–4 Wochen erfolgt intensives Kreislauftraining und die Gewöhnung des Patienten an eine stabile Sitzhaltung mit Hilfe eines kipp- und fahrbaren Sessels und des elektrischen Stehbrettes (vgl. Kap. 6.2).

Bei Patienten mit Verletzungen der Brust- und Lendenwirbelsäule und bei operativ stabilisierten Wirbelfrakturen muß ggf. ein individuell angepaßtes Korsett verwendet werden.

7.3.3 Spätphase

Die ärztlichen Ziele der medizinischen Rehabilitation in der Spätphase des klinischen Aufenthaltes beinhalten die Suche nach Kompensations- und Lösungsmöglichkeiten folgender Funktionsstörungen:

- Neurogene Blasenstörung
- Störung der Enddarmfunktion
- Spastik
- Dekubitusgefährdung
- paraartikuläre Ossifikation
- Osteoporesen
- Störungen der Sexualfunktion
- Störung der Kreislauffunktion
- Schmerzen

7.3.3.1 Die neurogene Blasenstörung (vgl. Kap. 6.1)

In der Weltliteratur wird die Niereninsuffizienz in $1/3$ der Fälle als Todesursache noch Jahre nach Eintritt der Querschnittlähmung angegeben. Dies betont die Notwendigkeit, vor allem drei Therapieprinzipien zu beachten:

- Aufrechterhalten des Urinflusses
- Verhinderung oder Beseitigung eines Infektes
- Erhaltung oder Schaffung eines sauren Milieus im Urin (Prophylaxe gegen Steinbildung).

Spätfolgen der Blasenlähmung sind insbesondere Auslaßwiderstände durch Veränderungen des äusseren Schließmuskels. Mit ansteigender Restharnmenge nimmt auch die Infekthäufigkeit zu. Außerdem treibt der erhöhte Blaseninnendruck bei insuffizienten Ostien den Urin in den Ureteren hoch bzw. verhindert einen Ureteren-Abfluß und führt damit zum Rückstau. Eine keilförmige Inzision des äußeren Blasenhalses beseitigt den Auslaßwiderstand und gewährleistet einen befriedigenden Abfluß ohne gleichzeitig eine vollständige Inkontinenz zu bedeuten.

Erhebliche Blasenwandveränderungen, die eine Reservoirfunktion ausschließen, verursachen ebenfalls einen Reflux und gefährden die Nieren. Als spezielle harnableitende Operationsverfahren haben sich für Querschnittgelähmte insbesondere supravesikale Ableitungen unter Zwischenschaltung eines Colonstreifens als Sammelrohr und zur Bildung eines funktionsfähigen, leicht zu pflegenden Stomas bewährt.

Trotz strenger Beachtung der von Guttmann angegebenen „non-touch-Methode" beim intermittierenden Katheterisieren kommt es immer wieder zu Harnwegsinfekten, die selbst bei katheterfreier

Blasenentleerung über Automatismen nicht immer zu verhindern sind. Doch sollte es gelingen, die Infekthäufigkeit zu senken, um damit die nachfolgenden Gefahren wie Blasenschrumpfung, Steinbildung und Ausdehnung der Entzündung sowohl auf- wie abwärts entlang der Harnwege zu verhindern. Es werden daher regelmäßige bakteriologische Untersuchungen des Urins und Kontrollen des Sedimentes notwendig. Eine Keimbesiedelung der Blase allein macht noch keine Krankheit. Sie berechtigt jedoch zum Einsatz antibakterieller Hohlraumdesinfizien für 5–7 Tage, wenn die Keimzahl über $10^5/mm^3$ liegt. Eine ständige, insbesondere prophylaktische Verabreichung von antibakteriellen Substanzen birgt die Gefahr von Resistenzentwicklungen in sich und sollte daher unterbleiben. Makroskopische Trübungen des Urins erfordern zunächst Blasenspülungen mit physiologischen Kochsalz-, Ringer- oder Rivanol-Lösungen, um Fibrinbeläge mechanisch zu lösen und auszuschwemmen. Bakterienzahl von $10^5/mm^3$ und höher machen bei gleichzeitiger Laukozyturie oder gar Leukozylindern eine gezielte antibiotische Behandlung für 10 Tage notwendig. Eine Hohlraumdesinfizienz allein reicht nicht mehr aus. Der Erfolg wird nach weiteren 3–4-tägigem antibiotikumfreien Intervall bakteriologisch kontrolliert. Chronische Entzündungen erfordern eine ständige Verabreichung von antibakteriellen Substanzen. Die regelmäßigen Urinuntersuchungen haben auch das pH-Verhalten des Urins zu überprüfen, da die harnstoffspaltenden Bakterien (z.B. Proteus, Klebsiellen u.a.) den pH-Wert ansteigen lassen und damit die Ausfällung von Calcium-Phosphatsalzen begünstigen. Orale Gaben von Askorbinsäure und in neuerer Zeit L-Methionin vermögen im Urin ein saures Milieu zu erhalten und einer Steinbildung entgegenzuwirken.

7.3.3.2 Störung der Enddarmfunktion

Sobald der Patient stabil im Rollstuhl sitzt, wird versucht, ihn an das Abführen im 2-tägigen Rhythmus zu gewöhnen. Lediglich bei Patienten mit hoher Tetraplegie läßt sich das Abführen im Bett nicht vermeiden. Alle anderen Patienten werden frühzeitig an den Abführstuhl gewöhnt. Im Hinblick auf die wesentlichen sozialen Konsequenzen der Darmlähmung ist es wichtig, bereits während des klinischen Aufenthaltes zusammen mit dem Patienten eine für ihn adäquate Medikation (Abführmittel, laxierende Zäpfchen) und den für ihn adäquaten Zeitpunkt zum Abführen zu finden. Dabei sind den Bedürfnissen des Patienten die Bedürfnisse des Pflegepersonals unterzuordnen.

7.3.3.3 Spastik (vgl. auch Kap. 6.4)

Die Spasmen als Konsequenz von Verletzungen im Hals- und Brustmarkbereich können im positiven Sinn von Patienten z.B. als Erhaltung der Muskulatur oder zum Gehtraining genutzt werden. Bei starker Spastik ist allerdings das selbständige Durchbewegen, An- und Auskleiden oder die Benutzung von Gehapparaten beeinträchtigt. Durch Erkrankungen, Decubitus oder Harnwegsinfekten, aber auch aus psychischen Gründen wird die Spastik verstärkt. Die übliche Medikation zeigt im allgemeinen nur wenig Wirkung. Operative Methoden (z.B. Sehnendurchtrennung, Alkoholblock) sind nur in Extremfällen angezeigt.

Regelmäßiges Durchbewegen, Saunabesuch und sportliche Aktivitäten sollen nach Aussage erfahrener Rollstuhlfahrer die Spastik auf Dauer am wirksamsten reduzieren.

7.3.3.4 Die Dekubitusgefährdung

In der Spätphase der klinischen Behandlung muß der Patient lernen, regelmäßig die durch Druck besonders gefährdeten Hautareale (Sitzbeinhökker, Steißbein) durch Hochstemmen zu entlasten. Darüberhinaus muß er die gefährdeten Hautpartien mit einem Spiegel sorgfältig kontrollieren (vgl. „Physiotherapie").

Bilow führt 3 Faktoren an, die pathogenetisch für die Entstehung von Druckgeschwüren verantwortlich gemacht werden:

– Die lähmungsbedingte Störung der Vasokonstriktion läßt das Blut im arteriellen Gefäßschenkel langsamer strömen, führt damit zu einer Hypoxie oder gar Ischämie und außerdem zu einer Erniedrigung des Gewebedruckes.
– Darüberhinaus fehlt auch die warnende Sensibilität, die normalerweise bei ischämischen Anzeichen wie Kribbeln und Taubheitsgefühl aufmerksam werden läßt.
– Schließlich unterbleibt die notwendige Umverteilung des Druckes wegen der motorischen Lähmung.

Unterernährung, Eiweißmangel und eine Fehlstellung von Gelenken (knöcherne Anteile springen weiter vor) wirken verschlimmernd.

Man unterscheidet 3 Stadien der Hautschädigung mit entsprechenden Behandlungsmöglichkeiten – neben der obligatorischen Druckentlastung!

Stadium 1: Die Rötung und Schwellung.

Mit konsequenter Druckentlastung (Bauchlagerung) gelingt es im allgemeinen ein Abklingen zu erreichen.

Stadium 2: Oberflächliche Hautschäden (Blasenbildung und Epitheldefekt)

Die Blasen müssen abgetragen werden und der Defekt wird mit eiweißfällenden Mitteln (z. B. Mercurochrom) abgedeckt. Der Defekt epithelisiert vom Rande her unter der entstehenden Schutzschicht zu.

Stadium 3: Diese Hautschädigung hat sich auf die subkutanen Strukturen wie Fett, Faszien, Muskulatur und Knochen ausgedehnt.

Zunächst sind allgemein roborierende Maßnahmen angezeigt. Die Behandlung dieser Dekubitalulzera erfolgt gemäß den Prinzipien der septischen Chirurgie.

Eine weitere mehrwöchige Druckentlastung mit langsam steigender Sitzbelastung ist postoperativ absolut notwendig.

Bei rein konservativer (langwieriger) Behandlung halten die entstandenen großflächigen Narben im allgemeinen einer späteren Sitzbelastung nicht stand.

7.3.3.5 Paraartikuläre Ossifikation

Wenn sich Schwellneigung im Bereich einer Extremität zeigt, gefolgt von zunehmender Bewegungseinschränkung eines großen Gelenkes muß eine paraartikuläre Ossifikation angenommen werden. Im Röntgenbild zeigen sich zunächst feine, schlierenhafte Verkalkungen um das Gelenk, mit späterer Verdichtung zu einer schalenförmigen Spange unterschiedlicher Breite.

Während die alkalische Phosphatase lediglich zum Zeitpunkt der Entstehung erhöht sein kann, weisen szintigraphische Untersuchungen auch bei normalisierter alkalischer Phosphatase noch einen erhöhten Knochenumbau nach.

Operative Maßnahmen sollten wegen der hohen Rezidivgefahr deshalb erst nach Abschluß der Knochenneubildung durchgeführt werden.

Eine medikamentöse Beeinflussung des Calcium-Phosphat-Haushaltes zeigte bis zum gegenwärtigen Zeitpunkt wenig Erfolg.

7.3.3.6 Osteoporose

Als Folge einer Gewebsazidose (und nicht als Konsequenz der Immobilität vgl. Chautraine, 1978) ist die ausgeprägte Osteoporose der Knochen unterhalb der Läsionshöhe aufzufassen. Die Gewebsazidose durch Verlangsamung der knöchernen Durchblutung und verminderten Bildung von Hydroxiprolin beruht somit auf einer Störung im Gleichgewicht zwischen Knochenaufbau und -abbau. Es empfiehlt sich eine operative Stabilisierung, da bereits geringe Biege- oder Drehmomente (z. B. Übersetzen) zur Fraktur führen können.

7.3.3.7 Störung der Sexualfunktion
(s. Kap. 6.7)

7.3.3.8 Störung der Kreislauffunktion

Während in der Akutphase hypotone Dyregulationen bei hohen Paraplegien (oberhalb Th_5) und bei Tetraplegien der besonderen medizinischen Behandlung bedürfen, beobachtet man im weiteren Verlauf typische hypertone Kreislaufkrisen bei autonomen Hyperreflexien. Diese anfallsweisen Blutdrucksteigerungen bei plötzlichem heftigsten Kopfschmerz, Schweißausbrüchen und Gesichtsblässe haben ihre Ursache in intraabdomineller Drucksteigerung (Überfüllung der Blase, hochgradige Obstipation, Schwangerschaft). Die Therapie richtet sich primär nach der auslösenden Ursache.

7.3.3.9 Schmerzen

Eine der wesentlichsten und schwierigten Aufgaben der medizinischen Rehabilitation bedeutet die Behandlung von Schmerzen beim querschnittgelähmten Patienten.

Es kann nicht eindringlich genug davor gewarnt werden, die häufig bereits in der Frühphase auftretenden Schmerzen allzuschnell als „psychogen" bedingt zu diagnostizieren. So sind z. B. Schmerzen im Schulter/Armbereich in der Frühphase der Behandlung nicht selten auf falsche Lagerung zurückzuführen. Charakteristisch sind auch langdauernde Dysästhesien und Parästhesien im „Reithosenbereich" als Konsequenz eines A.-spinalis-anterior-Syndromes im unteren Wirbelsäulenbereich oder bei Konus-Kauda-Schäden.

Selbstverständliche ärztliche Maßnahmen bei Schmerzzuständen sollten eine Myelographie und Computer-Tomographie, Funktionsaufnahmen der Wirbelsäule, sowie Schichtbilder zum Ausschluß einer möglichen Instabilität der Wirbelfraktur sein. Neben den möglichen Ursachen wie Irritation des Markes, der Nervenwurzel, die paravertebrale Umspritzung der Nervenwurzel mit Lokalanästhesie erfordern, muß ein Bandscheibenprolaps unbedingt ausgeschlossen werden.

Die Verabreichung von Analgetika ist wegen Abususgefahr kontraindiziert.

Erst wenn eine organisch bedingte Ursache von Schmerzzuständen ausgeschlossen werden kann bzw. wenn die organischen Ursachen medizinisch nicht beseitigt werden können, ist es notwendig, geeignete psychotherapeutische Maßnahmen zu empfehlen.

7.3.3.10 Die Aufgaben der medizinischen Dienste in der Spätphase

Ergo-, Physio- und Sporttherapie stehen für die Behandlung des querschnittgelähmten Patienten in der Spätphase der klinischen Rehabilitation im Vordergrund.

Neben dem intensiven Training in der Physio- und Ergotherapie (vgl. entsprechende Kapitel) ist es wesentlich, den Patienten bereits während des klinischen Aufenthalts einer Sportgruppe zuzuführen. In Abhängigkeit von der Läsionshöhe sollte der Behinderte in rollstuhlgeeigneten Sportdisziplinen (Tischtennis, Bogenschießen, Schwimmen, Leichtathletik, Mannschaftssportarten) nicht nur ein Angebot zur Freizeitgestaltung sehen, sondern darüberhinaus ein wesentliches Rehabilitationsziel. Neben der körperlichen Trainingsmöglichkeit ist der Erfahrungsaustausch mit Betroffenen im Rahmen der Sportgruppen eine Unterstützung des Rehabilitationsziels: Hilfe zur Selbsthilfe.

Weitere Informationen sind erhältlich durch:

Deutscher Behinderten-Sportverband e.V.
Am Schönenkamp 110
4000 Düsseldorf 13
Telefon: 0211/7498284.

Interessengemeinschaften zur Unterstützung Querschnittgelähmter sind:

Fördergemeinschaft der Paraplegiker in Deutschland e.V.
Silcherstr. 15
6521 Mölsheim
Telefon: 06243/8425

Bundesverband Selbsthilfe Körperbehinderter e.V.
7109 Krautheim/Jagst
Telefon: 06294/561-565

7.4 Die ambulante Nachsorge

Nach Abschluß der klinischen Behandlung wird die regelmäßige Betreuung durch den Hausarzt gewährleistet.

In 4-6wöchigem Abstand muß der Urin kontrolliert werden:

– Messung des pH-Wertes
– Eiweißbestimmungen
– Untersuchung des Sediments
– quantitative und qualitative bakteriologische Überprüfung.

Wegen des ständig notwendigen Gebrauchs von laxierenden Zäpfchen und Abführmitteln ist die regelmäßige Überwachung des Elektrolythaushalts (Kaliumverlust) notwendig.

Jeder Querschnittgelähmte sollte sich halbjährlich ambulant in einer Spezialklinik für Rückenmarkverletzte vorstellen. Einmal im Jahr sollte eine gründliche stationäre Untersuchung mit Röntgenkontrolle der Wirbelsäule und zusätzlichen urologischen Untersuchungen (Infusionsurogramm, Cystogramm mit Refluxprüfung, urodynamische Untersuchung) durchgeführt werden. Eine ergänzende Isotopenuntersuchung empfiehlt sich bei Verdacht auf Nierenfunktionsstörungen.

7.5 Die soziale Rehabilitation

Die Zielsetzung der sozialen Rehabilitation ist „die Aufnahme in die Gesamtheit zwischenmenschlicher Ordnungen und Beziehungen, also über Arbeit und Beruf hinaus in die Gemeinschaft, die sich im familiären, politischen, kulturellen und sportlichen Bereich entwickelt hat; d.h. daß der Patient unter Wahrung der Chancengleichheit, entsprechend seinen Neigungen und Fähigkeiten, in alle Bereiche des gesellschaftlichen Lebens einbezogen ist und sich daran beteiligen kann".

Im Mittelpunkt der sozialen Rehabilitation steht die maximale Reduzierung all jener sozialen Beeinträchtigungen (handicap), die sich aus der Rückenmarkschädigung und den dadurch bedingten Funktionseinschränkungen ergeben.

Die medizinische Rehabilitation beginnt am Unfallort, die soziale Rehabilitation am Tag der Aufnahme in der Spezialklinik.

Voraussetzung für die Bereitschaft des Patienten und seiner Bezugspersonen, die äußeren Konsequenzen der Rückenmarkverletzung (z.B. Wohnungssuche, Berufswechsel, Pflegebedürftigkeit) zu akzeptieren, ist der Prozeß der psychischen Auseinandersetzung mit der Körperbehinderung (vgl. Kap. 6.6).

Im nachfolgenden Kapitel soll lediglich auf die objektiven Konsequenzen eingegangen werden, wobei jedoch immer berücksichtigt werden muß, daß der Erfolg jeder sozialen Rehabilitationsmaßnahme eng mit psychischen Faktoren auf Seiten der Betroffenen und seiner Bezugsperson verwoben ist.

7.5.1 Die finanzielle Sicherstellung

Bei einer traumatisch bedingten Querschnittlähmung ist es notwendig, so früh wie möglich den Patienten und/oder seinen Angehörigen Hilfen zur

Sicherung der wirtschaftlichen Verhältnisse des Betroffenen anzubieten. Dies beginnt mit der Kostenregelung für die stationäre Behandlung bei nicht-krankenversicherten Patienten. Je nach Ursache der Querschnittlähmung ist die Beratung über die Leistungen der Kranken-, Renten- und Haftpflichtversicherungen, Sozialhilfeträger, Berufsgenossenschaften und Versorgungsverwaltung notwendig. Außerdem sollten Informationen über die Vergünstigungen nach dem Schwerbehindertenrecht gegeben werden.

7.5.2 Wohnsituation

Falls sich die vorhandene Wohnung nicht adaptieren läßt (vgl. Kap. 6.3), wird ein Wohnungswechsel notwendig. Dies ist meist durch die Hilfe der örtlichen Wohnungsämter, Gemeinden, Baugesellschaften usw. möglich.

Wird ein Wohnungsneubau geplant, sollten den Betroffenen Informationen über behindertengerechtes Bauen (Bau-DIN-Norm 18024) angeboten werden, ggf. auch Hinweise über Art und Umfang von Zuschüssen und zinsbegünstigten Darlehen.

7.5.3 Pflegeabhängigkeit

In Abhängigkeit von der Läsionshöhe, Begleitverletzungen, Alter und sozialer Situation des Patienten werden

- die Angehörigen in die Pflege eingewiesen
- fremde Pflegekräfte mit einbezogen (Sozialstation, Gemeindepflegestation, freiwillige ambulante Hilfs- und Pflegedienste, Ersatzdienstleistende)
- eine Pflegeheim-Unterbringung notwendig.

Nach dem Bundessozialhilfegesetz hat jeder komplett Querschnittgelähmte Anspruch auf das erhöhte Pflegegeld nach § 69 Abs. 4, Satz 2, denn er gehört zum Personenkreis, der im § 25, Abs. 2 in Verbindung mit § 1 der Verordnung zur Durchführung des § 24, Abs. 2, Satz 1 vom 28. 6. 1974 definiert ist.

Bei allen Zuwendungen des Sozialamts gilt aber immer noch das subsidiäre Prinzip und damit das Prinzip der primären Selbstkostenregelung. Das hat zur Folge, daß die Leistungen nach dem Bundessozialgesetz nicht nur vom Vorliegen medizinischer Voraussetzungen abhängig sind, sondern auch vom Einkommen und Vermögen des Antragstellers und seiner Unterhaltsverpflichteten.

Pflegegeld durch das Sozialamt wird nur dann gewährt, wenn das Gesamteinkommen des Verletzten als Alleinstehender nicht über DM 1900,— liegt. Bei einer notwendigen Heimunterbringung werden nur dann Zuschüsse gewährt, wenn die eigenen Ersparnisse DM 3000,— nicht überschreiten.

7.5.4 Schulische und berufliche Wiedereingliederung

In § 11 Abs. 1 des Reha.Angl.G. wird definiert: „Die berufsfördernden Leistungen zur Rehabilitation sollen alle Hilfe umfassen, die erforderlich sind, um die Erwerbsfähigkeit des Behinderten entsprechend seiner Leistungen zu erhalten, zu bessern, herzustellen oder wieder herzustellen und ihn hierdurch möglichst auf Dauer beruflich einzugliedern. Bei Auswahl der berufsfördernden Maßnahmen sind Eignung, Neigung und bisherige Tätigkeit des Behinderten angemessen zu berücksichtigen. Hilfen können auch zum beruflichen Aufstieg erbracht werden".

7.5.4.1 Schulische Wiedereingliederung

Pädagogischen Vorstellungen gemäß sollten behinderte und nichtbehinderte Kinder in den allgemeinen Schulen gemeinsam unterrichtet werden. Wenn dies wegen Art oder Schwere der Behinderung nicht möglich ist, oder aber die Schulen bei querschnittgelähmten Kindern und Jugendlichen nicht rollstuhlgerecht konzipiert sind, müssen diese Schüler internatsmäßig in einer Schule für Körperbehinderte untergebracht werden. Kostenträger für diese Maßnahmen ist die Sozialhilfeverwaltung ggf. auch Berufsgenossenschaften. Die soziale schulische Rehabilitation läßt sich in folgende Schritte gliedern:

- Einleitung von Unterricht während der stationären Behandlung
- Eingliederung des Schülers nach Möglichkeit in die Schulen am Wohnort bzw. Hilfen bei den dazu notwendigen Adaptierungen
- Transportregelung zur Schule bzw. bei Behinderten über 16 Jahren Versorgung mit einem behindertengerechten Kraftfahrzeug.
- Wenn die Eingliederung in die örtliche Schule nicht möglich ist, internatsmäßige Unterbringung in einer Schule für Körperbehinderte.

7.5.4.2 Universitäre Wiedereingliederung

Wenn ein Körperbehinderter ein durch den Unfall unterbrochenes Studium wiederaufnehmen bzw. erst neu mit einem Studium beginnen möchte, können über die örtlichen Arbeitsämter bzw. über die Studienberatung der Universitäten eine Liste der rollstuhlgerechten Universitäten angefordert werden. Durch die Studienberater der Universitäten sind auch Informationen über behindertengerechte Studentenwohnheime bzw. über öffentliche und private Initiativen bei Pflegeabhängigkeit von tetraplegischen Patienten zu erhalten. Kostenträger für das Universitätsstudium ist wiederum die Sozialhilfeverwaltung, ggf. Berufsgenossenschaften.

7.5.4.3 Berufliche Wiedereingliederung

Die berufliche Wiedereingliederung fällt unter den Sammelbegriff „berufsfördernde Leistungen zur Rehabilitation" worunter grundsätzlich alle berufsbezogenen Hilfen, die erforderlich sind, um die Erwerbsfähigkeit des Patienten entsprechend seiner verbliebenen Leistungsfähigkeit zu erhalten, zu bessern, herzustellen oder wiederherzustellen, fallen.

Die „berufsfördernden Leistungen zur Rehabilitation" gliedern sich in:

- Erstausbildung/Umschulung
- Berufsfindung/Arbeitserprobung
- Eingliederungshilfen
- Werkstatt für Behinderte

Kostenträger für diese Maßnahmen sind die Arbeitsverwaltung, Berufsgenossenschaften, Rentenversicherungsträger und die Hauptfürsorgestelle.

Die Erstausbildung wird in einem *Berufsbildungswerk* durchgeführt. Berufsbildungswerke sind überbetriebliche Einrichtungen zur beruflichen Erstausbildung von solchen behinderten Jugendlichen, die neben der Berufsausbildung eine begleitende ärztliche, psychologische, pädagogische und sportliche Betreuung benötigen.

Wenn der Patient bereits beruflich tätig war, aufgrund der Körperbehinderung jedoch eine Umschulung erforderlich ist, so wird die Umschulung erwachsener Behinderter in einem Berufsförderungswerk durchgeführt. Es werden alle Kosten für die dazu erforderlichen Leistungen übernommen. Hierzu zählen Lehrgangsgebühren, Ausbildungskosten, Arbeitskleidung. Ergänzende Leistungen können z.B. sein: Reisekosten, Übergangsgeld, Beiträge zur Kranken-, Unfall- und Rentenversicherung während der Maßnahmen.

Wenn Unsicherheiten bezüglich des Ziels der Ausbildung bzw. der Ausbildungsfähigkeit bestehen, so können Maßnahmen der *Berufsfindung und Arbeitserprobung* in den genannten Berufsbildungs- und Berufsförderungswerken durchgeführt werden. Eingliederungsbeihilfen zur *innerbetrieblichen Wiedereingliederung:*

- Hilfe zur Erhaltung oder Erlangung eines Arbeitsplatzes z.B. Arbeitsplatzadaptierung
- Leistungen zur Förderung der Arbeitsaufnahme (z.B. Kfz-Hilfen)
- Eingliederungsbeihilfen an den Arbeitgeber.

Der gesetzlichen Regelung gemäß wird die finanzielle Kfz-Beihilfe bzw. die Umrüstung des PKWs auf Handbetrieb, ebenso wie der Zuschuß zur Erlangung des Führerscheins ausschließlich von der konkreten Arbeitsaufnahme abhängig gemacht. Idealziel der Rehabilitationsfachleute wäre, den Körperbehinderten bereits während der stationären Behandlung mit Führerschein und einem geeigneten Kraftfahrzeug ausstatten zu können, unabhängig von der Fragestellung der beruflichen Wiedereingliederung. Die Erfahrung, sich trotz der schweren Körperbehinderung frei in der Öffentlichkeit bewegen zu können, wäre unserer Meinung nach ein notwendiger therapeutischer Schritt zur sozialen Wiedereingliederung – unabhängig von der in manchen Fällen utopischen Zielsetzung der Arbeitsaufnahme.

Bei Patienten mit Querschnittlähmung und durch ein Schädel-Hirn-Trauma bedingten nicht restituierten zerebralen Teilleistungsstörungen bietet sich die Möglichkeit einer angemessenen und geeigneten Erwerbs- oder Berufstätigkeit in einer *Werkstatt für Behinderte* an. Voraussetzung ist die zum gegenwärtigen Zeitpunkt wegen Art und Schwere der Behinderung nicht mögliche Wiedereingliederung auf dem allgemeinen Arbeitsmarkt.

7.5.5 Die Problematik der beruflichen Wiedereingliederung

Bei einer kompletten Querschnittlähmung beträgt die Minderung der Erwerbsfähigkeit (MdE) immer 100%, d.h. zum Beispiel bei einer durch einen Arbeitsunfall bedingten Querschnittlähmung bekommt der Behinderte durch die Berufsgenossenschaft immer die Vollrente und meist noch zusätzliches Pflegegeld ausbezahlt. Diese berufsgenossenschaftliche Unfallrente wird gezahlt, unabhängig davon, ob der Behinderte berufstätig ist oder nicht.

Die 100%ige Erwerbsunfähigkeitsrente (durch BfA oder LVA gezahlt) wird allerdings gestrichen, zumindest aber gekürzt, wenn der Behinderte eine Arbeit aufnimmt. Nur in Bayern und Baden-Württemberg wird freiwillig eine Berufsunfähigkeitsrente weiter gewährt.

Die mangelnde Motivation zur Wiederaufnahme einer beruflichen Tätigkeit (deren Wert für die langfristige soziale Rehabilitation unbestritten ist) ist nicht zuletzt darauf zurückzuführen, daß die Unfallursache und der Rehabilitationsträger die finanziellen Dauerleistungen bestimmen. Wünschenswert wäre dagegen, eine gleiche Bemessung aller finanziellen Dauerleistungen gemäß dem Finalitätsprinzip nach der Schwere der Schädigung.

Gerner (1979, S. 139) konnte nachweisen, daß es – finanziell gesehen – durchaus eine „Behindertenhierarchie" gibt, d.h. daß die Zahl der Freizeitunfallopfer mit Einkommenseinbußen überproportional hoch gegenüber den Arbeits- bzw. Wegeunfallopfern war. In diesem Zusammenhang muß betont werden, daß in dieser Untersuchung die Halsmarkverletzten mit 45,24% bei den Freizeitunfällen gegenüber 21,06% bei Arbeitswegeunfällen überwiegen. Untersuchungen von Guttmann (1977), Warren (1974) und Nicklas (1979, 1981) zeigen, daß der Anteil berufstätiger Querschnittgelähmter davon abhängt, wie sie finanziell in den einzelnen Ländern abgesichert sind.

Nach unseren Untersuchungen (Grüninger 1983, 1984) ist weder bei Tetraplegikern noch bei Patienten mit Konus-Kauda-Schädigung das Ausmaß der Läsion für die berufliche Wiedereingliederung entscheidend, sondern das Alter der Patienten. Wesentlich erscheint, daß gerade für die Altersgruppe der über 40jährigen bereits während des stationären Aufenthalts durch das Rehabilitationsteam Hilfen angeboten werden, um den – wenn auch finanziell abgesicherten – Verlust der beruflichen Tätigkeit zu kompensieren. Die aktive Auseinandersetzung mit der Körperbehinderung ist dann verunmöglicht, wenn z.B. bei prätraumatischer Identifikation mit der Rolle des „Ernährers der Familie" jede Beschäftigung als „Zeitvertreib" etikettiert und damit abgelehnt wird.

7.6 Schlußfolgerung

Die Rehabilitation des Querschnittgelähmten wird als „Rehabilitation der Person" definiert, d.h. sie betrifft den Patienten in allen seinen Lebensbereichen und alle klinischen Fachdisziplinen sind an ihr beteiligt. Nicht nur in der Akutphase sondern bei allen späteren Komplikationen ist interdisziplinäre Zusammenarbeit erforderlich, um das Ziel der größmöglichen Selbständigkeit und Unabhängigkeit in allen Lebensbereichen des Rückenmarkverletzten zu erreichen.

Literatur

Gerner HJ, Rauda DW, Witterstätter K (1979) Die soziale Situation von Querschnittgelähmten. Rehabilitation 18:135–149

Grüninger W (1983) Rehabilitation cervikaler Querschnittssyndrome. In: Neuroorthopädie 1. Hohmann D, Kügelgen B, Liebig K, Schirmer M (Hrsg). Springer, Berlin Heidelberg New York Tokyo, S 316–325

Grüninger W (1984) Rehabilitation des Conus-Cauda-Syndroms unter Berücksichtigung neurogener Blasenstörungen. In: Neuroorthopädie 2. Hohmann D, Kügelgen B, Liebig K, Schirmer M (Hrsg). Springer, Berlin Heidelberg New York Tokyo, S 188–199

Guttmann L (1973) Spinal cord injuries. Blackwell Scientific Publications. Oxford London Edinburgh Melbourne

Meinecke F-W (1974) Die Verletzungen der Wirbelsäule mit Markschäden. In: Chirurgie der Gegenwart. Zenker R, Deucher F, Schink W (Hrsg), Bd 4. Urban & Schwarzenberg, München Berlin Wien, S 1–51

Meinecke F-W (1976) Behandlung und Rehabilitation Querschnittverletzter. In: Die Wirbelsäule in Forschung und Praxis. Junghanns H (Hrsg), Bd 67. Hippokrates, Stuttgart

Meinecke F-W (1980) Verletzungen der Wirbelsäule und des Rückenmarkes. In: Spezielle Chirurgie für die Praxis. Bd III, Teil 2. Thieme, Stuttgart, S 1–163

Stock D (Hrsg) (1983) Die Rehabilitation traumatisch Querschnittgelähmter. Bibliomed, Melsungen

Sachverzeichnis

Abführen 543
Abszeß 274, 334, 337f., 340, 341f., 349, 352f., 390
ACTH 367, 420
Adamkiewicz-Arterie 244, 381, s.a. A. radicularis magna
Adynamia episodica hereditaria 447
AEP 56, 347
Akatinol 487
Alkoholverödung 488
Amenorrhoe 510
Anämie, perniziöse 376
Anamnese 31
Anatomie 3ff.
Aneurysma 398
Angina pectoris 275, 320
Angioblastom 398
Angiofibrom 281
Angiographie 122ff., 335, 400
 Indikationen 130f.
 Komplikationen 131f.
Angiom 60, 135ff., 298, 307f., 390, 391, 395ff.
Antikoagulantien 334
Antispastika 486
Aortenaneurysma 385, 388
Appendizitis 301
Arachnitis 134, 354, 417
Arachnoidalzyste 21
Arachnoiditis 341
Arachnopathie 398
A. radicularis magna 25, 129, 381f., 385, 407
A. spinalis anterior 24, 25, 122ff., 143, 224, 241, 381
A.-spinalis-anterior-Syndrom 60, 131, 276, 334, 349, 354, 365, 383ff., 544
A. spinalis posterior 25, 381f., 385
A.-sulcocommissuralis-Syndrom 384
Arteriae radiculares 14, 24f., 122ff.
Articulationes zygapophysiales 3, 6
ASR 36
Astrozytom 304f.
Ataxie 40f.
Atemhilfsmuskulatur 491, 494
Ateminsuffizienz 35, 490ff., 497ff., 541
Atemmuskelfunktion 35
Atemmuskulatur, auxiliäre 493ff.
Atemtherapie 463f., 491, 498
Atemtraining 497
Atlas 193ff.
Attacken, intermittierende spinovaskuläre 389
Aufrichtephase 465f., 542

Aussparung, sakrale 265, 540
Autofahren 480
Automatismen, spinale 38f., 485, 488
Autoregulation 244, 254, 256, 260

Babinski-Zeichen 38
Baclofen 486
Bahnen des Rückenmarkes 18
Bandapparate 5
Bandscheiben 175ff.
Bandscheibenschäden 312ff.
Bandscheibenverletzung 175, 182, 226
Bandscheibenvorfälle 114, 274, 276, 301, 312ff., 334, 544
 lumbale 276, 324ff.
 thorakale 320ff.
 zervikale 312ff., 390
Bauchhautreflex 39
Bauchmuskelreflex 39
Beatmung 492
Begleitverletzungen 540, 541
Behinderung 539
Beschäftigungstherapie s. Ergotherapie 475ff.
Bestrahlung 286, 295, 296
Bettennachweis 31, 236, 540
Bewegungssegment 177ff.
Bezugsperson 473f.
Blasenatonie 541
Blasendistension 458
Blasendrainage, suprapubische 456, 458
Blasendruckmessung 454f.
Blasenfunktion 449ff.
Blaseninfekt 457
Blasenkatheter 455f.
Blasenrehabilitation 455f.
Blasensteuerung 450
Blasenstörungen 276, 326, 449ff., 542f.
Blockwirbel 190
Blutliquorschranke 46
Blutsenkung 282, 290, 390
Blutung 237, 274, 332ff. s. a. Haematom
 spontane spinale 332ff.
Bronchialkarzinom 289, 290, 419, 425
Brown-Séquard-Syndrom 40, 51, 159f., 265, 312, 384, 419, 540
BRR s. RPR 36
Brudzinski-Zeichen 43
Brustwirbel 4
BSR 36
Bulbärparalyse 369, 370f.

C_4-Syndrom 155
C_5-Syndrom 155f.
C_6-Syndrom 156
C_7-Syndrom 156
C_8-Syndrom 156
Canalis sacralis 3
Canalis vertebralis 3ff., 13
Carbacholtest 455
Cauda equina 276
Cavitas epiduralis 9
Cele 438, 440f.
Chamberlain-Linie 72
Charcot-Trias 360
Cholezystitis 301
Chondrom 320
Chondrosarkom 281, 284, 286
Chordom 281, 285f., 309, 311
Claudicatio intermittens spinalis 312, 386
Cloward-Operation 315
Cobalamin 376
Columna lateralis 17
Columna thoracica 17
Columna ventralis 17
Commotio spinalis 236
Compressio spinalis 236f.
Computer-Tomographie 84ff., 187ff., 266, 278, 281f., 366, 431
Contusio spinalis 236f.
Conus medullaris 7, 276, 327
Cornu ventrale 17
CPAP 492, 493
CR 39
Cystotonometrie 454f.

Dantamacrin 486f.
Darmatonie 541
Degeneration, paraneoplastische 425f.
Dekubitus 485, 503, 509–511, 542, 543f.
Delta-Reflex 37
Densfraktur 195ff.
Depression 501f., 529
Dermalsinus 439
Dermatome 157
Dermoid 309f., 440
Detrusor 451ff., 457, 459
Dexamethason 296, 393, 420
Diadochokinese 41
Diastematomyelie 101, 120, 439
Dickdarmkarzinom 289
Diplomyelie 439
disability 539
Diszitis 79, 337
Dranginkontinenz 453

Dura mater spinalis 6ff.
Durchbewegen 464ff.
Durchblutungsstörungen 274, 317
 des Rückenmarks 312, 381 ff.
Dysarthrie 42
Dysplasie, fibröse 287
Dysreflexie, autonome 541

Ehe 512f., 528, 533
Einklemmung, spinale 107, 110, 277
eiserne Lunge 495
Eiswassertest 455
Ejakulation 459, 508ff., 533
Elektrodiagnostik 53ff., 313
Elektromyographie 63ff., 442 s.a.
 EMG
Elektroneurographie 63, 65ff. s.a.
 NLG
Embolisation 142ff., 406f.
EMG 63ff., 163, 164, 166, 313, 372, 378, 455
Emissio seminis 508
EMMV 493
Empfängnisverhütung 510
Empfindungsstörung, dissoziierte 40
Empyem, subdurales 340f.
Encephalomyelitis disseminata 55f.,
 275, 347f., 358ff., 374, 379
Encephalomyelitis, paraneoplastische 425
Entartungsreaktion 66
Entzündungen 337ff., 343ff.
Ependymom 289, 298, 302ff., 328
Epidermoid 309f., 439, 440
Epikonus-Syndrom 157
Erektion 508f., 533
Ergotherapie 475ff.
evozierte Potentiale 53ff. s.a. AEP,
 SEP, VEP

F-Welle 61f., 258
Fehlhaltung 275, 301
Fertilität 510
Fibrosarkom 284, 286f.
Fila radicularia dorsalia 16, 19f.
Fila radicularia ventralia 16, 19f.
Filum medullare 16
Filum terminale 20, 298
Finger-Daumen-Zeichen 37
Finger-Nasen-Versuch 41
Fingerbeuger-Reflex 37
Fingerzeichen 37
FNS 534ff.
Folsäure 376, 446
Foramina intervertebralia 3, 9, 78, 301
Formatio reticularis 17
Friedreich-Erkrankung 165f.
Froin-Syndrom 47, 50
Frühsommermeningoenzephalitis 350
Frühzeichen 276
FSME 350
funikuläre Myelose 365, 374, 376ff.
Funktionsaufnahmen 69, 118
Funktionshand 476

Gammaglobulin 45f.
Gangliozytom 308f.

Gangunsicherheit 312
Geburt 510
Gefäßfehlbildungen 134f., 332, 395ff.
Gefäßgeschwülste 307f., s.a. Angiom
Gehfähigkeit 33
Gehtraining 470f., 486
Gelenkfazetten 169ff., 181
Genitalorgane 508
Gibbus 226, 290, 440
Glioblastom 289, 298, 307
Gliom 298, 301ff.
Gordon-Reflex 38
Granulom, eosinophiles 279, 281, 286
Guillain-Barré-Syndrom 47, 51

H-Reflex 61, 62f., 257f.
Halo 208, 296
Halswirbel 3, 193ff.
Halswirbelsäulenverletzungen 193ff.
Hämangiom 279, 284, 332, 396
Hämatom
 epidurales 237, 332f., 390
 intramedulläres 403ff.
 spinales 332ff.
 subdurales 237, 332, 397
handicap 539, 545
Harnableitung, supravesikale 459f.
Harnflußmessung 454
Harninkontinenz 452f.
Harrington-Stäbe 214, 296
Haushaltstraining 480
Hebetechniken 467
Heine-Medin-Krankheit 349ff.
helparm 477
Heredoataxie 165f.
Herpes zoster 275, 320, 350, 351f.
Hilfsmittelversorgung 473, 481
Hirnnerven 42
Hodgkin-Krankheit 289
Horner-Syndrom 42, 276
Hydrocephalus 427, 430, 518, 521, 522f., 526
Hydromyelie 101, 427ff., 439
Hypokaliämie 447
Hypokalzämie 446

impairment 539
Impotenz 509
Impression, basiläre 72, 73
IMV 492f.
Inkontinenz 458, 520, 531
Inspektion 31f.
Instabilität 179, 181, 186f., 290, 335
Interkostalmuskulatur 490
Interkostalneuralgie 301, 320
Intubation 490
Ischialgie 276, 325
Ischias 276
Isotopendiagnostik 147ff.

Jefferson-Fraktur 193f.
Jopamidol 105

Kahnbauch 43
Kaliumstoffwechsel 446ff.

Kantenabbruch 190f.
Karzinom 289f.
 hypernephroides 289, 290
Katheter 456
Kauda-Syndrom 325f.
Kennmuskeln 33, 34
Kernig-Zeichen 43
Kernspin-Resonanz-Tomographie 152ff., 278, 282, 313
Kfz-Training 480
Kinderlähmung 349
Klonus 36
Knie-Hacken-Versuch 41
Knochenmetastasen 289ff.
Knochentumoren 279
Knochenszintigramm 149, 337
Knochenzyste, aneurysmatische 141, 279, 287
Koitus 511
Kompressionsfraktur 81, 152, 175ff., 183f.
Kontrastmittel 89, 105ff., 148
Koordination 40
Kopfschmerzen 109
Körpererleben 530
Kraft 33
Krankengymnastik 367, 463ff.
Kreislauftraining 465, 542
Kremaster-Reflex 39, 276
Kreuzschmerz 276
Kribbelgefühl 276
Kürass 495

L_1-Syndrom 156
L_2-Syndrom 156
L_3-Syndrom 157
Laboruntersuchungen 540f.
Lagerung 464
Laktat 255, 393
Laminektomie 184, 268, 294, 314, 322, 328, 335, 340, 341, 433
Lateralgriff 536
Lateralsklerose, myatrophe 365, 369ff., 424f.
Lebererkrankungen 446
Lendenwirbel 4, 210ff.
Leptomeningitis 341
Lesehilfe 476
Leukämie 289, 296, 298
Lhermitte-Zeichen 43
Ligamenta flava 5f.
Ligamentum denticulatum 12ff., 172
Ligamentum longitudinale posterius 5
Lipom 298, 309, 311, 440
Liquor cerebrospinalis 44ff., 277, 363
Liquordiagnostik 44ff.
Liquoreiweißbild 44f.
Liquorelektrophorese 45
Liquoruntersuchung 44ff.
Liquorzellzahl 44
Lues 354ff., 374
Lumbago 276
Lumbalgie 325
Lumbalisation 72f.
Lungencompliance 492
Lungenembolie 498

Sachverzeichnis

Lungenkarzinom 289
Lupus erythematodes 349, 354
Lymphoblastom 289
Lymphogranulom 289, 296
Lymphom, malignes 289

MAL 369ff.
Mammakarzinom 289, 290, 295, 297, 426
Marie-Foix-Handgriff 38
Marksyndrome 265
Massenprolaps, lumbaler 324ff.
Mayer-Zeichen 37
Medulloblastom 289, 298, 305ff.
Meningeom 298, 299f.
Meningitis 341, 439
Meningocele 101, 438f., 442
Menstruation 510
Metastasen 78, 89, 149, 150f., 289ff., 298, 328, 419
Metrizamid 105
Mikrozirkulation 245f., 259f.
Mißbildungstumor 298
Morbus Bang 353
Morbus Behçet 348
Morbus Kahler s. Plasmozytom
Motilität 33f.
Motilitätsstörungen, psychogene 34
Motoneurone 484f.
MRI 152
MRT 152
Multiple Sklerose 51, 55, 57, 347f., 358ff., 379
Muskelatrophie
　infantile progressive spinale 160ff.
　progressive 369, 370
　spinale des Erwachsenen 162
Muskelbiopsie bei MAL 372f.
Muskeldehnungsreflexe 35f., 483
Muskeltraining 464f.
Myelitis 50, 55, 334, 339, 341, 343ff., 391
Myelocele 101, 438, 444
Myeloenzephalitis 344
Myelographie 89, 100, 105ff., 122, 132, 147, 189, 266, 277, 292, 300, 301, 303, 313, 327, 335, 341, 366, 417, 544
　Indikation 113f.
Myelomalazie 274, 383ff.
Myelomeningocele 438, 514
Myelomeningocystocele 438
Myelooptikoneuropathie 348f., 364
Myelopathie
　metabolische 446
　paraneoplastische 420, 424
　Strahlen- 301, 391, 409ff.
　vaskuläre 386f., 389
　zervikale 58f., 65, 312ff., 366, 374, 387, 391
Myelose, funikuläre 365, 374, 376ff.
Myeloszintigraphie 147f.
Myelotomie 268, 488
Myopathien 446f.

Nachsorge, ambulante 545
Nackenbeuge-Zeichen 43
Nackensteifigkeit 43

Nervus phrenicus 490
Neuralrinne 435ff.
Neuralrohr 435, 437
Neurinom 298, 300f., 328
neurologische Untersuchung 31ff.
Neuromyelitis optica 348, 364
Neuroporus 435
Nierenkarzinom 289, 290
NLG 63, 65ff., 166
NMR 152
Nonne-Froin-Syndrom 47, 50
Nuclei parasympathici 17
Nucleus thoracicus 17
Nuklearmedizin 147ff.
Nystagmus 42

Ödem 237
Oligodendrogliom 305
Operationen
　bei Rückenmarkverletzungen 268
　bei Wirbelsäulenverletzungen 209ff., 223ff., 268
Oppenheim-Reflex 38
Ossifikation, paraartikuläre 544
Osteoblastom 279, 284
Osteochondrose 74, 76
Osteoidosteom 279, 284f.
Osteolyse 291
Osteomyelitis 148ff., 337
Osteoporose 80, 192, 419, 470, 534, 544
Osteosarkom 284
Ovarialkarzinom 290

Pachymeningitis 340
Palacos 295, 315f.
Pallaesthesie 40
Palmargriff 536
Pandy-Reaktion 46, 277
Paragliome 301ff.
paraneoplastische Syndrome 423ff.
Parasiten 354
Paresen 33f.
PEEP 492, 493
Periarteriitis nodosa 354, 390
Perzeption 524
Pflegeabhängigkeit 546
Phenolisation 488
Phrenicuslähmung 35, 495f.
Physiotherapie 367, 463ff., 486
Pia mater 12f.
Piloarrektion 39
Pilzinfektion 353
Plasmozytom 284, 289, 296
Plexus des Wirbelkanals 10, 28, 126, 274, 289, 332
Pneumonieprophylaxe 463
Poliomyelitis anterior 163, 349ff.
Poliomyelitis posterior 351f.
Polyneuropathie 446
Polyradikulitis 51, 349
Porphyrie 446
Potentiale, evozierte 53ff. s.a. AEP, SEP, VEP
Pott's paraplegia s. Spondylitis tuberculosa
Pronator-Reflex 36, 37
Prostaglandine 255f.

Prostatakarzinom 289, 297
Prostigmin 328, 510
Pseudoaneurysmen 398
PSR 36, 483
Psychologie 500ff.
psychogene Querschnittlähmung 506
Psychose 506

Querschnittgelähmten-Zentren 236, 540
　Bettennachweis 31

Radionekrose 414
Radikulographie 110f.
Radius-Periost-Reflex 36
Raumforderung, spinale 57f., 71, 114ff., 274ff.
rautenförmiges Halfter 15
Rebound-Phänomen 41
Recessus lateralis 9
Reflexe 35ff., 483ff.
Reflexerythem 39
Reflexinkontinenz 453
Reflux 453
Rehabilitation 475ff., 514, 534, 539ff.
Reintegration 481f.
Reithosenanästhesie 325
Reizpleocytose 44
Relaxationszeit 153
Respiratorentwöhnung 493
Retinoblastom 305ff.
Retrobulbärneuritis 359
Rhachischisis partialis 438
Rhachischisis totalis 437f.
Rhachotomie 322
Rhizotomie 488
Riesenzellarteriitis 354
Riesenzelltumoren 279, 287
Rigor 33
Rollstuhl 466ff., 477ff., 500, 502
Rollstuhlsport 472f.
Rollstuhltraining 471f., 478, 532
Romberg-Versuch 41
Röntgen-Untersuchungen 69ff., 185f., 187, 265f., 277, 281, 291
Rossolimo-Reflex 38
RPR 36
Rückenmark
　Anatomie 10ff.
　Arterien 22ff.
　Durchblutung 249ff., 381ff.
　Gefäße 22ff.
　Infarkt 385ff.
　innerer Aufbau 16ff.
　Oberfläche 16
　Syndrome 155ff.
　Tumoren 298ff.
　Venen 26ff.
　Verletzungen 236ff.
Rückenschmerzen 275, 276, 330, 343
Rückstoßbremsung 41

Sakralisation 72f.
Sanduhrgeschwulst 299, 301, 308
Sarkom 139
Schilddrüsenkarzinom 289
Schilling-Test 378f., 446

Schleuderverletzung der Halswirbelsäule 82
Schmerzen 275f., 279–281, 290, 334, 337, 416, 485, 503, 544
Schock, spinaler 33, 155, 260ff., 452, 455, 540, 541
Schockblase 510
Schreibtraining 479f.
Schußverletzung 237
Schwangerschaft 510
Schwitzen, thermoregulatorisches 39
Segmenthöhen des Rückenmarks 9, 11f., 23
Selbsthilfetraining 478f.
Selbstkatheterismus 458
Selbstmord 503
sensible evozierte Potentiale (SEP) 53ff., 166, 257f., 347, 490
Septum medianum ventrale 16
Sexualfunktion 508ff., 532f.
Sexualität 508ff., 527ff.
sexuelle Störungen 508ff.
Sicherstellung, finanzielle 545f.
SIMV 493
Sitzbalance 467
Skeletszintigraphie 148ff., 277, 282, 337
Skoliose 73
Smith-Robinson-Operation 315
SMON 348f.
somatosensorisch evozierte Potentiale 53, 265, 277, 362
Sozialdienst 481f., 546
Sozialtraining 480f.
Spaltfehlbildungen 435ff.
Spastik 33, 276, 280, 483ff., 511, 534, 543
Spätinstabilität 184
Spermatogenese 509
Spezialkliniken 236, 540
Sphincterotomia externa 459
Sphinkterfunktionen 39
Sphinkterprothesen 459
Spina bifida 71, 435ff., 439, 457, 514ff.
spinaler Schock 33, 155, 260ff., 452, 455, 540, 541
Spinalis-anterior-Syndrom 60, 131, 276, 334, 349, 354, 365, 383ff., 544
Spinalkanal 73, 74, 85ff., 391
Spinalparalyse, spastische 163f.
Spinecho 154
split-notchord-Syndrom 439
Spondylitis 79f., 149, 337, 338, 353
Spondylitis tuberculosa 77, 79f., 103, 338, 353
Spondylolisthesis 70, 71, 73, 190
Spontanatmung 490f.
Spontanfraktur 78, 291
Sporttherapie 472f., 545
Stauungspapille 312
Stehtraining 470f.

Stimulation, funktionelle neuromuskuläre 534ff.
Stemmtraining 468f.
Strahlenbelastung 84f., 147, 411
Strahlenmyelopathie 301, 391, 409ff.
Streßinkontinenz 453
Streßulzera 541
Strümpell-Phänomen 38
Stütztraining 468f.
Subarachnoidalblutung 332, 334, 392, 397, 399f.
Suboccipitalpunktion 46f.
Substantia gelatinosa 17
Sulcus dorsolateralis 16
Sulcus ventrolateralis 16
Syndrome
  A. spinalis anterior- 60, 131, 276, 334, 349, 354, 365, 383ff., 544
  A. sulcocommissuralis- 384
  Brown-Séquard- 40, 51, 155, 159f., 265, 312, 384, 419, 540
  Epikonus- 157
  Froin- 47, 50
  Guillain-Barré- 47, 51
  Horner- 42, 276
  Kauda- 325f.
  Konus- 158f.
  bei Läsionen der Hinterhornsäule 163
  bei Läsionen der langen Bahnen 163ff.
  bei Läsionen der Vorderhornsäule 160ff.
  lumbale 156f.
  Mark- 265
  Nonne-Froin- 47, 50
  paraneoplastische 423ff.
  Querschnitt- 155ff.
  sakrale 157f.
  Schneider- 265
  split notchord- 439
  thorakale 156
  zervikale 155f., 540
Syringomyelie 65, 101, 153, 237, 275, 356, 365, 374, 427ff.
Szintigraphie 147ff., 189, 291

Tabes dorsalis 51, 165, 355f.
Teratom 101, 298, 310, 439
Tetrazepam 367
Th_{1-12}-Syndrome 156
Thrombose 498, 541
Tiefensensibilität 40
Tipphämmerchen 480
Tomographie 69
Tonus 32f., 483
Tonusprüfung 32f.
Tonussteigerung 33, 485
Tracheotomie 492, 493
Transversalsyndrom 158
Treppenphänomen 70
Triggern 458
Trömner-Zeichen 37

TSR 36
tumor like lesions 279
Tumoren 95ff., 274, 298ff., 332, 423ff.
TUR 459

Überlaufinkontinenz 453
Übersetzen, selbständiges 470
Übertransfusion 541
Untersuchung 31ff., 265, 277, 281
Urethradruckprofil 455
Urge-Inkontinenz 453
Urodynamik 454f.
Uroflowmetrie 454
Urogramm 453
Uteruskarzinom 290

Vaginae radiculares 21f.
Vakuummatratze 267
Varicosis spinalis 307
Vasokorona 382
Vena spinalis anterior 26
Vena spinalis posterior 26
Venae radiculares 26ff., 123
VEP 56, 57, 347
Verletzungen 169ff., 236ff.
Vibrationsempfindung 40
Vitamin B_{12} 376, 446

Wartenberg-Zeichen 37
Whiplash-Injury 82
Wiedereingliederung 546ff.
Wirbel 3ff., 169ff.
Wirbelbruch 169ff.
  Einteilungen 180
  Diagnostik 184ff.
  operative Behandlungsmaßnahmen 223ff.
Wirbelfraktur 93, 169ff.
Wirbelhaemangiom 132, 136, 143, 279, 284, 332, 396
Wirbelkanal 3ff.
Wirbelkörperbruch 173ff.
Wirbelkörperersatz 295
Wirbelluxation 183
Wirbelsäule
  Bänder 7
  Verletzungen 169ff.
Wirbelspontanfraktur 78, 274, 291
Wirbeltumoren 279ff.
Wohnbereich 481
Wohnsituation 546
Wurzelausriß 66, 266
Wurzeltaschen 9, 21

Xanthochromie 47

Zehenzeichen 38
Zelen 438, 440
Zwerchfellähmung 35, 490
Zwerchfellschrittmacher 493, 495f.
Zysten, kongenitale 439

Neurorthopädie 3

1985. 271 Abbildungen. XVII, 555 Seiten
Gebunden DM 120,-
Subskriptionspreis Gebunden DM 96,-
(Der Subskriptionspreis gilt bei Abnahme aller 3 Bände)
ISBN 3-540-15561-9

Inhaltsübersicht: Brustwirbelsäule. – Engpaß-Syndrome. – Chemonukleolyse. – Evozierte Potentiale. – Halswirbelsäule.

Neuroorthopädie ist ein fächerübergreifender Begriff für Erkrankungen des Bewegungsapparates und des Nervensystems.
Erstmals aus der Sicht aller beteiligten Fachgebiete wurden in Neuroorthopädie 1 die Erkrankungen der Halswirbelsäule, in Neuroorthopädie 2 die Störungen der Lendenwirbelsäule und des benachbarten Nervensystems behandelt. In Neuroorthopädie 3 werden nun Erkrankungen der Brustwirbelsäule aufgegriffen.
Bandscheibenbedingte Erkrankungen, besonders aber Probleme der Schmerzprojektion sowie die Irritation vegetativer Strukturen durch Brustwirbelsäulenerkrankungen und die Beziehung zu anderen Organen werden erörtert, aufbauend auf den anatomischen und physiologischen Grundlagen. Ein weiteres Thema behandelt die Engpaßsyndrome der oberen und unteren Extremität. Bei beiden Themen werden neben der klinischen und apparativen Diagnostik besonders medikamentöse, physikalische und auch operative Möglichkeiten nach dem heutigen Stand des Wissens dargestellt. – Das Kapitel „Aktuelle Neuroorthopädie" gibt einen Überblick über die derzeitige Anwendung von evozierten Potentialen bei spinalen Erkrankungen und deren operative Therapie. – Schließlich wird in 12 Beiträgen der heutige Stand der Chemonukleolyse beschrieben: histologische Veränderungen, Indikation, Patientenselektion, anaphylaktische Reaktionen sowie Ergebnisse.

Springer-Verlag
Berlin Heidelberg
New York Tokyo

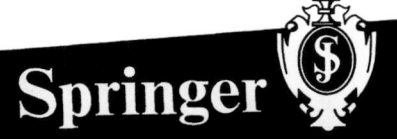

Evozierte Potentiale in der Praxis

Herausgeber: **J. Schramm**
Mit Beiträgen von R. H. Brown, J. B. Cracco, R. Q. Cracco, J. Jörg, K. Lowitzsch, K. Maurer, C. L. Nash, J. Schramm
1985. 97 Abbildungen, 23 Tabellen.
XII, 259 Seiten. Broschiert DM 98,- ISBN 3-540-15062-5

In diesem Buch werden die Anwendungen und Auswertungen evozierter Potentiale in Neurologie, Neurochirurgie, Pädiatrie und in der Orthopädie umfassend dargestellt. Besonderer Wert wurde auf die praktische Anwendung der Methodik gelegt – von der Erklärung der Verstärkereigenschaften bis zur Interpretation der Befunde. Das Buch enthält Kapitel über die Ableitetechnik sowie die Anwendung von SEP, AEP und VEP in der Neurologie, Neuropädiatrie, Neurootologie und Neurochirurgie sowie erstmalig ein Kapitel über das intraoperative Monitoring in der Orthopädie.
Als Vergleichsbasis für eigene Untersuchungen enthält das Buch Normalwerttabellen von allen Modalitäten und Anwendungsbereichen. Die Kapitel wurden von Autoren verfaßt, die auf diesem Gebiet über langjährige und große Erfahrungen verfügen.

Die lumbale Bandscheibenerkrankung in der ärztlichen Sprechstunde

Herausgeber: **B. Kügelgen, A. Hillemacher**
1985. 36 Abbildungen, 36 Tabellen. Etwa 160 Seiten. (Kliniktaschenbücher). Broschiert DM 19,80. ISBN 3-540-15413-2

Alle wichtigen Aspekte dieses häufigen Krankheitsbildes werden interdisziplinär von 16 Autoren umfassend und übersichtlich dargestellt. Die Geschichte dieser Krankheit mit ihren Wandlungen der patho-physiologischen Konzepte, die pathologische Anatomie, Klinik- und Differentialdiagnose, moderne neurophysiologische und neuroradiologische Untersuchungen mit spinalem CT und NMR werden ebenso abgehandelt wie die medikamentöse Behandlung, pharmakologisch-toxikologische Aspekte, die Krankengymnastik und die manuelle Therapie sowie die operative Therapie mit ihren Indikationen und Problemfällen. Besondere Kapitel sind dem engen lumbalen Spinalkanal, der Chemonukleolyse, psychiatrisch-psychologischen Aspekten sowie beruflich-sozialen Problemen mit Fragen der Begutachtung gewidmet.
Das Buch ist ein hervorragender Ratgeber für alle Ärzte, denen sich diese Patienten anvertrauen.

Springer-Verlag
Berlin Heidelberg New York Tokyo

Lanz/Wachsmuth
Praktische Anatomie Band 2, Teil 7

Rücken

Von **J. Rickenbacher, A. M. Landolt, K. Theiler**
In Zusammenarbeit mit H. Scheier, J. Siegfried, F. J. Wagenhäuser
1982. 373 zum größten Teil farbige Abbildungen.
XV, 406 Seiten. Gebunden DM 890,-
Subskriptionspreis Gebunden DM 712,-
ISBN 3-540-11244-8
(Der Subskriptionspreis gilt bei Verpflichtung zur Abnahme aller Teilbände bis zum Erscheinen des letzten Teilbandes von Band 2)
Vertriebsrechte für Japan: Igaku Shoin, Tokyo

Ausgehend von der Entwicklung schildert der Rückenband die normale Anatomie einschließlich Varianten und Mißbildungen. Die Wirbelsäule und die mit ihr verbundenen Teile des Nervensystems bilden dabei den Schwerpunkt. Neben den morphologischen Grundlagen für die Untersuchung werden die verschiedenen klinischen Syndrome abgehandelt, deren Diagnostik und Therapie sich aus den anatomischen Gegebenheiten ableiten lassen.
Die Zugangswege zur Wirbelsäule, die Gefäßversorgung und ihre Varianten in den verschiedenen Körperabschnitten, die Komplikationsmöglichkeiten sowie die Verletzungen der Wirbelsäule und des Rückenmarkes einschließlich ihrer Folgen werden umfassend dargestellt.
Dem Untersuchungsgang bei Rückenleiden, den vieldiskutierten Problemen der Körperhaltung, den Beziehungen Wirbelsäule-Nervensystem, den Wurzelsyndromen sowie der pseudoradikulären Schmerzausbreitung ist ein breiter Raum gewidmet.

Spinal Cord Monitoring

Editors: **J. Schramm, S. J. Jones**
1985. 139 figures, 63 tables. XII, 329 pages
Hard cover DM 168,-. ISBN 3-540-15774-3

Contents: Physiology. – Pharmacological Influences. – Traumatic Cord Lesions. – Monitoring – Cortical Evoked Potentials. – Monitoring – Spinal Evoked Potentials. – Atraumatic Cord Lesions. – Subject Index.

This update of the state of the art of spinal cord monitoring and spinal electrodiagnosis presents 40 contributions from the "Second International Symposium on Spinal Cord Monitoring" held in Erlangen in October 1984. The book also contains sections on pre- and postoperative evaluation of spinal cord function by somatosensory evoked potential testing. The spectrum covers papers from both basic researchers and those groups with long-standing clinical experience in intraoperative spinal monitoring in the field of neurosurgery and orthopaedic surgery.

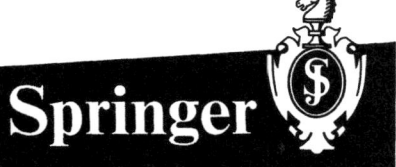

If you have any concerns about our products,
you can contact us on
ProductSafety@springernature.com

In case Publisher is established outside the EU,
the EU authorized representative is:
Springer Nature Customer Service Center GmbH
Europaplatz 3, 69115 Heidelberg, Germany

Printed by Libri Plureos GmbH
in Hamburg, Germany